CB003125

# ENDODONTIA

## Princípios para Prática Clínica

# ENDODONTIA

## Princípios para Prática Clínica

MAÍRA DO PRADO

Especialista em Endodontia pela Universidade Federal do Rio de Janeiro (FO-UFRJ).

Mestre em Engenharia de Materiais (PEMM – UFRJ). Doutora em Clínica Odontológica – Endodontia (FOP-Unicamp).

Pós-doutoranda em Engenharia de Materiais (PEMM – UFRJ). Professora da Graduação (Faculdade de Odontologia – Universidade Veiga de Almeida).

Pesquisadora colaboradora na FO-UFRJ, FO-UFF e FO-UFJF.

Membro da European Society of Endodontology (ESE) e da Academy of Dental Materials (ADM).

NEDI SOLEDADE ROCHA (*In memoriam*)

Especialista em Endodontia (PUC-RJ) e Odontogeriatria (CFO-RJ).

Mestre em Clínica Odontológica (Universidade Federal Fluminense).

Presidente da Associação Brasileira de Endodontia.

Vice-presidente da Associação Brasileira de Odontologia (ABO-RJ).

Professora convidada da UFF, Odontoclínica Central da Marinha e ABO.

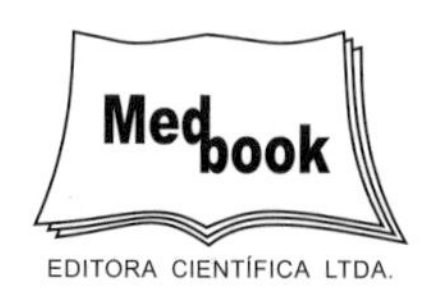


EDITORA CIENTÍFICA LTDA.

**ENDODONTIA - Princípios para Prática Clínica**
Direitos exclusivos para a língua portuguesa


**Nota da editora:** Os organizadores desta obra verificaram cuidadosamente os nomes genéricos e comerciais dos medicamentos mencionados; também conferiram os dados referentes à posologia, objetivando fornecer informações acuradas e de acordo com os padrões atualmente aceitos. Entretanto, em virtude do dinamismo da área da saúde, os leitores devem prestar atenção às informações fornecidas pelos fabricantes para que possam se certificar de que as doses preconizadas ou as contraindicações não sofreram modificações, principalmente em relação a substâncias novas ou prescritas com pouca frequência. Os organizadores e a editora não podem ser responsabilizados pelo uso impróprio nem pela aplicação incorreta de produto apresentado nesta obra.

Apesar de terem envidado esforço máximo para localizar os detentores dos direitos autorais de qualquer material utilizado, os organizadores e a editora estão dispostos a acertos posteriores caso, inadvertidamente, a identificação de algum deles tenha sido omitida.

**Editoração Eletrônica:** Adielson Anselme

**Capa:** Margareth Baldissara

**CIP-BRASIL. CATALOGAÇÃO NA PUBLICAÇÃO**
**SINDICATO NACIONAL DOS EDITORES DE LIVROS, RJ**

P915e

Prado, Maíra do
Endodontia/Maíra do Prado, Nedi Soledade Rocha. - 1. ed. - Rio de Janeiro: Medbook, 2017.
408 p.: il.; 21 x 28 cm

ISBN: 9788583690276

1. Endodontia. I. Rocha, Nedi Soledade. II. Título.

17-418221 CDD: 617.6342
CDU: 616.31418

09/05/2017 10/05/2017



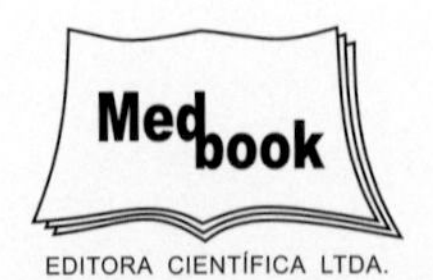


**MEDBOOK - Editora Científica Ltda.**
Rua Professora Ester de Melo, 178 - Benfica - Cep 20930-010 - Rio de Janeiro - RJ
Telefones: (21) 2502-4438 e 2569-2524 - www.medbookeditora.com.br
contato@medbookeditora.com.br - vendasrj@medbookeditora.com.br

# Dedicatória

Dedico esta obra à minha grande amiga, mentora e incentivadora, Nedi Soledade Rocha (*in memoriam*). Minha amiga, tenho certeza que Deus colocou-a ao meu lado para me ensinar muito mais que endodontia. Você me mostrou o que é lutar pela vida, viver intensamente cada dia e amar a todos ao meu redor. Dedico primeiramente a você o nosso sonho!

Aos nossos maridos, Leonardo Athias e Afonso Rocha, que sempre estiveram ao nosso lado, nos apoiando e incentivando. Aos nossos familiares, pais, filhos e netos pelo apoio, presença e amor incondicional em nossas vidas.

# Agradecimentos

Agradeço a Deus por nossa caminhada e por todas as bênçãos alcançadas nessa trajetória. Aos nossos familiares, por estarem conosco e por entenderem a importância deste trabalho em nossas vidas.

Agradeço a todos aqueles que contribuíram direta ou indiretamente para a minha formação e permitiram que chegássemos a esse momento.

Agradeço aos meus alunos, em especial aos meus orientandos e ex-orientandos, com quem aprendo diariamente e que me incentivam a ensinar, aprimorar-me e ser cada dia melhor, não apenas como profissional, mas como ser humano.

Agradeço aos colaboradores que aceitaram o nosso convite e por toda a dedicação na elaboração, refinamento e leitura crítica dos capítulos e provas.

Agradeço à Medbook, em especial ao Sr. Jackson Alves de Oliveira, por acreditar em nosso trabalho e embarcar nesse sonho conosco. Agradeço aos revisores e desenhistas que muito contribuíram para o aprimoramento deste livro.

# Colaboradores


### Adriana de Jesus Soares

Professora Associada da Área de Endodontia da Faculdade de Odontologia de Piracicaba – Universidade Estadual de Campinas (FOP-UNICAMP). Mestre e Doutora em Clínica Odontológica (Endodontia) pela FOP-UNICAMP.

### Alexandre Augusto Zaia

Professor e Doutor Associado da Área de Endodontia – FOP--UNICAMP.

### Alexandre Silva Bramante

Doutor em Endodontia pela Faculdade de Odontologia de Bauru-USP. Especialista em Endodontia pelo Hospital de Reabilitação de Lesões Craniofaciais da USP-Bauru. Coordenador do curso de Especialização em Endodontia da Faculdade de Odontologia da PUCMM, de Santiago de los Caballeros, Rep. Dominicana. Coordenador do Curso de Diplomado em Endodontia de Master Dentika, Arequipa, Peru.

### Amara Eulália Chagas Santos

Professora Assistente de Endodontia da Faculdade de Odontologia da UFRJ (FO-UFRJ). Coordenadora da Clínica Integrada da FO-UFRJ. Especialista em Endodontia e Radiologia pela FO-UFRJ. Mestre em Endodontia pela FO-UFRJ. Doutora em Ciências e Tecnologia de Polímeros pelo Instituto de Macromoléculas Eloísa Mano-Ima (UFRJ).

### Ana Carolina Correia Laurindo de Cerqueira Neto

Especialização em Endodontia pela Faculdade Integrada Sarandi – IDENT/FAISA. Mestre em Clínica Odontológica (Endodontia) pela Faculdade de Odontologia de Piracicaba (FOP-UNICAMP). Doutoranda em Clínica Odontológica (Endodontia) pela FOP-UNICAMP.

### Ana Regina Cervantes Dias

Mestrado e Doutorado em Odontologia – Área de Concentração em Dentística (UERJ). Professora de Dentística (PUC-RJ).

### Andréa Cardoso Pereira

Graduação em Odontologia pela Universidade Federal do Pará. Especialista em Endodontia pelo Hospital de Reabilitação de Anomalias Craniofaciais – HRAC/USP. Mestre em Clínica Odontológica, Área de Concentração em Endodontia – FOP-UNICAMP. Doutoranda em Clínica Odontológica, Área de Concentração em Endodontia – FOP--UNICAMP.

### Ane Poly da Rocha

Especialista em Endodontia pela Universidade Federal do Rio de Janeiro (UFRJ). Mestre e Doutoranda em Odontologia com Área de Concentração em Endodontia pela Universidade do Estado do Rio de Janeiro (UERJ).

### Anna Beatriz Mourão Oliveira

Especialista em Endodontia pela Odontoclínica Central da Marinha. Ajudante da Clínica de Endodontia da Odontoclínica Central da Marinha.

### Bernardo Barbosa Freire

Graduado em Odontologia pela Universidade Federal Fluminense. Especialista em Radiologia Odontológica pela INCO25. Mestrando em Radiologia Odontológica – FOP-UNICAMP.

### Brenda Paula Figueiredo de Almeida Gomes

Especialista em Endodontia pela UFRJ. Mestre em Endodontia pela UFRJ. Doutora em Odontologia Restauradora – Endodontia (University Dental Hospital of Manchester). Professora Titular de Endodontia da Faculdade de Odontologia de Piracicaba – UNICAMP (FOP-UNICAMP).

### Bruna Lavinas Sayed Picciani

Especialista em Estomatologia (UERJ). Mestre e Doutora em Patologia (UFF). Professora Adjunta do Departamento de Patologia da Faculdade de Medicina da UFF. Professora Colaboradora do Centro Odontológico para Pacientes Especiais da ABO-RJ.

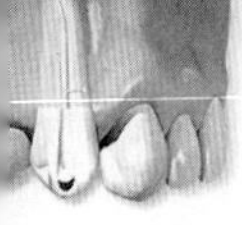



### Bruna Michalski dos Santos

Especialista em Odontologia para Pacientes com Necessidades Especiais (Faculdade de Medicina e Odontologia São Leopoldo Mandic). Mestre e Doutoranda em Patologia (UFF). Professora do Centro Odontológico para Pacientes Especiais da ABO-RJ.

### Carlos Alberto Spironelli Ramos

Especialista, Mestre e Doutor em Endodontia - FOB-USP. Adjunct Professor, Roseman Health Sciences College, Utah, EUA.

### Cinthya Cristina Gomes

Professora Associada da Universidade Federal Fluminense - UFF/Nova Friburgo. Professora do Curso de Mestrado em Clínica Odontológica - PPGO-UFF/Nova Friburgo. Especialista em Endodontia pela UFRJ. Doutorado em Endodontia pela UERJ. Pós-doutorado em Endodontia pela UNESP.

### Clovis Monteiro Bramante

Professor Titular de Endodontia da Faculdade de Odontologia de Bauru (USP). Professor do Curso de Especialização, Mestrado e Doutorado em Endodontia da Faculdade de Odontologia de Bauru - USP. Professor Honorário da Faculdade de Odontologia, Universidad Nacional Pedro Henrique Ureño, Santo Domingo, República Dominicana; Professor Honorário da Universidad Católica de Santa Maria, Arequipa, Peru.

### Daniel Kherlakian

Especialista em Endodontia. Mestre em Biologia Molecular (EPM/UNIFESP) e Doutor em Clínica Odontológica - Endodontia (São Leopoldo Mandic). Professor de Endodontia da EAP - APCD.

### Dayse Amaral

Especialista em Dentística - UFRJ. Especialista em Periodontia - ABO-RJ. Coordenadora da Atualização em Estética - Academia Cearense de Odontologia. Professora de Dentística da Faculdade de Odontologia da Universidade do Grande Rio (UNIGRANRIO).

### Edson Jorge Lima Moreira

Especialista em Metodologia do Ensino Superior (Universidade Veiga de Almeida). Especialista em Endodontia pela UNIGRANRIO. Mestrado em Endodontia (UERJ). Doutorado em Ciência dos Materiais pelo Instituto Militar de Engenharia (IME). Professor Adjunto Doutor na Universidade do Grande Rio (UNIGRANRIO). Coordenador da Pós-graduação Strictu Sensu em Odontologia da UNIGRANRIO.

### Eduardo José da Costa Santos

Especialista em Radiologia Odontológica e Imaginologia (UFRJ). Especialista em Estomatologia (UNESA). Mestrando em Radiologia Odontológica e Imaginologia (São Leopoldo Mandic). Professor do Curso de Especialização em Radiologia Odontológica e Imaginologia (ABO-RJ). CAP BM Dentista do CBMERJ.

### Eduardo Vargas

Especialista em Dentística - USP-Bauru. Especialista em Implantodontia - ABO-RJ. Professor de Atualização em Estética - Academia Cearense de Odontologia. Professor de Dentística da Faculdade de Odontologia da Universidade do Grande Rio (UNIGRANRIO).

### Emmanuel João Nogueira Leal da Silva

Especialista em Endodontia (UERJ), Mestre em Clínica Odontológica com Área de Concentração em Endodontia (UNICAMP). Doutor em Clínica Odontológica com Área de Concentração em Endodontia (UNICAMP) com período sanduíche na University of Minnesota. Pós-doutorado em Endodontia (UNICAMP). Professor Adjunto da Universidade do Estado do Rio de Janeiro (UERJ) e da Universidade do Grande Rio (UNIGRANRIO).

### Etyene Castro Dip

Professora Associada de Farmacologia e Terapêutica Medicamentosa - Instituto de Saúde de Nova Friburgo (UFF). Pós-doutorado em Doenças Infecciosas - Patogênese do Estafilococos aureus - Universidade da Califórnia, São Francisco (EUA). Mestre e Doutora em Farmacologia e Química Medicinal (UFRJ). Endodontista - Associação Brasileira de Endodontia do Rio de Janeiro (ABERJ).

### Fabiola Ormiga Barbosa Soares

Especialista em Endodontia pela UFRJ. Mestre e Doutora em Engenharia de Materiais (COPPE/UFRJ). Professora Substituta de Endodontia da UFRJ. Coordenadora do Curso de Especialização em Endodontia da ABO-RJ - Sucursal Barra da Tijuca.

### Fernanda Freitas Lins

Especialista em Endodontia e Mestre em Clínica Odontológica (Endodontia) - Faculdade de Odontologia de Piracicaba - Universidade Estadual de Campinas (FOP-UNICAMP). Doutora em Odontologia (Endodontia) - Universidade Estácio de Sá-RJ. Professora Titular da Graduação em Odontologia na Área de Endodontia do Centro Universitário CESMAC-AL. Coordenadora e Professora do Curso de Aperfeiçoamento em Endodontia da NEO Odontologia-AL. Coordenadora e Professora do Curso de Especialização em Endodontia do Centro Universitário CESMAC-AL.

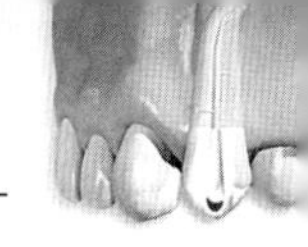

## Fernando Marques da Cunha

Especialista em Endodontia pelo Instituto de Odontologia da PUC/Rio. Mestre e Doutor em Odontologia com Área de Concentração em Endodontia pela FO-UERJ. Coordenador do Departamento de Microscopia da DENTALBROS Academy. Membro fundador da Associação Brasileira de Microscopia Operatória - ABRAMO. Membro da Sociedade Brasileira de Traumatologia Dentária - SBTD.

## Fernando Sili Vilhena

Especialista em Endodontia pela Odontoclínica Central da Marinha. Mestre e Doutor em Odontologia com Área de Concentração em Endodontia pela FO-UERJ. Professor do Curso de Especialização em Endodontia da Odontoclínica Central da Marinha.

## Geneci de Oliveira Costa

Especialista em Odontologia para Pacientes com Necessidades Especiais e Cirurgiã-Dentista do Centro Odontológico para Pacientes Especiais da ABO-RJ.

## Geraldo de Oliveira Silva-Júnior

Especialista em Estomatologia (UERJ) e Odontologia para Pacientes com Necessidades Especiais (ABO-RJ). Mestre em Morfologia e Doutor em Biologia Humana e Experimental (UERJ). Professor Adjunto da Universidade do Estado do Rio de Janeiro. Professor Colaborador do Centro Odontológico para Pacientes Especiais da ABO-RJ.

## Gloria André Feighelstein

Cirurgiã-Dentista Homeopata. Secretária de Odontologia do Comitê Executivo da Liga Médica Homeopática Internacional. Presidente da Comissão de Práticas Integrativas e Complementares do CRO-RJ. Professora de Homeopatia nos Cursos de Graduação de Odontologia e Farmácia da Universidade Salgado de Oliveira - UNIVERSO - Niterói-RJ.

## Graziela Bianchi Leoni

Cirurgiã-Dentista Graduada pela Faculdade de Odontologia de Ribeirão Preto-USP. Especialista em Endodontia pela Fundação Odontológica de Ribeirão Preto-USP. Mestre em Endodontia pela Faculdade de Odontologia de Ribeirão Preto-USP. Doutora em Endodontia da Faculdade de Odontologia de Ribeirão Preto-USP. Professora Assistente do Curso de Especialização em Endodontia da Fundação Odontológica de Ribeirão Preto-USP. Professora da Disciplina de Endodontia da Faculdade de Odontologia, Universidade de Ribeirão Preto.

## Gustavo Antonio Martins Brandão

Especialista e Mestre em Ortodontia (São Leopoldo Mandic). Doutor em Odontologia pela FOP-UNICAMP. Professor Adjunto II da Faculdade de Odontologia - Universidade Federal do Pará.

## Helena Rosa Campos Rabang

Especialista em Endodontia pela FO-UFRJ. Mestre e Doutora em Clínica Odontológica com Área de Concentração em Endodontia pela FOP-UNICAMP. Coordenadora do Curso de Especialização em Endodontia da Odontoclínica Central da Marinha.

## Helene dos Santos Carvalho Pereira

Especialista em Estomatologia e Endodontia e Cirurgiã-Dentista do Centro Odontológico para Pacientes Especiais da ABO-RJ.

## Heloísa Gusman

Professora Associada de Endodontia (UFRJ). Coordenadora do Curso de Especialização em Endodontia (UFRJ). Especialista em Endodontia (UFRJ). Doutora em Biologia Oral - Boston University.

## Inês de Fátima Azevedo Jacintho Inojosa

Professora Adjunta da Área de Endodontia da Faculdade de Odontologia -Universidade Federal de Alagoas (FO-UFAL). Mestre e Doutora em Odontologia (Dentística e Endodontia) - Universidade de Pernambuco (UPE).

## Izabel Coelho Gomes Camões

Doutora em Endodontia (UFRJ). Professora Titular da UFF. Vice-coordenadora da Especialização em Endodontia (UFF).

## Ivaldo Gomes de Moraes

Professor Titular de Endodontia da Faculdade de Odontologia de Bauru-USP. Professor do Curso de Especialização, Mestrado e Doutorado em Endodontia da FOB-USP. Chefe do Departamento de Dentística, Endodontia e Materiais Odontológicos.

## Jardel Francisco Mazzi Chaves

Cirurgião-Dentista. Graduado pela Faculdade de Odontologia de Ribeirão Preto - Universidade de São Paulo (FORP/USP). Especialista em Endodontia pela Faculdade de Odontologia de Ribeirão Preto-FORP/USP. Mestre em Endodontia pela Faculdade de Odontologia de Ribeirão Preto-FORP/USP. Doutorando em Endodontia pela Faculdade de Odontologia de Ribeirão Preto-FORP/USP. Departamento de Odontologia Restauradora - FORP/USP.

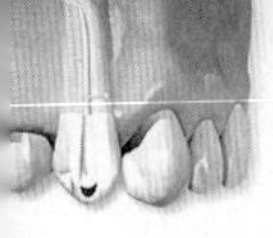



### Jesus Djalma Pécora

Professor Titular do Departamento de Odontologia Restauradora da Faculdade de Odontologia de Ribeirão Preto - USP. Coordenador do Curso de Especialização em Endodontia da Fundação Odontológica de Ribeirão Preto - USP. Editor do Brazilian Dental Journal.

### João Luiz Bittencourt de Abreu

Especialista em Dentística pelo CETAO-SP. Mestre em Clínica Odontológica - Dentística - UFRJ. Doutorando em Odontologia - Dentística - UFF - Niterói-RJ. Professor de Dentística da UNIG.

### Joel Alves

Cel Dent R1 Exército Brasileiro. Especialista, Mestre e Doutor em Periodontia pela Universidade do Estado do Rio de Janeiro - UERJ. Mestrando em Terapia Neural pela Universitat Barcelona. Coordenador dos Cursos de Especialização em Periodontia e em Estética Orofacial - CENCRO-RJ. Especialista em Estomatologia - Odontoclínica Central do Exército - OCEx. Especialista em Medicina Ortomolecular - Universidade Veiga de Almeida - UVA. Presidente da Sociedade Brasileira de Medicina Oral - SBMO. Membro Titular da Academia Brasileira de Odontologia Militar - ABOMI.

### José Eduardo de Mello Jr.

Especialista em Endodontia. Mestre em Endodontia (São Leopoldo Mandic). Professor de Endodontia da EAP - APCD.

### José Flávio Affonso de Almeida

Professor Doutor, Área de Endodontia, Faculdade de Odontologia de Piracicaba - UNICAMP.

### Juliana Melo da Silva Brandão

Especialista e Mestre em Endodontia (UFPa). Doutora em Clínica Odontológica (Endodontia) pela FOP-UNICAMP. Professora Adjunto II da Faculdade de Odontologia - Universidade Federal do Pará.

### Katia Regina Hostilio Cervantes Dias

Mestrado e Doutorado em Clínica Odontológica FO-USP. Pós-doutorado em Biomateriais - Boston University. Professora Titular da FO-UERJ (aposentada) e FO-UFRJ.

### Laura Guimarães Primo

Doutora em Odontopediatria pela Faculdade de Odontologia da Universidade de São Paulo (USP-SP). Professora Associada de Odontopediatria da Faculdade de Odontologia da Universidade Federal do Rio de Janeiro (FO-UFRJ). Coordenadora do Programa de Pós-graduação em Odontologia da FO-UFRJ.

### Lilian Ferreira Freitas

Doutora em Endodontia (UERJ). Professora Associada da UFF. Coordenadora da Especialização em Endodontia (UFF).

### Livia Rodrigues de Menezes

Mestre e Doutora em Ciências e Tecnologia de Polímeros pelo Instituto de Macromoléculas Eloisa Mano - IMA-UFRJ.

### Luiz Fernando Deluiz

Especialista em Radiologia Oral (UFRJ). Mestre em Radiologia (UFRJ). Coordenador do Curso de Especialização em Radiologia Odontológica e Imaginologia - UNESA/ABO-RJ. Revisor da Revista Brasileira de Odontologia - RBO - na Especialidade Radiologia.

### Maíra do Prado

Especialista em Endodontia pela Universidade Federal do Rio de Janeiro (FO-UFRJ). Mestre em Engenharia de Materiais (PEMM - UFRJ). Doutora em Clínica Odontológica - Endodontia (FOP-UNICAMP). Pós-doutoranda em Engenharia de Materiais (PEMM - UFRJ). Professora da Graduação (Faculdade de Odontologia - Universidade Veiga de Almeida). Membro da European Society of Endodontology (ESE) e da Academy of Dental Materials (ADM).

### Manoel Damião de Sousa Neto

Professor Associado 3 do Departamento de Odontologia Restauradora da Faculdade de Odontologia de Ribeirão Preto-USP. Coordenador do Curso de Especialização em Endodontia da Fundação Odontológica de Ribeirão Preto-USP. Coordenador do Programa de Pós-graduação em Odontologia Restauradora da Faculdade de Odontologia de Ribeirão Preto-USP. Editor do Brazilian Dental Journal. Pesquisador PQ 1A CNPq.

### Marcello Ghetti de Melo

Especialista em Endodontia pela Odontoclínica Central da Marinha. Mestre em Odontologia com Área de Concentração em Endodontia pela FO-UERJ. Professor do Curso de Especialização em Endodontia da Odontoclínica Central da Marinha.

### Marco Antônio Húngaro Duarte

Professor Titular de Endodontia da Faculdade de Odontologia de Bauru-USP. Professor do Curso de Especialização, Mestrado e Doutorado em Endodontia da FOB-USP. Coordenador do Curso de Pós-graduação em Endodontia da Faculdade de Odontologia de Bauru-USP.

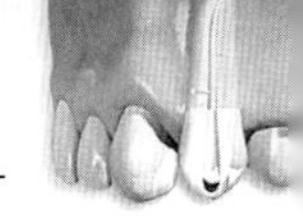

## Marco Aurélio Versiani

Especialista em Didática do Ensino Superior pela Universidade Católica de Brasília. Especialista em Endodontia pela Associação Brasileira de Odontologia - Seção Uberlândia. Especialista em Bioética pela Universidade de Brasília. Mestre em Endodontia pela Universidade de Ribeirão Preto. Doutor em Endodontia pela Faculdade de Odontologia de Ribeirão Preto-USP. Pós-doutorando em Endodontia pela Faculdade de Odontologia de Ribeirão Preto-USP. Honorary Lecturer in Education & Development, University of Warwick, Inglaterra.

## Marcos Cesar Pimenta de Araújo

Doutor em Odontologia pela UFRJ. Professor Associado (aposentado) de Endodontia da UFRJ. Coordenador do Curso de Especialização em Endodontia da ABO-RJ.

## Maria Cristina Coelho de Carvalho

Especialista em Endodontia. Mestre em Biologia Molecular (EPM/UNIFESP). Professora de Endodontia da EAP - APCD.

## Maria Inês Ranazzi Cabral Fagundes

Especialista em Endodontia. Professora de Endodontia da EAP - APCD.

## Maria Rachel Figueiredo Penalva Monteiro

Mestre e Doutora em Clínica Odontológica com Área de Concentração em Endodontia - Faculdade de Odontologia de Piracicaba-UNICAMP.

## Mário José Romañach

Mestre e Doutor em Estomatopatologia (FOP-UNICAMP). Professor Adjunto de Patologia Oral (FO-UFRJ).

## Mário Luis Zuolo

Especialista em Endodontia. Mestre em Biologia Molecular (EPM/UNIFESP) e Doutor em Clínica Odontológica - Endodontia (FOP/UNICAMP). Professor de Endodontia da EAP - APCD.

## Mário Roberto Leonardo

Graduado na Faculdade de Odontologia de Araraquara - UNESP. Especialista em Endodontia, Diretoria Regional de Endodontia (São Paulo, Brasil). Doutorado em Endodontia pela Universidade do Estado de São Paulo. Professor Catedrático de Endodontia da Escola de Odontologia de Araraquara - UNESP (aposentado). Professor Sábatico, Universidade de Connecticut - EUA. Professor Convidado da Escola Dentária de Ribeirão Preto-USP. Cofundador do Grupo Brasileiro de Professores de Endodontia.

## Nedi Soledade Rocha (*In memoriam*)

Especialista em Endodontia (PUC-RJ) e Odontogeriatria (CFO-RJ). Mestre em Clínica Odontológica (UFF). Presidente da Associação Brasileira de Endodontia. Vice-presidente da Associação Brasileira de Odontologia (ABO-RJ). Professora Convidada da UFF, Odontoclínica Central da Marinha e ABO.

## Patrícia de Andrade Risso

Especialista em Endodontia pela UFRJ. Mestre e Doutora em Ciências (UFRJ). Professora Adjunta de Endodontia da UFRJ.

## Patrícia Nivoloni Tannure

Doutora em Odontologia pela FO-UFRJ. Professora do Curso de Graduação em Odontologia da Universidade Veiga de Almeida. Professora do Curso de Mestrado Profissional em Odontologia da Universidade Veiga de Almeida.

## Paulo Ricardo Barros de Campos

Especialista em Dentística - UFRJ. Professor da Atualização em Estética - Academia Cearense de Odontologia. Cirurgião Dentista Orientador na Clínica Integrada - UFRJ. Professor de Dentística - Faculdade de Odontologia, Universidade do Grande Rio (UNIGRANRIO).

## Raphael Vieira Monte Alto

Mestrado em Clínica Odontológica - UFF. Doutorado em Odontologia - Área de Concentração em Dentística (UERJ). Pós-doutorado em Odontologia (UFAM). Professor Adjunto da Disciplina de Clínica Integrada - FO-UFF. Professor do Curso de Especialização em Implantodontia - UFF.

## Renato de Toledo Leonardo

Especialista em Endodontia, Diretoria Regional de Endodontia (São Paulo, Brasil). Ex-chefe e Presidente do Departamento de Odontologia Restauradora da Faculdade de Odontologia de Araraquara - UNESP. Mestrado em Endodontia pela Universidade de São Paulo. Doutorado em Patologia pela Universidade de São Paulo. Professor Visitante, Universidade do Texas - San Antonio, EUA. Professor Convidado, U.I.C. - Universitat Internacional de Catalunya, Barcelona, Espanha. Vice-presidente da Sociedade Brasileira de Endodontia - SBENDO. Membro da A.A.E. (Associação Americana de Endodontia). Editor-chefe (Endodontist) da "Indian Dentistas Research & Review". Editor Honorário de "World Journal of Dentistry".

## Ricardo Ferreira

Especialista em Endodontia (Universidade Federal de Santa Catarina). Mestre em Radiologia (FOP-UNICAMP). Doutor em Endodontia (FOP-UNICAMP). Professor de Endodontia - UNIVALI (Universidade do Vale do Itajaí). Professor de Endodontia da Faculdade Avantis (Balneário Camboriú - SC). Coordenador da Especialização em Endodontia (IOA - Instituto Odontológico das Américas).

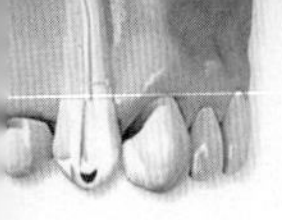



### Roberta Barcelos

Doutora em Odontologia (Odontopediatria) pela Faculdade de Odontologia da UFRJ. Professora Adjunta do Curso de Odontologia do Instituto de Saúde de Nova Friburgo (ISNF) - UFF. Professora do Programa de Pós-graduação em Odontologia do Instituto de Saúde de Nova Friburgo (ISNF) - UFF.

### Rogerio Gleiser

Doutor em Odontologia pela FO-UFRJ. Professor Associado de Odontopediatria da FO-UFRJ. Professor Colaborador da Área de Concentração de Odontopediatria do Programa de Pós-graduação em Odontologia da FO-UFRJ.

### Thais Accorsi-Mendonça

Especialista em Endodontia (HRAC/USP). Especialista em Radiologia (CBO-RJ). Mestre em Endodontia (FOB-USP). Doutora em Clínica Odontológica com Área de Concentração em Endodontia (FOP-UNICAMP). Pós-doutorado em Endodontia (UNICAMP). Professora Adjunta Doutora na Universidade do Grande Rio (UNIGRANRIO).

### Thaís Mageste Duque

Especialista em Endodontia (FOP-UNICAMP). Mestre em Clínica Odontológica - Endodontia (FOP-UNICAMP). Doutora em Clínica Odontológica - Endodontia (FOP-UNICAMP). Professora Adjunta na Área de Endodontia da Universidade Federal de Santa Catarina - UFSC.

### Thiago Farias Rocha Lima

Especialista em Endodontia - FOP-UNICAMP. Mestre e Doutor em Clínico Odontológica - Área de Concentração em Endodontia - FOP-UNICAMP. Professor de Endodontia da Universidade Federal da Paraíba.

### Vanessa de Carla Batista dos Santos

Especialista em Estomatologia (UFRJ). Mestre e Doutora em Patologia (UFF). Professora Titular do Centro Universitário CESMAC. Professora Colaboradora do Mestrado Profissional Pesquisa em Saúde do Centro Universitário CESMAC.

# Prefácio

Ao longo dos anos a Endodontia vem passando por muitas discussões sobre diferentes filosofias do tratamento endodôntico, de onde se apreende que na ciência não existe verdade absoluta e que diferentes filosofias podem levar a um ponto comum: o sucesso do tratamento endodôntico e o bem-estar do paciente.

Este livro conta com a colaboração de professores e clínicos com diferentes filosofias e busca mostrar os vários lados e pontos de vista de uma endodontia baseada em evidências científicas. Nele, endodontistas clínicos expõem sua vivência e experiência e auxiliam o leitor a realizar de forma detalhada um diagnóstico, plano de tratamento e a intervenção endodôntica propriamente dita.

De outro lado, endodontistas professores/pesquisadores, com base em evidências científicas a partir de pesquisas clínicas e laboratoriais realizadas no Brasil e no exterior, mostram ao leitor o que há de mais moderno na terapia endodôntica e na execução dos procedimentos endodônticos, abordando materiais, irrigantes, aparelhos, instrumentos, medicações e as técnicas propriamente ditas.

Especialistas de diferentes áreas, como periodontia, ortodontia, pediatria, dentística restauradora, entre outras, mostram suas visões em relação ao tratamento e à inter-relação das diferentes especialidades com a endodontia. Por fim, contamos com um capítulo destinado ao manejo de pacientes com necessidades especiais que necessitam de tratamento endodôntico.

Este livro é destinado ao estudante de odontologia, ao clínico geral e ao endodontista, que poderão encontrar não apenas o passo a passo de uma endodontia baseada em evidências científicas, mas o que há de mais moderno em termos de técnicas, materiais e terapias endodônticas.

*Maíra do Prado*

# Sumário

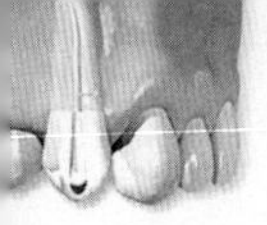

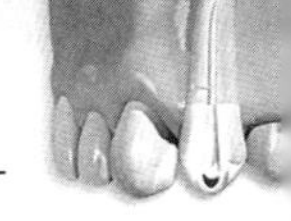

# ENDODONTIA

## Princípios para Prática Clínica

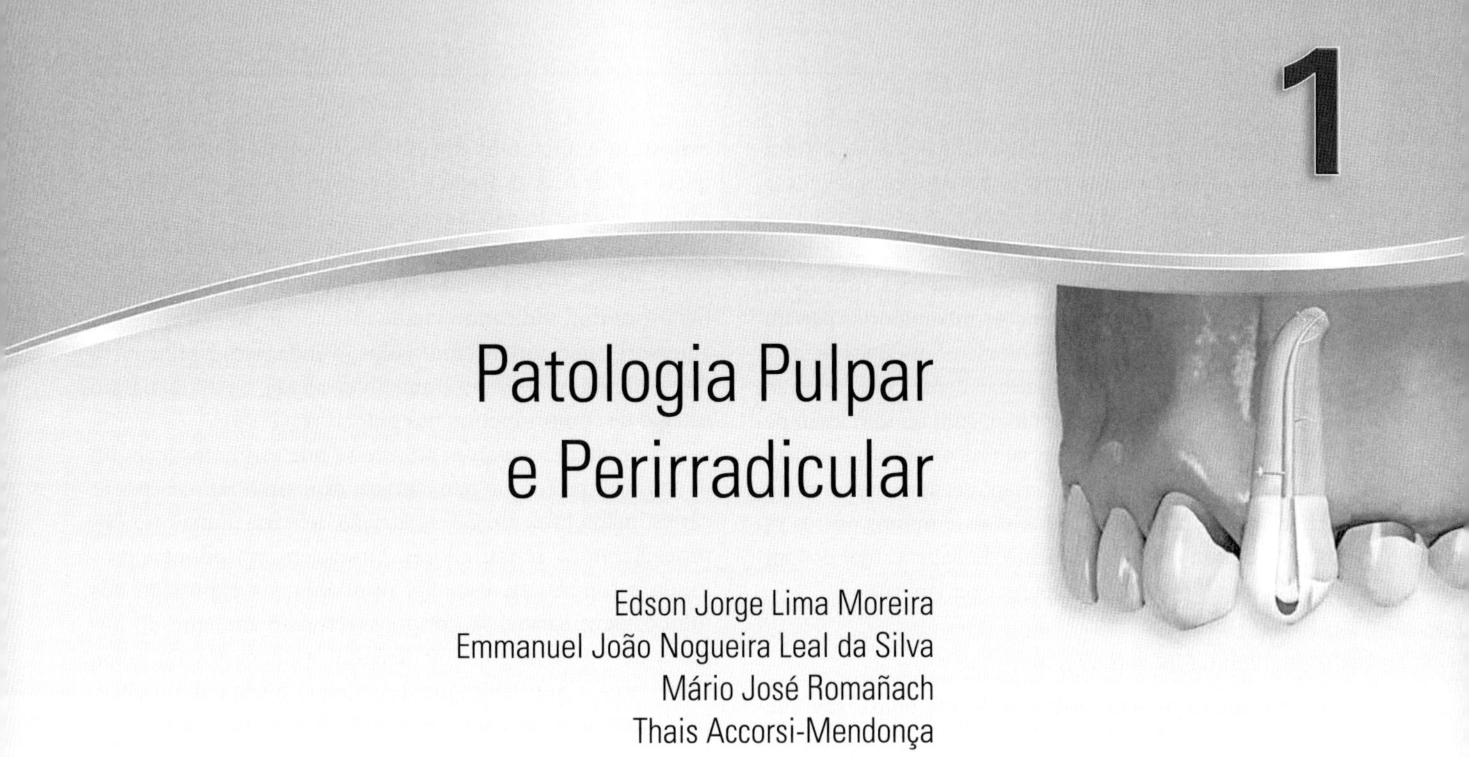

# 1 Patologia Pulpar e Perirradicular

Edson Jorge Lima Moreira
Emmanuel João Nogueira Leal da Silva
Mário José Romañach
Thais Accorsi-Mendonça

## INTRODUÇÃO

A endodontia é a ciência e arte voltada para prevenção e tratamento das alterações patológicas da polpa e suas repercussões sobre os tecidos periapicais. O conhecimento dos mecanismos fisiopatológicos da resposta do complexo dentina-polpa aos agentes agressores e sua repercussão clínica é essencial para diagnóstico e tratamento corretos das doenças pulpares e perirradiculares.

Como acontece em qualquer tecido conjuntivo do corpo humano, a polpa também responde aos estímulos externos basicamente por meio da resposta inflamatória (pulpite). Entretanto, seu confinamento entre paredes dentinárias faz com que o tecido pulpar inflamado apresente limitada capacidade de tumefação e transmissão de calor. Dessa maneira, o diagnóstico clínico de pulpites é construído principalmente pela avaliação de um dos principais sinais cardinais da inflamação: a dor. Embora existam mecanismos autorreguladores no complexo dentina-polpa, a inflamação pode evoluir para um estágio irreversível, seguido de necrose pulpar, e progredir até os tecidos periapicais através do sistema de canais radiculares, provocando diferentes reações teciduais no ligamento periodontal e no osso alveolar.

Diferentes tipos de lesões pulpares e periapicais de origem inflamatória serão apresentados neste capítulo, e muitas vezes essas entidades são consideradas diferentes espectros de um mesmo processo inflamatório pulpoperiapical que se inter-relacionam, admitindo um certo grau de reversibilidade. Desse modo, o objetivo deste capítulo é apresentar as principais características clínicas e microscópicas das alterações da polpa e do periápice, visando ao entendimento clínico relacionado com o diagnóstico e o tratamento endodôntico.

## ETIOLOGIA DAS DOENÇAS PULPARES E PERIRRADICULARES

A inflamação da polpa pode ter origem no contato direto ou indireto com agentes biológicos, físicos, térmicos e químicos.

### Irritantes biológicos

Os microrganismos presentes em lesões cariosas representam a principal fonte de irritação aos tecidos endodônticos. A lesão cariosa contém várias espécies de bactérias, incluindo *Streptococcus mutans*, lactobacilos e *Actinomyces*, os quais produzem toxinas e subprodutos que penetram o complexo dentina-polpa por meio dos túbulos dentinários. Uma vez a invasão microbiana se estabeleça na dentina, ocorre uma resposta inflamatória pulpar para impedir a disseminação da infecção. Em resposta à presença de microrganismos e seus subprodutos na dentina, a polpa é localmente infiltrada, primeiramente por células inflamatórias, como macrófagos, linfócitos e plasmócitos. À medida que a lesão cariosa progride em direção à polpa, a intensidade e o tipo de infiltrado se alteram.

As bactérias têm papel fundamental na patogênese das doenças pulpares e periapicais, como descrito pelo estudo clássico de Kakehashi e cols., os quais expuseram a polpa de ratos convencionais e ratos livres de germes (*germ-free*). Neste último grupo, esse procedimento resultou apenas em inflamação mínima durante os 72 dias de estudo. A polpa desses animais não se tornou desvitalizada e revelou a formação de uma dentina reparadora por volta do 14º dia. Já nos ratos convencionais, a autoinfecção, a necrose pulpar e a formação de

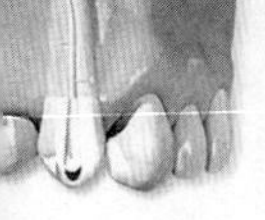



abscessos ocorreram por volta do oitavo dia de estudo.[1] Resultados semelhantes foram encontrados por Moller e cols., dessa vez utilizando um modelo primata.[2] Nesse estudo, os primatas com polpa não infectada não apresentaram reações inflamatórias nos tecidos periapicais, enquanto aqueles com tecido pulpar infectado apresentaram reações inflamatórias periapicais nos exames radiográfico e histológico. Sundqvist realizou pesquisa bacteriológica para examinar dentes que sofreram traumatismo e tiveram necrose pulpar, com ou sem lesão periapical. Os dentes sem lesão periapical estavam assépticos, enquanto os dentes com lesões periapicais apresentaram culturas bacterianas positivas.[3] Todos esses e muitos outros estudos corroboram o estabelecimento do papel causal dos microrganismos nas patologias pulpares e periapicais.

### Irritantes físicos, térmicos e químicos

Os principais irritantes físicos do tecido pulpar são: preparos cavitários profundos, acidentes traumáticos causados por impacto, traumatismo oclusal, atrição, abrasão, curetagem periodontal profunda, movimentos ortodônticos e alterações barométricas. A sobreinstrumentação e a sobreobturação representam agressões físicas aos tecidos perirradiculares.

As alterações moderadas de temperatura são comuns na cavidade oral e usualmente responsáveis pela formação de dentina reparadora ao longo da vida. Entretanto, grandes alterações de temperatura podem causar pulpite, incluindo o calor e, principalmente, o frio. Os principais irritantes térmicos incluem os estímulos transmitidos por grandes restaurações metálicas com isolamento inadequado, preparos de cavidade sem irrigação adequada, polimentos e reações exotérmicas de materiais dentários.

Os irritantes químicos da polpa incluem agentes de limpeza, dessensibilizantes da dentina, assim como substâncias ácidas presentes nos materiais restauradores provisórios e definitivos. Soluções irrigadoras, medicação intracanal e o extravasamento de material obturador são exemplos de agressões químicas ao ligamento periodontal.

Uma vez que o estímulo dos irritantes físicos, térmicos e químicos é transitório, uma polpa completamente saudável apresenta o potencial de restabelecimento quando cessa o estímulo. Contudo, o estímulo de longa duração pode promover resposta pulpar e perirradicular.[4]

## DOENÇAS DA POLPA DENTÁRIA

Considerando-se a variação microscópica admitida nas diferentes fases do processo inflamatório pulpar,[5-7] admite-se que a classificação ideal utilize a nomenclatura clínica, fundamentada principalmente nos sinais e sintomas clínicos apresentados pelo paciente.

### Pulpite reversível

O paciente que apresenta um dente com *pulpite reversível* relata dor de leve a moderada, de início súbito, após a exposição a alimentos doces e frios, sendo mais comum a queixa ao frio. A dor não se apresenta na ausência do estímulo. O elemento não apresenta mobilidade, tampouco sensibilidade à percussão. A estimulação dentinária mecânica, por meio de brocas, sonda exploradora ou colher de dentina, evoca dor, indicando vitalidade pulpar. Se esses agentes agressores não forem eliminados, a inflamação pulpar e a dor poderão apresentar maior intensidade e evoluir para o estágio de comprometimento pulpar irreversível.

Na pulpite reversível, admite-se que estímulos leves ou de curta duração que não causam exposição pulpar (p. ex., cáries incipientes, erosão ou atrição dentária, a maioria dos procedimentos restauradores, curetagem periodontal profunda e fraturas de esmalte, resultando na exposição dos túbulos dentinários) são responsáveis pelo aumento do número de vasos sanguíneos dilatados e congestos na polpa (hiperemia), com consequentes edema, que exerce pressão sobre as fibras nervosas responsáveis pela dor dentinária, leve a moderado infiltrado inflamatório misto e manutenção de organização normal da polpa.

Clínica e radiograficamente, verificam-se lesões cariosas ou restaurações extensas próximo à câmara pulpar, sendo recomendada a confirmação clínica da ausência da exposição pulpar.

O tratamento da pulpite reversível consiste, basicamente, em remoção do agente irritante e selamento ou restauração da dentina exposta, resultando na diminuição dos sintomas e na reversão do processo inflamatório pulpar.

### Pulpite irreversível

A *pulpite irreversível* consiste em um processo inflamatório intenso que não regride após a remoção do agente irritante e progride lenta ou rapidamente para um estado de necrose pulpar, havendo obrigatoriamente a necessidade de tratamento endodôntico. É importante ressaltar que a pulpite irreversível pode instalar-se mesmo sem haver exposição da polpa à cavidade oral.

Nos estágios iniciais da pulpite irreversível, o paciente relata dor intensa e aguda, espontânea ou contínua ao estímulo térmico, e persistência do sintoma após a remoção do estímulo, o qual pode ser representado por alimento doce, ácido ou quente, mas especialmente frio. O paciente pode ainda relatar aumento da intensidade da dor ao decúbito e geralmente consegue identificar o dente acometido apenas nos estágios iniciais da pulpite irreversível. Com o avanço da alteração, a dor aumenta e é comparada a uma pressão pulsátil ou lancinante, comprometendo consideravelmente a qualidade de vida do paciente. Nesses casos, a dor pode ser aliviada com o frio, pelo efeito vasoconstritor e analgésico, e acentuar-se com o calor. Os analgésicos não costumam debelar os sintomas. A drenagem do conteúdo pulpar por fratura da coroa ou por progressão da lesão cariogênica, com consequente exposição pulpar, alivia a dor, o que ocorre com a maioria dos pacientes com pulpite irreversível avançada.

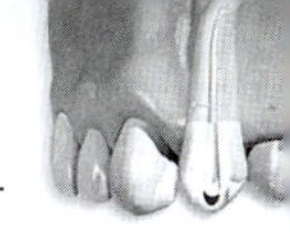

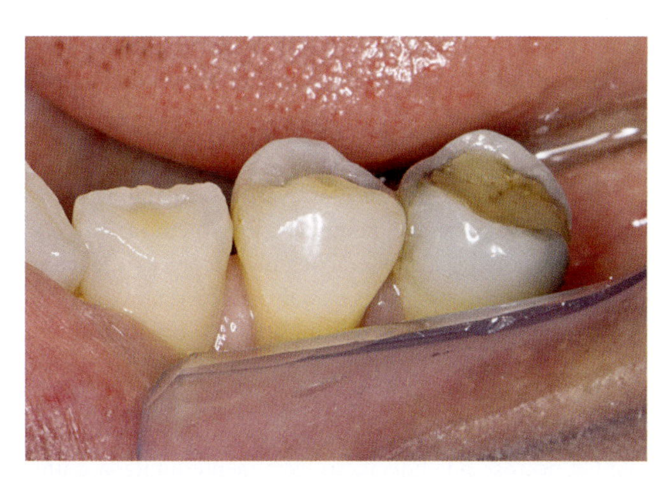

▶ **Figura 1.1** Imagem clínica de restauração com percolação e mal-adaptada, um fator em potencial para cárie e subsequente inflamação pulpar. (Imagem gentilmente cedida pelo Prof. Plinio Senna.)

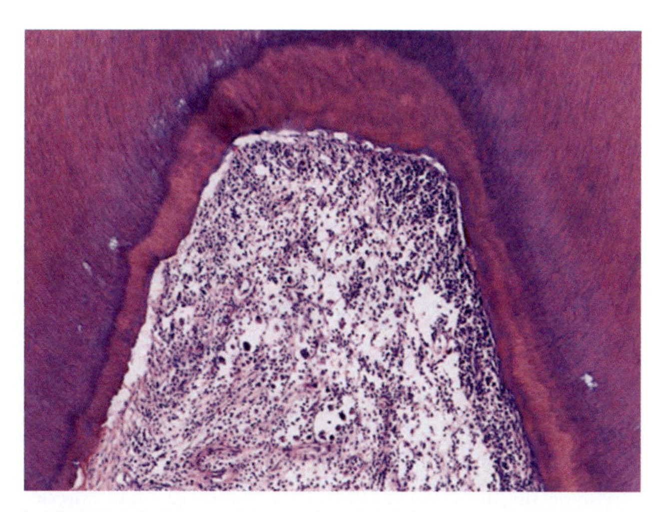

▶ **Figura 1.2** Características microscópicas de um dente com pulpite. A polpa dentária apresenta grande quantidade de células inflamatórias crônicas e vasos sanguíneos de pequeno calibre. Entre o tecido pulpar inflamado e a dentina do manto observa-se a formação de dentina terciária (HE, 200×).

Ao exame clínico, notam-se cáries ou restaurações extensas (Figura 1.1). Após a remoção destas, a grande maioria dos dentes com pulpite irreversível evidencia exposição pulpar; entretanto, há casos sem essa exposição.

O teste de calor responde positivamente com exacerbação da dor, uma vez que o calor potencializa a vasodilatação, aumentando a pressão tecidual. O teste de frio responde positivamente nos períodos iniciais. Nos casos sintomáticos, o frio pode até causar alívio da dor, graças ao efeito vasoconstritor e anestésico. O teste elétrico é caracterizado por resposta pulpar somente a altas correntes. O teste de cavidade geralmente é positivo e, na ausência de envolvimento periapical, a mobilidade dentária não é esperada. Os testes de percussão costumam ser negativos, pois a resposta inflamatória é restrita à polpa. No entanto, um estudo recente relatou que em alguns casos os pacientes com pulpite irreversível apresentam o alodinia* mecânica em resposta ao teste de percussão.[8] Provavelmente essa resposta ocorre por ativação dos mecanonociceptores pulpares em decorrência da inflamação ou por uma extensão da inflamação pulpar aos tecidos perirradiculares. O teste de palpação no nível do ápice gera resposta negativa em dentes com pulpite irreversível.

Microscopicamente, a pulpite irreversível é caracterizada pela presença variável de grande quantidade de vasos sanguíneos congestos, coleções de neutrófilos, áreas de necrose pulpar e quantidade variável de infiltrado linfoide crônico predominantemente linfomonoplasmocitário (Figura 1.2).

Admite-se que os danos diretos (por meio de fatores de virulência) ou indiretos (resposta inflamatória/imunológica do hospedeiro) causados por bactérias atraem os neutrófilos para o local, liberando enzimas proteolíticas e radicais livres oxigenados. Essa resposta inflamatória se torna exacerbada com aumento da permeabilidade vascular e elevação da pressão hidrostática, a qual excede o limiar de excitabilidade das fibras nervosas, ocasionando dor pulsátil, lancinante e espontânea. Na polpa, por causa das paredes inextensíveis, o aumento da pressão hidrostática compromete sua sobrevivência tecidual, desenvolvendo áreas de necrose pulpar por redução de fluxo sanguíneo, hipoxia e concentração de produtos tóxicos. Em resumo, as bactérias agridem uma região que se torna inflamada e necrosada.

Radiograficamente, lesões cariosas e/ou restaurações extensas podem ser detectadas, geralmente sugerindo exposição pulpar, a qual deve ser comprovada clinicamente. O espaço correspondente ao ligamento periodontal apresenta-se normal ou ligeiramente espessado, usualmente sem perda da lâmina dura. O tratamento da pulpite irreversível consiste em remoção do tecido pulpar total ou pulpectomia.

## Pulpite crônica hiperplásica

A *pulpite crônica hiperplásica* (pólipo pulpar) é uma forma de pulpite irreversível que se origina do supercrescimento de polpas jovens com inflamação crônica em direção à superfície oclusal. Em geral, é causada por grandes lesões cariosas com extensa destruição dentinária coronária de molares decíduos ou permanentes de pacientes jovens.

A grande vascularização da polpa jovem, a exposição pulpar suficiente para drenagem e a proliferação tecidual estão associadas à formação de pólipo pulpar. O exame histológico revela tecido de granulação superficial altamente vascularizado que completa o espaço antes ocupado pela câmara pulpar, o qual pode ser revestido por membrana fibrinopurulenta ou por epitélio estratificado escamoso semelhante ao epitélio gengival. O tecido conjuntivo profundo mostra fibrose e infiltrado inflamatório crônico.

*Alodinia: disfunção da atividade cerebral que se manifesta como uma sensação de dor quando, normalmente, o estímulo não é doloroso. Pode acontecer porque o impulso é realmente doloroso ou porque a mensagem das fibras nervosas está alterada.

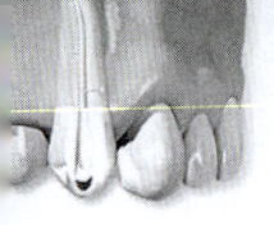



A pulpite crônica hiperplásica é geralmente assintomática, embora possa existir sensação de pressão durante a função mastigatória. Ocasionalmente, pode haver sinais clínicos de pulpite irreversível, como dor espontânea ou tardia aos estímulos de frio ou calor. O limiar à estimulação elétrica é semelhante ao encontrado em polpas normais. A pulpite crônica hiperplásica pode ser tratada com pulpotomia ou pulpectomia. O tipo de tratamento dependerá de uma análise criteriosa do caso.

## Reabsorção inflamatória interna

A *reabsorção inflamatória interna* apresenta-se como inflamação pulpar, contudo é uma pulpite assintomática. A polpa é transformada em tecido inflamatório vascularizado com atividade dentinoclástica, levando à reabsorção das paredes dentinárias. A falta de sintomatologia, apesar de se tratar de uma pulpite, reflete-se na acomodação do exsudato e infiltrado inflamatório em áreas reabsortivas (Figura 1.3). A reabsorção interna avançada envolvendo a câmara pulpar está quase sempre associada a manchas róseas na coroa dentária, embora seja mais frequente no terço médio da raiz radicular.

Os dentes com reabsorção intracanal costumam responder dentro dos limites de normalidade aos testes pulpares e periapicais. Radiograficamente, observa-se uma área radiolúcida com aumento irregular do compartimento do canal radicular. O tratamento consiste na pulpectomia, ou seja, remoção completa do tecido pulpar. Recomenda-se, ainda, o uso de curativo com hidróxido de cálcio entre as sessões para promover efeito alcalino nas áreas reabsortivas não atingidas por instrumentos ou soluções químicas auxiliares. Em virtude do formato irregular final do conduto, a obturação deve ser direcionada para técnicas com termoplastificação.

Essas lesões são progressivas e eventualmente sofrem perfuração, comunicando-se com o periodonto lateral com consequentes necrose pulpar e paralisação do processo reabsortivo interno. Contudo, lesões internas perfurantes apresentam dificuldade técnica para o tratamento endodôntico.

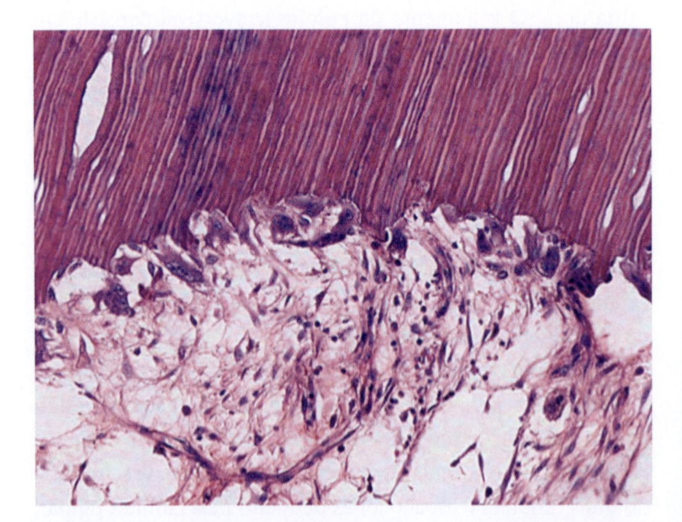

▶ **Figura 1.3** Características microscópicas de um dente com reabsorção interna. A interface entre a dentina e a polpa dentária mostra inúmeros dentinoclastos responsáveis pela reabsorção dentinária; o tecido pulpar subjacente apresenta quantidade discreta de células inflamatórias crônicas (HE, 400×).

## Necrose pulpar

As pulpites reversível e irreversível abandonadas ao próprio curso inevitavelmente terminarão em *necrose pulpar*, caracterizada pelas alterações microscópicas que acompanham a morte das células da polpa, decorrentes da agressão contínua à polpa, a qual ultrapassa a capacidade dos mecanismos de defesa do hospedeiro de reagirem contra o agente agressor.

Três tipos de necrose são considerados na polpa dentária: (1) necrose por liquefação, geralmente limitada a uma região ou cavidade, associada às infecções bacterianas e com grande quantidade de neutrófilos e formação de pus; (2) necrose por coagulação (isquêmica), geralmente causada por lesão traumática, com interrupção do suprimento sanguíneo, ocasionando isquemia do tecido pulpar (o núcleo é perdido, mas a morfologia celular é mantida); e (3) necrose gangrenosa, quando o tecido é envolvido por bactérias anaeróbias, as quais promovem grande destruição proteica e putrefação.

Clinicamente, a expressão necrose pulpar refere-se ao dente que não responde ao teste de vitalidade pulpar e, portanto, necessita de tratamento endodôntico. O dente com necrose pulpar é assintomático, com o paciente podendo relatar evento prévio de dor. Quando já existe envolvimento dos tecidos perirradiculares, pode haver dor, como nos casos de periodontite apical aguda ou abscesso perirradicular agudo. Pelo exame clínico detectam-se cáries e/ou restaurações extensas que alcançaram a polpa. Quando a causa da necrose é o traumatismo, a coroa pode apresentar-se hígida.

A necrose pulpar também pode causar escurecimento da coroa (Figura 1.4). A aplicação do calor, na maioria das vezes, não evoca dor. Em raras situações, o paciente pode apresentar dor em virtude da presença de fibras nervosas do tipo C que, por serem mais resistentes à hipoxia, podem permanecer responsáveis por determinado tempo após a necrose. A resposta ao teste de sensibilidade térmica ao frio é negativa. Também não há resposta aos testes de corrente elétrica, embora a resposta possa ser observada em alguns casos. O teste de cavidade

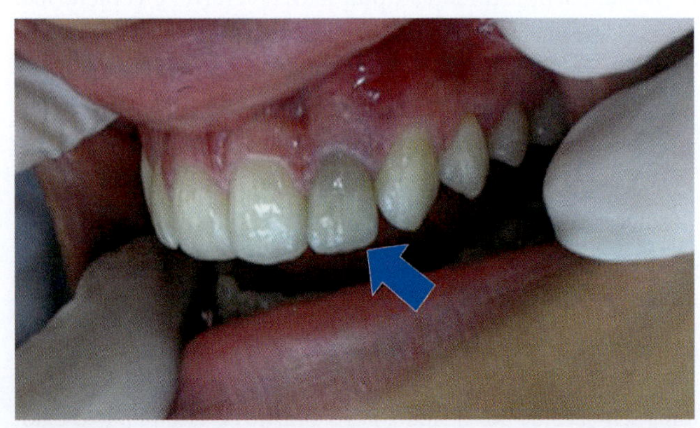

▶ **Figura 1.4** Alteração cromática (*seta azul*) por necrose pulpar do elemento 22.

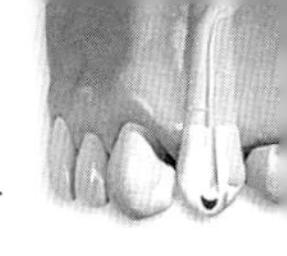

é definitivo para o diagnóstico de necrose pulpar, quando sua resposta é negativa.

Radiograficamente, o dente com necrose pulpar apresenta cáries, coroa fraturada e/ou restaurações extensas, ou ainda coroa hígida para casos de traumatismo. O espaço correspondente ao ligamento periodontal apresenta-se normal, ligeiramente espessado ou com lesão radiolúcida periapical caracterizada por reabsorção óssea e perda da lâmina dura, dependendo do tempo de necrose desse tecido e do consequente envolvimento perirradicular.

O tratamento de um dente com necrose pulpar consiste em remoção de todo o tecido pulpar necrosado, instrumentação e obturação do sistema de canais radiculares.

## DOENÇAS DA REGIÃO PERIRRADICULAR

Usualmente, o processo patológico perirradicular se estabelece a partir da necrose pulpar resultante da intensa e persistente resposta inflamatória associada ao estímulo agressivo e sua progressão através dos canais radiculares apicais ou colaterais. Nos casos de envolvimento endodôntico por processo infeccioso, consideram-se também os efeitos diretos das bactérias e de seus fatores de virulência na região periapical. Embora o termo perirradicular seja mais abrangente no que diz respeito à possibilidade de envolvimento de canais colaterais não necessariamente associados à região "periapical", este último termo será utilizado a seguir com a mesma finalidade. As lesões periapicais são atualmente classificadas com base em seus achados clínicos e histológicos, de modo a simplificar a prática clínica.

### Periodontite apical aguda

Na fase de inflamação periapical inicial há predomínio de neutrófilos, e o processo pode ser denominado *periodontite apical aguda*, na grande maioria das vezes mostrando ausência de alteração radiográfica e dor pulsátil, constante e não localizada. Ocorre aumento da permeabilidade vascular no ligamento periodontal, com consequente edema, que causa elevação da pressão hidrostática tecidual e compressão das fibras nervosas, ocasionando dor. Além disso, mediadores químicos, como bradicinina, prostaglandinas e histamina, também estão relacionados com a dor. O teste de sensibilidade térmica é quase sempre negativo por causa da necrose pulpar, exceto em casos de contatos oclusais prematuros, em que se estabelece *periodontite apical aguda traumática* com tecido pulpar vivo.

### Periodontite apical crônica

Clinicamente, a *periodontite apical crônica* é a lesão inflamatória periapical mais comum em endodontia. Histologicamente, pode ser diferenciada como granuloma e cisto periapical. O *granuloma periapical* caracteriza-se pela presença de tecido de granulação com infiltrado inflamatório misto ao redor da raiz de um dente com necrose pulpar. O granuloma periapical se estabelece quando a resposta do hospedeiro não consegue mais eliminar substâncias nocivas provenientes da infecção microbiana e ocorre necrose pulpar.

A partir daí, diferentes citocinas e fatores de crescimento mostram-se envolvidos no processo de diferenciação de osteoclastos a partir de células precursoras de osteoclastos, células dendríticas e monócitos/macrófagos, que começam a colonizar a região periapical. Os osteoclastos são responsáveis pela reabsorção óssea que produz uma lesão radiolúcida periapical radiograficamente detectável. Com o tempo, as células inflamatórias crônicas predominam e linfócitos B, linfócitos T e células estromais mesenquimais passam a modular o processo de reabsorção óssea, estimulando a formação de miofibroblastos, osteoblastos e novos vasos sanguíneos. A alteração radiográfica torna-se limitada e o processo inflamatório crônico, assintomático.

Vale um comentário quanto à inter-relação dos espectros das lesões periapicais. Granulomas periapicais podem originar-se da estabilização de um *abscesso apical* (discutido adiante) ou podem estabelecer-se como um processo inflamatório inicial, com fase aguda mínima. Se não tratados, granulomas periapicais podem evoluir para *cisto periapical* (discutido adiante), ou a piora da infecção pulpar de um dente com granuloma periapical pode acarretar reaparecimento de inflamação aguda, novo desenvolvimento de sintomas e aumento da imagem radiolúcida: os chamados *abscessos Fênix* (discutidos adiante).

Os dentes acometidos usualmente não apresentam mobilidade ou qualquer resposta a testes térmico e elétrico de sensibilidade pulpar. Não é incomum a identificação de periodontites apicais crônicas em radiografias de rotina pela visualização de lesões radiolúcidas de tamanho variável, bem ou maldelimitadas, com ou sem halo radiopaco, com ou sem reabsorção radicular e com perda da lâmina dura periapical. O aspecto radiográfico não é suficiente para o diagnóstico final de granuloma periapical, que deve ser estabelecido após análise histopatológica.

Microscopicamente, o granuloma periapical apresenta infiltrado inflamatório crônico composto sobretudo por inúmeros linfócitos, plasmócitos e macrófagos distribuídos aleatoriamente em um tecido conjuntivo fibroso (Figura 1.5). Áreas focais de cristais de colesterol e acúmulo de neutrófilos podem ser observadas (sem caracterizar o diagnóstico de abscesso periapical). Macroscopicamente, o granuloma apresenta-se como um tecido mole aderido à raiz do elemento dentário, com formato irregular e consistência fibrosa.

O objetivo do tratamento endodôntico de dentes que podem ser preservados é reduzir a quantidade de agentes microbianos a um nível que impossibilite a manutenção da inflamação do granuloma periapical. Para os dentes sem possibilidade de restauração, o tratamento indicado é a exodontia, seguida da curetagem do tecido mole periapical e seu encaminhamento para análise histopatológica. O paciente deve ser orientado quanto à necessidade de acompanhamento radiográfico a cada 3 a 6 meses durante no mínimo 2 anos para (1) confirmar a redução da lesão pela visualização radiográfica de neoformação

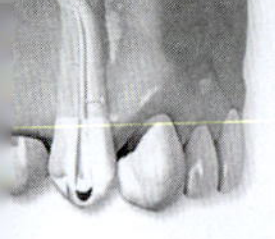

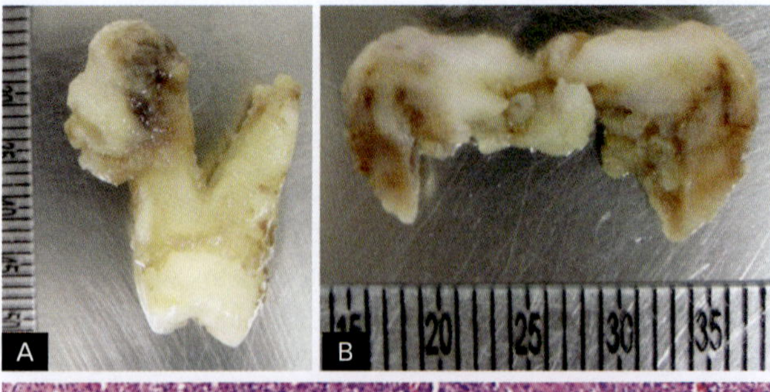


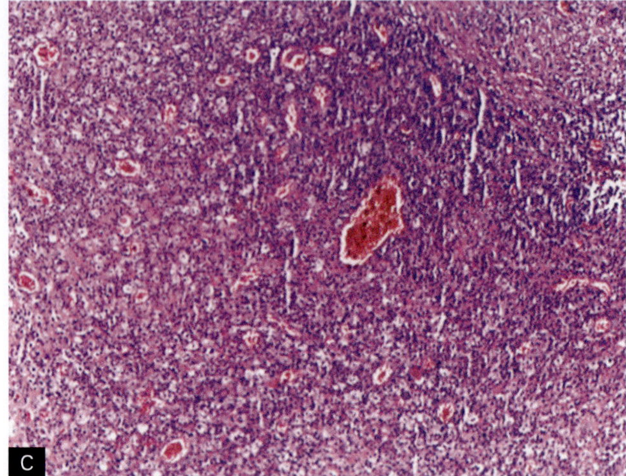


▶ **Figura 1.5A** Características macroscópicas do granuloma periapical. Observa-se fragmento de tecido mole aderido à raiz de um molar superior, de coloração acastanhada, superfície e formatos irregulares, de consistência fibrosa, medindo cerca de 10mm. **B** Após o corte da amostra, observa-se superfície com áreas de coloração acastanhada e esbranquiçada. **C** Fotomicrografia do granuloma periapical. Tecido de granulação altamente vascularizado composto por infiltrado inflamatório misto formado por macrófagos, plasmócitos, linfócitos e neutrófilos. Não se observa tecido epitelial (HE, 100×).

óssea e (2) descartar a possibilidade de crescimento contínuo da lesão radiolúcida periapical.

O tratamento endodôntico pode não ser bem-sucedido e, consequentemente, a lesão radiolúcida periapical pode não regredir. Consequentemente, o endodontista deve considerar diferentes possibilidades, como formação de um cisto periapical verdadeiro, infecção pulpar ou extrarradicular persistente, presença de corpo estranho na região periapical, doença periodontal associada, invasão do seio maxilar ou formação de *cicatriz fibrosa periapical*.

Em casos de diagnóstico histopatológico de cicatriz fibrosa periapical há a evidência de um tecido conjuntivo denso com pouca inflamação (Figura 1.6), usualmente formada quando existe prévia destruição de corticais ósseas vestibulares e linguais, e sua identificação microscópica não é indicativa de uma nova cirurgia.

Em geral, o retratamento endodôntico deve ser considerado como possibilidade terapêutica antes da cirurgia paraendodôntica, a qual é reservada para lesões com mais de 2cm, e deve incluir curetagem do tecido periapical (que deve ser encaminhado para avaliação de um patologista oral), apicectomia, retroinstrumentação com pontas ultrassônicas e obturação retrógrada. Cabe ressaltar que o objetivo do exame histopatológico não é descobrir se a lesão é um granuloma periapical ou um cisto periapical, e sim descartar a possibilidade diagnóstica de outras doenças mais sérias não associadas à inflamação periapical.[9]

Histologicamente, o *cisto periapical* é uma cavidade patológica delimitada por uma cápsula fibrosa com inflamação crônica, revestida internamente por epitélio e contendo material líquido e restos celulares em seu interior (Figura 1.7).

Admite-se que a inflamação intensa estimule a proliferação epitelial de diferentes conjuntos de células epiteliais, como os restos epiteliais de Malassez, o epitélio crevicular, o revestimento epitelial do seio maxilar e o revestimento epitelial de fístulas e ductos. Uma vez formada, a massa epitelial prolifera e as células epiteliais localizadas na região central tornam-se progressivamente mais distantes da periferia e do tecido

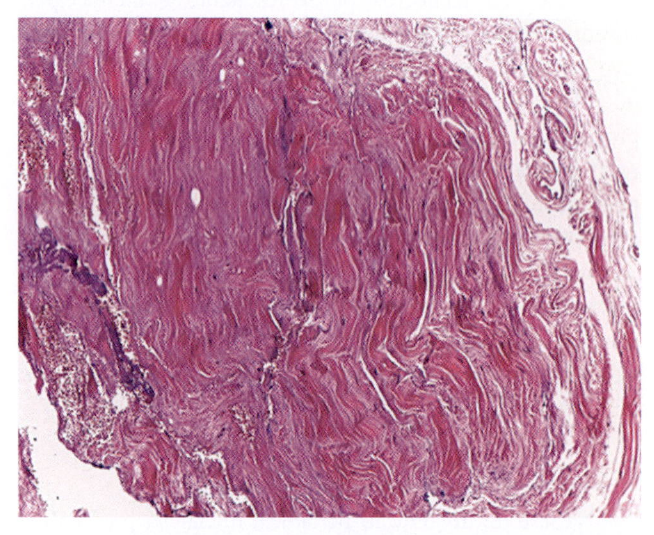

▶ **Figura 1.6** Características microscópicas da cicatriz periapical. Tecido conjuntivo denso, altamente fibroso, contendo fibras colágenas dispostas aleatoriamente, ocasionais fibroblastos e vasos sanguíneos de pequeno calibre. Infiltrado inflamatório não é observado (HE, 100×).

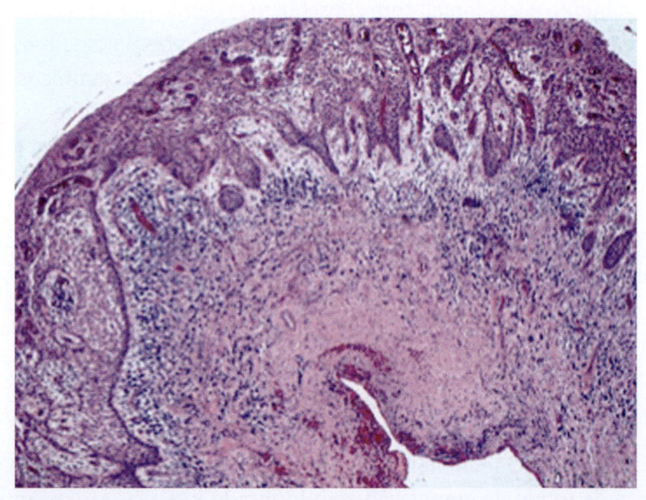

▶ **Figura 1.7** Características microscópicas do cisto periapical. Cápsula de tecido conjuntivo inflamado revestida por epitélio estratificado escamoso não queratinizado e hiperplásico (HE, 25×).

conjuntivo responsável por sua nutrição. Em consequência, as células localizadas centralmente começam a sofrer necrose, aumentando o conteúdo proteico e criando gradiente de concentração que faz os líquidos começarem a penetrar a massa epitelial na tentativa de equilibrar a pressão osmótica. Dessa maneira, o acúmulo progressivo de líquido e restos celulares possibilita a formação e o preenchimento de um lúmen que circunda internamente uma cápsula de tecido conjuntivo inflamado.

A maioria dos cistos periapicais tem crescimento lento, tamanho limitado e ausência de sintomas. Entretanto, casos eventuais podem mostrar exacerbação inflamatória aguda com sensibilidade leve e grande tamanho, levando a aumento considerável de volume no fundo de vestíbulo, associados ao dente que não responde aos testes de vitalidade. Cistos periapicais de crescimento progressivo podem causar mobilidade dentária e deslocamento de dentes adjacentes (Figura 1.8).

Os aspectos radiográficos de cistos periapicais são indistinguíveis daqueles descritos para o granuloma periapical, incluindo uma lesão radiolúcida arredondada, circundada ou não por halo radiopaco, localizada na região periapical de um dente com acometimento pulpoperiapical. Observam-se perda da lâmina dura, reabsorção radicular e, eventualmente, crescimento significativo da lesão. Dentes decíduos podem ser acometidos por cisto periapical e comumente mostram imagem radiolúcida preenchendo o espaço entre as raízes de molares, muitas vezes associada à dilatação do capuz pericoronariano do pré-molar sucessor. Uma discreta lesão radiolúcida circular localizada lateralmente à raiz de um dente com perda da lâmina dura e fonte de inflamação pouco evidente consiste no aspecto radiográfico sugestivo de um cisto radicular lateral. Da mesma maneira, lesões radiograficamente semelhantes localizadas no rebordo alveolar previamente submetido à extração dentária caracterizam o cisto residual.

O diagnóstico final de cisto periapical consiste no exame histopatológico, que possibilita a observação de quantidades variáveis de epitélio estratificado escamoso não queratinizado com hiperplasia, espongiose e exocitose (Figura 1.9). Células mucosas e epitélio pseudoestratificado cilíndrico ciliado também podem estar presentes. A cápsula de tecido conjuntivo é semelhante à encontrada no granuloma periapical, incluindo infiltrado inflamatório crônico com linfócitos, plasmócitos, macrófagos em um tecido conjuntivo bem vascularizado contendo quantidades variáveis de cristais de colesterol, células gigantes multinucleadas, calcificações distróficas, extravasamento de hemácias e pigmentos de hemossiderina.

O tratamento do cisto radicular é o mesmo descrito para o granuloma periapical. Cistos periapicais com mais de 2cm têm sido abordados com tratamento endodôntico conservador associado a marsupialização ou descompressão. O acompanhamento radiográfico por no mínimo 2 anos é aconselhável após o tratamento. Todas as lesões radiolúcidas com características radiográficas compatíveis com aquelas descritas para o cisto residual devem ser submetidas à excisão

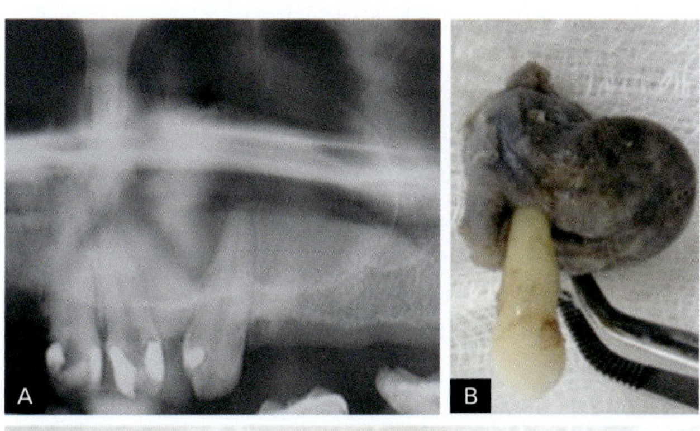


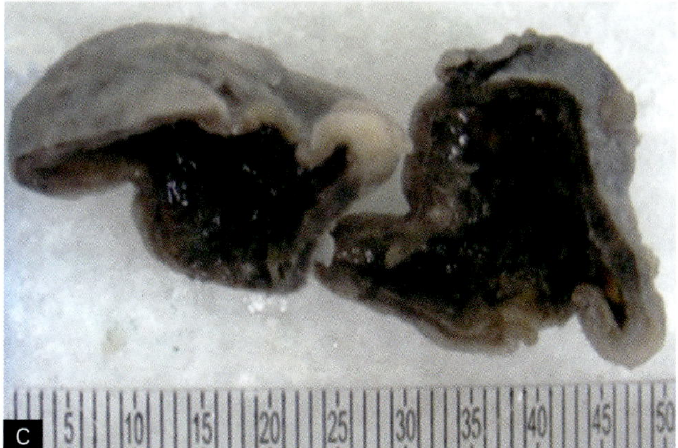


▶ **Figura 1.8** Características radiográficas e macroscópicas do cisto periapical. **A** Lesão radiolúcida bem delimitada por um halo radiopaco, localizada na região anterior da maxila, associada à raiz do dente 23, com deslocamento dentário e expansão da cortical óssea anterior do seio maxilar (vista aproximada de radiografia panorâmica). **B** O exame macroscópico revelou tecido mole enegrecido, de consistência fibrosa, superfície lisa e formato arredondado, em estreita relação com o ápice do canino. **C** A superfície de corte demonstra uma cavidade cística de coloração enegrecida, revestida por uma cápsula lisa e relativamente espessa, com ausência de proliferação intraluminal.

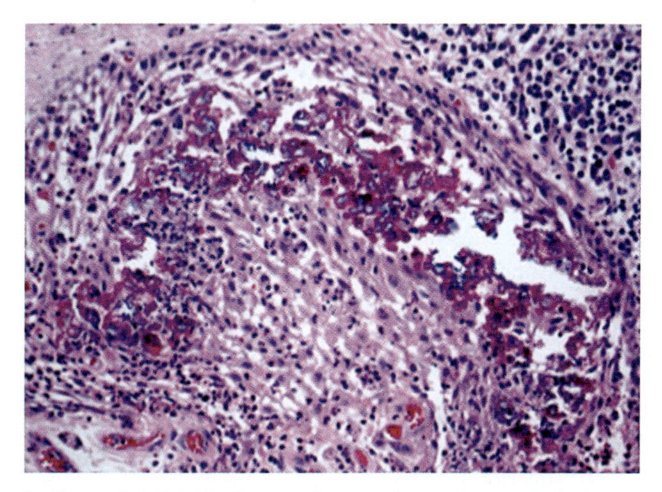

▶ **Figura 1.9** Epitélio de revestimento de um cisto periapical mostrando exocitose e corpúsculos de Rushton (HE, 200×). Corpúsculos de Rushton são formações hialinas lamelares ou globulares de formato irregular e associados a epitélio de origem odontogênica.

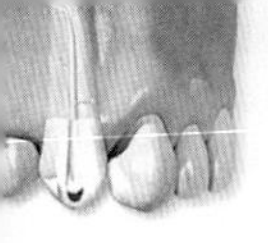



cirúrgica. Testes pulpares de sensibilidade térmica ao frio e avaliação periodontal devem ser realizados antes de tratamento endodôntico ou exodontia de um dente com diagnóstico sugestivo de cisto radicular lateral. A recidiva não é esperada após o tratamento definitivo adequado. Raramente, carcinoma de células escamosas pode originar-se de um cisto periapical.

## Abscessos periapicais

As características iniciais do *abscesso periapical agudo* são semelhantes às da periodontite apical aguda, com exacerbação e localização da sintomatologia. O abscesso periapical agudo é uma coleção de pus localizada no ápice de um dente não vital. O abscesso periapical pode surgir como lesão periapical inicial ou da exacerbação aguda de uma lesão inflamatória crônica (abscesso Fênix). Em resposta à continuidade da agressão, células inflamatórias são atraídas para o local visando à eliminação das bactérias. Estas, por sua vez, liberam enzimas lisossomais que, associadas aos compostos liberados pelos neutrófilos, fazem com que ocorra a liquefação tecidual, gerando o pus no ápice de um dente com fonte de infecção evidente. Entretanto, a necrose pulpar pode estar relacionada com traumatismo e o dente pode não apresentar qualquer restauração profunda ou lesão cariosa.

Abscessos periapicais podem não apresentar imagem radiográfica por causa do curto tempo de evolução, porém alguns casos podem mostrar imagem radiolúcida maldefinida e espessamento do ligamento periodontal.

Abscessos periapicais agudos são sintomáticos em virtude da presença de pus no interior do alvéolo. No início existe sensibilidade, que é aliviada com pressão direta sobre o dente. A dor torna-se intensa durante a percussão, o dente mostra-se extruído e observa-se tumefação dos tecidos adjacentes. O dente não responde aos testes pulpares de sensibilidade térmica em decorrência da obrigatória necrose pulpar. Sinais e sintomas sistêmicos estão usualmente presentes, como febre, cefaleia, mal-estar, calafrios e cansaço.

Em geral, o material purulento se dissemina pelas regiões de menor resistência, podendo difundir-se através dos espaços medulares do osso distante da região periapical (*osteomielite*), dos tecidos moles sobrejacentes (*celulite*) ou de canais fistulosos intraorais ou cutâneos. Fístula intra ou extraoral caracteriza clinicamente o diagnóstico de *abscesso periapical crônico* ou assintomático. As fístulas intraorais se exteriorizam como uma massa de tecido de granulação com infiltrado inflamatório agudo, chamado *parúlide (furúnculo gengival)*. Dentes da maxila e mandíbula com abscesso periapical usualmente drenam através da cortical óssea vestibular, exceto os incisivos laterais superiores, as raízes palatinas dos molares superiores e os segundos e terceiros molares inferiores, os quais drenam através da cortical óssea lingual. Se a drenagem crônica ocorre, o abscesso se torna assintomático.

Raramente o patologista oral recebe um material de abscesso para análise histopatológica; entretanto, observa-se predomínio absoluto de neutrófilos permeados por exsudato inflamatório, restos celulares, colônias bacterianas e macrófagos ocasionais.

O tratamento imediato deve ser direcionado para drenagem da coleção purulenta e eliminação do foco de infecção. Em casos de abscesso periapical agudo, a drenagem purulenta pode se dar via canal radicular ou por incisão da mucosa, ou ambos. O canal deve ser limpo, desinfetado e obturado. Analgésicos e/ou anti-inflamatórios são usualmente prescritos. O emprego de antibiótico só deverá ser realizado em casos de comprometimento sistêmico ou quando indicada a profilaxia antibiótica. A disseminação da infecção para espaços profundos pode levar a quadros clínicos graves, como celulite, angina de Ludwig, trombose do seio cavernoso, mediastinite e abscesso cerebral, e representar risco à vida.

## Osteíte condensante (osteomielite esclerosante focal)

A *osteíte condensante* representa uma área focal de esclerose óssea no ápice de um dente com pulpite ou necrose pulpar. Normalmente é encontrada ao redor do ápice de dentes localizados sobretudo na região posterior da mandíbula de crianças e adultos jovens. Os tecidos podem ou não apresentar sintomas ou responder aos testes pulpares e/ou perirradiculares.

Radiograficamente, a osteíte condensante apresenta-se como radiopacidade difusa disposta de modo concêntrico ao redor da raiz de um dente com lesão periapical ou aumento do espaço correspondente ao ligamento periodontal (Figura 1.10).

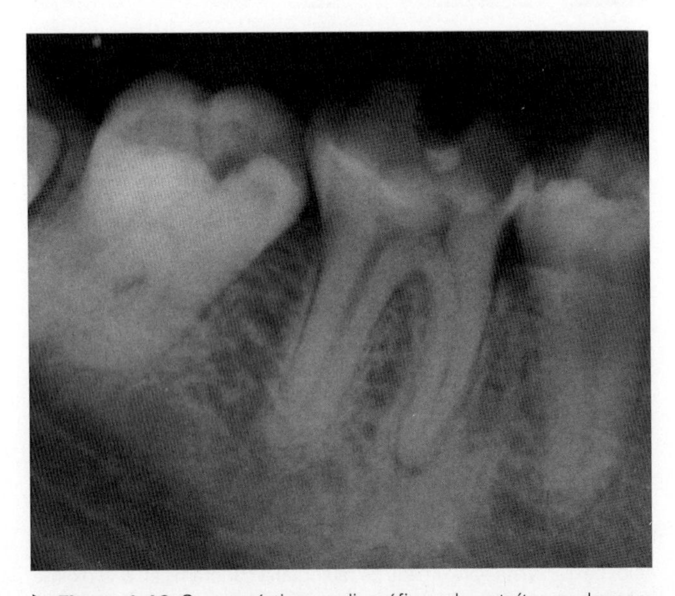

▶ **Figura 1.10** Características radiográficas da osteíte condensante. Radiografia periapical mostrando imagem radiopaca com bordas pouco definidas associada à raiz mesial do dente 46, o qual exibe extensa destruição coronariana. (Imagem gentilmente cedida pela Profª Márcia Romañach, Rio de Janeiro.)

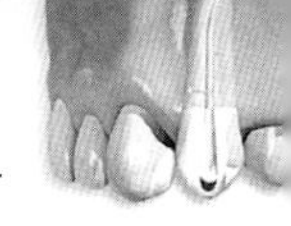

Não é observada a expansão de corticais ósseas. Histologicamente, há aumento do osso trabecular disposto irregularmente e inflamação. O tratamento endodôntico é necessário.

## CONSIDERAÇÕES FINAIS

Este capítulo apresentou as principais características clínicas, radiográficas e microscópicas dos processos patológicos que afetam os tecidos pulpares e perirradiculares. O cirurgião-dentista clínico e/ou endodontista deve conhecer as diferentes formas de diagnóstico dessas alterações patológicas para a realização do tratamento adequado.

### Referências

1. Kakehashi et al.The effects of surgical exposures of dental pulps in germ-free and conventional laboratory rats. Oral Surg Oral Med Oral Pathol 1965; 20:340.
2. Moller et al. Influence on periapical tissues of indigenous oral bacteria and necrotic pulp tissue in mokeys. Scand J Dent Res 1981; 89:475.
3. Sundqvist G. Bacteriological studies of necrotic dental pulp. Dissertation. 1976.
4. Lopes HP,Siqueira Jr. JF. Endodontia: biologia e técnica. 3. ed. Rio de Janeiro: Guanabara Koogan, 2010.
5. Seltzer S, Bender IB, Ziontz M. The dynamics of pulp inflammation: correlations between diagnostic data and actual histologic findings in the pulp. Oral Surg Oral Med Oral Pathol 1963; 16:84671; 969-77.
6. Johnson et al. Pulpal hyperemia: a correlation of clinical and histologic data from 706 teeth. J Am Dent Assoc 1970;81:108.
7. Ricucci D, Loghin S, Siqueira Jr. JF Correlation between clinical and histologic pulp diagnoses. In Press, Corrected Proof, Available online 12 October 2014.
8. Owatz CB et al.The incidence of mechanical allodynia in patients with irreversible pulpitis. J Endod 2007; 33:552-6.
9. Torabinejad M,Walton RE. Endodontia: princípios e prática. 4. ed. Rio de Janeiro: Elsevier, 2010.

2

# Microbiologia dos Canais Radiculares Infectados

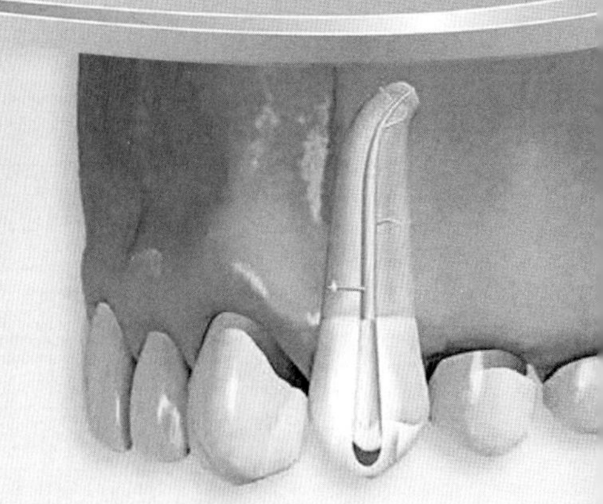

Brenda Paula Figueiredo de Almeida Gomes

## INTRODUÇÃO

Existem duas causas principais de dano pulpar irreversível: traumatismo e infecção. A infecção está relacionada com a habilidade de um organismo sobreviver no hospedeiro. Se o organismo aumentar em número, poderá acontecer uma mudança clínica no hospedeiro, comprometendo suas funções, sendo essa condição referida como doença. Por conseguinte, uma infecção pode ou não resultar em doença, e isso depende do número dos microrganismos e sua virulência e da resistência do hospedeiro (Gomes, 1995).

Bactérias e seus subprodutos são os principais responsáveis pelas alterações pulpares e periapicais, pelos sinais e sintomas de origem endodôntica e pelo insucesso do tratamento endodôntico. Consequentemente, sua eliminação favorecerá o sucesso do tratamento endodôntico (Gomes, 2002b; Gomes & Montagner, 2010; Gomes et al., 2013).

## MICRORGANISMOS NO CORPO HUMANO E NA CAVIDADE ORAL

Populações significativas de microrganismos estão presentes mesmo em indivíduos normais e saudáveis. De acordo com Marsh & Martin (1992), o corpo humano é constituído de até $10^{14}$ células, das quais apenas 10% são humanas. Os 90% restantes são de microrganismos que constituem a microbiota residente do hospedeiro. Essa microbiota contribui direta e indiretamente para o desenvolvimento normal do ser humano em termos de fisiologia, nutrição e sistemas de defesa. Somente quando o equilíbrio orgânico é perturbado, a doença se torna aparente (Gomes, 1995, 2002b).

A cavidade oral apresenta um dos mais altos índices de microrganismos no corpo. Embora vírus, fungos, leveduras, protozoários e *Archaea* possam ser encontrados nesse ecossistema, as bactérias se apresentam em maior número (cerca de $10^{10}$), distribuídas em mais de 1.000 espécies e pertencentes a 13 filotipos. Aproximadamente 40% a 60% dessas bactérias ainda não foram cultivados (Aas et al., 2005; Siqueira & Rôças, 2005a, b; Gomes & Montagner, 2010; Gomes et al., 2013).

## VIAS DE ACESSO DOS MICRORGANISMOS NA CAVIDADE PULPAR

O esmalte e o cemento protegem e isolam a dentina e a polpa da agressão bacteriana. Quando um desses tecidos é perdido, são criadas condições para a invasão bacteriana do tecido pulpar. As principais vias de acesso dos microrganismos até a cavidade pulpar são: cárie dental, túbulos dentinários expostos, exposição pulpar direta, procedimentos restauradores, canais laterais de dentes com comprometimento periodontal e a corrente sanguínea sistêmica – a denominada via anacorética (Figura 2.1). A via mais comum de contaminação é a cárie dental, induzindo sucessivas respostas inflamatórias no tecido pulpar, o que acarreta necrose da polpa, caso não sejam adotadas medidas terapêuticas adequadas (Gomes 1995, 2002a, b; Gomes et al., 2013).

## MICRORGANISMOS E LESÃO PULPAR

A simples presença de microrganismos na polpa dental não determina o desencadeamento do processo infeccioso. Por ser um tecido conjuntivo bastante vascularizado e inervado, a polpa dental contém mecanismos de defesa contra invasão e proliferação microbiana, os quais são desempenhados por células fagocitárias e anticorpos (Gomes, 1995; Gomes et al., 2013).

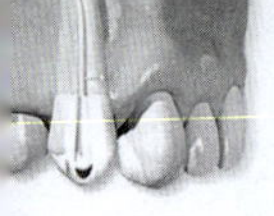



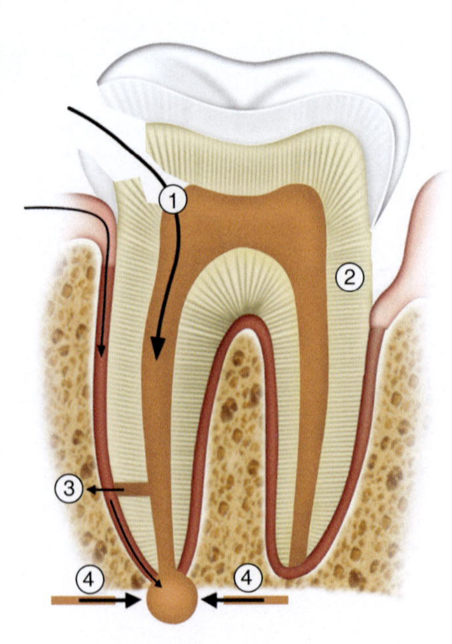


▶ **Figura 2.1** Vias de infecção da polpa: (*1*) cárie dental; (*2*) túbulos dentinários; (*3*) canais laterais; (*4*) via anacorética (corrente sanguínea).

A polpa é envolvida por paredes rígidas de dentina e mantém comunicação com o periodonto e o restante do organismo por forames e deltas apicais e canais laterais, acessórios e secundários, sendo considerado um órgão final sem circulação colateral. Por isso, a lesão do tecido pulpar por qualquer tipo de irritação provoca inflamação, e a infecção pulpar é seguida pela doença pulpar, caso não seja tratada (Gomes, 1995; Gomes et al., 2013).

Normalmente, a polpa é capaz de se recuperar dos ataques bacterianos sucessivos e continuar a exercer suas funções vitais. Entretanto, se o número de bactérias e sua virulência aumentarem e houver uma queda nas defesas do hospedeiro, a lesão pulpar será proporcionalmente mais grave. Quanto maior a duração da situação adversa, menos favorável será o resultado para a polpa. Quando a polpa perde sua vitalidade, suas defesas passam a não existir e em poucas semanas essa polpa necrótica pode tornar--se totalmente habitada por bactérias (Chirnside, 1961). A evolução do quadro infeccioso leva à doença periapical, um processo infeccioso com danos microbianos diretos e indiretos para as células dos tecidos e vasos sanguíneos, associados à liberação de substâncias inflamatórias (Mattison et al., 1987).

## FATORES DE VIRULÊNCIA BACTERIANA

Entre os fatores de virulência bacteriana encontram-se os componentes estruturais e os produtos do metabolismo bacteriano. Estes produtos são responsáveis pelo dano direto ao tecido pulpar, enquanto os componentes estruturais da célula bacteriana, como, por exemplo, lipopolissacarídeos (LPS) e ácido lipoteicoico (LTA), podem lesionar o tecido indiretamente pela ativação de uma resposta imune (Fouad, 2009; Gomes et al., 2013).

Entre os componentes estruturais particularmente encontrados nas bactérias gram-negativas podem ser citados os LPS, responsáveis pelo efeito pró-inflamatório, e as fímbrias, responsáveis pela aderência. Entre as bactérias gram-positivas pode ser citado o LTA, responsável pelo efeito pró-inflamatório. Os peptideoglicanos, presentes em ambas as bactérias, porém em maior quantidade nas gram-positivas, também têm efeito pró-inflamatório (Fouad, 2009; Gomes et al., 2013).

Produtos bacterianos típicos de bactérias gram-negativas são as vesículas extracelulares, enquanto os comuns a ambas as bactérias são as cápsulas, responsáveis pela proteção, as exotoxinas e as proteínas extracelulares (efeitos diversos), os ácidos graxos de cadeias curtas e os ânions superóxidos com efeito pró-inflamatório (Fouad, 2009; Gomes et al., 2013).

Os LPS, também conhecidos como endotoxinas, são liberados da célula gram-negativa (e exclusivamente por esta) por lise ou durante o processo de divisão celular (na forma de vesículas), sendo o lipídio A a porção da molécula principal responsável por seus efeitos biológicos (Rietschel & Brade, 1992). O termo endotoxina se refere aos efeitos biológicos da molécula, que é considerada, mesmo em baixas concentrações, potente estimuladora da resposta inata do sistema de defesa do hospedeiro (Beutler & Poltorak 2000; Hong et al., 2004), induzindo, assim, uma série de eventos biológicos que levam a uma reação inflamatória (Khabbaz et al., 2001) e à reabsorção dos tecidos mineralizados (Mattison et al.,1987; Stashenko et al., 1991).

Estudos clínicos demonstraram LPS bacteriano em 100% dos canais radiculares de dentes com infecção endodôntica primária e lesão periapical (Jacinto et al., 2005; Vianna et al., 2007; Martinho & Gomes, 2008; Gomes et al., 2009; Martinho et al., 2010, 2011) e também em dentes nos quais houve fracasso do tratamento endodôntico (Gomes et al., 2012), sugerindo sua participação na patogênese de lesões periapicais.

Endotoxinas são capazes de estimular a liberação de citocinas pró-inflamatórias, como interleucinas 1β (IL-1β), IL-6, fator de necrose tumoral alfa (TNF-α) e PGE-2, por diferentes linhagens celulares (Wilson et al., 1996; Martinho et al., 2010, 2011b, 2012). A rede de citocinas produzidas revela sua complexa atividade antigênica, e o padrão de resposta imune/inflamatória pulpar e perirradicular gerado será determinado pelo potencial inflamatório do conteúdo infeccioso presente no interior do canal radicular (Homji et al., 2012).

Os LTA estão presentes na superfície de células gram-positivas, como, por exemplo, *Enterococcus faecalis*, e apresentam propriedades de adesão ao dente por sua atividade adsortiva à hidroxiapatita, ligando-se por meio de sua porção lipídica. São estimuladores de leucócitos, monócitos e macrófagos na liberação de mediadores inflamatórios (Ginsburg, 2002). Assim, a presença de LTA pode estar associada à resistência às medicações utilizadas durante o tratamento endodôntico (Signoretto et al., 2000; Zhao et al., 2014), além de exercer importante papel na formação do biofilme, provendo resistência bacteriana a antibióticos

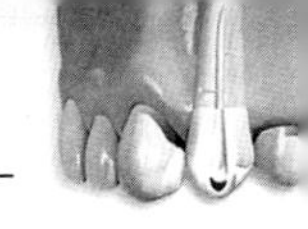

ou desinfetantes. O LTA contribui para a virulência do *E. faecalis* ao facilitar a formação de substância de agregação e transferência de plasmídeo (Signoretto et al., 2000).

LPS e LTA ativam o sistema imune por mecanismos simulares. Ambos se unem ao CD14, ativam a sinalização dos receptores *Toll-like* e induzem a produção de citocinas pró-inflamatórias, como TNF-α, IL-1, IL-8, IL-12, e de citocinas anti-inflamatórias, como IL-10 (Bhakdi et al., 1991; Henderson & Wilson, 1996). Em baixas concentrações, têm a capacidade de estimular a resposta inata do sistema de defesa do hospedeiro. Em níveis mais elevados, têm sido relacionados com dor de origem pulpar e inflamação perirradicular (Martinho & Gomes 2008; Wang et al., 2001).

## FATORES DE SELEÇÃO DOS MICRORGANISMOS NOS CANAIS RADICULARES

Na cavidade oral existem aproximadamente $10^{10}$ bactérias (Mims et al., 1995), consistindo em mais de 700 diferentes espécies de microrganismos (Paster et al., 2006), potenciais infectantes dos canais radiculares. Entretanto, apenas um grupo restrito de espécies é capaz de colonizar o canal radicular (Gomes, 1995). Vários fatores promovem a seleção microbiana nos canais radiculares, incluindo fatores nutricionais, baixo potencial de oxirredução, pH, temperatura, interações positivas e antagonismos entre bactérias, resistência do hospedeiro e presença de agentes antimicrobianos e inibidores. Esses fatores tendem a favorecer o crescimento de espécies anaeróbias (Gomes, 2002a, b).

Os microrganismos são frequentemente classificados como aeróbios ou anaeróbios de acordo com sua habilidade de crescer na presença (aeróbios) ou na ausência (anaeróbios) de oxigênio. Entretanto, alguns conseguem sobreviver tanto na presença como na ausência de oxigênio, sendo chamados de anaeróbios facultativos. Além disso, há uma faixa enorme de tolerância ao oxigênio entre os organismos estritamente anaeróbios. Aeróbios estritos na cavidade oral são raros, se é que existem. Existem também microrganismos capnofílicos (dependentes de $CO_2$) e outros que são microaerófilos (dependentes de baixa concentração de oxigênio para crescimento) (Gomes, 1995).

Durante o curso da evolução da infecção pulpar observa-se a inter-relação de espécies microbianas, provavelmente na base em demandas de relações nutricionais (Sundqvist, 1992; Gomes et al., 1994a, b, 1996a, b, c, 2002a, b).

As interações das espécies bacterianas presentes nos canais radiculares infectados podem ser positivas (mutualismo e comensalismo) ou negativas (antagonismo e competição). Interações positivas ocorrem quando ambas as espécies se beneficiam da relação ou apenas uma se beneficia sem que a outra seja afetada (Gomes, 2002a, b). Nas relações negativas, uma espécie se beneficia da outra, disputando espaços e nutrientes no interior do canal radicular ou liberando substâncias (bacteriocinas ou metabólitos) que inibem o crescimento da outra espécie (Marsh & Martin, 1992; Gomes, 1995, 2002a, b).

As interações bacterianas podem ser o elemento principal para o crescimento e a sobrevivência dos microrganismos nos canais radiculares, influenciando o desenvolvimento dos aspectos clínicos de origem endodôntica (Gomes et al., 1994a, 1996a, b, 2004).

## MÉTODOS DE DETECÇÃO DE MICRORGANISMOS

Tradicionalmente, a detecção de microrganismos dos canais radiculares se baseava em procedimentos de cultivo que envolviam isolamento, crescimento e identificação laboratorial a partir da morfologia microbiana, requerimentos gasosos e testes bioquímicos. Entretanto, alguns microrganismos de difícil ou mesmo impossível cultivo podem ser subestimados pela cultura (Vianna et al., 2005; Gomes & Montagner, 2010). Com o advento dos métodos moleculares de identificação microbiana, a gama de patógenos endodônticos suspeitos aumentou, e não somente a identificação, mas também a individualização de novas espécies. Isto porque eles são bem mais sensíveis, inclusive para detectar microrganismos incultiváveis, proporcionando uma caracterização mais acurada (Siqueira & Rôças, 2003; Gomes & Montagner, 2010).

Dentre as técnicas moleculares, podemos destacar reação em cadeia da polimerase (PCR) e suas variações (Nested-PCR, Multiplex PCR, Real-Time Quantitative PCR), clonagem e sequenciamento. Todas são baseadas na identificação bacteriana pelo gene 16S rRNA, uma região do DNA bacteriano presente e bastante conservada em todos os microrganismos e, assim, muito específica para cada espécie (Siqueira & Rôças, 2009; Gomes & Montagner, 2010).

O método tradicional de sequenciamento de DNA, proposto por Frederick Sanger na década de 1970, consiste na adição de nucleotídeos modificados, chamados didesoxirribonucleotídeos, que impedem o crescimento de um fragmento de DNA em replicação pela DNA polimerase após sua adição. Esse método tem sido amplamente utilizado nos centros de pesquisa. O método de pirossequenciamento consiste em uma nova abordagem molecular do sequenciamento e se beneficia de uma técnica capaz de captar a emissão de luz produzida pela adição de uma luciferase (enzima que catalisa reações biológicas, transformando energia química em luminosa), acoplada à polimerização do DNA previamente fragmentado e aderido a microesferas com o uso de sequências adaptadoras. O pirossequenciamento expandiu a amostragem de sequências de DNA, propiciando a detecção mais precisa de membros abundantes e raros da comunidade microbiana. Além disso, esse método tem a vantagem de dispensar a etapa laboriosa de clonagem para obtenção das sequências dos microrganismos (Margulies et al., 2005).

A recente introdução de instrumentos para sequenciamento de ácidos nucleicos capazes de produzir milhões de sequências de DNA lidas em uma única corrida vem mudando

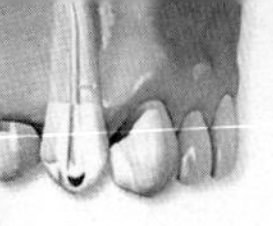



rapidamente o universo da genética humana e microbiana, viabilizando respostas a perguntas com uma velocidade inimaginável. Essas tecnologias estão progressivamente proporcionando sequenciamentos mais baratos, além de possibilitar o mapeamento de mutações e a descoberta de polimorfismos e de RNA não codificante, entre outros (Mardis, 2007). Entre esses instrumentos encontram-se Roche (454) GS FLX sequencer, Illumina genome analyzer, Applied Biosystems SOLiD sequencer e, mais recentemente, a plataforma MiSeq® (Illumina). O *next generation sequencing*, utilizando a plataforma MiSeq® (Illumina), parece ser uma metodologia ideal para caracterizar a microbiota endodôntica, uma vez que é extremamente sensível, muito mais do que as tecnologias que a precederam, como o método de Sanger e o pirossequenciamento.

Além das metodologias baseadas no gene 16S rRNA, também se destaca a técnica do *Checkerboard DNA-DNA Hybridization*, ou hibridização DNA-DNA, descrita por Socransky e cols. em 1994. Esta se caracteriza por ser rápida, ter sensibilidade adequada e ser relativamente barata, superando várias limitações de abordagens que empregam cultura microbiana para o estudo das comunidades presentes em amostras clínicas (Sakamoto et al., 2005). A amostra clínica pode ser empregada em sua totalidade, não havendo necessidade de amplificação prévia por PCR (Socransky et al., 2004). Esse método permite a hibridização, em um mesmo momento, de 28 amostras diante de 43 diferentes sondas de DNA. Ao promover a detecção de várias espécies em uma mesma reação, seu emprego se revela interessante em estudos epidemiológicos (Siqueira & Roças, 2005a).

O Quadro 2.1 mostra os gêneros bacterianos mais encontrados nos canais radiculares infectados por cultura, os quais foram classificados de acordo com a morfologia bacteriana (cocos ou bacilos, gram-positivos e gram-negativos) e com os requerimentos gasosos (facultativos ou anaeróbios estritos). É importante observar que dentro de um mesmo gênero há microrganismos com diferentes requerimentos gasosos.

▶ **Quadro 2.1** Bactérias mais frequentemente isoladas dos canais radiculares pelo método da cultura

| Tipos de bactérias | Anaeróbios estritos | Facultativos |
|---|---|---|
| Cocos gram-positivos | *Parvimonas*<br>*Peptostreptococcus* | *Enterococcus*<br>*Gemella*<br>*Streptococcus* |
| Cocos gram-negativos | *Veillonella* | *Neisseria* |
| Bacilos gram-positivos | *Eubacterium*<br>*Filifactor*<br>*Lactobacillus*<br>*Propionibacterium*<br>*Pseudoramibacter* | *Actinomyces*<br>*Corynebacterium* |
| Bacilos gram-negativos | *Bacteroides*<br>*Campylobacter*<br>*Dialister*<br>*Fusobacterium*<br>*Porphyromonas*<br>*Prevotella*<br>*Tannerella*<br>*Spirochaetes* | *Capnocytophaga*<br>*Eikenella* |

O Quadro 2.2 mostra os microrganismos mais encontrados pelos métodos moleculares, os quais promoveram a divisão bacteriana em oito filotipos até o momento entre os 11 já encontrados na cavidade oral (Munson et al., 2002; Siqueira & Rôças 2005b; Nóbrega, 2012).

## MICRORGANISMOS ENCONTRADOS NOS CANAIS RADICULARES

Como ocorre na cavidade oral, as bactérias são os microrganismos que se apresentam em maior quantidade nos canais radiculares, pertencendo a oito filotipos: *Firmicutes, Bacteroidetes, Proteobacteria, Actinobacteria, Synergistetes, Fusobacteria, Spirochaetes* e *Deinococcus* (Munson et al., 2002; Siqueira & Rôças 2005b; Jacinto et al., 2007; Ribeiro et al., 2011; Nóbrega, 2012). Além delas, já foram encontrados vírus (Slots et al., 2003; Sabeti et al., 2003, 2012), fungos e leveduras (Molander et al., 1998; Sundqvist et al., 1998; Pinheiro et al., 2003; Siqueira et al., 2002; Siqueira & Rôças 2004), além de *Archaea* (Vianna et al., 2006).

Esses microrganismos podem ser encontrados suspensos no lúmen do canal radicular (forma planctônica) ou aderidos a suas paredes, formando um biofilme (forma séssil). Podem penetrando túbulos dentinários, canais laterais, secundários e acessórios, podem ser encontrados entre a guta-percha e o material obturador e podem formar biofilmes na região extrarradicular. A colonização desses sítios está diretamente relacionada com o tempo da infecção e a composição da microbiota (Gomes et al., 2013).

## INFECÇÕES ENDODÔNTICAS

As infecções endodônticas são polimicrobianas e compostas por uma combinação de bactérias anaeróbias estritas em sinergismo, principalmente entre bacilos gram-negativos, como os bastonetes produtores de pigmento preto e fusobactérias, e bactérias gram-positivas, como *Peptostreptococcus* spp (Gomes, 1995, 2002a, b; Gomes et al., 1994a, b, 1996a, b, 2004; Martinho et al., 2011b).

Assim, as infeções endodônticas envolvem diferentes associações bacterianas: entre espécies gram-negativas, combinando diferentes LPS bacterianos com diferentes potenciais inflamatórios, os quais podem agir sinergicamente, aumentando a destruição tecidual (Hong et al., 2004); e entre espécies gram-negativas e gram-positivas, em que peptideoglicanos da parede celular das gram-positivas agem sinergicamente com o LPS das gram-negativas (Jiang et al., 2003), tornando ainda mais complexa a antigenicidade do conteúdo endodôntico para a resposta imune (Martinho, 2011).

As infecções endodônticas podem ser classificadas, de acordo com o momento de seu estabelecimento, em primárias ou secundárias/persistentes e, dependendo de sua localização,

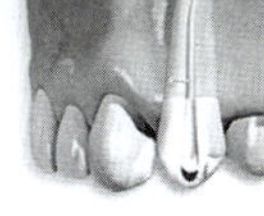

▶ **Quadro 2.2** Bactérias mais encontradas nos canais radiculares infectados por técnicas moleculares organizadas de acordo com seus filos

| Firmicutes | Actinobacteria | Fusobacteria | Proteobacteria | Spirochaetes | Bacteroidetes | Synergistetes | Deinococcus |
|---|---|---|---|---|---|---|---|
| *E. infirmum* | *Slackia exigua* | *L. buccalis* | *H. aphrophilus* | *T. vincentii* | *P. gingivalis* | *Flexistipes-like* | *D. thermus* |
| *M. timidum* | *C. matruchotii* | *F. necrophorum* | *E. corrodens* | *T. medium* | *P. endodontalis* | *Deferribacteres* | |
| *E. nodatum* | *P. propionicum* | *F. nucleatum ss polymorphum* | *C. rectus* | *T. denticola* | *T. forsythia* | | |
| *F. alocis* | *A. georgiae* | *F. nucleatum ss nucleatum* | *C. gracilis* | *T. amylovorum* | *P. tannerae* | | |
| *P. anaerobius* | *A. odontolyticus* | | | *T. socranskii* | *P. intermedia* | | |
| *P. alactolyticus* | *A. israelii* | | | *T. pectinovorum* | *P. nigrescens* | | |
| *P. asaccharolyticus* | *A. gerencseriae* | | | *T. lecithinolyticum* | *P. melaninogenica* | | |
| *P. micra* | *A. naeslundii* | | | *T. maltophilum* | *P. denticola* | | |
| *F. magna* | *A. viscosus* | | | | | | |
| *E. saburreum* | | | | | | | |
| *S. sputigena* | | | | | | | |
| *C. periodontii* | | | | | | | |
| *V. parvulla* | | | | | | | |
| *D. pneumosintes* | | | | | | | |
| *D. invisus* | | | | | | | |
| *L. catenaformis* | | | | | | | |
| *E. faecalis* | | | | | | | |
| *S. mitis* | | | | | | | |
| *S. sanguis* | | | | | | | |
| *S. anginosus* | | | | | | | |
| *S. intermedius* | | | | | | | |
| *S. constellatus* | | | | | | | |

Fonte: adaptado de Siqueira & Rôças (2005b).

em intra ou extrarradiculares (Siqueira & Rôças, 2009; Gomes et al. 2013). A Figura 2.2 ilustra exemplos de infecção endodôntica.

## Infecção intrarradicular primária

A infecção primária é aquela que ocorre logo após a necrose pulpar. São infecções polimicrobianas, constituídas principalmente por microrganismos anaeróbios estritos, alguns de difícil cultivo, ainda não cultivados e mesmo desconhecidos. Os microrganismos mais frequentemente detectados são os bacilos gram-negativos anaeróbios estritos, particularmente espécies pertencentes aos gêneros *Porphyromonas*, *Prevotella*, *Fusobacterium*, *Filifactor*, *Tannerella*, *Treponema* e clones de microrganismos orais ainda não caracterizados, exercendo um papel significativo na patogênese das lesões inflamatórias periapicais (Gomes et al., 2013).

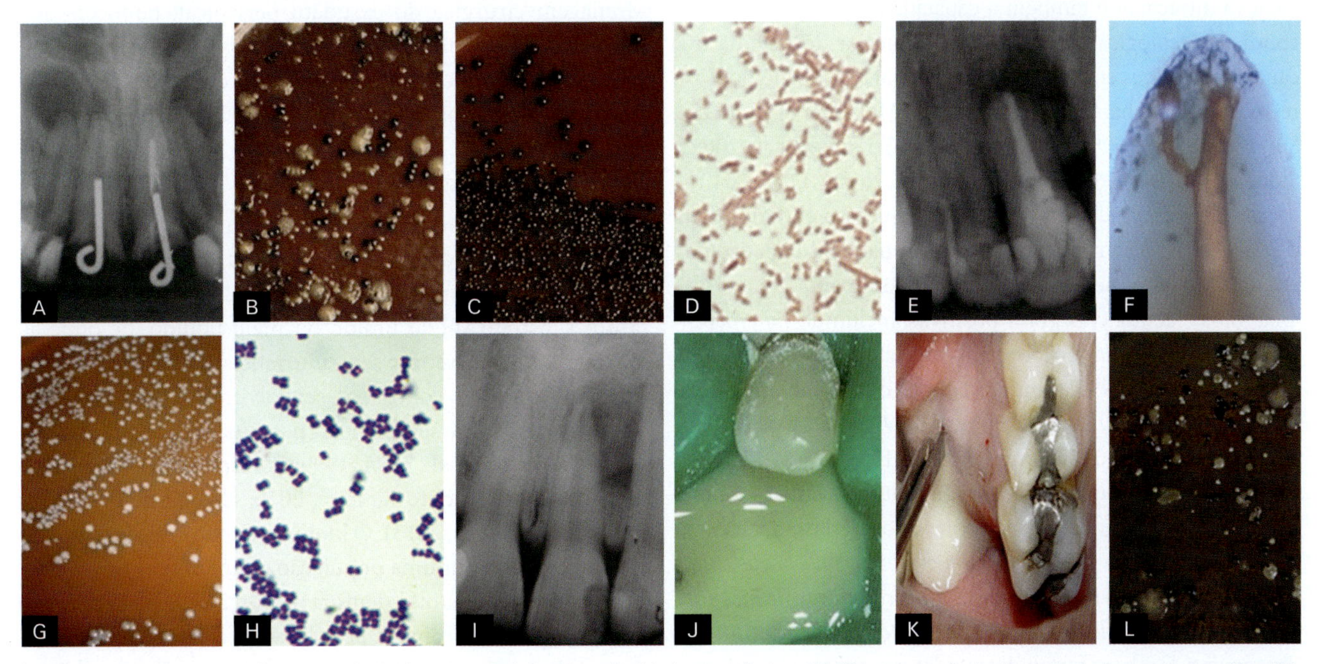


▶ **Figura 2.2** Tipos de infecção endodôntica. **A** a **D** Infecção primária intrarradicular: (**A**) RX mostrando lesão periapical nos dentes 12 e 22. (**B**) Diversidade microbiana em placa de ágar sangue. (**C**) Colônias isoladas de uma bactéria de pigmento negro (*P. gingivalis*). (**D**) Bastonetes gram-negativos. **E** a **H** Infecção secundária intrarradicular: (**E**) RX mostrando lesão periapical no dente 11 com tratamento endodôntico. (**F**) Dente obturado com guta-percha com ramificação apical. (**G**) Colônias isoladas (*E. faecalis*). (**H**) Cocos gram-positivos. **I** a **L** Infecção primária extrarradicular (abscesso apical agudo): (**I**) RX mostrando dente 21 com lesão periapical de dente com abscesso. (**J**) Exsudato purulento intracanal. (**K**) Drenagem cirúrgica com exsudato purulento por palatino. (**L**) Diversidade microbiana em placa de ágar sangue.

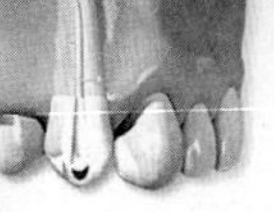



Pesquisas demonstram que os microrganismos presentes nas infecções primárias, apesar de poderem estar relacionados com a sintomatologia dolorosa, são mais sensíveis ao preparo químico-mecânico e aos medicamentos intracanais (Gomes et al., 1999c, 2004).

## Infecções intrarradiculares secundárias ou persistentes

As infecções intrarradiculares são as principais causas de insucesso do tratamento endodôntico, que se caracteriza pela persistência ou surgimento da periodontite apical após a obturação do canal radicular. Normalmente, a permanência da infecção em dentes endodonticamente tratados está associada à inadequação do controle asséptico, do acesso cavitário, do preparo químico-mecânico e da obturação, à presença de canais não encontrados e à microinfiltração coronária e apical, entre outros fatores.

A infecção endodôntica secundária é causada por microrganismos que não estavam presentes inicialmente nos canais radiculares, mas o invadiram por microinfiltração (geralmente coronariana) em algum momento após o tratamento endodôntico. A infecção persistente é causada por microrganismos que já estavam presentes nos canais radiculares (com infecção primária ou secundária) e que, de alguma maneira, resistiram ao tratamento endodôntico (Siqueira & Rôças, 2009; Gomes et al., 2013).

A particularidade da microbiota encontrada nos canais de dentes com insucesso endodôntico se deve a um processo de seleção dependente da resistência específica de determinados microrganismos ao preparo químico-mecânico e à medicação intracanal e também à capacidade de sobreviver em condições ecológicas modificadas no interior do sistema de canais radiculares em um meio nutricional restrito, no qual as relações entre as bactérias são mínimas (Molander et al., 1998; Sundqvist et al., 1998; Pinheiro et al., 2003; Gomes et al., 2008; Siqueira & Rôças, 2009; Endo et al., 2012; Gomes et al., 2013).

A microbiota de um dente com insucesso endodôntico e lesão periapical mostra-se diferente daquela encontrada em dentes com necrose pulpar, predominando bactérias anaeróbias facultativas gram-positivas, incluindo *Enterococcus, Actinomyces, Staphylococcus* spp e, até mesmo, *Candida* (Molander et al., 1998; Sundqvist et al., 1998; Pinheiro et al., 2003; Gomes et al., 2008; Delboni, 2009; Siqueira & Rôças, 2009; Endo et al., 2012; Gomes et al., 2013).

Cabe ressaltar que, com o surgimento de técnicas moleculares para identificação microbiana, bactérias anaeróbias estritas, incluindo *Dialister, Eubacterium, Fusobacterium, Gemella, Mogibacterium, Peptostreptococcus, Prevotella, Propionibacterium, Selenomonas, Synergistes, Solobacterium* e *Treponema*, também foram detectadas nos canais radiculares de dentes com infecções secundárias/persistentes. No entanto, a maioria dos autores concorda que a carga bacteriana e sua diversidade são maiores no grupo que sofreu infecção primária (Siqueira & Rôças, 2009; Gomes et al., 2013).

## Infecções extrarradiculares

As infecções extrarradiculares são, em sua maioria, originadas de infecções intrarradiculares. Elas são representadas por abscessos apicais e biofilmes extrarradiculares. Entretanto, existem também as infecções extrarradiculares independentes, como, por exemplo, as actinomicoses apicais, causadas por *Actinomyces* spp e *Propionibacterium* spp, sendo necessária cirurgia periapical para sua resolução (Gomes et al., 2013).

### *Abscessos periapicais*

Os abscessos apicais agudos são a forma mais comum das infecções extrarradiculares. As comunidades microbianas presentes em abscessos apicais agudos são complexas, com predomínio de microrganismos anaeróbios estritos (cerca de 90% dos isolados), principalmente de bacilos gram-negativos dos gêneros *Fusobacterium, Prevotella, Porphyromonas, Dialister* e *Treponema* e de cocos gram-positivos. São infecções polimicrobianas, com média de duas a seis espécies. A ocorrência de anaeróbios estritos é três a quatro vezes maior do que a de facultativos. Entretanto, apesar de a concentração de anaeróbios estritos ser maior nos abscessos periapicais, a diversidade é menor do que nos canais radiculares de dentes portadores de abscessos periapicais (De Sousa et al., 2003; Sousa et al., 2013; Montagner et al., 2010, 2012).

O tratamento desse quadro clínico deve consistir na descontaminação de toda a extensão dos canais radiculares, considerando que uma microbiota complexa é observada nesse ecossistema, principalmente no terço apical, além da drenagem cirúrgica do exsudato periapical, tanto em sua fase intraóssea como na submucosa. Isso favorecerá a ação de agentes antimicrobianos e evitará a disseminação da infecção para espaços fasciais profundos (Montagner, 2010).

### *Biofilme perirradicular*

O biofilme bacteriano é uma comunidade estruturada de microcolônias de células bacterianas envolvidas em uma matriz extracelular de polissacarídeos, a qual está aderida a um substrato sólido úmido ou meio líquido, de onde as bactérias podem retirar seus nutrientes. O biofilme é uma forma de proteção contra o desenvolvimento bacteriano em meios hostis. Pode ser formado por uma ou múltiplas espécies (Costerton et al., 1994, 1999; Portera, 1999; Wimpenny et al., 2000; Ricucci & Siqueira, 2010; Chavez de Paz, 2013; Mohammadi et al., 2013). O biofilme dentário perirradicular é caracterizado por uma população de microrganismos aderidos ao cemento e/ou à dentina na porção apical da raiz, envolvidos por uma camada polissacarídica externa conhecida como glicocálice, a qual forma uma matriz intermicrobiana. A estrutura da matriz polissacarídica que envolve o biofilme limita o acesso de moléculas de defesa (anticorpos e complemento) e de células fagocíticas (macrófagos e neutrófilos) (Siqueira & Lopes, 1999).

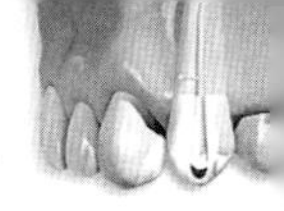

A prevalência de biofilmes bacterianos intrarradiculares é alta, enquanto biofilmes extrarradiculares são considerados ocorrências raras e normalmente dependentes de infecções intrarradiculares (Ricucci & Siqueira, 2010).

Bactérias em biofilme diferem fenotipicamente de sua forma planctônica, uma vez que uma série de genes é regulada para otimizar suas propriedades fenotípicas em determinado ambiente (Mohammadi et al., 2013). Clinicamente, uma das principais características dos biofilmes bacterianos é sua maior resistência aos agentes antimicrobianos (Ceri et al., 1999).

O tratamento de dentes com suspeita de presença de biofilme periapical, após terem sido tentados tratamentos endodônticos convencionais, consiste na remoção cirúrgica da porção apical do dente, seguida de retroinstrumentação e obturação. Não existe, até o momento, uma substância química auxiliar ou uma medicação intracanal capaz de destruir o biofilme periapical ou desorganizar sua estrutura.

## TRATAMENTO DAS INFECÇÕES ENDODÔNTICAS

Os objetivos do tratamento endodôntico são a eliminação da dor de origem pulpar e periapical e a prevenção e tratamento das lesões pulpares e periapicais. Para isso, é de grande importância a adoção de princípios de controle da infecção, que começam antes do início do tratamento endodôntico, com antissepsia do campo operatório e utilização de instrumentais e substâncias estéreis, seguidas da descontaminação coronária e do preparo químico-mecânico, em que a ação mecânica dos instrumentos em toda a extensão do canal radicular, associada ao uso de substâncias químicas auxiliares e de uma irrigação eficiente, reduzirá os níveis de microrganismos/endotoxinas do sistema de canais radiculares. Essas substâncias químicas auxiliares devem ter efetiva capacidade antimicrobiana e ação residual, principalmente diante do advento da instrumentação rotatória, em que instrumentos únicos vêm sendo propostos com o objetivo de otimizar o tratamento endodôntico (De-Deus et al., 2010; Bürklein et al., 2012). Entretanto, a utilização desses instrumentos diminui ainda mais o tempo de instrumentação e, consequentemente, o tempo de contato da substância química auxiliar com os substratos presentes nos canais radiculares. Tudo isso enfatiza a necessidade de irrigação e de uma substância química auxiliar eficientes.

Seguem: (a) a utilização de medicação intracanal eficiente e por tempo adequado, principalmente naqueles casos com exsudato persistente e dor à percussão e/ou palpação, o que indica a presença de microrganismos no sistema de canais radiculares; (b) a obturação hermética e tridimensional dos canais radiculares; e (c) a restauração coronária definitiva do elemento dentário ou confecção de prótese imediatamente após o término do tratamento endodôntico (Ray & Trope, 1995; Schwartz et al., 2004).

Vários estudos mostram que uma das causas do insucesso do tratamento endodôntico ou de redução de sua longevidade é a restauração inadequada. Esta favorece a entrada não apenas de microrganismos no interior do canal radicular, mas também de nutrientes, os quais favorecerão o crescimento dos microrganismos existentes no interior dos túbulos dentinários. Além disso, a restauração deficiente também favorece a degradação da guta-percha. Essa degradação se inicia logo após a inserção da guta-percha (polímero *trans 1,4-poli-isopreno*) no interior do canal radicular, porém o processo é lento, sendo mais notado após 15 anos. O processo é oxidativo, e sua intensidade é influenciada diretamente por fatores que vão além do envelhecimento natural do polímero, como a infecção. A degradação ocorre precocemente em dentes associados às lesões periapicais, ou seja, que estavam associados a infecção endodôntica ativa, ou dentes com restauração deficiente (Maniglia-Ferreira et al., 2007).

## CONSIDERAÇÕES FINAIS

Considerando o papel dos microrganismos na indução e perpetuação das lesões pulpares e perirradiculares durante o tratamento endodôntico, deve-se:

- Estabelecer diretrizes para uma redução efetiva de microrganismos dos canais radiculares.
- Associar a ação mecânica dos instrumentos ao uso de substâncias químicas auxiliares e irrigação eficiente e, quando necessário, de medicação intracanal eficiente e por tempo adequado para reduzir os níveis de microrganismos/endotoxinas no sistema de canais radiculares, contribuindo para o sucesso do tratamento endodôntico.
- Após o tratamento endodôntico, realizar a restauração definitiva de maneira imediata, mantendo o elemento dental em proservação.

## AGRADECIMENTOS

Agradeço aos docentes, alunos e colaboradores da área de Endodontia da FOP-UNICAMP, que, durante a realização das pesquisas e o atendimento aos pacientes, contribuíram para a obtenção de parte das imagens utilizadas neste capítulo. Também gostaria de agradecer às agências de fomento FAPESP, CNPq, CAPES e FAEPEX.

### Bibliografia

Aas JA, Paster BJ, Stokes LN, Olsen I, Dewhirst FE. Defining the normal bacteria flora of the oral cavity. J Clin Microbiol 2005; 43:5721-32.

Bhakdi S, Klonisch T, Nuber P, Fischer W. Stimulation of monokine production by lipoteichoic acids. Infect Immun 1991; 59:4614-20. Beutler B, Poltorak A. The search for LPS: 1993-1998. J Endotoxin Res 2000; 6:269-93.

Bürklein S, Hinschitza K, Dammaschke T, Schäfer E. Shaping ability and cleaning effectiveness of two single-filesystems in severely curved root canals of extracted teeth: Reciproc and WaveOne versus Mtwo and ProTaper. Int Endod J 2012; 45:449-61.

Ceri H, Olson ME, Stremick C, Read RR, Morck D, Buret A. The Calgary Biofilm Device: new technology for rapid determination of antibiotic susceptibilities of bacterial biofilms. J Clin Microbiol 1999; 37:1771-6.

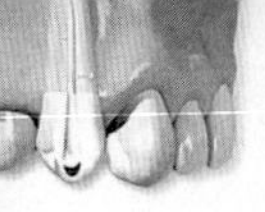



Chávez de Paz LE. Development of a multispecies biofilm community by four root canal bacteria. J Endod 2012; 38:318-23.

Chirnside IM. Bacterial invasion of non-vital teeth. J Dent Res 1961; 40:134-40.

Costerton JW, Lewandowski Z, DeBeer D, Caldwell D, Korber D, James G. Biofilms, the customized microniche. J Bacteriol 1994; 176:2137-42.

Costerton JW, Stewart PS, Greenberg EP. Bacterial biofilms: a common cause of persistent infections. Science 1999; 284:1318-22.

De-Deus G, Barino B, Zamolyi RQ et al. Suboptimal debridement quality produced by the single-file f2 protaper technique in oval--shaped canals. J Endod 2010; 36:1897-900.

Delboni MG. Identificação de microrganismos na saliva, coroa dental e canal radicular de dentes indicados ao retratamento endodôntico e análise da suscetibilidade antimicrobiana, dos fatores de virulência e da diversidade genética dos Enterococcus faecalis isolados. Tese (Doutorado). Faculdade de Odontologia de Piracicaba, 2009.

De Sousa EL, Ferraz CC, Gomes BP, Pinheiro ET, Teixeira FB, de Souza-Filho FJ. Bacteriological study of root canals associated with periapical abscesses. Oral Surg Oral Med Oral Pathol Oral Radiol Endod 2003; 96:332-9.

Endo MS, Martinho FC, Zaia AA, Ferraz CC, Almeida JF, Gomes BP. Quantification of cultivable bacteria and endotoxin in post-treatment apical periodontitis before and after chemo-mechanical preparation. Eur J Clin Microbiol Infect Dis 2012; 31:2575-83.

Fouad AF. Endodontic microbiology. Ames, IA, USA: Wiley-Blackwel, 2009.

Ginsburg I. Role of lipoteichoic acid in infection and inflammation. Lancet Infect Dis 2002; 2:171-9.

Gomes BPFA. An investigation into the root canal microflora. PhD thesis. University of Manchester, UK, 1995.

Gomes BPFA. Microrganismos: quais são, onde estão, que danos causam? In: Cardoso RJA, Gonçalves EAN (eds.) 20º Congresso Internacional de Odontologia de São Paulo, Arte, Ciência e Técnica – Endodontia e Trauma. 1. ed. Vol. 2. São Paulo, SP: Editora Artes Médicas, 2002a:77-98.

Gomes BPFA. Investigação dos microrganismos envolvidos na sintomatologia e no insucesso do tratamento endodôntico. Tese (Livre docência). Faculdade de Odontologia de Piracicaba, 2002b.

Gomes BP, Endo MS, Martinho FC. Comparison of endotoxin levels found in primary and secondary endodontic infections. J Endod 2012; 38:1082-6.

Gomes BPFA, Drucker DB, Lilley JD. Association of specific bacteria with some endodontic signs and symptoms. Int Endod J 1994a; 27:291-8.

Gomes BPFA, Drucker DB, Lilley JD. Negative and positive associations between bacterial species in root canals. Microbios 1994b; 80:231-43.

Gomes BPFA, Drucker DB, Lilley JD. Association of endodontic symptoms and signs with particular combinations of specific bacteria. Int Endod J 1996a; 29:69-75.

Gomes BPFA, Lilley JD, Drucker DB. Clinical significance of dental root canal microflora. J Dent 1996b; 24:47-55.

Gomes BPFA, Lilley JD, Drucker DB. Variations in the susceptibilities of components of the endodontic microflora to biomechanical procedures. Int Endod J 1996c; 29:235-41.

Gomes BPFA, Martinho FC, Vianna ME. Comparison of 2.5% sodium hypochlorite and 2% chlorhexidine gel on oral bacterial lipopolysaccharide reduction from primarily infected root canals. J Endod 2009; 35:1350-3.

Gomes BPFA, Montagner F. O papel do diagnóstico molecular no estudo das infecções de origem endodôntica: conceitos, técnicas e aplicações. In: Ferrari P, Bombana AC. A infecção endodôntica e sua resolução. São Paulo: Santos, 2010:23-46.

Gomes BP, Montagner F, Martinho F. Aspectos microbiológicos das infecções endodônticas: conceitos e aplicações. In: Spolidorio DM, Duque D. Microbiologia e imunologia geral e odontológica. Vol. 1. São Paulo: Artes Médicas, 2013:100-11.

Gomes BP, Pinheiro ET, Gadê-Neto CR et al. Microbiological examination of infected dental root canals. Oral Microbiol Immunol 2004; 19:71-6.

Gomes BPFA, Pinheiro ET, Jacinto RC, Zaia AA, Ferraz CC, Souza-Filho FJ. Microbial analysis of canals of root-filled teeth with periapical lesions using polymerase chain reaction. J Endod 2008; 34:537-40. Henderson B, Wilson M. Cytokine induction by bacteria: beyond lipopolysaccharide. Cytokine 1996; 8:269-82.

Hobson P. The bacteriological problems of root canal therapy. Dent Pract Dent Rec 1965; 16:43-7.

Hong CY, Lin SK, Kok SH et al. The role of lipopolysaccharide in infectious bone resorption of periapical lesion. J Oral Pathol Med 2004; 33:162-9.

Homji NF, Mao X, Langsdorf EF, Chang SL. Endotoxin-induced cytokine and chemokine expression in the HIV-1 transgenic rat. J Neuroinflammation. 2012; 4;9:3.

Jacinto RC, Gomes BP, Shah HN, Ferraz CC, Zaia AA, Souza-Filho FJ. Quantification of endotoxins in necrotic root canals from symptomatic and asymptomatic teeth. J Med Microbiol 2005; 54(Pt 8):777-83.

Jiang J, Zuo J, Hurst IR, Holliday LS. The synergistic effect of peptidoglycan and lipopolysaccaride on osteoclast formation. Oral Surg Oral Med Oral Pathol Oral Radiol Endod 2003; 96:738-43.

Khabbaz MG, Anastasiadis PL, Sykaras SN. Determination of endotoxins in the vital pulp of human carious teeth: association with pulpal pain. Oral Surg Oral Med Oral Pathol Oral Radiol Endod 2001; 91:587-93.

Maniglia-Ferreira C, Silva JB Jr., de Paula RC et al. Degradation of trans-polyisoprene over time following the analysis of root fillings removed during conventional retreatment. Int Endod J 2007;40:25-30.

Mattison GD, Haddix JE, Kehoe JC, Progulske-Fox A. The effect of Eikenella corrodens endotoxin on periapical bone. J Endod 1987; 13:559-65.

Mardis ER. The impact of next-generation sequencing technology on genetics. Trends in Genetics 2007; 24:133-41.

Margulies M, Egholm M, Altman WE et al. Genome sequencing in microfabricated high-density picolitre reactors. Nature 2005; 437:376-80.

Martinho FC. Estudo microbiológico e de endotoxinas de canais radiculares com infecções endodônticas primárias e avaliação da antigenicidade do conteúdo infeccioso contra macrófagos na produção de citocinas pró-inflamatórias. Tese (Doutorado). Faculdade de Odontologia de Piracicaba, 2011.

Martinho FC, Chiesa WM, Zaia AA et al. Comparison of endotoxin levels in previous studies on primary endodontic infections. J Endod 2011a; 37:163-7.

Martinho FC, Gomes BPFA. Quantification of endotoxins and cultivable bacteria in root canal infection before and after chemomechanical preparation with 2.5% sodium hypochlorite. J Endod 2008; 34:268-72.

Martinho FC, Chiesa WMM, Leite FRM, Cirelli JA, Gomes BPFA. Antigenic activity of bacterial endodontic contents from primary root canal infection with periapical lesions against macrophage in the release of interleukin-1b and tumor necrosis factor alpha. J Endod 2010; 36:1467-74.

Martinho FC, Chiesa WM, Leite FR, Cirelli JA, Gomes BP. Antigenicity of primary endodontic infection against macrophages by the levels of PGE(2) production. J Endod 2011b; 37:602-7.

Martinho FC, Chiesa WM, Leite FR, Cirelli JA, Gomes BP. Correlation between clinical/radiographic features and inflammatory cytokine networks produced by macrophages stimulated with endodontic content. J Endod 2012; 38:740-5.

Marsh P, Martin M. Oral microbiology. 3. ed. London, UK: Chapman & Hall, 1982.

Molander A, Reit C, Dahlén G, Kvist T Microbiological status of root-filled teeth with apical periodontitis. Int Endod J 1998; 31:1-7.

Montagner F. Comunidades microbianas em canais radiculares e abscessos periapicais agudos e suscetibilidade de algumas bactérias anaeróbias estritas isoladas. Tese (Doutorado). Faculdade de Odontologia de Piracicaba, 2010.

Montagner F, Gomes BP, Kumar PS. Molecular fingerprinting reveals the presence of unique communities associated with paired samples of root canals and acute apical abscesses. J Endod 2010; 36:1475-9.

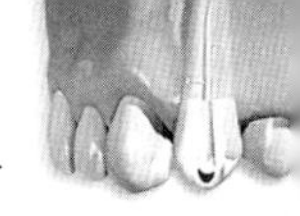

Montagner F, Jacinto RC, Signoretti FG, Sanches PF, Gomes BP. Clustering behavior in microbial communities from acute endodontic infections. J Endod. 2012; 38:158-62.

Mims C, Dimmock N, Nash A, Stephen J. Mims' pathogenesis of infectious diseases. 4. ed. London, UK: Academic Press, 1995.

Mohammadi Z, Palazzi F, Giardino L, Shalavi S. Microbial biofilms in endodontic infections: an update review. Biomed J 2013; 36:59-70. Munson MA, Pitt-Ford T, Chong B, Weightman A, Wade WG. Molecular and cultural analysis of the microflora associated with endodontic infections. J Dent Res 2002; 81:761-6.

Nóbrega LMM. Estudo da diversidade bacteriana de canais radiculares infectados em casos de abscesso apical agudo por cultura, clonagem e sequenciamento do gene 16S rRNA. Tese (Doutorado). Faculdade de Odontologia de Piracicaba, 2012.

Paster BJ, Olsen I, Aas JA, Dewhirst FE. The breadth of bacterial diversity in the human periodontal pocket and other oral sites. Periodontol 2000; 2006; 42:80-7.

Pinheiro ET, Gomes BP, Ferraz CC, Teixeira FB, Zaia AA, Souza Filho FJ. Evaluation of root canal microorganisms isolated from teeth with endodontic failure and their antimicrobial susceptibility. Oral Microbiol Immunol 2003; 18:100-3.

Portera C. Forging a link between biofilms and disease. Science 1999; 283:1837-9.

Ray HA, Trope M. Periapical status of endodontically treated teeth in relation to the technical quality of the root filling and the coronal restoration. Int Endod J 1995; 28:12-8.

Ribeiro AC, Matarazzo F, Faveri M, Zezell DM, Mayer MP. Exploring bacterial diversity of endodontic microbiota by cloning and sequencing 16S rRNA. J Endod 2011; 37:922-6.

Ricucci D, Siqueira JF Jr. Biofilms and apical periodontitis: study of prevalence and association with clinical and histopathologic findings. J Endod 2010; 36:1277-88.

Rietschel ET, Brade H Bacterial endotoxins. Sci Am 1992; 267:26-33. Sabeti M, Kermani V, Sabeti S, Simon JH. Significance of human cytomegalovirus and Epstein-Barr virus in inducing cytokine expression in periapical lesions. J Endod 2012; 38:47-50.

Sabeti M, Valles Y, Nowzari H, Simon JH, Kermani-Arab V, Slots J. Cytomegalovirus and Epstein-Barr virus DNA transcription in endodontic symptomatic lesions. Oral Microbiol Immunol. 2003; 18:104-8. Erratum in: Oral Microbiol Immunol 2005; 20:322.

Sakamoto M, Umeda M, Benno Y. Molecular analysis of human oral microbiota. J Period Res 2005; 40:277-85.

Schwartz RS, Robbins JW. Post placement and restoration of endodontically treated teeth: a literature review. J Endod 2004; 30:289-301.

Signoretto C, Lleò MM, Tafi MC, Canepari P. Cell wall chemical composition of Enterococcus faecalis in the viable but nonculturable state. Appl Environ Microbiol 2000; 66:1953-9.

Siqueira JF Jr., Lopes HP. Microbiologia endodôntica. In: Lopes HP, Siqueira JF Jr. Endodontia – Biologia e técnica. Rio de Janeiro: Medsi, 1999:185-216.

Siqueira JF Jr, Rôças IN. PCR methodology as a valuable tool for identification of endodontic pathogens. J Dent 2003; 31:333-9.

Siqueira JF Jr, Rôças IN. Molecular analysis of endodontic infections. In: Fouad AF. Endodontic microbiology. Ames, IA, USA: Wiley--Blackwell, 2009:68-107.

Siqueira JF, Rôças IN, Moraes SR, Santos KR. Direct amplification of rRNA gene sequences for identification of selected oral pathogens in root canal infections. Int Endod J 2002; 35:345-51.

Siqueira JF Jr., Rôças IN. Polymerase chain reaction-based analysis of microorganisms associated with failed endodontic treatment. Oral Surg Oral Med Oral Pathol Oral Radiol Endod 2004; 97:85-94.

Siqueira JF Jr., Rôças IN. Exploiting molecular methods to explore endodontic infections: part 1 – current molecular technologies for microbiological diagnosis. J Endod 2005a; 31:411-23.

Siqueira JF Jr., Rôças IN. Exploiting molecular methods to explore endodontic infections: part 2 – redefining the endodontic microbiota. J Endod 2005b; 31:488-98.

Slots J, Sabeti M, Simon JH. Herpesviruses in periapical pathosis: an etiopathogenic relationship? Oral Surg Oral Med Oral Pathol Oral Radiol Endod 2003; 96:327-31. Review.

Socransky SS, Smith C, Martin L, Paster BJ, Dewhirst FE, Levin AE. "Checkerboard" DNA-DNA hybridization. Biotech, 1994; 17:788-92. Socransky SS, Haffajee AD, Smith C et al. Use of checkerboard DNA–DNA hybridization to study complex microbial ecosystems. Oral Microbiol Immunol 2004; 19:352-62.

Sousa EL, Gomes BP, Jacinto RC, Zaia AA, Ferraz CC. Microbiological profileand antimicrobial susceptibility pattern of infected root canals associated with periapical abscesses. Eur J Clin Microbiol Infect Dis 2013; 32:573-80.

Stashenko P, Jandinski JJ, Fujiyoshi P, Rynar J, Socransky SS. Tissue levels of bone resorptive cytokines in periodontal disease. J Periodontol 1991; 62:504-9.

Sundqvist G. Association between microbial species in dental root canal infections. Oral Microbiol Immunol 1992; 7:257-62.

Sundqvist G, Fidgor D, Sjögren U. Microbiologic analyses of teeth with endodontic treatment and the outcome of conservative retreatment. Oral Surg, Oral Med Oral Pathol. 1998; 85:8693.

Vianna ME, Horz HP, Conrads G, Zaia AA, Souza-Filho FJ, Gomes BP. Effect of root canal procedures on endotoxins and endodontic pathogens. Oral Microbiol Immunol 2007; 22:411-8.

Vianna ME, Conrads G, Gomes BPFA, Horz H-P. Identification and quantification of Archaea in primary endodontic infections. J Clin Microbiol 2006; 1274-82.

Vianna ME, Horz HP, Gomes BP, Conrads G. Microarrays complement culture methods for identification of bacteria in endodontic infections. Oral Microbiol Immunol 2005; 20:253-8.

Wang PL, Shirasu S, Daito M, Ohura K. Streptococcus mutans lipoteichoic acid induced apoptosis in cultured dental pulp cells from human deciduous teeth. Biochem Biophys Res Commun 2001; 281: 957-61.

Wilson M, Reddi K, Henderson B. Cytokine-inducing components of periodontopathogenic bacteria. J Periodontal Res 1996; 31:393-407.

Wimpenny J, Manz W, Szewzyk U. Heterogeneity in biofilms. FEMS Microbiol Rev 2000; 24:661-71.

Zhao L, Chen J, Cheng L, Wang X, Du J, Wang F, Peng Z. Effects of Enterococcus faecalis lipoteichoic acid on receptor activator of nuclear factor- B ligand and osteoprotegerin expression in periodontal ligament fibroblasts. Int Endod J 2013 Apr 23. doi: 10.1111/iej.12127. [Epub ahead of print].

3

# Radiologia em Endodontia

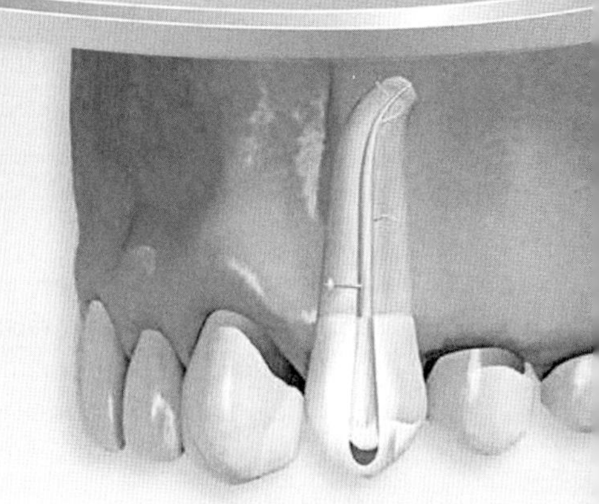

Luiz Fernando Deluiz
Eduardo José da Costa Santos

## INTRODUÇÃO

O sucesso nos tratamentos endodônticos depende muito das técnicas de diagnóstico por imagem, as quais fornecem informações importantes sobre os dentes sob investigação e as áreas anatômicas circundantes.

O exame radiográfico tem papel importante no diagnóstico endodôntico, durante a terapêutica endodôntica e na avaliação dos resultados do tratamento realizado. Atualmente, o tratamento endodôntico não pode ser realizado sem o auxílio das imagens radiográficas.

As imagens radiográficas são muito importantes em virtude das inúmeras informações que fornecem para o tratamento endodôntico, como:

- Avaliação da profundidade da cárie dentária e sua relação com a polpa.
- Determinação de número, formato, comprimento e largura dos canais radiculares.
- Observação de calcificações pulpares.
- Observação de elementos estranhos no interior da câmara pulpar e de canais radiculares.
- Verificação de reabsorções dentinárias ou cementárias.
- Observação da espessura do ligamento periodontal e da integridade da lâmina dura.
- Identificação de fraturas radiculares.
- Observação de dentes com rizogênese incompleta.
- Verificação da destruição do trabeculado ósseo ou de corticais ósseas.
- Identificação de perfurações radiculares e lesões de furca.
- Identificação de curvaturas radiculares acentuadas.

Cabe lembrar que, embora as informações obtidas com as radiografias convencionais sejam de grande valor, estas podem apresentar limitações, principalmente porque a anatomia tridimensional está comprimida em uma imagem bidimensional.

## IMPORTÂNCIA DA RADIOLOGIA NA ENDODONTIA

### Interpretação radiográfica

Quando um exame radiográfico é executado, o profissional assume a responsabilidade de interpretar esse exame e avaliar o significado de qualquer mudança discernível na imagem. Portanto, cabe lembrar que, ao interpretar um exame radiográfico, o profissional tem sempre de lembrar que a radiografia apresenta uma imagem bidimensional de uma estrutura tridimensional. A visão dessa terceira dimensão é necessária principalmente para localizações de estruturas e para o estudo de alterações patológicas associadas a lesões ósseas.

Para interpretação correta das imagens obtidas em uma radiografia, alguns princípios devem ser obedecidos:

- A região a ser radiografada deve aparecer totalmente na radiografia e na incidência que melhor reproduza a região radiografada.
- A radiografia a ser interpretada deve abranger não somente os limites de uma região suspeita, mas também mostrar o tecido ósseo normal que circunda essa região.
- O conhecimento das estruturas anatômicas e de suas variações, bem como das entidades patológicas que podem provocar o aparecimento de imagens radiográficas.

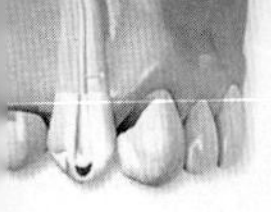



## Estruturas anatômicas

É de extrema importância o conhecimento das estruturas anatômicas, pois determinados detalhes anatômicos normais não reconhecidos radiograficamente poderão levar a falsas interpretações e ser confundidos com lesões patológicas. Dentre eles, podem ser destacados os que se encontram descritos a seguir.

### *Forame incisivo*

Localizado à altura do rebordo alveolar, de formato oval, entre as raízes dos incisivos centrais superiores ou acima de seus ápices (Figura 3.1). Dependendo de como os feixes de radiação incidem na região, a imagem desse acidente pode projetar-se sobre as raízes dos incisivos, confundindo-se com lesão periapical.

Em caso de dúvida quanto à superposição do forame incisivo nos ápices dos incisivos superiores ou a uma lesão periapical, pode-se proceder radiograficamente à modificação da angulação horizontal normalmente utilizada. Nesse caso, a imagem do forame incisivo deve movimentar-se, saindo de cima das raízes dos incisivos, o que viabiliza o diagnóstico diferencial entre o acidente anatômico e a lesão periapical.

### *Forame mentual*

Área radiolúcida de formato arredondado ou oval, à altura dos ápices dos pré-molares ou superposta a eles, sendo, nesse caso, facilmente confundida com lesão periapical (Figura 3.2). Em caso de dúvida, deve-se proceder da mesma maneira praticada para o forame incisivo. Basta mudar as angulações horizontais normalmente utilizadas.

### *Seio maxilar*

Estrutura anatômica radiolúcida de formato arredondado ou ovoide e contornos bem definidos por uma linha radiopaca que o delimita. Está localizado acima dos ápices dentários dos molares e pré-molares e é preenchido por ar (densidade física de 0,0013), sendo também denominado cavidade antral (Figura 3.3).

Estudos demonstraram que, das alterações anatômicas mais comumente detectadas, a pneumatização corresponde a 83,2% dos casos, seguida por septos antrais (44,4%), hipoplasia (4,8%) e exostose (2,6%).

Por causa da grande variação anatômica e de sua estreita relação com os ápices dos pré-molares e molares superiores, esse acidente anatômico pode suscitar erros durante sua interpretação. Deve-se ter especial atenção com três imagens associadas a essa estreita relação com o seio maxilar: a edentação/abaulamento, a superposição e a perfuração:

- **Edentação/abaulamento:** refere-se à curvatura que o assoalho do seio assume ao contornar a raiz do elemento dentário (Figura 3.4).
- **Superposição:** ocorre quando a raiz do elemento dentário tem sua projeção no interior do seio (Figura 3.5).
- **Perfuração:** ruptura da cortical do seio maxilar, provocada por agente externo ou quando as lesões endodônticas erodem a cortical do maxilar (Figura 3.6).

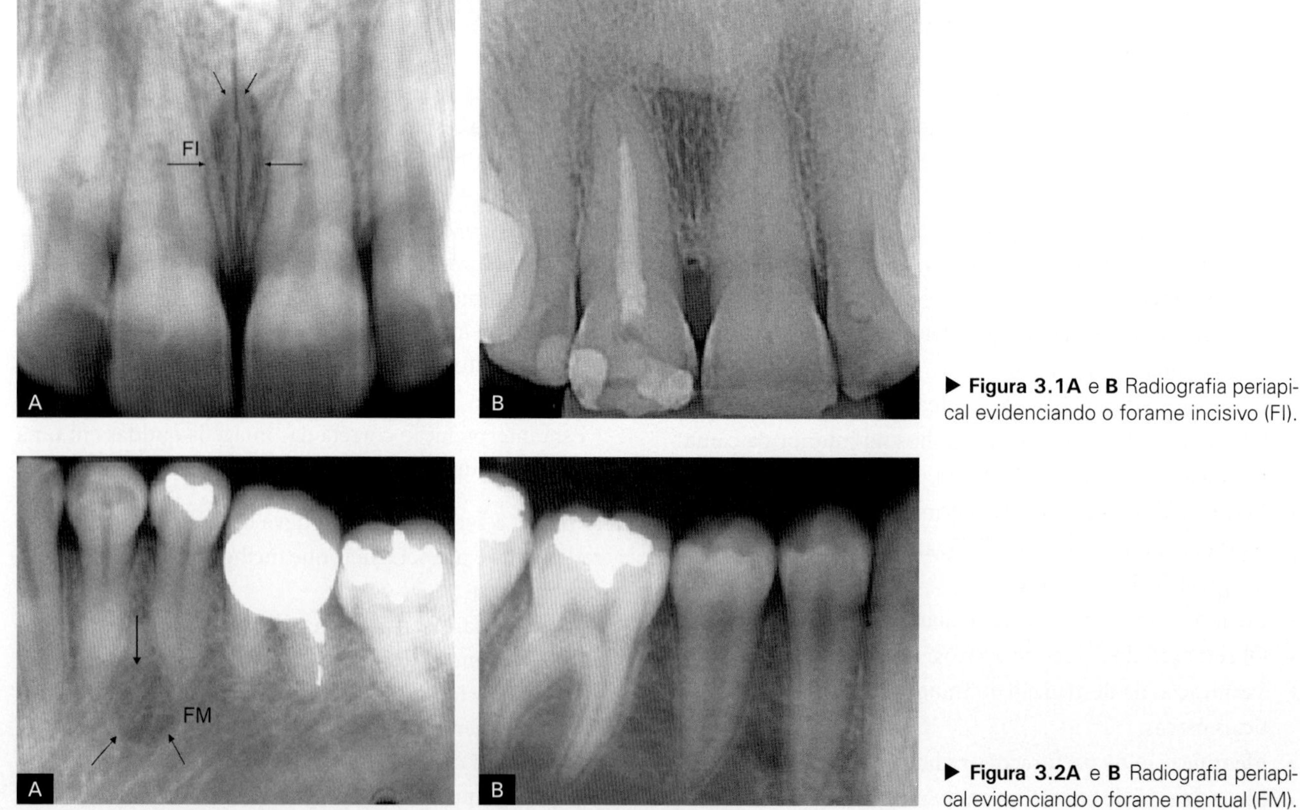


▶ **Figura 3.1A** e **B** Radiografia periapical evidenciando o forame incisivo (FI).

▶ **Figura 3.2A** e **B** Radiografia periapical evidenciando o forame mentual (FM).

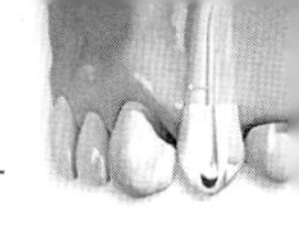

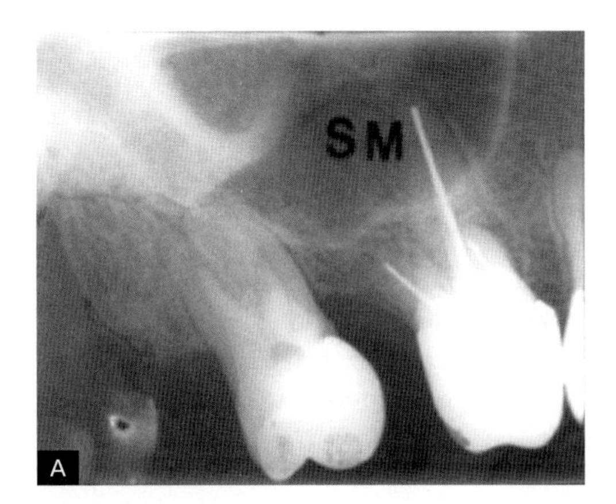


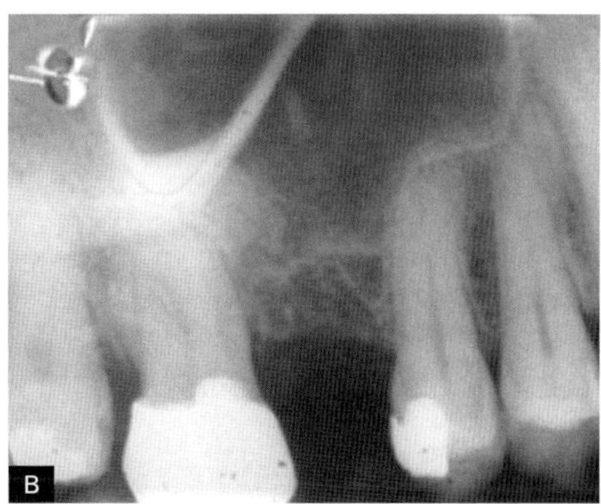


▶ **Figura 3.3A** e **B** Radiografias periapicais evidenciando o seio maxilar (SM).

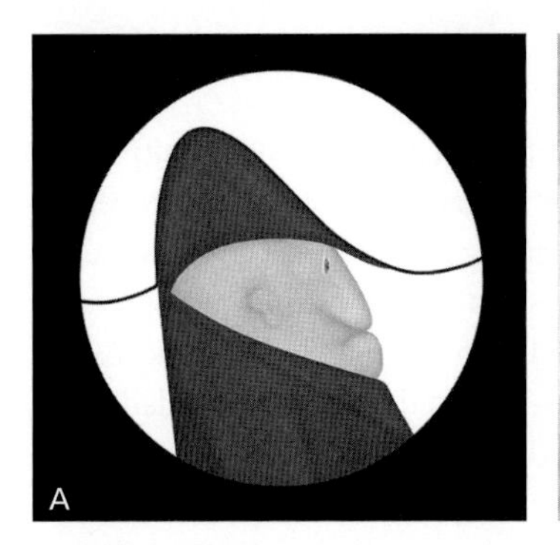


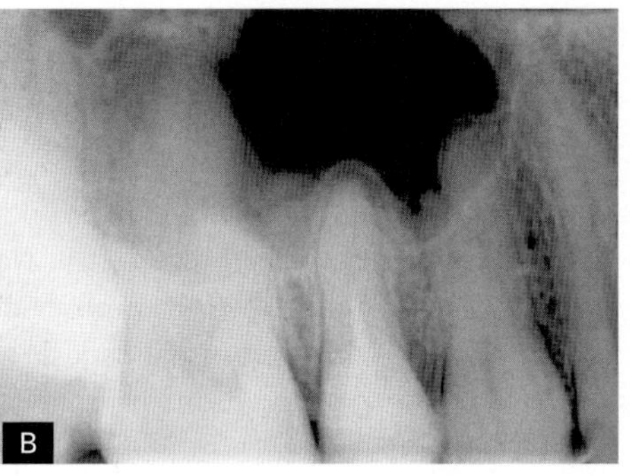


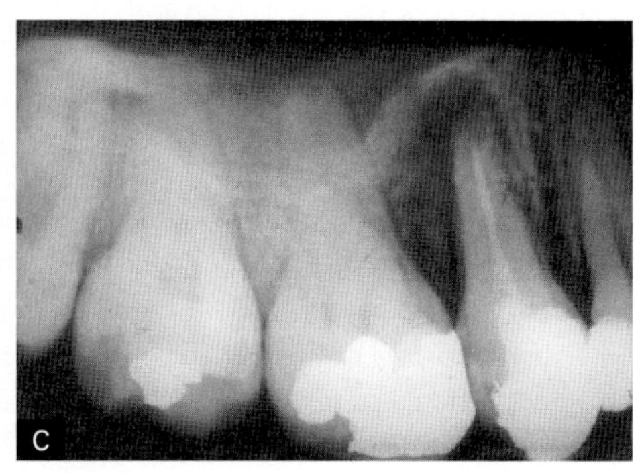


▶ **Figura 3.4A** Esquema para demonstrar o abaulamento do seio maxilar em relação às raízes dentárias. **B** e **C** Radiografias periapicais evidenciando a relação das raízes dos pré-molares com o seio maxilar e demonstrando o abaulamento/edentação.

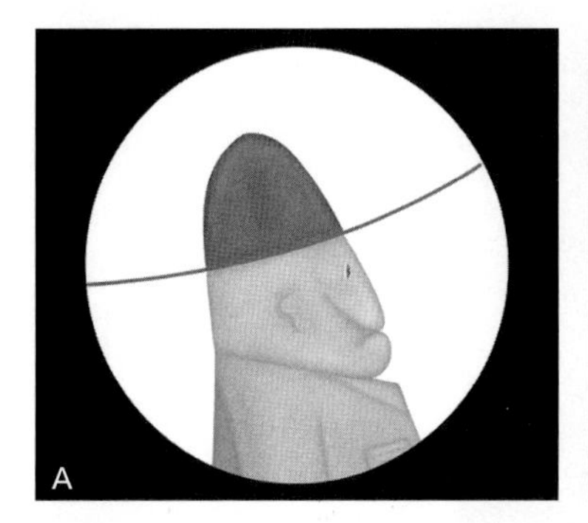


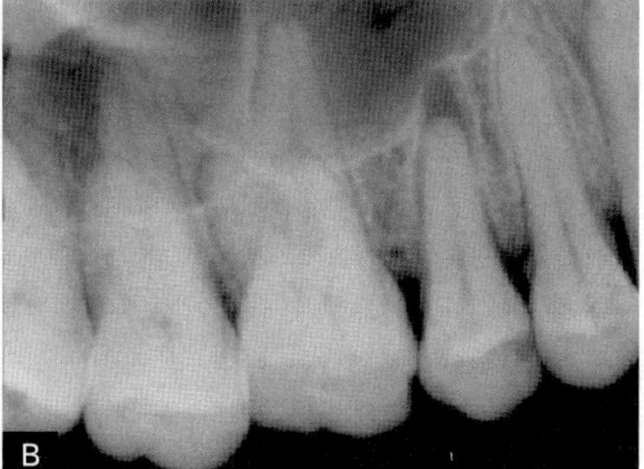


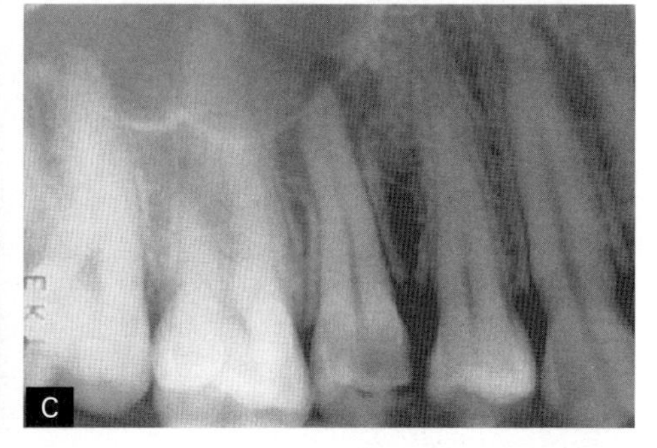


▶ **Figura 3.5A** Esquema para demonstrar a superposição do seio maxilar em relação às raízes dentárias. **B** e **C** Radiografias periapicais demonstrando a relação das raízes dos molares com o seio maxilar e evidenciando a superposição.

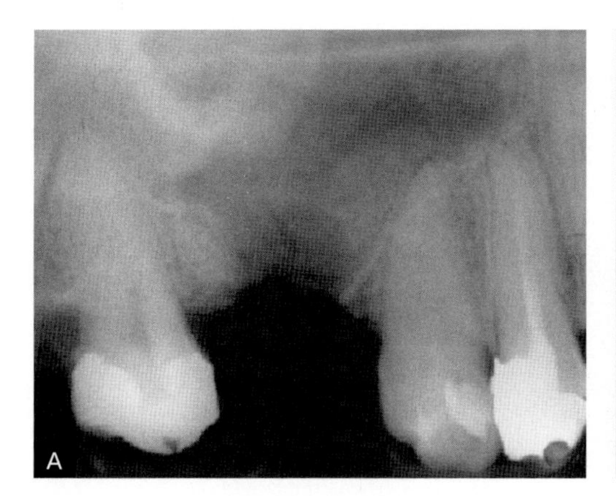


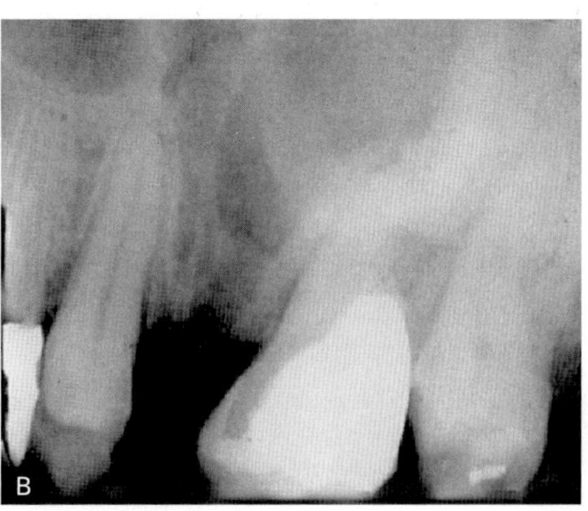


▶ **Figura 3.6A** e **B** Radiografias periapicais evidenciando ruptura/perfuração do assoalho do seio maxilar.

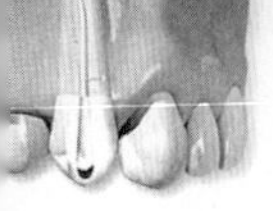



Quando há dúvida quanto a essa área, é aconselhável obter uma radiografia da região do seio maxilar de ambos os lados, pois, em virtude de uma razoável simetria desse acidente, fica facilitado o diagnóstico diferencial com cistos de origem dentária.

### *Projeção das narinas*

Área radiolúcida, de formato ovalado, sobre o osso alveolar. Por causa da angulação vertical que pode ser aplicada nessa região, essa área radiolúcida fica superposta aos ápices dos incisivos, dando a impressão de uma lesão periapical (Figura 3.7). Nesse caso, a modificação da angulação vertical é extremamente eficaz, pois permite que o ápice radicular e o acidente anatômico se separem, possibilitando o diagnóstico diferencial entre a projeção das narinas e a lesão periapical.

### *Depressão da glândula submandibular (fóvea)*

Área radiolúcida abaixo dos ápices dos molares inferiores. Seu grau de radiolucidez é decorrente da menor espessura de osso na região (Figura 3.8).

Além de a área radiolúcida desse acidente anatômico ficar superposta às raízes dos molares inferiores, o que pode ocasionar confusões no diagnóstico dessa região, verifica-se uma entidade patológica nessa região – o cisto ósseo traumático – que pode ser confundida com lesão periapical de origem dentária.

### *Processo zigomático da maxila e osso zigomático*

Área radiopaca em formato de U ou V, normalmente superposta à região de molares superiores (Figura 3.9). Muitas vezes, por causa da angulação empregada, esse acidente anatômico pode ficar superposto ao ápice das raízes dos molares, dificultando sua visualização. Nesses casos, a da técnica de Le Master ou técnica periapical do cone longo pode ajudar a visualizar essa área sem a superposição do processo zigomático.

### *Tecido ósseo*

Quando os espaços intertrabeculares se encontram muito amplos e próximos ao ápice dentário, especialmente na região de molares inferiores, podem ser confundidos com lesões periapicais (Figura 3.10). Nesse caso, é oportuno radiografar o lado oposto para observação do padrão desse tecido ósseo, além da possibilidade de realização do teste de vitalidade pulpar para dirimir quaisquer dúvidas.

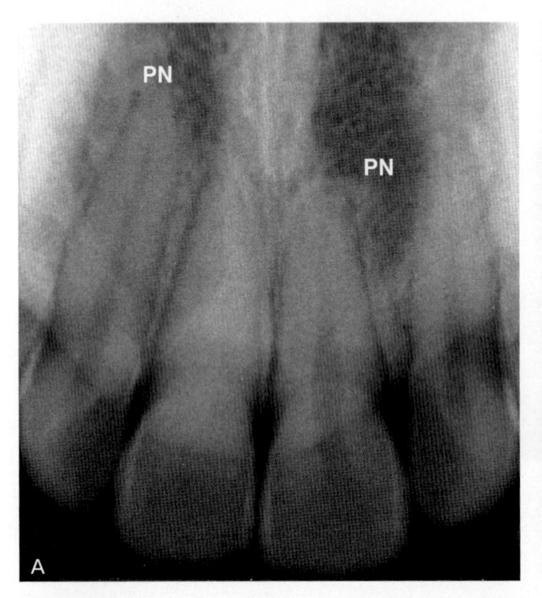


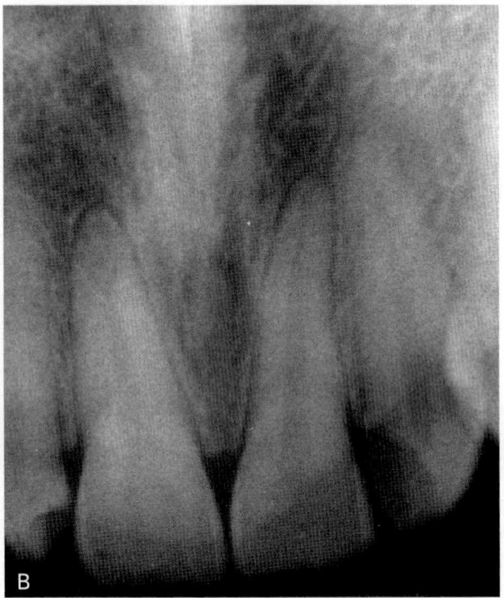


▶ **Figura 3.7A** e **B** Radiografias periapicais evidenciando a projeção das narinas (PN).

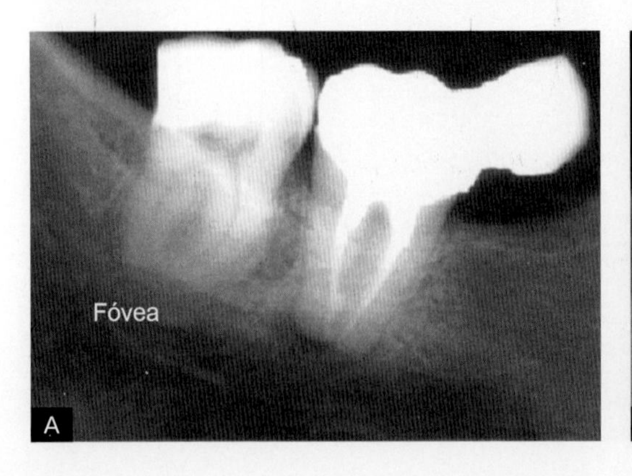


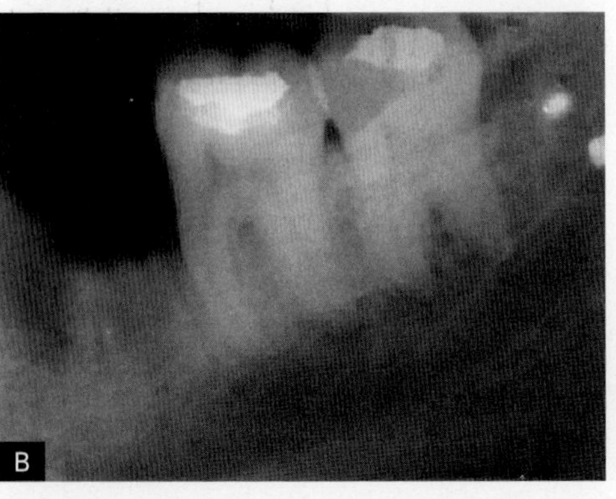


▶ **Figura 3.8A** e **B** Radiografias periapicais evidenciando a depressão da glândula submandibular (fóvea).

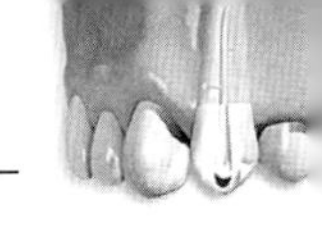

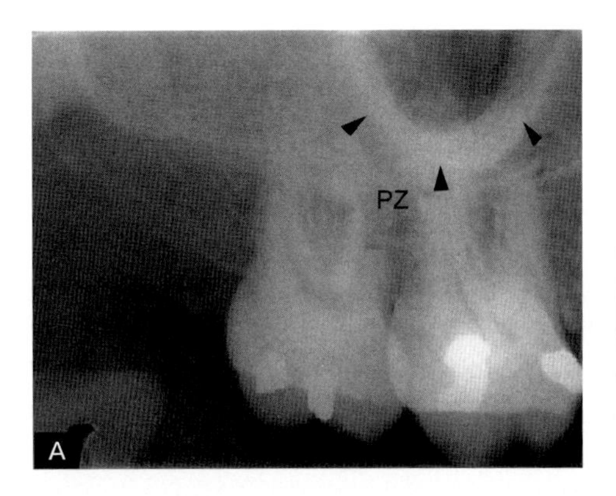


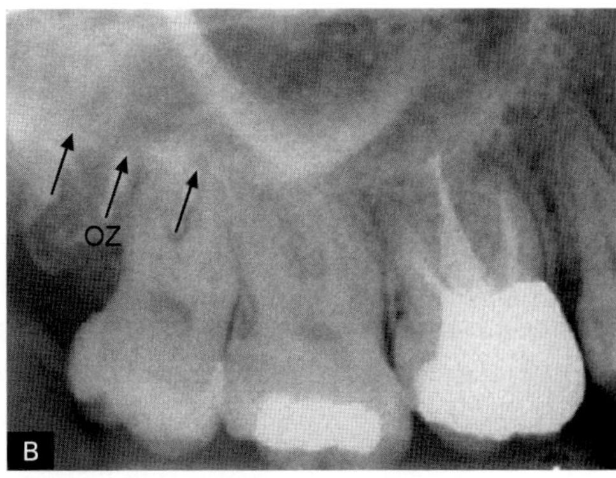


▶ **Figura 3.9** Radiografia periapical evidenciando o processo zigomático (PZ) da maxila (**A**) e o osso zigomático (OZ) (**B**).

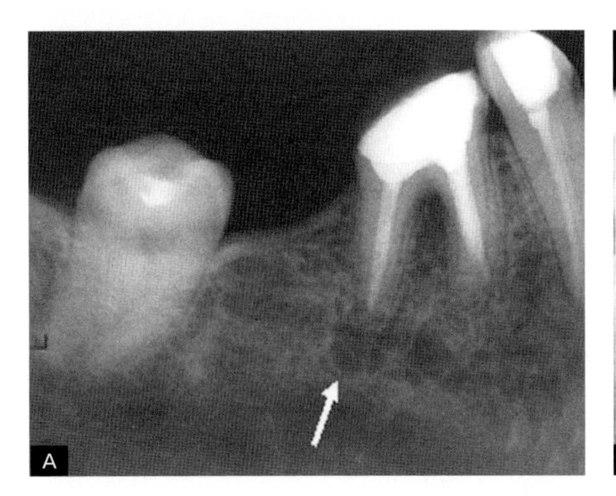


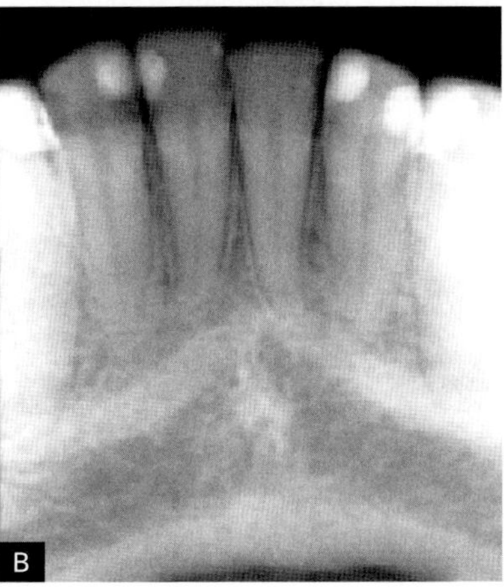


▶ **Figura 3.10** Radiografia periapical da região de molares evidenciando o trabeculado ósseo simulando uma lesão periapical (**A**) e os espaços intratrabeculares amplos (**B**).

## QUALIDADE DO EXAME RADIOGRÁFICO

O exame radiográfico assume importância muito grande no diagnóstico, pois fornece ao profissional condições de evidenciar uma quantidade de informações que, em conjunto com o exame clínico, auxilia o processo conclusivo do diagnóstico.

Os profissionais que executam tomadas radiográficas devem adotar cuidados técnicos para a aquisição das radiografias, o armazenamento dos filmes radiográficos e o processamento desses exames, pois a falha na execução de uma dessas fases pode dificultar a interpretação, levando a conclusões errôneas, o que provoca exposições desnecessárias dos pacientes e aumenta a necessidade de repetições porque o exame radiográfico não apresenta imagens em condições de diagnóstico.

A radiografia dental é uma imagem fotográfica produzida em um filme pela passagem dos raios-X através dos dentes e dos tecidos de suporte. Ela é essencial para o diagnóstico, pois possibilita identificação de várias condições não facilmente identificáveis pelo exame clínico.

Um exame oral sem o uso de radiografias dentais limita o conhecimento das informações obtidas no exame clínico. Com o uso das radiografias dentais, o profissional obtém todas as informações sobre os dentes e os tecidos de suporte.

O benefício primário da radiografia dental é a *descoberta da doença*. Quando a radiografia é corretamente exposta e processada, o benefício da descoberta da doença excede muito os riscos provenientes do uso da radiação.

Uma radiografia deve ser considerada tecnicamente boa quando apresenta o máximo de detalhes e um grau médio de densidade e contraste:

- **Detalhe:** a imagem radiográfica deve visualizar com minúcia suas estruturas, apresentando contornos precisos, sem distorção.
- **Densidade:** grau de escurecimento ou enegrecimento da radiografia (aparência mais clara ou mais escura de uma radiografia).
- **Contraste:** diferença de densidade de áreas contíguas na mesma radiografia.

A utilização de radiografias deficientes, resultado de filmes mal-armazenados, erros na tomada das radiografias ou durante o processamento, podem provocar graves falhas na correta interpretação dos problemas endodônticos. Entre os erros mais frequentes, destacam-se:

### *Filme curvado*

Deve-se ter atenção com a curvatura excessiva no momento da colocação do filme ou provocada pela manutenção

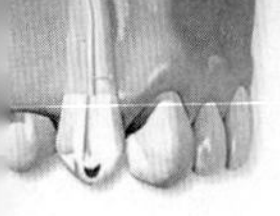



do filme com o paciente devido à força excessiva empregada. Na técnica radiográfica com emprego de posicionadores, o paciente não deve ocluir com força excessiva, evitando grande curvatura do filme radiográfico.

A área curvada do filme revelará uma imagem radiográfica com aspecto alongado (repuxado) na área da radiografia onde o filme sofreu a curvatura (Figura 3.11).

Deve-se ter cuidado com áreas de curvatura anatômica da cavidade oral, como, por exemplo, a área de canino, assim como com pacientes com assoalho de boca e palato rasos.

### *Angulação vertical*

Na técnica da bissetriz, a regra para correta angulação vertical consiste em direcionar o feixe central perpendicularmente ao plano bissetor (plano formado pela bissetriz do longo eixo do dente e longo eixo do filme).

Para facilitar as tomadas radiográficas foram calculadas as angulações verticais médias, nas quais a maioria dos pacientes se enquadra (Quadro 3.1).

Esse erro tende a diminuir com o uso de posicionadores, porém, se o operador não posicionar de maneira correta o cilindro localizador (do aparelho) em relação ao anel de localização (do posicionador), esse erro poderá acontecer.

O erro na angulação vertical pode ocorrer por aumento ou diminuição da angulação vertical utilizada para confeccionar o exame radiográfico.

- **Angulação vertical *diminuída*** = imagem *aumentada/* alongada (Figura 3.12).
- **Angulação vertical *aumentada*** = imagem *diminuída/*encurtada (Figura 3.13).

### *Angulação horizontal*

Na técnica da bissetriz, a regra para correta angulação horizontal consiste em direcionar o feixe central paralelamente às faces proximais dos dentes.

As angulações horizontais médias, nas quais a maioria dos pacientes se enquadra, foram calculadas para facilitar as tomadas radiográficas são mostradas no Quadro 3.2.

No entanto, como os aparelhos atuais não contêm mais o goniômetro para marcação da angulação horizontal, para o correto posicionamento do cabeçote para a angulação horizontal utilizam-se como referências as regiões dentárias apresentadas no Quadro 3.3.

Esse erro também tende a diminuir com o uso de posicionadores, mas, se o operador não posicionar de maneira correta o cilindro localizador (do aparelho) em relação ao anel de localização (do posicionador), ele poderá acontecer.

O erro na angulação horizontal provocará a imagem de superposição das faces proximais (pontos de contato fechados) (Figura 3.14).

▶ **Quadro 3.1** Angulações verticais médias para os diferentes grupos dentários

| Região | Maxila | Mandíbula |
|---|---|---|
| Molares | +20° a +30° | 0° a -5° |
| Pré-molares | +30° a +40° | -5° a -10° |
| Caninos | +40° a +45° | -10° a -15° |
| Incisivos | +45° a +50° | -15° a -20° |

▶ **Quadro 3.2** Angulações horizontais médias para os diferentes grupos dentários

| Região | Maxila | Mandíbula |
|---|---|---|
| Molares | 80° a 90° | 80° a 90° |
| Pré-molares | 70° a 80° | 70° a 80° |
| Caninos | 60° a 75° | 45° a 50° |
| Incisivos | 0° | 0° |

▶ **Quadro 3.3** Referências dentárias para incidência do feixe de radiação

| Região | Incidência do feixe |
|---|---|
| Molares | 2º molar |
| Pré-molares | 2º pré-molar |
| Caninos | Canino |
| Incisivos | Entre os incisivos |

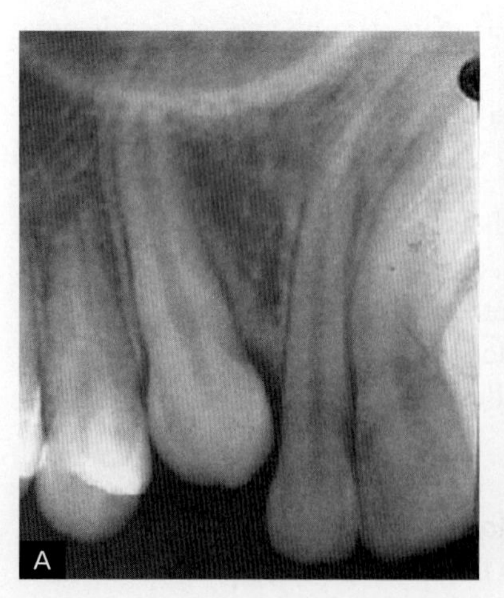

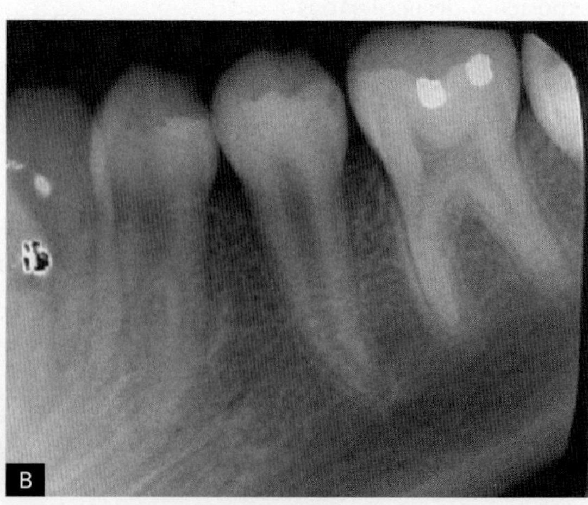

▶ **Figura 3.11A** e **B** Aspecto radiográfico do filme curvado evidenciando a imagem com aspecto alongado devido à curvatura excessiva.

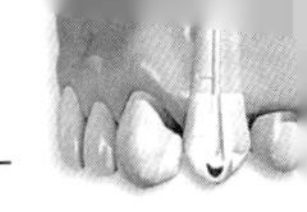

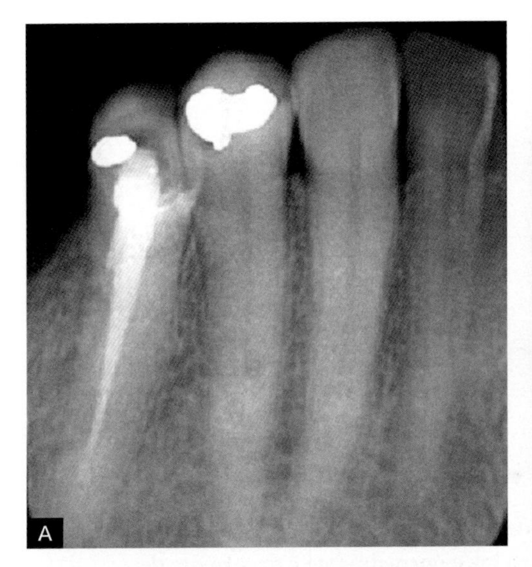


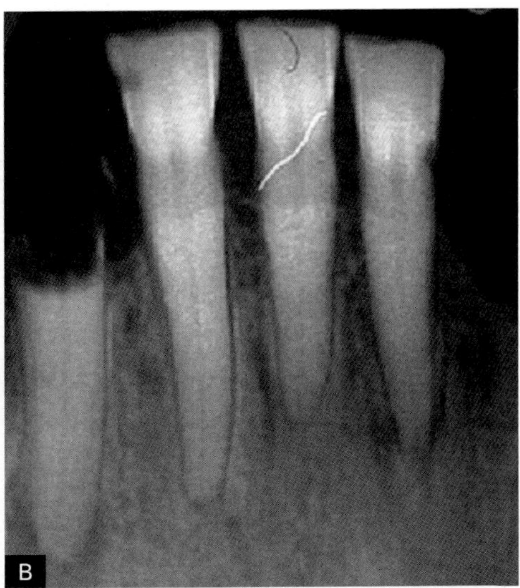


▶ **Figura 3.12A** e **B** Aspecto radiográfico do erro na angulação vertical *diminuída* evidenciando a imagem com aspecto aumentado/alongado.

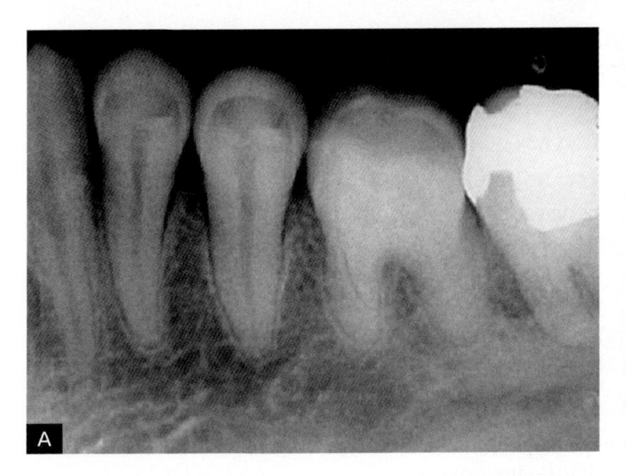


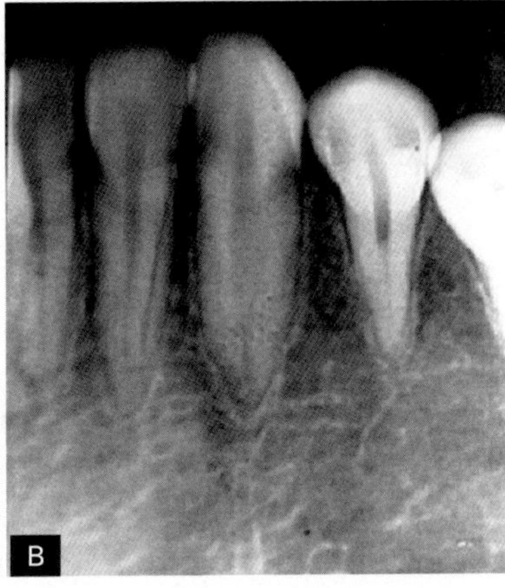


▶ **Figura 3.13A** e **B** Aspecto radiográfico do erro na angulação vertical *aumentada* evidenciando a imagem com aspecto diminuído/encurtado.

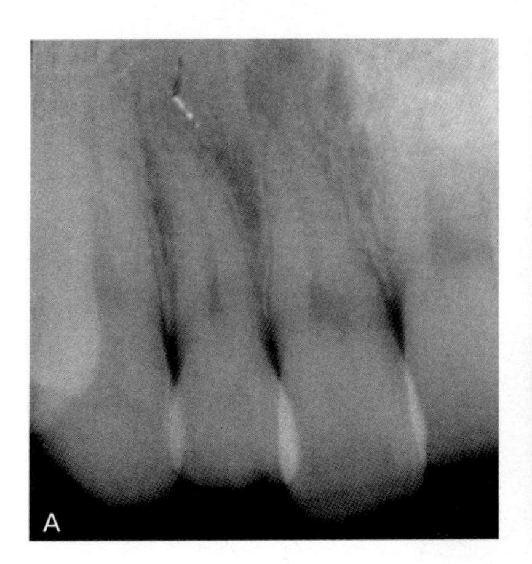


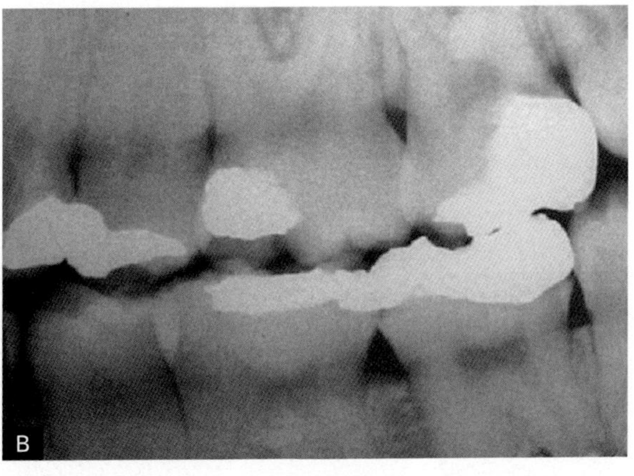


▶ **Figura 3.14A** e **B** Aspecto radiográfico de erro na angulação horizontal evidenciando a imagem da superposição das faces proximais.

### *Direção do raio central* (cone-cut)

O feixe de raios-X deve ser orientado para englobar totalmente o filme radiográfico, sem deixar nenhuma área sem ser exposta à radiação.

O erro no direcionamento do raio central (*cone-cut*) determinará uma imagem que se caracteriza por uma área radiopaca em formato de "meia-lua" em uma das extremidades do filme, correspondendo à área que não foi exposta aos raios-X (Figura 3.15).

### *Superexposição*

A padronização da dose que cada região deve receber para uma tomada radiográfica é fator importante para a correta densidade do exame radiográfico. Além deste, outros fatores podem influenciar a superexposição, como:

- Muita dose (tempo de exposição).
- Miliamperagem (mA) alta.
- Quilovoltagem (kvp) alta.

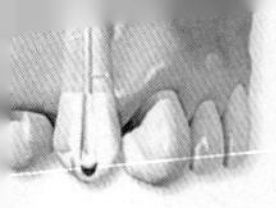



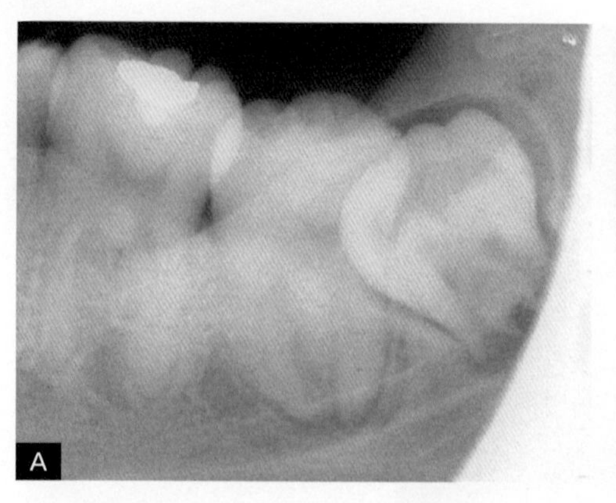

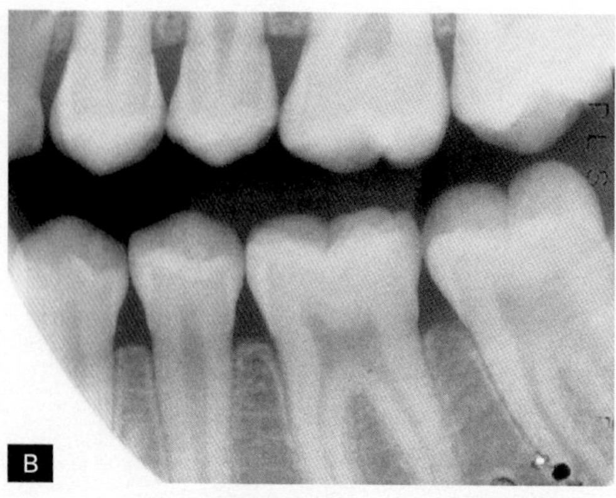

▶ **Figura 3.15A** e **B** Aspecto radiográfico de erro na direção do raio central evidenciando a imagem da área radiopaca, em formato de "meia-lua", em virtude da não exposição pelos raios-X.

- Marcador do tempo de exposição (*timer*) desregulado.
- Dupla pressão no botão do marcador do tempo de exposição (*timer*).
- Voltagem muito alta.
- Pequena distância foco-filme.

Esse erro se caracteriza por uma imagem radiográfica de alta densidade (escura) (Figura 3.16).

### *Subexposição*

Ao contrário da superexposição, esse erro está relacionado com uma dose aquém da necessária para uma boa densidade radiográfica.

Suas causas são:

- Pouca dose (tempo de exposição).
- Miliamperagem (mA) baixa.
- Quilovoltagem (kvp) baixa.
- *Timer* desregulado.
- Pressão inadequada no botão do *timer*.
- Voltagem muito baixa.
- Grande distância foco-filme.

Esse erro se caracteriza por uma imagem radiográfica de baixa densidade (clara) (Figura 3.17).

### *Velo de luz*

O velo de luz acontece por exposição acidental do filme radiográfico à luz e normalmente é decorrente de:

- Abertura do filme com a luz branca acesa.
- Fresta de luz na câmara escura.
- Deficiência na câmara escura portátil.
- Rasgo nas mangas.
- Fresta no acrílico.
- Luz de segurança inadequada.
- Filtro danificado.

A imagem radiográfica poderá apresentar-se total ou parcialmente velada (escura) (Figura 3.18).

Como a maioria dos processamentos radiográficos é executada em câmara escura portátil, devem ser adotados os seguintes cuidados para manter a radiografia dentro de bons padrões de diagnóstico.

#### Cuidados com a câmara escura portátil

- **Segundo a Portaria SVS – 453:** "Para radiografias intraorais, pode ser permitida a utilização de câmaras portáteis de revelação manual, desde que confeccionadas com material opaco."

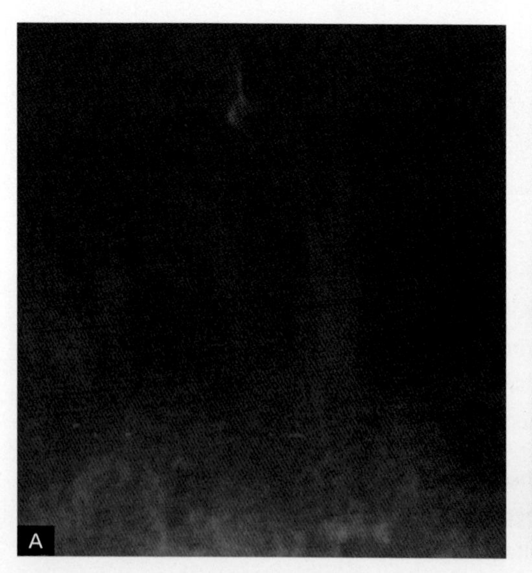

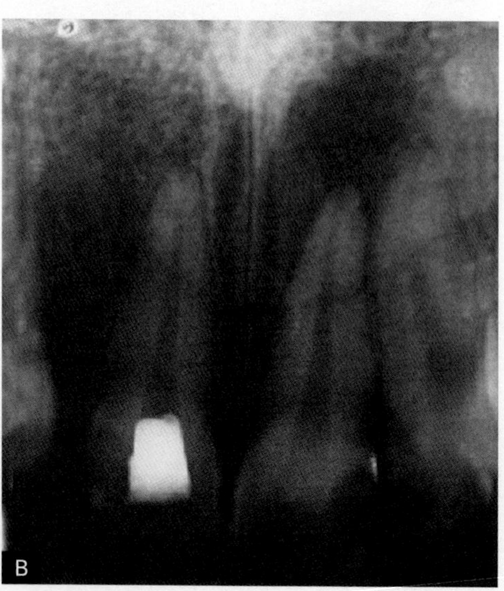

▶ **Figura 3.16A** e **B** Aspecto radiográfico da superexposição evidenciando imagem radiográfica de alta densidade (escura).

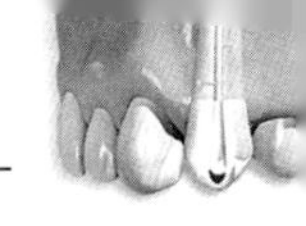

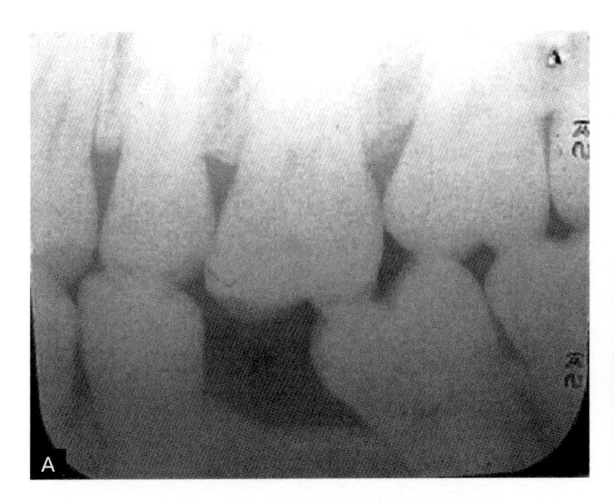

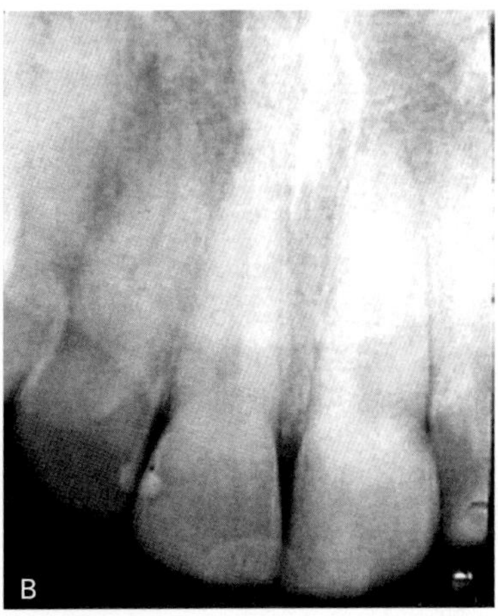

▶ **Figura 3.17A** e **B** Aspecto radiográfico da subexposição evidenciando imagem radiográfica de baixa densidade (clara).

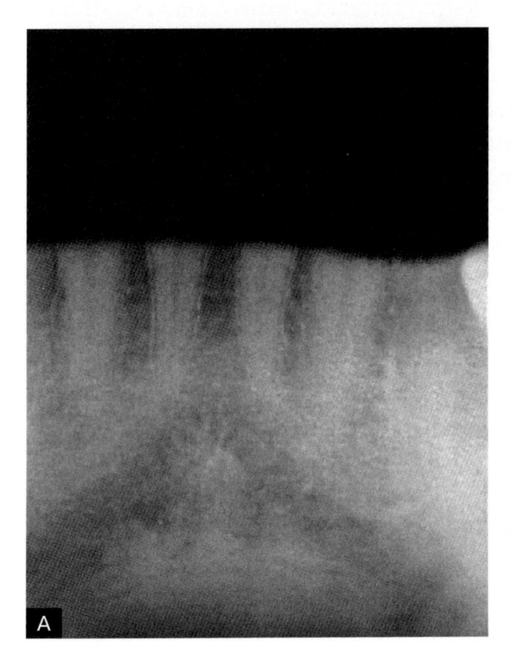

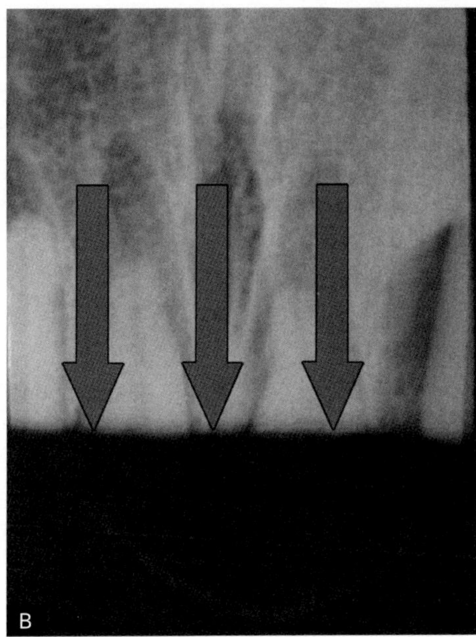

▶ **Figura 3.18A** e **B** Aspecto radiográfico do velo de luz evidenciando as áreas veladas (escuras).

- **Localização:** deve-se colocar a câmara escura portátil longe de luz e calor intensos (p. ex., perto de autoclave/estufa, em cima de geladeira [tipo frigobar], abaixo de lâmpadas incandescentes muito fortes ou próximo a janelas com a incidência direta do sol).
- **Limpeza:** a câmara escura e as cubas de revelação devem ser mantidas limpas.
- **Inspeção visual:** deve-se evitar realizar a inspeção visual do filme durante o processamento.
- **Manutenção:** inspecionar a existência de fendas na câmara escura e rasgos nas mangas.
- Para revelação manual, devem estar disponíveis no local um cronômetro, um termômetro e uma tabela de revelação para garantir o processamento nas condições especificadas pelo fabricante.

### *Subfixação*

Erro muito frequente em razão de o procedimento de fixação ser feito com pressa para observação rápida da imagem radiográfica. Como o processo de fixação se dá das extremidades para o centro da radiografia, esta permanecerá pouco tempo no líquido do fixador e o processo de fixação não será completado.

A imagem radiográfica desse erro é a de uma área de aspecto esverdeado/desfocado no centro da radiografia (Figura 3.19).

## Localização de canais radiculares

O endodontista deve fazer o reconhecimento e estabelecer a localização correta dos canais radiculares, o que pode ser conseguido com facilidade com a técnica de Clark, também denominada método do princípio da paralaxe, deslocamento horizontal do tubo ou método do deslizamento.

Esse método inicialmente idealizado por Clark, em 1909, para a maxila, por sua maior complexidade anatômica, baseia-se na aplicação do princípio da paralaxe nas incidências radiográficas.

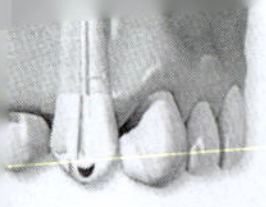



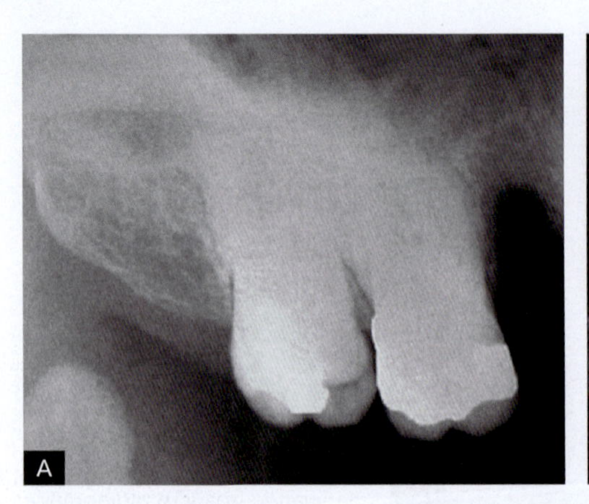


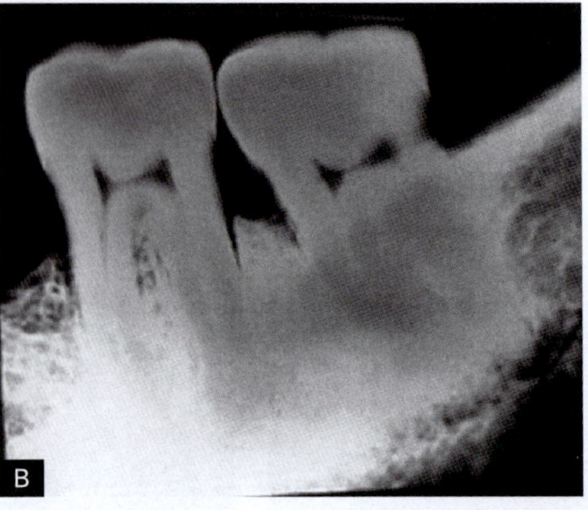


▶ **Figura 3.19A** e **B** Aspecto radiográfico da subfixação evidenciando imagem desfocada no centro da radiografia.

Esse princípio prevê que:

- Quando dois objetos idênticos se encontram alinhados em relação a um observador, o mais próximo do observador encobrirá o mais distante.
- Quando dois objetos estão na mesma linha reta em relação ao observador e este se desloca para a direita ou para a esquerda, observa-se que os objetos se deslocam em direção contrária ao observador, sendo maior o deslocamento do que está mais próximo do observador, de maneira que as coisas parecem acontecer do seguinte modo:
  - O objeto mais próximo do observador se desloca no sentido contrário ao deslocamento desse observador.
  - O objeto mais distante do observador se desloca no mesmo sentido do deslocamento desse observador (Figura 3.20).

O observador (cilindro localizador) pode ser substituído pelo veículo apresentado na Figura 3.21 e os objetos (estruturas anatômicas), pela árvore e o sol. A árvore, por estar próxima ao veículo, será considerada como estrutura pela vestibular e o sol, por estar distante do veículo, será considerado como estrutura pela palatina/lingual. Portanto, quando o veículo se desloca em uma direção, a árvore, que está próxima ao veículo, se desloca no sentido contrário ao deslocamento do veículo (estrutura anatômica na vestibular) e o sol, que está longe, caminha no mesmo sentido (estrutura anatômica pela palatina/lingual) (Figura 3.21).

O procedimento técnico consiste na execução de uma radiografia de maneira convencional, em que o feixe central incide paralelamente às faces proximais dos elementos da área. Na segunda radiografia, altera-se o ângulo horizontal de incidência – 20°, fazendo o feixe incidir de frente para trás (mesiorradial) ou de trás para a frente (distorradial) (Figura 3.22).

## Utilização da radiografia interproximal

Também denominada radiografia *bite-wing* por possuir uma "asa de mordida" para confecção da técnica, é útil no diagnóstico, no plano de tratamento e em alguns casos de acesso complicado.

A radiografia interproximal auxilia de modo consistente a avaliação da proximidade da cárie à câmara pulpar e possibilita o conhecimento da topografia da câmara pulpar, mostrando a relação assoalho/teto com um mínimo de deformação (Figura 3.23).

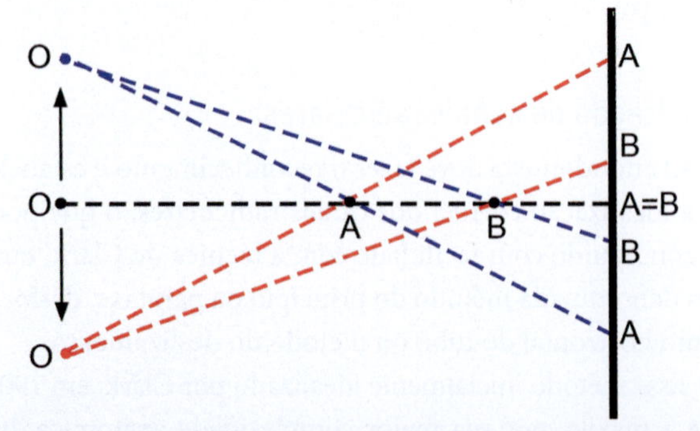


▶ **Figura 3.20** Esquema da movimentação do observador e deslocamentos dos objetos (O: veículo; A: árvore; B: sol) conforme o princípio da paralaxe.

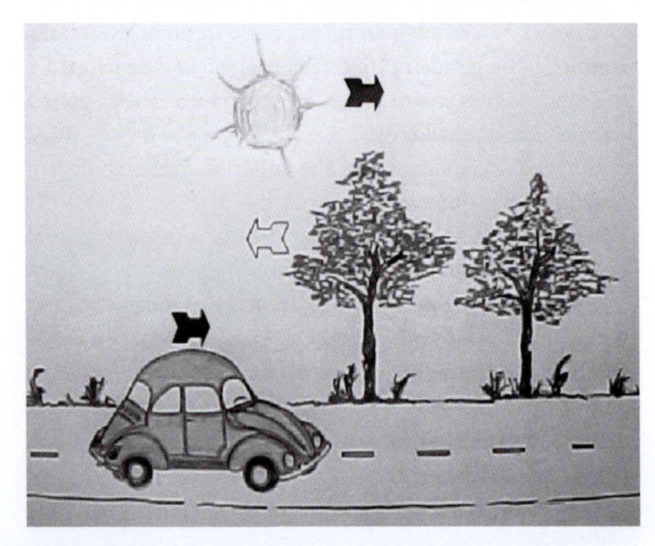

▶ **Figura 3.21** Esquema da movimentação do observador (veículo) e deslocamentos dos objetos (sol e árvore) conforme o princípio da paralaxe.

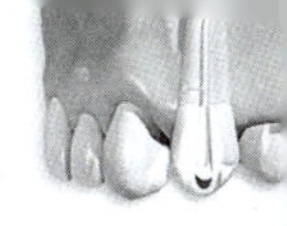

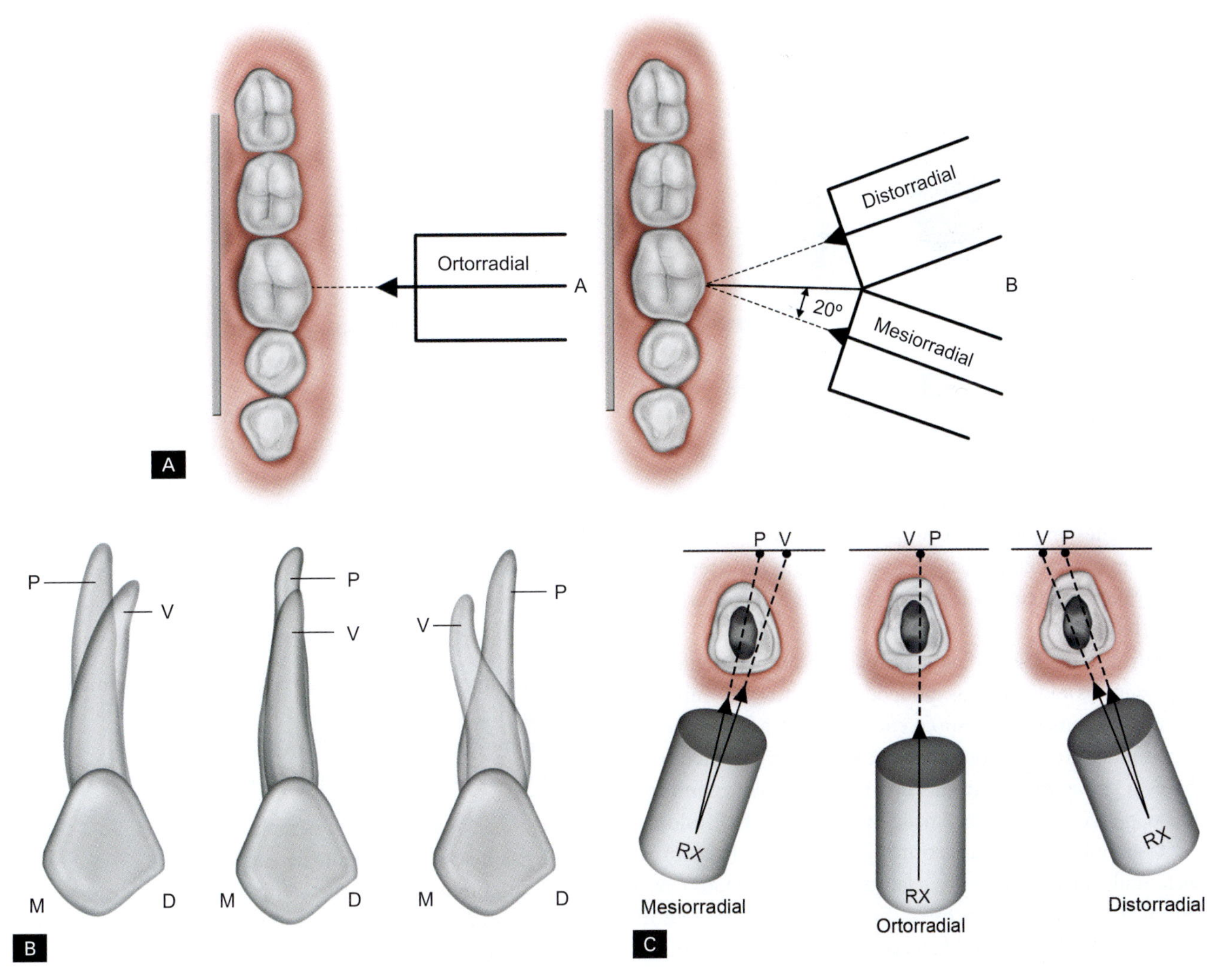


▶ **Figura 3.22A** a **C** Procedimento técnico – técnica de Clark.

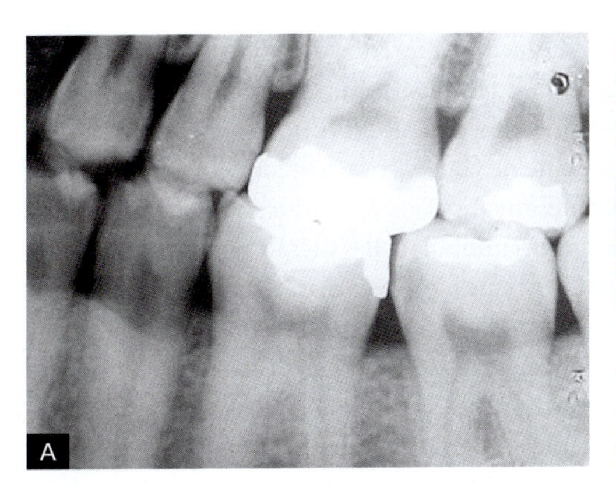

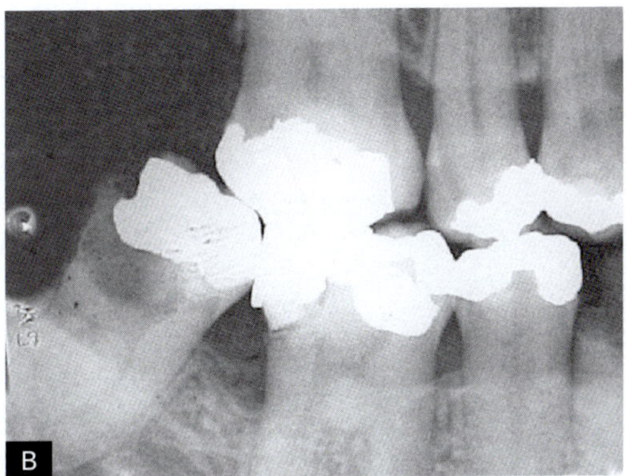

▶ **Figura 3.23A** e **B** Aspecto radiográfico da técnica interproximal ou *bite-wing*.

## Lesões periapicais

### *Lesões endodônticas*

#### Lesões radiolúcidas

Embora o exame radiográfico tenha importância vital para o diagnóstico de lesões periapicais, a destruição do osso medular pode não ser detectada radiograficamente, pois algumas imagens radiolúcidas são visíveis apenas quando há erosão interna ou externa ou, ainda, destruição da cortical óssea. As lesões radiolúcidas revelam sinais radiográficos que favorecem a diferenciação das lesões de origem não endodôntica:

- Espessamento do espaço correspondente ao ligamento periodontal.
- Rompimento da lâmina dura – início da destruição óssea.
- Grande destruição óssea (reabsorção, hipercementose, afastamento das raízes) (Figura 3.24).

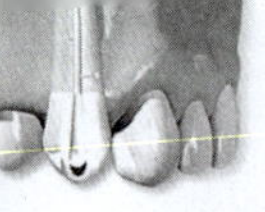



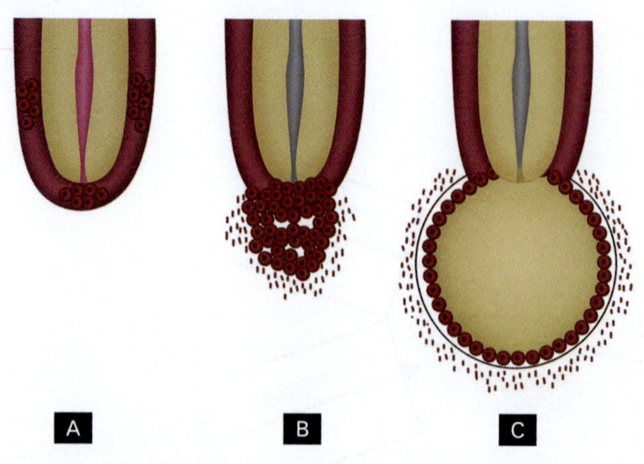


▶ **Figura 3.24** Esquema da evolução dos sinais radiográficos das lesões radiolúcidas.

As lesões endodônticas radiolúcidas mais comuns consistem em granulomas, cistos e abscessos, e as características radiográficas podem ser úteis para o diagnóstico diferencial dessas lesões.

Em caso de abscesso periapical agudo normalmente não há evidências radiográficas, podendo ser observado um pequeno espessamento do espaço correspondente ao ligamento periodontal, promovendo um aspecto de esfumaçamento. O abscesso periapical crônico normalmente apresenta contorno difuso, podendo expressar, em alguns casos, trajeto fistuloso.

O granuloma periapical normalmente se apresenta com aspecto unilocular, com bordos relativamente delimitados e área central com trabeculagem óssea. Em geral, trata-se de lesões com menos de 1cm, que podem causar reabsorções e/ou hipercementose (Figura 3.25*A*).

Radiograficamente, o cisto periapical pode ter aspecto uni ou multilocular, com bordos bem delimitados, apresentando uma linha de esclerose bem definida. Sua área central não exibe trabeculagem óssea (bem radiolúcida). Em geral, essas lesões medem mais de 1cm (Figura 3.25*B*).

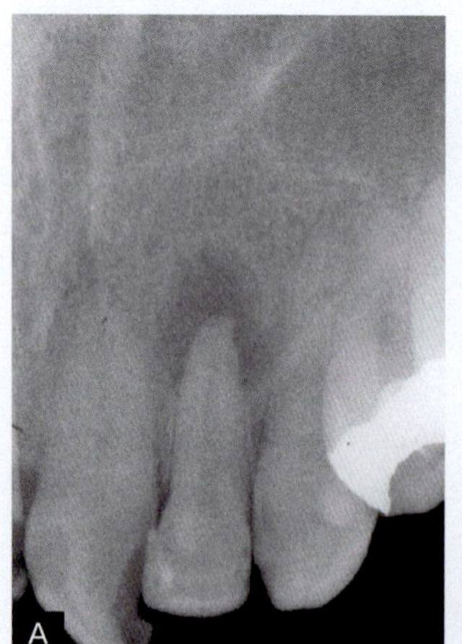


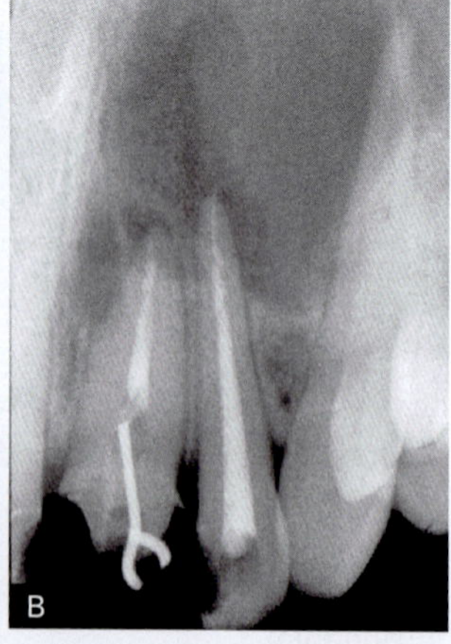


▶ **Figura 3.25A** Radiografia periapical com imagem radiolúcida no ápice do dente 22 com características radiográficas de granuloma. **B** Radiografia periapical com imagem radiolúcida no ápice do dente 22 com características radiográficas de cisto periapical.

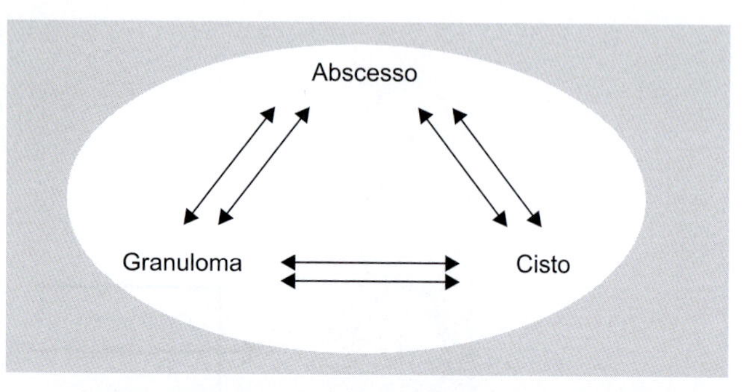


▶ **Figura 3.26** Esquema da dinâmica das lesões.

Embora essas características auxiliem a interpretação, essas evidências radiográficas não são indicadores conclusivos para o diagnóstico definitivo, principalmente em virtude da dinâmica dessas lesões (Figura 3.26).

### Lesões radiopacas

As lesões radiopacas também apresentam características radiográficas que auxiliam sua interpretação:

- Espessamento do espaço correspondente ao ligamento periodontal.
- Rompimento da lâmina dura – início da destruição óssea.
- Atividade osteoblástica (neoformação óssea – osso denso).

Das lesões radiopacas, as mais conhecidas são a osteíte condensante e a osteomielite de Garré.

A osteomielite crônica esclerosante focal ou osteíte rarefaciente condensante, mais comumente conhecida como osteíte condensante, normalmente acomete pacientes jovens, tem predileção pela mandíbula (1º molar) e apresenta grande destruição pela cárie e aumento do volume facial, sendo dura à palpação e de consistência óssea. Radiograficamente, evidencia uma radiolucidez ao redor do ápice e radiopacidade bem definida circundando a lesão (Figura 3.27).

Outras expressões têm sido utilizadas como sinônimos para a osteomielite de Garré, como osteomielite crônica com periostite proliferativa, periostite ossificante não supurativa e ossificação perimandibular. Essa lesão também apresenta predileção por pacientes jovens e acomete a região da mandíbula (1º molar) com grande destruição pela cárie e aumento do volume facial, sendo dura à palpação e de consistência óssea. Radiograficamente, apresenta-se com lesão radiolúcida difusa periapical associada a dente com cárie e comprometimento pulpar, além de crescimento ósseo periosteal em camadas na superfície externa da cortical, com aspecto de "casca de cebola" (Figura 3.28).

Cabe ressaltar que, embora as lesões endodônticas apresentem características radiográficas bem definidas, o principal critério para diferenciação de uma lesão endodôntica de uma não endodôntica é o teste de vitalidade pulpar, e não o radiográfico, uma vez que uma lesão endodôntica resulta de polpa necrosada, não respondendo ao teste de sensibilidade pulpar.

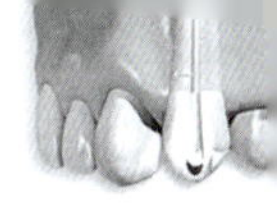

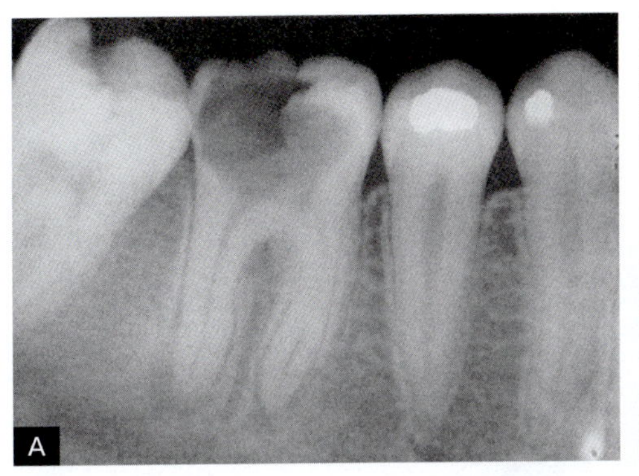

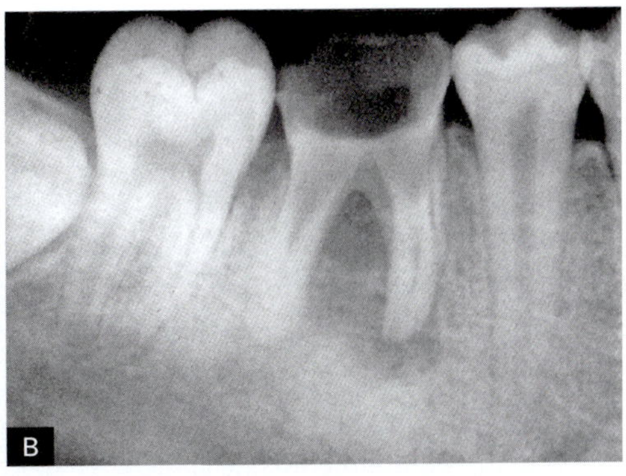

▶ **Figura 3.27A** e **B** Radiografia periapical evidenciando as características radiográficas da osteíte condensante.

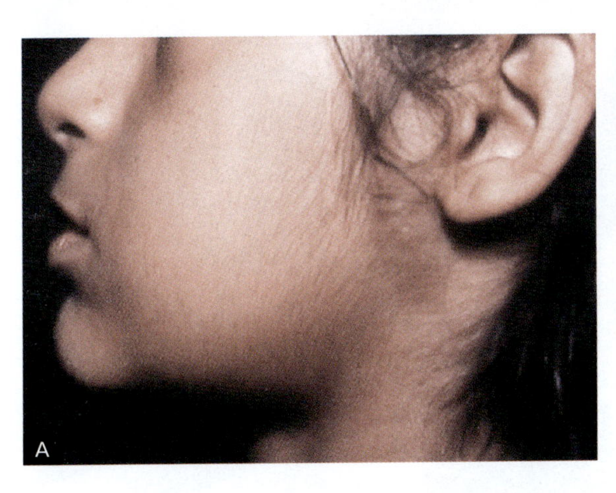

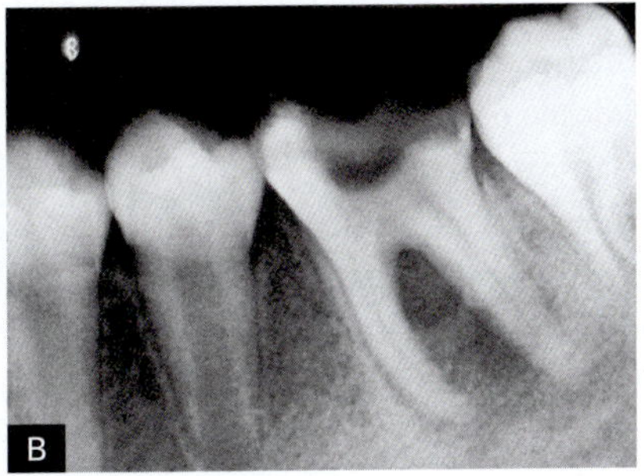

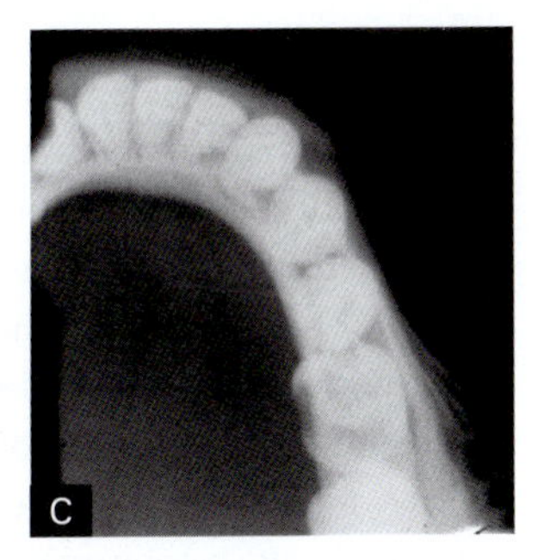

▶ **Figura 3.28A** Aspecto clínico do paciente com osteomielite de Garré, demonstrando aumento de volume na face. **B** Radiografia periapical evidenciando as características radiográficas da osteíte condensante. **C** Radiografia oclusal evidenciando o crescimento periosteal com aspecto de "casca de cebola".

### Lesões não endodônticas

Segundo Bhaskar, que listou 38 lesões radiolúcidas, 35 delas são lesões de origem não endodôntica, sendo lesões de aparências e posições variadas. Como o posicionamento de muitas delas está em estreita relação com o ápice radicular, essas lesões podem provocar dúvidas, dificultando seu diagnóstico. Mais uma vez o teste de sensibilidade pulpar assume importância para o diagnóstico diferencial dessas lesões, uma vez que as de origem não endodôntica estão associadas a dentes com vitalidade.

## TOMOGRAFIA COMPUTADORIZADA DE FEIXE CÔNICO (*CONE BEAM*) NA ENDODONTIA

A evolução das técnicas e dos processos de diagnóstico e manejo vem acontecendo de modo muito notável na odontologia e, como não poderia deixar de ser, também na endodontia. Atualmente, o profissional tem à disposição diversos equipamentos e metodologias de trabalho capazes de auxiliá-lo em todas as etapas do tratamento, desde o diagnóstico até a obturação dos condutos radiculares, e também no controle após o tratamento.

A radiologia odontológica se insere nesse contexto como uma especialidade que participa ativamente de todas as etapas do tratamento endodôntico. Essa participação acontece inicialmente mediante a utilização das técnicas radiográficas convencionais (sejam digitais ou não), expostas no tópico anterior.

Uma técnica muito utilizada em todo o mundo é a tomografia computadorizada de feixe cônico (TCFC), também conhecida como tomografia computadorizada *cone beam*. Neste tópico, os autores pretendem abordar o tema de maneira simplificada, explicando como e quando solicitar a TCFC, como avaliar esse exame, e apresentando alguns casos clínicos que ilustram bem sua importância para a endodontia, assim como suas vantagens e desvantagens, principalmente sob a ótica da radioproteção.

No Brasil, os exames de radiologia odontológica são executados principalmente nas clínicas de radiologia para onde o cirurgião-dentista encaminha seus pacientes. Nessas clínicas, os pacientes podem realizar exames radiográficos mais complexos por meio de técnicas radiográficas com equipamentos que, normalmente, o dentista não possui no consultório. Nossa realidade é completamente diferente da de muitos outros países nos quais o dentista tem à disposição até mesmo equipamentos de tomografia dentro do próprio consultório. Portanto, é fundamental que o endodontista saiba como solicitar o exame e como ele é realizado. Entretanto, do ponto de vista clínico, não há motivos para se prender muito no detalhamento da técnica.

### Execução da técnica

A TCFC é um exame que se utiliza da radiação ionizante na forma de raios-X para a formação da imagem. Com o paciente posicionado sentado ou em pé, dependendo do

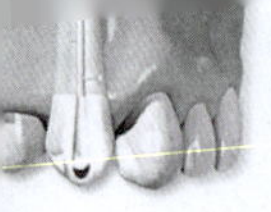



equipamento, o conjunto cabeçote/sensor gira em torno da cabeça do paciente para a obtenção dos dados resultantes da atenuação dos feixes de radiação. Esse movimento pode ser de 360° ou não, dependendo do equipamento e do protocolo de exposição utilizado, o que será discutido mais adiante. Os dados obtidos são reconstruídos pelo computador ligado ao sistema, mediante a utilização de algoritmos matemáticos de alta complexidade, que geram imagens muito próximas do objeto original, as quais podem variar de uma pequena área das arcadas dentárias (equipamentos de pequeno volume) até a face inteira do paciente (equipamentos de grande volume). Quanto mais parecidas as imagens geradas após a reconstrução estiverem do objeto em si, melhor será a qualidade final do exame. Infelizmente, muitos fatores interferem na qualidade do exame, desde o *software* que efetuará a reconstrução, passando por fatores intrínsecos ao próprio equipamento, até artefatos gerados pela técnica, como os formados, por exemplo, pela movimentação do paciente.

Alguns fatores inerentes ao equipamento e que interferem na qualidade da imagem podem ser modificados dentro de padrões predeterminados ou *protocolos*. Os protocolos nada mais são do que combinações de diferentes valores de kV, mA, tempo de exposição, FOV (*field of view* ou "campo de visão"), que é a área a ser visualizada, e *voxel* (*volumetric picture element*), que é a menor porção do volume tomográfico.

Portanto, deve ser selecionado um protocolo específico para cada situação clínica do paciente que está sendo tomografado. Essa seleção deve ser feita pelo profissional que realiza o exame (radiologista ou técnico em radiologia). O endodontista não necessita e tampouco tem a obrigação de saber qual protocolo será utilizado no momento de indicar seu paciente, mas, em contrapartida, o radiologista/técnico de radiologia tem por obrigação selecionar o melhor protocolo. Por isso, ele só conseguirá executar o protocolo mais indicado para aquele paciente se o endodontista descrever no pedido do exame a região a ser examinada, o motivo da realização do exame e uma breve história clínica daquele caso específico. Somente com o conhecimento desses dados o profissional executante poderá selecionar o melhor protocolo. Partindo dessa premissa, um exame da arcada completa de um paciente edêntulo não deve ser realizado com o mesmo protocolo de um exame para pesquisa de fratura radicular, visto que no primeiro caso não é necessária a visualização de detalhes, ao contrário do segundo, em que o grau de visualização dos detalhes deve ser maior.

Na endodontia, os protocolos mais indicados são aqueles que utilizam alta definição com equipamentos de pequeno volume (Figura 3.29). A alta definição, grosso modo, exige um *voxel* pequeno (0,1mm ou menos) e tempo maior de exposição à radiação. Além disso, em virtude de fatores técnicos, não é possível realizar exames de grande FOV com *voxels* pequenos.

Após a execução do exame, o radiologista terá à disposição na tela do computador as imagens reconstruídas nas três dimensões: altura, largura e profundidade, que serão visualizadas por meio de *softwares* específicos. Existem diversos *softwares* utilizados para esse fim, alguns fornecidos com os equipamentos tomográficos e outros que podem ser comprados separadamente e utilizados por qualquer profissional independentemente do equipamento, já que se utilizam do sistema DICOM (*Digital Imaging and Communications in Medicine* ou "comunicação de imagens digitais em medicina") e podem importar as imagens nesse formato. Na verdade, não existe um *software* ideal. Cada profissional deve avaliar suas necessidades e aprofundar seus conhecimentos acerca do *software* que pretende utilizar para poder extrair o máximo de informações daquele volume tomográfico.

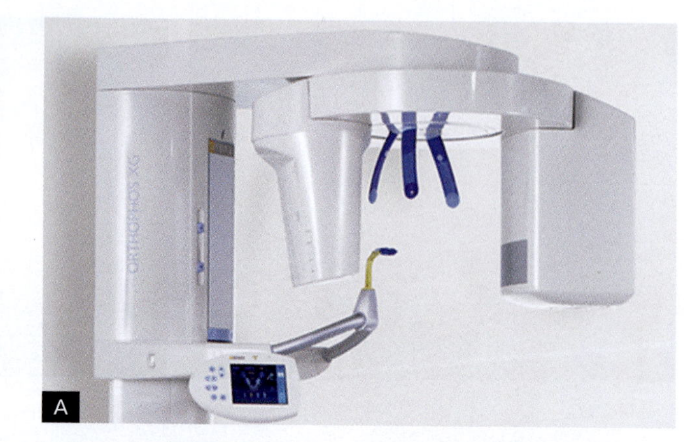

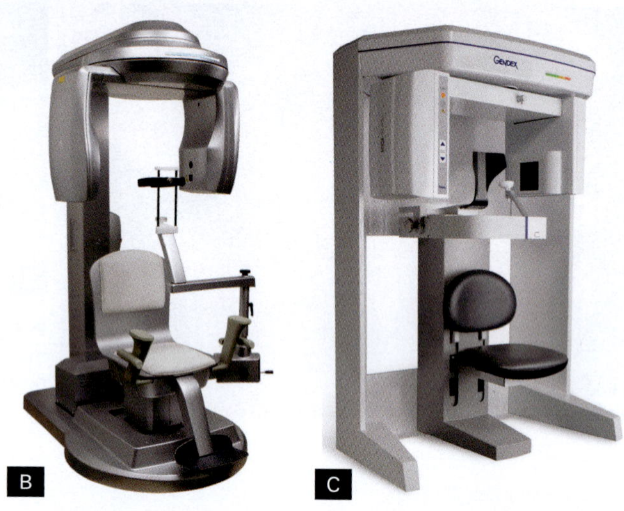

▶ **Figura 3.29** Tipos de tomógrafos *cone beam* de pequeno volume. **A** Orthophos XG3D. **B** Prexion. **C** iCat CB 500.

Normalmente, os *softwares* apresentam o volume em três planos principais, a saber: axial, coronal e sagital (Figura 3.30). Essa tela, chamada de reconstruções multiplanares (*MPR*, em inglês), mostra no canto superior esquerdo uma imagem axial do volume obtido (Figura 3.30*A*), no canto inferior esquerdo um corte coronal (Figura 3.30*B*) e no canto inferior direito um corte sagital (Figura 3.30*C*). O corte axial é aquele paralelo ao plano horizontal, onde as estruturas são visualizadas em sentido inferossuperior. No corte coronal, as estruturas são visualizadas no sentido anteroposterior, enquanto no corte sagital as estruturas são visualizadas no sentido laterolateral.

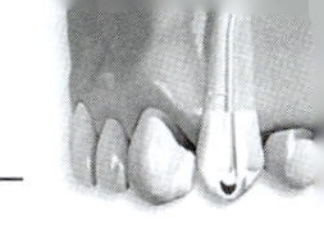

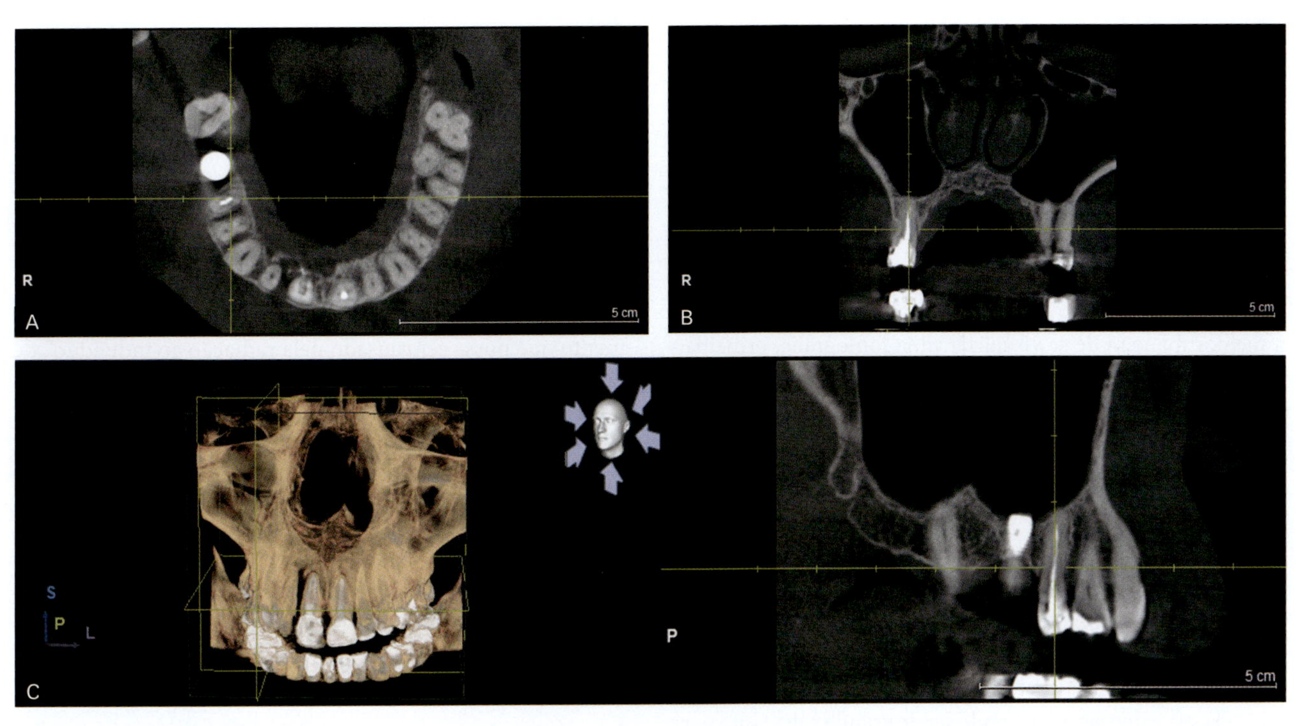


▶ **Figura 3.30** Tela MPR. Software Galaxis® – Sirona. **A** Corte axial. **B** Corte coronal. **C** Corte sagital.

Outras reconstruções também são muito utilizadas na odontologia, como o corte coronal panorâmico ou reconstrução panorâmica (Figura 3.31*A*), corte transaxial, também chamado de corte transversal (Figura 3.31*B*), e a reconstrução 3D (Figura 3.31*C*). Os cortes transaxiais são muito utilizados na implantodontia, pois representam muito bem a altura e a espessura óssea da região.

Entretanto, além desses cortes, é possível efetuar outros em qualquer direção (cortes oblíquos) com uma espessura tão pequena quanto o menor tamanho de *voxel* (p. ex., 0,1mm) ou com qualquer outra espessura que se fizer necessária. Dessa maneira, os cortes oblíquos são muito importantes porque o radiologista pode selecionar imagens do volume adquirido que melhor representem aquela situação clínica específica. Ele pode, por exemplo, seguir o longo eixo de uma fratura radicular ou de uma perfuração. Na opinião dos autores, os cortes oblíquos são mais importantes para a endodontia do que qualquer outro corte que possa ser obtido.

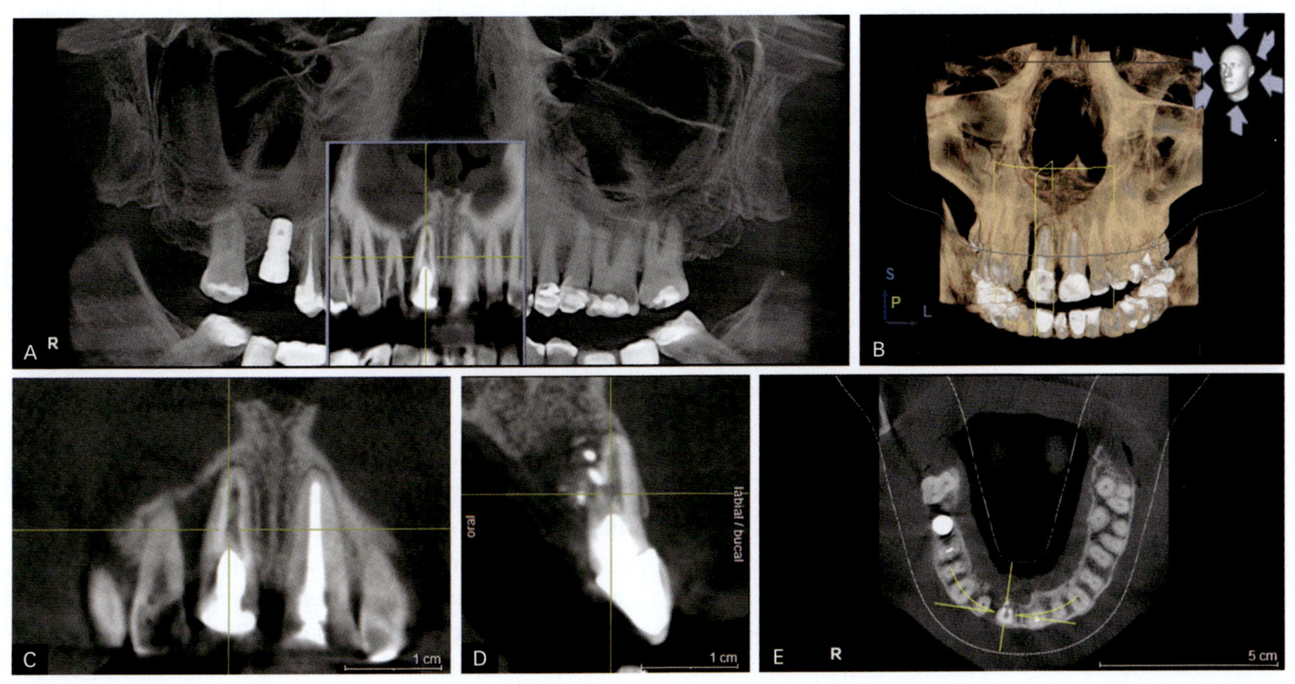


▶ **Figura 3.31** Software Galaxis® – Sirona. **A** e **B** Reconstrução panorâmica. **C** e **D** Corte transaxial. **E** Reconstrução 3D.

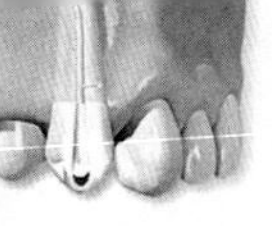



Além dos fatores técnicos anteriormente mencionados, a experiência e o conhecimento do radiologista são fundamentais nesse momento em que a seleção do corte ideal possibilita a visualização da condição patológica ou anatômica do caso em questão. Isso normalmente exige tempo e dedicação e é negligenciado por muitos radiologistas.

Um assunto que também merece ser abordado é a forma como o exame deve ser entregue. Representar o volume tomográfico em papel ou filme radiográfico certamente não é a melhor maneira de se visualizar uma tomografia, principalmente para fins endodônticos, pois com a impressão do exame o volume será representado por apenas algumas imagens selecionadas e em apenas dois planos. O ideal é que, além da avaliação radiográfica (relatório ou *report*) e do laudo, o endodontista tenha acesso e visualize o volume tomográfico no computador por meio dos *softwares* de visualização. Só assim ele poderá usufruir da totalidade de vantagens da utilização dessa tecnologia, pois poderá utilizar ferramentas de brilho/contraste, fazer medições, navegar corte a corte no volume e avaliar, por exemplo, a anatomia radicular ou de seus condutos em toda sua extensão, o que pode ser de grande valia tanto para o profissional como para a demonstração do caso ao paciente.

## Indicações da TCFC na endodontia

Em muitos países, principalmente nos países europeus, é grande a preocupação com o potencial deletério e a quantidade de radiação a que os pacientes se submetem atualmente em todas as áreas de atuação e especialmente na área da saúde. Por isso, várias entidades se posicionaram sobre a utilização racional da TCFC na odontologia e, especificamente, na endodontia. Como no Brasil ainda não está disponível nenhuma posição oficial sobre o tema, acreditamos que os posicionamentos da American Association of Endodontists (AAE) em conjunto com o da American Academy of Oral and Maxillofacial Radiograph (AAOMR), o da American Dental Association (ADA) e o do SEDENTEXCT sejam os mais embasados cientificamente para a realidade atual.

Inúmeros trabalhos científicos abordam a utilização da tomografia *cone beam* na endodontia. Para a grande maioria dos autores a TCFC desempenha papel fundamental e possibilita um diagnóstico mais preciso. Apesar disso, deve-se levar em consideração que o paciente é submetido a maior dose de radiação em comparação com as técnicas radiográficas convencionais. É muito importante frisar que, apesar de ser maior, essa dose não é, de maneira alguma, impeditiva da realização do exame. O que deve ocorrer, em virtude dessa dose maior, é uma seleção criteriosa dos casos que devem ser indicados para realização do exame.

Como regra, o endodontista deve solicitar o exame tomográfico somente após exame clínico minucioso e radiografias convencionais. Se após a realização dessas etapas ainda restar alguma dúvida quanto ao diagnóstico ou se clinicamente os sinais e sintomas são contrários aos achados radiográficos, o que pode influir diretamente na mudança do plano de tratamento, esse paciente poderá ser especificamente encaminhado para a realização do exame de tomografia *cone beam*. Esse fato se baseia no princípio da justificação da utilização da radiação ionizante, segundo a qual a exposição "deve resultar em um benefício real para a saúde do indivíduo e/ou para a sociedade, tendo em conta a totalidade dos benefícios potenciais em matéria de diagnóstico ou terapêutica que dela decorram em comparação com o detrimento que possa ser causado pela radiação ao indivíduo", de acordo com a Portaria 453 do Ministério da Saúde Brasileiro.

Conforme mencionado anteriormente, TCFC de alta resolução e volume limitado (FOV pequeno/médio) deve ser utilizada em detrimento dos grandes volumes, em virtude da melhor qualidade de imagem e menor dose de radiação.

Visando ao melhor entendimento da importância da TCFC na endodontia e para exemplificar as vantagens dessa tecnologia, a seguir serão mostrados alguns casos clínicos com imagens que não poderiam ser obtidas por métodos de imagens convencionais.

## Lesões periapicais

Alguns estudos demonstram maiores sensibilidade (capacidade de identificar a doença quando presente) e especificidade (capacidade de detectar a ausência da doença) da TCFC na detecção de lesões periapicais em relação às radiografias convencionais. Além disso, quando a lesão periapical é visualizada na radiografia convencional, normalmente é menor do que na imagem por TCFC. Isso é explicado pela sobreposição das corticais ósseas vestibular e palatina em relação à lesão durante, por exemplo, a execução de uma radiografia periapical, juntamente com todo o trabeculado ósseo ao redor da lesão. Esse fato é denominado "ruído anatômico" por alguns autores.

A Figura 3.32*A* apresenta uma radiografia periapical do dente 27, na qual é possível observar um pequeno espessamento do espaço relativo ao ligamento periodontal. Na Figura 3.32*B* vemos um corte tomográfico sagital oblíquo, em que é possível avaliar a real extensão da lesão periapical.

Além disso, é possível avaliar com maior exatidão a relação das lesões periapicais com outras estruturas anatômicas próximas, como seio maxilar, canal incisivo etc. A Figura 3.34 representa um caso em que a lesão periapical do dente 24 rompeu a cortical óssea vestibular. Nota-se, ainda, a relação da lesão com o seio maxilar, que apresenta discreto espessamento de sua mucosa.

Embora a TCFC mostre mais lesões e essas lesões sejam maiores do que as visualizadas nas radiografias periapicais, as técnicas radiográficas convencionais (2D) devem ser utilizadas como padrão para diagnóstico e manejo das periapicopatias, a não ser que dados conflitantes entre o exame clínico e o radiográfico indiquem a necessidade de confecção de uma TCFC de alta definição.

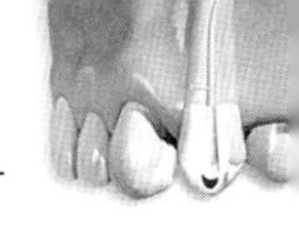

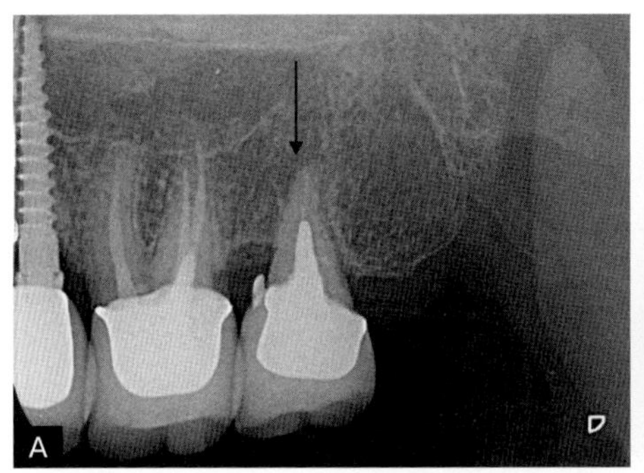


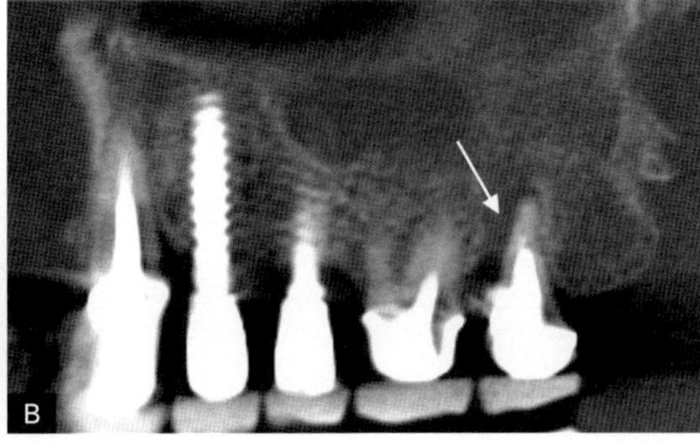


▶ **Figura 3.32** Lesão periapical mostrada em radiografia periapical (**A**) e corte tomográfico (**B**).

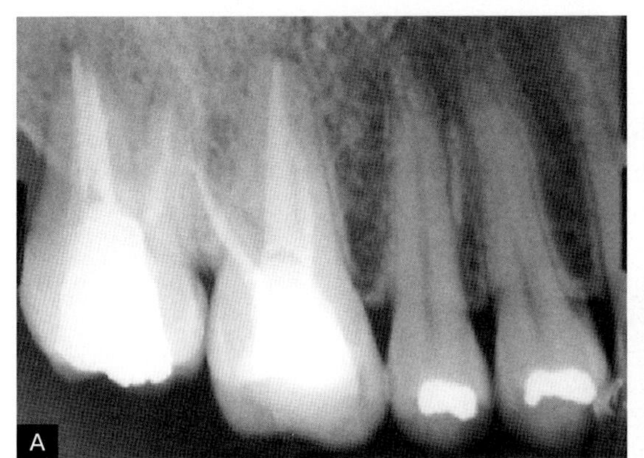


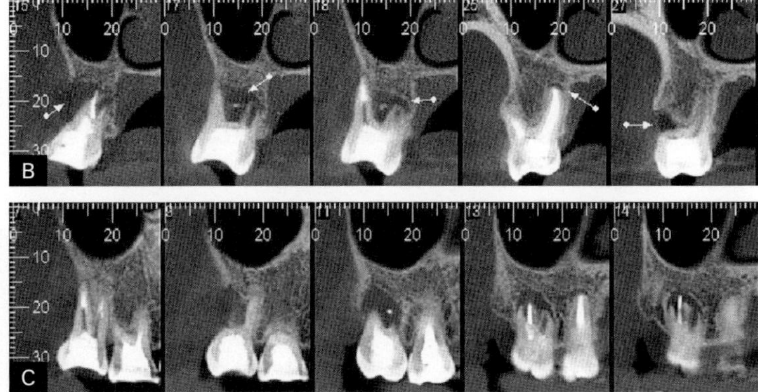


▶ **Figura 3.33** Lesão periapical do dente 17 mostrada em radiografia periapical (**A**), cortes tomográficos transaxiais (**B**) e cortes oblíquos (**C**).

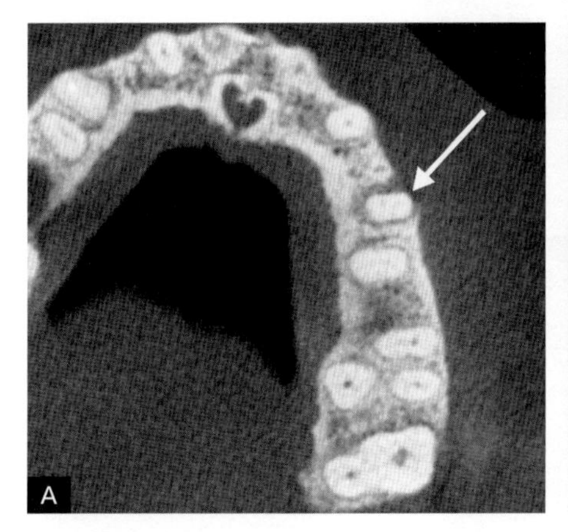


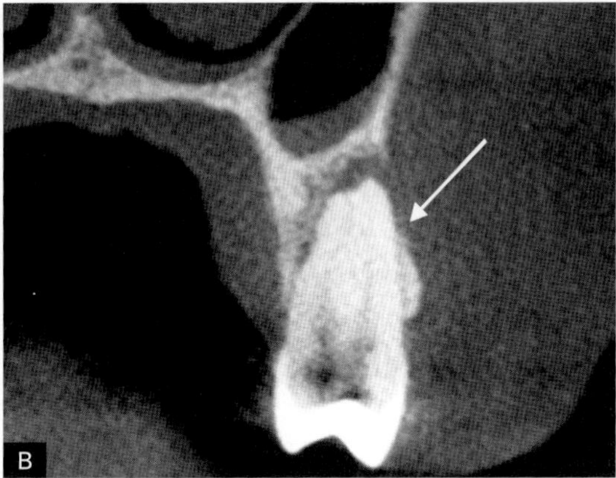


▶ **Figura 3.34** Lesão periapical com rompimento da cortical óssea vestibular. **A** Corte axial. **B** Corte coronal.

## Anatomia

A anatomia radicular e de seus condutos também é muito estudada pelos pesquisadores com o auxílio da tomografia *cone beam*. São vários os relatos de casos sobre o assunto, muitos deles sobre a visualização do canal palatino da raiz mesiovestibular dos primeiros molares superiores, como mostra a Figura 3.35. A tomografia também pode auxiliar muito o endodontista naqueles casos em que a anatomia dentária revela uma variação na radiografia periapical e o endodontista precisa de mais informações para planejamento e tratamento corretos. Um excelente exemplo dessa situação é quando o profissional está diante de um *dens-in-dente* e precisa visualizar melhor sua anatomia (Figura 3.36). A anatomia nas proximidades das raízes dentárias pode ser bem visualizada na TCFC (Figura 3.37).

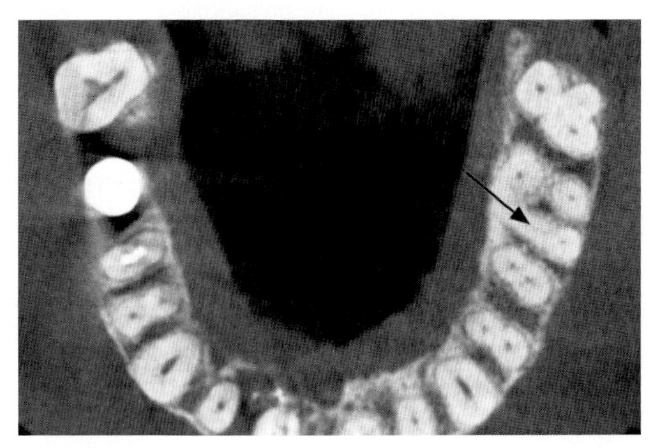

▶ **Figura 3.35** Corte axial da maxila com 0,1mm de espessura. Observe o canal palatino na raiz MV (*seta*).

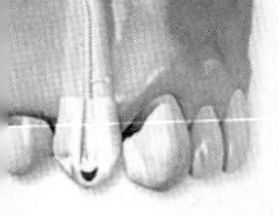

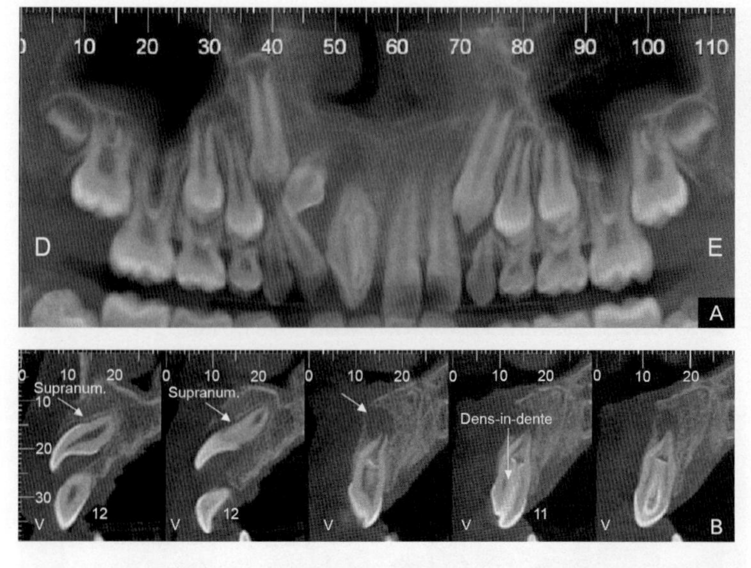


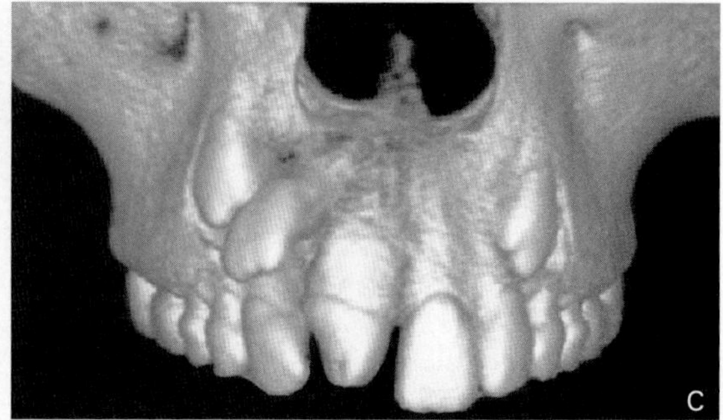


▶ **Figura 3.36** *Dens-in-dente.* **A** Corte tomográfico panorâmico. **B** Corte transaxial. **C** Reconstrução em 3D.

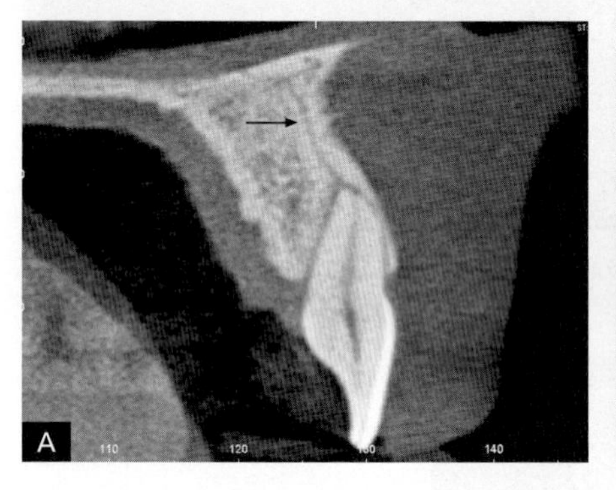


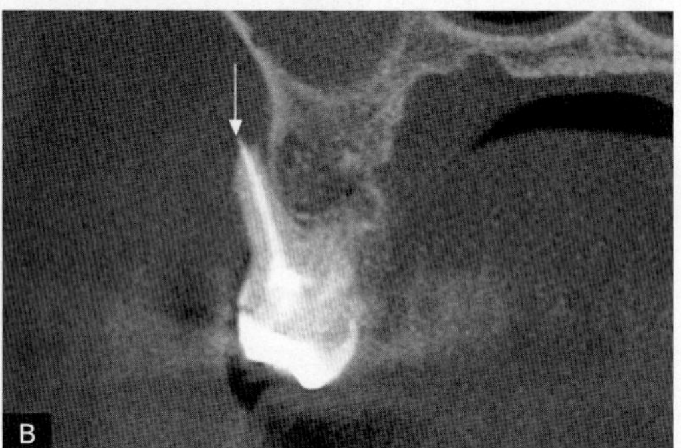


▶ **Figura 3.37A** Canal nutriente. **B** Raiz DV do molar superior localizada fora da cortical óssea.

## Fraturas e perfurações dentárias

A pesquisa de fraturas radiculares é uma das principais indicações da tomografia de feixe cônico. Com a TCFC é possível, na grande maioria dos casos, visualizar tanto a fratura como a reação óssea a ela associada. Entretanto, em alguns casos, devido à resolução espacial do exame, ou onde ocorreu apenas uma pequena fissura, sua identificação não é possível. Os artefatos gerados por metal ou pela movimentação do paciente também são bastante prejudiciais à qualidade da imagem no diagnóstico das fraturas dentárias e, muitas vezes, impossibilitam o diagnóstico correto. A presença de núcleos metálicos, restaurações e material obturador dos condutos gera artefatos que, dependendo de sua intensidade, prejudicam sobremaneira a visualização das fraturas. Por isso, é importante a avaliação criteriosa da imagem à procura do traço de fissura/fratura, assim como a busca pela reação óssea adjacente a esta.

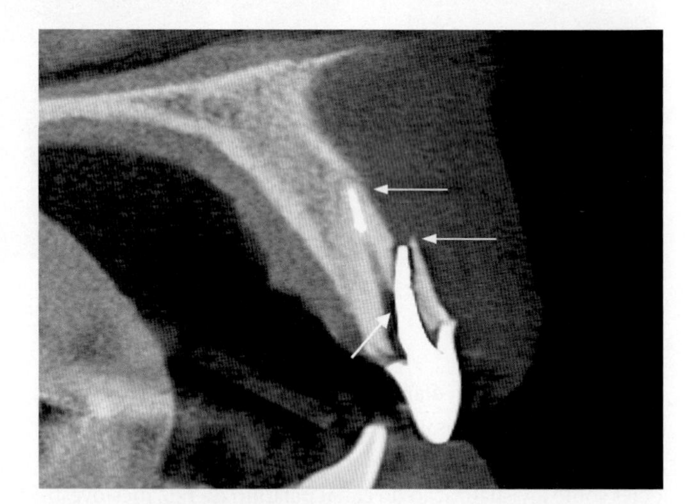

▶ **Figura 3.38** Dente 21 com fratura radicular.

Na Figura 3.38 é possível observar uma fratura radicular em um incisivo superior com deslocamento do fragmento. Notam-se um artefato (*beam hardening*) ao redor do núcleo metálico (seta menor) e perda óssea vestibular (seta maior).

Na Figura 3.39*A* observa-se um incisivo superior com um núcleo metálico e fratura radicular preenchida por material endodôntico. Ao se analisar apenas essa imagem, pode haver o falso diagnóstico de que esse material endodôntico está preenchendo um canal colateral. A Figura 3.39*B*, um corte axial do mesmo caso, mostra a extensão da fratura no sentido mesiodistal e descarta a possibilidade de canal colateral. Nota-se ainda, nesse mesmo corte, extensa perda óssea vestibular. Esse caso clínico deixa evidente a importância da visualização de todos os cortes disponíveis para se chegar a um diagnóstico.

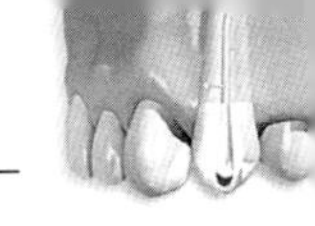

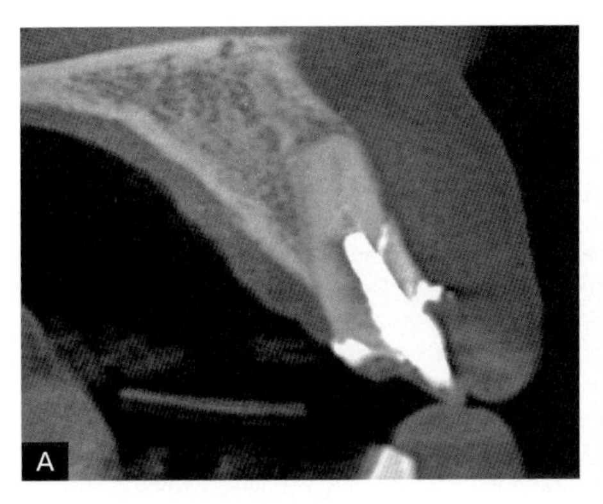


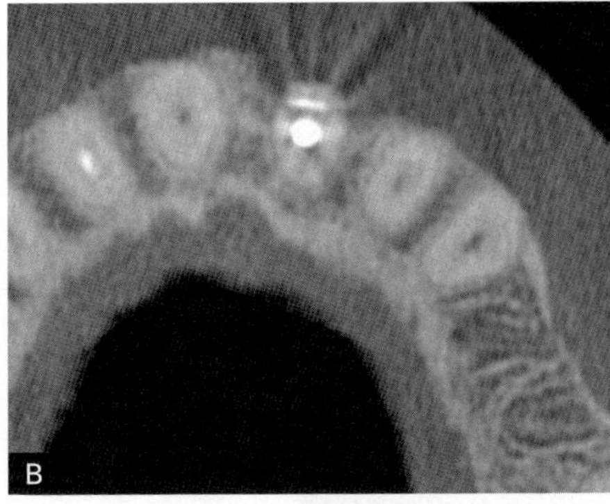


▶ **Figura 3.39** Fratura radicular. **A** Corte transaxial. **B** Corte axial.

Muitos casos de perfuração dentária podem ser mais bem visualizados por meio da tomografia. A principal vantagem da tomografia em relação às técnicas 2D para visualização das perfurações radiculares consiste na ausência de sobreposições das estruturas. Enquanto em uma técnica periapical, por exemplo, as angulações vertical e horizontal do cabeçote vão influenciar diretamente o resultado final da imagem justamente pela sobreposição das estruturas na direção do feixe de radiação, a possibilidade de se visualizar a tomografia em cortes com espessuras ínfimas, como 0,1mm ou ainda menores, faz com que a perfuração possa ser observada sem a necessidade de exposições a ângulos diferentes. As Figuras 3.40 e 3.41 mostram claramente essa vantagem. Na Figura 3.40, a radiografia e a reconstrução panorâmicas do paciente não apresentam nenhuma alteração significativa em relação à perfuração. No entanto, diante do quadro de sintomatologia dolorosa do paciente, a TCFC foi realizada e na Figura 3.41 pode-se observar a perfuração palatina do dente 11, que não aparecia na radiografia panorâmica em virtude da sobreposição do próprio dente.

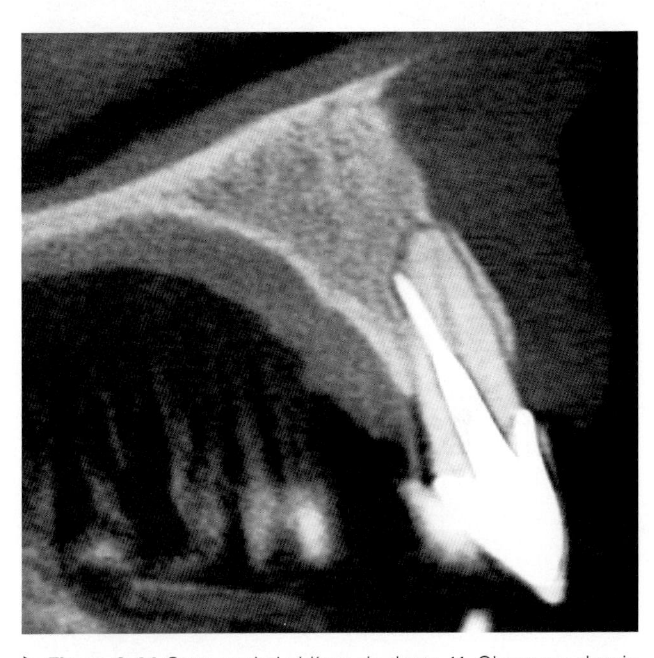

▶ **Figura 3.41** Corte sagital oblíquo do dente 11. Observe o desvio com perfuração palatina.

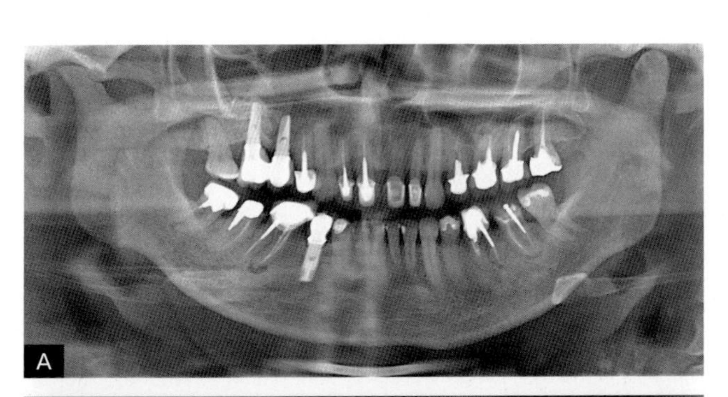


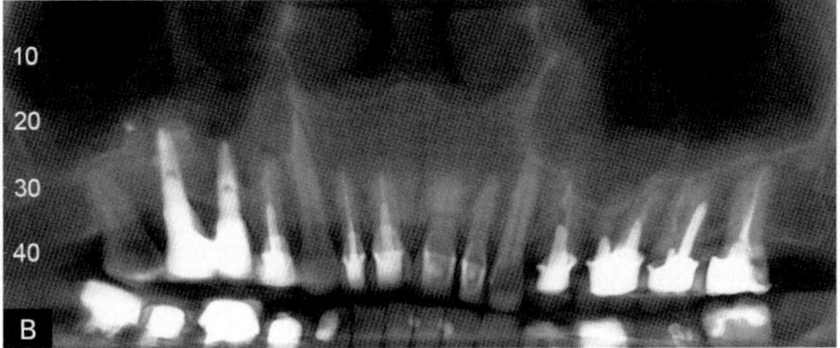


▶ **Figura 3.40A** Radiografia panorâmica. **B** Reconstrução panorâmica da maxila.

## Reabsorções dentárias

No estudo das reabsorções dentárias identifica-se uma grande vantagem da TCFC em relação às técnicas radiográficas convencionais, pois através dela é possível avaliar a extensão e a localização precisa da reabsorção. A frequência de achados de reabsorções dentárias sem nenhuma suspeita e sem que o paciente apresente nenhuma sintomatologia é maior na TCFC, além do que a diferenciação entre as reabsorções interna e externa se torna muito mais evidente por meio da tomografia (Figuras 3.42 e 3.43).

Não há dúvida de que a tomografia de feixe cônico significou um grande avanço para a endodontia. Sua utilização criteriosa permite a solução de casos que até pouco tempo atrás tinham, com as técnicas convencionais de imagem, conclusão insatisfatória. Ainda assim, todo e qualquer tipo de exame por imagem é apenas mais uma peça no intrincado quebra-cabeças que é o diagnóstico, no qual o exame clínico deve sempre ditar o manejo do paciente e os exames por imagem vêm complementar esse exame.

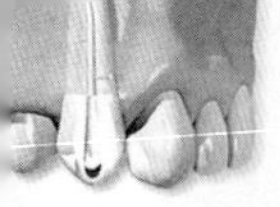



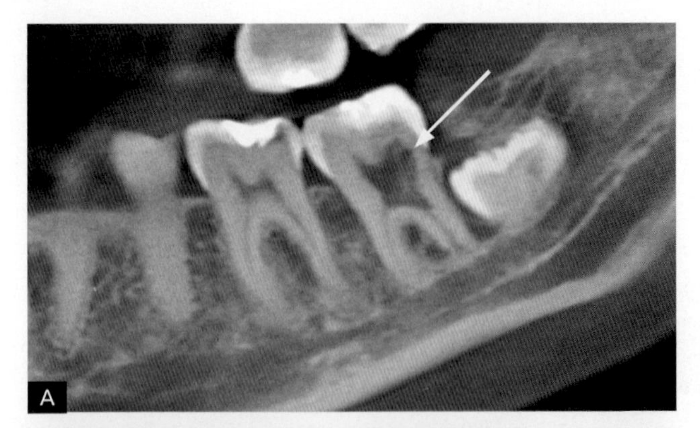


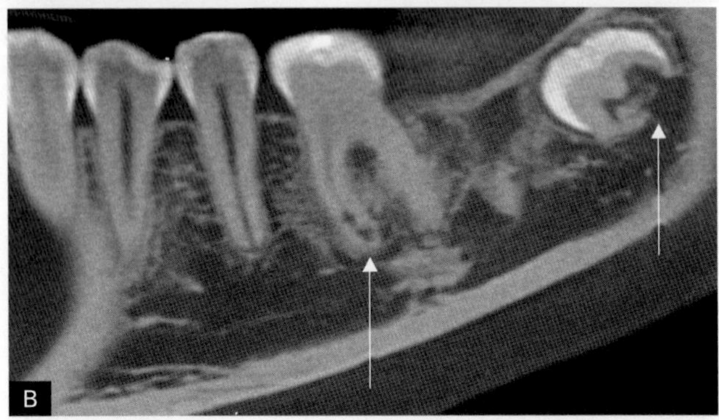


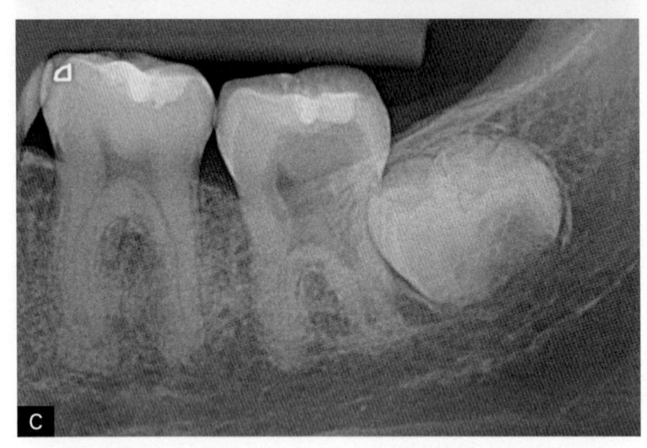


▶ **Figura 3.42** Caso de reabsorções dentárias em paciente submetido a radioterapia de cabeça e pescoço. **A** e **B** Cortes sagitais oblíquos. **C** Radiografia periapical.

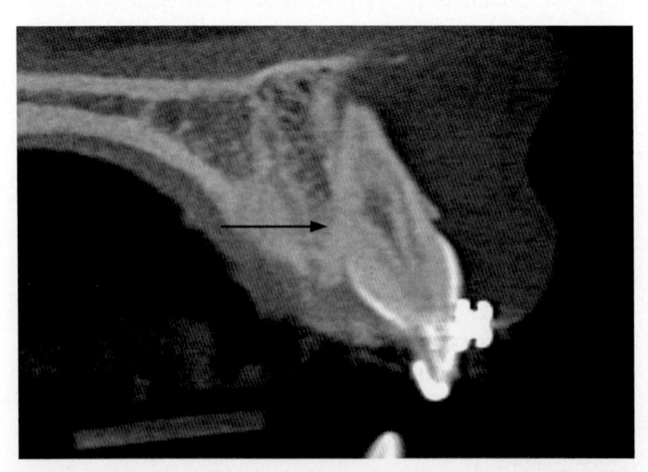

▶ **Figura 3.43** Reabsorção externa em dente traumatizado. Observe a ausência do espaço relativo ao ligamento periodontal (anquilose).

## Bibliografia


American Association of Endodontists; American Acadamey of Oral and Maxillofacial Radiography. AAE and AAOMR joint position statement. Use of cone-beam-computed tomography in endodontics. *Pa Dent J (Harrisb)* 2011; 78(1):37-9.

American Dental Association Council on Scientific Affairs. The use of cone-beam computed tomography in dentistry: an advisory statement from the American Dental Association Council on Scientific Affairs. *J Am Dent Assoc* 2012; 143(8):899-902.

Baksi BG, Sog˘ ur E, Gröndahl HG. LCD and CRT display of storage phosphor plate and limited cone beam computed tomography images for the evaluation of root canal fillings. Clin Oral Investig 2009 Mar; 13(1):37-42.

Bernardes RA, de Moraes IG, Húngaro Duarte MA, Azevedo BC, de Azevedo JR, Bramante CM. Use of cone-beam volumetric tomography in the diagnosis of root fractures. Oral Surg Oral Med Oral Pathol Oral Radiol Endod 2009.

D'Addazio PSS, Campos, Özcan M, Teixeira HGC, Passoni RM, Carvalho ACP. A comparative study between cone beam computed tomography and periapical radiographs in the diagnosis of simulated endodontic complications. Int Endod J 2011; 44:218-24.

Durack C, Patel S. Cone beam computed tomography in endodontics. Braz Dent J 2012; 23(3):179-91.

Fanning B. CBCT – the justification process, audit and review of the recent literature. Journal of the Irish Dental Association 2011, Oct/Nov; 256-61.

Hassan B, Metska ME, Ozok AR, van der Stelt P, Wesselink PR. Detection of vertical root fractures in endodontically treated teeth by a cone beam computed tomography scan. J Endod 2009 May; 35(5):719-22.

Huybrechts B, Bud M, Bergmans L, Lambrechts P, Jacobs R. Void detection in root fillings using intraoral analogue, intraoral digital and cone beam CT images. Int Endod J 2009; 42(8):675-85.

Ilgüy D, Ilgüy M, Fisekcioglu E, Bayirli G. Detection of jaw and root fractures using cone beam computed tomography: a case report. Dentomaxillofac Radiol 2009; 38(3):169-73.

Kamburog˘ lu K, Ilker Cebeci AR, Gröndahl HG. Effectiveness of limited cone-beam computed tomography in the detection of horizontal root fracture. Dent Traumatol 2009; 25(3):256-61.

Kaneko T, Sakaue H, Okiji T, Suda H. Clinical management of dens invaginatus in a maxillary lateral incisor with the aid of cone-beam computed tomography – a case report. Dent Traumatol 2011; 27(6):478-83.

Kopp S, Ottl P. Dimensional stability in composite cone beam computed tomography. Dentomaxil Radiol 2010; 39:512-5.

Liedke GS, da Silveira HE, da Silveira HL, Dutra V, de Figueiredo JA. Influence of voxel size in the diagnostic ability of cone beam tomography to evaluate simulated external root resorption. J Endod 2009; 35(2):233-5.

Lopes HP, Siqueira Jr. JF. Endodontia: Biologia e Técnica. Rio de Janeiro: Medsi, 1999.

Lozano A, Forner L, Liena C. In vitro comparison of root-canal measurements with conventional and digital radiology. Int Endod J 2002; 35:542-50.

Lupi-Pergurier L, Bertrand MF, Muller-Bolla M, Rocca JP. Periapical status, prevalence and quality of endodontic treatment in an adult French population. Int Endod J 2002; 35:690-7.

Maini A, Durning P, Drage N. Resorption: within or without? The benefit of cone-beam computed tomography when diagnosing a case of an internal/external resorption defect. Br Dent J 2008 Feb 9; 204(3):135-7.

Moshfeghi M, Sajadi SS, Sajadi S, Shahbazian M. Conventional versus digital radiography in root canal type in maxillary premolars: an in vitro study. J Dentistry 2013; 10:74-81.

Nesari R, Rossman LE, Kratchman SI. Cone-beam computed tomography in endodontics: are we there yet? Compend Contin Educ Dent 2009; 30(6):312-4.

Patel S. New dimensions in endodontic imaging: Part 2. Cone beam computed tomography. Int Endod J 2009; 42(6):463-75.

Patel S, Dawood A, Mannocci F, Wilson R, Pitt Ford T. Detection of periapical bone defects in human jaws using cone beam com-

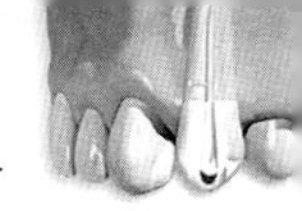


puted tomography and intraoral radiography. Int Endod J 2009; 42(6):507-15.

Patel S, Dawood A, Whaites E, Pitt Ford T. New dimensions in endodontic imaging: Part 1. Conventional and alternative radiographic systems. Int Endod J 2009; 42:447-62.

Sahai S, Kaveriappa S, Arora H, Aggarwal B. 3-D imaging in post-traumatic malformation and eruptive disturbance in permanent incisors: a case report. Dent Traumatol 2011; 27(6):473-7.

Scarfe WC, Levin MD, Gane D, Farman AG. Use of cone beam computed tomography in endodontics. Int J Dent 2009; 2009:634567.

Sogur E, Sogur HD, Baksi BG, Sen BH. Idiopathic root resorption of the entire permanent dentition: systematic review and report of a case. Dent Traumatol 2008; 24:490-5.

Taramsari M, Kajan ZD, Bashirzadeh P, Salamat F. Comparison of high-resolution and standard zoom imaging modes in cone beam computed tomography for detection of longitudinal root fracture: an in vitro study. Imaging Sci Dent 2013; 43(3):171-7.

Torabinejad M, Walton RE. Endodontia: Princípios e prática. 4. ed. Rio de Janeiro: Elsevier, 2010.

Tyndall DA, Kohltfarber H. Application of cone beam volumetric tomography in endodontics. Aust Dent J 2012 Mar; 57 Suppl 1:72-81.

Vasconcelos Kde F, Nejaim Y, Haiter Neto F, Bóscolo FN. Diagnosis of invasive cervical resorption by using cone beam computed tomography: report of two cases. Braz Dent J 2012; 23(5):602-7.

Yu X, Guo B, Li KZ, Zhang R, Tian YY, Wang H, D D S TH. Cone-beam computed tomography study of root and canal morphology of mandibular premolars in a western Chinese population. BMC Med Imaging 2012 Jul 20; 12:8.

Young GR. Contemporary management of lateral root perforation diagnosed with the aid of dental computed tomography. Aust Endod J 2007 Dec; 33(3):112-8.

# 4

# Diagnóstico em Endodontia

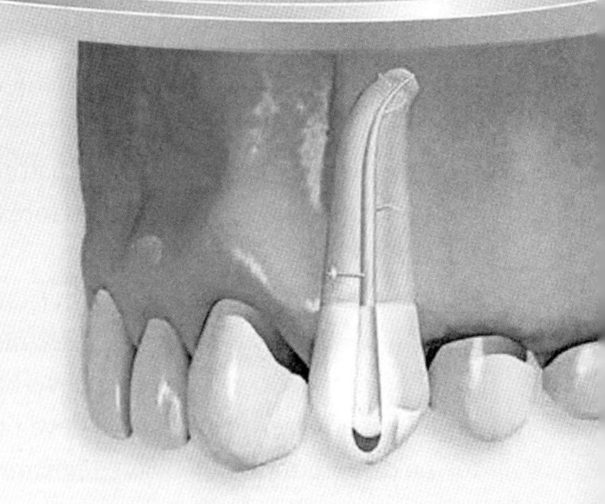

Izabel Coelho Gomes Camões
Lilian Ferreira Freitas
Bernardo Freire
Cinthya Cristina Gomes

## INTRODUÇÃO

Para oferecer ao paciente a terapêutica adequada é indispensável a identificação concreta do diagnóstico do elemento dentário em questão.

O sucesso no tratamento endodôntico é um caminho percorrido em diversas etapas, cada uma delas de importância ímpar. O diagnóstico em endodontia constitui um dos primeiros passos nessa complexa caminhada; portanto, qualquer falha poderá comprometer o sucesso do tratamento.

Conhecer os procedimentos que direcionam essa busca pelo diagnóstico correto é necessário. Entre os dados obtidos, serão indispensáveis a história médica e odontológica, a história clínica, perguntas objetivas realizadas mediante uma abordagem consciente do profissional, objetivando uma visão mais humanista do que tecnicista, a realização de um minucioso exame clínico e o cuidado em agregar informações por meio de exames complementares, como, por exemplo, as radiografias convencionais e também as tomografias computadorizadas.

O objetivo deste capítulo é indicar o caminho para obtenção das informações relevantes que possibilitarão o desenvolvimento de um raciocínio lógico para a consequente determinação de um diagnóstico e do plano de tratamento endodôntico adequado.

## HISTÓRIA MÉDICA

O profissional clínico é responsável por verificar a história médica do paciente que se apresenta para o tratamento, incluindo o conhecimento de dados como pressão arterial, doenças hereditárias e alterações cardiovasculares, pulmonares, gastrointestinais, hematológicas e neurológicas prévias. Além disso, o clínico deve também voltar sua atenção para a existência de alergias a medicamentos ou produtos odontológicos e, ainda, conferir se o paciente está em uso de medicação que pode interagir de modo adverso com os anestésicos locais, analgésicos ou antibióticos que serão utilizados durante o tratamento endodôntico.

O clínico deverá ser cauteloso durante a análise das respostas dos pacientes, pois suas condições médicas, sistêmicas e medicamentosas influenciarão o planejamento do tratamento dentário.

## HISTÓRIA ODONTOLÓGICA

Consiste no conhecimento cronológico dos eventos que levaram à queixa principal. O clínico deve buscar informações sobre acontecimentos com os dentes afetados, questões referentes a traumatismos dentários e tratamentos feitos anteriormente, assim como sintomas e sensações apresentados pelo paciente. Essa investigação resultará em informações que servirão de alicerce para o diagnóstico correto e o planejamento do tratamento.

## ANAMNESE

Na anamnese, a abordagem do profissional é de extrema relevância. Um ponto a ser discutido refere-se à linguagem utilizada nesse diálogo, lembrando que comunicação não é o que se diz, mas o que se entende. Portanto, a flexibilidade na linguagem difere de paciente para paciente, cabendo ressaltar a importância de uma abordagem coesa entre o profissional e o paciente.

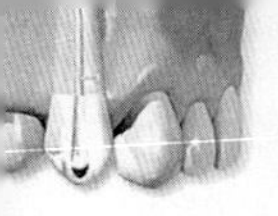



A principal informação obtida nesse exame diz respeito à queixa principal. O profissional deve motivar o paciente a relatar os antecedentes que o levaram até aquela circunstância, as retrospectivas da história clínica, os sintomas e as sensações (subjetivas) como, por exemplo, dor e ansiedade. Em casos de traumatismos dentários, é válido relatar quando ocorreram, de que modo e com que intensidade. Em casos de processos cariogênicos, da história pregressa, restaurações já realizadas e algias anteriores são informações que devem ser coletadas.

Vale lembrar que o paciente relatará seu problema de maneira subjetiva. Esse relato pode ser orientado, mas não induzido. As descrições do paciente deverão ser reunidas e analisadas. Após análise, o profissional deve reconstruir a narrativa na forma de perguntas objetivas e registrar as respostas adequadamente para utilizá-las na busca do diagnóstico (Figura 4.1).

## EXAME CLÍNICO

Após a anamnese e a obtenção de todos os outros dados até o momento, é necessário o exame clínico, que cumpre o importante papel de sustentar e confirmar as informações coletadas. Os recursos semiotécnicos empregados em Endodontia servem para constatar alguns sintomas *in situ*, analisar alterações presentes na cavidade oral e revelar, por meio de testes clínicos, informações adicionais que serão confrontadas com os outros exames complementares. As conexões entre as informações obtidas nas diversas etapas construirão o caminho que levará o profissional ao diagnóstico correto.

### Inspeção bucal

Esse exame visa observar e verificar por meio do olhar. Nessa etapa devem ser notados: alterações na cavidade oral e na cor da coroa, estado das restaurações, presença de cavitação, exposição pulpar, tecidos circunjacentes, presença de tumefações, edemas, fístulas e suas parúlides, e os demais aspectos dos tecidos moles (Figuras 4.2 a 4.4).

### Palpação apical

Esse exame poderá ajudar a identificar áreas com edemas, flutuação ou endurecimento, ou comprovar a presença de dor. Utilizando a ponta do dedo indicador, deve-se palpar a região apical do dente em questão, observando sua relação e comparando com os tecidos adjacentes e homólogos (Figura 4.5).

| MEC: | UFF. | Departamento de Odontoclínica |
|---|---|---|
| C.C.M. | C.M.O. | Especialização em Endodontia |

| | |
|---|---|
| Nome do aluno: | |
| Endereço do aluno: | Tel: |
| Data de nascimento: | |
| Estado civil: | |
| Nacionalidade do aluno: | Matrícula da UFF: |

QUESTIONÁRIO DE SAÚDE DO PACIENTE

Nome do paciente: __________
Data de nascimento: ________ Idade: ________
Endereço: __________
Telefone: __________
E-mail: __________
Você está em boa saúde? __________
Está sob tratamento psiquiátrico? __________
Caso esteja, favor descrever o motivo __________
Nome do psiquiatra, endereço e telefone __________
Você está tomando algum medicamento ou droga? __________
Caso esteja, favor descrever o medicamento ou droga e o motivo __________
Caso já tenha tido alguma das doenças abaixo marque com um (x): __________

| | | |
|---|---|---|
| ( ) Alcoolismo | ( ) Imunodeficiência | ( ) Asma |
| ( ) Pressão alta | ( ) Dor de cabeça | ( ) Viciado em drogas |
| ( ) Epilepsia | ( ) Úlcera | ( ) Febre reumática |
| ( ) Herpes | ( ) Diabetes | ( ) Doença no coração |
| ( ) Doença mental | ( ) Anemia | ( ) Doença no rim |
| ( ) Sinusite | ( ) Traumatismo craniofacial | ( ) Doença respiratória |
| ( ) Câncer | | ( ) Doença venérea |
| ( ) Glaucoma | ( ) Hepatite | ( ) Outras ________ |

Alérgico a: __________
Outras doenças: __________
Você usa algum marca-passo cardíaco ou outra prótese? __________
Já teve alguma hemorragia depois da cirurgia? __________
Já teve alguma reação a anestésico ou droga (penicilina)? __________
Tem outra informação que gostaria de dar? __________
Assinatura do paciente: __________

Nome do paciente: __________
Endereço: __________
Telefone: __________

| Data: __/__/__ | Nº do dente | Sintomático | Assintomático |
|---|---|---|---|

Queixa principal: __________
Quando dói? Espontânea ou provocada __________
Como dói? __________

Testes de diagnóstico

| | | | |
|---|---|---|---|
| 1 - radiografia | | 7 - frio | P/N |
| 2 - periodontal | | 8 - transiluminação | |
| 3 - percussão | P/N | 9 - teste elétrico | |
| 4 - palpação | P/N | 10 - teste de cavidade | P/N |
| 5 - mobilidade | 123 | 11 - teste de anestesia | P/N |
| 6 - calor | P/N | 12 - diagnóstico final | |

DIAGNÓSTICO: __________
PLANO DE TRATAMENTO __________

| Canal | Odontometria | Referência | Direção | Inst. Inicial | Inst. Final |
|---|---|---|---|---|---|
| | | | | | |
| | | | | | |
| | | | | | |

Grampo nº ____ Irrigação: ____ Curativo: ____ Medicação sist. ____
OBS: __________

| DATA | INTERVENÇÃO |
|---|---|
| | |
| | |
| | |
| | |
| | |
| | |

Pós-operatório: ótimo / bom / regular / mau
Data da obturação: __/__/__ Material obturador: __________
Outras intervenções: __________

B

▶ **Figura 4.1** Exemplo de ficha de anamnese utilizada na Universidade Federal Fluminense. **A** Ficha de anamnese sistêmica. **B** Ficha de anamnese endodôntica.

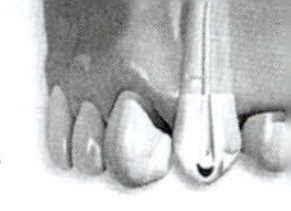

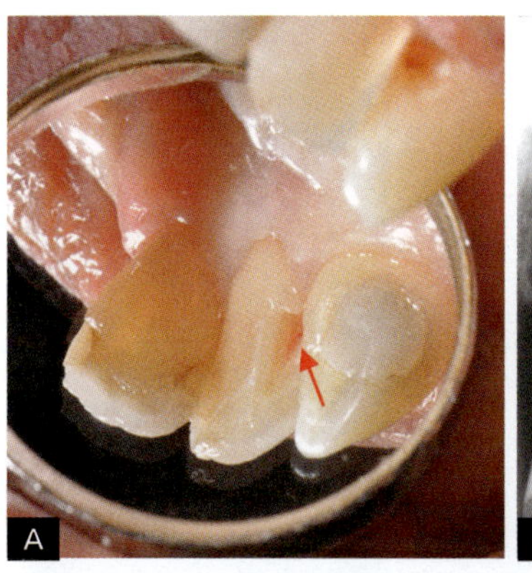


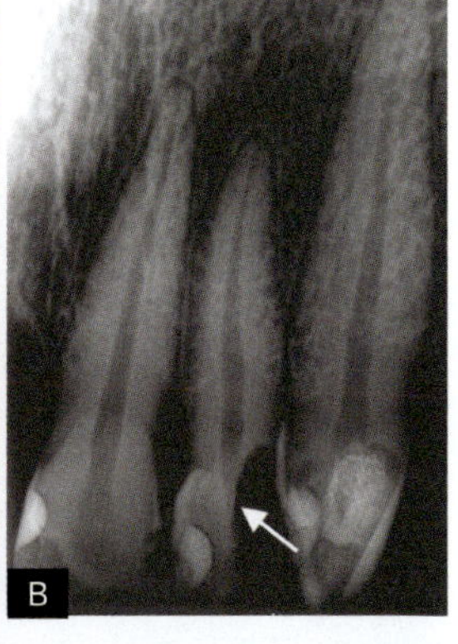


▶ **Figura 4.2A** Sangramento pulpar durante inspeção visual (*seta*). **B** Radiografia da região periapical.

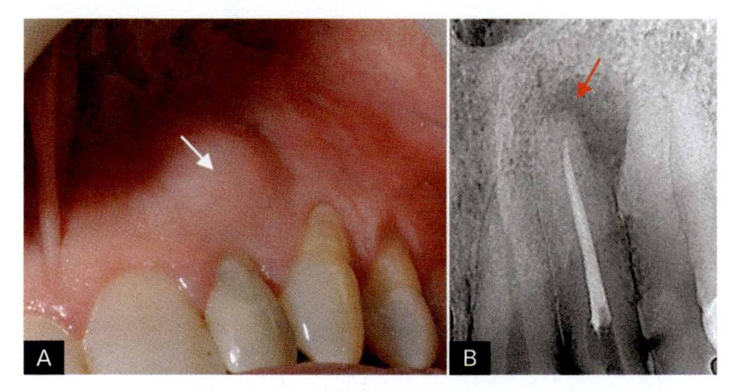


▶ **Figura 4.3A** Durante inspeção visual, nota-se aumento de volume na região vestibular (*seta*). **B** Exame radiográfico complementar confirma a lesão de origem endodôntica presente no ápice do elemento dentário (*seta*).

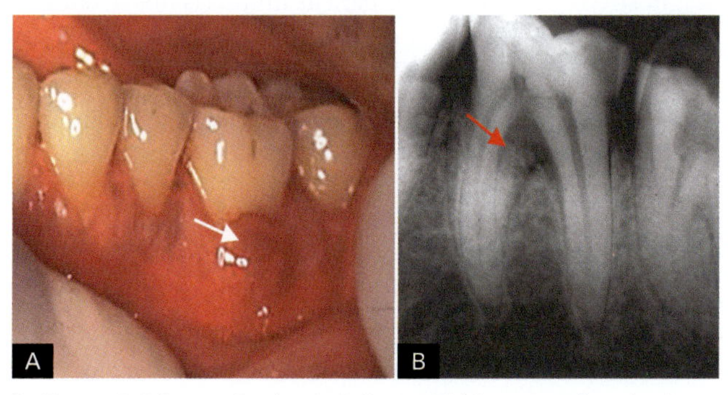


▶ **Figura 4.4** Inspeção visual. **A** Dente hígido com polpa viva (note edema na vestibular do dente 36 – *seta*). **B** Radiografia complementar sugerindo lesão de furca (*seta*).

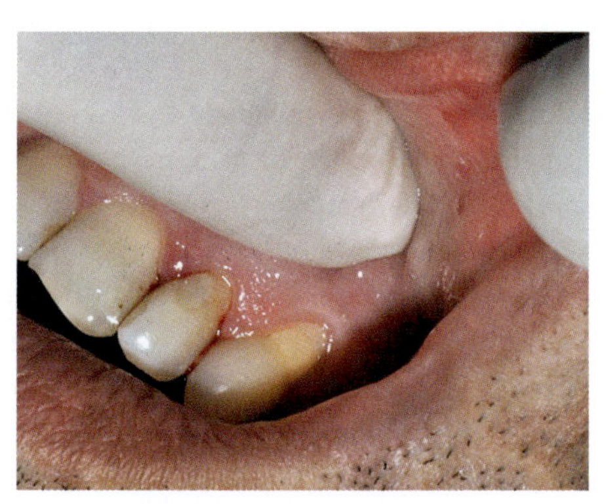

▶ **Figura 4.5** Palpação apical.

## Percussão horizontal e vertical

A percussão é definida como a ação de um corpo sobre outro. Nesse exame, o cabo do espelho clínico é usado para percutir delicadamente sobre o dente suspeito e seus vizinhos, perpendicularmente à coroa ou no sentido de seu longo eixo. A percussão vertical positiva tem sido associada a alterações de origem endodôntica, enquanto a percussão horizontal positiva está relacionada com alterações periodontais (Figuras 4.6 e 4.7).

## Mobilidade dentária

O teste de mobilidade dentária no dente suspeito e nas adjacências é ótimo recurso para diagnóstico diferencial entre a origem endodôntica e a doença periodontal. Nesse exame, devem ser utilizados dois cabos de espelhos, um na face vestibular e o outro na face lingual ou palatina, sendo necessária a comparação do dente suspeito com os adjacentes e homólogos.

Mobilidade é uma indicação de comprometimento da inserção periodontal, e esse acometimento pode sugerir doença periodontal, lesão periapical com extensão para o ligamento periodontal, movimentação ortodôntica intensa, fraturas radiculares, hábitos parafuncionais, traumatismos físicos e oclusais (Figura 4.8).

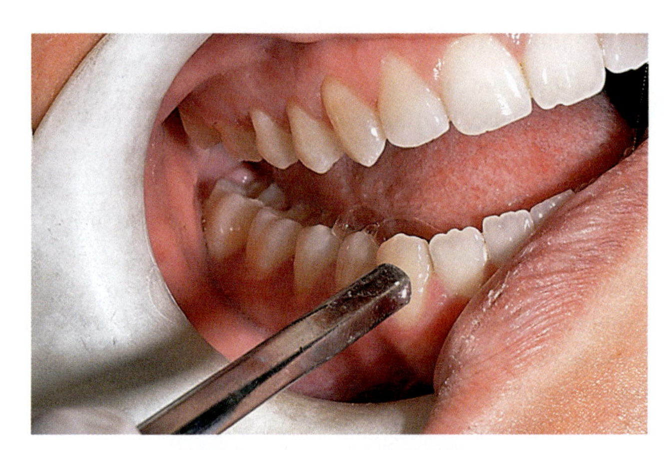

▶ **Figura 4.6** Percussão horizontal.

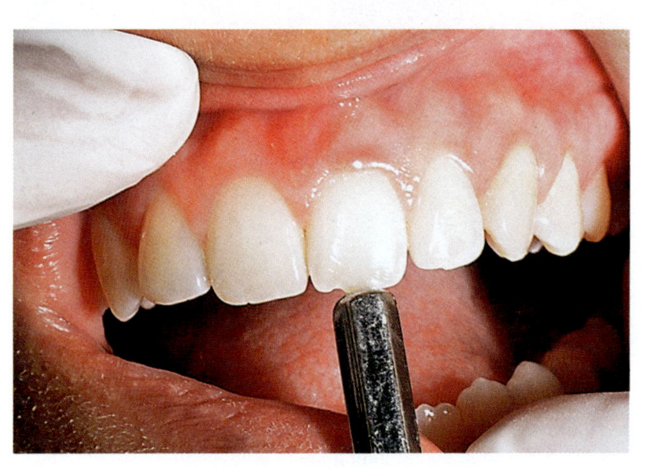

▶ **Figura 4.7** Percussão vertical.

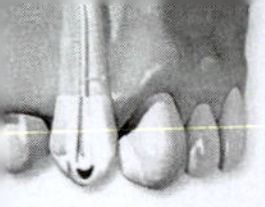

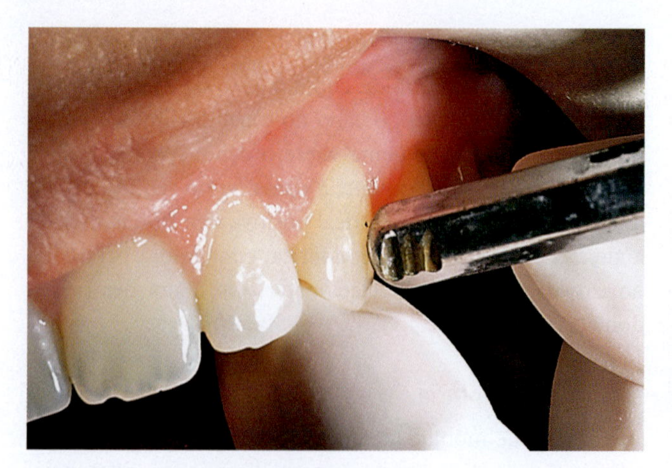

▶ **Figura 4.8** Mobilidade.

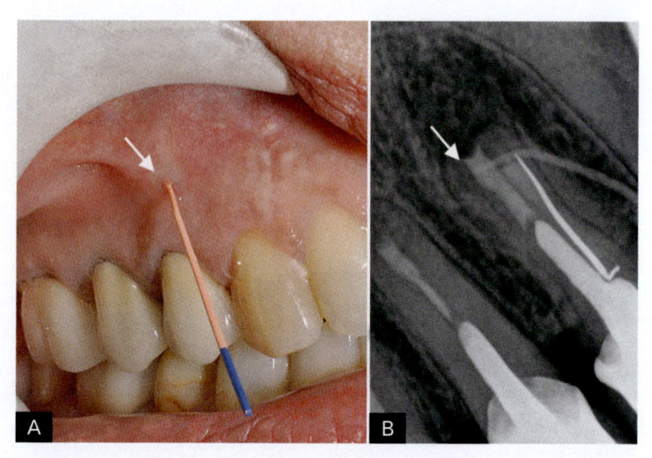

▶ **Figura 4.10A** Rastreamento de fístula realizado no dente 14 (*seta*). **B** Exame radiográfico constatando o local de origem da lesão, presente no ápice do elemento em questão (*seta*).

### Sondagem periodontal

Muitas vezes, a sondagem periodontal auxilia o diagnóstico diferencial de problemas endodônticos e periodontais ou a associação de ambos. Nos casos de fraturas verticais, a sondagem periodontal permite observar que a sonda só penetra profundamente o local onde existe fratura. Também vale frisar que a bolsa periodontal pode estar relacionada com lesão de origem endodôntica a partir de um canal lateral ou cavo inter-radicular na região da furca (Figura 4.9).

### Rastreamento de fístula

A fístula é um canal de comunicação entre os tecidos periodentais e a cavidade oral que indica a presença de alteração. Nesse exame, o trajeto fistuloso deve ser suavemente explorado por um cone de guta-percha até o ponto de maior resistência. Em seguida, com uma tomada radiográfica da região, localizam-se o trajeto fistuloso e a área de origem da secreção purulenta. Muitas vezes, o botão fistuloso encontra-se na direção de um dente, mas a origem da lesão está associada a outro elemento. A secreção purulenta drenada pela fístula percorre o caminho de menor resistência. A fístula pode ser um auxiliar no diagnóstico de lesão de origem endodôntica ou periodontal ou de fratura radicular. No caso de lesão endodôntica, o cone de guta-percha irá direcionar-se para a lesão periapical. Em caso de lesão de origem periodontal, o cone irá direcionar-se para o fundo da bolsa periodontal e, em caso de fratura, será direcionado para a região da raiz fraturada (Figura 4.10).

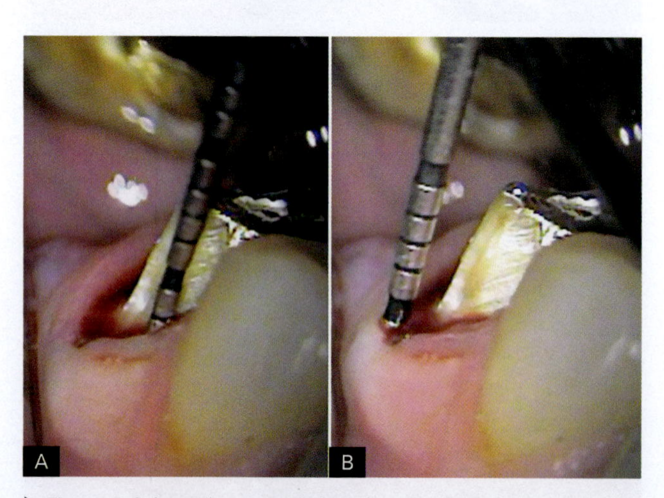

▶ **Figura 4.9** A sondagem periodontal pode auxiliar o diagnóstico de fratura. **A** A sonda periodontal penetra apenas 3mm. **B** Penetração de 10mm, indicando o local onde há fratura.

## TESTES DE SENSIBILIDADE PULPAR

Os testes térmicos com frio e calor, o teste elétrico e o de cavidade atuam como recursos auxiliares no diagnóstico e seus resultados devem ser interpretados com cautela. Para o diagnóstico é preciso atentar para as minúcias dos detalhes e utilizar vários testes.

Também é válido lembrar os demais recursos auxiliares para o diagnóstico, como o teste de anestesia, a transiluminação e o teste de mordida.

### Testes térmicos

Segundo Brännström & Brhannstrhom, as respostas aos testes térmicos ocorrem, provavelmente, pelo rápido movimento do fluido nos túbulos dentinários em decorrência do frio (que provoca contração) ou do calor (que causa dilatação), estimulando as terminações nervosas localizadas na união polpa-dentina.

#### *Teste pelo frio*

Ao realizar o teste de sensibilidade ao frio, o profissional pode optar pelo uso de bastão de gelo, neve carbônica (gelo seco) ou *spray* de gás refrigerante (Figura 4.11). Esses agentes ocasionarão a redução da temperatura intrapulpar, estimulando, assim, as terminações nervosas a partir das alterações vasculares (vasoconstrição). A intensidade do estímulo é proporcional à redução da temperatura. O teste pelo frio produz resultados positivos ou negativos, relacionando-se com a vitalidade pulpar do dente em questão. O resultado negativo representa a não vitalidade pulpar ou necrose pulpar. Dor

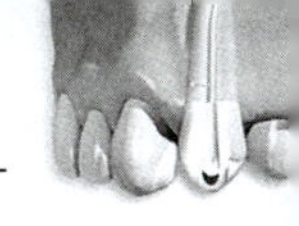

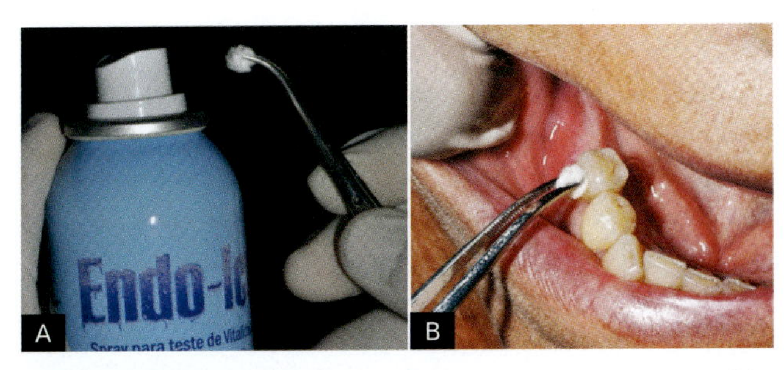


▶ **Figura 4.11A** Material necessário para teste térmico com frio. **B** Teste de sensibilidade ao frio.

revela a vitalidade pulpar, independentemente de seu estado inflamatório. Se a dor cessar após a remoção do estímulo, pode-se supor que se trata de uma polpa saudável, porém, se a dor persistir após a remoção do estímulo frio, pode-se estar diante de um quadro de pulpite. Dependendo da intensidade e da duração da dor, pode ser reversível ou irreversível.

### Técnica de uso do gás refrigerante

- Isolamento relativo do dente.
- Inicialmente, testam-se os dentes adjacentes ou análogos ao dente em questão, de posterior para anterior, na face vestibular; em seguida, procede-se ao teste no dente em questão.
- Aplica-se o gás sobre uma bolinha de algodão apreendida com a pinça.
- O tempo de aplicação deve ser de 2 a 3 segundos.
- Em caso de repetição, devem ser aguardados pelo menos 5 minutos.

### *Teste pelo calor*

Na realização desse teste há transferência de calor do agente utilizado para o tecido pulpar. A superfície dentária deve ser aquecida sem que haja injúria pulpar. Cabe ressaltar que o teste de calor pode agravar a situação da polpa normal ou inflamada. Em virtude da vasodilatação provocada pelo calor, em dentes com inflamação pulpar aguda a resposta dolorosa é imediata e intensa. Já na polpa normal a resposta ao calor é tardia quando comparada ao teste pelo frio. Desse modo, o teste pelo calor não é indicado como rotina para polpa que sugere normalidade, sendo utilizado apenas para estabelecer um diagnóstico diferencial. Nessa técnica, utiliza-se um bastão de guta-percha previamente aquecido sobre a chama da lamparina (Figura 4.12). O teste realizado pelo calor sugere resultados positivos ou negativos relacionados com a sensibilidade pulpar e a consequente vitalidade do elemento dentário em questão.

### Técnica de aplicação da guta-percha

- Isolamento relativo do dente.
- Aplicação da vaselina sobre a superfície dentinária, evitando que a guta-percha fique aderida ao dente, após sua remoção, e lesione a polpa dentária.
- Aquecimento da guta-percha sobre a chama da lamparina.
- Aplicação da guta-percha sobre a superfície do dente.

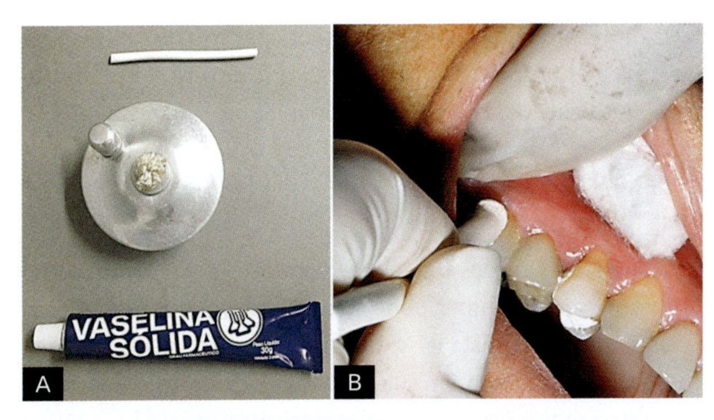


▶ **Figura 4.12A** Material necessário para teste térmico com calor. **B** Teste térmico realizado com o bastão de guta-percha aquecido.

No Quadro 4.1 observa-se um resumo das respostas pulpares aos testes térmicos.

## Teste elétrico

O teste elétrico é um teste de sensibilidade pulpar que consiste em uma corrente elétrica de alta frequência e baixa voltagem, aplicada sobre o esmalte ou, preferencialmente, sobre a dentina, e que provocará uma estimulação das fibras nervosas. Utiliza-se um aparelho específico para esse fim, chamado de *pulp tester* (Figura 4.13). O teste elétrico pode sugerir a vitalidade pulpar com resultados positivos ou negativos. As respostas consideradas normais serão fornecidas pelo fabricante; no entanto, deve-se procurar o padrão do próprio paciente. Muitos autores discutem a pouca confiabilidade desse teste, pois algumas situações podem conduzir a

▶ **Quadro 4.1** Respostas inflamatórias aos testes térmicos

| ALTERAÇÕES INFLAMATÓRIAS INICIAIS |
|---|
| FRIO: resposta imediata, sensação dolorosa aguda e passageira<br>CALOR: resposta tardia, sensação dolorosa aguda e passageira |
| ALTERAÇÕES INFLAMATÓRIAS AVANÇADAS |
| FRIO: alívio da dor (vasoconstrição) e diminuição da pressão interna durante estímulo<br>CALOR: intensificação da dor (vasodilatação), aumento da pressão interna e persistência dolorosa após remoção do estímulo |

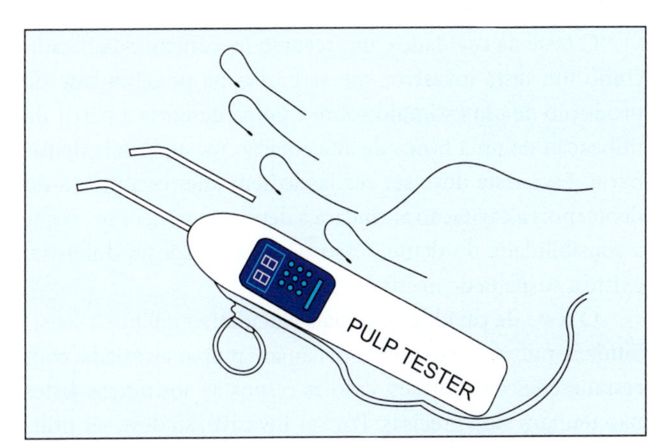


▶ **Figura 4.13** Teste elétrico – O *pulp tester* (marca Denjoy) funciona por meio de três modos de estímulo: alto, médio e baixo.

falsas interpretações. Além da preocupação com as respostas, vale atentar para o investimento que deverá ser realizado para a utilização desse teste no consultório.

#### *Situações que podem levar a falsas interpretações*

##### Falso-positivos

- Apesar de às vezes o paciente comunicar sensibilidade ao teste, o tecido pulpar pode se apresentar necrosado e ocasionar uma resposta falso-positiva. Isso pode ocorrer quando as fibras C mantêm sua excitabilidade mesmo depois de o fluxo sanguíneo estar totalmente comprometido.
- Se o dente não estiver isolado e seco, a saliva poderá conduzir a corrente elétrica até o tecido periodontal, ou até mesmo a uma restauração metálica, e revelar um resultado falso. Outro motivo para esse resultado enganoso é a ansiedade do paciente durante o teste.

##### Falso-negativos

- A ausência de resposta ao teste elétrico, em condições de polpa vital, pode resultar em falso-negativo nos casos de rizogênese incompleta, dentes traumatizados, calcificações do canal radicular e aplicação do eletrodo sobre o esmalte, que pode agir como barreira isolante, interrompendo o estímulo até a polpa.
- É válido também se informar quanto ao uso de medicações analgésicas, tranquilizantes e anti-inflamatórios e que diminuam o limiar de excitabilidade.

Cabe lembrar que o teste elétrico está contraindicado para pacientes que fazem uso de marca-passo.

### Teste da anestesia

O teste da anestesia deve ser utilizado quando o paciente apresenta dor difusa ou reflexa e os resultados dos outros testes não foram conclusivos. Em caso de suspeita de algum elemento dentário, aplica-se anestesia na região referente a este dente. Se a dor cessar, a suspeita estará confirmada, identificando-se o elemento ou a região de origem da dor.

### Teste da cavidade

O teste da cavidade é um recurso mecânico, classificado como um teste invasivo, que se baseia na possibilidade de produção de um estímulo sobre a polpa dentária a partir da utilização de uma broca de alta rotação na superfície dentinária. Esse teste deve ser realizado sem anestesia prévia do dente, pois a cavitação alcançará a dentina e poderá provocar a sensibilidade do dente. Caso não haja resposta dolorosa, existe a suspeita de necrose pulpar.

O teste da cavidade é o mais elucidativo quanto à sensibilidade pulpar em dentes com câmara pulpar atresiada, com restaurações ou próteses, caso as respostas aos outros testes não tenham sido precisas. Por ser invasivo, só deve ser utilizado após realização não conclusiva dos outros testes, exceto o de anestesia.

### Teste da mordida

Utiliza-se o teste da mordida em casos de relato de dor à mastigação pelo paciente e/ou para confirmar a hipótese de trincas e fraturas no elemento dentário. Os dentes com essas características apresentam uma série de sintomas, os quais são descritos pelo paciente de maneira confusa e imprecisa, relatando algias à mastigação. Em casos de trincas ou fraturas, quando localizadas na porção radicular e não evidenciadas pela inspeção visual e pela imagem radiográfica, o diagnóstico é bastante dificultado. Na busca pela confirmação do elemento envolvido, deve-se pedir ao paciente que morda com o dente suspeito e os adjacentes uma superfície flexível, como o sugador de plástico, um rolinho de algodão dobrado ou um cotonete, confirmando, assim, a fonte dolorosa.

### Transiluminação

Esse recurso auxiliar consiste na aplicação de um feixe luminoso, de palatal para vestibular, com o objetivo de, a partir da variação da translucidez do esmalte e da dentina, identificar alterações como reabsorções coronárias, fraturas, trincas, cáries interproximais e escurecimento da câmara pulpar em decorrência de necrose (Figuras 4.14 e 4.15).

### Uso de corantes

O teste com corantes é utilizado como complemento no diagnóstico de trincas e fraturas coronárias ou radiculares. Usa-se corante azul de metileno ou similar para corar a área suspeita e, caso haja fratura, o traço ficará tingido pelo corante após lavagem da superfície (Figura 4.16).

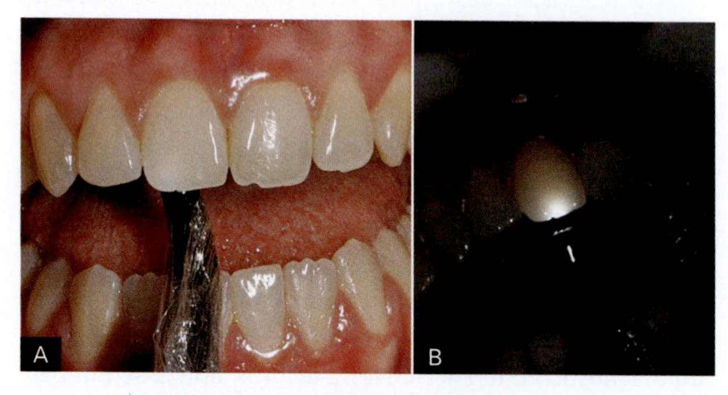


▶ **Figura 4.14A** e **B** Teste de transiluminação.

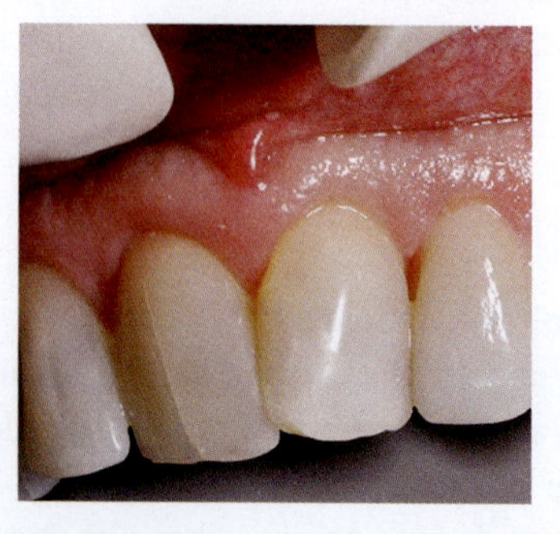

▶ **Figura 4.15** Caso de fissura visualizada à inspeção visual, mesmo sem transiluminação.

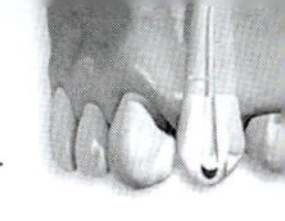

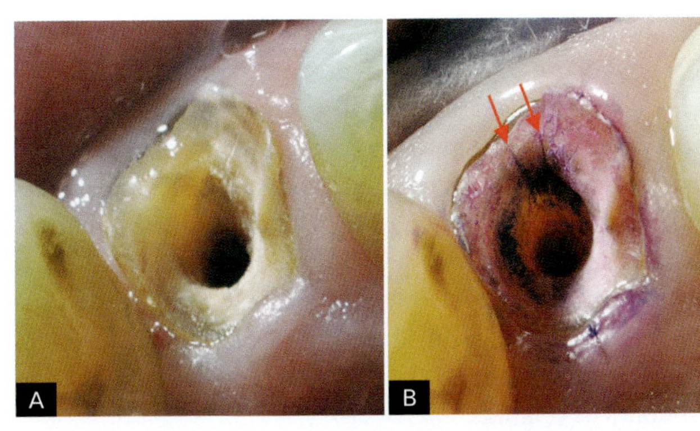

▶ **Figura 4.16** Teste de corante – raiz do elemento 22. Além de não apresentar férula, há suspeita de trinca. **A** Sem corante. **B** Raiz apresentando trinca após uso de corante (*setas*).

### Microscopia operatória

Na odontologia, o uso da microscopia assume grande relevância. Na endodontia, é essencial como auxiliar no diagnóstico de trincas e fraturas, para a localização dos condutos radiculares, visualização de instrumentos fraturados e perfurações, e também nos casos de retratamento (Figura 4.17). Lupas cirúrgicas podem ser usadas como meio alternativo para magnificação (Figura 4.18).

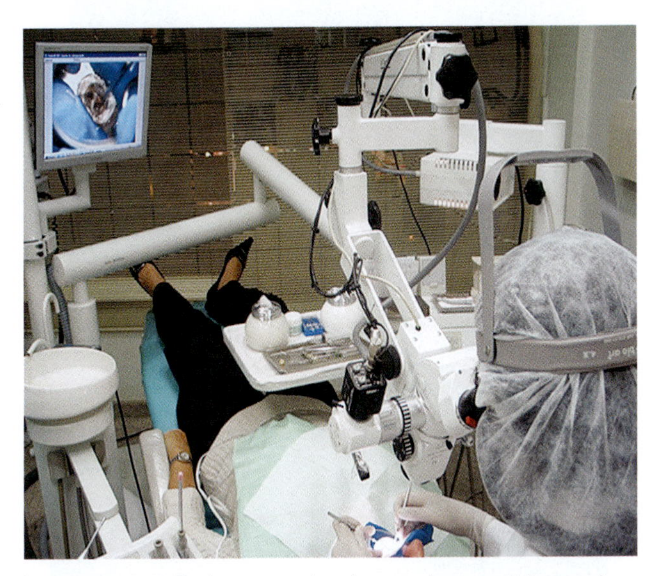

▶ **Figura 4.17** Equipamento de microscopia operatória com imagem no monitor.

## EXAME RADIOGRÁFICO

Após anamnese, exame físico e testes de sensibilidade, a observação de uma boa imagem radiográfica pode auxiliar a compreensão dos sinais e sintomas e, assim, favorecer a elucidação de um raciocínio que conclua o diagnóstico endodôntico. O exame radiográfico é um recurso complementar para obtenção de informações sobre o elemento dentário e do tecido ósseo perirradicular. Para utilizar esse recurso o profissional deve ter conhecimento sobre as estruturas anatômicas e as limitações dos exames radiográficos convencionais.

As radiografias convencionais, como radiografia periapical e *bite-wing* (interproximal), são exames que se utilizam de imagens bidimensionais de uma realidade tridimensional. Nesses exames, visualizam-se imagens relacionadas com o ângulo de incidência dos raios-X e por isso, muitas vezes, torna-se importante a dissociação dos ângulos de incidência horizontal e vertical para melhor visualização de estruturas que ficam sobrepostas devido às limitações das radiografias.

A análise do exame radiográfico possibilita a observação de alterações na estrutura do esmalte, dentina, dimensões da câmara pulpar, conduto radicular e alterações nos tecidos mineralizados perirradiculares, que podem ser consequência de alterações do desenvolvimento embriológico e processos patológicos ou traumáticos (Figuras 4.19 a 4.21).

## EXAME TOMOGRÁFICO

O exame tomográfico consiste na última etapa para a complementação de informações necessárias para o diagnóstico. A tomografia computadorizada *cone beam* (TCCB) a partir de uma transformação da imagem algorítmica volumétrica em três diferentes planos – XYZ – possibilita a visualização da imagem nos planos sagital, axial e coronal. Desse modo, obtém-se uma imagem tridimensional diferenciada dos demais exames radiográficos convencionais. O exame tomográfico é necessário quando o profissional depara com a obtenção de poucas informações sobre a área desejada em radiografias convencionais. Com o avanço tecnológico, além dos tomógrafos de grande volume, já disponíveis no Brasil, surgiram no mercado os tomógrafos que trabalham com um voxel (unidade de volume) menor, promovendo maior resolução espacial da imagem.

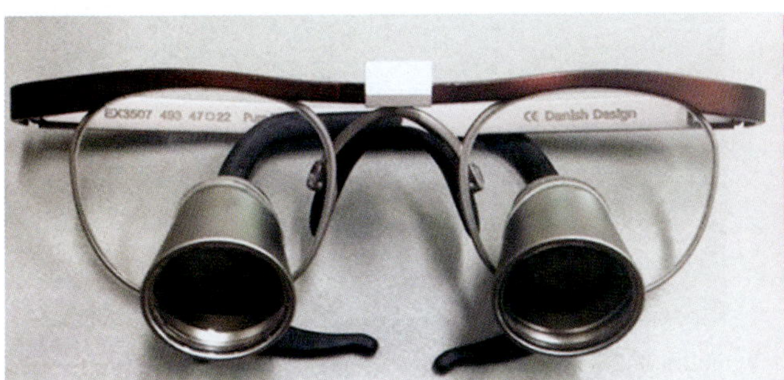

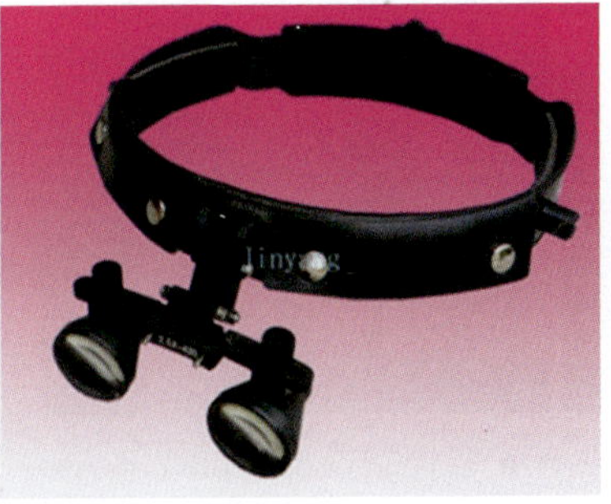

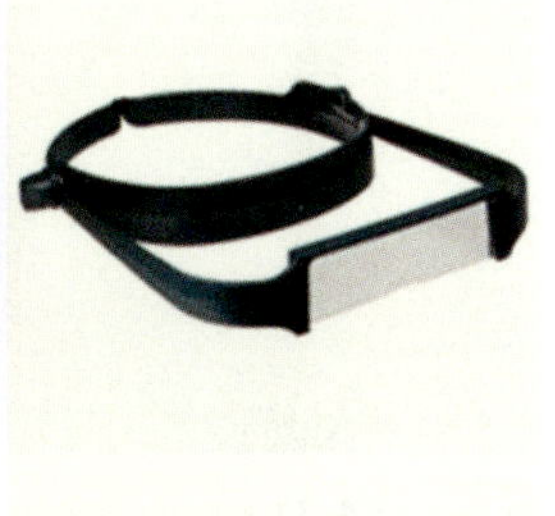

▶ **Figura 4.18** Lupas cirúrgicas para magnificação.

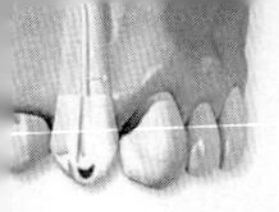

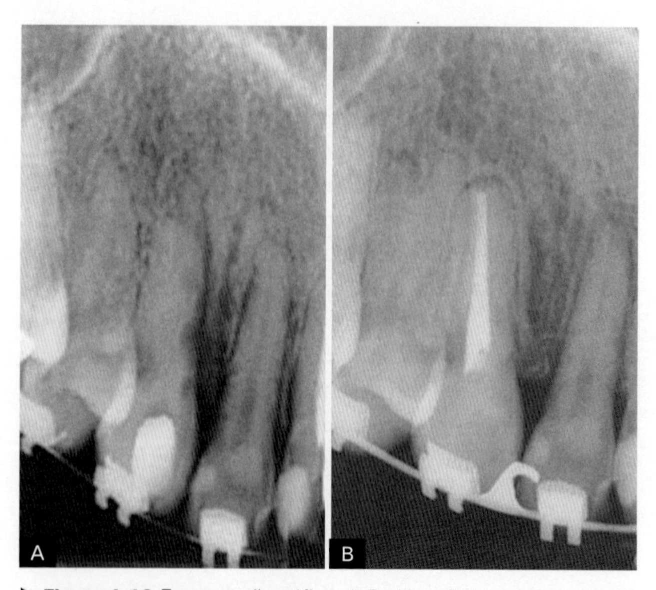


▶ **Figura 4.19** Exame radiográfico. **A** Radiografia inicial do dente 13 com reabsorção externa – curativo de $Ca(OH)_2$. **B** Radiografia final. (Cortesia do Prof. Marcus Vinicius Freire.)

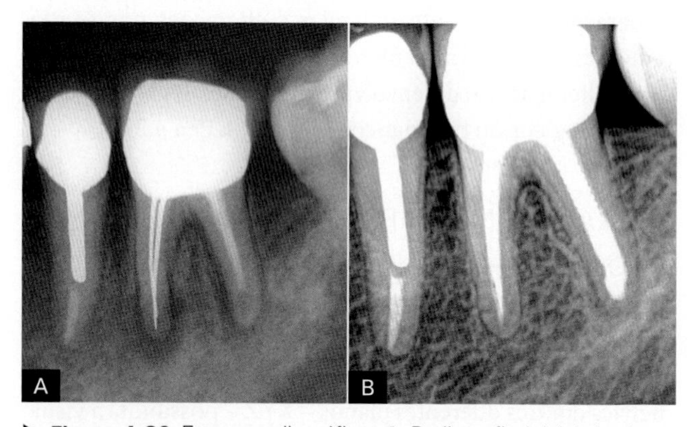


▶ **Figura 4.20** Exame radiográfico. **A** Radiografia inicial do dente 36 com indicação de reintervenção endodôntica. **B** Radiografia de controle após 14 anos (note a regressão da lesão periapical).

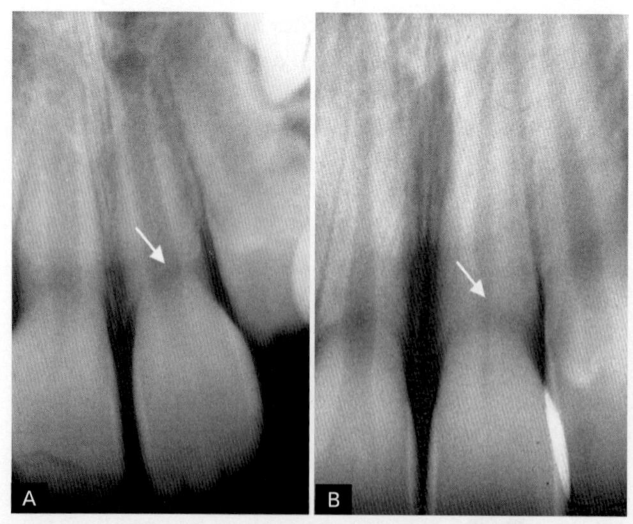


▶ **Figura 4.21** Exame radiográfico. **A** Radiografia do dente 21 no dia do trauma. **B** Radiografia para acompanhamento (10 meses) – note a presença de metamorfose cálcica (*seta*).

Na endodontia, a TCCB é uma ferramenta indispensável para auxiliar o diagnóstico de fraturas radiculares, reabsorções dentárias, na descoberta de pequenas lesões periapicais não visualizadas em imagens periapicais de rotina, durante o tratamento endodôntico, para verificar variações anatômicas do canal radicular e o grau de calcificação dos condutos, e ainda para avaliação de prognósticos em casos de retratamento endodôntico. Assim, a TCCB oferece a possibilidade de resposta a muitas dúvidas e suposições, promovendo benefícios na mudança de planejamento nos tratamentos endodônticos (Figuras 4.22 a 4.30).

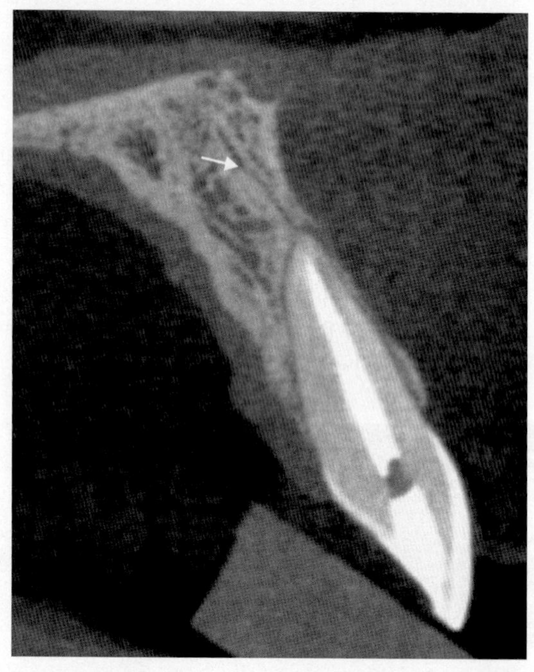

▶ **Figura 4.22** Imagem de corte sagital de exame tomográfico – canal obturado adequadamente e visualização do trajeto ósseo acompanhando o feixe vasculonervoso (*seta*).

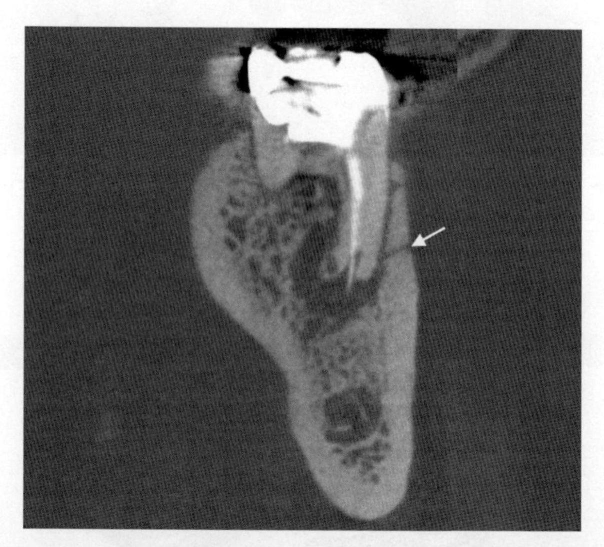

▶ **Figura 4.23** Corte tomográfico sagital de molar inferior que apresenta lesão periapical e drenagem pela cortical óssea vestibular, sugerindo a presença de trajeto fistuloso na região observada (*seta*).

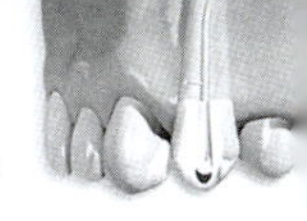

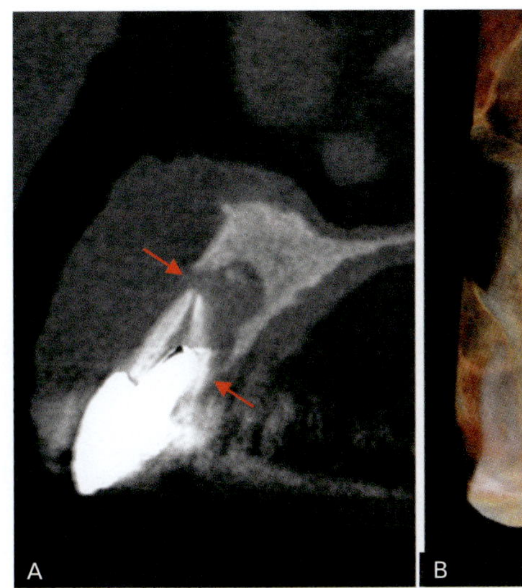

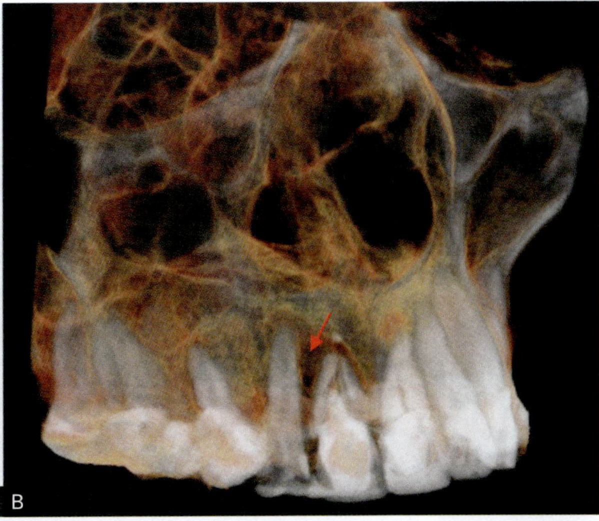

▶ **Figura 4.24A** Corte sagital tomográfico do incisivo superior. Note a presença de pino intrarradicular com acentuada angulação responsável pela fratura radicular, lesão periapical e desaparecimento da tábua óssea vestibular (*setas*). **B** Reconstrução em três dimensões com uso de filtro de imagem. Observa-se área hipodensa ao redor do periápice do incisivo superior (*seta*).

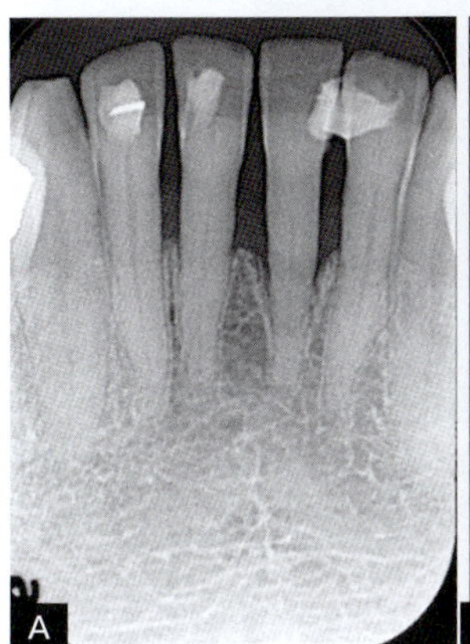

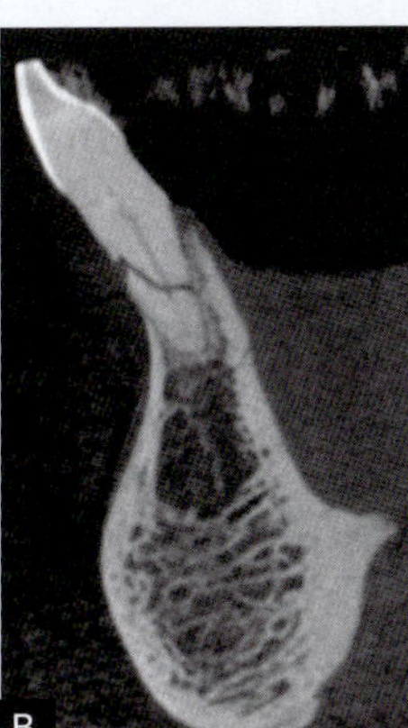

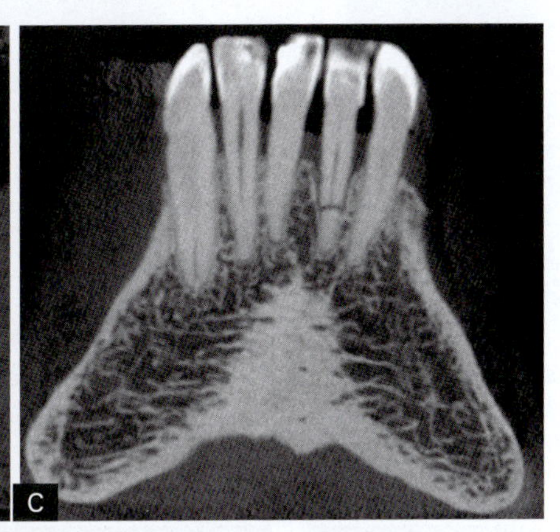

▶ **Figura 4.25A** Radiografia periapical do elemento 31 realizada após anamnese e exame clínico com queixa de mobilidade e dor ao toque". Não é observado traço evidente de fratura. **B** Corte sagital de exame tomográfico do mesmo elemento dentário, em que se nota evidente traço de fratura transversal na porção radicular. **C** Corte coronal de exame tomográfico, confirmando a fratura radicular do dente 31.

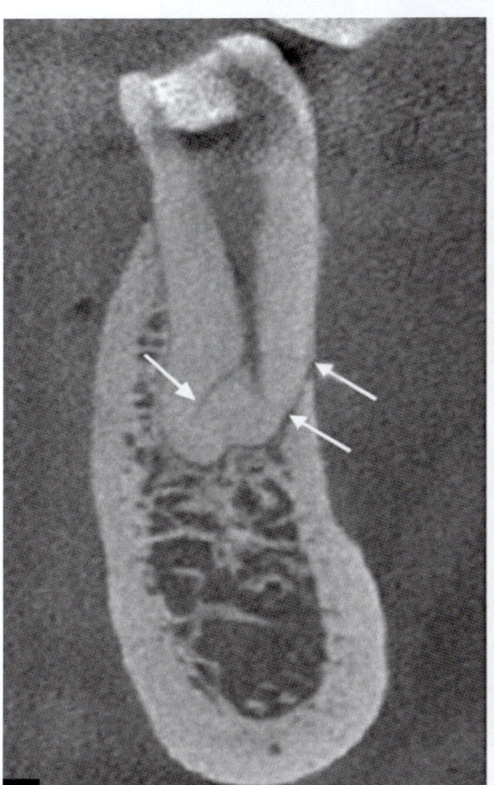

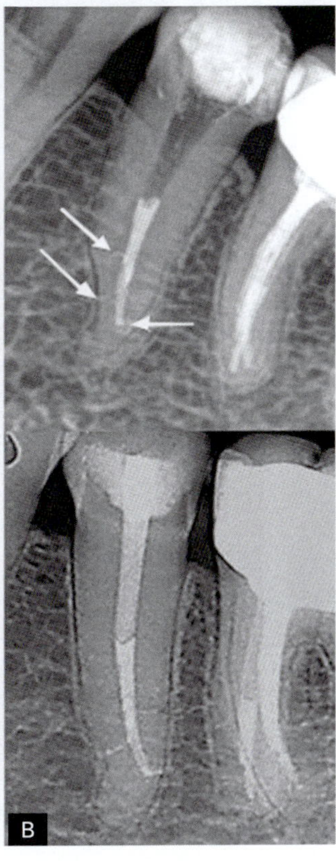

▶ **Figura 4.26A** Corte sagital de exame tomográfico de pré-molar realizado devido à dificuldade durante tratamento endodôntico. Observe a bifurcação do canal principal e do canal acessório no terço apical. **B** Radiografia periapical final do caso com preenchimento de ramificações (*setas*).

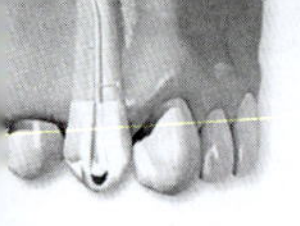

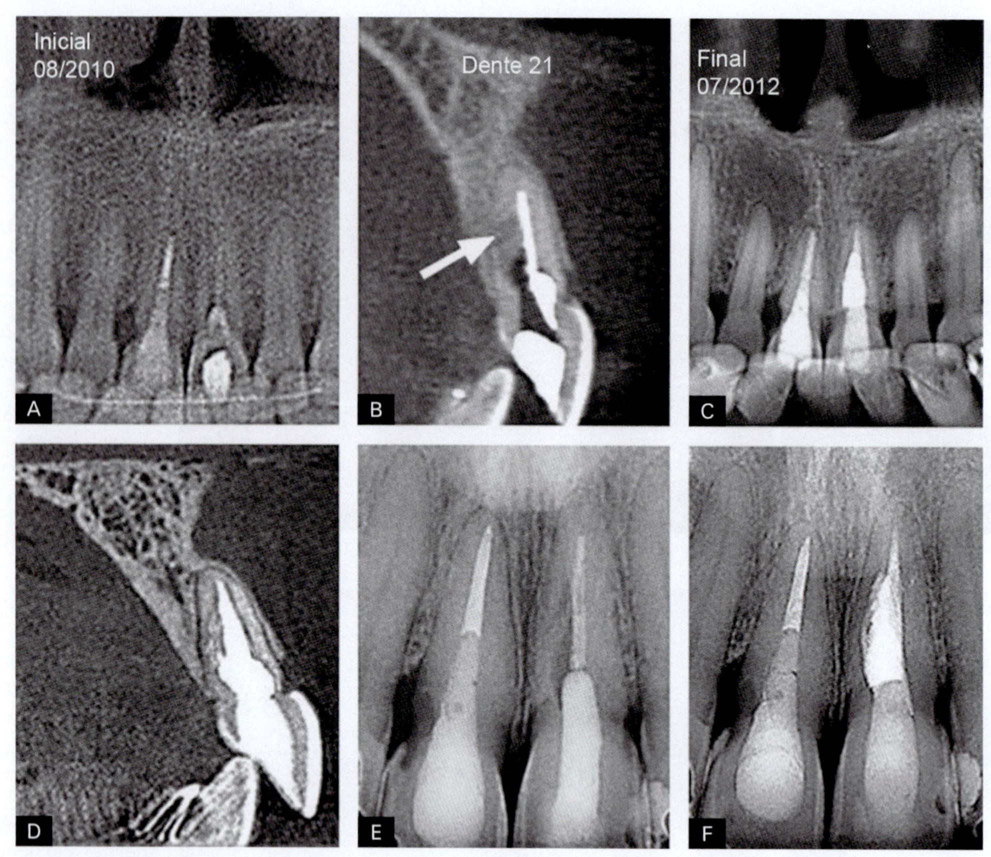


▶ **Figura 4.27** Tomografia para auxílio do diagnóstico e acompanhamento de reabsorção externa do dente 21. **A** e **B** Inicial. **C** e **D** Acompanhamento após terapia com $Ca(OH)_2$ e obturação do canal. Observe a diferença na precisão das imagens tomográficas de antes e depois devido à mudança do tomógrafo. **E** Radiografia periapical inicial. **F** Radiografia periapical final.

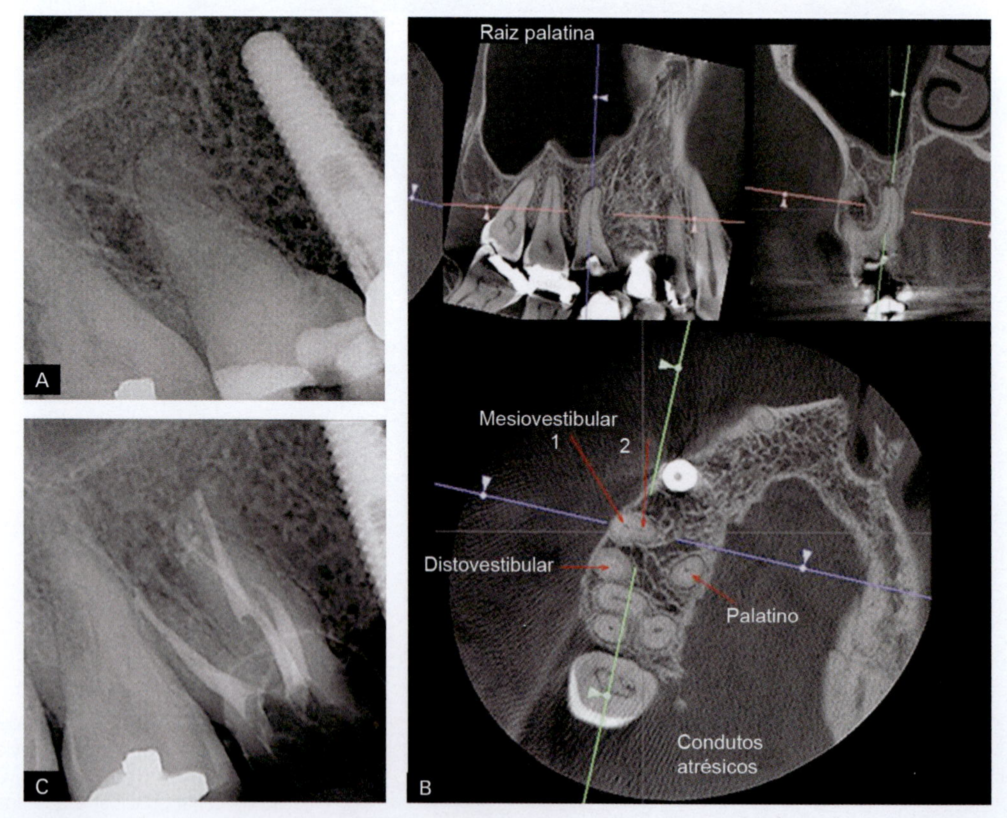


▶ **Figura 4.28** Tomografia para auxiliar a localização de canais atrésicos. **A** Radiografia periapical inicial, onde não se observa a presença de canais. **B** Tomografia comprovando a existência de quatro canais e câmara pulpar calcificada. **C** Radiografia periapical final com resolução do caso.

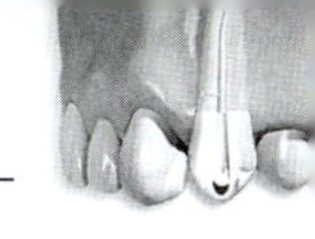

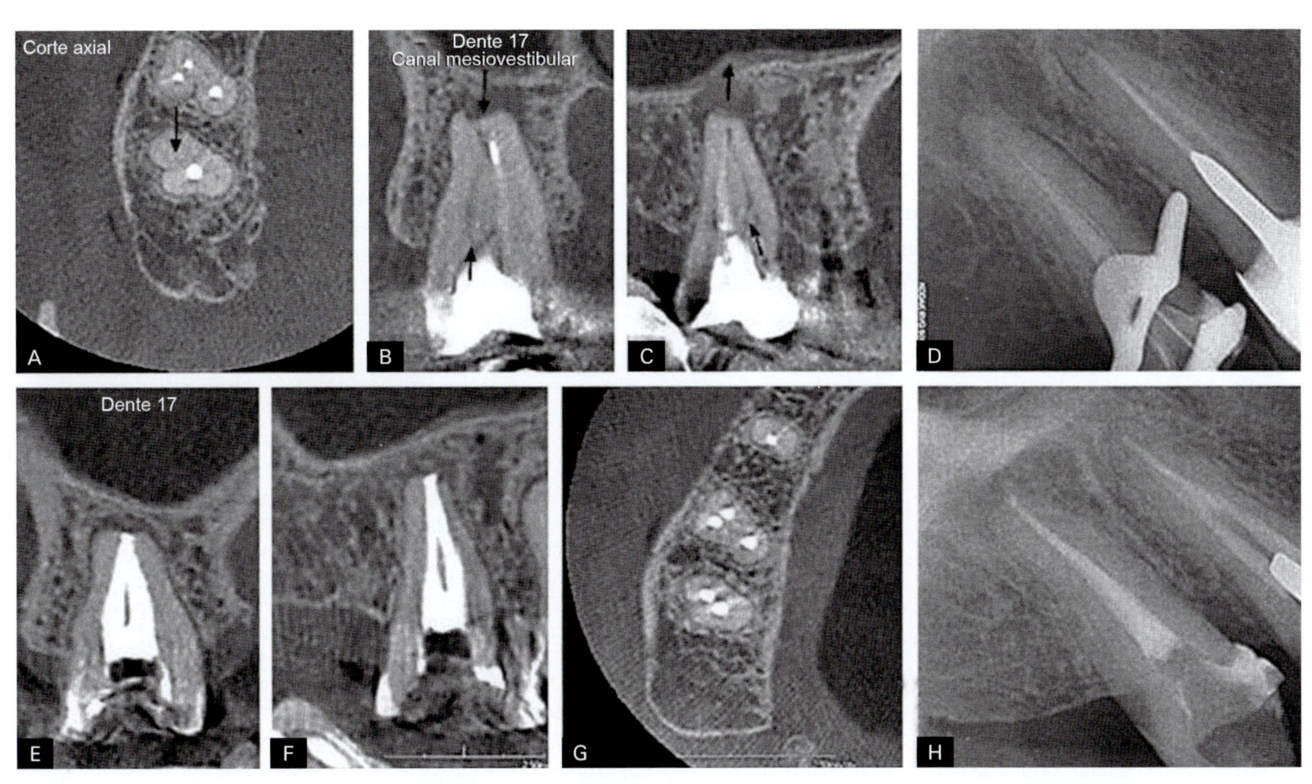


▶ **Figura 4.29** Exame tomográfico para auxiliar o diagnóstico de sintomatologia após tratamento endodôntico. **A** a **C** Cortes tomográficos mostrando a existência de outro canal. Observe a proximidade da lesão com a parede do seio maxilar (*setas*). **D** Radiografia periapical mostrando penetração de instrumento endodôntico no segundo canal. **E** a **G** Cortes tomográficos, após 8 meses, mostrando diminuição da lesão. **H** Radiografia periapical de controle.

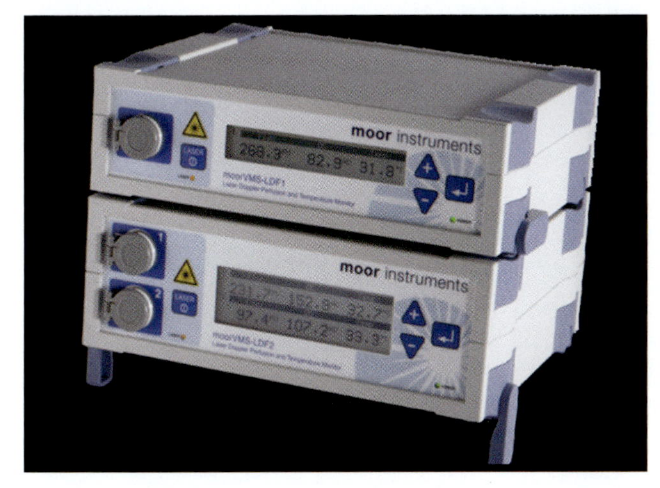


▶ **Figura 4.30** Aparelho de fluxometria Laser Doppler Moor VMS-LDF1 e 2 – Moor Instruments. (Imagem obtida no *site* do fabricante.)

## FLUXOMETRIA A *LASER* DOPPLER

A fluxometria a *laser* Doppler (FLD) é um método não invasivo recentemente usado em odontologia que não oferece risco algum ao paciente, possibilitando a medição de parâmetros hemodinâmicos da microvascularização, como fluxo sanguíneo, velocidade de fluxo e concentração média das hemácias contidas em um volume ao qual o fluxômetro é sensível.

O ultra-som Doppler pode ser empregado para avaliar o fluxo sanguíneo pulpar, determinando a necessidade ou não de tratamento endodôntico e podendo ser usado com eficácia em casos de traumatismo dentário para determinar a vitalidade pulpar de dentes que ainda não são capazes de responder aos testes de sensibilidade pulpar. Pode ainda ser utilizada para diagnóstico diferencial de granulomas periapicais e lesões císticas e, também, como ferramenta para monitorar a cicatrização de lesões periapicais.

## OXIMETRIA DE PULSO

A oximetria de pulso é um método não invasivo e objetivo que determina a quantidade de oxigênio viável circulante no tecido pulpar. Esse aparelho utiliza uma sonda contendo dois diodos emissores de luz (LED): um transmissor de luz vermelha (de aproximadamente 660nm) e um de luz infravermelha (de 900 a 940nm), para medir a absorção de hemoglobina oxigenada e desoxigenada, respectivamente. As hemoglobinas oxigenadas e desoxigenadas absorvem diferentes quantidades de luz vermelha e infravermelha. Essa luz é recebida por um fotodetector de diodo ligado a um microprocessador. A mudança pulsátil no volume sanguíneo provoca alterações periódicas na quantidade de luz vermelha e infravermelha absorvida pelo leito vascular antes de chegar ao detector. A relação na variação pulsátil entre a absorção de luz vermelha e a de infravermelha é avaliada pelo oxímetro para mostrar a saturação arterial. O instrumento usa essas informações, juntamente com as curvas de absorção conhecidas para hemoglo-

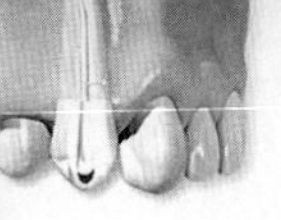



bina oxigenada e desoxigenada, para determinar os níveis de saturação de oxigênio. Ao monitorar mudanças na saturação de oxigênio, o oxímetro de pulso pode ser capaz de detectar inflamação pulpar ou necrose parcial.

No entanto, existem algumas limitações inerentes à tecnologia de oximetria de pulso, como o efeito de aumento da acidez e a taxa metabólica, que promovem a desoxigenação da hemoglobina e alterações na saturação de oxigênio no sangue. Além disso, movimentos do corpo ou da sonda podem complicar as leituras.

## Bibliografia


Brännström M, Brhannstrom M. Dentin & pulp in restorative dentistry. London: Wolfe Publishing, 1982.

Calil E, Caldeira CL, Gavini G, Lemos EM. Determination of pulp vitality in vivo with pulse oximetry. Int Endod J 2008; 41:741-6.

Costa FR, Pinheiro LR, Umetsubo OS, Santos Júnior O, Gaia BF, Cavalcanti MP. Influence of cone-beam computed tomographic scan mode for detection of horizontal root fracture. J Endod in press, corrected proof, available online 26 April 2014.

Cotton TP, Geisler TM, Taylor HD, Shwartz AS, Schindler WG. Endodontic applications of cone beam volumetric tomography. J Endo 2007; 33:1120-27.

Cotti E, Campisi G, Ambu R, Dettori C. Ultrasound real-time imaging in the differential diagnosis of periapical lesions. Int Endod J 2003; 36:556-63.

Estrela C, Poli JA. Endodontia: princípios biológicos e mecânicos. São Paulo: Artes Médicas, 1999.

Gopikrishna V, Tinagupta K, Kandaswamy D. Comparison of electrical, thermal, and pulse oximetry methods for assessing pulp vitality in recently traumatized teeth. J Endod 2007; 33:531-5.

Guo J, Simon JH, Sedghizadeh P, Soliman ON, Chapman T, Enciso R. Evalution of the reliability and accuracy of using cone-beam computed tomography for diagnosing periapical cysts from granulomas. J Endond 2013; 39:1485-90.

Kim S, Trowbridge HO. Desenvolvimento, estrutura e função da polpa. In: Cohen S, Burns RC. Caminhos da polpa. 7. ed. Rio de Janeiro: Guanabara Koogan, 1999:297-337.

Lopes H, Siqueira Jr., JF. Endodontia: biologia e técnica. 3. ed. Rio de Janeiro: Guanabara Koogan, 2010.

Lustig JP, London D, Dor BL, Yanko R. Ultrasound identification and quantitative measurement of blood supply to the anterior part of the mandible. Oral Surg Oral Med Oral Pathol Oral Radiol Endod 2003; 96:625-29.

McMorrow RC, Mythen MG. Pulse oximetry. Curr Opin Crit Care 2006; 12:269-71.

Patel S, Horner K. The use of cone beam computed tomography in endodontics. Int Endod J 2009; 42( 9):755-6.

Schnettler JM, Wallace JA. Pulse oximetry as a diagnostic tool of pulpal vitality. J Endod 1991; 17:488-90.

Seltzer FC, Kataoka SH, Natrielli F, Gondim-Junior E, Caldeira LC. Clinical diagnosis of pulp inflammation based on pulp oxygenation rates measured by pulse oximetry. J Endod 2012; 38:880-3. Soares IJ, Goldberg F. Endodontia: técnicas e fundamentos. 2. ed., Porto Alegre: Artmed, 2011:30-59.

Yoon MJ, Lee SJ, Kim E, Park SH. Doppler ultrasound to detect pulpal blood flow changes during local anaesthesia. Int Endod J 2012; 45:83-7.

Yong-Wook Cho, Sung-Ho Park. Use of ultrasound Doppler to determine tooth vitality in a discolored tooth after traumatic injury: its prospects and limitations. Restor Dent Endod 2014; 39:68-73.

5

# Bases Farmacológicas da Dor e da Inflamação: Uma Proposta de Protocolo Terapêutico para a Endodontia

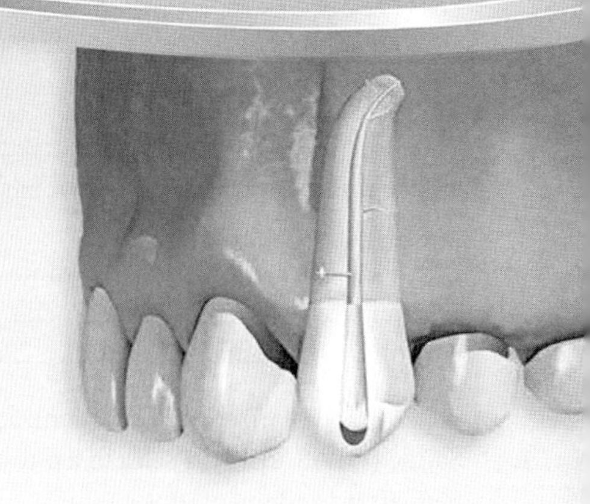

Etyene Castro Dip

## HISTÓRICO E DESENVOLVIMENTO DE NOVOS FÁRMACOS

A farmacologia é definida como o estudo das drogas. Entende-se por drogas qualquer substância ativa que possa produzir algum efeito no funcionamento de organismos vivos. A palavra fármaco pode ser empregada em vez de droga para diferenciar as drogas de uso ilícito dos medicamentos, os quais são parte integrante da terapêutica de uma patologia.

A farmacologia tornou-se uma ciência na metade do século XIX. Naquela mesma época também surgiram a fisiologia, a patologia e a química, que compõem a tríade da base científica da farmacologia. O primeiro composto químico com objetivos terapêuticos foi desenvolvido em 1870, 10 anos após a Teoria Celular proposta por Virchow (1858). Adicionalmente, dois fatos históricos marcaram o começo da farmacologia como ciência: a descoberta das bactérias como agentes causadores da doença por Pasteur (1878) e o primeiro instituto de farmacologia, construído por Rudolf Buchheim em sua residência na Estônia, em 1847.

No começo do século XX, o desenvolvimento da síntese de substâncias químicas revolucionou a indústria farmacêutica e a farmacologia. Novas drogas sintéticas, como os barbitúricos e os anestésicos locais, estavam disponíveis e a era da terapia antimicrobiana começava. Paralelamente, ocorria o crescimento da química e da fisiologia: a química com a descoberta de novas moléculas com atividades terapêuticas e a fisiologia com a descoberta de hormônios, neurotransmissores e mediadores inflamatórios. Iniciava-se, também, o entendimento de que as células poderiam comunicar-se entre si através da síntese e secreção de substâncias químicas. Essas substâncias tinham participação central em todo e qualquer mecanismo regulatório no organismo vivo. Essa foi a chave para a descoberta de como as drogas poderiam causar um efeito no organismo humano. O conceito de "receptores" para os mediadores químicos, inicialmente proposto por Langley em 1905, foi imediatamente aceito por farmacologistas como Clark, Gaddum, Schild e outros. A relação "droga-receptor" teve e tem, até os dias atuais, um enorme papel no desenvolvimento, no descobrimento de novas drogas e na terapêutica medicamentosa de doenças. Essa é a teoria que explica como uma substância pode ter efeito em um sistema vivo.

A maior parte da terapêutica moderna baseia-se em fármacos provenientes dos laboratórios das companhias farmacêuticas. O tempo total para desenvolvimento e comercialização de um novo fármaco é de 10 a 20 anos. As fases de desenvolvimento de uma nova substância caracterizam-se por: (1) descoberta de moléculas candidatas a princípios ativos, escolhidas com base em suas propriedades farmacológicas (2 a 5 anos); (2) estudos pré-clínicos, nos quais são realizados os estudos em não humanos (2 a 4 anos) (p. ex., testagem da toxicidade, análise farmacocinética, formulação etc.); (3) desenvolvimento clínico, durante o qual o composto selecionado é testado quanto à eficácia, aos efeitos colaterais e aos perigos potenciais em voluntários e pacientes (5 a 7 anos).

## PRESCRIÇÃO RACIONAL DE MEDICAMENTOS E ODONTOLOGIA BASEADA EM EVIDÊNCIAS

Os medicamentos se constituem em ferramentas poderosas para minimizar o sofrimento humano. Produzem curas, prolongam a vida e retardam o surgimento de complicações associadas às doenças, facilitando o convívio entre o

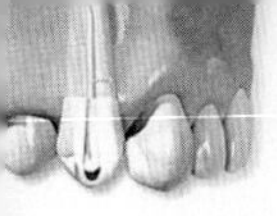



indivíduo e sua enfermidade. O uso apropriado e inteligente dos medicamentos é tecnologia custo-efetiva, já que influencia a necessidade ou não de cuidados médicos e odontológicos (Pepe & Castro, 2000).

### Quatro passos da odontologia baseada em evidências na prática clínica

1. Formular uma hipótese clara a partir do problema do paciente.
2. Identificar a informação relevante.
3. Avaliar criticamente as evidências disponíveis.
4. Aplicar os resultados na prática clínica.

Como enfatizado pela Organização Pan-Americana da Saúde (OPAS, 2013), a seleção e o uso de medicamentos devem estar fundamentados em informação científica disponível. Devem ser conhecidos os efeitos terapêuticos e tóxicos e o custo do medicamento a ser prescrito. Os profissionais de saúde, prescritores e dispensadores, têm sob sua responsabilidade, direta ou indiretamente, a saúde do paciente. As informações científicas menos distorcidas são aquelas baseadas em dados resultantes de ensaios clínicos controlados, bem-desenhados, e de estudos de farmacovigilância e de utilização dos medicamentos.

A prescrição é o resultado de uma série complexa de decisões que o prescritor (dentista) vai tomando durante a consulta, após entrar em contato com o paciente. A importância do prescritor reside no fato de ser ele o responsável pela indicação de um medicamento com base na interpretação que faz daquilo que o paciente lhe diz. O paciente deve ser esclarecido a respeito dos itens da prescrição: dose, posologia, cuidados especiais na reconstituição e/ou armazenamento, considerações ao tomar o medicamento, possíveis interações, efeitos adversos etc.

A importância do paciente reside em ser ele quem vai descrever o que está sentindo e se irá aderir, ou não, à indicação terapêutica. Ambos, dentista e paciente, carregam consigo vivências e expectativas que lhes permitem tomar decisões quanto à prescrição e ao uso de determinado medicamento. Quanto melhor a interação entre prescritor (dentista), dispensador (farmácia) e paciente, mais próximo se estará de alcançar uma boa conduta terapêutica.

Maus hábitos de prescrição levam a tratamentos ineficazes, pouco seguros e de alto custo, prolongam doenças e podem exacerbar patologias. O uso inadequado de medicamentos é uma das preocupações mundiais em saúde pública. As vantagens da aplicação das boas práticas de prescrição racional são inúmeras, dentre as quais:

- Ampliar conhecimentos sobre o processo de utilização racional de medicamentos e sua importância para a saúde pública.
- Facilitar a identificação e a análise crítica das fontes de informação sobre medicamentos.
- Fornecer os embasamentos necessários para a prescrição racional de medicamentos com base em eficácia, segurança, conforto para o paciente e custo do tratamento.
- Aumentar a adesão do paciente ao tratamento.
- Minimizar a automedicação.

## PROPOSTA DE PROTOCOLO TERAPÊUTICO EM ENDODONTIA

### Fármacos prescritos no pré-operatório

- Hipnóticos e ansiolíticos.
- Anti-inflamatórios esteroides.

#### *Hipnóticos e ansiolíticos*

Os fármacos usados para tratamento da ansiedade são os ansiolíticos, e os usados para tratar a insônia, os hipnóticos. Hipnóticos não tratam a ansiedade, mas alguns ansiolíticos podem causar sedação e sonolência. Em doses tóxicas, essas substâncias podem causar morte por depressão respiratória e cardiovascular.

A resposta normal ao medo compreende os seguintes componentes: comportamento defensivo, reflexos autonômicos (taquicardia, sudorese, diminuição ou aumento da secreção salivar) e estado desperto e de vigilância. O paciente odontológico poderá apresentar um estado ansioso em que essas respostas normais ao medo ocorrem de maneira exagerada e antecipada, sendo nesse caso indicado o uso de substâncias ansiolíticas.

Os benzodiazepínicos constituem o grupo mais importante de ansiolíticos e podem ser usados como hipnóticos ou ansiolíticos. Seu mecanismo de ação depende da ligação seletiva no "receptor A" do ácido gama-aminobutírico (GABA-A), que medeia a transmissão sináptica inibitória rápida através do sistema nervoso central (SNC). O GABA é um mediador inibitório no SNC. Os benzodiazepínicos potencializam a resposta ao GABA por facilitarem a abertura de canais de cloreto ($Cl^-$) ativados pelo GABA. De maneira alostérica, a afinidade do GABA pelo receptor é aumentada e, assim, ocorrem diminuição da atividade sináptica e depressão do SNC.

Os principais efeitos dos benzodiazepínicos são:

- Redução da ansiedade e da agressão.
- Sedação e indução do sono.
- Redução do tônus muscular e da coordenação.
- Efeito anticonvulsivante.
- Amnésia anterógrada.
- Redução das respostas autonômicas.

Os benzodiazepínicos são bem absorvidos quando administrados por via oral e alcançam pico de concentração plasmática após 1 hora. Todos os benzodiazepínicos são metabolizados e, a seguir, excretados como conjugados de glicuronídio na urina. Eles variam muito quanto à duração de ação e são classificados em compostos de ação curta, média

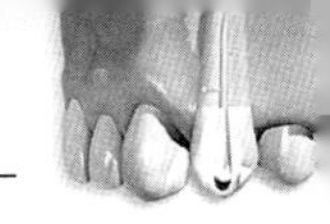

ou longa. Vários são convertidos em metabólitos ativos, como N-desmetildiazepam (nordazepam), que têm meia-vida de aproximadamente 60 horas. Isso explica por que alguns benzodiazepínicos produzem efeitos cumulativos e ressaca longa quando administrados em intervalos regulares.

Os efeitos tóxicos agudos resultantes das doses excessivas causam sono prolongado, sem depressão séria da respiração ou da função cardiovascular. Cabe ressaltar que na presença de outros depressores do SNC, como o álcool, os benzodiazepínicos podem causar depressão respiratória grave, que compromete a vida. O antagonista eficaz é o flumazenil.

Após uso terapêutico, os efeitos tóxicos poderão incluir estado de sonolência, confusão mental, amnésia, coordenação motora prejudicada, tolerância e dependência. Aconselha-se o paciente a estar acompanhado e a não dirigir após o uso desse medicamento.

## Reação inflamatória

Qualquer infecção ou procedimento odontológico que envolva lesão tecidual e utilização de uma substância estranha ao organismo é passível de desenvolver uma resposta inflamatória aguda. A expressão reação inflamatória aguda refere-se aos eventos celulares e vasculares que ocorrem nos tecidos em resposta a um patógeno invasor (microrganismo causador de doença) ou à presença de uma substância nociva. A reação inflamatória tem dois componentes: uma resposta inata não adaptativa e uma resposta imunológica específica ou adaptativa. Todas as reações são protetoras e importantes para a sobrevida do indivíduo; todavia, se forem desenvolvidas inapropriadamente, tornam-se prejudiciais. O resultado final de uma reação inflamatória pode ser a cura, com ou sem cicatrização do tecido, ou inflamação crônica, se o patógeno ou a substância nociva persistirem. Muitas das doenças que necessitam tratamento farmacológico envolvem os processos inflamatórios. A compreensão da ação e, portanto, do uso dos agentes anti-inflamatórios e imunossupressores exige o conhecimento da reação inflamatória.

Durante a resposta inata, receptores reconhecem padrões moleculares associados a patógenos (polipeptídeos na parede celular de microrganismos e lipopolissacarídeos da membrana externa de bactérias gram-negativas). Esses receptores são codificados no DNA do hospedeiro e expressos na superfície das células dendríticas e macrófagos, ou seja, as células apresentadoras de antígenos. A interação dos receptores com o padrão molecular estranho ao organismo deflagra vias de sinais intracelulares que resultam na produção das principais citocinas pró-inflamatórias: o fator de necrose tumoral (TNF-α) e a interleucina-1 (IL-1). Essas citocinas atuam sobre as células endoteliais vasculares das vênulas pós-capilares, causando os seguintes eventos vasculares da inflamação:

- Aumento da permeabilidade, promovendo a exsudação de líquidos – edema.
- Expressão de moléculas de adesão na superfície da íntima das células – migração de leucócitos polimorfocelulares do plasma para o local da lesão tecidual.
- Ativação do fator de transcrição NF-κB. Esse fator de transcrição desempenha papel fundamental na indução das respostas inflamatórias e imunes. As principais enzimas induzidas por NF-κB são: óxido nítrico sintase e cicloxigenase 2.

▶ **Quadro 5.1** Benzodiazepínicos e suas características

| Benzodiazepínico | Meia-vida (h) | Duração total da ação | Uso principal |
|---|---|---|---|
| Triazolam e midazolam | 2 a 4 | Ultracurta (< 6h) | Hipnótico |
| Zolpidem | 2 | Ultracurta (< 4h) | Hipnótico |
| Lorazepam, oxazepam, temazepam, lormetazepam | 8 a 12 | Curta (12 a 18h) | Ansiolítico e hipnótico |
| Alprazolam | 6 a 12 | Média (24h) | Ansiolítico e antidepressivo |
| Diazepam e clordiazepóxido | 20 a 40 | Longa | Ansiolítico e hipnótico |

▶ **Quadro 5.2** Proposta de prescrição dos hipnóticos e ansiolíticos

| Nome genérico | Apresentação comercial | Dose | Posologia |
|---|---|---|---|
| Diazepam | Comprimidos 5 e 10mg<br>Ampolas 10mg | Adultos: 5 a 10mg<br>Crianças e idosos: 0,1 a 0,8mg/kg | 1 comprimido na noite anterior (opcional) e 1 comprimido 1 hora antes da consulta |
| Lorazepam | Comprimidos 1 e 2mg | Adultos: 1 a 2mg<br>Idosos: 0,5 a 1mg | 1 comprimido na noite anterior (opcional) e 1 comprimido 1 hora antes da consulta |
| Bromazepam | Comprimidos 3 e 6mg | Adultos: 3mg<br>Idosos: 1,5mg | 1 comprimido na noite anterior (opcional) e 1 comprimido 1 hora antes da consulta |
| Alprazolan | Comprimido sublingual 0,25 a 0,5mg | Adultos: 0,25 a 4mg/dia | Indicado caso o paciente já faça uso dessa medicação. Adequar a dose usual até 4mg no dia anterior e no dia da consulta |

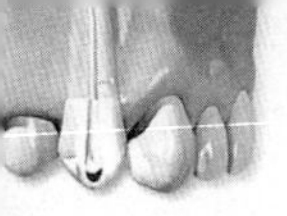



No leucócito polimorfonuclear não estimulado, o NF-κB está inativo, por estar complexado a um inibidor: IκB. Este inibidor é induzido por glicocorticoides ou anti-inflamatórios esteroides. Quando uma célula é estimulada, ocorre a liberação de NF-κB, que penetra o núcleo e inicia a transcrição de genes para uma variedade de mediadores inflamatórios e imunológicos. O princípio básico da imunossupressão causada por anti-inflamatórios esteroides baseia-se na indução de IκB no núcleo celular de células que participam da reação inflamatória. Assim, mesmo diante de lesão tecidual ou infecção, as reações inflamatória inata e adaptativa ficam comprometidas.

### *Anti-inflamatórios esteroides*

Quando administrados terapeuticamente, os glicocorticoides exibem poderosos efeitos anti-inflamatórios e imunossupressores, inibindo as manifestações tanto iniciais como tardias da inflamação. Dentre as iniciais, citam-se rubor, calor, dor e edema; dentre as tardias, cicatrização, reparo de feridas e reações proliferativas observadas na inflamação crônica. Os anti-inflamatórios esteroides afetam todos os tipos de reações inflamatórias, sejam elas causadas por patógenos invasores, por estímulos químicos ou físicos, ou por respostas imunes inadequadamente desencadeadas, como aquelas observadas em casos de hipersensibilidade ou de doenças autoimunes. Quando utilizados clinicamente para suprimir a rejeição de implantes ou enxertos, os glicocorticoides suprimem o desencadeamento da resposta imune a um antígeno até então desconhecido com mais eficiência do que ocorreria em uma resposta já estabelecida.

A indicação de anti-inflamatório esteroide no pré-operatório de procedimentos odontológicos tem como finalidade diminuir a atividade NF-κB em células inflamatórias, eventos vasculares e a indução da *síntese* da enzima cicloxigenase 2.

Por via oral, deverá preceder em 3 dias o procedimento operatório, considerando o terceiro o dia do procedimento. Esse esquema posológico baseia-se no mecanismo de ação nuclear dessa substância. Os efeitos benéficos dos anti-inflamatórios esteroides prescritos no pré-operatório do tratamento endodôntico são: (1) indução da síntese de lipocortina, a qual inibe a enzima fosfolipase A2, e (2) a estimulação da atividade IκB.

Caso a via de administração escolhida seja a endovenosa, os anti-inflamatórios esteroides apresentam eficácia quando administrados 1 hora antes e imediatamente após o procedimento.

#### Reação inflamatória

Os glicocorticoides apresentam os seguintes efeitos em casos de reação inflamatória:

- **Efeitos vasculares:** vasodilatação reduzida, diminuição da exsudação de líquidos.
- **Eventos celulares:** nas áreas de inflamação aguda: redução do influxo e da atividade dos leucócitos; nas áreas de inflamação crônica: redução da atividade das células mononucleares, proliferação diminuída de vasos sanguíneos e menos fibrose; nas áreas linfoides: diminuição da expansão clonal das células T e B e ação diminuída das células T secretoras de citocinas.
- **Mediadores inflamatórios e imunes:** diminuição da produção e ação das citocinas, incluindo muitas interleucinas, TNF-α e fator de estimulação de colônias de granulócitos-macrófagos; produção diminuída de eicosanoides; produção diminuída de IgG; e diminuição dos componentes do complemento no sangue. Efeitos globais: redução na inflamação crônica e nas reações autoimunes; todavia, ocorre também diminuição da cicatrização e dos aspectos protetores da resposta inflamatória.

Os principais efeitos indesejáveis dos glicocorticoides estão relacionados com o uso contínuo prolongado (> 15 dias): supressão da resposta à infecção, supressão da síntese de glicocorticoides endógenos, ações no metabolismo dos carboidratos, lipídios e proteínas, osteoporose e síndrome de Cushing iatrogênica.

### *Contraindicações*

- Hiperglicemia.
- Glaucoma.
- Psicose.
- Úlcera.
- Osteoporose.

## Fármacos prescritos no pós-operatório

- Anti-inflamatórios não esteroides (AINE).
- Analgésicos periféricos.
- Analgésicos de ação central.

### *Mediadores inflamatórios*

Os eicosanoides estão relacionados com o controle de muitos processos fisiológicos, incluindo a síntese dos mediadores e moduladores mais importantes da reação inflamató-

▶ **Quadro 5.3** Propostas de prescrição dos anti-inflamatórios esteroides

| Nome genérico | Apresentação comercial | Dose | Posologia |
|---|---|---|---|
| Betametasona | Comprimidos 0,5 e 2mg<br>Ampolas 4mg | Adultos: 8mg | 8mg às 9h00 nos 3 dias que antecedem o procedimento |
| Dexametasona | Comprimidos 0,5, 0,75 e 4mg<br>Ampolas 2, 4 e 10mg | Adultos: 8mg | 8mg às 9h00 nos 3 dias que antecedem o procedimento |
| Prednisona | Comprimidos 5 e 10mg | Adultos: 10mg | 10mg às 9h00 nos 3 dias que antecedem o procedimento |

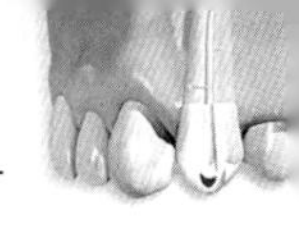

ria: prostaglandinas, prostaciclina, tromboxano, leucotrieno e lipoxinas. A etapa inicial, que limita a velocidade na síntese dos eicosanoides, consiste na liberação do araquidonato em um processo de uma ou duas etapas. A fosfolipase A2 pode produzir não apenas ácido araquidônico (e portanto eicosanoides), mas também lisogliceril-fosforilcolina (liso-PAF), que é o precursor de outro mediador da inflamação – PAF (fator de agregação plaquetária). Muitos estímulos podem levar à liberação do ácido araquidônico. Esses estímulos variam de acordo com o tipo celular, como, por exemplo, a trombina nas plaquetas, o C5a nos neutrófilos, a bradicinina nos fibroblastos e as reações antígeno-anticorpo nos mastócitos. A lesão celular, em geral, também inicia a liberação do ácido araquidônico. O ácido araquidônico livre é metabolizado por diferentes vias:

- Pela cicloxigenase do ácido graxo, da qual existem três formas: COX-1, COX-2, COX-3. Essas enzimas iniciam a biossíntese das prostaglandinas e tromboxanos.
- Por várias lipoxigenases (5-HPETE), inicia a síntese dos leucotrienos, lipoxinas e outros compostos.

A COX-1 ocorre na maioria das células como enzima constitutiva (isto é, está sempre presente), e acredita-se que os prostanoides por ela produzidos estejam envolvidos na homeostase normal (p. ex., na regulação das respostas vasculares). A COX-2 é induzida em células inflamatórias por um estímulo inflamatório. A COX-3 foi inicialmente isolada no SNC e está relacionada com o controle da temperatura corporal e a indução de serotonina na via analgésica descendente (Chandrasekharan et al., 2002).

A diferença principal entre as enzimas COX-1 e COX-2 reside no aminoácido localizado na posição 523 de ambas; nessa posição, a COX-1 apresenta uma isoleucina volumosa, enquanto a COX-2 tem uma valina – uma molécula menor que produz uma lacuna, dando acesso a uma bolsa lateral. Acredita-se que essa bolsa lateral constitua o sítio de ligação dos agentes anti-inflamatórios COX-2-seletivos, os quais, em geral, apresentam uma molécula extensa, capaz de atravessar o canal e interagir com essa bolsa (Hawkey, 1999; Vane & Botting, 2001).

A peroxidação do ácido araquidônico pelas COX resulta nos eicosanoides: prostaglandinas e tromboxano. O tromboxano ocorre especialmente nas plaquetas. As demais células que participam da reação inflamatória peroxidam o ácido araquidônico a prostaglandinas. Os efeitos desses mediadores dependem da célula e do tecido no qual são produzidos.

Seguem alguns exemplos:

- A PGD2 provoca vasodilatação, inibição da agregação plaquetária, relaxamento do músculo gastrointestinal, relaxamento uterino, modificação da liberação nos hormônios hipotalâmicos/hipofisários e efeito broncoconstritor.
- A PGF2a causa contração do miométrio nos seres humanos e broncoconstrição.
- A PGI2 provoca vasodilatação, inibição da agregação plaquetária, liberação de renina e natriurese através de efeitos sobre a reabsorção tubular de $Na^+$.
- O tromboxano A2 causa vasoconstrição, agregação plaquetária e broncoconstrição.
- A PGE2 provoca contração do músculo liso brônquico e gastrointestinal (via receptores EP1), broncodilatação, vasodilatação, estimulação da secreção de líquido intestinal e relaxamento do músculo liso gastrointestinal (via receptores EP2), contração do músculo liso intestinal, inibição da secreção de ácido gástrico, aumento da secreção gástrica de muco, inibição da lipólise, inibição da liberação de neurotransmissores autônomos e estimulação da contração do útero grávido humano (via receptores EP3).

Nas áreas de inflamação aguda, a PGE2 e a PGI2 são produzidas pelos tecidos e vasos sanguíneos locais, enquanto os mastócitos liberam PGD2. Em presença de inflamação crônica, as células da série monócitos/macrófagos também liberam PGE2 e tromboxano A2. A PGE2, a PGI2 e a PGD2 são poderosos vasodilatadores intrínsecos e atuam de modo sinérgico com outros vasodilatadores inflamatórios, como a histamina e a bradicinina. Essa ação dilatadora combinada sobre as arteríolas pré-capilares contribui para o eritema e o aumento do fluxo sanguíneo observados nas áreas de inflamação aguda – rubor. De modo semelhante, eles em si não produzem dor, mas potencializam o efeito da bradicinina ao sensibilizarem as fibras C aferentes – dor. Os efeitos anti-inflamatórios dos AINE são devidos, em grande parte, à prevenção das ações dos eicosanoides.

As prostaglandinas da série E também estão implicadas na produção de febre e são encontradas em altas concentrações no líquido cefalorraquidiano em caso de infecção, havendo evidências de que a elevação da temperatura produzida por citocinas endógenas indutoras de febre seja mediada pela PGE2. A ação antipirética dos AINE resulta, em parte, da inibição da síntese de PGE2 no hipotálamo.

### *Anti-inflamatórios não esteroides*

A ação anti-inflamatória dos AINE se deve, principalmente, ao fato de inibirem a ação das cicloxigenases que metabolizam ácidos graxos. Na atualidade, dispõe-se de compostos que atuam seletivamente sobre a COX-2, a forma induzida nas células inflamatórias. Os efeitos farmacológicos dos AINE são principalmente:

- **Anti-inflamatórios:** modificação da reação inflamatória – a redução das prostaglandinas vasodilatadoras (PGE2, prostaciclina) está associada a menor vasodilatação e, indiretamente, a menos edema. O acúmulo de células inflamatórias não é reduzido.
- **Analgésicos:** redução de certos tipos de dor – os AINE mostram-se principalmente eficazes contra a dor associada à inflamação ou à lesão tecidual, visto que diminuem a produção das prostaglandinas que sensibilizam os noci-

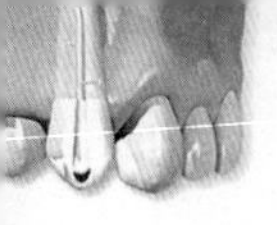



ceptores a mediadores da inflamação. São eficazes na artrite, na dor de origem muscular e vascular, nas cefaleias, na dor de dentes, na dismenorreia, na dor de estados pós-parto e na dor de metástases de câncer para o osso – todas associadas a aumento na síntese de prostaglandinas.

- **Antipiréticos:** redução da temperatura elevada. Deve-se, em parte, à diminuição da prostaglandina mediadora (produzida em resposta ao pirógeno inflamatório: IL-1), que é responsável pela elevação do ponto de ajuste hipotalâmico para o controle da temperatura, causando febre.

Outras ações, além da inibição da COX, podem contribuir para os efeitos anti-inflamatórios de alguns AINE. Os radicais reativos de oxigênio produzidos por neutrófilos e macrófagos estão implicados na lesão tecidual em algumas condições, e os AINE exercem efeitos particularmente acentuados na eliminação de radicais de oxigênio, diminuindo a lesão tecidual.

O Quadro 5.4 faz uma comparação da seletividade dos AINE com as isoformas da COX-1 e da COX-2: quanto mais seletivo para a COX-1, menor potência anti-inflamatória e maiores efeitos indesejáveis no TGI; quanto mais seletivo para COX-2, maior potência anti-inflamatória e maiores efeitos adversos na hemodinâmica renal.

O Quadro 5.5 apresenta uma proposta de prescrição de AINE em endodontia.

### Efeitos adversos e indesejáveis

É alta a incidência de efeitos colaterais no trato gastrointestinal, no fígado, nos rins, no baço, no sangue e na medula óssea. Os novos agentes COX-2-seletivos apresentam toxicidade gastrointestinal mínima: dispepsia, diarreia ou constipação intestinal, náuseas e vômitos e, em alguns casos, sangramento gástrico e ulceração. Estima-se que um em cada cinco usuários crônicos de AINE não seletivos deverá sofrer lesão gástrica associada a risco pequeno, porém definido, de hemorragia grave e/ou perfuração. Embora os inibidores da COX-2 causem significativamente menos lesão gastrointestinal, foram associados a alterações cardiovasculares pequenas, porém potencialmente relevantes, em alguns pacientes cardiopatas (Boers, 2001; Fitzgerald & Partonto, 2001).

As reações cutâneas constituem o segundo efeito indesejável mais comum dos AINE, particularmente com o uso do ácido mefenâmico (frequência de 10% a 15%) e do sulindaco (frequência de 5% a 10%). O tipo de afecção cutânea observado varia de erupções leves a urticária e reações de fotossensibilidade. As doenças mais graves são potencialmente fatais, porém, felizmente, raras.

▶ **Quadro 5.4** Seletividade dos AINE

| Inibição seletiva da COX-1 | Inibição não seletiva da COX-1 e da COX-2: < 5 vezes seletivos para COX-2 | Inibição não seletiva da COX-2: 5 a 50 vezes seletivos para COX-2 | Inibição seletiva da COX-2: > 50 vezes seletivos para COX-2 |
|---|---|---|---|
| Cetorolaco<br>Flubiprofeno<br>Cetopofreno<br>Indometacina<br>Ácido acetilsalicílico<br>Naproxeno<br>Tolmedina<br>Fenoprofeno | Zomepirado<br>Salicilato de sódio<br>Difunisal<br>Piroxicam<br>Tomoxiprol<br>Meclofenamato<br>Sulindaco<br>Diclofenaco | Nimesulida<br>Celecoxibe<br>Meloxicam<br>Etodolaco | Rofecoxibe |

Modificado de Warner et al. Proc Natl Acad USA 1999; 96:7563-8 as adapted by Vane Thorax 2000; 55:S3-S9.

▶ **Quadro 5.5** Proposta de prescrição de anti-inflamatórios não esteroides

| Nome genérico | Meia-vida plasmática (h) | Comentários para o endodontista | Posologia |
|---|---|---|---|
| Ácido acetilsalicílico | 3 a 5 | Aumenta o tempo de sangramento | 3 a 7 dias após o procedimento |
| Ibuprofeno | 2 | Primeira escolha; menor incidência de efeito adverso; fraco como anti-inflamatório; eficaz no controle da dor inflamatória e de origem muscular | 3 a 7 dias após o procedimento |
| Naproxeno | 14 | Mesma classe química do ibuprofeno, porém mais potente; risco moderado de efeitos adversos | 3 a 7 dias após o procedimento |
| Diclofenaco | 1 a 2 | Primeira escolha; potência moderada; risco moderado de efeitos adversos no TGI | 3 a 7 dias após o procedimento |
| Piroxicam | 45 | Risco alto de efeitos adversos no TGI; causa zumbido e erupções cutâneas | 3 a 7 dias após o procedimento |
| Meloxicam | 20 | Menos efeitos adversos no TGI | 3 a 7 dias após o procedimento |
| Nimesulida | 20 | Primeira escolha; menos efeitos adversos no TGI | 3 a 7 dias após o procedimento |

TGI: trato gastrointestinal.

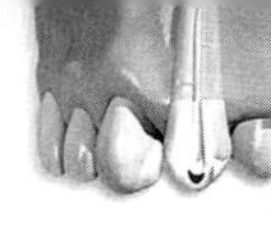

Em pacientes com alterações renais prévias ou suscetíveis, esses fármacos provocam insuficiência renal aguda, que é reversível com a interrupção do medicamento. Esse efeito se deve à inibição da biossíntese dos prostanoides (prostaciclina [PGE2] e prostaglandina I), envolvidos na manutenção da dinâmica sanguínea renal e, mais particularmente, na vasodilatação compensatória mediada pela PGE2 em resposta à ação da norepinefrina ou da angiotensina II.

O broncoespasmo em indivíduos asmáticos "sensíveis a ácido acetilsalicílico" também é um importante efeito adverso, o que define a contraindicação desses fármacos para pacientes atópicos não controlados ou asmáticos.

### *Mecanismos da dor e nocicepção*

A nocicepção é o mecanismo pelo qual os estímulos nóxicos periféricos são transmitidos ao SNC. A dor é uma experiência subjetiva, nem sempre associada à nocicepção. Os nociceptores polimodais (PMN) são os principais tipos de neurônios sensoriais periféricos que respondem ao estímulo nóxico (químico, térmico ou mecânico). A maioria é de fibras C não mielinizadas que respondem aos estímulos térmicos, mecânicos e químicos.

Os estímulos químicos que atuam sobre os PMN para causar dor incluem bradicinina, prótons, ATP e vaniloides como a capsaicina. Os PMN são sensibilizados pelas prostaglandinas, o que explica o efeito analgésico dos fármacos semelhantes à morfina, particularmente em caso de inflamação.

As fibras nociceptivas terminam nas camadas superficiais do corno dorsal, formando conexões sinápticas com os neurônios de transmissão que correm para o tálamo. Os neurônios PMN liberam glutamato (transmissor rápido) e vários peptídeos (especialmente a substância P), que atuam como transmissores lentos. Os peptídeos são também liberados perifericamente e contribuem para a inflamação neurogênica.

No caso das dores neuropáticas ocorre uma lesão nas fibras nociceptivas. Com frequência, após essa lesão das fibras primárias ocorre sensibilização espinhal com dor espontânea e projetada. As dores neuropáticas constituem um componente dos estados de dor crônica e podem responder mal ao tratamento farmacológico com analgésicos periféricos e opiáceos. Neste caso, o tratamento indicado consistiria no uso de antidepressivos.

### *Analgésicos opiáceos*

Os fármacos opiáceos estão estruturalmente relacionados com a morfina e apresentam efeitos farmacológicos semelhantes.

Os agonistas importantes semelhantes à morfina incluem a diamorfina e a codeína; outros compostos estruturalmente relacionados são os agonistas parciais (p. ex., nalorfina e levalorfam) ou antagonistas (p. ex., naloxona).

Os principais efeitos farmacológicos são: analgesia, euforia e sedação, depressão respiratória e supressão da tosse, náusea e vômito, constrição pupilar, motilidade gastrointestinal reduzida, causando constipação intestinal, e liberação de histamina, causando broncoconstrição e hipotensão.

Os efeitos mais indesejáveis são a constipação intestinal e a depressão respiratória.

A morfina pode ser administrada por injeção (EV ou IM) ou VO, com frequência como comprimidos de liberação lenta. A dose excessiva aguda de morfina produz coma e depressão respiratória. A morfina é metabolizada em morfina 6-glicuronídeo e metabólitos ativos da diamorfina e da codeína.

#### Proposta de prescrição dos analgésicos opiáceos (Quadro 5.6)

Uma abordagem progressiva é usada com frequência na clínica, começando com os fármacos AINE, suplementados por analgésicos opiáceos (fármacos prescritos como SOS). A dor inflamatória moderada deve ser tratada com os AINE. A dor neuropática crônica com frequência não responde aos opiáceos e deverá ser tratada com antidepressivos tricíclicos (p. ex., amitriptilina) ou anticonvulsivantes (p. ex., carbamazepina, gabapentina).

### *Analgésicos periféricos*

#### Dipirona

A dipirona é um analgésico e antipirético do grupo das pirazolonas disponível no mercado mundial há 80 anos e comercializado em mais de 100 países, como Alemanha, Itália, França, Holanda, Finlândia, Espanha, Argentina e México. Surgida na Alemanha em 1884, é o analgésico e antipirético de venda livre mais utilizado no Brasil.

Um importante trabalho foi realizado em 1998 por Andrade e cols. Essa metanálise comparou diferentes AINE e estimou a mortalidade relacionada com esses fármacos. Os resultados mostram que a mortalidade por milhão de casos de agranu-

▶ **Quadro 5.6** Proposta de prescrição de analgésicos de ação central

| Nome genérico | Apresentação comercial | Comentários para o endodontista | Posologia |
|---|---|---|---|
| Codeína | Comprimidos de 30 e 60mg<br>Solução oral com 30mg/mL | Dor moderada; causa constipação intestinal; ausência de dependência | 30mg/dia, 1 a 3 dias após o procedimento |
| Tramadol (associação de cloridrato de tramadol com paracetamol) | Comprimidos de 37,5mg (cloridrato de tramadol) e 325mg (paracetamol) | Dor aguda grave; causa tonteira; convulsões; ausência de depressão respiratória | 1 comprimido ao dia, 1 a 3 dias após o procedimento |

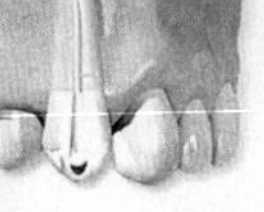



locitose, anemia aplástica, anafilaxia e complicações sérias do trato gastrointestinal superior foi de 592 para diclofenaco, 185 para ácido acetilsalicílico, 25 para metamizol e 20 para paracetamol. O Council for International Organizations of Medical Sciences (CIOMS IV) – análises de risco-benefício –, no mesmo ano, reportou os seguintes índices de risco de mortalidade para as mesmas condições: diclofenaco = 5,92; ácido acetilsalicílico = 2,03; dipirona = 0,20; paracetamol = 0,25. Esses estudos sugerem que os riscos de reações adversas com a dipirona são similares aos com paracetamol, um fármaco geralmente considerado bastante seguro.

Após a administração, a dipirona é completamente hidrolisada em sua porção ativa, 4-N-metilaminoantipirina (MAA). Principalmente a MAA, mas também a 4-aminoantipirina (AA), contribui para o efeito clínico, agindo como inibidora seletiva da prostaglandina F2-α. Tem efeito inibidor da COX-1 e da COX-2 e recentemente foi descrito seu mecanismo de ação no SNC.

Os níveis plasmáticos são obtidos rapidamente, dentro de poucas horas, com o uso oral de dipirona. Liga-se a proteínas do plasma (58%), e seu efeito dura aproximadamente 4 a 6 horas. Independentemente da via usada (oral, EV ou IM), sua biotransformação é hepática e a excreção é renal.

### Paracetamol

O paracetamol é um dos agentes analgésicos e antipiréticos não narcóticos mais comumente utilizados. Apresenta atividade anti-inflamatória e é considerado um inibidor seletivo da COX-3.

Administrado VO, o paracetamol é bem absorvido. Concentrações plasmáticas máximas são alcançadas em 30 a 60 minutos. O paracetamol é inativado no fígado e conjugado a glicuronídio ou sulfato. A meia-vida plasmática do fármaco é de 2 a 4 horas em doses terapêuticas, podendo estender-se para 4 a 8 horas com doses tóxicas.

Em doses terapêuticas, os efeitos colaterais são poucos e incomuns, embora algumas vezes ocorram reações cutâneas alérgicas. Doses tóxicas e prolongadas aumentam o risco de lesão renal. Em doses tóxicas (isto é, apenas duas a três vezes a dose terapêutica máxima [1g]), o paracetamol provoca hepatotoxicidade grave e potencialmente fatal.

▶ **Quadro 5.7** Exemplo de prescrição para controle da dor e inflamação em endodontia

| Pré-operatório |
|---|
| Uso interno – VO<br>1. Ansiolítico (diazepam 5mg ou midazolam 7,5mg) 1 hora antes do procedimento<br>2. AINE (dexametasona 8mg 1×/dia pela manhã ou prednisolona 10mg 1×/dia) durante os 3 dias que antecedem o procedimento |
| **Pós-operatório** |
| 1. AINE (nimesulida 100 a 200mg 1 a 2×/dia ou diclofenaco 50/100mg 1 a 3×/dia ou meloxicam 45mg 1×/dia) por 7 dias após o procedimento<br>2. Analgésico periférico (dipirona 500mg 4×/dia ou paracetamol 500mg 4×/dia ou ibuprofeno 200mg 3×/dia ou cetorolaco uso externo – via sublingual 10mg 4×/dia) por 72 horas após o procedimento |

SOS: Tramadol 75mg/dia por 24 a 48 horas.

## Bibliografia


Andersohn F, Konzen C, Garbe E. Systematic review: agranulocytosis induced by nonchemotherapy drugs. Ann Intern Med 2007 May 1; 146(9):657-65. Review.

Bárzaga Arencibia Z, Choonara I. Balancing the risks and benefits of the use of over-the-counter pain medications in children. Drug Saf 2012 Dec 1; 35(12):1119-25.

Bertsche T, Mikus G. Adverse drug reactions and drug interactions in analgesic therapy. Ther Umsch 2011 Jan; 68(1):19-26.

CCIOMS Working Group IV. Benefit-risk balance of marketed drugs: evaluating drug signals. Geneva, 1998.

Chandrasekharan NV, Dai H, Roos KL et al. COX-3, a cyclooxygenase-1 variant inhibited by acetaminophen and other analgesic/ antipyretic drugs: cloning, structure, and expression. Proc Natl Acad Sci USA 2002 Oct 15; 99(21):13926-31. Epub 2002 Sep 19.

Cherubino P, Sarzi-Puttini P, Zuccaro SM, Labianca R. The management of chronic pain in important patient subgroups. Clin Drug Investig 2012 Feb; 32 Suppl 1:35-44.

Dewulf N, Monteiro R, Passos A, Vieira E, Troncon L. Adesão ao tratamento medicamentoso em pacientes com doenças gastrintestinais crônicas acompanhados no ambulatório de um hospital universitário. Rev Bras Cienc Farm. São Paulo Oct./Dec. 2006; 42(4). Disponível em: http://dx.doi.org/10.1590/S1516-93322006000400013.

Edwards J, Meseguer F, Faura C, Moore RA, McQuay HJ, Derry S. Single dose dipyrone for acute postoperative pain. Cochrane Database Syst Rev. 2010 Sep 8; (9):CD003227.

Federici L, Weitten T, Alt M et al. Idiosyncratic drug-induced agranulocytosis. Presse Med 2008 Sep; 37(9):1327-33.

Goodman e Gilman – As bases farmacológicas da terapêutica. Laurence L Bruton 12. ed. 2013.

Hohlfeld T, Saxena A, Schrör K. High on treatment platelet reactivity against aspirin by non-steroidal anti-inflammatory drugs – pharmacological mechanisms and clinical relevance. Thromb Haemost 2013 May; 109(5):825-33.

Innis SM. Dietary lipids in early development: relevance to obesity, immune and inflammatory disorders. Curr Opin Endocrinol Diabetes Obes 2007 Oct; 14(5):359-64. Review. J Physiol Biochem. 2013 Jun; 69(2):165-75.

Jage J, Laufenberg-Feldmann R, Heid F. Drugs for postoperative analgesia: routine and new aspects: Part 2: opioids, ketamine and gabapentinoids. Anaesthesist 2008 May; 57(5):491-8.

Jage J, Laufenberg-Feldmann R, Heid F. Drugs for postoperative analgesia: routine and new aspects. Part 1: non-opioids. Anaesthesist 2008 Apr; 57(4):382-90.

Kaniwa N, Saito Y. Pharmacogenomics of severe cutaneous adverse reactions and drug-induced liver injury. J Hum Genet 2013 Jun; 58(6):317-26.

Koster HT, Avis HJ, Stevens MF, Hollmann MW. Metamizole in postoperative pain management]. Ned Tijdschr Geneeskd 2012; 156(14):A4323. Review.

Kumar V, Kaur K, Gupta GK, Gupta AK, Kumar S. Developments in synthesis of the anti-inflammatory drug, celecoxib: a review. Recent Pat Inflamm Allergy Drug Discov 2013 May; 7(2):124-34. Review.

Laube M, Kniess T, Pietzsch J. Molecules 2013 May 29; 18(6):6311-55. Leon-Casasola OA. Opioids for chronic pain: new evidence, new strategies, safe prescribing. Am J Med 2013 Mar; 126(3 Suppl 1):S3-11.

Lindholm CR, Ertel RL, Bauwens JD, Schmuck EG, Mulligan JD, Saupe KW. A high-fat diet decreases AMPK activity in multiple

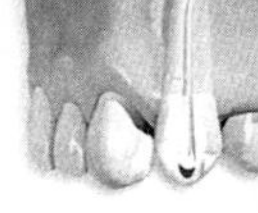

tissues in the absence of hyperglycemia or systemic inflammation in rats.

Nawrocki AR, Scherer PE. The delicate balance between fat and muscle: adipokines in metabolic disease and musculoskeletal inflammation. Curr Opin Pharmacol 2004 Jun; 4(3):281-9. Review.

Patrício JP, Barbosa JP, Ramos RM, Antunes NF, de Melo PC. Relative cardiovascular and gastrointestinal safety of non-selective non-steroidal anti-inflammatory drugs versus cyclo-oxygenase-2 inhibitors: implications for clinical practice. Clin Drug Investig 2013 Mar; 33(3):167-83.

Pontikoglou C, Papadaki HA. Idiosyncratic drug-induced agranulocytosis: the paradigm of deferiprone. Hemoglobin 2010 Jun; 34(3):291-304.

Radiolabeled COX-2 inhibitors for non-invasive visualization of COX-2 expression and activity – a critical update.

Ramacciotti AS, Soares BG, Atallah AN. Dipyrone for acute primary headaches. Cochrane Database Syst Rev 2007 Apr 18; (2): CD004842. Review.

Rang Dale Farmacologia. 7. ed. Rio de Janeiro, Elsevier, 2014.

Verma G, Marella A, Shaquiquzzaman M, Alam MM. Immunoinflammatory responses in gastrointestinal tract injury and recovery. Acta Biochim Pol 2013; 60(2):143-9. Epub 2013 Jun 12. Review.

Voloshin AG, Nikoda VV. Coxibs for postoperative analgesia. Anesteziol Reanimatol 2013 Mar-Apr; (2):90-4. Review.

6

# O Microscópio na Endodontia: Expandindo as Possibilidades de Sucesso Clínico

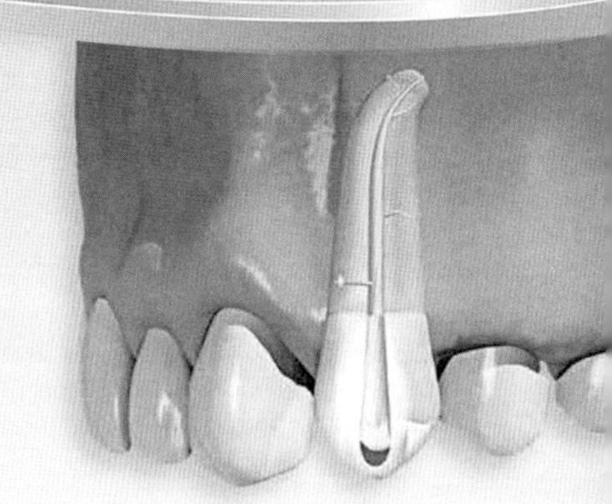

Fernando Marques da Cunha
Ane Poly da Rocha

## INTRODUÇÃO

O objetivo principal da terapia endodôntica é prevenir e, se necessário, tratar as patologias periapicais de origem endodôntica. Os percentuais de sucesso e retenção de dentes com tratamento endodôntico contemporâneo e restauração definitiva, quando comparados com os resultados de próteses unitárias sobre implantes, são semelhantes.[1] Acreditamos que o percentual de sucesso do tratamento endodôntico possa ser ampliado com a incorporação de protocolos eficientes e conservadores que auxiliem dois pontos principais:

1. Eliminação dos microrganismos presentes no interior do sistema de canais radiculares com os procedimentos de limpeza e modelagem.
2. Vedamento do espaço do canal radicular.

No entanto, a localização de canais, sua limpeza e modelagem podem representar um desafio para o sucesso do tratamento endodôntico. Alguns canais radiculares são especialmente difíceis de localizar e preparar, principalmente nos dentes que foram extensamente restaurados, naqueles com canais calcificados, dentes mal posicionados, cariados, fraturados ou escavados agressivamente devido à tentativa prévia de acesso. Nesses casos, a anatomia padrão não prevalece. Além disso, a presença de canais acessórios, bifurcações, istmos e anastomoses é muitas vezes de difícil identificação, podendo dificultar a limpeza, a modelagem e o vedamento do sistema de canais radiculares.

Este capítulo visa demonstrar como o microscópio operatório (MO) pode, de maneira previsível e objetiva, ser inserido na prática diária do endodontista, nas diversas etapas do tratamento endodôntico e em diferentes condições clínicas, incluindo casos de perfurações radiculares, rasgos, fraturas de instrumentos e outros casos complexos (Figura 6.1).

Os autores basearam suas opiniões e questionamentos na literatura científica clássica e contemporânea, e também na experiência clínica com o MO acumulada desde o ano 2000.

## O QUE É O MICROSCÓPIO OPERATÓRIO?

Os microscópios atualmente usados na odontologia são fruto de anos de desenvolvimento da microscopia, no Brasil e no mundo. O Quadro 6.1 apresenta alguns momentos dessa evolução.

Em geral, apresentam três ou cinco diferentes níveis de magnificação, em uma escala entre 3× e 27×. A iluminação é proveniente de uma fonte de luz com lâmpada halógena, de xenônio ou LED, conectada ao microscópio por um cabo de fibra óptica. O microscópio pode ser fixado na parede, no teto ou no chão (fixo ou sobre rodízios). A cabeça óptica é considerada o coração do microscópio (Figura 6.2).

O MO é um equipamento essencial para a endodontia devido, principalmente, a dois fatores:

1. **Os limites da visão humana:** são vários os fatores considerados pela ciência médica para a definição da acuidade visual dos seres humanos. Aceita-se que, em condições ideais a 25cm de distância, o olho humano consiga identificar dois objetos distintos se houver uma distância entre eles de 0,1mm (100µm). Um MO comum pode aumentar esse limite de resolução para 0,006mm (6µm).[2] A qualificação dos bordos de um preparo, moldagem e cimentação protética, procedimentos periodontais, localização de ca-

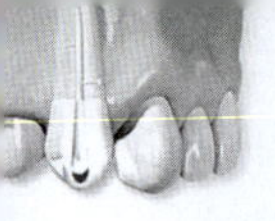

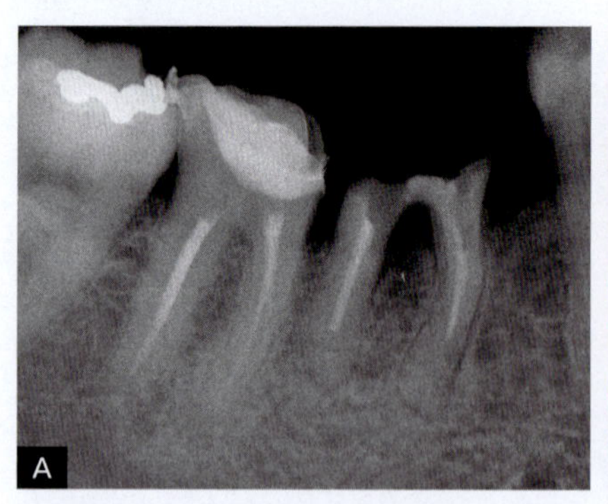

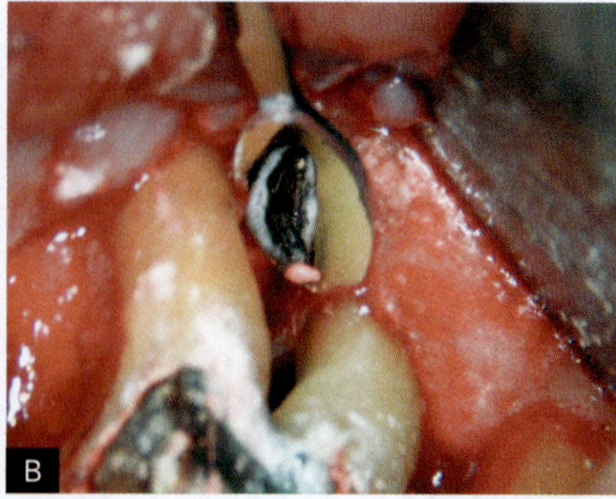

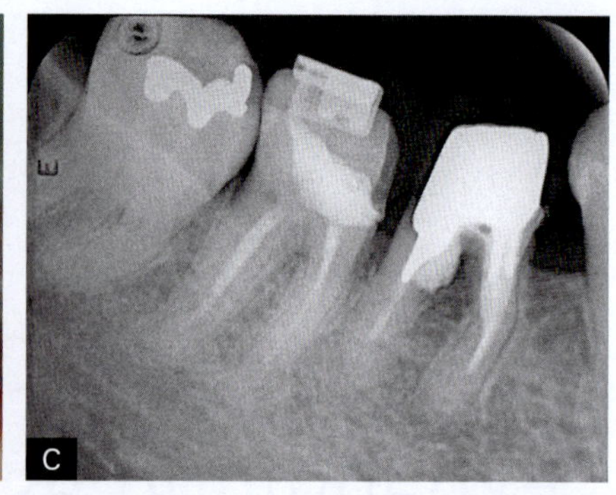

▶ **Figura 6.1A** Radiografia periapical do elemento 46 mostra radiolucidez em região de furca, compatível com perfuração radicular e perda de osso alveolar em região de furca. **B** Fotografia realizada durante cirurgia exploratória mostra, por visão indireta, a região perfurada. Em cinza, imagem do núcleo intrarradicular. **C** Radiografia periapical do elemento 46 após 34 meses do retratamento endodôntico e vedamento da perfuração com MTA (mineral trióxido agregado). Nota-se a formação óssea completa na região de furca.

▶ **Quadro 6.1** Resumo histórico do desenvolvimento da microscopia no Brasil e no mundo

| | |
|---|---|
| 1981 | Foi introduzido no mercado americano o primeiro MO odontológico. Devido a limitações em sua configuração e ergonomia, teve pouca aceitação |
| 1992 | Com o desenvolvimento de um MO ergonomicamente superior, a microscopia clínica passou a ser incorporada aos consultórios e clínicas odontológicas |
| 1995 | A AAE recomendou que o ensino da microscopia fosse obrigatório nos cursos de especialização na área de endodontia |
| 1996 | Foi criado o CEMO, primeiro centro de microscopia brasileiro, por meio de um convênio entre a UNICAMP e as empresas DF Vasconcelos e Gnatus. A partir desse momento, o Brasil tornou-se pioneiro na utilização e no desenvolvimento do MO para a odontologia |
| 1997 | A ADA tornou obrigatório o ensino da microscopia nos cursos de especialização na área de endodontia |
| 2000 | Foi realizado, em Santos, o 1º Congresso de MO no Brasil |
| 2006 | A Faculdade de Odontologia da Universidade de Washington, em Seattle, tornou-se a primeira do mundo a implementar o uso da microscopia em todas as disciplinas clínicas desde o curso de graduação |
| 2001 – 2003 – 2005 – 2007 – 2009 | O Departamento de Microscopia da APCD Central organizou uma série de Congressos Internacionais de MO |
| 2009 | Foi criada a revista MICRO – The International Journal for MicroDentistry –, que passou a ser a revista oficial das associações americana (AMED), europeia (ESMD), japonesa (JAMD) e brasileira (ABRAMO) de microscopia operatória |
| 2010 | Foi criada a ABRAMO com a finalidade de dar continuidade ao desenvolvimento da microscopia e da excelência na odontologia no Brasil |
| 2014 | A ABRAMO realizou seu 1º Congresso Internacional e tornou-se a maior associação de microscopia no mundo |

AAE: Associação Americana de Endodontia; CEMO: Centro de Educação e Estudos de Microscopia Clínica do Brasil – UNICAMP; ADA: Associação Americana de Odontologia; APCD: Associação Paulista de Cirurgiões Dentistas; ABRAMO: Associação Brasileira de Microscopia Operatória (www.abramo.org.br).

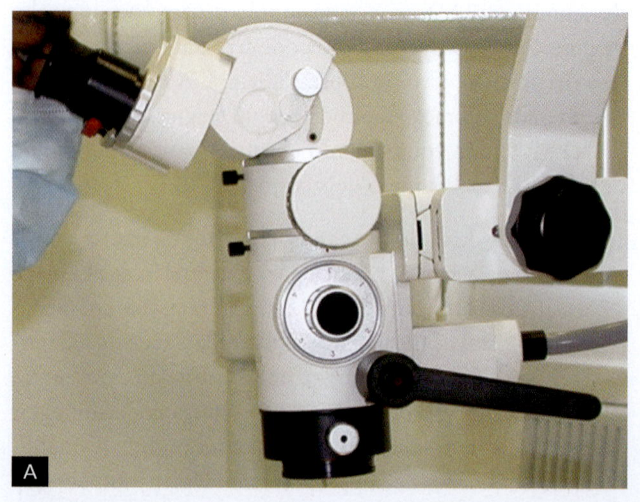

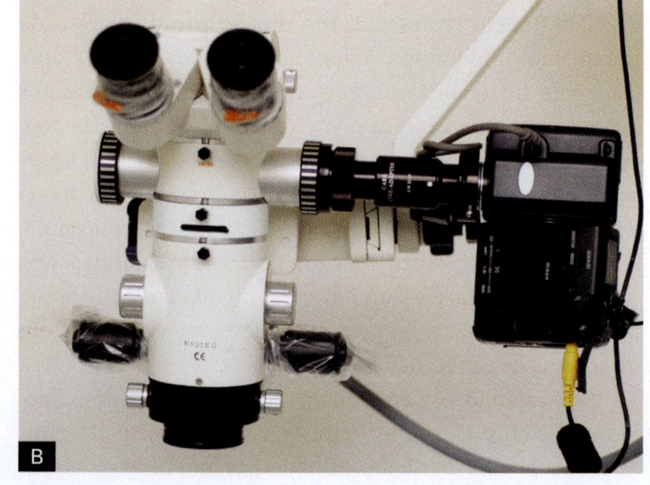

▶ **Figura 6.2A** Cabeça óptica de um microscópio operatório DFV com cinco aumentos. **B** Microscópio com câmera digital acoplada.

nais, remoção de cárie, reparo de perfurações, cimentação e remoção de núcleo intracanal, diagnóstico de fraturas e os procedimentos de enxertia são situações que demandam uma resolução óptica muito próxima ou além da capacidade humana. A necessidade de precisão torna-se ainda mais evidente ao constatarmos que uma célula bacteriana tem cerca de 0,001mm (1µm) de diâmetro e que a espessura do cimento de uma coroa ou ponte fixa é de cerca de 0,025mm (25µm).[2]

2. **A coordenação motora:** no nível de acuidade visual citado, a maior precisão possível na realização de um movimento manual está em torno de 1mm, mas o tremor fisiológico pode reduzir a precisão desse movimento pela metade.[3] Já foi constatado que o uso do microscópio melhora a coordenação motora fina de endodontistas, independentemente da idade e do nível de experiência.[4]

Para usufruir ao máximo das vantagens do MO na endodontia, devem ser adquiridos instrumentos especialmente confeccionados para utilização sob magnificação e iluminação diferenciadas. Estes são, em geral, menores e mais delicados do que os convencionais, como pode ser observado na Figura 6.3.

## COMO O MO PODE AUXILIAR AS DIFERENTES ETAPAS DO TRATAMENTO ENDODÔNTICO?

### Exame clínico, diagnóstico e apresentação do plano de tratamento

Corroborando o ditado popular "Uma imagem vale mais do que mil palavras" (Confúcio, 470 a.C.), Mehrabian afirma que mais de 50% do que é compreendido durante a comunicação vêm da comunicação não verbal.[5] Os pacientes se lembram de 10% do que é escutado e de 50% do que é visto.

Logo, o microscópio passa a contribuir no momento em que o paciente chega ao consultório. Trata-se de uma ferramenta importante para a comunicação e o entendimento entre o profissional e o paciente, permitindo a visualização, em tempo real, de condições clínicas difíceis de delinear mentalmente, principalmente por leigos (Figuras 6.4 a 6.7).

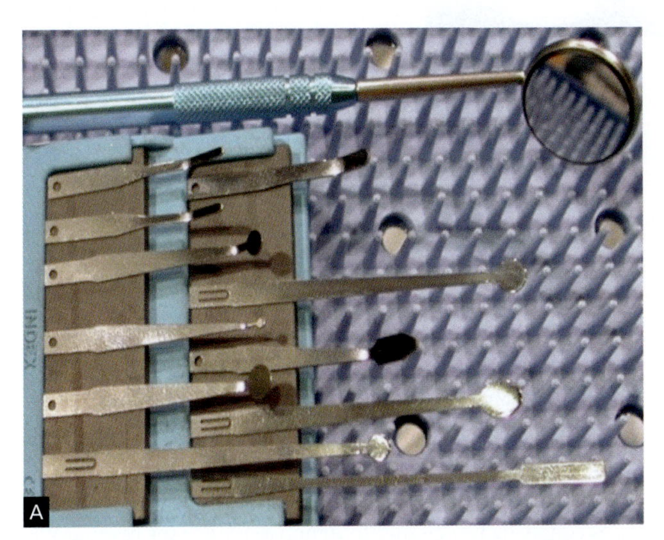

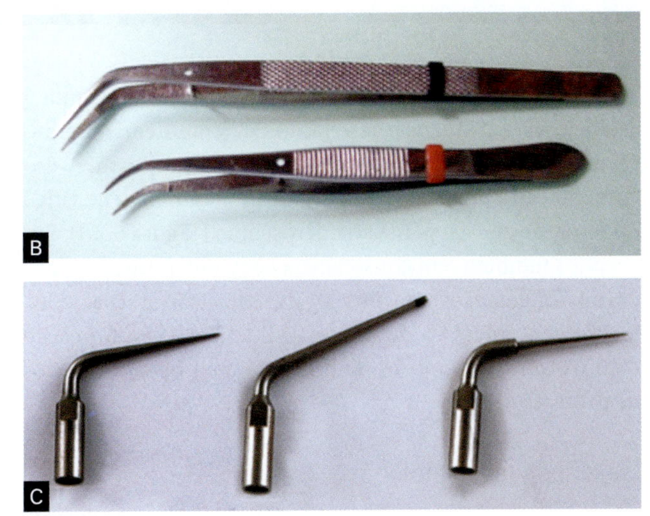

▶ **Figura 6.3A** Espelho de primeiro plano nº 3, miniespelhos e microespelhos. **B** Pinça de algodão convencional e pinça para microscopia. **C** Insertos ultrassônicos.

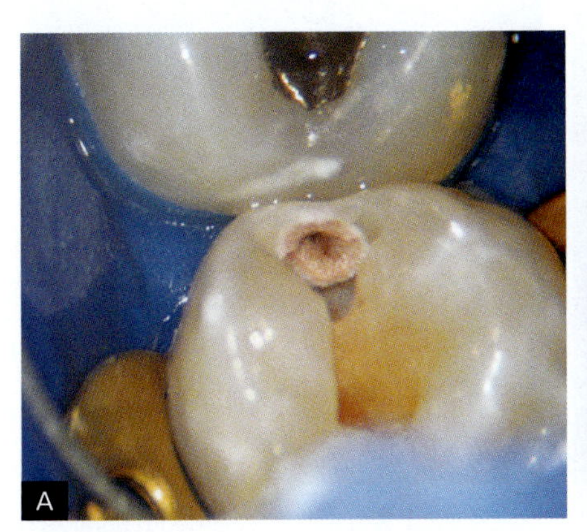

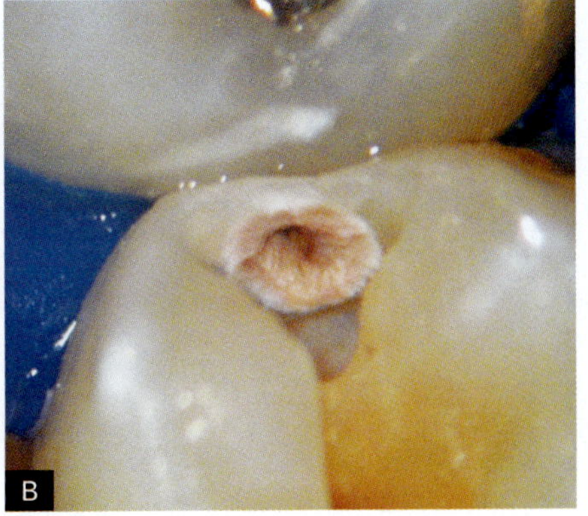

▶ **Figura 6.4A** Tecido cariado em aumento de 10×. **B** Tecido cariado em aumento de 16×.

▶ **Figura 6.5** Trinca longitudinal.

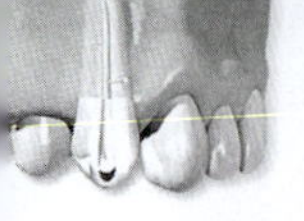



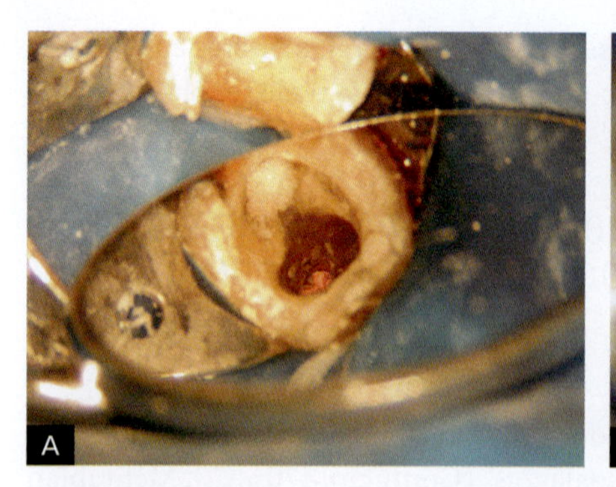

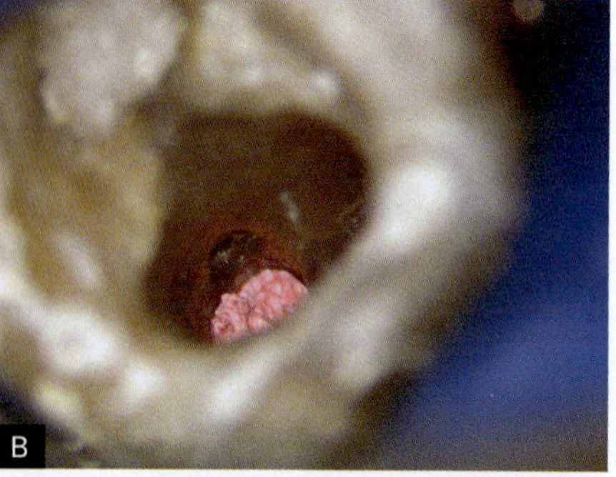

▶ **Figura 6.6A** Perfuração radicular em furca de molar inferior (6x). **B** Perfuração radicular em furca de molar inferior (16x).

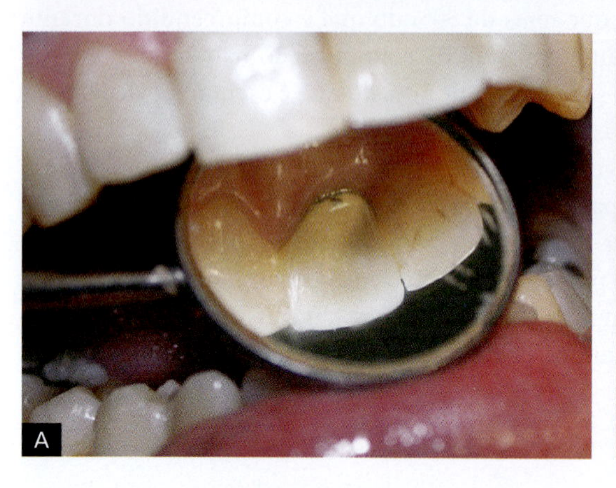

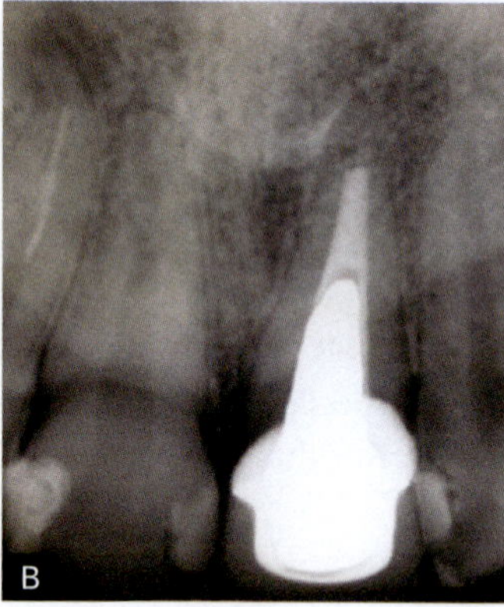

▶ **Figura 6.7A** Prematuridade oclusal como fator etiólogico de dor. **B** Radiografia periapical mostrando a normalidade dos tecidos perirradiculares.

O entendimento da própria condição clínica ajuda a estabelecer a confiança na relação paciente/dentista e aumenta a aceitação do plano de tratamento proposto. A documentação é possível com o uso de uma câmera - de vídeo ou fotográfica - acoplada ao microscópio (Figura 6.2*B*). Sugerimos também, em consonância com a literatura,[6-8] o uso da documentação para fins legais, educação do paciente, *marketing*, obtenção de material didático e comunicação com os outros membros da equipe e com os laboratórios de prótese.

## Isolamento absoluto

Eventuais falhas no isolamento absoluto são facilmente observadas, possibilitando a deposição da barreira gengival nos locais necessários ou mesmo em um isolamento rasgado, garantindo melhor resultado da assepsia do campo operatório e minimizando o risco de infecção secundária (Figura 6.8).

## Preparo químico-mecânico: do acesso à obturação

1. **Acesso e localização de canais:** enxergando melhor e utilizando insertos ultrassônicos e brocas de pescoço longo, o dentista tem mais confiança em seu trabalho e sofre menos desgaste emocional durante o atendimento clínico,[9] o que resulta em cavidades de acesso de melhor qualidade[10,11] e aumento da taxa de localização de canais.[2,10-22] A incapacidade de localizar ou tratar adequadamente todos os canais de um elemento dentário parece ser responsável pela maior parte dos insucessos endodônticos.[19,23-27]

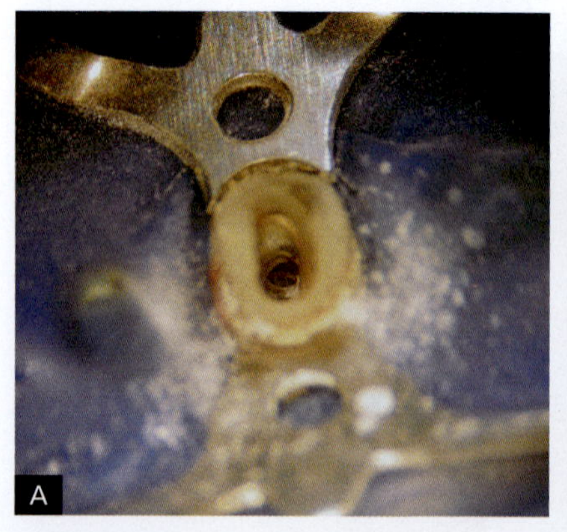

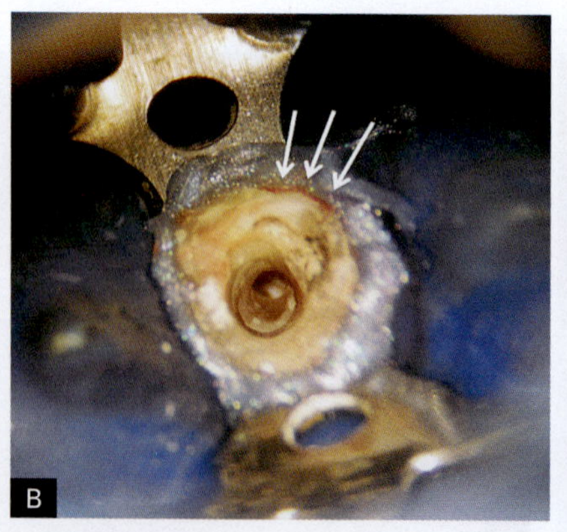

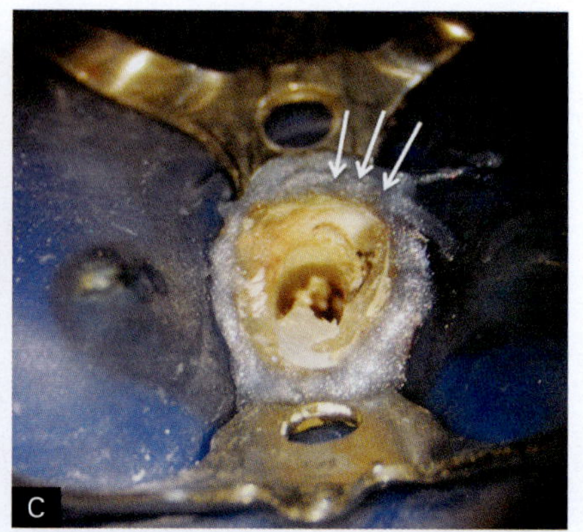

▶ **Figura 6.8A** Isolamento absoluto inicial para a remoção de fragmento de pino intracanal de fibra de vidro. **B** Falha do isolamento durante o procedimento (*setas brancas*). **C** Barreira gengival depositada (*setas brancas*). Nota-se fragmento removido.

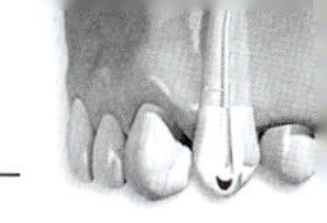

A iluminação e a magnificação proporcionadas pelo MO tornam possível o mapeamento da dentina,[28] que consiste na distinção das características anatômicas da câmara pulpar e da furca a partir das variações de cores de dentina. Assim, áreas de cornos pulpares, istmos, canais extras ou com anatomia atípica, como canais em forma de C ou canais distais de molares inferiores em forma de ∞, são mais frequentemente localizados e tratados (Figuras 6.9 e 6.10).

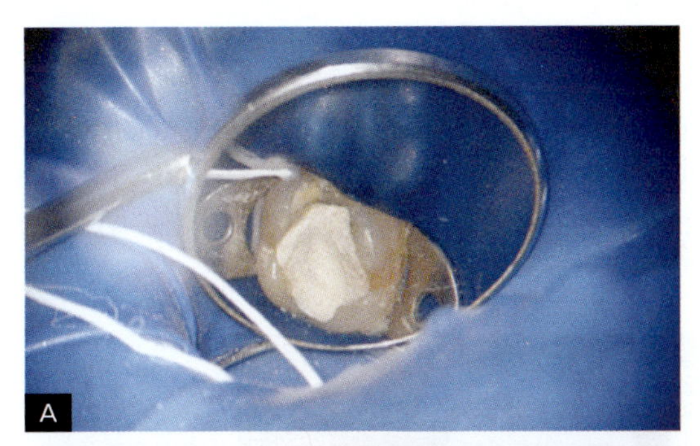

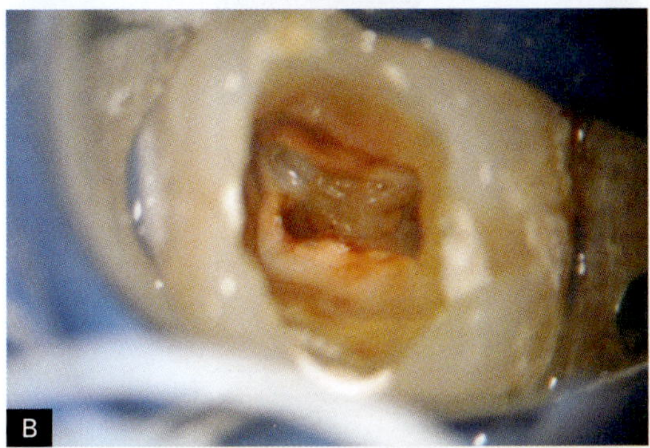

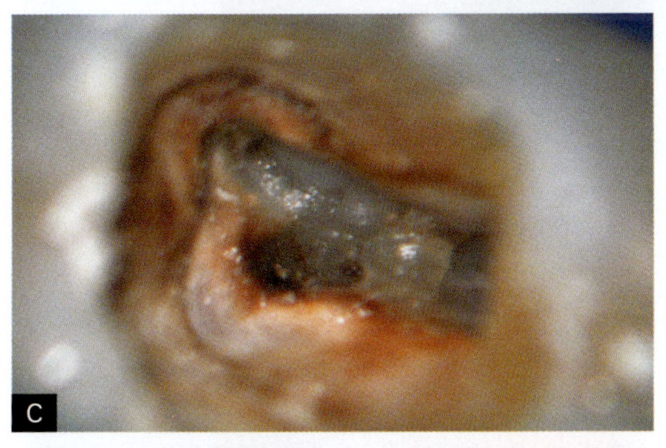

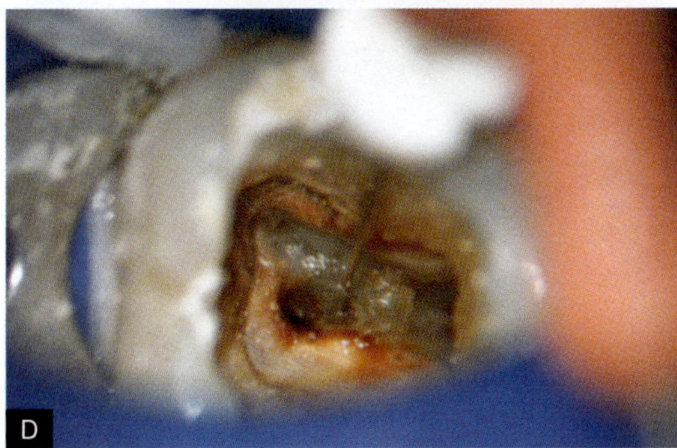

▶ **Figura 6.9A** Visão indireta do dente 27. **B** Mapeamento de dentina. Observação de calcificação pulpar sobre a furca. **C** Localizada a embocadura do canal distovestibular durante a remoção da calcificação pulpar. **D** Lima Kerr n.6 inserida na embocadura do canal distovestibular.

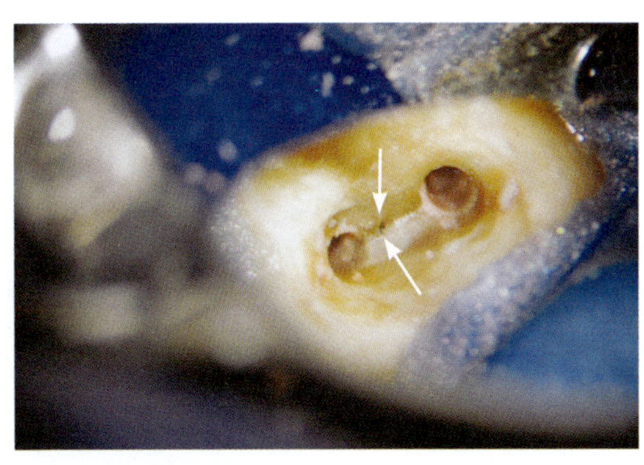

▶ **Figura 6.10** Visão indireta das raízes mesiais do dente 47. Note a localização do canal mediomesial (*setas brancas*).

2. **Instrumentação:** a melhoria na visualização do campo e da coordenação motora[3,4] promove, durante a instrumentação, mais eficiência na inserção de instrumentos na entrada dos canais. Além disso, facilita a diferenciação entre canais necrosados e vitais, a detecção de ramificações em terço médio/apical e a verificação, em tempo real, da qualidade da instrumentação e da modelagem do canal radicular,[15,27,29] proporcionando mais segurança durante o desgaste anticurvatura e em áreas de risco. Acreditamos que a possibilidade de observação da referência exata da posição do cursor durante a odontometria e durante a instrumentação previne a sobreinstrumentação e a consequente sobreobturação.
3. **Irrigação:** a melhora da coordenação motora possibilita uma delicada inserção da agulha de irrigação e a prevenção de seu travamento no interior do canal, o que reduz a possibilidade de acidente.[30] Da mesma maneira, a possibilidade de, devido à melhor visualização e coordenação motora, diminuir o toque dos insertos sônicos/ultrassônicos na parede interna do canal maximiza a remoção do biofilme bacteriano, *smear layer* e a limpeza do canal.[31] As diversas caraterísticas positivas da agitação ultrassônica das soluções irrigadoras[32] parecem não ocorrer se a oscilação dos insertos ultrassônicos for confinada pelo toque com a parede do canal. Por fim, a observação do movimento do líquido no interior dos canais torna possível perceber se a solução está entrando e saindo pelo mesmo canal ou se difundindo pelos canais, indicando a existência de comunicação entre eles.
4. **Obturação:** na terapia endodôntica, cimentos são usados principalmente para preencher eventuais irregularidades na interface entre o material sólido da obturação, comumente a guta-percha, e as paredes internas do sistema de canais radiculares, tornando todo o sistema impermeável à passagem de líquidos, microrganismos e seus metabólitos. Se o forame apical não estiver satisfatoriamente vedado, a própria infiltração de proteínas provenientes dos tecidos periapicais pode levar ao insucesso endodôntico, mesmo em canais devidamente limpos e modelados.[33]

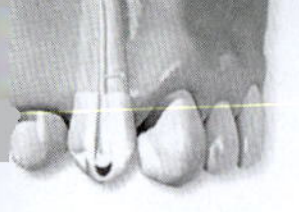

O MO possibilita a visualização do escoamento do cimento por uma vasta extensão dos canais radiculares. A experiência clínica nos permite afirmar o quanto é frequente a checagem da presença de cimento obturador no limite apical dos canais em dentes anteriores, caninos, pré-molares, canais distais de molares inferiores e canais palatinos de molares superiores.

Ao visualizarmos o contato do cone principal de guta-percha com as paredes do canal, podemos verificar se seu travamento está ocorrendo, equivocadamente, nos terços médio ou cervical.

## Casos complexos: do retratamento ao selamento de perfurações

O microscópio expande as possibilidades de sucesso principalmente nos casos em que a magnificação acarrete alteração do diagnóstico e/ou do plano de tratamento. A opinião dos autores de que o MO seja de extrema importância na observação de trincas/fraturas, manejo de canais calcificados, reparo de perfurações, remoção de instrumentos fraturados, pinos e cones de prata, assim como nas cirurgias periapicais, está em consonância com diversos autores[10,22,34-40] e reflete o posicionamento formal da Associação Americana de Endodontistas.[41]

De modo a ilustrar algumas situações clinicamente complexas em que o paciente e o profissional se veem obrigados a optar pela manutenção do elemento dentário que necessita retratamento ou sua substituição por um implante osseointegrável, nas Figuras 6.11 a 6.13 são apresentados três casos clínicos. Ressaltamos a necessidade da troca de informações adequadas e claras entre o profissional e o paciente antes da escolha da modalidade de tratamento.

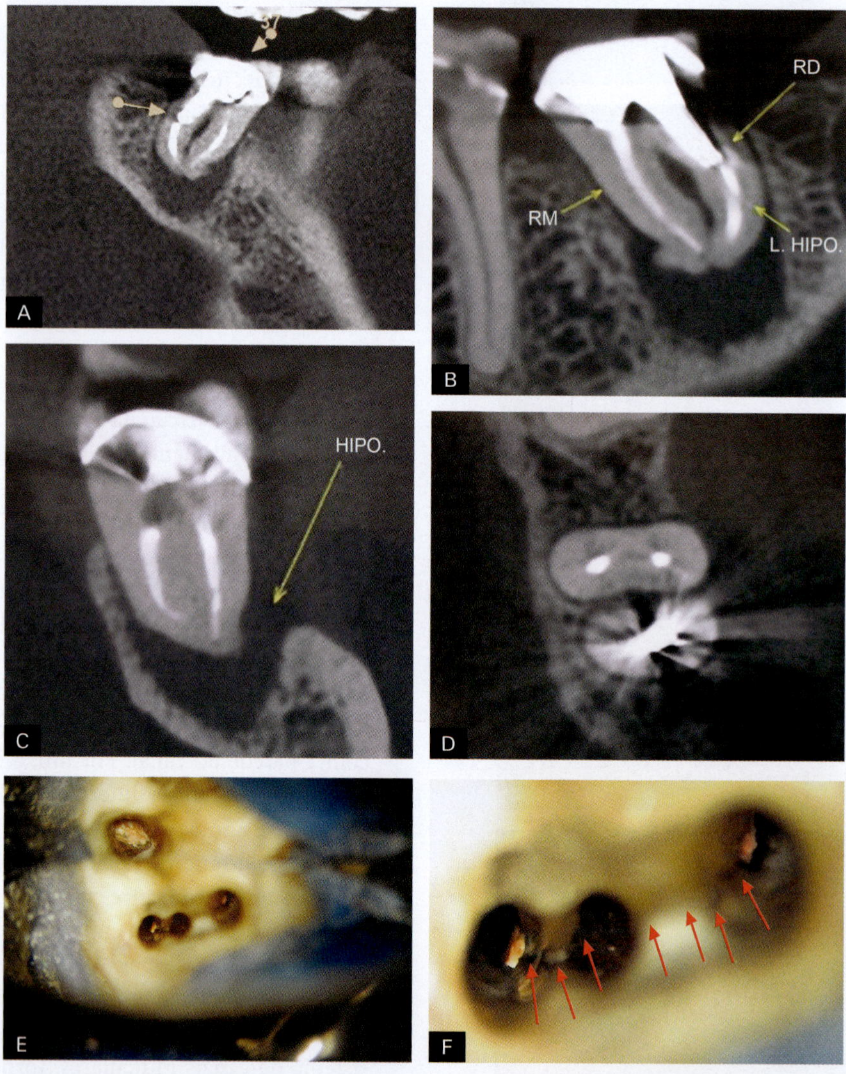


▶ **Figura 6.11 Caso clínico 1:** elemento com tratamento endodôntico previamente realizado, abscesso e fístula associados. **A** e **B** Recortes dos exames tomográficos com aparelho iCat e Prexion sugerem fratura radicular, conforme assinalado pelos radiologistas (*setas*). **C** Prexion. Recorte sagital evidencia extensa área radiolúcida perirradicular, compatível com lesão de origem endodôntica. **D** Prexion. Recorte axial não evidencia a existência de um canal extra nas raízes mesiais. **E** O exame da câmara pulpar com magnificação de 16× mostra um orifício de entrada do canal mediomesial entre os canais MV e ML do terceiro molar inferior, cuja frequência é estimada em até 7% dos casos.[19] **F** Visão após instrumentação dos três canais mesiais. Nota-se remanescente residual de guta-percha. Setas vermelhas ressaltam o trajeto do istmo que percorre toda a extensão radicular no sentido VL. Foram observadas a ausência de trinca/fratura radicular e a remissão dos sinais clínicos em 7 dias após o início do tratamento.

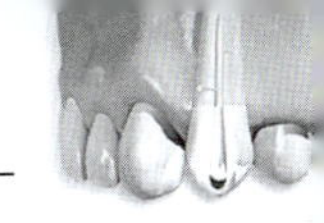

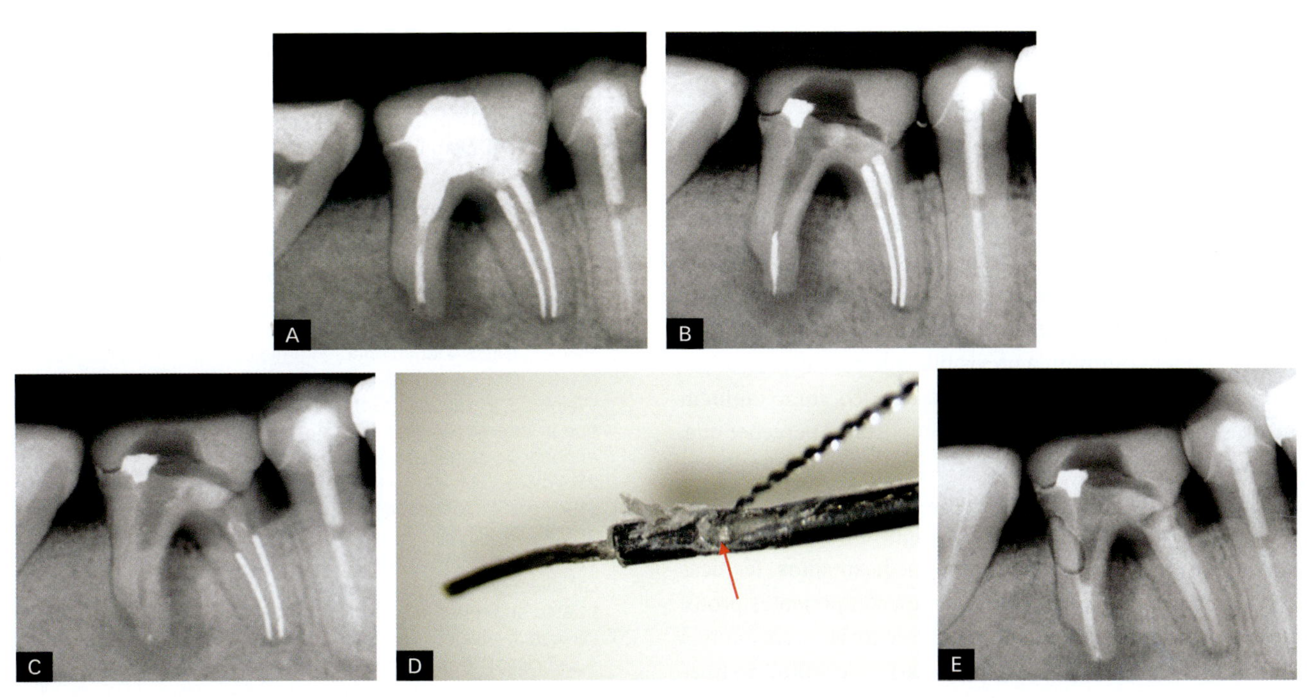

▶ **Figura 6.12 Caso clínico 2:** paciente do gênero masculino com mais de 50 anos de idade apresentava dor espontânea, abscesso e fístula associados ao elemento 46. **A** Radiografia periapical inicial. Nota-se a presença de coroa total, núcleo intrarradicular metálico, tratamento endodôntico previamente realizado e obturado com cones de prata segmentados. Rarefação óssea perirradicular em região de furca. **B** Radiografia periapical intermediária após a remoção do núcleo por tunelização com brocas de alta rotação. A adaptação da coroa é um indicativo do pouco desgaste que essa técnica causa à estrutura dentinária. Nota-se a presença do fragmento apical do cone de prata no canal distal. **C** Radiografia periapical após remoção do cone de prata segmentado no terço apical do canal distal. **D** Cone de prata removido por meio de um aparato customizado. A seta evidencia a porção mais coronária do cone de prata, travado por uma lima tipo K n.15, no interior de uma agulha hipodérmica modificada pelos autores com o uso de broca de alta rotação. **E** Radiografia periapical final após a remissão dos sinais e sintomas clínicos.

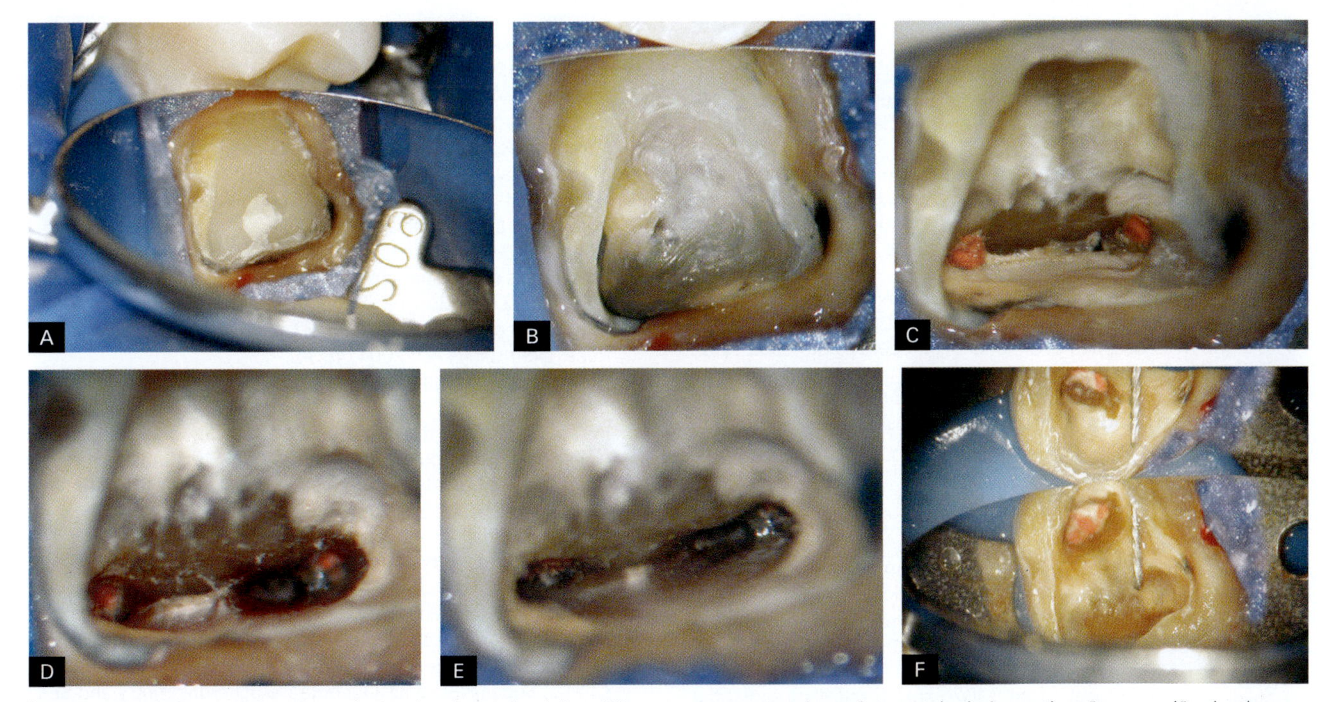

▶ **Figura 6.13 Caso clínico 3:** paciente do gênero feminino, 28 anos, apresentava leve sintomatologia à mastigação na região do elemento 36 e relatava ter "um instrumento fraturado" no interior de um dos canais. **A** 6×. Visão após anestesia, remoção da coroa provisória e isolamento. O microscópio facilita a diferenciação entre estrutura dentária e material restaurador. **B** 10×. Segue-se a remoção do núcleo de preenchimento em resina fotopolimerizável. **C** 10×. Visão da região de furca e da embocadura dos canais MV e ML, previamente obturados com guta-percha. Observa-se tecido remanescente na região do istmo que liga os dois canais. **D** 16×. Maior aumento da região do istmo, após limpeza parcial. Observa-se a presença de material metálico no canal ML. **E** 16×. Conclusão da remoção e limpeza do tecido remanescente na região do istmo, sem desgaste da estrutura dentária. **F** 10×. Documentação da remoção do instrumento fraturado no canal ML.

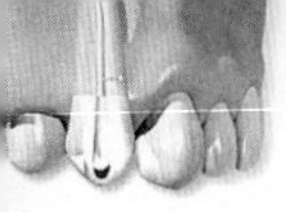



## CONSIDERAÇÕES FINAIS

O advento do microscópio tirou a endodontia da escuridão e representou uma mudança de paradigma não só para essa especialidade, mas também para a periodontia e a odontologia restauradora e estética avançadas. De fato, o uso do microscópio não transformará um mau dentista em um bom, mas pode fazer com que o bom dentista e o ótimo dentista sejam ainda melhores porque ambos enxergarão melhor.

Em nosso entendimento, várias condições clínicas e sistêmicas podem diminuir a previsibilidade e resultar no insucesso não apenas do tratamento endodôntico, como também no de implantes osseointegrados. É importante perceber que, em casos de baixa previsibilidade de resultado para ambas as alternativas, o tempo em que o dente endodonticamente tratado permanece na boca pode ser importante para o desenvolvimento e a aplicação de novos medicamentos, técnicas convencionais ou cirúrgicas, implantes, componentes protéticos e biomateriais. Portanto, pode ser mais interessante a substituição futura de um dente do que sua substituição imediata. Ressaltamos a necessidade da troca de informações adequadas e claras entre o profissional e o paciente antes da escolha da modalidade de tratamento.

### Referências


1. Marques F, Gondim Jr E. Implante versus tratamento endodôntico contemporâneo. In: Santos AEC. Odontologia integrada do adulto. São Paulo: GEN, 2014, cap. 20.
2. Carr GB, Murgel CAF. The use of the operating microscope in endodontics. Dent Clin N Am 2010; 54:191-214.
3. Shanelec DA. Periodontal microsurgery. J Esthet Restor Dent 2003; 15:402-8.
4. Bowers DJ, Glickman GN, Solomon ES, He J. Magnification's effect on endodontic fine motor skills. J Endod 2010; 36(7):1135-8.
5. Mehrabian A. Silent messages. Belmont, California: Wadsworth, 1971.
6. Ahmad I. Digital and conventional dental photography: a practical clinical manual. Chicago: Quintessence, 2004.
7. Terry DA, Snow SR, McLaren EA. Communicationg digitally with the laboratory: design, impressions, shade, and the digital laboratory slip. Inside Dent 2009; April:62-9.
8. Van As GA. Digital documentation and the dental operating microscope: what you see is what you get. Int J Microdent 2009; 1:30-41.
9. Carr GB. Microscopes in endodontics. J Calif Dent Assoc 1992; 20(11):55-61.
10. Castellucci A. Magnification in endodontics: the use of the operating microscope. Pract Proced Aesthet Dent 2003 Jun 15(5):377-84. Endod Practice 2003:15-22.
11. Rampado ME, Tjäderhane L, Friedman S, Hamstra SJ. The benefit if the operating microscope for access cavity preparation by undergraduate students. J Endod 2004; 30(12):863-7.
12. Stropko JJ. Canal morphology of maxillary molars: clinical observations of canal configurations. J Endod 1999; 25(6):446-50.
13. Sempira HN, Hartwell GR. Frequency of second mesiobuccal canals in maxillary molars as determined by use of an operating microscope: a clinical study. J Endod 2000; 26(11):673-4.
14. Buhrley LJ, Barrows MJ, BeGole EA, Wenckue CS. Effect of magnification on locating the MB2 canal in maxillary molats. J Endod 2002; 28(4)324-7.
15. Yoshioka T, Kobayashi C, Suda H, Detection rate of root canal orifices with a microscope. J Endod 2002; 28(6):452-3.
16. Schwarze T, Baethge C, Stecher T, Geurtsen W. Identification of second canals in the mesiobuccal root of maxillary first and second molars using magnifying loupes or an operating microscope. Aust Endod J 2002; 28(2):57-60.
17. Kim S, Baek S. The microscope and endodontics. Dent Clin N Am 2004; 48:11-8.
18. West J. Endodontic Update 2006. J Esthet Restor Dent 2006; 18(5):280-300.
19. Cantatore G, Berutti E, Castellucci A. Missed anatomy: frequency and clinical impact. Endod Topics 2009; 15:3-31.
20. Karapinar-Kazandag M, Basrani BR, Friedman S. The operating microscope enhances detection and negotiation of accessory mesial canals in mandibular molars. J Endod 2010; 36(8):1289-94.
21. Ahmed HMA, Abbott PV. Accessory roots in maxillary molar teeth: a review and endodontic considerations. Aust Dent J 2012; 57:123-31.
22. Das UK, Das S. Dental operating microscope in endodontics – A review. IOSR-JDMS 2013; 3(6):1-8.
23. Weine FS, Healey NJ, Gerstein H, Evanson L. Canal configuration in the mesiobuccal root of the maxillary first molar and its endodontic significance. Oral Surg Oral Med Oral Pathol 1969; 28:419-25.
24. Cheung GS. Endodontic failures – changing the approach. Int Dent J 1996; 46:131-8.
25. Wolcott J, Ishley D, Kennedy W, Johnson S, Minnich S. Clinical investigation of second mesiobuccal canals in endodonticaly treated and retreated maxillary molars. J Endod 2002; 28:477-9.
26. Wolcott J, Ishley D, Kennedy W, Johnson S, Minnich S, Meyers J. A 5 yr clinical investigation of second mesiobuccal canals in endodontically treated and retreated maxillary molars. J Endod 2005; 31:262-4.
27. Vertucci FJ. Root canal morphology and its ralationship to endodontic procedures. Endod Topics 2005; 10:3-29.
28. Niemczyk SP. Microscope-enhanced Endodontic Therapy: MEET©ing the Challenge of Clinical Practice. Inside Dent 2006; 2(8). Acessado em 1/12/2014. Disponível em: http://www.dentalaegis.com/id/2006/10/endodontic-dentistry-microscope-enhanced--endodontic-therapy-meeting-the-challenge-of-clinical-practice.
29. Mamoun JS. A rationale for the use of high-powered magnification or microscopes in general dentistry. General Dentistry January/February 2009:18-26.
30. Hülsmann M, Hahn W. Complications during root canal irrigation – literature review and case reports. Int Endod J 2000; 33(3):186-93.
31. Van Der Sluis LWM, Versluis M, Wu MK, Wesselink PR. Passive ultrasonic irrigation of the root canal: a review of the literature. Int Endod J 2007; 40:415-26.
32. Gulabivala K, Ng Y-L, Gilbertson M, Eanes I. The fluid mechanics of root canal irrigation. Physion Meas 2010; 31:R49-R84.
33. Gluskin AH. Mishaps and serious complications in endodontic obturation. Endod Topics 2005; 12:52-70.
34. Nheme WB. Elimination of intracanal metallic obstructions by abrasion using an operational microscope and ultrasonics. J Endod 2001; 27(5):365-7.
35. Kim S. Modern endodontic practice: instruments and techniques. Dent Clin N Am 2004; 48:1-9.
36. Rubinstein R. Magnification and illumination in apical surgery. Endod Topics 2005; 11:56-77.
37. West J. The role of the microscope in 21st century endodontics: visions of a new frontier. Dent Today 2000; 19(12):62-9.
38. Griffin Jr JD. Efficient, conservative treatment of symptomatic cracked teeth. Compendium/February 2006; 27-2.
39. Van As GA. Evaluation of enamel and dentinal cracks using methylene blue dye and the operating microscope. Inside Dentist 2007; 3(7). Acessado em 1/12/2014. Disponível em: http://www. dentalaegis. com/id/2007/08/evaluation-of-enamel-and-dentinal-cracks-using-methylene-blue-dye-and-the-operating-microscope.
40. Munhoz MF, Marchesan MA, Cardoso DRF, Silva SRC, Silva-Sousa YTC, Sousa-Neto MD. Quantitative 3D profilometry and SEM analysis of the adaption of root-end filing materials placed under an optical microscope. Int Endod J 2011; 44:560-6.
41. American Association of Endodontists. Use of Microscopes and Other Magnification Techniques. AAE Position Statement, 2012. Disponível em: www.aae.org/uploadedfiles/publications_and_research/guidelines_and_position_statements/microscopesstatement.pdf. Acessado em 11/10/2015.

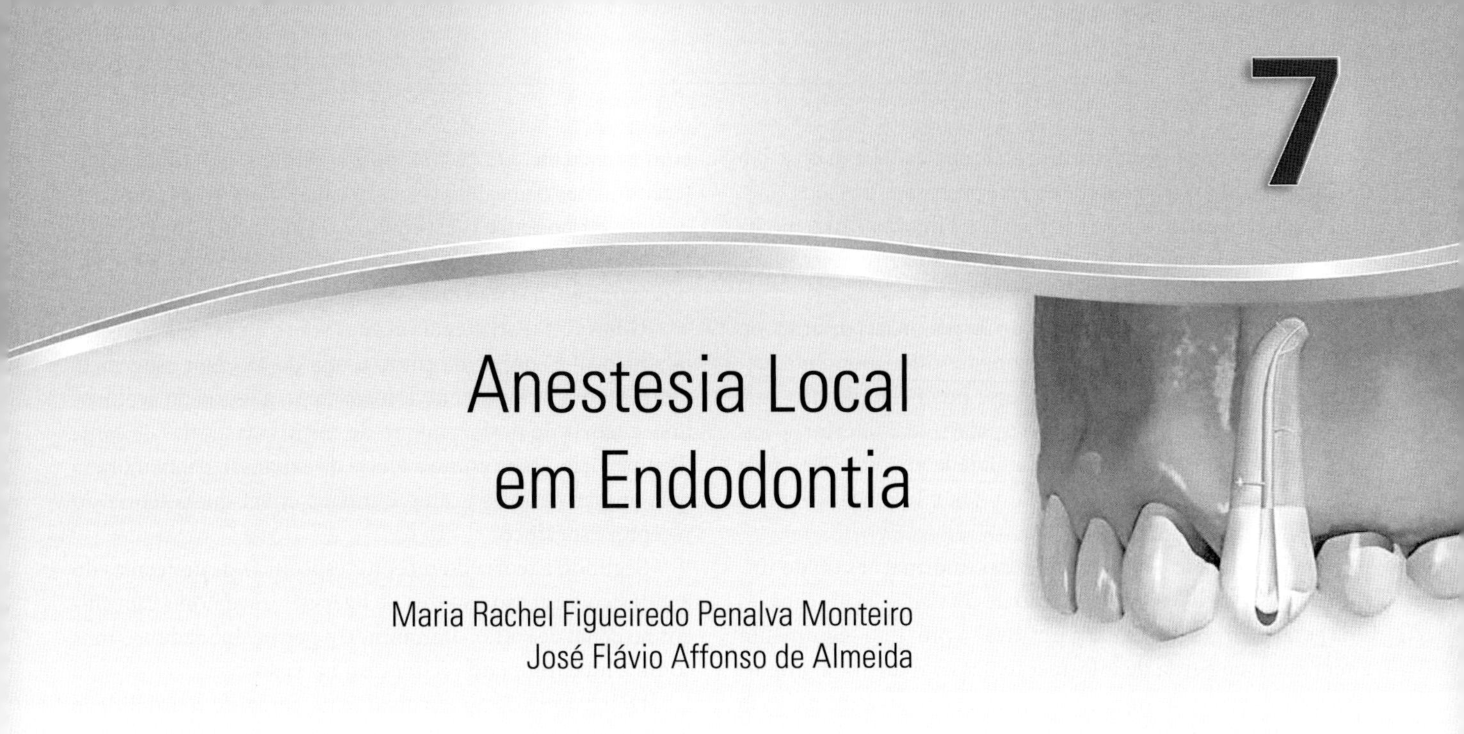

# 7

# Anestesia Local em Endodontia

Maria Rachel Figueiredo Penalva Monteiro
José Flávio Affonso de Almeida

## INTRODUÇÃO

Os aspectos mais amplamente abordados na prática endodôntica são o controle e a eliminação da dor.[1] Ainda em sua fase inicial, a endodontia é tratada de maneira enfaticamente técnica, ensinando princípios básicos de limpeza, modelagem e obturação hermética. No entanto, o primeiro passo em qualquer procedimento clínico é a anestesia local, considerando anamnese, exames clínicos e planejamento efetuados. Essa é a primeira forma de controle da dor durante os procedimentos, sendo a ausência de dor o critério básico para a avaliação da eficácia anestésica.[2]

O controle efetivo da dor, apresente o paciente dor prévia ou não, é a chave para o sucesso de um bom atendimento, trazendo não só tranquilidade e confiança para o paciente, mas sendo um indicativo de sucesso clínico transoperatório para o cirurgião-dentista. No entanto, nem sempre é conseguido o controle efetivo da dor durante o atendimento. Muitas vezes, é negligenciado por meio de tentativas de explicar os motivos de falha anestésica com frases como: "só mais um pouquinho que já passa" e "você é resistente à anestesia". Isso demonstra a dificuldade enfrentada pela maioria dos dentistas em promover uma anestesia eficaz, com a seleção correta da técnica e do anestésico local no tempo operatório estipulado para o procedimento.

O termo anestesia vem do grego antigo (*an* = ausência e *aisthēsis* = sensação).[3] Especificamente, anestesia local é a ausência de sensibilidade em determinada área do corpo, à custa da depressão da excitação das terminações nervosas ou por inibição da condução nos nervos periféricos, a qual é definida como um estado transitório e reversível.[4]

Nesses mais de 150 anos de busca pela prevenção da dor, diversas maneiras de se obter anestesia foram descritas na literatura com diferentes níveis de sucesso, como o uso da eletricidade, refrigeração, pressão de um nervo (anoxia) etc. Entretanto, a manutenção do paciente em estado consciente, a eficácia anestésica e a segurança clínica durante uma cirurgia estavam longe de ser alcançadas.[5,6]

Após a introdução de um anestésico à base de cocaína na área da saúde, por Koller em 1884, da descoberta do óxido nitroso, do clorofórmio e do éter como anestésicos, por Horace Wells em 1844, e das subsequentes introduções da procaína e da lidocaína no mercado, a anestesia local tornou-se importante método de controle da dor.[5-8] Esses avanços ocorreram tanto em relação à sintetização de diferentes sais anestésicos como na busca de novas técnicas anestésicas mais eficazes e seguras na área odontológica.[9]

## MECANISMO DE AÇÃO DOS ANESTÉSICOS LOCAIS

Para a escolha correta do tipo de substância a ser utilizada em cada caso clínico é necessário conhecer o mecanismo de ação de cada uma delas.

Para a compreensão dos mecanismos de ação dos anestésicos locais é preciso relembrar, em um primeiro momento, como é transmitido o impulso nervoso. A principal função da fibra nervosa é levar as informações de uma região do corpo para outra. Essas informações são chamadas de impulso, e a transmissão do impulso acontece quando ocorre algum estímulo, vindo do exterior, que ative receptores de superfície para iniciarem a transmissão das informações. Como ocorre a transmissão dessas informações?

Na ausência de qualquer tipo de estímulo, a fibra nervosa encontra-se em estado de repouso. Nesse estado, a fibra

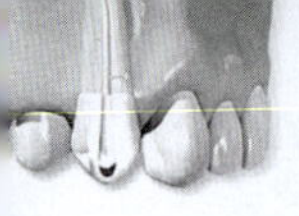

nervosa encontra-se eletricamente com carga positiva em sua superfície externa, discretamente permeável aos íons $Na^{2+}$, com carga negativa em sua porção mais interna e livremente permeável aos íons de $K^+$ e $Cl^-$, mantendo-se sem atividade nervosa.

Quando é necessária a geração de potenciais de ação, ou seja, o impulso nervoso propriamente dito, momentaneamente acontece uma inversão desse potencial elétrico (em repouso: interior –, exterior +; despolarizada: interior +, exterior –), aumentando a permeabilidade aos íons $Na^{2+}$ pela abertura dos canais de sódio, para que a informação possa ser conduzida (Figura 7.1).

A capacidade de propagação das informações ou do impulso é estável devido à formação de correntes locais capazes de gerar energia suficiente para ativar o próximo seguimento sem que haja perda de informação. Dessa maneira, o impulso é transferido da superfície externa até o sistema nervoso central (SNC), de onde é emitida uma resposta até o local estimulado, fazendo com que o impulso nervoso se propague em apenas um sentido.

## COMO FUNCIONAM OS ANESTÉSICOS LOCAIS NA MEMBRANA NERVOSA?

Como salientado previamente, os anestésicos locais são capazes de bloquear de maneira reversível os potenciais de ação das fibras nervosas, inibindo a sensibilidade ou que a informação chegue até o SNC e mantendo o paciente em estado consciente. De certo modo, o estímulo continua acontecendo, mas o anestésico local é capaz de provocar um bloqueio elétrico entre o estímulo e o SNC, impedindo que o paciente sinta e interprete a dor. Os anestésicos locais agem nos axônios e nas terminações nervosas livres.

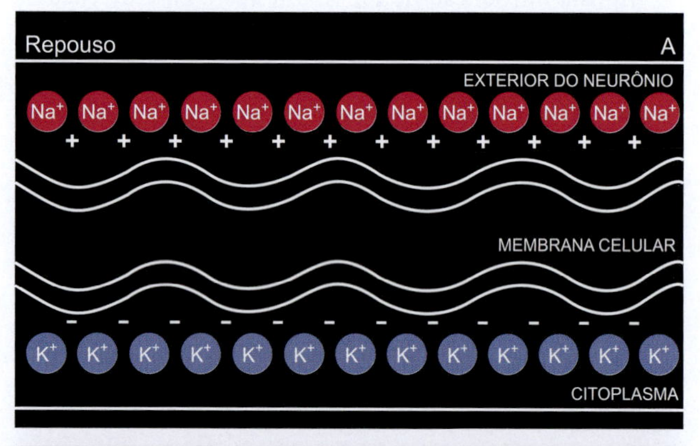


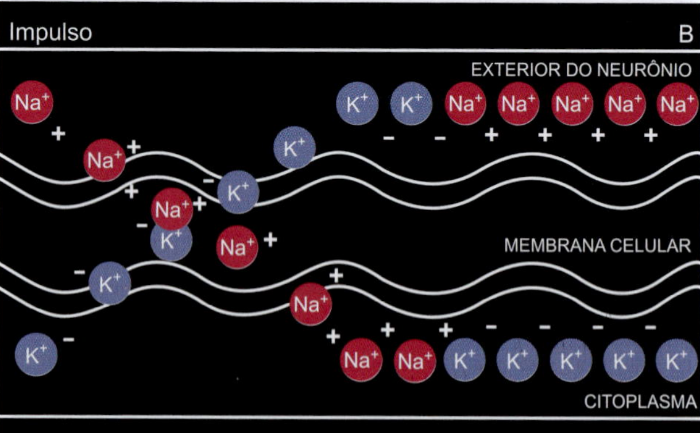


▶ **Figura 7.1A** Fibra nervosa no estado de repouso. **B** Fibra nervosa despolarizada.

Umas das teorias mais aceitas sobre a perda de sensibilidade local é conhecida como teoria do receptor específico. Outras teorias caíram em desuso, como a teoria da acetilcolina, a teoria do deslocamento de cálcio e as teorias de carga de superfície, assim como a teoria da expansão da membrana que, apesar de mais aceita, é menos crível que a teoria do receptor específico.

Segundo a teoria do receptor específico, as moléculas do anestésico local são capazes de ligar-se a receptores específicos no canal de sódio, diminuindo a permeabilidade aos íons sódio e interrompendo o impulso nervoso.

Dois fatores estão envolvidos na perda de sensibilidade local: a difusão através da bainha nervosa e a ligação no sítio receptor (canal iônico) (Figura 7.2). Logo após a injeção, as moléculas presentes nos anestésicos locais se encontram parte em sua forma inalterada, sem carga RN (base), e parte em moléculas com carga positiva $RNH^+$ (cátion) (classe D das substâncias anestésicas conforme seu sítio biológico e modo de ação). As moléculas dos anestésicos locais conseguem deslocar os íons $Ca^{2+}$ (antagonismo competitivo), responsáveis pelo aumento da permeabilidade aos íons sódio, logo, os primeiros desencadeadores do impulso nervoso. Assim, as moléculas do anestésico local ligam-se a receptores específicos nos canais de sódio, bloqueando-os e impedindo a propagação do impulso.

A quantidade de moléculas de base (RN – lipossolúveis e responsáveis pela difusão através da membrana) e de moléculas ionizadas ($RNH^+$ – responsáveis pelo bloqueio dos canais de sódio) varia de acordo com o pH do tecido ao redor (pH do tecido normal = 7; pH do tecido inflamado $\cong$ 5; pH no interior da membrana nervosa = 7), do pH da solução (pH mais baixo pode promover sensação de ardência durante a injeção e também maior tempo de início da anestesia) e da constante de dissociação da solução (pKa). O pKa da solução apresenta afinidade pelos íons $H^+$. Quanto mais próximos o pH e o pKa da solução, maior será o equilíbrio entre as moléculas de RN e $RNH^+$, isto é, se os valores de pH e pKa forem iguais, haverá exatamente 50% de cada molécula no tubete.

Logo, quanto menor o pH do tecido (mais ácido), menor será a quantidade de moléculas de base disponíveis responsáveis pela difusão na bainha nervosa. As moléculas de base (RN), uma vez no interior da membrana nervosa, reequilibram-se novamente e as moléculas catiônicas ($RNH^+$) responsabilizam-se pelo bloqueio dos canais de sódio e, por conseguinte, pela propagação do impulso nervoso (Figura 7.2).

Resumidamente, os anestésicos locais têm a capacidade de diminuir a permeabilidade dos íons $Na^+$, assim como a taxa de elevação do potencial de ação e a velocidade de condução, impedindo que a informação chegue ao SNC.

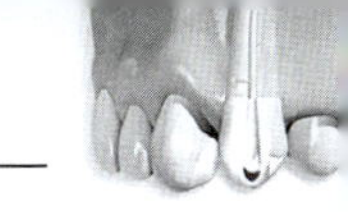

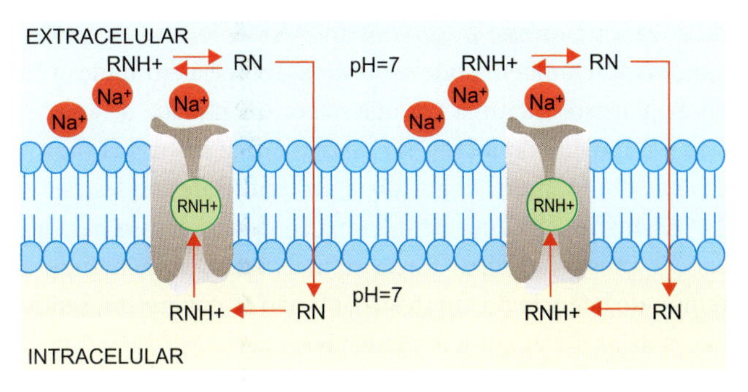


▶ **Figura 7.2** Mecanismo de ação dos anestésicos locais.

Em caso de inflamação, como em pulpites, o tecido inflamado que circunda o feixe de fibras nervosas que serão anestesiadas tem um pH baixo (≅5). Isso leva a uma menor dissociação de moléculas de íons base (RN) formadas momentos após a deposição local do anestésico, diminuindo a quantidade de moléculas responsáveis por penetrar o interior da fibra nervosa, que mantêm seu pH neutro (= 7) mesmo na presença de tecido inflamado circundante. Já no interior da membrana nervosa, após uma reação de dissociação, as moléculas anestésicas que se transformam em bases ionizadas ($RNH^+$), nesse caso também em menor quantidade, são capazes de bloquear, de maneira transitória e reversível, os canais de sódio e, consequentemente, o impulso nervoso em determinada área do corpo.[9-11]

Assim, na presença de inflamação, esse processo de obtenção de anestesia pulpar profunda torna-se mais lento, aumentando o tempo de latência (tempo necessário para se obter a anestesia pulpar) do anestésico, ou não se concretiza, necessitando de novas complementações.

Vale lembrar que, na presença de inflamação, outros fatores podem interferir na efetividade anestésica (veja *Controle da dor*).

## CONTROLE DA DOR

Na abordagem do tema endodontia, o critério básico para atendimento está na problemática do "controle da dor" esperada ou, na maioria dos casos, já instalada.

Muitas pessoas costumam relacionar a dor com o tratamento odontológico, mais especificamente com a necessidade de um "tratamento de canal". Essa correlação, mesmo que figurada, pode estar relacionada com o fato de 90% dos casos de urgências odontológicas que apresentam dor se referirem à polpa ou ao periápice.[12]

De maneira simplificada, podemos dizer que a dor é a expressão clínica de uma lesão tecidual real ou potencial, ou seja, é a manifestação consciente de uma alteração causada por irritação ou inflamação.[13] Consiste em um sinal do organismo de que algo está errado e há a necessidade de restabelecer o controle da normalidade. No passado, a dor era entendida apenas sob bases neurofisiológicas; hoje, no entanto, são adicionados a esses achados fatores psicológicos e comportamentais que fazem com que pacientes ansiosos, estressados e geralmente fóbicos, sejam incapazes de interpretar diferentes estímulos dolorosos ou, até mesmo, diminuir seu limiar de dor, dificultando ainda mais a possibilidade de uma anestesia profunda.[14-17]

Para melhor entendimento da dor de origem endodôntica, é necessário relembrar alguns critérios básicos sobre a inervação da polpa.[18] As fibras nervosas presentes na polpa podem ser diferenciadas, basicamente, em fibras A (em sua maioria A-delta) e C.[19] Clinicamente, as primeiras (A-delta) são responsáveis pela dor lancinante e localizada, características da dor espontânea, ativadas indiretamente pelos testes térmicos a frio, rápidos ao calor e jatos de ar na dentina exposta. Encontram-se em região de cornos pulpares e na periferia da polpa e são caracterizadas como a primeira dor (quando a polpa é estimulada e o estímulo é rapidamente removido, a dor cessa). As fibras C, por sua vez, são caracterizadas pela dor prolongada e difusa, ativada durante o processo inflamatório e característico das pulpites. Essas fibras são estimuladas pela aplicação de calor, por processos mecânicos diretos de irritação da polpa ou por processos químicos, como a liberação de bradicinina e histamina. São mais resistentes à hipoxia (falta de oxigênio) e a efeitos de pressão (p. ex., aumento da pressão pulpar). Essas características estão presentes durante o processo inflamatório e são designadas como a segunda dor (representada pela dor que aparece quando um estímulo é aplicado e permanece por período mais prolongado).

Os nociceptores, receptores de estímulos nocivos, não são normalmente ativados por qualquer estímulo, como a brisa do vento ou a sensação de um objeto macio, mas apenas por situações de perigo, como quando a mão se aproxima de uma chama. Diante da repetição de um estímulo nocivo, como o processo inflamatório observado em um caso de pulpite irreversível, é gerado um processo de sensibilização caracterizado pela presença de alodinia (estímulos inóculos tornam-se dolorosos) e hiperalgesia (estímulos dolorosos apresentam uma intensidade maior quando novamente estimulados).

## POR QUE NEM SEMPRE A ANESTESIA É EFETIVA?

Inúmeras são as possibilidades para a não obtenção de anestesia profunda (p. ex., 23% de insucesso para bloqueio dos nervos alveolar inferior e lingual em molares inferiores hígidos).[20,21]

Dentre as possibilidades se encontram:

1. **Fatores farmacológicos:** pouco observados pelo dentista, incluem a *data de validade* do tubete (datas expiradas levam à oxidação do vasoconstritor e, consequentemente, à diminuição da eficácia anestésica) e a *exposição do tubete ao calor*, que também leva à oxidação do vasoconstritor, diminuindo a eficácia anestésica.[16]
2. **Fatores anatômicos:** alterações na altura do ramo da mandíbula, posicionamento do forame mandibular, presença de inervação acessória na região de molares e altura de zigomático em crianças também podem comprometer a eficácia anestésica.[10,16]

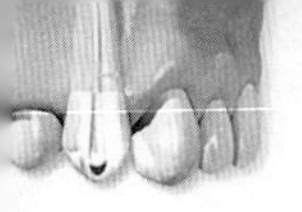



3. **Fatores psicológicos:** aspectos psicológicos e comportamentais, como medo, estresse, fobia e ansiedade, podem alterar a percepção de dor. Há relação entre ansiedade e dor durante o tratamento, o que pode diminuir o limiar de dor do paciente ante qualquer estímulo. Até mesmo estímulos de pressão podem ser interpretados como estímulos dolorosos (p. ex., colocação de grampo para isolamento absoluto).[14-17]
4. **Fatores patológicos:** atualmente, a inflamação é considerada a principal responsável pelo insucesso anestésico.

A ausência de anestesia profunda em dentes que apresentam sintomas é bem conhecida clinicamente, porém o mecanismo responsável ainda é pouco compreendido.[22-24] Ao contrário dos tecidos normais, tecidos inflamados apresentam potenciais de excitabilidade mais baixos e, consequentemente, estímulos antes inócuos tornam-se dolorosos (alodinia).[16,25] Inicialmente, acreditava-se que o insucesso estaria relacionado com o pH do tecido. O mecanismo de ação dos anestésicos locais para bloqueio do impulso nervoso (veja a teoria do receptor específico, descrita previamente) é dependente do pH do tecido para obtenção de curto tempo de latência e, por conseguinte, boa eficácia anestésica. Na presença de tecido inflamado, essa eficácia será de certa maneira alterada, assim como poderá impossibilitar uma anestesia profunda.[26] Mesmo com a alcalinização da solução, não foi possível solucionar esse problema.[27]

A inflamação local no tecido pode provocar maior resistência à anestesia do que em condições normais. Isso ocorre porque a inflamação pode alterar a resposta das fibras nervosas, em especial das fibras de alta velocidade (A-delta), à anestesia.[24] Além disso, pode produzir alterações morfológicas e biomecânicas, como a produção de produtos catabólicos ao longo do axônio, que impedem uma anestesia profunda.[22]

O anestésico local supostamente consegue anestesiar fibras de alta velocidade (A-delta – mielinizadas), mas não as fibras C, de baixa velocidade (amielinizadas). Clinicamente, em um caso de pulpite com dor espontânea, após a anestesia o paciente apresenta-se sem dor para iniciar o tratamento, possibilitando a anestesia em fibras A-delta, porém, no momento da abertura coronária ou durante a instrumentação, o paciente acusa dor por uma dificuldade em anestesiar as fibras C.[28]

A ativação de novos canais de sódio em nodos atípicos durante o processo inflamatório[29] no interior da polpa também pode criar resistência à anestesia. Além disso, acredita-se que as alterações na fibra nervosa causadas pela inflamação (liberação de mediadores que causam a neurodegradação) não são restritas ao local inflamado, mas acometem toda a extensão do axônio. Assim, justifica-se a dificuldade em anestesiar dentes por técnicas distantes do local inflamado como, por exemplo, a técnica de bloqueio dos nervos alveolar inferior e lingual em casos de pulpites em molares.

Pode-se especular que essas alterações morfológicas e biomecânicas na fibra nervosa (axônio e bainha de mielina), distantes ou não do local da inflamação, possam, de certo modo, desativar ou prevenir a ação dos anestésicos locais.[22] A vasodilatação local também pode ser responsável pela diminuição da eficácia anestésica, uma vez que maior quantidade de anestésico é removida do local a ser anestesiado e absorvida para o sangue, diminuindo a duração e a profundidade anestésica.[16]

Assim, na presença de inflamação, esse processo para alcançar anestesia pulpar torna-se mais lento, aumentando o tempo de latência do anestésico, ou não se concretiza, sendo necessárias novas complementações.

## ANESTÉSICOS LOCAIS

Bastante estáveis e de valor clínico para o uso em odontologia, os anestésicos locais apresentam-se como cloridratos e são denominados sais anestésicos. Alguns componentes são adicionados aos sais anestésicos, como vasoconstritor, antioxidante (bissulfito de sódio), água destilada/soro fisiológico e conservantes. Por apresentar vasoconstritor, o pH final da solução torna-se mais ácido, variando de 3,5 a 5,5 entre as soluções disponíveis e, naquelas soluções sem vasoconstritor, de 5,5 a 6.

Todo anestésico local apresenta vasoatividade,[30] ou seja, é um vasodilatador. O sal anestésico pode apresentar menor ou maior vasoatividade, o que permite sua utilização com ou sem a adição de um vasoconstritor (Quadro 7.1).

A vasoatividade confere ao anestésico aumento da velocidade de absorção da droga pelo sangue, diminuindo sua ação anestésica local e, consequentemente, aumentando a concentração sanguínea e o potencial de toxicidade. Desse modo, ao anestésico local é adicionado o vasoconstritor, conferindo à solução anestésica: (1) maior tempo de duração anestésica, (2) redução no sangramento local e hemostasia durante os procedimentos e (3) retardo na absorção da droga pelo sangue, diminuindo o risco de toxicidade e superdosagem e aumentando o tempo clínico de ação.

Os vasoconstritores adrenérgicos ou simpatomiméticos mimetizam ou se assemelham à epinefrina endógena (produzida no corpo pelas glândulas suprarrenais). Agem em receptores $\alpha$, que correspondem à vasoconstrição (contração da musculatura lisa dos vasos sanguíneos), e $\beta$, que dizem respeito à vasodilatação, à broncodilatação (produz relaxamento do músculo liso) e à estimulação cardíaca (aumento da frequência cardíaca e da força de contração – o $\beta_1$ é encontrado no coração e no intestino delgado e o $\beta_2$, nos brônquios, leitos vasculares e no útero) (Quadros 7.2 e 7.3).

▶ **Quadro 7.1** Potência vasodilatadora dos anestésicos locais

| Anestésico | Potência vasodilatadora |
|---|---|
| Lidocaína | 1 |
| Mepivacaína | 0,8 |
| Prilocaína | 0,5 |
| Articaína | 1 |
| Bupivacaína | 2,5 |

Fonte: Blair, 1975.[30]

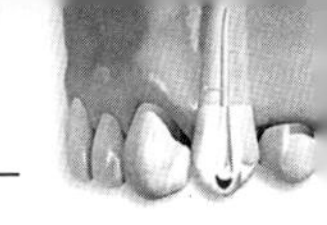

Sempre que possível, anestésicos locais devem ser utilizados com vasoconstritores nos atendimentos de endodontia, preferencialmente com epinefrina.

## Soluções anestésicas

Encontram-se disponíveis no mercado dois tipos de anestésicos locais usados em procedimentos odontológicos, o éster e o amida. A estrutura química do anestésico local se divide em três partes distintas (Figura 7.3):

1. **Grupo aromático:** influencia a hidrofobicidade (difusão através das membranas lipídicas) e a intensidade de ligação ao canal de sódio (potência).
2. **Grupo amida ou éster (cadeia intermediária):** influencia a duração da ação e os efeitos colaterais.
3. **Grupo amina:** influencia a latência e a potência.

Os anestésicos do tipo éster, como a procaína, caíram em desuso em razão da alta taxa de reações alérgicas não causadas pelo sal em si, mas pelo produto metabólico ácido para-aminobenzoico (PABA) gerado por ele. Assim, sua utilização se restringe à forma tópica (p. ex., benzocaína 20%). Entretanto, há mais vantagens na utilização do anestésico na forma tópica do grupo amida, que promove menos reações alérgicas e se apresenta em menor concentração (p. ex., lidocaína 5% tópica), reduzindo o risco de toxicidade.

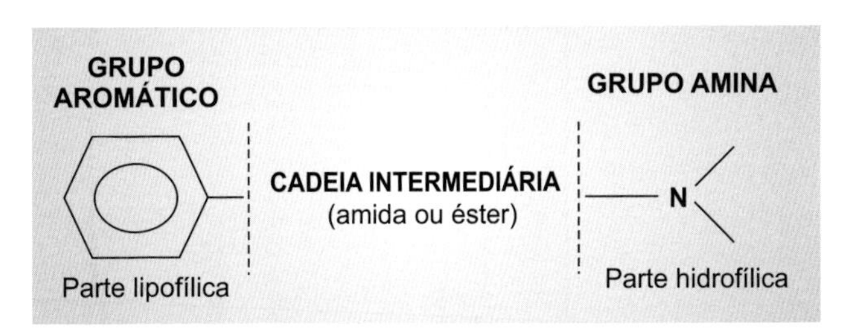

▶ **Figura 7.3** Estrutura química dos anestésicos locais.

Os anestésicos locais disponíveis em tubetes no mercado brasileiro são do tipo amida e são apresentados nos Quadros 7.4 a 7.8.

▶ **Quadro 7.2** Vasoconstritores (DCB – denominação comum brasileira, 2006)

| Vasoconstritor | Mecanismo de ação | Informações | Antioxidante |
|---|---|---|---|
| Epinefrina | Atua em receptores α e β-adrenérgicos. O mais potente de todos os vasoconstritores | Necessidade de hemostasia, bom tempo de duração anestésica, segurança. Mantém a pressão arterial equilibrada | Bissulfito de sódio |
| Norepinefrina | Atua em receptores α (90%) e β-adrenérgicos (10%). Tem ¼ da potência da epinefrina | Alguns autores não recomendam sua utilização; comercializada no Brasil com os nomes Xylostesin® ou Lidostesin® na concentração 1:50.000<br>Causa descamação de tecido mole e necrose de palato<br>Pacientes idosos (risco de bradicardia)<br>Forte estimulante cardíaco, pode induzir dores de cabeça | Bissulfito de sódio |
| Corbadrina (levonordefrina) | Atua em receptores α-adrenérgicos (75%). Tem 1/6 da potência da epinefrina | Causa descamação de tecido mole e necrose de palato | Bissulfito de sódio |
| Fenilefrina | Vasoconstritor mais fraco (5% da potência da epinefrina). Atua em receptor α (95%), principalmente | Causa descamação de tecido mole e necrose de palato<br>Evitar em pacientes idosos (risco de bradicardia)<br>Limitante do número total de tubetes para o paciente<br>Demora mais tempo para ser metabolizada | Bissulfito de sódio |
| Felipressina | Análogo sintético da vasopressina (hormônio diurético). Atua apenas no lado venoso. Empregada na dose de 0,03UI/mL | Pacientes com alergia aos conservantes dos vasoconstritores catecolamínicos (epinefrina, norepinefrina, corbadrina, fenilefrina). Evitar uso em pacientes grávidas ou com história de aborto espontâneo | – |

▶ **Quadro 7.3** Contraindicações aos vasoconstritores

| Absolutas | Relativas |
|---|---|
| Hipersensibilidade ao antioxidante (sulfitos) | Pacientes sob tratamento com antidepressivos tricíclicos (amitriptilina) |
| Feocromocitoma | Pacientes sob tratamento com IMAO* |
| *Diabetes melittus* não controlado | Pacientes sob tratamento com betabloqueadores não seletivos (propranolol/captopril) |
| Hipertireoidismo não controlado | Dependentes de cocaína |
| Pacientes com alterações cardiovasculares (angina instável, < 6 meses de acidente vascular encefálico [AVE] e infarto, insuficiência cardíaca congênita intratável, hipertensão grave não controlada) | Pacientes sob tratamento de compostos fenotiazínicos |

*IMAO: inibidor da monoaminoxidase. Apesar de potencializar a ação do vasoconstritor e poder desenvolver uma resposta hipertensiva, essa interação ocorre apenas com a fenilefrina, a qual deve ser evitada no caso de uso de IMAO.[7]

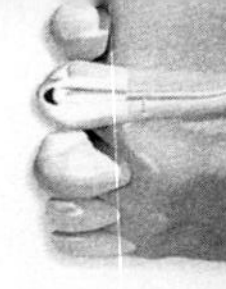





▶ **Quadro 7.4** Cloridrato de lidocaína*

| Anestésico local | Vasoconstritor | Nome comercial (mais vendidos) | Informações | Antioxidante/ conservante | Tubete | Latência | Anestesia pulpar (min) | Anestesia em tecidos (horas) | Validade | Duração |
|---|---|---|---|---|---|---|---|---|---|---|
| Lidocaína 2% | Epinefrina 1:50.000/ 1:80.000 | Alphacaine 50®/80® | Sem vantagens quanto à duração e à profundidade com as concentrações 1:100.000/1:200.000, as quais se mostram mais seguras | Bissulfito de sódio/não contém | Vidro | 2 a 3 minutos | 60 | 3 a 5 | 24 meses | Intermediária |
| | Epinefrina 1:100.000 | Alphacaine 100® | Quase todos os casos (exceto pacientes alérgicos a bissulfito). Pacientes com comprometimento sistêmico máximo de 2 tubetes | Bissulfito de sódio/não contém | Vidro | | | | | |
| | Epinefrina 1:200.000 | Alphacaine 200® | Quase todos os casos (exceto pacientes alérgicos a bissulfito). Pacientes com comprometimento sistêmico máximo de 4 tubetes | Bissulfito de sódio/não contém | Vidro | | | | | |
| | Fenilefrina 1:2.500 | Novocol®, Biocaína | Não há vantagens em relação a seu uso. Deve ser evitado (Quadro 7.2) | Metabissulfito de sódio/ metilparabeno | Plástico | 2 a 4 minutos | 60 | 3 a 5 | 18 meses | |
| | Norepinefrina 1:50.000 | Xylestesin®, Lidostesin® | Não há vantagens em relação a seu uso. Deve ser evitado (Quadro 7.2) | Metabissulfito de sódio/ metilparabeno | Plástico | 50 a 70 segundos | 60 | 2 a 3 | 24 meses | |
| | Sem vasoconstritor | Xylestesin® | Deve ser evitado. Tempo de anestesia pulpar muito curto | Não contém/ metilparabeno | Plástico | 50 a 70 segundos | 5 | | 36 meses | |
| Lidocaína 3% | Norepinefrina 1:50.000 | Lidostesin® | Não há vantagens em relação a seu uso. Deve ser evitado (Quadro 7.2) Optar por epinefrina 1:100.000 ou 200.000 | Metabissulfito de sódio/ metilparabeno | Plástico | 2 a 3 minutos | 60 | 3 a 5 | 18 meses | |

*Sintetizado a partir de 1840 e introduzido no mercado em 1848. Hoje é considerado o padrão-ouro em odontologia.

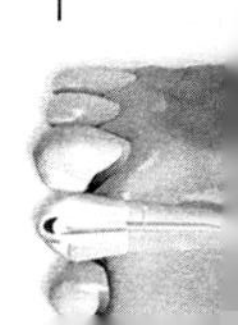

▶ **Quadro 7.5** Cloridrato do mepivacaína

| Anestésico local | Vasoconstritor | Nome comercial (mais vendidos) | Informações | Antioxidante/ conservante | Tubete | Latência (min) | Anestesia pulpar (min) | Anestesia em tecidos (horas) | Validade | Duração |
|---|---|---|---|---|---|---|---|---|---|---|
| Mepivacaína 2% | Epinefrina 1:100.000 | Mepivalem AD®, MepiADRE® | Boa duração e eficácia anestésica. Similar à lidocaína 2% (1:100.000) | Metabissulfito de potássio/não contém | Plástico (mepivalem AD), vidro (MepiADRE) | 1 a 4 | 60 | 2 a 5 | 24 meses | Intermediária |
| | Norepinefrina 1:100.000 | MepiNor® | Não há vantagens em relação à mepivacaína com epinefrina, que deve ser a primeira opção. Não deve ser utilizada com finalidade de hemostasia, principalmente no palato, por conter norepinefrina em sua composição | Metabissulfito de potássio/não contém | Vidro | | 60 | 2 a 4 | 24 meses | |
| | Corbadrina (levonordefrina) 1:20.000 | MepiLevo® | Não há vantagens em relação à mepivacaína com epinefrina, que deve ser a primeira opção | Bissulfito de sódio/não contém | Vidro | | 60 | 3 a 5 | 24 meses | Curta |
| Mepivacaína 3% | Sem vasoconstritor | Mepivalem SV®, MepiSV® | Pacientes alérgicos a bissulfito e metilparabeno. Evitar o uso rotineiro e usar somente em casos específicos e de curta duração. Evitar em grávidas (pode causar bradicardia nos bebês), crianças (dosagem) e pacientes comprometidos (risco maior de toxicidade sistêmica por não conter vasoconstritor) | Não contém/ metilparabeno (Mepivalem SV®)/MepiSV não contém nem bissulfito nem metilparabeno | Plástico (Mepivalem SV®), vidro (MepiSV®) | | 20 a 40 | 2 a 3 | 36 meses | |

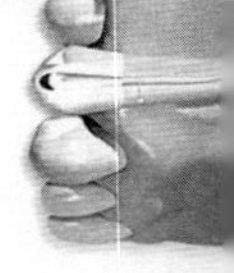



▶ **Quadro 7.6** Cloridrato de prilocaína*

| Anestésico local | Vasoconstritor | Nome comercial (mais vendidos) | Informações | Antioxidante/ conservante | Tubete | Latência (min) | Anestesia pulpar (min) | Anestesia em tecidos | Validade | Duração |
|---|---|---|---|---|---|---|---|---|---|---|
| Prilocaína 3% | Felipressina 0,03UI/mL | Citanest®, Citocaína®, Prilonest® | Não recomendado para pacientes com metemoglobinemia congênita, pacientes em tratamento com paracetamol e fenacetina e outros fármacos indutores de metemoglobinemia, assim como em grávidas, devido à ação da felipressina no útero | Não contém/ metilparabeno (Citanest®, Citocaína®, Prilonest®) | Plástico (Citanest®, Citocaína), vidro (Prilonest® | 2 a 4 | 60 | 2 a 3 horas | 24 meses | Curta (infiltração), intermediária (bloqueio) |

*Difere dos outros anestésicos tipo amida (lidocaína, mepivacaína, articaína). Apresenta-se como uma amida secundária e tem biotransformação mais rápida. Produz orto-toluidina como metabólito, que pode induzir a metemoglobinemia se grandes doses forem administradas.

▶ **Quadro 7.7** Cloridrato de bupivacaína*

| Anestésico local | Vasoconstritor | Nome comercial (mais vendidos) | Informações | Antioxidante/ conservante | Tubete | Latência (min) | Anestesia pulpar | Anestesia em tecidos | Validade | Duração |
|---|---|---|---|---|---|---|---|---|---|---|
| Bupivacaína 0,5% | Epinefrina 1:200.000 | Neocaína® | Para intervenções odontológicas em que se espera intenso traumatismo ou procedimentos prolongados<br>Tempo de latência longo<br>Quando usada nas doses recomendadas, não causa lesão ou irritação tissular nem metemoglobinemia<br>Não é recomendada durante a gravidez e em crianças menores de 12 anos | Metabissulfito de sódio/metilparabeno | Vidro | 2 a 10 | Até 3 horas | Até 12 horas | 24 meses | Longa |

*Usualmente não é utilizado em endodontia em virtude do longo tempo de latência e por não haver necessidade de controle pós-operatório com anestesia local para os procedimentos endodônticos.

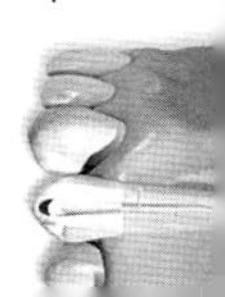

▶ **Quadro 7.8** Cloridrato de articaína*

| Anestésico local | Vasoconstritor | Nome comercial (mais vendidos) | Informações | Antioxidante/ conservante | Tubete | Latência (min) | Anestesia pulpar (min) | Anestesia em tecidos (min) | Validade | Duração |
|---|---|---|---|---|---|---|---|---|---|---|
| Articaína 4% | Epinefrina 1:100.000 | Articaine 100® | Afirma-se ter melhor difusão em tecidos moles e duros. Comprovadamente mais eficaz em técnicas infiltrativas mandibulares<br>Indicada para complementação em dentes difíceis de anestesiar (p. ex., 1º molar inferior em casos de pulpite)<br>Evitar uso em bloqueios devido ao risco de parestesia (mais concentrada que a lidocaína) e à eficácia semelhante (duração e profundidade)<br>Uso em pacientes grávidas, durante amamentação ou em pacientes asmáticos sob supervisão do profissional responsável e cuidado na dosagem para crianças.<br>Contraindicada em pacientes com metemoglobinemia idiopática ou congênita, anemia e insuficiência cardíaca ou respiratória, como a prilocaína. Não há comprovação sobre alergia cruzada em pacientes alérgicos a medicamentos que contenham enxofre (p. ex., sulfas) | Metabissulfito de sódio/não contém | Vidro | 1 a 2 (infiltração)<br>2 a 3 (bloqueio) | 60 a 75 | 180 a 360 | 24 meses | Intermediária |
| | Epinefrina 1:200.000 | Articaine 200® | Indicada em pacientes com alterações cardiovasculares. Mesmas duração e eficácia anestésica da epinefrina 1:100.000 e mesmas indicações e contraindicações | Metabissulfito de sódio/não contém | Vidro | 1 a 2 (infiltração)<br>2 a 3 (bloqueio) | 45 a 60 | 120 a 180 | 36 meses | |

*Esse grupo amida sofre biotransformação mais complexa, inicialmente no fígado, pelas enzimas microssomais hepáticas. Como a articaína contém uma ligação éster adicional, sua biotransformação se inicia imediatamente após a injeção, principalmente no plasma (cerca de 90% – hidrólise pelas esterases plasmáticas inespecíficas), assim como no fígado (enzimas microssomais hepáticas).

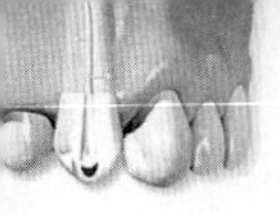



### *Observação contida nas bulas dos anestésicos locais*

Não imergir os tubetes em hipótese alguma, qualquer que seja a solução. Nesses casos, se o tubete ficar imerso em desinfetante, pode haver penetração e mistura com o anestésico local, o que ocasionaria dor ou, até mesmo, parestesia.

### *Alergia aos anestésicos locais*

Apesar da raridade dos casos de reações alérgicas aos anestésicos locais, a anestesia local permanece como a "grande responsável" pelas reações adversas durante a injeção anestésica. Obviamente, na presença de algum sinal ou sintoma após a injeção, maior atenção deverá ser dada ao caso. É importante observar se essas reações são decorrentes de reações psicogênicas, causadas por medo, ansiedade, ou até mesmo pelo desconforto da situação, ou se estão relacionadas com a história médica e dental do paciente. Inicialmente, nunca deve ser sugerido que houve reação alérgica ao anestésico local, principalmente se os eventos clínicos não indicarem isso. Nesses casos, estão indicados a investigação minuciosa do ocorrido, levando em conta as reações psicogênicas, e o melhor levantamento de possíveis alergias a produtos comumente contidos no tubete. Por esse motivo, é fundamental que o cirurgião-dentista tenha conhecimento da solução anestésica utilizada como rotina. Além disso, deve dar atenção a outras reações não psicogênicas, como injeção intravascular ou casos de superdosagem.

Caso o paciente apresente alergia ao anestésico local, é importante observar a composição do tubete (Quadro 7.9) e a bula do anestésico local (pela marca comercial - Quadros 7.4 a 7.8), verificando a existência de componentes que possam indicar que o paciente apresentou reação de hipersensibilidade (mais comum na presença de metilparabeno e/ou bissulfito de sódio).

### *Como calcular a dose máxima de uma solução anestésica*

Cada anestésico local apresenta uma dose máxima por quilograma de peso, além do máximo absoluto independente do peso do paciente, para que sejam evitados efeitos adversos como toxicidade e/ou superdosagem. O cálculo da dose máxima se fundamenta na dose máxima por kg/peso (Quadro 7.10). Caso a solução seja utilizada em pacientes mais pesados, nunca se deve ultrapassar a dose máxima absoluta da substância (Quadro 7.11).

Deve ser lembrado que, quando se usam anestésicos locais que contêm fenilefrina (apesar de não recomendados), esse vasoconstritor limita o número de tubetes e, por conseguinte, não se aplica o cálculo em sequência.

### *Fatores que influenciam a escolha do anestésico local para cada paciente*

- Tempo necessário para controle da dor.
- Necessidade potencial de controle da dor pós-operatória.
- Necessidade de hemostasia.
- Presença de qualquer contraindicação ao uso do sal anestésico.
- Inicialmente, nunca se deve administrar a dose máxima. Podem ser necessárias complementações no decorrer do procedimento, o que poderá aumentar o potencial de toxicidade e superdosagem.
- A dose máxima calculada deve ser *sempre* reduzida nos casos de pacientes debilitados, com comprometimento médico ou idosos.
- Em caso de associação de diferentes anestésicos locais (p. ex., bloqueio dos nervos alveolar inferior e lingual com lidocaína 2% com epinefrina 1:100.000 e infiltração vestibular com articaína 4% com epinefrina 1:100.000 para anestesia de molares inferiores), o melhor é guiar-se pela dose máxima *menor*

▶ **Quadro 7.9** Composição do tubete anestésico

| Componente | Ação | Exemplo | Alergia |
|---|---|---|---|
| Sal anestésico | Bloqueio da condução nervosa | Lidocaína 2% | Rara |
| Vasoconstritor | Diminui a absorção de anestésico, aumentando a duração, diminuindo a toxicidade e aumentando a segurança | Norepinefrina (Lidostesin® 2%), epinefrina (Mepivalem AD®), felipressina (Citanest®) | Inexistente |
| Metilparabeno | Bacteriostático (manter solução estéril e evitar contaminação) | Presente no Lidostesin® 2% e no Citanest®; ausente no Mepivalem AD® e no Alphacaine® | Comum (presente em produtos cosméticos) |
| Metabissulfito de sódio | Antioxidante do vasoconstritor do tipo amida simpatomimética | Anestésicos contendo epinefrina ou norepinefrina, ausentes no Citanest®, Prilonest® e anestésicos sem vasoconstritor | Comum (presente em alimentos, como enlatados, e vinho) |
| Água estéril | É o veículo do anestésico | | Inexistente |
| Cloreto de sódio | Mantém a isotonicidade da solução | | Inexistente |
| Êmbolo/diafragma | Borracha (látex) para selamento do tubete em uma extremidade e deslizamento do anestésico ao longo do tubete | Presente em todos os anestésicos | Pouco frequente Caso o paciente relate alergia ao látex |

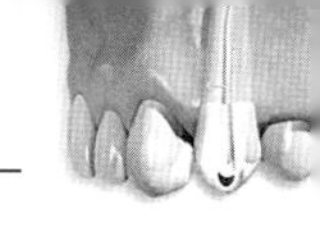

▶ **Quadro 7.10** Como calcular a dose máxima da solução anestésica

| Dose máxima da solução anestésica | Massa corporal (adulto 60kg) | Solução 2% | Quantidade da substância no tubete | Quantidade de tubetes |
|---|---|---|---|---|
| Por kg de peso<br>Lidocaína 2%<br>=<br>4,4mg/kg | 60 x **4,4**<br>=<br>**264mg** | 2g do sal em<br>100mL de solução<br>2.000mg/100mL<br>=<br>20mg/mL | Tubete 1,8mL<br>20mg x 1,8mL<br>=<br>36mg | Dose máxima/quantidade no tubete<br>**264mg/36mg**<br>=<br>**7,3 tubetes** |
| **Dose máxima da solução por kg/peso x massa corporal/quantidade da droga no tubete** | | | | |

▶ **Quadro 7.11** Doses máximas do anestésico local por quilograma de peso ou máximo absoluto

| Anestésico local | Dose máxima por kg de peso | Quantidade por tubete (1,8mL) | Nº de tubetes (adulto 60kg) | Máximo absoluto | Nº máximo de tubetes em adultos > 70kg |
|---|---|---|---|---|---|
| Lidocaína 2% | 4,4mg | 36mg | **7,3** | 300mg | **8,3** |
| Lidocaína 3% | 4,4mg | 54mg | **4,8** | 300mg | **5,5** |
| Mepivacaína 2% | 4,4mg | 36mg | **7,3** | 300mg | **8,3** |
| Mepivacaína 3% | 4,4mg | 54mg | **4,8** | 300mg | **5,5** |
| Articaína 4% | 7mg | 72mg | **5,8** | 500mg | **6,9** |
| Prilocaína 3% | 4,5mg | 54mg | **5** | 400mg | **7,4** |
| Bupivacaína 0,5% | 1,3mg | 9mg | **8,6** | 90mg | **10** |

Fonte: adaptado de Andrade (2006).[14]

(no exemplo, a articaína tem uma dose máxima menor), mesmo que as outras complementações sejam efetuadas depois com o anestésico que apresente maior dose máxima.

## ESCOLHA CERTA DO ANESTÉSICO LOCAL E DA TÉCNICA

### Como superar as falhas anestésicas aumentando o percentual de sucesso das técnicas na mandíbula

Em endodontia, a anestesia local encontra um denominador comum com relação à dificuldade anestésica na mandíbula, em especial em molares inferiores.

As técnicas de bloqueio dos nervos alveolar inferior e lingual apresentam um índice de falha de até 23% em dentes hígidos. Em casos de pulpite, esse índice é ainda mais alto. Isso se dá, principalmente, pela grande variação anatômica da região (p. ex., altura do ramo da mandíbula e posição do forame, presença de inervação acessória, difícil localização do nervo etc.), fatores farmacológicos, patológicos ou, até mesmo, psicológicos possivelmente envolvidos.

Sabe-se também que a complementação anestésica (infiltração vestibular, intraligamentar, intraóssea) nos casos de pulpite irreversível tem aumentado o índice de sucesso da anestesia inicial (bloqueio) em 23% a 90% (Figura 7.4).

Consequentemente, as perguntas mais frequentes são:

#### *Qual seria a solução?*

Na verdade, nenhuma solução anestésica se revela melhor do que a outra. Todos os sais anestésicos que contêm epinefrina utilizados em odontologia são muito eficazes e seguros. Quando não se pode usar uma solução que contenha epinefrina (em casos de problemas sistêmicos relacionados com o paciente), a associação de felipressina também tem se mostrado segura e eficaz, quando bem indicada.

A pergunta ficaria melhor se elaborada da seguinte maneira:

- O sucesso anestésico está inter-relacionado com a solução ou a técnica anestésica?

Ou ainda:

- Será que todos os dentes (p. ex., na mandíbula) respondem igualmente a determinada técnica?

Em relação à primeira questão, a resposta é *sim*. O sucesso está relacionado com a solução ou a técnica empregada (Figura 7.4). Em molares inferiores, por exemplo, nos casos de pulpite, a articaína tem apresentado melhores índices de sucesso para técnicas de infiltração vestibular do que a lidocaína.

No entanto, para técnicas de bloqueio, ambas as soluções apresentam índices de sucesso semelhantes no que se refere à duração e à profundidade anestésica. Como a articaína é comercializada na concentração de 4%, apresenta maior toxicidade do que a lidocaína, disponível com concentração 2%, apresentando maior risco de parestesia (atenção às soluções de lidocaína 3%, ao maior risco de toxicidade e ao diferente cálculo para dosagem máxima de tubetes). Isso leva à necessidade de escolha de solução mais segura para os casos de bloqueio.

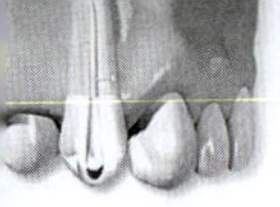

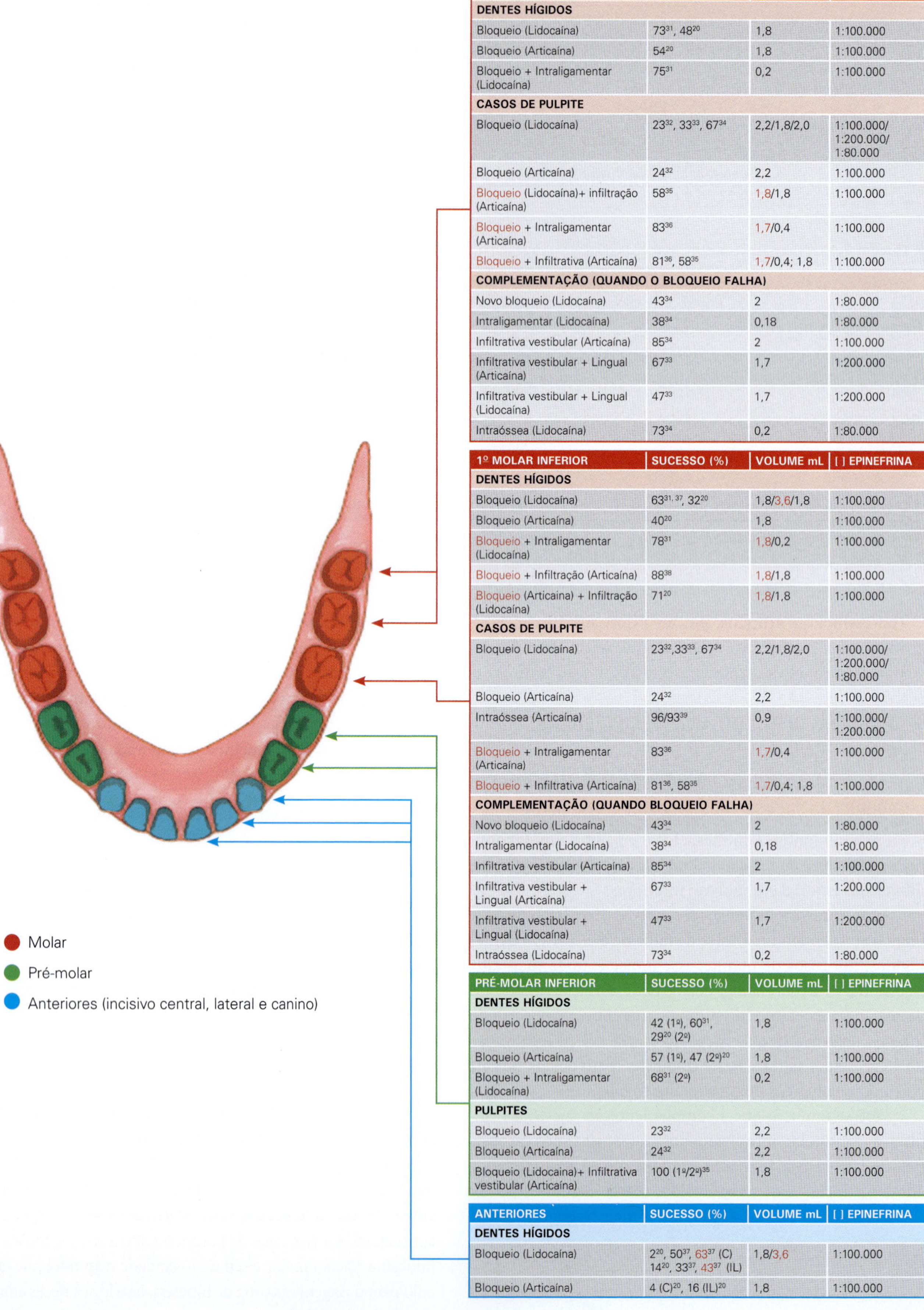


| 2º MOLAR INFERIOR | SUCESSO (%) | VOLUME mL | [ ] EPINEFRINA |
|---|---|---|---|
| **DENTES HÍGIDOS** | | | |
| Bloqueio (Lidocaína) | 73[31], 48[20] | 1,8 | 1:100.000 |
| Bloqueio (Articaína) | 54[20] | 1,8 | 1:100.000 |
| Bloqueio + Intraligamentar (Lidocaína) | 75[31] | 0,2 | 1:100.000 |
| **CASOS DE PULPITE** | | | |
| Bloqueio (Lidocaína) | 23[32], 33[33], 67[34] | 2,2/1,8/2,0 | 1:100.000/ 1:200.000/ 1:80.000 |
| Bloqueio (Articaína) | 24[32] | 2,2 | 1:100.000 |
| Bloqueio (Lidocaína)+ infiltração (Articaína) | 58[35] | 1,8/1,8 | 1:100.000 |
| Bloqueio + Intraligamentar (Articaína) | 83[36] | 1,7/0,4 | 1:100.000 |
| Bloqueio + Infiltrativa (Articaína) | 81[36], 58[35] | 1,7/0,4; 1,8 | 1:100.000 |
| **COMPLEMENTAÇÃO (QUANDO O BLOQUEIO FALHA)** | | | |
| Novo bloqueio (Lidocaína) | 43[34] | 2 | 1:80.000 |
| Intraligamentar (Lidocaína) | 38[34] | 0,18 | 1:80.000 |
| Infiltrativa vestibular (Articaína) | 85[34] | 2 | 1:100.000 |
| Infiltrativa vestibular + Lingual (Articaína) | 67[33] | 1,7 | 1:200.000 |
| Infiltrativa vestibular + Lingual (Lidocaína) | 47[33] | 1,7 | 1:200.000 |
| Intraóssea (Lidocaína) | 73[34] | 0,2 | 1:80.000 |

| 1º MOLAR INFERIOR | SUCESSO (%) | VOLUME mL | [ ] EPINEFRINA |
|---|---|---|---|
| **DENTES HÍGIDOS** | | | |
| Bloqueio (Lidocaína) | 63[31, 37], 32[20] | 1,8/3,6/1,8 | 1:100.000 |
| Bloqueio (Articaína) | 40[20] | 1,8 | 1:100.000 |
| Bloqueio + Intraligamentar (Lidocaína) | 78[31] | 1,8/0,2 | 1:100.000 |
| Bloqueio + Infiltração (Articaína) | 88[38] | 1,8/1,8 | 1:100.000 |
| Bloqueio (Articaína) + Infiltração (Lidocaína) | 71[20] | 1,8/1,8 | 1:100.000 |
| **CASOS DE PULPITE** | | | |
| Bloqueio (Lidocaína) | 23[32],33[33], 67[34] | 2,2/1,8/2,0 | 1:100.000/ 1:200.000/ 1:80.000 |
| Bloqueio (Articaína) | 24[32] | 2,2 | 1:100.000 |
| Intraóssea (Articaína) | 96/93[39] | 0,9 | 1:100.000/ 1:200.000 |
| Bloqueio + Intraligamentar (Articaína) | 83[36] | 1,7/0,4 | 1:100.000 |
| Bloqueio + Infiltrativa (Articaína) | 81[36], 58[35] | 1,7/0,4; 1,8 | 1:100.000 |
| **COMPLEMENTAÇÃO (QUANDO BLOQUEIO FALHA)** | | | |
| Novo bloqueio (Lidocaína) | 43[34] | 2 | 1:80.000 |
| Intraligamentar (Lidocaína) | 38[34] | 0,18 | 1:80.000 |
| Infiltrativa vestibular (Articaína) | 85[34] | 2 | 1:100.000 |
| Infiltrativa vestibular + Lingual (Articaína) | 67[33] | 1,7 | 1:200.000 |
| Infiltrativa vestibular + Lingual (Lidocaína) | 47[33] | 1,7 | 1:200.000 |
| Intraóssea (Lidocaína) | 73[34] | 0,2 | 1:80.000 |

| PRÉ-MOLAR INFERIOR | SUCESSO (%) | VOLUME mL | [ ] EPINEFRINA |
|---|---|---|---|
| **DENTES HÍGIDOS** | | | |
| Bloqueio (Lidocaína) | 42 (1º), 60[31], 29[20] (2º) | 1,8 | 1:100.000 |
| Bloqueio (Articaína) | 57 (1º), 47 (2º)[20] | 1,8 | 1:100.000 |
| Bloqueio + Intraligamentar (Lidocaína) | 68[31] (2º) | 0,2 | 1:100.000 |
| **PULPITES** | | | |
| Bloqueio (Lidocaína) | 23[32] | 2,2 | 1:100.000 |
| Bloqueio (Articaína) | 24[32] | 2,2 | 1:100.000 |
| Bloqueio (Lidocaina)+ Infiltrativa vestibular (Articaína) | 100 (1º/2º)[35] | 1,8 | 1:100.000 |

| ANTERIORES | SUCESSO (%) | VOLUME mL | [ ] EPINEFRINA |
|---|---|---|---|
| **DENTES HÍGIDOS** | | | |
| Bloqueio (Lidocaína) | 2[20], 50[37], 63[37] (C) 14[20], 33[37], 43[37] (IL) | 1,8/3,6 | 1:100.000 |
| Bloqueio (Articaína) | 4 (C)[20], 16 (IL)[20] | 1,8 | 1:100.000 |

▶ **Figura 7.4** Sucesso anestésico na mandíbula.

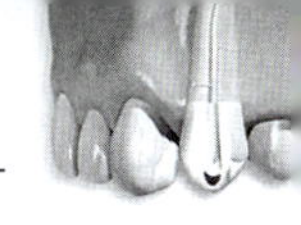

Quanto à segunda questão, a resposta é *não*. Para explicar melhor, podemos imaginar o nervo alveolar inferior como uma fibra óptica com os fios da fibra representando fibras nervosas. Quanto mais periféricos, mais fácil se torna "encharcar" os fios com a solução, ou seja, torna-se mais fácil anestesiar. Esses fios mais periféricos representam a mucosa e o lábio e, em seguida, os molares, os pré-molares e por último, na parte mais interna da fibra, os dentes anteriores. Assim também é o índice de sucesso para anestesia em um bloqueio: sempre maior de fora para dentro da fibra, ou seja, maior em molares, seguidos pelos pré-molares e, finalmente, os dentes anteriores. Logo, para o tratamento de dentes anteriores estão indicadas técnicas infiltrativas ou a mentoniana; em pré-molares, a combinação do bloqueio com técnica infiltrativa e, em molares, bloqueio. Nos casos de pulpite, entretanto, está mais indicada a combinação do bloqueio com técnica intraligamentar, infiltrativa ou intraóssea para aumentar o índice de sucesso (Quadro 7.12).

O fato é que ainda não conseguimos obter 100% de sucesso em casos mais complexos, como anestesia profunda em casos de pulpite irreversível em molares inferiores. A combinação de técnicas e soluções anestésicas tem produzido bons resultados clínicos na tentativa de driblar esses inconvenientes.

Embora a anestesia intraóssea apresente índices de sucesso que se aproximam de 95%,[39] em molares inferiores com pulpite, os dispositivos mais indicados para sua realização não se encontram disponíveis comercialmente no Brasil, dificultando seu ensino e utilização. Trata-se de uma técnica eficaz e segura, mas que também exige treinamento e conhecimento. Assim que os dispositivos para anestesia intraóssea estiverem disponíveis, o uso dessa técnica anestésica passará a ser mais difundido.

## Como anestesiar e executar os procedimentos endodônticos na maxila

De certo modo, é mais fácil anestesiar a maxila, independentemente do diagnóstico inicial do paciente. Isso porque, além de ser um osso mais esponjoso, facilitando a difusão do anestésico pela cortical, as terminações nervosas e os troncos nervosos da maxila não estão protegidos por estruturas ósseas e são mais acessíveis do que a mandíbula, tornando mais eficaz a anestesia nessa região.

Na maxila, as técnicas infiltrativas apresentam alto índice de sucesso[40] mesmo nos casos de pulpite,[41] independentemente do anestésico local utilizado. Apesar do alto índice de sucesso, algumas técnicas complementares ainda são recomendadas nos casos de anestesia em molares superiores.

▶ **Quadro 7.12** Técnicas sugeridas para melhor eficácia anestésica durante o tratamento endodôntico na mandíbula

| | Dente | Técnica proposta |
|---|---|---|
| | Molares | Bloqueio (lidocaína 2% com epinefrina 1:100.000) + Infiltração vestibular (articaína 4% com epinefrina 1:100.000) ou intraóssea (articaína 4% com epinefrina 1:100.000) |
| | Pré-molares | Mentoniana, bloqueio ou combinação das duas técnicas (lidocaína 2% com epinefrina 1:100.000) |
| | Anteriores (canino, incisivo lateral, incisivo central) | Infiltração vestibular (articaína 4% com epinefrina 1:100.000) |

Obs.: padrões de cores representativas dos elementos dentais apresentados na Figura 7.4.

## Técnicas complementares ou alternativas

Vinte e oito por cento das raízes (MV) do primeiro molar são inervados pelo nervo anterior superior médio (NASM). Consequentemente, para casos de pulpite ou abscessos nessa região (onde não é possível anestesiar com a técnica infiltrativa em virtude do aumento de volume no fundo do sulco), recomenda-se a anestesia do NASM. Com esse bloqueio de campo é possível anestesiar o primeiro e o segundo pré-molar, a raiz MV do primeiro molar, o osso, a mucosa vestibular e o ligamento periodontal.

Para o segundo e terceiro molares, a complementação ou alternativa mais indicada, além da técnica infiltrativa, consiste na anestesia do nervo anterior superior posterior (NASP), anestesiando o primeiro, segundo e terceiro molares, o osso, a mucosa vestibular e o ligamento periodontal. Essa técnica também é bem indicada para casos de pulpite ou abscesso nessa região, quando é impossível a aplicação da técnica infiltrativa ou é necessária anestesia mais ampla ou profunda.

Ainda quanto às técnicas anteriores, o bloqueio de campo do nervo anterior superior anterior (NASA) (ou bloqueio do nervo infraorbitário) é uma alternativa para casos de abscesso, sendo comumente usado em cirurgias parendodônticas. A área anestesiada vai do incisivo central até o segundo pré-molar. Algumas precauções são necessárias, como avisar de antemão o paciente que a anestesia pode se estender até a região da pálpebra e causar algum desconforto. Também deve ser evitada a utilização de articaína, pelo risco de parestesia, como descrito nas técnicas de bloqueio. O mesmo cuidado deve ser tomado com a técnica mentoniana, com deposição do anestésico próximo ao nervo.

Para os casos mais complexos de controle da dor por meio da anestesia em dentes com pulpite ou abscessos, e até mesmo para proporcionar conforto ao paciente durante a colocação de grampo para isolamento absoluto, infiltração palatina nos dentes superiores deve ser realizada com cautela e precisão. Como se trata de uma técnica que causa bastante desconforto no momento da aplicação, o paciente deve ser sempre avisado do desconforto, e deve-se pressionar digitalmente o local da punção antes da técnica e utilizar a quantidade mais reduzida possível para a obtenção da anestesia.

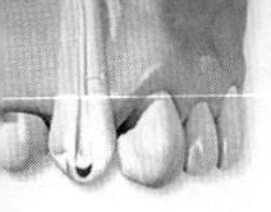



## TRATAMENTO DE PACIENTES ESPECIAIS

Com o aumento da qualidade e da expectativa de vida, cada vez mais pacientes que apresentam alguma alteração sistêmica vêm procurando atendimento nos consultórios odontológicos. Isso se deve, basicamente, à melhora da saúde da população, tanto por meio de inovações na área tecnológica como dos investimentos em novas medicações para controle de doenças antes fatais.

Neste tópico serão abordados alguns grupos de pacientes que procuram o consultório com mais frequência. É importante lembrar que anamnese criteriosa e individual leva ao diagnóstico preciso e, consequentemente, ao planejamento adequado do tratamento do paciente.

### Crianças

Ao se tratar de crianças (até os 12 anos de idade), as doses devem ser sempre baseadas no peso. Aparentemente, esse grupo apresenta maior sensibilidade às substâncias, as quais devem sempre apresentar efetividade máxima com o mínimo de efeitos colaterais. Ainda assim, nas crianças o volume de sangue é menor do que o de um adulto e, por conseguinte, a dose máxima ou o número máximo de tubetes é sempre muito mais reduzido.

Alguns parâmetros devem ser seguidos para orientar um atendimento seguro, como:

- Conhecer sempre a solução anestésica utilizada.
- Usar vasoconstritor que promova maior duração e menor risco de toxicidade sistêmica.
- Aspiração prévia, injeção lenta.
- Optar por técnicas infiltrativas (as crianças apresentam maior perfusão de qualquer anestésico local, inclusive na mandíbula).
- Reduzir as doses máximas para um terço nos casos de sedação consciente.

A dosagem e o número máximo de tubetes para crianças com 20kg de peso encontram-se listados no Quadro 7.13.

**▶ Quadro 7.13** Dosagem e número máximo de tubetes em crianças

| Anestésico local | Solução em mg (1 tubete – 1,8mL) | Dose máxima (kg de peso) | Número total de tubetes (criança de 20kg) |
|---|---|---|---|
| Lidocaína 2% | 36 | 4,4mg | 2,4 |
| Mepivacaina 2% | 36 | 4,4mg | 2,4 |
| Mepivacaína 3% | 54 | 4,4mg | 1,6 |
| Prilocaína 3% | 54 | 4,5mg | 1,6 |
| Articaína 4%* | 72 | 5mg | 1,3 |
| Bupivacaína 0,5%# | – | – | – |

*Não há estudos em crianças com menos de 4 anos de idade.
#Não recomendada para crianças (longa duração).
Fonte: adaptado de Montan et al. (2007).[42]

### Grávidas

Cabe lembrar que qualquer atendimento pode ser realizado em uma gestante que passa por uma gravidez normal. No entanto, devido às frequentes alterações físicas, fisiológicas (aumento do volume da barriga e esmagamento de órgãos pelo bebê, aumento da frequência respiratória etc.) e psicológicas, deve-se optar apenas por tratamentos de urgência e não eletivos, como reabilitações, que podem ser postergados para o período pós-natal.

*É importante prestar o atendimento sem dor em qualquer etapa da gestação*, evitando que a paciente sinta algo durante o procedimento e que ocorram alterações endógenas como aumento da pressão arterial ou da liberação de catecolaminas endógenas, aumentando os riscos para o feto. Logo, o vasoconstritor, junto ao anestésico local, promoverá maior duração e menor risco de toxicidade sistêmica.[43,44]

Entre as recomendações que visam proporcionar mais conforto à gestante estão:

- Evitar a posição de supino (em todos os trimestres).
- Sessões de atendimento sempre curtas (mas fazendo sempre o máximo possível em uma mesma sessão de atendimento).

Deve ser lembrado que toda e qualquer droga é tóxica, dependendo da dose administrada e do baixo peso molecular da substância. Todo e qualquer medicamento passará pela barreira ou peneira placentária até o feto. Nesse caso, a prilocaína apresenta uma molécula bem menor do que os outros anestésicos e é capaz de atravessar a barreira mais rapidamente. Por isso, doses excessivas de prilocaína podem ocasionar episódios de metemoglobinemia na grávida ou no feto. Além disso, a prilocaína 3%, comercializada no Brasil juntamente com a felipressina, não deve ser utilizada em grávidas ou mesmo em gestantes com histórico de abortos espontâneos.

Além disso, o grau de ligação proteica também determina a quantidade de anestésico que ultrapassa a barreira: quanto maior o grau de ligação do anestésico local a proteínas plasmáticas, mais seguro seria para o feto. Apesar de a bupivacaína apresentar maior ligação proteica, não é um anestésico de escolha por sua longa duração, sendo a lidocaína o anestésico mais indicado.[45]

Outro fator questionável seria a metabolização da substância. A mepivacaína apresenta metabolização mais lenta do que a lidocaína (deve ser lembrado que o fígado do feto não apresenta um sistema enzimático maduro), sendo preferível a administração desta última.

Em relação à articaína, aparentemente apresenta características ideais para ser utilizada em grávidas. Apesar de sua alta ligação proteica e rápida metabolização, não existem estudos que comprovem sua segurança. Em todo caso, o anestésico mais indicado é a lidocaína com a utilização de epinefrina 1:100.000 ou 1:200.000 (Quadro 7.14).

▶ **Quadro 7.14** Classificação de risco para gestantes (FDA – Food and Drug Administration – EUA)

| | | |
|---|---|---|
| Lidocaína | B | Metabolização mais lenta |
| Mepivacaína | C | Metabolização mais lenta (bradicardia fetal) |
| Prilocaína | B | Metemoglobinemia |
| Articaína | C | Sem estudos |
| Bupivacaína | C | Longa duração (bradicardia fetal) |

A: sem risco; B: sem evidência de risco; C: possível risco de teratogênese; D: risco demonstrado; X: efeitos colaterais para mãe e feto.

Vale lembrar que é melhor a realização do atendimento com a resolução do caso do que a mãe continuar com dor e/ou infecção, ocasionando mais malefícios ao bebê do que o atendimento propriamente dito.

### *Primeiro trimestre da gestação*

Durante o primeiro trimestre, período em que há a formação dos sistemas nervoso, cardíaco e digestivo do feto, entre outros, é maior a preocupação e, por vezes, a resistência em atender essas pacientes. Por isso, deve-se limitar o atendimento aos casos de urgência.

Além disso, deve-se atentar para os enjoos matinais, frequentes nesse período (em virtude dos altos níveis de gonadotrofina coriônica – hormônio gestacional), e optar pelo atendimento a partir do segundo período da manhã.

O primeiro trimestre da gestação é também o período em que é maior o índice de aborto, devendo-se optar por fármacos com menor índice teratogênico, como a lidocaína 2% com epinefrina 1:100.000 (o número máximo de tubetes é de dois para a lidocaína 2% com epinefrina 1:100.000 ou quatro para epinefrina 1:200.000).

### *Segundo trimestre da gestação*

O segundo trimestre seria o mais indicado para atendimento, quando os enjoos melhoraram, mas surge o risco de pré-eclâmpsia (a partir da 20ª semana). Nesses casos, em pacientes que apresentam hipertensão arterial controlada, o atendimento de urgência deve ser feito do mesmo modo que o de uma gestante normal, lembrando-se sempre de, quando possível, usar anestésico com vasoconstritor. Quando a pressão não está controlada, deve-se avaliar o risco-benefício do atendimento e, se positivo, deve-se proceder ao atendimento em ambiente ambulatorial, adotando como a melhor escolha a mepivacaína 3% sem vasoconstritor.

### *Terceiro trimestre da gestação*

No último trimestre, a principal transformação observada é o aumento rápido do tamanho da barriga que passa, nos últimos meses, a incomodar muito a gestante, dificultando o atendimento, principalmente quando são necessárias sessões prolongadas.

## Idosos

O atendimento de idosos sem problemas de saúde pode ser feito sem restrições. Entretanto, no decorrer dos anos, o organismo humano passa por algumas alterações que restringem, de certo modo, a quantidade máxima da dose de determinadas substâncias, como:

- Diminuição do volume plasmático.
- Diminuição do metabolismo.
- Substituição de tecido muscular por tecido adiposo.
- Aumento dos líquidos corporais.
- Diminuição da excreção.

Em virtude dessas alterações, alguns medicamentos permanecem por mais tempo em sua forma livre na circulação, aumentando o risco de toxicidade e superdosagem. Logo, deve ser reduzida a dose de qualquer medicamento prescrito. Deve-se reduzir a dose de anestésicos locais para dois tubetes de lidocaína 2% com epinefrina 1:100.000 por atendimento, e o uso de vasoconstritores como epinefrina e fenilefrina deve ser evitado em idosos cardiopatas por induzir bradicardia.

Em altas doses, a articaína e a prilocaína podem provocar metemoglobinemia, devendo seu uso ser evitado em pacientes com anemia, alterações na série vermelha, insuficiência cardíaca e uso crônico de paracetamol.

Nos casos em que está contraindicado o uso de vasoconstritor, este deve-se optar por mepivacaína 3% sem vasoconstritor.

## Hipertensos

Dados estatísticos revelam que, em 2009, a proporção de pacientes hipertensos representou 24,4% da população brasileira. Considerada uma doença silenciosa, a hipertensão arterial atinge cerca de 17 milhões de brasileiros e é responsável por 9,4 milhões de mortes no mundo, segundo a Organização Mundial da Saúde (OMS).[46]

No entanto, os pacientes em tratamento e controlados são considerados compensados e podem ser atendidos como pacientes normais. Para atendimentos eletivos, a pressão arterial (PA) máxima deve permanecer em até 140/90mmHg.

Para atendimentos de urgência, podem ser atendidos os pacientes com PA até 160/100mmHg (considerados hipertensos do tipo I).

Para os pacientes com PA entre 140/90 e 160/100mmHg, deve-se reduzir o número total de tubetes para dois de lidocaína 2% com epinefrina 1:100.000 ou quatro tubetes com epinefrina 1:200.000, ou, ainda, utilizar-se a prilocaína 3% com felipressina, quando indicado.

Para os pacientes com PA > 160/100mmHg, o atendimento, mesmo que de urgência, deve ser feito apenas em ambiente hospitalar ou seguindo as recomendações listadas no Quadro 7.15.

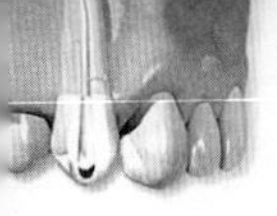



▶ **Quadro 7.15** Indicação de anestesia segundo histórico de hipertensão arterial

| | PA sistólica (mmHg) | PA diastólica (mmHg) | Atendimento | Aferição da PA | Anestesia |
|---|---|---|---|---|---|
| Normal (**sem** história de hipertensão) | **Até 120** | **90** | Normal (sem restrições de procedimentos) | 1 aferição na consulta inicial | Sem restrições (número máximo de tubetes conforme Quadro 7.11) |
| Normal (**com** história de hipertensão) | **Até 120** | **90** | Normal (sem restrições de procedimentos) | Aferir sempre em todas as consultas | |
| Pré-hipertensão | **121 a 139** | **81 a 89** | Preferencialmente urgências | 3 aferições – aguardar 5 minutos antes de cada aferição subsequente | Até 2 tubetes de lidocaína 2% com epinefrina 1:100.000 ou 4 tubetes com epinefrina 1:200.000; prilocaína 3% com felipressina (número menor de tubetes para o procedimento) |
| Hipertensão **estágio 1** | **140 a 159** | **90 a 99** | Somente urgências | | |
| Hipertensão **estágio 2** | **>160** | **>100** | Não atender Avaliação médica urgente | – | – |

Convém ressaltar a necessidade de aferição constante da PA durante a anamnese, em pacientes cardiopatas ou não. Caso o paciente relate ser hipertenso, a pressão deve ser sempre aferida durante todas as consultas, e o paciente deve ser questionado se está tomando a medicação e se está em dia com as consultas de retorno ao médico. Se o paciente apresentar uma PA que impossibilite o atendimento, o cirurgião-dentista não tem o aval médico para instituir uma nova dosagem da medicação que o paciente já usa. É necessário encaminhá-lo para o cardiologista para uma nova consulta, na qual o médico assistente avaliará a real necessidade de alteração da dosagem ou da medicação.

### Diabéticos

Em 2012, a International Diabetes Federation (IDF) divulgou os últimos dados sobre o diabetes no mundo, revelando que cerca de 371 milhões de pessoas entre 20 e 79 anos de idade apresentam algum tipo de diabetes. No Brasil, estima-se que cerca de 13,4 milhões de pessoas entre 20 e 79 anos sejam diabéticos.[47]

Pacientes diabéticos compensados devem ser considerados pacientes normais. Os pacientes não controlados devem ser atendidos apenas em casos de urgência, optando-se sempre por anestésicos com vasoconstritor felipressina ou mepivacaína 3% sem vasoconstritor, na menor dose eficaz. Deve-se optar por atendimentos, preferencialmente, pela manhã.

Apesar de a epinefrina ter ação contrária à da insulina (comportando-se como hormônio hiperglicêmico), a dose usada em odontologia é bastante segura e pode ser utilizada em pacientes compensados.

Deve ser lembrada a importância de se ter à disposição um glicosímetro no consultório para confirmar se o paciente realmente está controlado ou não. Em qualquer horário do dia (após se alimentar ou não), se a contagem estiver > *200mg/dL*, o paciente está *descompensado*.

## CONSIDERAÇÕES FINAIS

A observação clínica criteriosa de cada caso e a tomada de decisão para o tratamento de cada paciente de maneira individual são a chave para o sucesso na clínica diária. Além disso, a escolha correta do anestésico local depende dos seguintes fatores:

- Dente a ser anestesiado.
- Tipo de tratamento proposto (dentística, endodontia com ou sem sintomatologia).
- Tipo de técnica escolhida.
- Estado de saúde do paciente.

Cabe ressaltar ainda que nenhuma droga exerce uma única ação ou é isenta de toxicidade. O potencial de toxicidade de qualquer substância está sempre nas mãos do responsável pelo atendimento.

### Referências


1. Dreven LJ, Reader A, Beck M, Meyers WJ, Weaver J. An evaluation of an electric pulp tester as a measure of analgesia in human vital teeth. J Endod 1987; 13(5):233-8.
2. Certosimo AJ, Archer RD. A clinical evaluation of the electric pulp tester as an indicator of local anesthesia. Oper Dent 1996; 21(1):25-30.
3. Wikipedia. Anestesia 2013. Available from: http://pt.wikipedia.org/wiki/Anestesia.
4. Covino BGV, H.G. Local anesthetics: mechanism of action and clinical use. New York: Grune & Stratton, 1976.
5. Malamed SF. Local anesthetics: dentistry's most important drugs. J Am Dent Assoc 1994; 125(12):1571-6.
6. Ring ME. The history of local anesthesia. J Calif Dent Assoc 2007; 35(4):275-82.
7. Yagiela JA. Local anesthetics: a century of progress. Anesth Prog 1985; 32(2):47-56.
8. Malamed SF. Local anesthetics: dentistry's most important drugs, clinical update 2006. J Calif Dent Assoc 2006; 34(12):971-6.
9. Hawkins JM, Moore PA. Local anesthesia: advances in agents and techniques. Dent Clin North Am 2002; 46(4):719-32, ix.

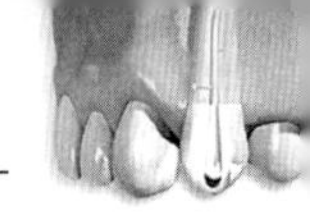

10. Malamed SF. Manual de anestesia local. 5. ed. Rio de Janeiro: Elsevier Editora, 2005. 398 p.
11. Nusstein JM, Reader A, Drum M. Local anesthesia strategies for the patient with a "hot" tooth. Dent Clin North Am 2010; 54(2):237-47.
12. Hasselgren G, Calev D. Endodontics emergency treatment sound and simplified. N Y State Dent J 1994; 60(6):31-3.
13. Hermann P. Diseases of the dental pulp. The Dental Cosmos 1919; 61(4):308-16.
14. Andrade ED. Farmacologia, anestesiologia e terapêutica em odontologia. São Paulo: Artes Médicas, 2006.
15. Madan GA, Madan SG, Madan AD. Failure of inferior alveolar nerve block: exploring the alternatives. J Am Dent Assoc 2002; 133(7):843-6.
16. Meechan JG. Why does local anaesthesia not work everytime? Dent Update 2005; 32(2):66-8, 70-2.
17. Potocnik I, Tomsic M, Sketelj J, Bajrovic FF. Articaine is more effective than lidocaine or mepivacaine in rat sensory nerve conduction block in vitro. J Dent Res 2006; 85(2):162-6.
18. Tambeli CH, Ferraz CCR, Monteiro MRFP, Sessle B. Neurofisiologia da dor. In: Tambeli CH (ed.) Fisiologia oral. ABENO: Odontologia Essencial: parte básica. São Paulo: Artes Médicas, 2014:39-51.
19. Narhi M, Virtanen A, Hirvonen T, Huopaniemi T. Comparison of electrical thresholds of intradental nerves and jaw-opening reflex in the cat. Acta Physiol Scand 1983; 119(4):399-403.
20. Mikesell P, Nusstein J, Reader A, Beck M, Weaver J. A comparison of articaine and lidocaine for inferior alveolar nerve blocks. J Endod 2005; 31(4):265-70.
21. Nist RA, Reader A, Beck M, Meyers WJ. An evaluation of the incisive nerve block and combination inferior alveolar and incisive nerve blocks in mandibular anesthesia. J Endod 1992; 18(9):455-9.
22. Najjar TA. Why can't you achieve adequate regional anesthesia in the presence of infection? Oral Surg Oral Med Oral Pathol 1977; 44(1):7-13.
23. Modaresi J, Mozayeni MA, Dianat O. Comparing the quality of anaesthesia in normal and inflamed teeth by pulp testing. Aust Endod J 2005; 31(3):120-2.
24. Modaresi J, Dianat O, Soluti A. Effect of pulp inflammation on nerve impulse quality with or without anesthesia. J Endod 2008; 34(4):438-41.
25. Cohen S, Burns RC. Pathways of the pulp. 8. ed. St. Louis: Mosby Co., 2002.
26. Ritchie JM, Ritchie BR. Local anesthetics: effect of pH on activity. Science 1968; 162(3860):1394-5.
27. Ririe DG, Walker FO, James RL, Butterworth J. Effect of alkalinization of lidocaine on median nerve block. Br J Anaesth 2000; 84(2):163-8.
28. Modaresi J. Recording of dental pulp response of inflamed and normal teeth with and without anaesthetic application in cats. An answer to why we can't reach profound anaesthesia in inflamed teeth. Mashhad, Iran: Mashhad Medical Sciences University, 1977.
29. Henry MA, Luo S, Foley BD, Rzasa RS, Johnson LR, Levinson SR. Sodium channel expression and localization at demyelinated sites in painful human dental pulp. J Pain 2009; 10(7):750-8.
30. Blair MR. Cardiovascular pharmacology of local anaesthetics. Br J Anaesth 1975; 47 suppl:247-52.
31. Childers M, Reader A, Nist R, Beck M, Meyers WJ. Anesthetic efficacy of the periodontal ligament injection after an inferior alveolar nerve block. J Endod 1996; 22(6):317-20.
32. Claffey E, Reader A, Nusstein J, Beck M, Weaver J. Anesthetic efficacy of articaine for inferior alveolar nerve blocks in patients with irreversible pulpitis. J Endod 2004; 30(8):568-71.
33. Aggarwal V, Jain A, Kabi D. Anesthetic efficacy of supplemental buccal and lingual infiltrations of articaine and lidocaine after an inferior alveolar nerve block in patients with irreversible pulpitis. J Endod 2009; 35(7):925-9.
34. Kanaa MD, Whitworth JM, Meechan JG. A prospective randomized trial of different supplementary local anesthetic techniques after failure of inferior alveolar nerve block in patients with irreversible pulpitis in mandibular teeth. J Endod 2012; 38(4):421-5.
35. Matthews R, Drum M, Reader A, Nusstein J, Beck M. Articaine for supplemental buccal mandibular infiltration anesthesia in patients with irreversible pulpitis when the inferior alveolar nerve block fails. J Endod 2009; 35(3):343-6.
36. Fan S, Chen WL, Pan CB et al. Anesthetic efficacy of inferior alveolar nerve block plus buccal infiltration or periodontal ligament injections with articaine in patients with irreversible pulpitis in the mandibular first molar. Oral Surg Oral Med Oral Pathol Oral Radiol Endod 2009; 108(5):e89-93.
37. Vreeland DL, Reader A, Beck M, Meyers W, Weaver J. An evaluation of volumes and concentrations of lidocaine in human inferior alveolar nerve block. J Endod 1989; 15(1):6-12.
38. Haase A, Reader A, Nusstein J, Beck M, Drum M. Comparing anesthetic efficacy of articaine versus lidocaine as a supplemental buccal infiltration of the mandibular first molar after an inferior alveolar nerve block. J Am Dent Assoc 2008; 139(9):1228-35.
39. Pereira LA, Groppo FC, Bergamaschi C de C et al. Articaine (4%) with epinephrine (1:100,000 or 1:200,000) in intraosseous injections in symptomatic irreversible pulpitis of mandibular molars: anesthetic efficacy and cardiovascular effects. Oral Surg Oral Med Oral Pathol Oral Radiol 2013; 116(2):e85-91.
40. Vahatalo K, Antila H, Lehtinen R. Articaine and lidocaine for maxillary infiltration anesthesia. Anesth Prog 1993; 40(4):114-6.
41. Sherman MG, Flax M, Namerow K, Murray PE. Anesthetic efficacy of the Gow-Gates injection and maxillary infiltration with articaine and lidocaine for irreversible pulpitis. J Endod 2008; 34(6):656-9.
42. Montan MF, Cogo K, Bergamashi CC, Volpato MC, Andrade ED. Mortalidade relacionada ao uso de anestésicos locais em odontologia. RGO 2007; 55(2):197-202.
43. Neves RS, Neves ILI, Giorgi DMA et al. Efeitos do uso da adrenalina na anestesia local odontológica em portador de coronariopatia. Arq Bras Cardiol 2007; 88(5):545-51.
44. Conrado VCLS, Andrade J, Angelis GAMC et al. Efeitos cardiovasculares da anestesia local com vasoconstritor durante exodontia em coronariopatas. Arq Bras Cardiol 2007; 88(5):507-13.
45. Rood JP. Local analgesia during pregnancy. Dent Update 1981; 8(7):483-5.
46. Sociedade-Brasilelra-de-Hipertensão. 2013. Available from: http://www.sbh.org.br/geral/noticias.asp?id=414.
47. International-Diabetes-Federation. Diabetes Atlas 2012. Available from: http://www.idf.org/sites/default/files/5E_IDFAtlasPoster_2012_EN.pdf.

# 8

# Isolamento Absoluto do Campo Operatório

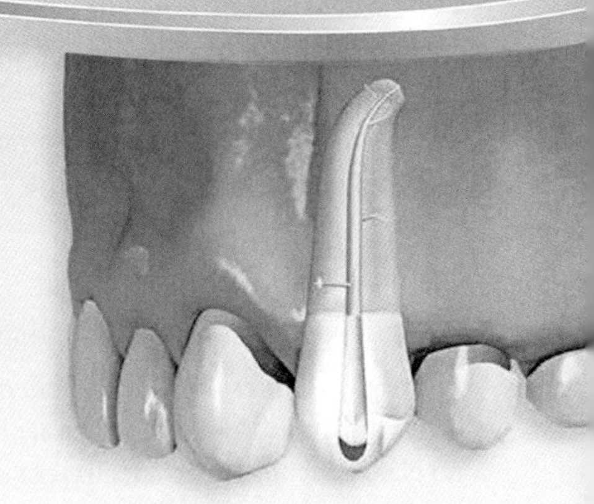

Helena Rosa Campos Rabang
Fernando Sili Vilhena
Marcello Ghetti de Melo
Anna Beatriz Mourão Oliveira

## INTRODUÇÃO

Na endodontia, a utilização do isolamento absoluto, procedimento que consiste em isolar o dente do contato com saliva, sangue, secreções e demais estruturas morfológicas da cavidade bucal, é obrigatória para a realização do tratamento.[1-3] Por sua ausência, a qualquer momento, um procedimento clínico endodôntico de rotina pode ser transformado em uma emergência médica de final imprevisível.[4] Portanto, no momento atual, por questões biológicas, éticas e legais, o isolamento absoluto é considerado um dos princípios básicos da endodontia por impedir que, durante o tratamento, haja contato do campo operatório e dos instrumentos de trabalho com saliva, sangue, fluidos tissulares e demais estruturas da cavidade oral. Por conseguinte, a não utilização do isolamento absoluto é considerada negligência profissional.[5]

Até a invenção da cuspideira e dos modernos ejetores de saliva, finalmente introduzidos em 1882, os cirurgiões-dentistas se defrontavam com o problema de manter os dentes secos quando os obturavam ou restauravam. Entretanto, o grande avanço aconteceu em março de 1864, quando o Dr. Sanford Christie Barnum (Figura 8.1), ao tentar obter um campo seco na cavidade de um molar inferior esquerdo, cortou um pedaço de seu avental de tecido oleado, fez um orifício nele e o fixou ao colo do dente com um pequeno anel de borracha. Ali nascia o dique de borracha, que 2 meses depois foi descrito pela primeira vez, em encontro da Connecticut Valley Dental Society, na cidade de Nova York, pelo próprio Dr. Barnum.[6-8]

Assim, em 1867, o lençol de borracha já era comercializado pela *S.S. White Dental*, enquanto os primeiros grampos tornaram-se disponíveis entre 1870 e 1880. A primeira pinça perfuradora, desenhada em formato de tesoura, foi patenteada no ano de 1876 pelo Dr. P.T. Smith. A precursora da atual pinça porta-grampo, de Bowman-Allan, surgiu na mesma época.[9] Em 1890, Colyer descreveu o primeiro arco para isolamento e uma técnica completa para isolamento absoluto, encerrando aquela etapa correspondente aos precursores do isolamento absoluto.[10-12]

Dentre as principais vantagens do isolamento absoluto podem ser destacadas:

- Mantém o campo seco, impedindo a contaminação e possibilitando a manutenção da cadeia asséptica.[13-17]
- Protege e afasta os tecidos moles, facilitando a visualização da área de trabalho do operador e impedindo o contato de substâncias químicas com os tecidos da cavidade oral.[13]
- Diminui o cansaço e melhora o desempenho do profissional, pois possibilita que ele atue em um campo seco, isolado de saliva, sangue e outros fluidos tissulares.[5]

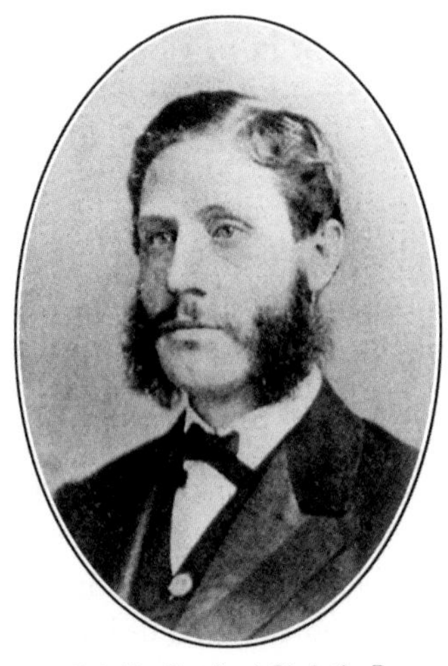

▶ **Figura 8.1** Dr. Sanford Christie Barnum.

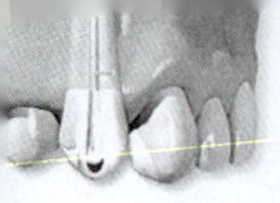



- Evita que o paciente degluta ou aspire algum instrumento e/ou substância química utilizados durante o tratamento endodôntico.[13-15,18,19]
- Impede o contato direto de debris, substâncias químicas e medicamentos que podem ocasionar lesões aos tecidos da cavidade oral do paciente.[13-15]
- Controla a infecção cruzada, protegendo e aumentando a eficiência do tratamento.[3,9,15,20,21]

## PREPARO BÁSICO

### Condições individuais do paciente

Alguns fatores individuais podem interferir na realização do isolamento absoluto, devendo ser levados em consideração no planejamento prévio à realização do procedimento:[9]

- Abertura de boca limitada ou reduzida.
- Dentes com inclinação ou posicionamento atípicos.
- Expulsividade excessiva de dentes parcialmente erupcionados.
- Pacientes portadores de fobias ou alergias.
- Dentes com grandes destruições coronárias e margem cervical subgengival.
- Dentes esplintados ou pilares de trabalhos protéticos fixos.
- Tratamento ortodôntico.
- Hipertrofias gengivais.
- Fatores psicológicos.

### Adequação da cavidade bucal

Todo o cálculo e a placa bacteriana do dente a ser tratado e dos adjacentes devem ser removidos, e um bochecho prévio ao tratamento deve ser realizado com solução de gluconato de clorexidina 0,12%, visando reduzir o número de microrganismos na boca.[22]

O polimento coronário prévio ao isolamento também deverá ser realizado.[9] Inicialmente, realiza-se profilaxia no dente para eliminar o biofilme bacteriano[23] e, em situações mais complexas, pode ser necessária a cirurgia periodontal prévia para aumento de coroa clínica com o objetivo de isolar e tratar adequadamente o dente.[24]

### Preparo do dente

- Remoção de todo o tecido cariado.[25,26]
- Remoção de restaurações que estejam com infiltração de cárie ou que possam permitir a percolação dos fluidos da cavidade oral ou das substâncias químicas utilizadas no tratamento endodôntico.[25,26]
- Remoção de pontas e arestas cortantes, evitando danos ao lençol de borracha e possibilitando a obtenção de pontos de referência confiáveis para a odontometria.[26]
- Verificação e liberação do espaço interproximal, possibilitando a penetração do lençol de borracha até a margem gengival.[23]
- Lubrificação do dente que será isolado, por exemplo, com pequena quantidade de vaselina, permitindo um deslizamento mais fácil e suave do lençol de borracha pelo grampo e pelos espaços interdentais.[26]

## MATERIAL E INSTRUMENTAL

### Arco

O arco é o dispositivo de fixação e estiramento do lençol de borracha, podendo ser fabricado em metal ou plástico autoclavável. Para utilização na endodontia, optamos por arcos plásticos, em virtude de possíveis interferências do metal nas tomadas radiográficas. Os arcos com o formato de U são chamados de arcos de Young, e aqueles fechados na parte de cima, de formato octogonal, são denominados arcos de Ostby (Figura 8.2). Existem também modelos de arcos dobráveis, idealizados para facilitar a tomada radiográfica e a utilização em pacientes portadores de fobias, além de arcos descartáveis que já vêm montados com o lençol de borracha.[5]

### Lençol de borracha

Confeccionado em látex, o lençol de borracha é comercializado em rolos ou cortado e individualizado nos tamanhos de 13×13cm e 15×15cm, apresentando espessuras e cores diversas (Figura 8.3). Para os dentes posteriores, o lençol cortado em tamanho maior poderá facilitar a

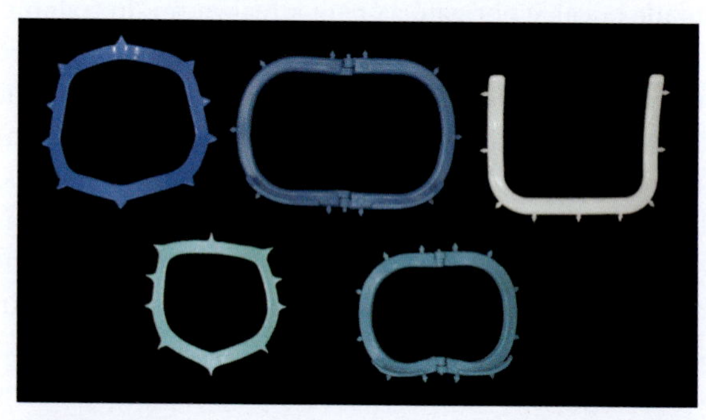

▶ **Figura 8.2** Tipos de arcos utilizados para isolamento absoluto.

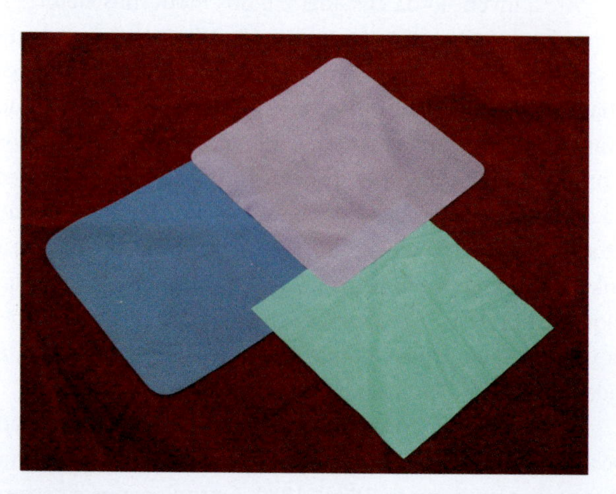

▶ **Figura 8.3** Apresentação de lençóis de borracha para isolamento absoluto.

realização do procedimento. Quanto à espessura, apesar de apresentarem melhor adaptação, as mais finas podem ser rasgadas com mais facilidade, sendo as de espessura média as mais indicadas para o isolamento absoluto no tratamento endodôntico.[5] A utilização do lençol de cores mais escuras proporciona maior contraste entre as estruturas do dente e o lençol de borracha.[26] Para pacientes com alergia ao látex, é comercializado pela Coltene/Whaledent Inc. um lençol fabricado com borracha não derivada do látex, sintética e sem talco. Disponível em tamanho único (15×15cm) e de espessura média, tem apenas um terço da resistência à tensão apresentada pela borracha à base de látex e sua durabilidade é de 3 anos.[27] Outro recurso consiste em proteger com guardanapo de papel entre a pele do paciente e o lençol de borracha, evitando o contato direto com o látex.

## Pinça perfuradora

A pinça perfuradora é utilizada para a realização do furo no lençol de borracha, sendo a de Ainsworth a mais usada (Figura 8.4). O tamanho do furo pode ser selecionado na pinça perfuradora, sendo o de maior diâmetro o mais utilizado em endodontia[5] (Figura 8.5). Devem ser evitadas irregularidades ou lacerações que possam rasgar o lençol ou permitir a passagem de fluidos e/ou soluções químicas.

O posicionamento do furo no lençol deve permitir o posicionamento centralizado do conjunto arco e lençol em relação à boca e ao nariz do paciente, de modo que o ar expirado não comprometa o campo operatório. Para a realização do furo, o arco com o lençol deve ser centralizado e uma marcação realizada na posição correspondente ao dente a ser tratado. Outra forma de posicionamento do furo consiste em realizá-lo no centro para os dentes posteriores, 1cm acima para os dentes anteriores superiores e 1cm abaixo para os dentes anteriores inferiores.[5]

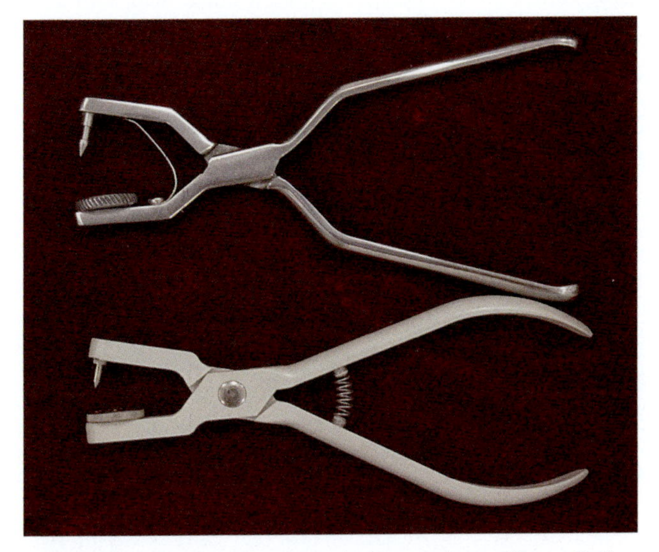

▶ **Figura 8.4** Pinças perfuradoras de Ainsworth metálica e plástica.

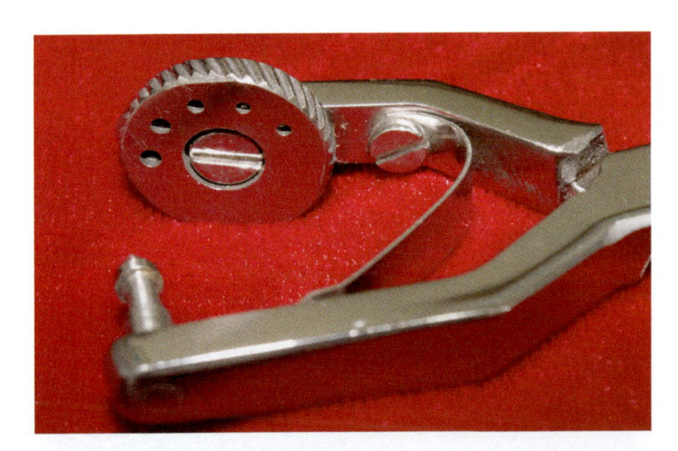

▶ **Figura 8.5** Detalhe da parte ativa de uma pinça perfuradora de Ainsworth.

## Pinça porta-grampo

As pinças mais utilizadas são as do tipo Palmer, que são retas, ou as de Brewer, que apresentam dupla curvatura[9] (Figuras 8.6 e 8.7). São utilizadas para colocação e remoção do grampo no colo dentário para fixação do isolamento absoluto (Figura 8.8).[5]

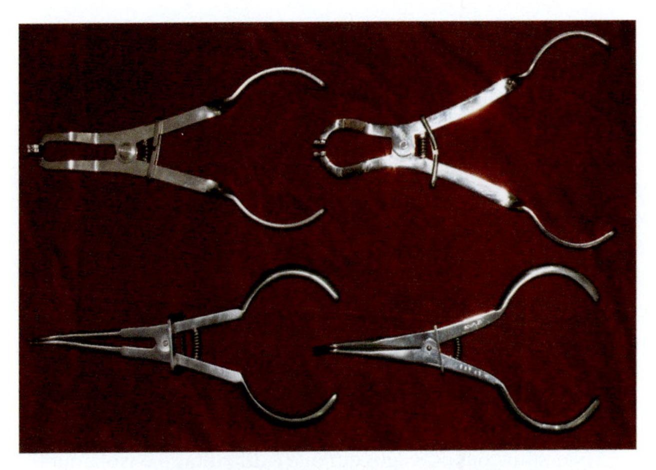

▶ **Figura 8.6** Pinças porta-grampo.

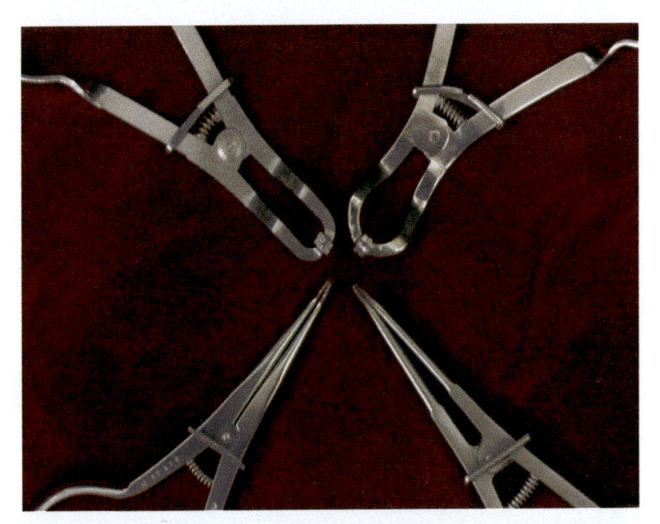

▶ **Figura 8.7** Detalhe das partes ativas de algumas pinças porta-grampo.

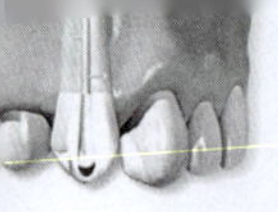



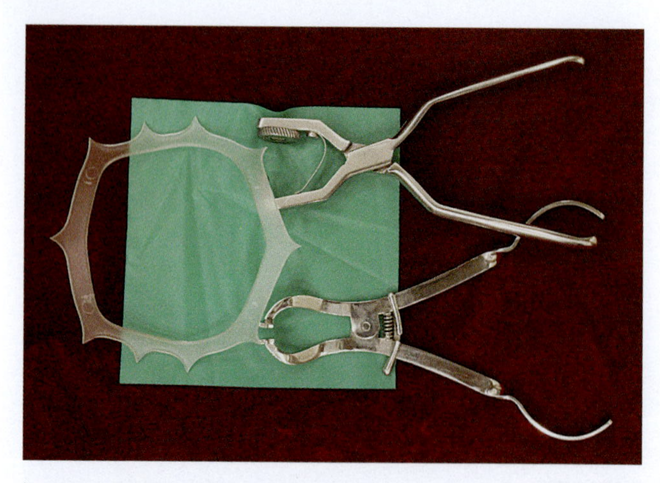

▶ **Figura 8.8** Vista do arco de Ostby, lençol de borracha, pinça perfuradora e pinça porta-grampo.

### Grampos

Os grampos são confeccionados em aço inoxidável e têm como principal função manter o lençol de borracha adaptado à cervical do dente, além de afastar os tecidos gengivais.[5] Os grampos são compostos por (Figura 8.9):[9]

- Parte ativa, que vai variar conforme o grupo dentário a que se destinam.
- Orifícios por onde a parte ativa da pinça porta-grampo é inserida.
- Asa ou aba (que poderá estar ausente em alguns tipos de grampos), que auxilia a retenção do lençol de borracha durante o ajuste do conjunto grampo/lençol ao dente.
- Alça de união.

Os grampos podem ser divididos, de acordo com sua numeração, em grampos para molares (n^os^ 200 a 205), grampos para pré-molares (n^os^ 206 a 208) e grampos para incisivos e caninos (n^os^ 210 a 212).[5,24]

Nas situações especiais em que é dificultado o isolamento, como nos casos de coroa clínica expulsiva, grandes destruições coronárias ou posicionamento dentário atípico, podem ser usados grampos de maneira indistinta, sendo o grampo 211 o mais utilizado para os casos de dificuldade de isolamento em todos os grupos dentários. Também podem ser usados os grampos especiais 14, 14A, 8A e W8A, para os molares, e os grampos 00, 1, 1A e 2, para os pré-molares, caninos e incisivos. Alguns têm a parte ativa serrilhada para facilitar sua fixação e estabilização em dentes muito destruídos (Figura 8.10).[5] O grampo a ser utilizado deverá ser selecionado e testado previamente, de modo a se adaptar firmemente ao dente por meio de um contato de quatro pontos ou de um contato circular, e não deve se movimentar durante o tratamento, comprometendo o isolamento. Para prevenção de possíveis acidentes, como deglutição ou aspiração do grampo pelo paciente, o grampo deverá ser amarrado com fio dental.[9,26]

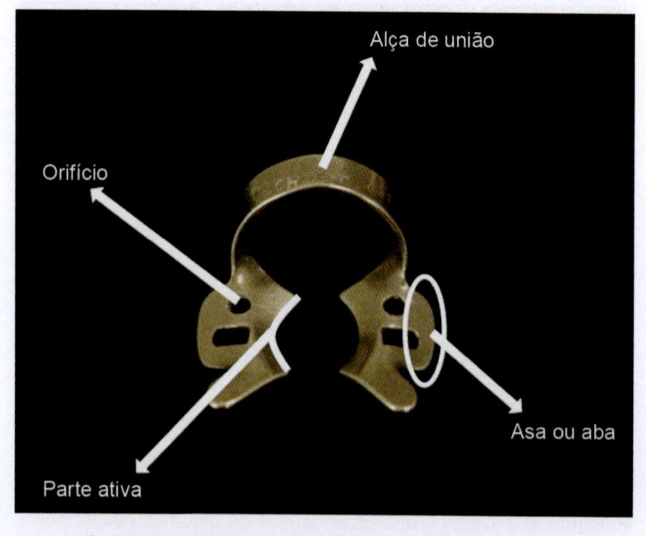


▶ **Figura 8.9** Partes de um grampo de isolamento.

## TÉCNICAS PARA COLOCAÇÃO

Para colocação do isolamento absoluto, de acordo com a situação clínica, pode-se optar pelas seguintes técnicas:

### Colocação do conjunto grampo, lençol e arco em um tempo operatório

Para a realização dessa técnica é necessária a utilização de grampos com asa ou aba que o adaptem ao orifício no lençol de borracha. Com o auxílio da pinça porta-grampo, o grampo é distendido e levado com todo o conjunto até adaptar-se à cervical do dente. A invaginação no lençol de borracha no espaço interproximal deve ser feita com o auxílio de fio dental, e o lençol deverá ser passado para baixo do grampo com pressão digital ou com instrumento rombo, tomando-se o cuidado de não danificar ao lençol.[5,9,27]

### Colocação do lençol e arco seguidos do grampo

Com uma das mãos, leva-se o arco com o lençol em posição, pressiona-se o orifício do lençol sobre o dente com o dedo indicador e o polegar e, com a outra mão, leva-se o grampo com o auxílio da pinça porta-grampo.[5,9,27] Essa técnica é facilitada quando se trabalha a quatro mãos.

### Colocação inicial do grampo e posterior colocação do lençol e do arco

Essa técnica está indicada nos casos de dentes que apresentam dificuldade de acesso. Consiste na adaptação do grampo e na posterior colocação do lençol e do arco, passando-se o orifício por sobre o dente de distal para mesial e posicionando-se o lençol sob o grampo na vestibular e lingual e, com o auxílio do fio dental, nas proximais.[5,9,27]

Quando se deseja diminuir a tensão da borracha no arco, é possível levar o grampo com o lençol e posteriormente o arco, distendendo o lençol o mínimo possível ao prendê-lo no arco.

Independentemente da técnica utilizada, ao final da colocação o isolamento deverá estar posicionado de modo a im-

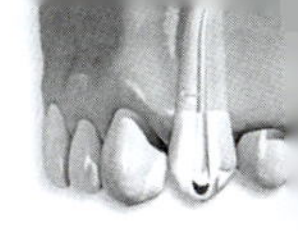

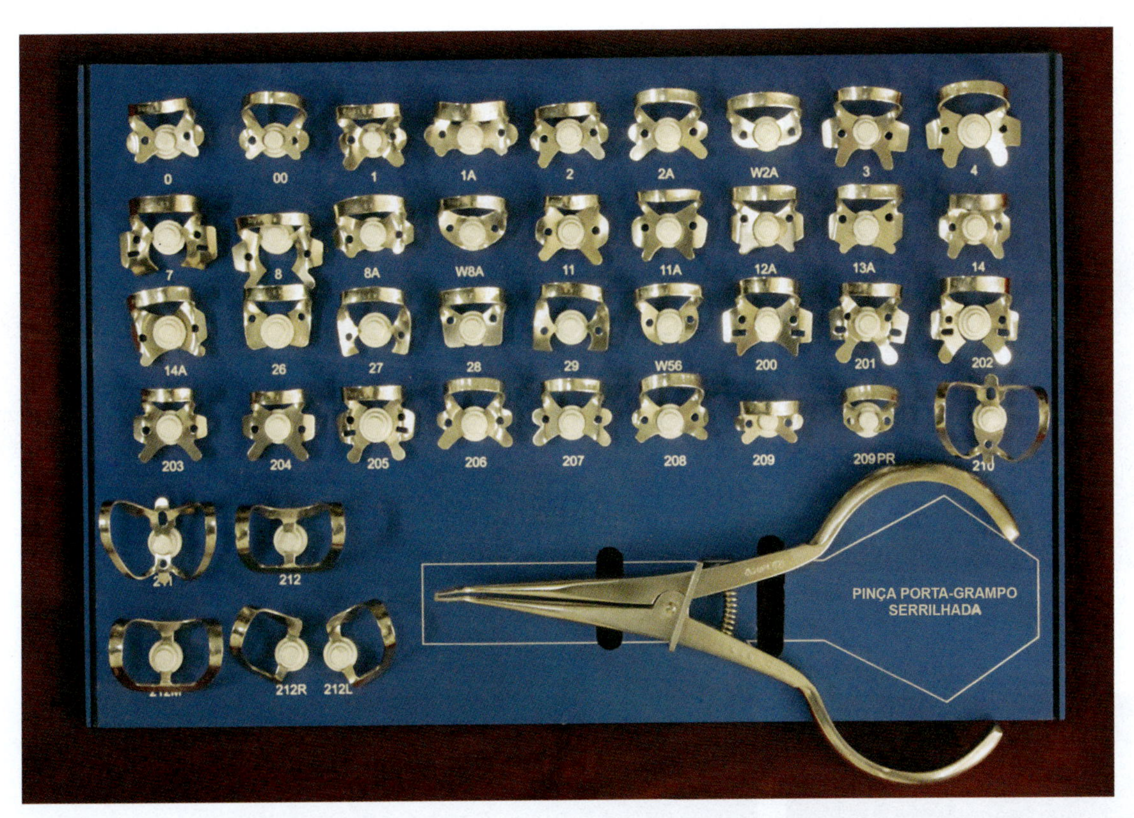


▶ **Figura 8.10** Mostruário de grampos de isolamento com a respectiva numeração.

pedir que o ar expirado vá para o campo operatório.[9] Além disso, o grampo deverá estar firme e estabilizado, assim como os bordos do orifício do lençol deverão estar conectados com tecido dentário sadio em toda a extensão do dente.

## VEDAMENTO E DESINFECÇÃO DO CAMPO OPERATÓRIO

Para melhorar a justaposição do lençol sobre o dente, é recomendável a realização de uma amarria com fio dental em volta do dente.[9,23,28] Nos casos em que não há passagem do fio, ou quando o fio sai danificado após a passagem pelo espaço interproximal, podem ser utilizadas borracha de afastamento (Figura 8.11) ou tiras de lixa e minisserras (Figura 8.12).[9]

Entretanto, para garantia de vedamento, pode-se utilizar o cianoacrilato (Figura 8.13), que deverá ser colocado com o auxílio de uma espátula ao redor de toda a interface dente/lençol de borracha.[29] Outra opção para auxiliar o vedamento consiste na utilização de resinas especiais tipo Gingi Dam® ou Top Dam® (Figura 8.14).[5]

Após o vedamento, deve-se proceder à desinfecção do campo operatório. Para isso é possível o uso de álcool 70%, hipoclorito de sódio 5%, soluções iodadas ou clorexidina 2%, que deverão ser aplicados com gaze ou algodão, em movimentos circulares, partindo-se do dente para a periferia do lençol de borracha.[5,9]

As Figuras 8.15 a 8.29 mostram o material básico para isolamento e um caso clínico que descreve os passos operatórios realizados durante o isolamento absoluto.

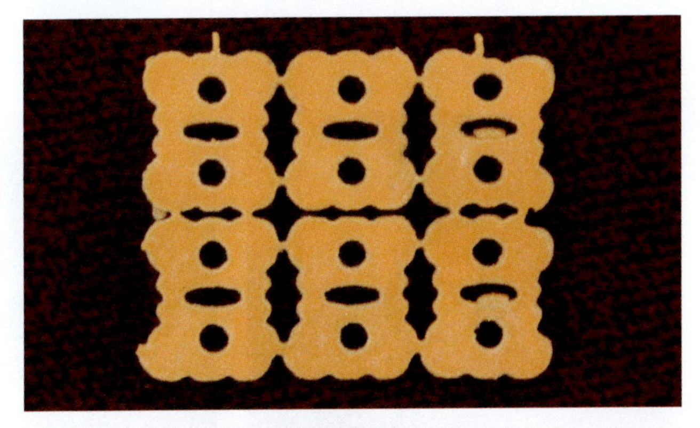

▶ **Figura 8.11** Afastador de borracha.

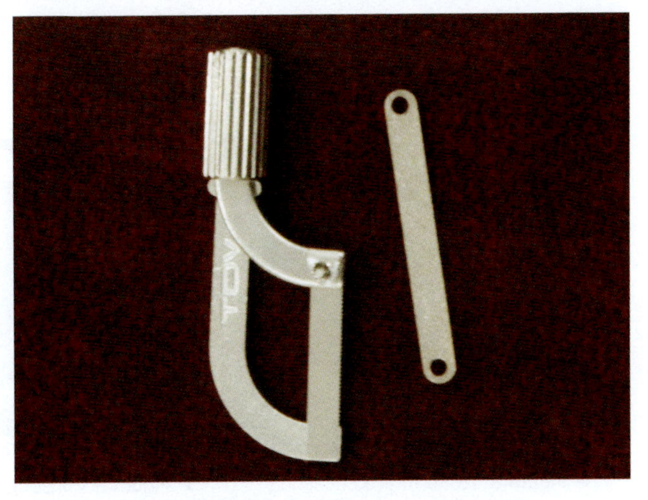

▶ **Figura 8.12** Arco e serra.

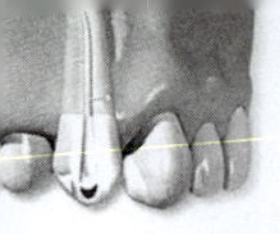



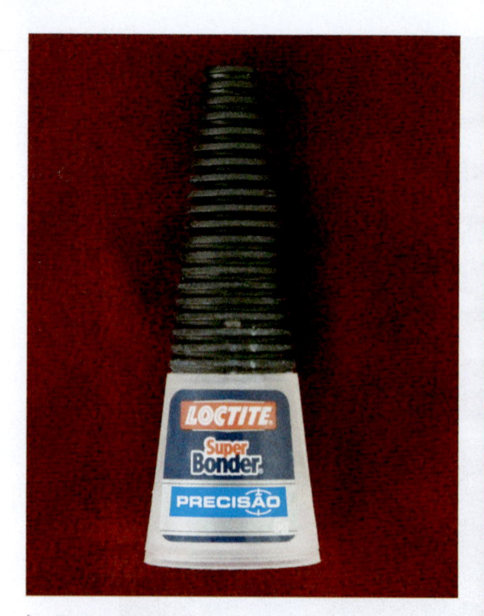


▶ **Figura 8.13** Cianoacrilato – Super Bonder® Precisão.

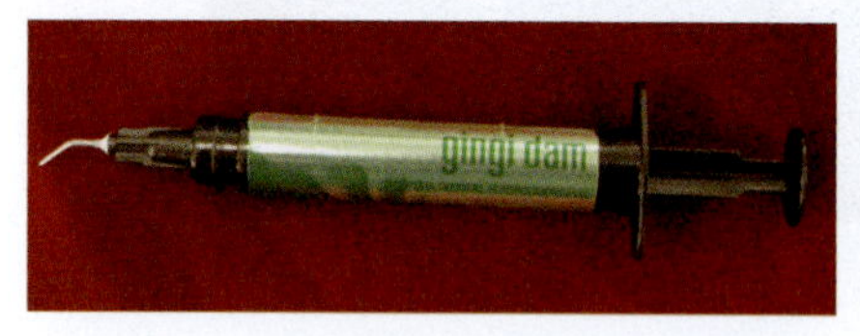


▶ **Figura 8.14** Resina especial tipo Gingi Dam®.

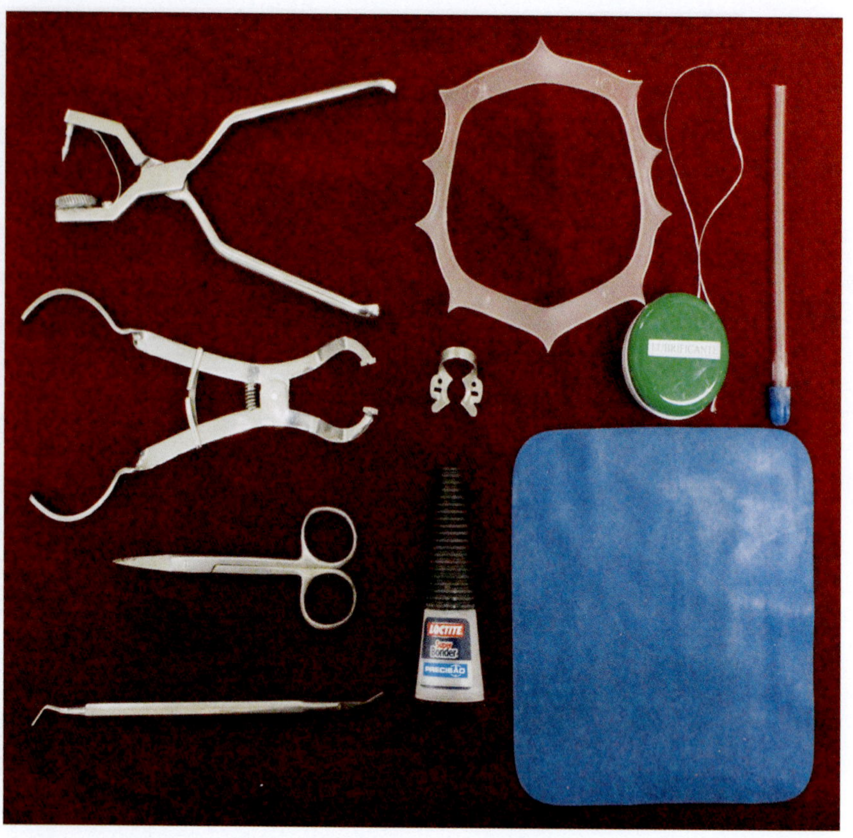

▶ **Figura 8.15** Vista do material básico necessário para isolamento.

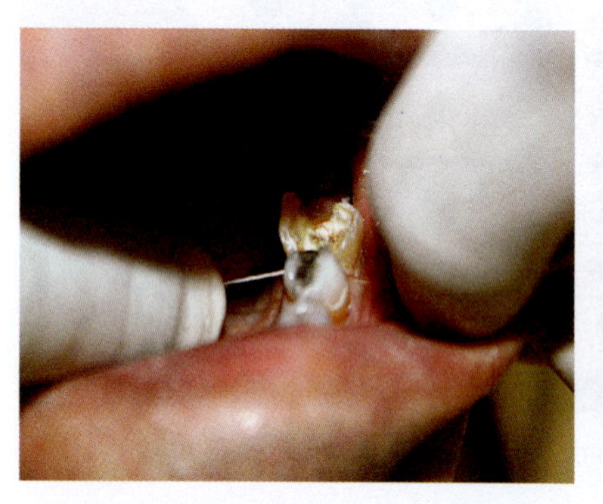

▶ **Figura 8.16** Fio dental sendo utilizado.

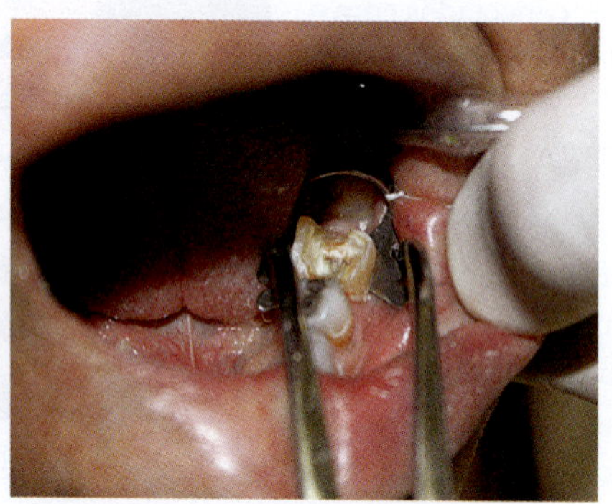

▶ **Figura 8.17** Seleção e teste do grampo.

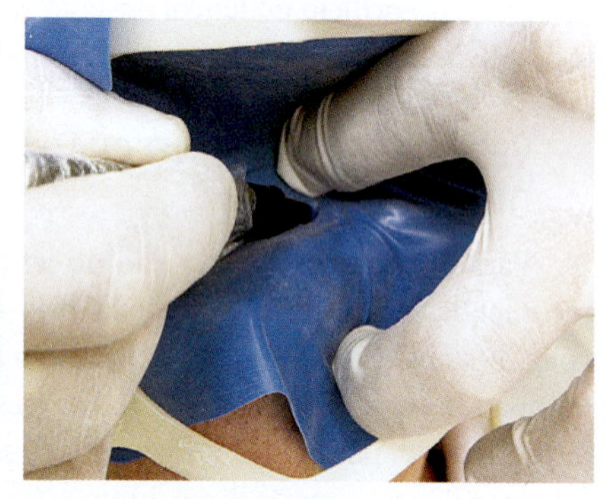

▶ **Figura 8.18** Marcação da posição do furo no lençol de borracha.

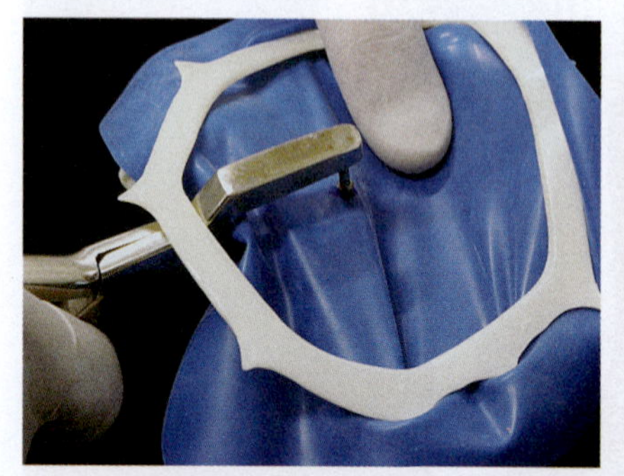

▶ **Figura 8.19** Perfuração do lençol.

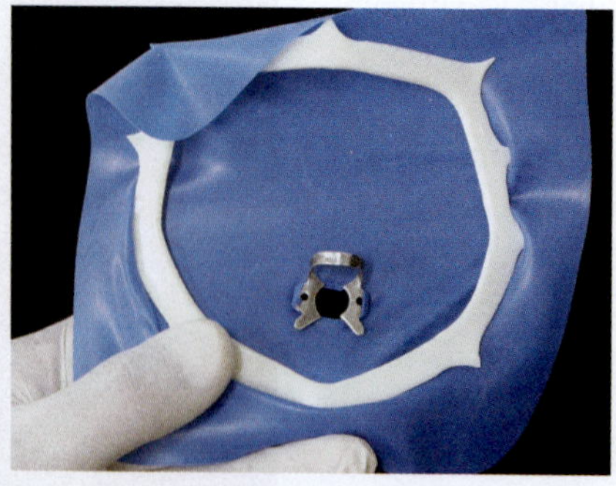

▶ **Figura 8.20** Conjunto arco, lençol e grampo montado.

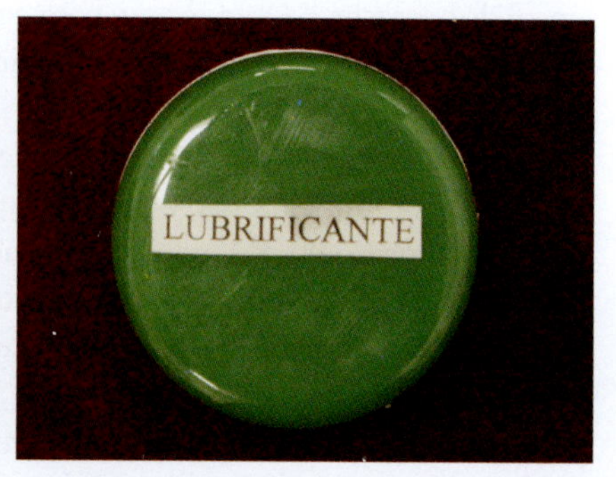


▶ **Figura 8.21** Lubrificante para o furo no lençol de borracha.

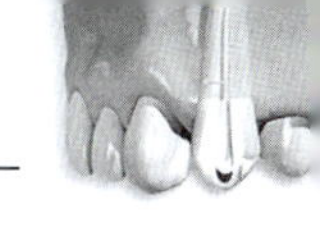

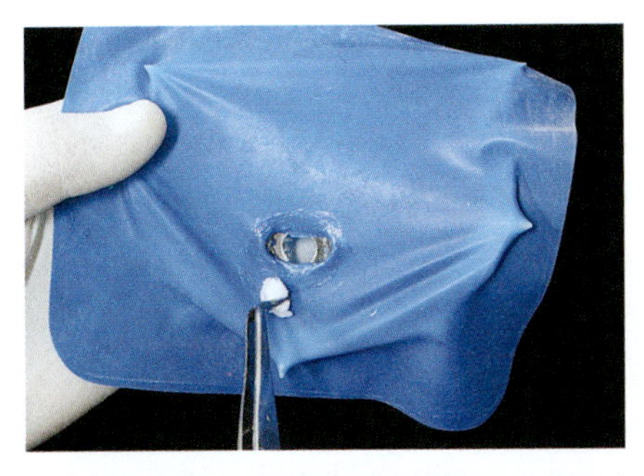

▶ **Figura 8.22** Lubrificação do furo no lençol de borracha.

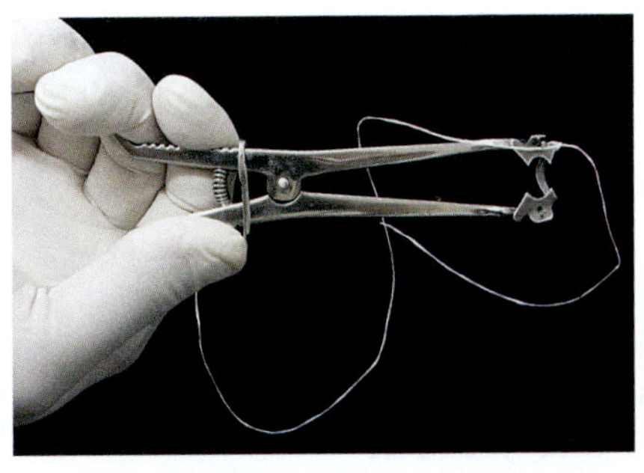

▶ **Figura 8.23** Empunhadura da pinça com grampo e amarria.

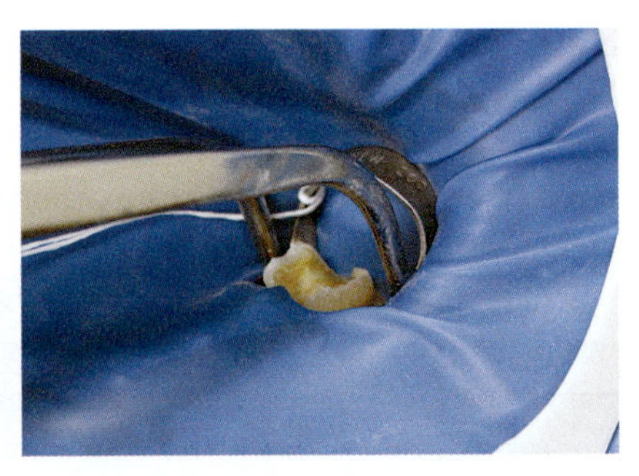

▶ **Figura 8.24** Inserção do conjunto arco, lençol e grampo no dente a ser isolado.

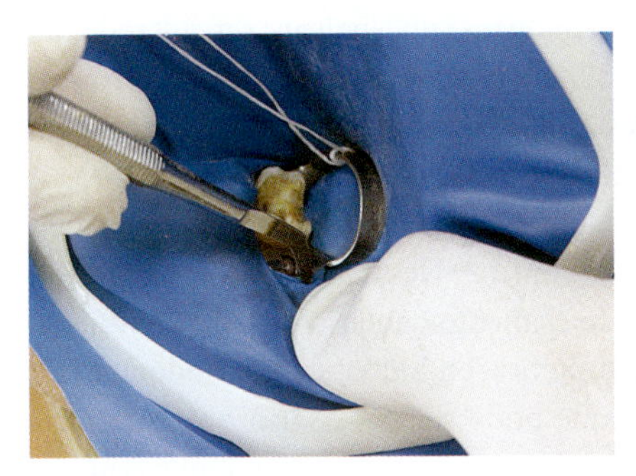

▶ **Figura 8.25** Ajuste do lençol sob a asa do grampo.

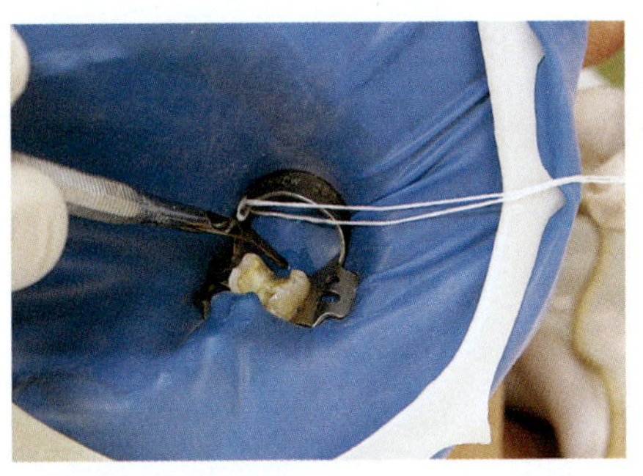

▶ **Figura 8.26** Vedamento com cianoacrilato levado com auxílio de uma espátula 1.

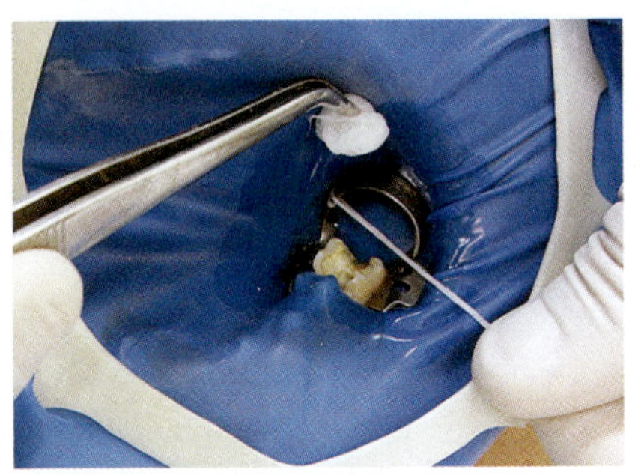

▶ **Figura 8.27** Desinfecção do campo operatório.

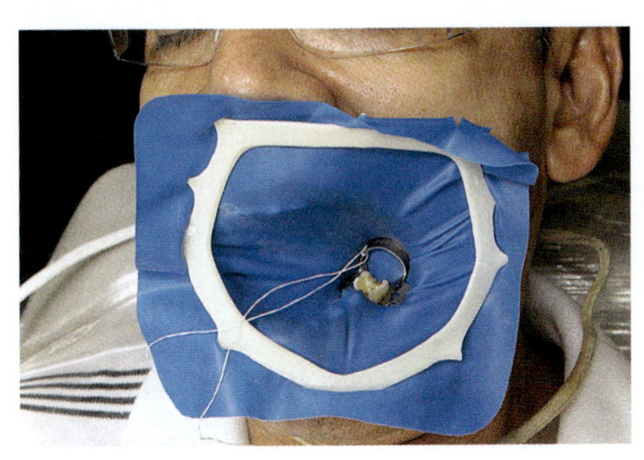

▶ **Figura 8.28** Aspecto do elemento dentário isolado.

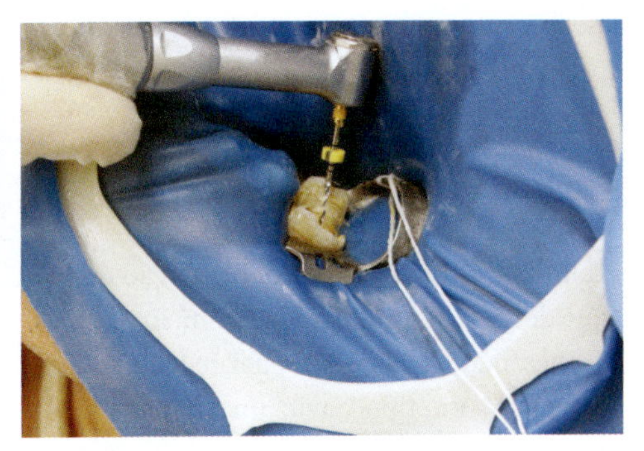

▶ **Figura 8.29** Aspecto durante o tratamento endodôntico.

## RECURSOS CLÍNICOS E CIRÚRGICOS

Algumas situações clínicas podem dificultar ou, até mesmo, inviabilizar a colocação do isolamento absoluto segundo os conceitos descritos neste capítulo. Entretanto, lançando mão de recursos multidisciplinares, é possível ultrapassar essas dificuldades para execução do isolamento absoluto.

Dentre as principais dificuldades presentes no dia a dia da clínica endodôntica, podem ser relacionadas:

- Colocação e retenção do grampo nos casos de dentes parcialmente erupcionados, coroas com formato cônico, preparos protéticos ou com coroas muito expulsivas e dentes com posicionamento atípico.
- Dificuldade de vedamento marginal do isolamento em virtude do posicionamento subgengival da margem cervical do dente, impossibilitando a adaptação do lençol.

### Recursos clínicos

#### *Dentística*

Em dentes que necessitam tratamento endodôntico e apresentam dificuldade de retenção e fixação do grampo em razão da expulsividade da coroa, seja por característica morfológica própria do elemento dentário, seja por estar parcialmente erupcionado ou por apresentar preparo protético expulsivo, pode-se proceder à colocação de resinas compostas em torno da coroa, na forma de *plugs* ou botões, ou na forma de cintas ao redor da coroa, para auxiliar a retenção do grampo. Esses *plugs* ou cintas de resina permanecem no dente entre as consultas e são removidos após o término do tratamento endodôntico.

Em situações que envolvam perda de estrutura dentária que comprometa o isolamento, como nos casos de cavidades

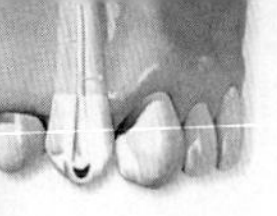



classe V ou de coroas com grandes áreas de destruição, pode-se realizar a reconstrução dessas paredes ausentes com resinas compostas ou ionômero de vidro, que poderão ser utilizados com o auxílio de matriz de aço e porta-matriz com o uso concomitante de cunhas de madeira.[5,9]

Cabe salientar que medidas preventivas deverão ser efetuadas para que não ocorra obliteração dos canais com o material restaurador quando da realização dessas reconstruções. Nos casos de cavidades classe V com comunicação com o endodonto, pode-se introduzir no canal, via cavidade de acesso, um instrumento liso, como condensadores verticais ou espaçadores digitais.[9]

Nas reconstruções de paredes ou de caixas proximais, podem ser usados restauradores temporários tipo Cavit® ou Coltosol® sobre uma bolinha de algodão colocada na entrada dos canais para prevenir sua obliteração com o material utilizado para reconstrução da parede.

#### *Prótese*

Recursos protéticos também podem ser utilizados no intuito de possibilitar boas condições para o isolamento absoluto. Como principais recursos protéticos podem ser citados:[9]

- Restaurações metálicas fundidas ou coroas totais metálicas.
- Restaurações provisórias em resina acrílica autopolimerizável.
- Cimentação de anéis de cobre.
- Cimentação de bandas ortodônticas.

Nesses casos, também se deve prevenir obliteração da entrada dos canais, que deverão ser protegidos por meio da colocação de bolinha de algodão na câmara pulpar recoberta com material restaurador provisório tipo Cavit® ou similar.

Uma observação importante refere-se à tentativa de manutenção de restaurações protéticas preexistentes durante o tratamento endodôntico. Essa conduta pode acarretar a falta de vedamento adequado, assim como a impossibilidade de visualização das paredes do remanescente dentário, que podem apresentar trincas, fraturas e cáries.

#### *Ortodontia*

Como citado por Inojosa,[5] a indicação mais comum para extrusão ortodôntica é a fratura de um dente anterior com margem abaixo da crista óssea.

Esse procedimento é geralmente acompanhado de cirurgia periodontal, para que seja restabelecido o espaço biológico necessário ao sucesso do tratamento.

Os pacientes com aparelho ortodôntico no momento em que é necessário tratamento endodôntico devem ser avaliados previamente quanto à necessidade de encaminhamento ao ortodontista para remoção do fio ortodôntico e/ou braquete do elemento dentário envolvido.

Em alguns casos clínicos, observa-se a possibilidade de colocação do grampo para isolamento na margem cervical do dente, sob o braquete, sendo os espaços existentes vedados com cianoacrilato e/ou barreira gengival resinosa.[5]

### Recursos cirúrgicos

#### *Periodontia*

Durante a avaliação e o planejamento para tratamento endodôntico, é importante a investigação de toda a margem cervical do remanescente dentário. Em dentes que se apresentam com grande destruição coronária, a invasão do espaço biológico pode tornar essas margens subgengivais, dificultando ou, até mesmo, impossibilitando o isolamento absoluto. Nesses casos, torna-se necessário o encaminhamento do paciente ao periodontista para ser submetido à tentativa de restabelecimento desse espaço biológico por meio de gengivectomia ou pelo aumento de coroa clínica.[5,9] Nessa fase, a possibilidade ou não de manutenção do elemento dentário deverá ser avaliada pelas especialidades protética, endodôntica e periodontal.

Outro caso em que pode ser necessário o encaminhamento ao periodontista é aquele em que não houve erupção completa do elemento dentário, mas há necessidade de isolamento absoluto para tratamento endodôntico.

Contudo, quando se opta por um desses recursos multidisciplinares, deve-se considerar que houve estudo prévio sobre a viabilidade protética e periodontal do elemento dentário envolvido. A tentativa de isolamento absoluto para o tratamento endodôntico deve ser executada após essa análise da possibilidade de restabelecimento funcional (função mastigatória) e estético.

## OBSERVAÇÕES SOBRE O TEMA

Nos molares superiores, o processo coronoide da mandíbula pode interferir no posicionamento do grampo de isolamento. Isso ocorre, principalmente, quando se tenta utilizar grampos com asas. Contudo, dependerá também da posição do dente (aqueles vestibularizados são mais propensos a apresentar o problema) e da anatomia individual.

Principalmente durante o isolamento de molares e pré-molares inferiores, é importante que os lábios sejam posicionados adequadamente após a colocação do grampo e do lençol de borracha. Esse procedimento ajuda a evitar o ferimento do epitélio e da mucosa da região adjacente ao isolamento, além de possibilitar melhor posicionamento do lençol de borracha.

Quando existe o planejamento de tratamento endodôntico de múltiplos elementos na mesma região ou arcada, como, por exemplo, indicação protética de tratamento endodôntico de incisivos inferiores com bruxismo, pode-se fazer a ancoragem do lençol de borracha com dois grampos de isolamento posicionados em pontos distintos, complementada pelo uso do cianoacrilato e do fio dental.

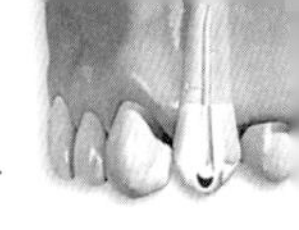

## REMOÇÃO DO ISOLAMENTO ABSOLUTO

Ao término do tratamento endodôntico, e somente após a colocação da restauração provisória ou definitiva, é realizada a remoção do isolamento absoluto. Esse procedimento não exige nenhuma manobra especial. Principalmente nos casos em que houve perda das paredes proximais, vale ressaltar que, com a utilização de recurso adicional de vedamento através do cianoacrilato, deve-se buscar a ruptura desse material das paredes do dente antes da retirada do grampo, evitando que pedaços de lençol de borracha permaneçam grudados após essa fase do tratamento.

## CONSIDERAÇÕES FINAIS

Todas as fases do tratamento endodôntico exigem procedimentos meticulosos do profissional. Como a endodontia se caracteriza por uma sequência de etapas que não se sobrepõem, mas se completam, é imprescindível que o isolamento do elemento dentário a ser tratado seja efetivamente absoluto. A ausência de interferências indesejáveis da cavidade oral, como a saliva, assim como a utilização de instrumentos e substâncias químicas no endodonto sem o risco de exposição a essa mesma cavidade oral, cria o ambiente necessário ao tratamento adequado. Cumprida essa etapa com a perseverança necessária, o profissional tende a lograr êxito, atingindo seus mais nobres objetivos.

## Referências


1. Grossman LI. Prevention in endodontic practice. J Am Dent Assoc 1971; 82(2):395-6.
2. Cohen S, Schwartz S. Endodontic complications and the law. J Endod 1987; 13(4):191-7.
3. Cochran MA, Miller CH, Sheldrake MA. The efficacy of the rubber dam as a barrier to the spread of microorganisms during dental treatment. J Am Dent Assoc 1989; 119(1):141-4.
4. Lasala A. Topical therapy in endodontics. Rev Esp Endodoncia 1983; 1(1):45-51.
5. Inojosa IFAJ. Isolamento absoluto em endodontia. In: Lopes HP, Siqueira Jr JF. Endodontia – Biologia e técnica. 3. ed. Rio de Janeiro: Guanabara Koogan, 2010.
6. Latimer JS. Barnum's rubber dam. Dent Cosmos 1864; 6:13.
7. Barnum SC. History of the discovery of the dam. Can J Dent Sci 1877; 4:88-9.
8. Ring ME. Final do século XIX na Europa e Estados Unidos: dois descobrimentos revolucionários. In: Ring ME, Nascimento FG. História ilustrada da odontologia. São Paulo: Manole, 1998:271.
9. Kalil MV, Maciel ACC, Gomes CC et al. Manual de endodontia. 1. ed. Rio de Janeiro: Guanabara Koogan, 1999.
10. Ether SS, Rothier A, Halfeld G. Cronologia endodôntica. Rio de Janeiro: UERJ, 1990.
11. Reid JS, Callis PD, Patterson CJW. Rubber dam in clinical practice. Londres: Quintessence, 1991.
12. Glenner RA. The rubber dam. Bulletin of the History of Dentistry 1994; 42(1):33-4.
13. Fox J, Moodnik RM. The case of the missing file. Or six reasons why root canal therapy must never be performed without rubber dam. New York State Dent 1966; 32:25-9.
14. Heling BE, Heling I. Endodontics procedures never must be performed without the rubber dam. Oral Surg Oral Med Oral Pathol 1977; 43(3):464-6.
15. Minoodt I, Slaus G, Bottenberg P. The rubber dam in dental practice: -use and practical advice. Rev Belge Med Dent 2005; 60(2):107-14.
16. Ostrander FD. The practice of endodontics: past, present and future. J Dent Educ 1967; 31:386-8.
17. Reams GJ, Baumgartner JC, Kulil DJ. Practical application of infection control in endodontics. J Endod 1995; 21:281-4.
18. Kuo SC, Chen YL. Accidental swallowing of an endodontic file. Int Endod J 2008; 41:617-22.
19. Susini G, Camps J. Accidental ingestion and aspiration of root canal instruments and other dental items in a French population. European Cells and Materials 2007; 13 Suppl 1:34.
20. European Society of Endodontology. Quality guidelines for endodontic treatment: consensus of the European Society of Endodontology. Int Endod J 2006; 39:921-30.
21. Ahmad IA. Rubber dam usage for endodontic treatment: a review. Int Endod J 2009; 42:963-72.
22. Cottone JA, Terezhalmy GT, Molinari JA. Practical infection control in dentistry. 2. ed. Baltimore: Williams & Wilkins, 1996.
23. Ireland L. The rubber dam its advantages and application. Tex Dent J 1962; 80(3):1-10.
24. Lopes HP, Siqueira Jr JF. Endodontia – Biologia e Técnica. 3. ed. Rio de Janeiro: Guanabara Koogan, 2010.
25. De Deus QD. Endodontia. 2. ed. Rio de Janeiro: Guanabara Koogan, 1976.
26. Soares IJ, Goldberg F. Endodontia – Técnica e fundamentos. 2. ed. Porto Alegre: Artmed, 2011.
27. Glickman GN, Pettiette MT. Preparo para o tratamento. In: Cohen S, Hargreaves KM. Caminhos da polpa. 9. ed. Rio de Janeiro: Elsevier, 2007.
28. Reuter JE. The isolation of teeth and the protection of patient during endodontic treatment. Int Endod J 1983; 16:173-81.
29. Roahen JO, Lento CA. Using cyanoacrylate to facilitate rubber dam isolation of teeth. J Endod 1992; 18(10):517-9.

9

# Anatomia Interna dos Canais Radiculares

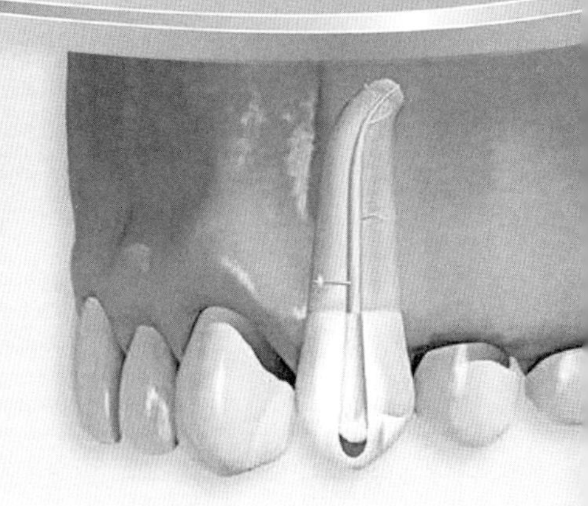

Manoel Damião de Sousa Neto
Graziela Bianchi Leoni
Jardel Francisco Mazzi Chaves
Marco Aurélio Versiani
Jesus Djalma Pécora

## INTRODUÇÃO

A morfologia dental ocupa posição de destaque nas investigações antropológicas para reconstrução das relações filogenéticas entre os povos, bem como para o entendimento de suas diferenças.

Para os antropólogos, os dentes humanos apresentam características que são transmitidas geneticamente e mantêm-se estáveis através de gerações. As características são: (a) coroa dental recoberta por esmalte para cortar, triturar e amassar alimentos; (b) raízes para ancorar o dente no suporte ósseo alveolar; (c) morfologia específica em cada grupo dental, quais sejam: incisivos, caninos, pré-molares e molares; (d) presença de 20 dentes na dentição primária e 32 dentes na dentição permanente.[1]

Todas essas características são estáveis no ser humano. O que varia, dentro de uma mesma raça e entre as raças humanas, são as características secundárias, como dimensões e formatos das coroas, número de cúspides e número de raízes.[2-14]

Estudos evidenciaram que o número de canais radiculares pode variar em cada grupo de dentes, em cada pessoa e, de modo geral, em cada grupo racial.[15-17] Slowey (1979)[18] relatou que cada dente, além das características anatômicas próprias do grupo dental, pode apresentar algumas variações atípicas. Há o que se pode chamar de normal, ou seja, o que está presente na maioria dos casos, mas para o sistema de canais radiculares as variações devem ser vistas como uma possibilidade frequente.

Paralelamente ao avanço tecnológico da endodontia, pesquisas sobre anatomia interna dos dentes têm sido realizadas com o objetivo de conhecer com mais clareza as variações dos sistemas de canais radiculares, uma vez que o sucesso terapêutico exige a localização, a instrumentação e a obturação desses canais.[12,19]

O tratamento endodôntico tem como objetivo a limpeza e modelagem do sistema de canais radiculares, a fim de permitir o selamento impermeável a fluidos e resistente a bactérias,[20-22] o que, no entanto, é muitas vezes dificultado pela variação da anatomia do canal radicular.[23-25]

Atualmente, o conceito de canais radiculares principais e acessórios tem sido substituído por um conceito mais dinâmico de "sistema de canais radiculares" (SCR), que é o espaço total na dentina onde se encontra a polpa, sendo um sistema complexo no qual os canais podem seguir várias direções da porção coronária até o ápice, além de se ramificarem, se dividirem e se fusionarem novamente.[21]

Muitas investigações preocuparam-se com a morfologia dos canais radiculares da dentição permanente.[18,26-29] O tradicional estudo de Vertucci (1984)[26] classificou e descreveu o SCR de dentes humanos permanentes em oito tipos morfológicos de acordo com o número de canais e a localização de suas divisões, sendo o sistema de classificação mais citado nos estudos de anatomia interna (Figura 9.1).

Os resultados desse estudo estão dispostos nos Quadros 9.1 e 9.2, nos quais se pode observar a grande variedade na morfologia dos diferentes grupos dentais.

Posteriormente, alguns estudos acrescentaram outros tipos morfológicos a essa classificação[17,30-33] e, nos últimos anos, Leoni e cols. (2013),[12] utilizando a microtomografia computadorizada (μTC), descreveram oito novos tipos de configurações morfológicas relacionadas com a presença de istmos. Esses achados são importantes para indicação da necessidade de novos protocolos de preparo, irrigação e obturação do SCR capazes de promover um tratamento mais individual e efetivo para cada tipo de anatomia dental, favorecendo o sucesso do tratamento endodôntico.

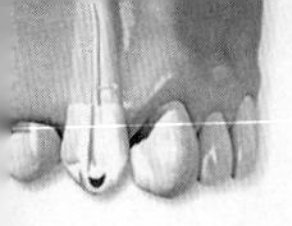



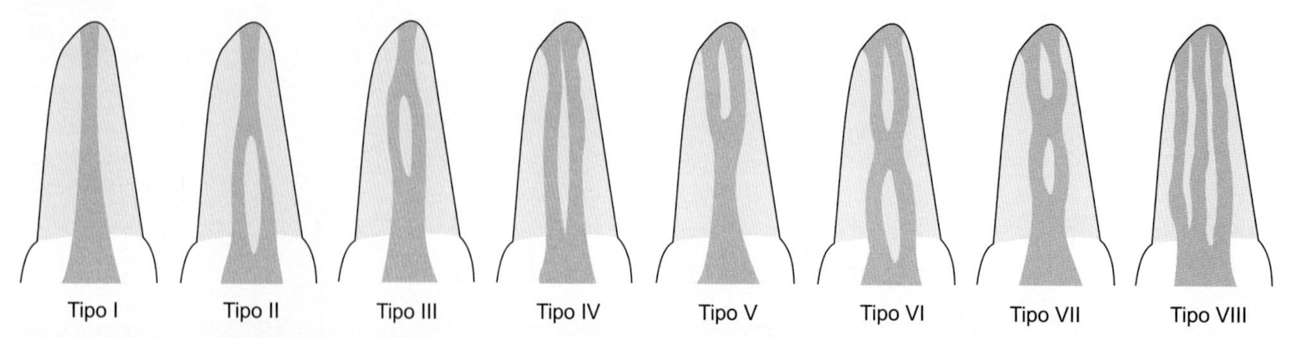


▶ **Figura 9.1** Representação esquemática dos tipos de canais radiculares segundo classificação de Vertucci (1984), que mostra oito diferentes tipos morfológicos de acordo com o número e a divisão dos canais.

▶ **Quadro 9.1** Classificação e porcentagem de canais radiculares em dentes superiores

| Dentes | Nº de dentes | Canais tipo I (1) | Canais tipo II (2-1) | Canais tipo III (1-2-1) | Total com 1 canal no ápice | Canais tipo IV (2) | Canais tipo V (1-2) | Canais tipo VI (1-2-1) | Canais tipo VII (1-2-1-2) | Total com 2 canais no ápice | Canais tipo VIII (3) | Total com 3 canais no ápice |
|---|---|---|---|---|---|---|---|---|---|---|---|---|
| Incisivo central | 100 | 100 | 0 | 0 | 100 | 0 | 0 | 0 | 0 | 0 | 0 | 0 |
| Incisivo lateral | 100 | 100 | 0 | 0 | 100 | 0 | 0 | 0 | 0 | 0 | 0 | 0 |
| Canino | 100 | 100 | 0 | 0 | 100 | 0 | 0 | 0 | 0 | 0 | 0 | 0 |
| Primeiro pré-molar | 400 | 8 | 18 | 0 | 26 | 62 | 7 | 0 | 0 | 69 | 5 | 5 |
| Segundo pré-molar | 200 | 48 | 22 | 5 | 75 | 11 | 6 | 5 | 2 | 24 | 1 | 1 |
| Primeiro molar | | | | | | | | | | | | |
| Mesiovestibular | 100 | 45 | 37 | 0 | 82 | 18 | 0 | 0 | 0 | 18 | 0 | 0 |
| Distovestibular | 100 | 100 | 0 | 0 | 100 | 0 | 0 | 0 | 0 | 0 | 0 | 0 |
| Palatina | 100 | 100 | 0 | 0 | 100 | 0 | 0 | 0 | 0 | 0 | 0 | 0 |
| Segundo molar | | | | | | | | | | | | |
| Mesiovestibular | 100 | 71 | 17 | 0 | 88 | 12 | 0 | 0 | 0 | 12 | 0 | 0 |
| Distovestibular | 100 | 100 | 0 | 0 | 100 | 0 | 0 | 0 | 0 | 0 | 0 | 0 |
| Palatina | 100 | 100 | 0 | 0 | 100 | 0 | 0 | 0 | 0 | 0 | 0 | 0 |

Fonte: Vertucci FJ. Root canal anatomy of the human permanent teeth. Oral Surg Oral Med Oral Pathol 1984; 58:589-99.

▶ **Quadro 9.2** Classificação e porcentagem de canais radiculares em dentes inferiores

| Dentes | Nº de dentes | Canais tipo I (1) | Canais tipo II (2-1) | Canais tipo III (1-2-1) | Total com 1 canal no ápice | Canais tipo IV (2) | Canais tipo V (1-2) | Canais tipo VI (1-2-1) | Canais tipo VII (1-2-1-2) | Total com 2 canais no ápice | Canais tipo VIII (3) | Total com 3 canais no ápice |
|---|---|---|---|---|---|---|---|---|---|---|---|---|
| Incisivo central | 100 | 70 | 5 | 22 | 97 | 3 | 0 | 0 | 0 | 3 | 0 | 0 |
| Incisivo lateral | 100 | 75 | 5 | 18 | 98 | 2 | 0 | 0 | 0 | 2 | 0 | 0 |
| Canino | 100 | 78 | 14 | 2 | 94 | 6 | 0 | 0 | 0 | 6 | 0 | 0 |
| Primeiro pré-molar | 400 | 70 | 0 | 4 | 74 | 1,5 | 24 | 0 | 0 | 25,5 | 0,5 | 0,5 |
| Segundo pré-molar | 400 | 97,5 | 0 | 0 | 97,5 | 0 | 2,5 | 0 | 0 | 2,5 | 0 | 0 |
| Primeiro molar | | | | | | | | | | | | |
| Mesial | 100 | 12 | 28 | 0 | 40 | 43 | 8 | 10 | 0 | 59 | 1 | 1 |
| Distal | 100 | 70 | 15 | 0 | 85 | 5 | 8 | 2 | 0 | 15 | 0 | 0 |
| Segundo molar | | | | | | | | | | | | |
| Mesial | 100 | 27 | 38 | 0 | 65 | 26 | 9 | 0 | 0 | 35 | 0 | 0 |
| Distal | 100 | 92 | 3 | 0 | 95 | 4 | 1 | 0 | 0 | 5 | 0 | 0 |

Fonte: Vertucci FJ. Root canal anatomy of the human permanent teeth. Oral Surg Oral Med Oral Pathol 1984; 58:589-99.

A literatura evidencia diferentes métodos utilizados para o estudo da anatomia interna: secções macroscópicas, diafanização e radiografias.[9,26,29,34,35] Recentemente, o desenvolvimento da µTC representou um diferencial no campo da endodontia, sendo utilizada nos estudos de anatomia interna de diferentes grupos dentais.[12,13,25,36-39]

Do ponto de vista qualitativo, é possível estudar a complexidade do SCR por meio da tradicional técnica de diafanização. Okumura (1927)[40] realizou exaustivo estudo sobre a anatomia interna dos dentes humanos usando a técnica da diafanização e foi o primeiro a classificar os canais radiculares de acordo com sua distribuição anatômica. Para tornar fácil a visualização da anatomia interna do dente no processo da diafanização, o autor utilizou a injeção de tinta nanquim no interior da cavidade pulpar. Okumura[40] ressaltou ainda as seguintes vantagens do método da diafanização dos dentes humanos: (a) conservação da forma original das raízes; (b) observação de pequenas alterações existentes nos canais radiculares; (c) redução das possibilidades de falhas; e (d) conservação dos dentes diafanizados por tempo prolongado (Figura 9.2).

Uma solução para a avaliação tridimensional não destrutiva do SCR surgiu com a disponibilidade da tomografia computadorizada e da ressonância magnética em procedimentos experimentais.[41,42] Posteriormente, o desenvolvimento da µTC, a partir do tomógrafo convencional, promoveu maior precisão na avaliação do SCR.[12,43,44]

Atualmente, a nova geração de aparelhos de µTC conectados a computadores de alta *performance* e utilizando programas específicos tem possibilitado a avaliação precisa e não invasiva da anatomia, do preparo e da obturação do SCR.[12,45,46]

A µTC torna possível a determinação de parâmetros como área, diâmetros maior e menor, circularidade, perímetro, fator de forma, SMI (*Structure Model Index*), volume e área de superfície dos canais radiculares. Esses dados garantem um estudo mais detalhado da anatomia dental, possibilitando verificar com precisão a presença de istmos e canais acessórios e avaliar o preparo biomecânico e a obturação por sobreposição de imagens tridimensionais.[12,14,23,25,47-49] Esse conjunto de informações pode guiar o tratamento cirúrgico e não cirúrgico do canal radicular e propiciar novos protocolos ou novos instrumentos para a terapia endodôntica, considerando as variações do SCR encontradas.

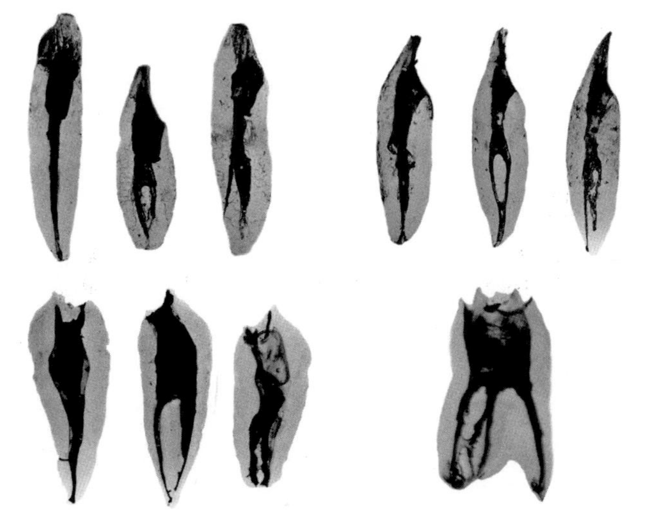

▶ **Figura 9.2** Método tradicional de diafanização. Dentes translúcidos evidenciando, por meio do preenchimento com tinta nanquim, a complexidade anatômica do sistema de canais radiculares de diferentes grupos dentais.

A literatura evidencia a complexidade anatômica do SCR, e isso tem estabelecido que uma raiz com um canal cônico e apenas um forame é mais uma exceção do que uma regra.[50] Considerando que a anatomia do SCR dita os parâmetros pelos quais o tratamento endodôntico será realizado, e isso pode afetar diretamente a probabilidade de sucesso,[18] unindo a informação dada pela radiografia ao *feedback* tátil e ao conhecimento das possíveis variações da forma tridimensional e medidas do canal radicular, o clínico terá a capacidade de determinar o tipo de configuração da anatomia interna e assim conduzir o tratamento mais adequado dentro das possibilidades do arsenal endodôntico.

No futuro, a partir dos avanços tecnológicos nos métodos complementares de diagnóstico por imagem, do desenvolvimento de recursos em radiologia e da criação de novos *softwares*, será possível iniciar o tratamento endodôntico com informações essenciais para condução e execução do tratamento clínico com maior acuidade, como ângulo e raio de curvatura, diâmetro anatômico, formato do canal radicular, presença de achatamentos e canais acessórios, que tornarão as técnicas de instrumentação, irrigação e obturação mais eficientes, aumentando a qualidade e a previsibilidade do tratamento.

Neste capítulo serão descritas as características gerais de cada grupo dental, bem como suas variações, além de dados qualitativos e quantitativos obtidos em estudos de anatomia interna e externa realizados, com auxílio de µTC, no Laboratório de Endodontia do Departamento de Odontologia Restauradora da Faculdade de Odontologia de Ribeirão Preto, da Universidade de São Paulo, com o objetivo de propiciar ao clínico maior conhecimento e acuidade no planejamento e estabelecimento de protocolos clínicos.

## DENTES SUPERIORES

### Incisivo central

De maneira geral, o incisivo central superior (Figura 9.3) apresenta raiz única com pouco ou nenhum grau de curvatura e, como reflexo da anatomia externa, apresenta um único canal levemente achatado no sentido mesiodistal, que se torna mais arredondado à medida que se aproxima do forame apical.[50,51] A forma de contorno externo do acesso à câmara pulpar é de um triângulo com base voltada para incisal. Destaca-se que o ombro palatino está geralmente presente e deve ser removido durante a cirurgia de acesso para permitir o acesso sem interferências em toda a extensão do canal radicular durante o preparo biomecânico. Essa observação se torna ainda

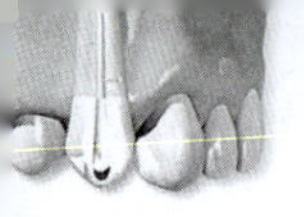

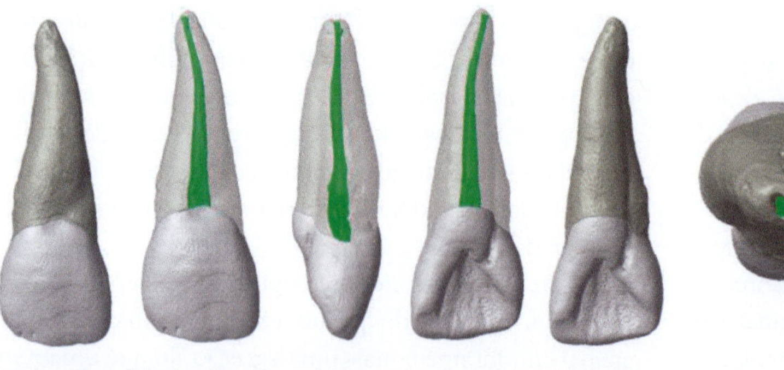

| Comprimento médio (mm) | Altura da coroa (mm) | Número de raízes | Número de canais |
|---|---|---|---|
| 22,60 | 10,90 | 1 | 1 |

▶ **Figura 9.3** Incisivo central superior. Modelos tridimensionais microtomográficos mostrando a anatomia externa e interna. Medidas (em mm) do comprimento médio do dente e da altura da coroa em sua face vestibular. Apresentação dos números de raízes e canais (De Deus, 1992).

mais crítica para localização e preparo do segundo e/ou terceiro canais, os quais estão presentes em raros casos (0,6% a 1,5%).[17,52-54] Canais laterais são encontrados em torno de 25% dos dentes e deltas apicais, em 1% (Quadro 9.3).[26,55]

O forame apical encontra-se lateralmente na raiz na maioria dos casos (Quadro 9.3),[26] sendo o diâmetro médio (em mm) do canal a 1mm do forame apical de 0,34 no sentido vestibulolingual e de 0,30 no sentido mesiodistal.[56]

## Incisivo lateral

Nesse grupo dental (Figura 9.4), o formato da raiz e da cavidade pulpar assemelha-se ao do incisivo central, porém é menor e com a curvatura apical bem mais acentuada e comumente voltada para distal. A forma de contorno externo do acesso à câmara pulpar é de um triângulo com base voltada para incisal. O ombro palatino de dentina deve ser removido para permitir adequado acesso e preparo biomecânico dos canais. Em geral, o incisivo lateral superior apresenta apenas uma raiz e um canal, porém há relatos na literatura mostrando uma ou duas raízes com dois, três ou quatro canais.[57,58] É importante observar que esse grupo dental pode apresentar anomalias com frequência, como fusão, geminação, cúspide Talon e *radicular grooves*,[59,60] sendo ainda o grupo dental mais acometido por *dens invaginatus* (*dens in dente*), os quais estão associados a SCR complexos.[61,62]

O *radicular groove*, ou sulco radicular, é uma anomalia morfológica encontrada nas raízes dos dentes anterossuperiores, como pode ser observado na Figura 9.5, e tem sido relatada como um fator predisponente à doença periodontal.[63,64]

▶ **Quadro 9.3** Morfologia dos dentes permanentes superiores

| | | | | Posição dos canais laterais | | | | | Posição de anastomose transversa | | | | Posição do forame apical | |
|---|---|---|---|---|---|---|---|---|---|---|---|---|---|---|
| Dentes | Raízes | Nº de dentes | Canais com canais laterais | Cervical | Médio | Apical | Furca | Anastomose transversa entre canais | Cervical | Médio | Apical | Central | Lateral | Deltas apicais |
| Incisivo central | – | 100 | 24 | 1 | 6 | 93 | – | – | – | – | – | 12 | 88 | 1 |
| Incisivo lateral | – | 100 | 26 | 1 | 8 | 91 | – | – | – | – | – | 22 | 78 | 3 |
| Canino | – | 100 | 30 | 0 | 10 | 90 | – | – | – | – | – | 14 | 86 | 3 |
| Primeiro pré-molar | – | 400 | 49,5 | 4,7 | 10,3 | 74 | 11 | 34,2 | 16,4 | 58 | 25.6 | 12 | 88 | 3,2 |
| Segundo pré-molar | – | 200 | 59,5 | 4 | 16,2 | 78,2 | 1,6 | 30,8 | 18,8 | 50 | 31,2 | 22,2 | 77,8 | 15,1 |
| Primeiro molar | MV | 100 | 51 | 10,7 | 13,1 | 58,2 | * | 52 | 10 | 75 | 15 | 24 | 76 | 8 |
| | DV | 100 | 36 | 10,1 | 12,3 | 59,6 | 18 | 0 | 0 | 0 | 0 | 19 | 81 | 2 |
| | P | 100 | 48 | 9,4 | 11,3 | 61,3 | * | 0 | 0 | 0 | 0 | 18 | 82 | 4 |
| Segundo molar | MV | 100 | 50 | 10,1 | 14,1 | 65,8 | * | 21 | 8 | 72 | 20 | 12 | 88 | 3 |
| | DV | 100 | 29 | 9,1 | 13,3 | 67,6 | 10 | 0 | 0 | 0 | 0 | 17 | 83 | 2 |
| | P | 100 | 42 | 8,7 | 11,2 | 70,1 | 8 | 0 | 0 | 0 | 0 | 19 | 81 | 4 |

Fonte: Vertucci FJ. Root canal anatomy of the human permanent teeth. Oral Surg Oral Med Oral Pathol 1984; 58:589-99.
*Representa uma porcentagem do total.

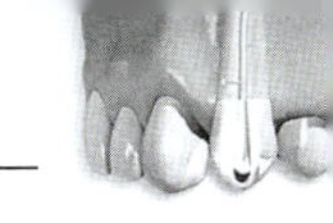

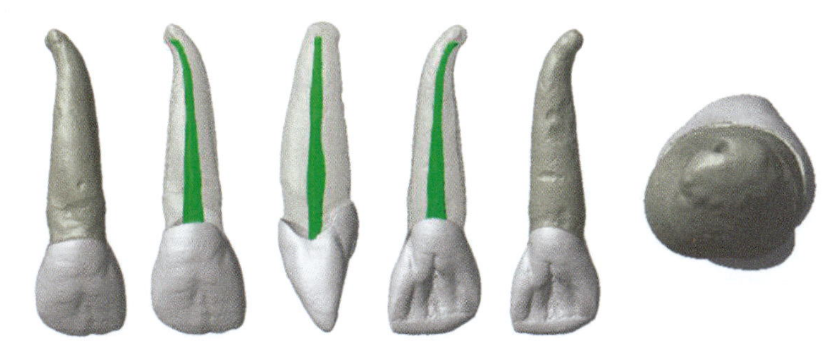

Comprimento médio (mm)
22,10
Altura da coroa (mm)
10,20
Número de raízes
1
Número de canais
1 ou 2


▶ **Figura 9.4** Incisivo lateral superior. Modelos tridimensionais microtomográficos mostrando a anatomia externa e interna. Medidas (em mm) do comprimento médio do dente e da altura da coroa em sua face vestibular. Apresentação dos números de raízes e canais (De Deus, 1992).

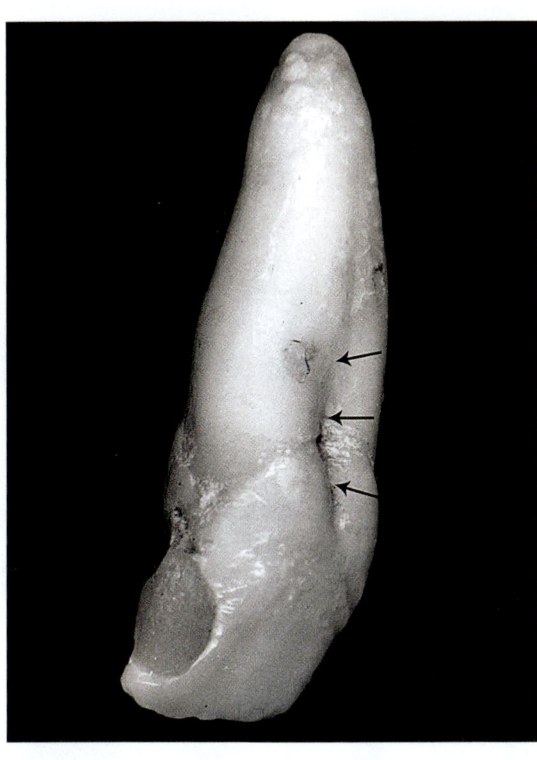

▶ **Figura 9.5** Incisivo lateral evidenciando a presença de sulco radicular (*radicular groove*) (*setas pretas*) com início na coroa dental se estendendo em direção apical na raiz dental.

Segundo a descrição de Everett & Kramer (1972),[65] o sulco radicular é encontrado nos incisivos superiores, principalmente nos incisivos laterais, e normalmente se inicia na coroa dental e se estende em direção distolinguoapical na raiz dental, podendo apresentar grande variação em sua extensão e profundidade. Os autores ressaltaram que essa anomalia, quando em contato com o meio bucal, favorece o acúmulo de placa bacteriana e cálculo sobre sua superfície, provocando o desenvolvimento de uma bolsa periodontal de difícil tratamento.

Withers e cols. (1981)[63] observaram a presença de sulco radicular em 2,3% dos incisivos centrais e laterais superiores examinados de 531 pacientes. Em 1991, Pécora e cols.,[66] examinando 921 dentes humanos anteriores íntegros extraídos, observaram a presença do sulco radicular em 2% dos incisivos centrais e 2,6% dos incisivos laterais, com os incisivos centrais apresentando sulcos na região vestibular e lingual e os incisivos laterais, somente na superfície lingual.

Estrela e cols. (1995)[67] relataram a presença de um sulco linguorradicular extenso (da coroa ao ápice) e profundo em um incisivo lateral superior com comunicação com a câmara pulpar.

Nesse grupo dental, a prevalência de canais laterais varia de 4% a 26%, e os deltas apicais foram relatados em 3% dos casos (Quadro 9.3).[26,55] O forame apical encontra-se lateralmente na raiz na maioria dos casos (Quadro 9.3),[26] sendo o diâmetro médio (em mm) do canal a 1mm do forame apical de 0,45 no sentido vestibulolingual e de 0,33 no sentido mesiodistal.[56]

## Canino

Os caninos constituem o grupo de dentes com raízes mais longas da arcada dentária humana (Figura 9.6). Sua raiz é cônica e robusta, com tendência a curvatura distal. A forma de contorno externo do acesso à câmara pulpar é oval ou em formato de chama. O ombro palatino está presente e deve ser removido para permitir adequado acesso e preparo biomecânico do canal em toda sua extensão, sendo necessário, em alguns casos, o uso de instrumentos mais longos. Normalmente apresenta apenas um canal radicular refletindo a anatomia externa, porém há relatos na literatura da presença do segundo canal.[17,28,68,69]

A prevalência de canais laterais foi observada em 3% a 30% e a de deltas apicais, em 3% dos casos (veja o Quadro 9.3).[26,55] O forame apical encontra-se lateralmente na raiz na maioria dos casos (Quadro 9.3),[26] sendo o diâmetro médio (em mm) do canal a 1mm do forame apical de 0,31 no sentido vestibulolingual e de 0,29 no sentido mesiodistal.[56] Estudos desenvolvidos em nosso Laboratório de Pesquisa em Endodontia, com análise por meio de μTC, mostraram que a 1mm do forame apical os valores médios foram de $0,16 \pm 0,23mm^2$ para área; $0,67 \pm 0,14$ para circularidade (descritivo bidimensional de forma), significando canais mais circulares; $0,52 \pm 0,28mm$ para o maior diâmetro; $0,35 \pm 0,15mm$ para o menor diâ-

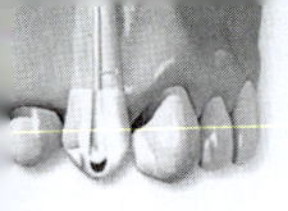

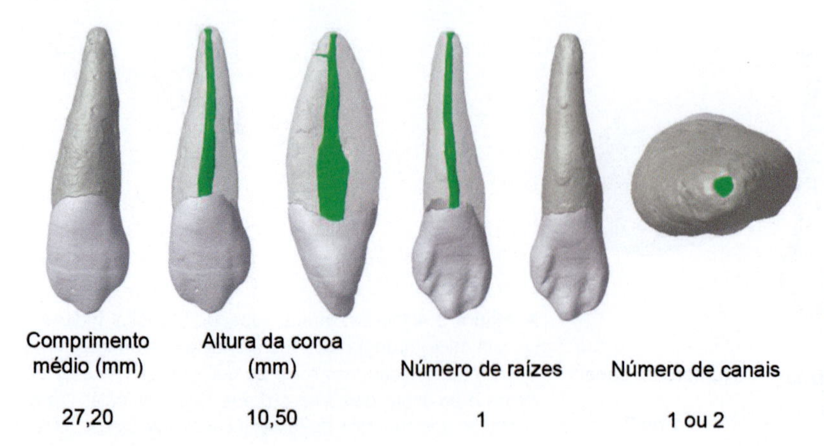


▶ **Figura 9.6** Canino superior. Modelos tridimensionais microtomográficos mostrando a anatomia externa e interna. Medidas (em mm) do comprimento médio do dente e altura da coroa em sua face vestibular. Apresentação dos números de raízes e canais (De Deus, 1992).

metro, e que 93,48% dos caninos apresentaram um canal. A média do volume foi de 16,04 ± 5,63mm³; a da área de superfície foi de 68,87 ± 14,07mm²; e a de SMI (descritivo tridimensional de forma) foi de 2,69 ± 0,42mm², demonstrando o formato tridimensional cilíndrico desses canais. A análise qualitativa dos modelos tridimensionais revelou a variabilidade de curvaturas e graus de achatamentos dos canais principais e a presença de canais acessórios em 6,52% dos casos.[70]

## Primeiro pré-molar

A maioria dos primeiros pré-molares superiores (Figura 9.7) apresenta dois canais, mesmo quando há apenas uma raiz, com variação de 49,4% a 90,2%.[17,26,28,71-74] Esse dente pode apresentar uma, duas ou três raízes e/ou canais (Figura 9.8). Em dentes com duas raízes (mais de 50%), a raiz vestibular tem formato mais oval e achatado no sentido vestibulolingual, podendo apresentar um sulco radicular na face palatina como característica anatômica; já a raiz palatina tem formato com tendência circular.[75] Essas observações são importantes porque a anatomia interna segue a morfologia externa e a presença do sulco de bifurcação reflete na espessura de dentina, maior probabilidade de desenvolvimento de problemas periodontais e bi ou trifurcação das raízes.

A forma de contorno do acesso à câmara pulpar para o pré-molar superior é oval com maior diâmetro no sentido vestibulolingual, porém, quando está presente o terceiro canal, a forma se torna mais triangular com base para vestibular. Canais laterais foram observados em torno de 20% a 50% e deltas apicais foram relatados em 3,2% dos casos (veja o Quadro 9.3).[26,55] O forame apical encontra-se lateralmente na raiz na maioria dos casos (Quadro 9.3).[26] Os pré-molares superiores, de modo geral (primeiros e segundos), apresentam diâmetro médio (em mm) do canal a 1mm do forame apical de 0,37 no sentido vestibulolingual e de 0,26 no sentido mesiodistal, quando apresenta canal único; de 0,30 no sentido vestibulolingual e de 0,23 no sentido mesiodistal para a raiz vestibular; e de 0,23 no sentido vestibulolingual e de 0,17 no sentido mesiodistal para a raiz palatina, quando da presença de dois canais.[56]

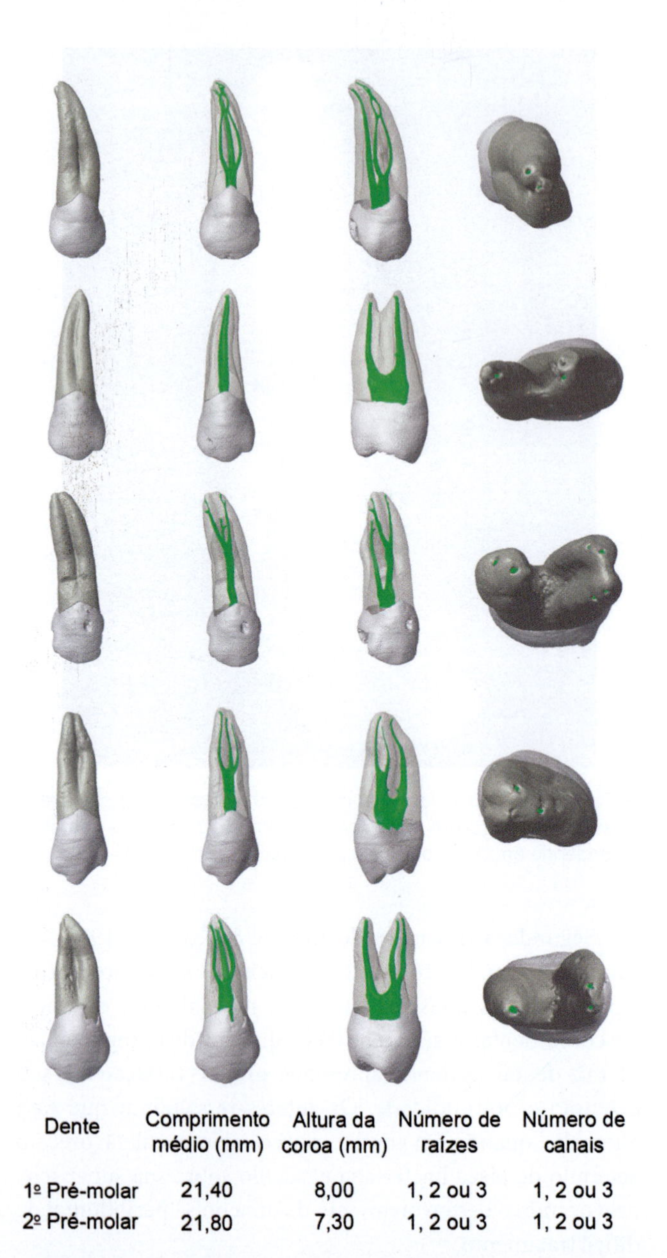

| Dente | Comprimento médio (mm) | Altura da coroa (mm) | Número de raízes | Número de canais |
|---|---|---|---|---|
| 1º Pré-molar | 21,40 | 8,00 | 1, 2 ou 3 | 1, 2 ou 3 |
| 2º Pré-molar | 21,80 | 7,30 | 1, 2 ou 3 | 1, 2 ou 3 |

▶ **Figura 9.7** Pré-molares superiores. Modelos tridimensionais microtomográficos mostrando a anatomia externa e interna. Medidas (em mm) do comprimento médio do dente e altura da coroa em sua face vestibular. Apresentação dos números de raízes e canais (De Deus, 1992).

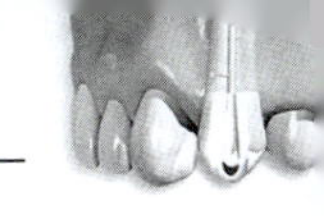

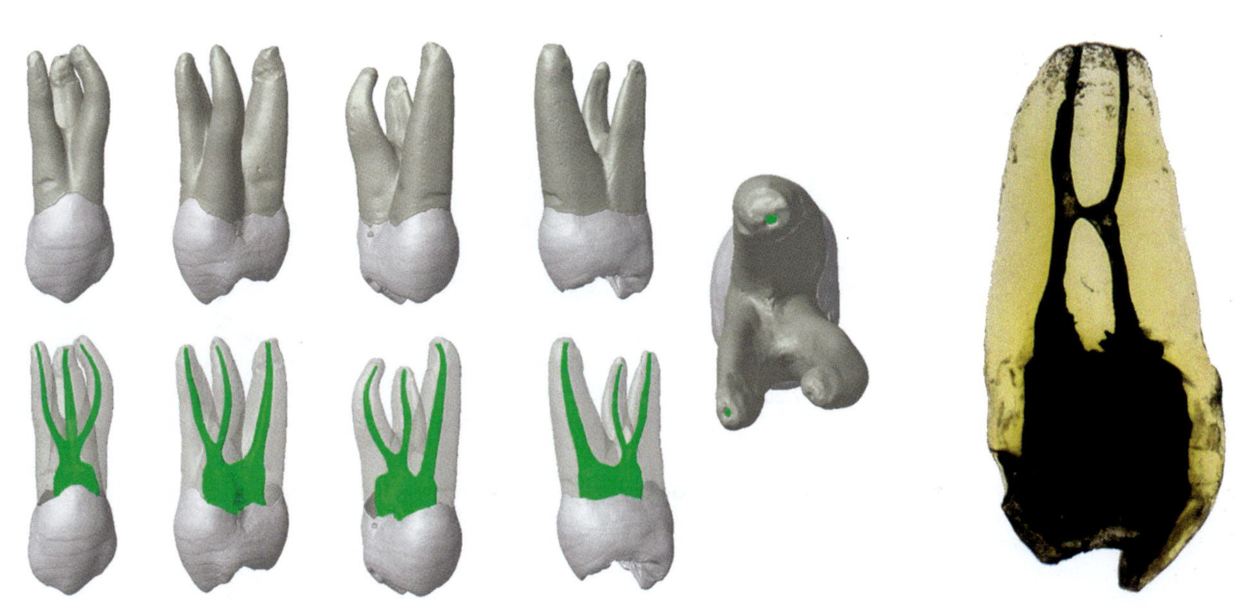

▶ **Figura 9.8** Pré-molares superiores trirradiculares. Modelos tridimensionais microtomográficos mostrando a anatomia externa e interna da variação anatômica que pode estar presente neste grupo dental.

▶ **Figura 9.9** Segundo pré-molar superior diafanizado. Nesta figura é possível observar dois canais e istmos em raiz fusionada.

## Segundo pré-molar

As considerações referentes ao primeiro pré-molar superior se aplicam também ao segundo pré-molar (Figuras 9.7 e 9.8). Assim como o primeiro pré-molar, esse dente pode apresentar uma, duas e/ou três raízes e canais,[17,26-28,71,76,77] porém a presença de apenas uma raiz é mais prevalente, em torno de 94,6%,[75] podendo haver a ocorrência de dois canais com istmos, como mostram as Figuras 9.9 e 9.10. Essa única raiz pode apresentar sulcos de bifurcação, principalmente nas faces proximais. Canais laterais foram observados em torno de 12% a 60% e deltas apicais foram relatados em 15,1% dos casos (veja o Quadro 9.3).[26,55] O forame apical encontra-se lateralmente na raiz na maioria dos casos (Quadro 9.3).[26]

## Primeiro molar

O primeiro molar (Figura 9.11) apresenta três raízes geralmente diferenciadas, sendo rara a presença de fusão total dessas raízes. A raiz palatina é cônica, enquanto a raiz mesiovestibular (MV) é mais achatada no sentido mesiodistal do que a raiz distovestibular (DV).[75,78] A literatura mostra que a raiz distovestibular pode apresentar um ou dois canais[26,28,61,71,79,80] e as raízes mesiovestibular e palatina, de um a três canais.[17,26,33,81-86] A prevalência do segundo canal na raiz mesiovestibular (MV-2) é significativa, sendo relatada em até 88,2% dos casos.[87] Esse canal pode ter sua localização dificultada pela presença de dentina secundária cobrindo o orifício e pela posição variável do orifício de entrada. Nesses casos, a utilização do ultrassom acoplado com pontas diamantadas é ferramenta importante. O acesso aos canais tem forma de contorno triangular com base para distal ou com tendência trapezoidal com base maior para distal, quando o canal MV-2 está presente.

Canais laterais foram observados nas raízes mesiovestibular, distovestibular e palatina em 51%, 36% e 48% dos casos, respectivamente (veja o Quadro 9.3).[26] Os forames em

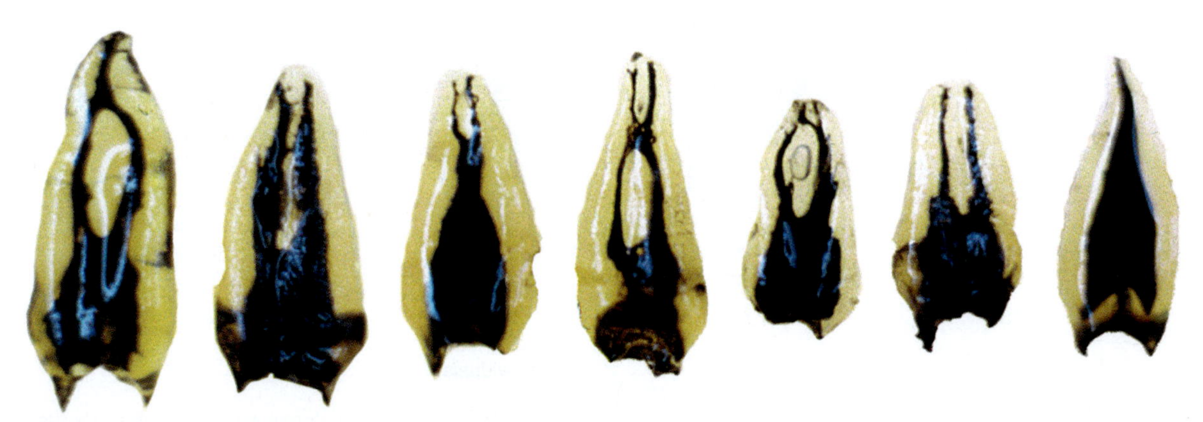

▶ **Figura 9.10** Segundos pré-molares superiores diafanizados com raiz fusionada mostrando diferentes variações anatômicas do sistema de canais radiculares com um ou dois canais evidenciando diferentes istmos.

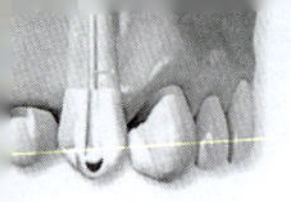



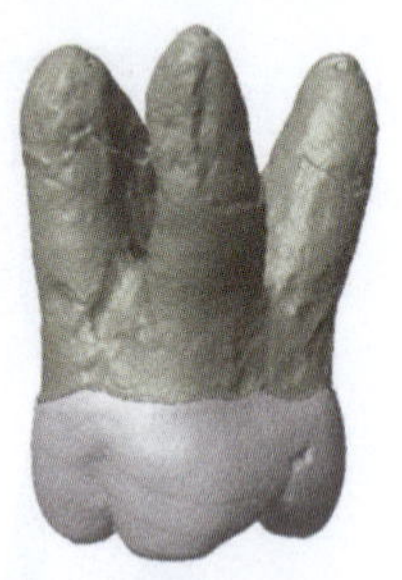

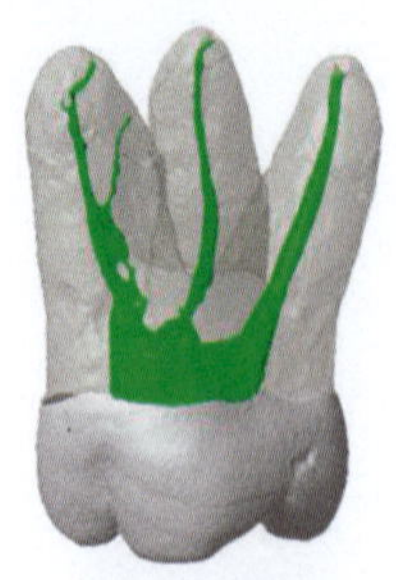

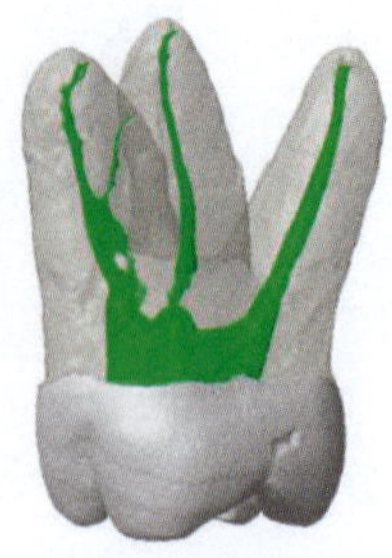

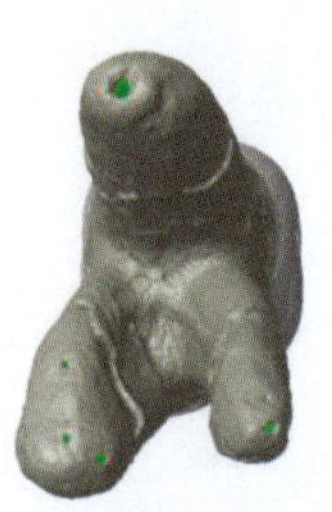

| Comprimento médio (mm) | Altura da coroa (mm) | Número de raízes | Número de canais |
|---|---|---|---|
| 21,50 | 7,20 | 3<br>– Fusionadas<br>– Individuais | 1, 2 ou 3 por raiz |

▶ **Figura 9.11** Primeiro molar superior. Modelos tridimensionais microtomográficos mostrando a anatomia externa e interna e evidenciando a presença do segundo canal na raiz mesiovestibular. Medidas (em mm) do comprimento médio do dente e altura da coroa em sua face vestibular. Apresentação dos números de raízes e canais (De Deus, 1992).

todas as raízes encontram-se, em sua maioria, localizados lateralmente (Quadro 9.3).[26] Nos molares superiores, de modo geral (primeiros e segundos), o diâmetro médio (em mm) do canal a 1mm do forame apical é de 0,43 no sentido vestibulolingual e de 0,22 no sentido mesiodistal para o canal MV quando único; de 0,19 no sentido vestibulolingual e de 0,13 no sentido mesiodistal para o canal MV-1; de 0,19 no sentido vestibulolingual e de 0,6 no sentido mesiodistal para o canal MV-2; de 0,22 no sentido vestibulolingual e de 0,17 no sentido mesiodistal para o canal DV; e de 0,29 no sentido vestibulolingual e de 0,33 no sentido mesiodistal para o canal palatino.[56]

## Segundo molar

Em linhas gerais, o segundo molar superior (Figura 9.12) tem anatomia radicular e do canal semelhante à do primeiro molar, porém em menor dimensão. Suas raízes se apresentam quase sempre muito próximas ou fusionadas. Os dentes com raízes fusionadas têm apenas dois canais; em raros casos, têm apenas um.[78] A frequência de mais de um canal por raiz é menor do que a do primeiro molar; no entanto, podem ser observados dois ou três canais mesiovestibulares[17,26,28,33,83,84,87] e um ou dois canais distovestibulares[26,28,83,84,88] e palatinos.[26,28,83,84,89] A forma de contorno do acesso à câmara pulpar é triangular com a base voltada para distal ou oval, quando há a presença de raízes fusionadas e, portanto, apenas dois canais. Os canais laterais são observados nas raízes mesiovestibular, distovestibular e palatina em 50%, 29% e 42%[26] dos casos, respectivamente (veja o Quadro 9.3). Os forames em todas as raízes encontram-se, em sua maioria, localizados lateralmente (Quadro 9.3).[26]

Uma variação anatômica que ocorre em 0,4% a 1,4% dos segundos molares superiores consiste na presença da segunda raiz palatina (Figura 9.13).[90]

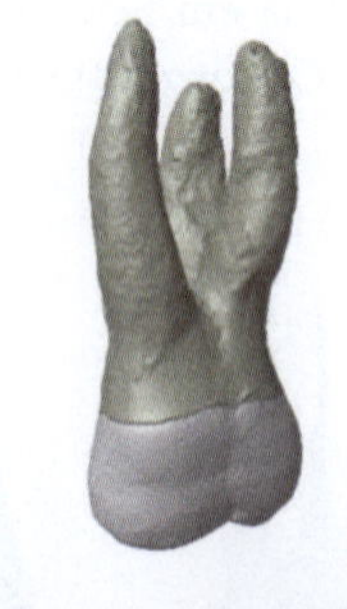

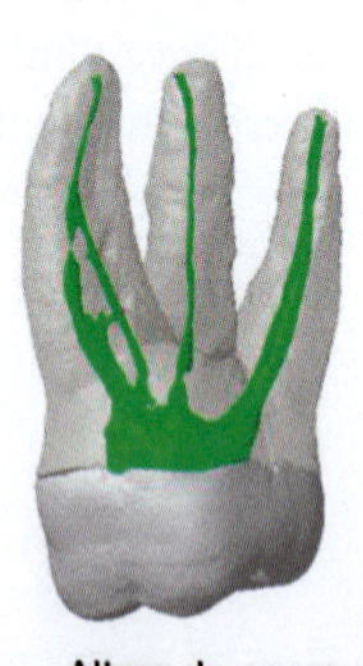

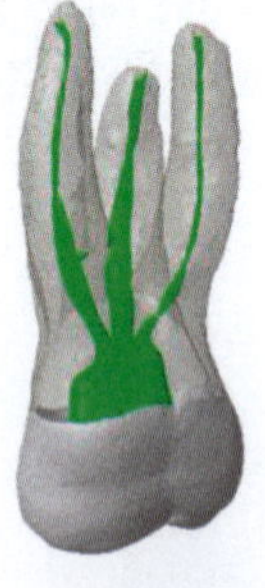

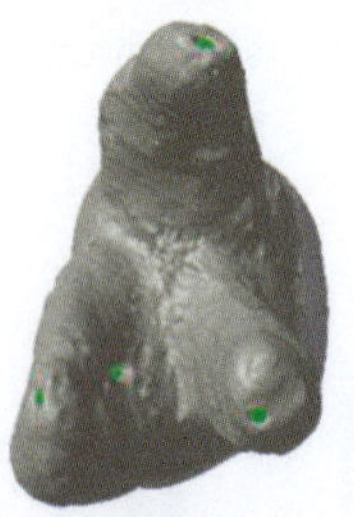

| Comprimento médio (mm) | Altura da coroa (mm) | Número de raízes | Número de canais |
|---|---|---|---|
| 21,00 | 7,55 | 3 ou 4<br>– Fusionadas<br>– Individuais | 1, 2, 3 ou 4 por raiz |

▶ **Figura 9.12** Segundo molar superior. Modelos tridimensionais microtomográficos mostrando a anatomia externa e interna e evidenciando a presença de mais de um canal por raiz e istmos. Medidas (em mm) do comprimento médio do dente e altura da coroa em sua face vestibular. Apresentação dos números de raízes e canais (De Deus, 1992).

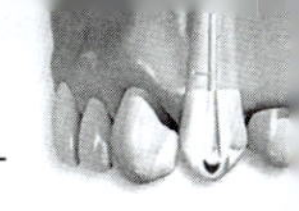

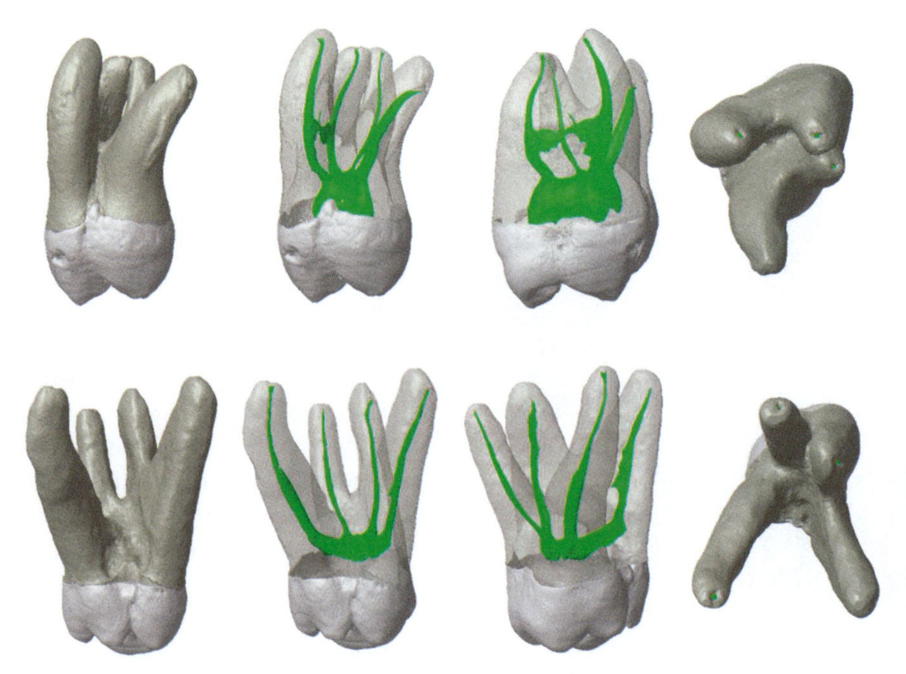

▶ **Figura 9.13** Segundo molar superior com quatro raízes. Modelos tridimensionais microtomográficos mostrando a anatomia externa e interna da variação anatômica.

Os resultados de estudo anatômico desses dentes, por meio de μTC,[14] revelam que a maioria das raízes mesiovestibulares, distovestibulares, mesiopalatinas e distopalatinas (64% a 100%) se apresenta sem curvatura tanto na visão proximal como na visão vestibular. Foram encontrados quatro tipos de configurações espaciais dos orifícios dos canais radiculares no assoalho pulpar, sendo a forma quadrilátera a mais prevalente (56%) (Figura 9.14).

A análise quantitativa dos canais a 1mm do forame apical mostrou que a circularidade variou de 0,55 a 0,64, demonstrando canais de formato mais circular. As médias, em milímetros, do menor e maior diâmetro foram, respectivamente, de 0,41 e 0,27 no canal mesiovestibular, de 0,37 e 0,25 no canal mesiopalatino, de 0,39 e 0,25 no canal distovestibular e de 0,36 e 0,27 no canal distopalatino. O SMI (descritivo de forma) variou de 2,25 a 2,83, demonstrando uma tendência à geometria tridimensional cilíndrica.

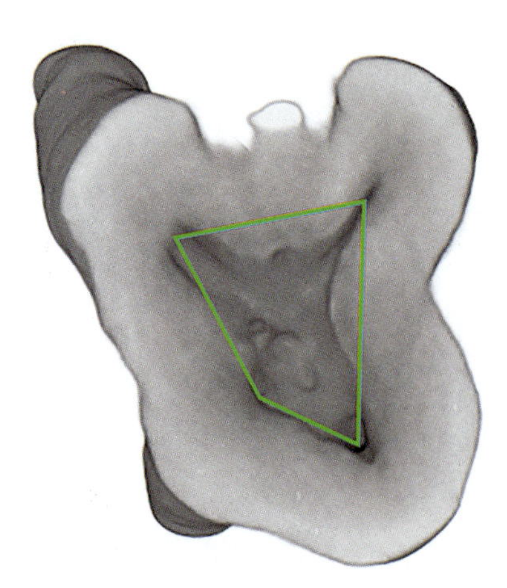

▶ **Figura 9.14** Visão coronal do assoalho pulpar mostrando a configuração espacial dos orifícios dos canais radiculares e evidenciando a forma quadrilátera de contorno de acesso nos segundos molares superiores com duas raízes palatinas.

## DENTES INFERIORES

### Incisivos central e lateral

Muitos estudos na literatura mostraram não haver diferença na anatomia do SCR de incisivos centrais e laterais inferiores (Figura 9.15). Por isso, ambos serão discutidos juntos neste capítulo.[12,30,91-95] Os incisivos inferiores são os menores dentes da dentadura humana. Em geral, apresentam raiz única e um único canal. A raiz apresenta-se achatada no sentido mesiodistal, e uma perceptível concavidade que percorre o longo eixo da raiz pode dividir o canal principal em uma porção vestibular e outra lingual, ou em dois canais distintos e separados.[34] A literatura evidencia que a prevalência reportada de dois canais nos incisivos inferiores tem sido de 11,5% a 44,1%.[35,71,91,92,96-98] Esse segundo canal lingual frequentemente escondido abaixo do cíngulo, representa um desafio quando do acesso endodôntico e da localização e limpeza dos incisivos inferiores.[35,99] Assim, o ombro lingual deve ser removido de maneira criteriosa durante a cirurgia de acesso para possibilitar melhor acesso e desbridamento do segundo canal lingual, favorecendo o sucesso do tratamento endodôntico.

A forma de contorno do acesso à câmara pulpar é triangular com base voltada para incisal. Os canais laterais são observados em 2% a 20% dos casos (Quadro 9.4).[26,55] A posição do forame encontra-se, em sua maioria, lateralmente na raiz (Quadro 9.4),[26] sendo o diâmetro médio (em mm) do canal a 1mm do forame apical de 0,37 no sentido vestibulolingual e de 0,25 no sentido mesiodistal.[56]

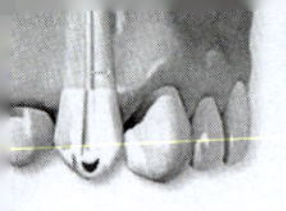

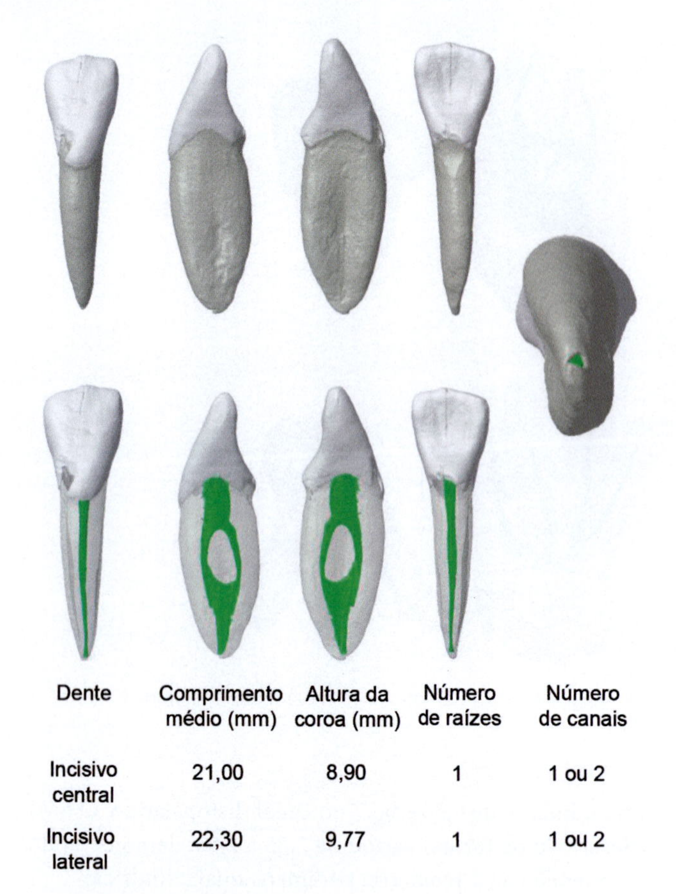

| Dente | Comprimento médio (mm) | Altura da coroa (mm) | Número de raízes | Número de canais |
|---|---|---|---|---|
| Incisivo central | 21,00 | 8,90 | 1 | 1 ou 2 |
| Incisivo lateral | 22,30 | 9,77 | 1 | 1 ou 2 |

▶ **Figura 9.15** Incisivos inferiores. Modelos tridimensionais microtomográficos mostrando a anatomia externa e interna e evidenciando a presença de sulcos radiculares e dois canais. Medidas (em mm) do comprimento médio do dente e altura da coroa em sua face vestibular. Apresentação dos números de raízes e canais (De Deus, 1992).

Leoni e cols. (2013),[12] estudando incisivos inferiores por meio de μTC, mostraram que as configurações morfológicas de Vertucci (1984)[26] mais prevalentes nesses dentes foram as dos tipos I e III. Oito novas configurações de canais radiculares, não incluídas no clássico sistema de classificação de Vertucci (1984),[26] foram observadas (Figura 9.16).

A análise quantitativa da circularidade dos 5mm apicais desses dentes mostra um formato achatado dos canais. A 1mm do forame apical, o diâmetro maior apresentou os valores de 0,44 ± 0,19mm para os incisivos centrais e de 0,45 ± 0,19mm para os laterais, e o diâmetro menor apresentou os valores de 0,22 ± 0,08mm para os incisivos centrais e de 0,21 ± 0,05mm para os laterais, concluindo que a lima #25 é necessária para remoção da dentina na menor dimensão do canal a 1mm do forame. Esta informação sugere a quantidade de instrumentação necessária nessa região, porém a diferença entre o diâmetro maior e o menor exige atenção, visto que a instrumentação no maior diâmetro do canal pode levar à perfuração lateral antes de ser completada a instrumentação do istmo.[100]

## Canino

A anatomia do SCR do canino inferior (Figura 9.17) é muito semelhante à do canino superior, porém em menores dimensões, e suas raízes também se apresentam mais achatadas no sentido mesiodistal e majoritariamente retas, com tendência a curvatura para distal e vestibular. Pode apresentar uma ou duas raízes e um, dois ou três canais.[13,17,25,26,28,71,101,102] A forma de contorno do acesso à câmara pulpar é oval ou em formato de chama. O ombro lingual está presente e deve ser

▶ **Quadro 9.4** Morfologia dos dentes permanentes inferiores

| | | | | Posição dos canais laterais | | | | | Posição de anastomose transversa | | | | Posição do forame apical | |
|---|---|---|---|---|---|---|---|---|---|---|---|---|---|---|
| **Dentes** | **Raízes** | **Nº de dentes** | **Canais com canais laterais** | **Central** | **Médio** | **Apical** | **Furca** | **Anastomose transversa entre canais** | **Cervical** | **Médio** | **Apical** | **Central** | **Lateral** | **Deltas apicais** |
| Incisivo central | – | 100 | 20 | 3 | 12 | 85 | – | – | – | – | – | 25 | 75 | 5 |
| Incisivo lateral | – | 100 | 18 | 2 | 15 | 83 | – | – | – | – | – | 20 | 80 | 6 |
| Canino | – | 100 | 30 | 4 | 16 | 80 | – | – | – | – | – | 30 | 70 | 8 |
| Primeiro pré-molar | – | 400 | 44,3 | 4,3 | 16,1 | 78,9 | 0,7 | 32,1 | 20,6 | 52,9 | 26,5 | 15 | 85 | 5,7 |
| Segundo pré-molar | – | 400 | 48,3 | 3,2 | 16,4 | 80,1 | 0,3 | 30 | 0 | 66,7 | 33,3 | 16,1 | 83,9 | 3,4 |
| Primeiro molar | Mesial | 100 | 45 | 10,4 | 12,2 | 54,4 | * | 63 | 12 | 75 | 13 | 22 | 78 | 10 |
| | | | | | | | 23 | | | | | | | |
| | Distal | 100 | 30 | 8,7 | 10,4 | 57,9 | * | 55 | 10 | 72 | 18 | 20 | 80 | 14 |
| Segundo molar | Mesial | 100 | 49 | 10,1 | 13,1 | 65,8 | * | 31 | 10 | 77 | 13 | 19 | 81 | 6 |
| | | | | | | | 11 | | | | | | | |
| | Distal | 100 | 34 | 9,1 | 11,6 | 68,3 | * | 16 | 11 | 74 | 15 | 21 | 79 | 7 |

Fonte: Vertucci FJ. Root canal anatomy of the human permanent teeth. Oral Surg Oral Med Oral Pathol 1984; 58:589-99.

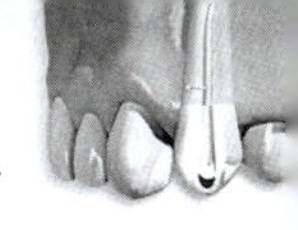

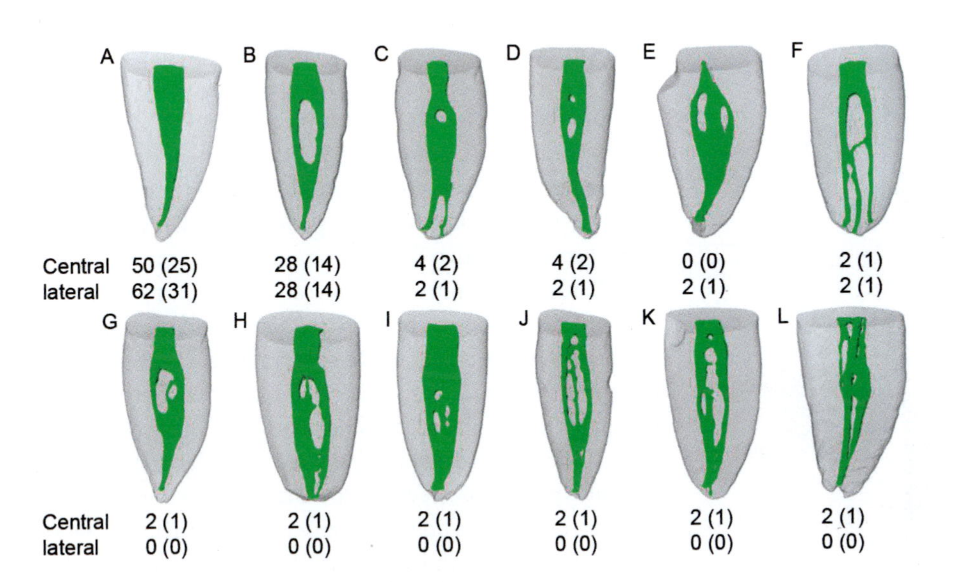


▶ **Figura 9.16** Distribuição do percentual de frequência (n) da configuração morfológica do sistema de canais radiculares em incisivos centrais (n = 50) e laterais (n = 50) inferiores. **(A)** Tipo I de Vertucci. **(B)** Tipo III de Vertucci (1-2-1). **(C)** Tipo VII de Vertucci (1-2-1-2). **(D)** Variação do tipo VII de Vertucci (1-2-1-2-1). Novas definições de morfologias dos canais radiculares de incisivos inferiores são mostradas em: **(E)** configuração 1-2-3-1; **(F)** configuração 1-2-3-2-3; **(G)** configuração 1-2-3-2-1; **(H)** configuração 1-3-2-1-21-2-1; **(I)** configuração 1-2-1-2-3-2-1-22-1; **(J)** configuração 1-2-1-2-3-2-3-2-1; **(K)** configuração 1-2-1-2-3-2-1-2-1-2-1; **(L)** configuração 1-2-3-2-3-2-3-2-1-2-1.

removido para permitir o acesso em linha reta sem interferências em toda a extensão do canal radicular, principalmente para possibilitar o acesso à parede lingual do canal, como também para localização e acesso ao segundo canal, quando for o caso. Os canais laterais foram observados em 2% a 30% dos casos (veja o Quadro 9.4).[26,55] O forame encontra-se, em sua maioria, localizado lateralmente na raiz (Quadro 9.4),[26] sendo o diâmetro médio (em mm) do canal a 1mm do forame apical de 0,47 no sentido vestibulolingual e de 0,36 no sentido mesiodistal.[56]

A prevalência de caninos inferiores birradiculares varia em torno de 1,7% a 5% na literatura. Estudando 14 caninos birradiculares, por meio de μTC, Versiani e cols. (2011)[13] mostraram que a furcação está localizada no terço médio (58%) ou apical (44%). As raízes vestibular e lingual apresentaram comprimentos iguais em 28% dos casos e os canais laterais foram encontrados apenas nos terços médio e cervical. A localização do forame apical variou consideravelmente, tendendo a ser no sentido mesiovestibular de ambas as raízes. A análise quantitativa tridimensional mostrou que a média do SMI foi de 2,93, representando um SCR com geometria cilíndrica (Figura 9.18).

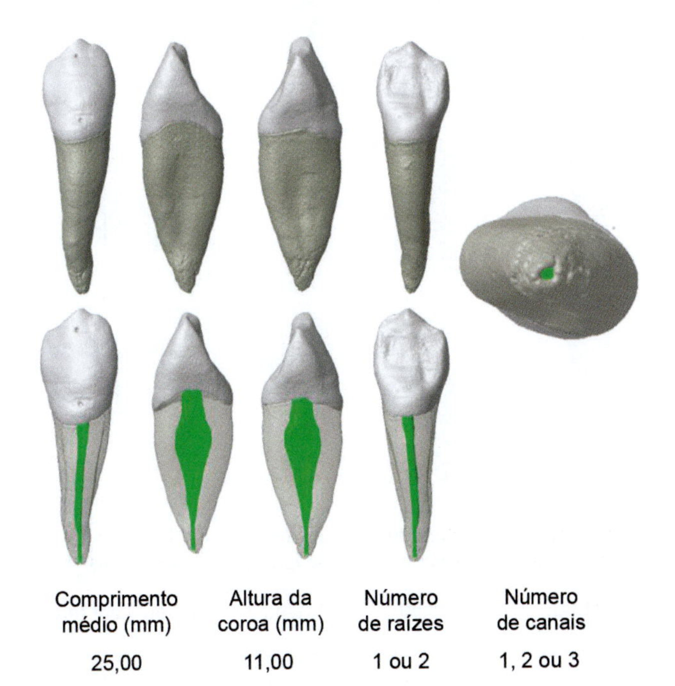


▶ **Figura 9.17** Canino inferior. Modelos tridimensionais microtomográficos mostrando a anatomia externa e interna. Medidas (em mm) do comprimento médio do dente e altura da coroa em sua face vestibular. Apresentação dos números de raízes e canais (De Deus, 1992).

## Primeiro pré-molar

Esse grupo dental (Figura 9.19) pode apresentar diversas combinações entre número de raízes e canais, sendo observadas uma, duas ou três raízes parcial ou totalmente fusionadas e/ou um, dois ou três canais.[17,26,71,103-107]

Assim como nos pré-molares superiores, as raízes dos pré-molares inferiores (primeiros e segundos) frequentemente apresentam sulcos radiculares.[108-111] Esses sulcos estão localizados principalmente nas faces proximais em diferentes extensões e profundidades, podendo levar a bifurcação ou trifurcação das raízes (Figura 9.20).

Outra variação morfológica bastante comum nesse grupo dental é a presença de raiz e canal em forma de C,[108,109,112-114] o que exige cuidados e estratégias específicas para preparo biomecânico adequado. Nesses casos, é interessante a utilização de sistemas de irrigação ativos e instrumentos que promovam movimentos de lateralidade, possibilitando a limpeza mais efetiva dos istmos. A escolha do protocolo de obturação também é importante, sendo indicado o uso de alguma técnica termoplástica para preenchimento tridimensional.[115] A forma de contorno do acesso à câmara pulpar é oval e pode se estender no sentido lingual com o objetivo de localizar o orifício de canais adicionais. É importante notar a inclinação lingual da coroa dental para evitar riscos de acidentes operatórios durante a cirurgia de acesso. Os canais laterais são observados

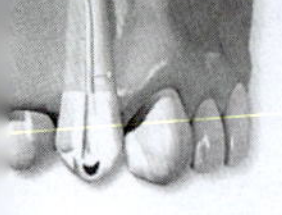

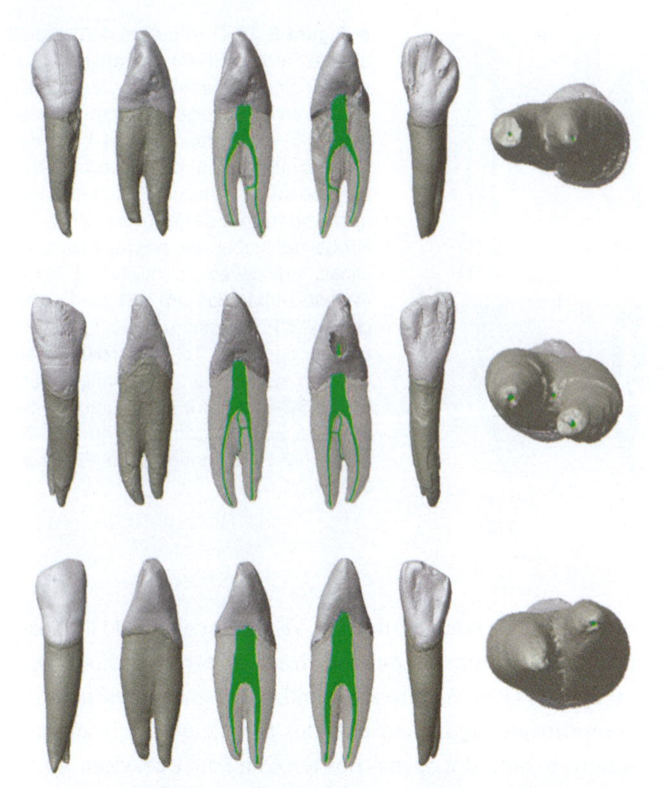

▶ **Figura 9.18** Caninos inferiores birradiculares. Modelos tridimensionais microtomográficos mostrando a anatomia externa e interna e evidenciando comprimentos diferentes das raízes vestibular e lingual, assim como a presença de canais laterais nos terços médio e cervical (Versiani et al., 2011).

em 21,7% a 44,3% dos casos (veja o Quadro 9.4).[26,55] O forame encontra-se, em sua maioria, localizado lateralmente na raiz (Quadro 9.4).[26] Os pré-molares inferiores, de modo geral (primeiros e segundos), apresentam diâmetro médio (em mm) do canal a 1mm do forame apical de 0,35 no sentido vestibulolingual e de 0,28 no sentido mesiodistal quando têm canal um único canal de 0,20 no sentido vestibulolingual e 0,23 no sentido mesiodistal para raiz vestibular e de 0,13 no sentido vestibulolingual e 0,18 no sentido mesiodistal para a raiz palatina, na presença de dois canais.[56]

Estudo morfológico realizado em nosso laboratório em primeiros pré-molares, por meio de µTC, mostrou que a 1mm do forame apical os canais têm forma bidimensional (circularidade) com tendência mais circular. O diâmetro maior apresentou valor de 0,31 ± 0,26mm e o diâmetro menor, 0,18 ± 0,12mm. Esse estudo mostrou que as configurações morfológicas de Vertucci (1984)[26] mais prevalentes nesses dentes foram dos tipos V e VII. Esse trabalho complementa o clássico sistema de classificação de Vertucci (1984)[26] com quatro novas configurações morfológicas (Figura 9.21).

## Segundo pré-molar

O segundo pré-molar inferior (Figura 9.22) apresenta características morfológicas internas e externas semelhantes às do primeiro pré-molar. São dentes com muitas variações sendo observada uma ou duas raízes parcial ou totalmente fusionadas e um, dois, três ou quatro canais.[17,26,71,103,116-123] Entretanto, essas variações são encontradas com menor frequência do que nos primeiros pré-molares. A forma de contorno do acesso à câmara pulpar é oval e pode se estender no sentido lingual com o objetivo de localizar o orifício de canais adicionais. É importante notar a inclinação lingual da coroa dental para evitar riscos de acidentes operatórios durante a cirurgia de acesso. Os canais laterais são observados em 14,8% a 48,3% dos casos (veja o Quadro 9.4).[26,55] O forame encontra-se, em sua maioria, localizado lateralmente na raiz (Quadro 9.4).[26]

Estudo morfológico realizado em nosso laboratório com segundos pré-molares, avaliando a anatomia por meio de µTC, mostrou que a 1mm do forame apical os canais têm forma bidimensional (circularidade) achatada, com o diâmetro maior de 0,45 ± 0,32mm e o menor, 0,24 ± 0,19mm. Ainda como resultado desse estudo, levando em consideração o sistema

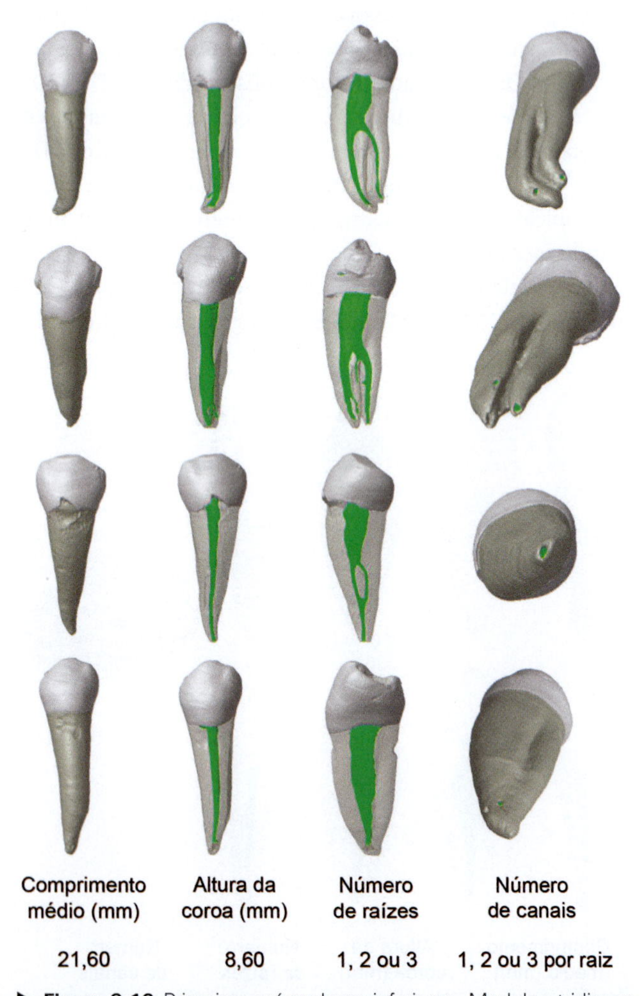

| Comprimento médio (mm) | Altura da coroa (mm) | Número de raízes | Número de canais |
|---|---|---|---|
| 21,60 | 8,60 | 1, 2 ou 3 | 1, 2 ou 3 por raiz |

▶ **Figura 9.19** Primeiros pré-molares inferiores. Modelos tridimensionais microtomográficos mostrando a anatomia externa e evidenciando sulcos radiculares em diferentes extensões e profundidades, como também a anatomia interna com bifurcação e achatamentos dos canais radiculares. Medidas (em mm) do comprimento médio do dente e altura da coroa em sua face vestibular. Apresentação dos números de raízes e canais (De Deus, 1992).

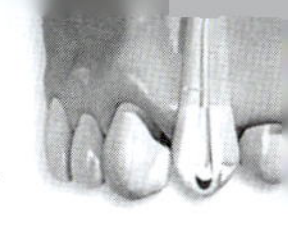

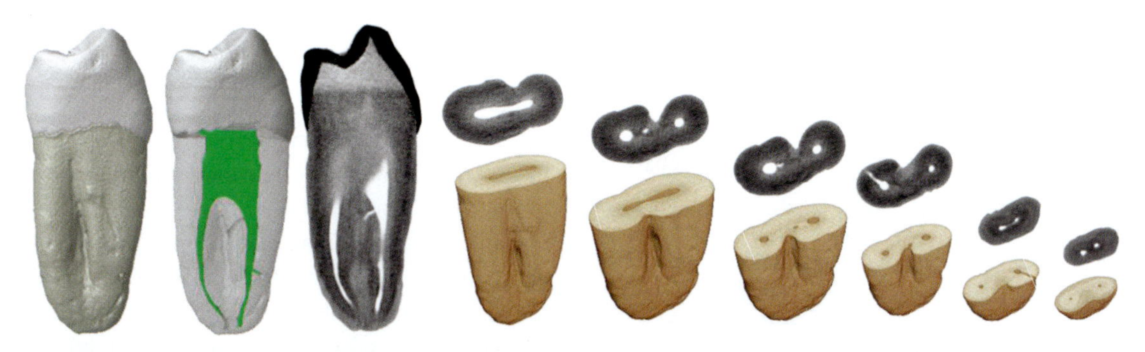

Resultados da análise dos sulcos radiculares e raízes dos primeiros e segundos pré-molares inferiores por meio de μTC.

| Amostra (n) | Medidas do sulco | Sulcos | Raízes | |
|---|---|---|---|---|
| | | Profundidade do sulco | Espessura interna | Espessura externa |
| 1º Pré-molar (69) | M + 2 | 0,75 ± 0,47 | 1,31 ± 0,46 | 1,31 ± 0,25 |
| | M + 1 | 1,04 ± 0,60 | 1,12 ± 0,38 | 1,21 ± 0,25 |
| | M | 1,13 ± 0,62 | 1,03 ± 0,30 | 1,25 ± 0,24 |
| | M – 1 | 1,01 ± 0,54 | 1,00 ± 0,35 | 1,07 ± 0,26 |
| | M – 2 | 0,85 ± 0,44 | 1,00 ± 0,30 | 1,02 ± 0,23 |
| 2º Pré-molar (14) | M + 2 | 0,64 ± 0,31 | 1,49 ± 0,33 | 1,41 ± 0,36 |
| | M + 1 | 0,90 ± 0,54 | 1,42 ± 0,39 | 1,29 ± 0,28 |
| | M | 1,10 ± 0,59 | 1,29 ± 0,48 | 1,24 ± 0,32 |
| | M – 1 | 1,09 ± 0,60 | 1,12 ± 0,40 | 1,15 ± 0,29 |
| | M – 2 | 0,97 ± 0,59 | 1,09 ± 0,36 | 1,07 ± 0,33 |

▶ **Figura 9.20** Imagens microtomográficas bi e tridimensionais de pré-molar inferior com presença de sulco radicular, evidenciando a influência desses sulcos na anatomia interna. A tabela mostra valores encontrados em estudo realizado por meio de μTC, onde se observa que a profundidade do sulco apresentou valores maiores na secção transversal correspondente à metade da extensão total do sulco (M) e que a espessura da dentina nas faces interna e externa das raízes na região dos sulcos radiculares decresceu no sentido coroa-ápice nos dois grupos dentais. (M: secção transversal da metade da extensão do sulco radicular – secção central; M + 2: 2mm acima da secção central; M + 1: 1mm acima da secção central; M – 2: 2mm abaixo da secção central; M – 1: 1mm abaixo da secção central.)

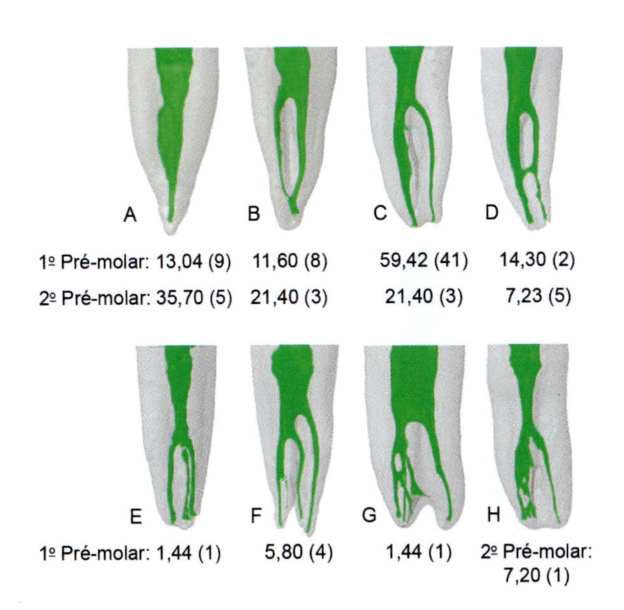


▶ **Figura 9.21** Distribuição de frequência percentual (n) da configuração morfológica do sistema de canais radiculares em primeiros (69) e segundos (14) pré-molares inferiores. **A** Tipo I de Vertucci. **B** Tipo III de Vertucci (1-2-1). **C** Tipo V de Vertucci (1-2). **D** Tipo VII de Vertucci (1-2-1-2). **E** Tipo IX (1-3) Sert & Bayirli, 2004. Novas configurações encontradas para os pré-molares inferiores mostradas em: **(F)** configuração 1-2-3; **(G)** configuração 1-2-5-4-5-4; **(H)** configuração 1-3-2-3.

clássico de Vertucci (1984)[26] sobre a configuração morfológica do sistema de canais radiculares, os tipos mais prevalentes para esse grupo de dentes foram o I e o III. Esse trabalho, assim como o referente aos primeiros pré-molares inferiores, complementa a classificação de Vertucci (1984)[26] com quatro novas configurações até então não incluídas no clássico sistema de Vertucci (1984) (Figura 9.21).[26]

## Primeiro molar

A maioria dos primeiros molares inferiores (Figura 9.23) apresenta duas raízes: a raiz mesial tem dois ou três canais, e a raiz distal, um, dois ou três canais.[17,26,28,32,124-129] A raiz mesial quase sempre mostra uma curvatura mais acentuada do que a distal, que normalmente é mais reta.

A raiz distal, na maioria dos casos, apresenta um único canal, geralmente achatado, enquanto na raiz mesial observa-se grande diversidade de istmos, sobretudo no terço apical. A presença dos istmos torna necessária a utilização de protocolos eficientes de instrumentação e irrigação dentro das limitações da espessura de dentina nessas áreas. Esse achado é também relevante nos segundos molares inferiores.[130]

Apesar de na maioria dos casos a raiz mesial apresentar apenas o canal MV e o ML, o terceiro canal, chamado de

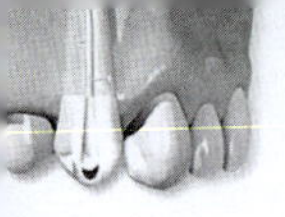



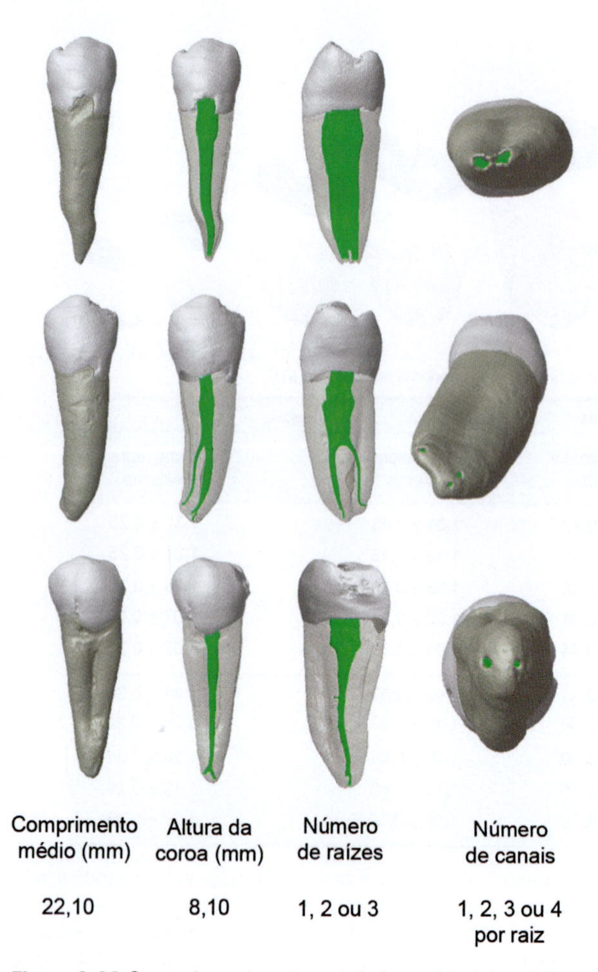


▶ **Figura 9.22** Segundos pré-molares inferiores. Modelos tridimensionais microtomográficos mostrando a anatomia externa e evidenciando a presença de sulcos radiculares em diferentes extensões e profundidades, como também a anatomia interna com bifurcação e achatamentos dos canais radiculares. Medidas (em mm) do comprimento médio do dente e altura da coroa em sua face vestibular. Apresentação dos números de raízes e canais (De Deus, 1992).

canal mesiomedial, mediomesial ou mesiocentral, pode estar presente em 1% a 15% dos primeiros molares inferiores (Figura 9.24).[26,80,127,131-133]

A terceira raiz, quando presente, localiza-se geralmente na posição distolingual e é denominada *radix entomolaris.* É tipicamente menor do que as raízes mesial (M) e distal (D), podendo ser separada ou parcialmente fusionada com essas outras raízes. É geralmente curva com a entrada do orifício do canal inclinada, exigindo atenção especial quando o tratamento endodôntico é necessário.[50,121] Outra observação importante consiste em que a entrada do orifício do canal da terceira raiz é usualmente coberta por uma projeção de dentina, o que pode dificultar sua localização durante a cirurgia de acesso (Figura 9.25).

A incidência da terceira raiz no primeiro molar inferior está associada a grupos étnicos. A literatura revela incidência < 5% em populações caucasianas, africanas, euro-asiáticas e indianas, entretanto, nas populações com traços mongoloides, como a chinesa, de esquimós e a americana nativa, essa raiz adicional ocorre com uma frequência de 5% a 40%.[31,121,134,135]

Dados morfológicos quantitativos de estudos realizados em nosso laboratório por meio de μTC mostraram que o canal dessa raiz adicional apresenta geometria tridimensional (SMI) próxima a um cilindro, diferente dos canais das raízes mesial e distal, que apresentam geometria mais cônica. A 1mm do forame apical, o canal da raiz adicional apresentou diâmetro > 0,35mm e diâmetro < 0,25mm, e os valores de circularidade revelaram tratar-se de canais bastantes circulares (0,67mm).

A forma de contorno do acesso à câmara pulpar nos primeiros molares inferiores é majoritariamente trapezoidal, independentemente do número de canais.

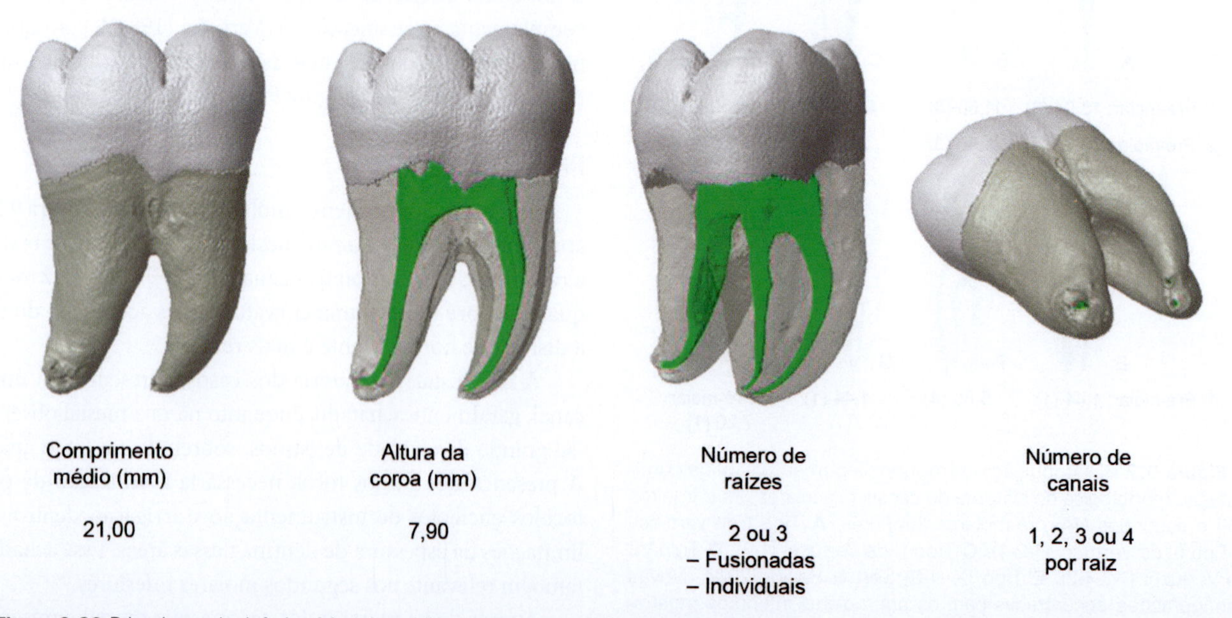


▶ **Figura 9.23** Primeiro molar inferior. Modelos tridimensionais microtomográficos mostrando a anatomia externa e interna. Medidas (em mm) do comprimento médio do dente e altura da coroa em sua face vestibular. Apresentação dos números de raízes e canais (De Deus, 1992).

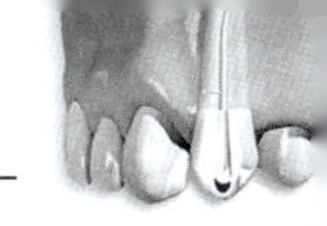

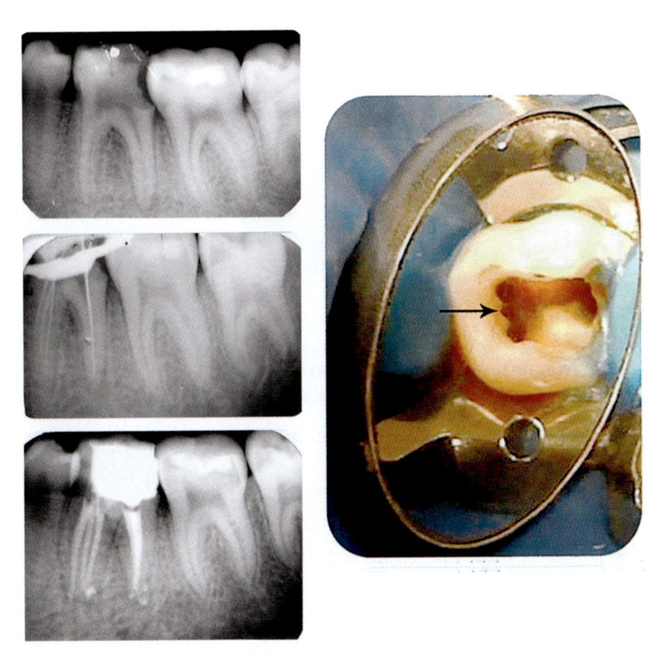

▶ **Figura 9.24** Primeiro molar inferior com presença de canal mesiocentral.

Os canais laterais são observados em 19,4% a 45% dos casos, sendo localizados principalmente na raiz mesial (veja o Quadro 9.4).[26,55] Os forames encontram-se, em sua maioria, localizados lateralmente nas raízes (Quadro 9.4).[26] Os molares inferiores, de modo geral (primeiros e segundos), apresentam diâmetro médio (em mm) do canal a 1mm do forame apical de 0,45 no sentido vestibulolingual e de 0,22 no sentido mesiodistal quando apresentam canal único; de 0,40 no sentido vestibulolingual e de 0,21 no sentido mesiodistal para canal MV e de 0,38 no sentido vestibulolingual e de 0,28 no sentido mesiodistal para canal mesiolingual; e de 0,46 no sentido vestibulolingual e de 0,35 no sentido mesiodistal para canal distal.[56]

## Segundo molar

Assim como o primeiro molar inferior, o segundo molar (Figura 9.26) geralmente apresenta duas raízes, porém com pouca divergência entre elas,[75,136] sendo grande a tendência de fusionamento parcial ou total entre estas. Esse grupo dental também pode apresentar apenas uma raiz, sendo

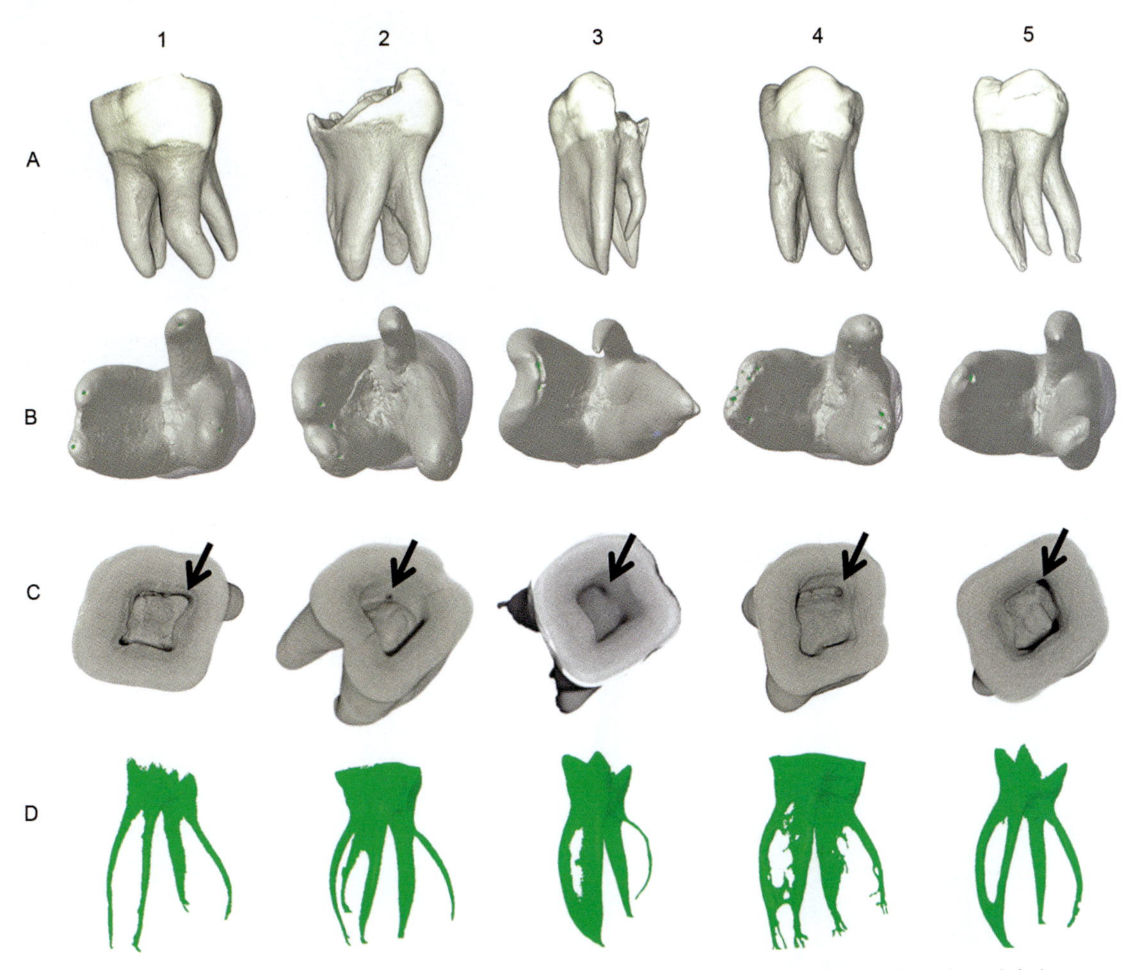


▶ **Figura 9.25** Modelos tridimensionais microtomográficos representando a anatomia externa e interna de molares inferiores com três raízes. **A** Visão proximal: curvatura severa da terceira raiz. **B** Visão inferior: é possível observar a curvatura de todas as raízes e a localização dos forames. **C** Visão coronal da câmara pulpar: posição do orifício do canal radicular da raiz adicional (*setas pretas*). Nos modelos tridimensionais da anatomia interna **(D)** é possível observar sistema de canais radiculares com quatro canais independentes **(1D)**, presença do canal mesiocentral **(2D)**, com canais mesiais que se unem no terço apical **(3D** e **5D)**, e istmos e deltas apicais **(4D)**.

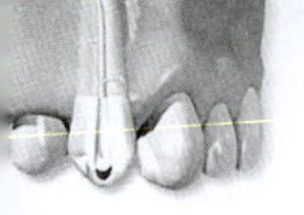

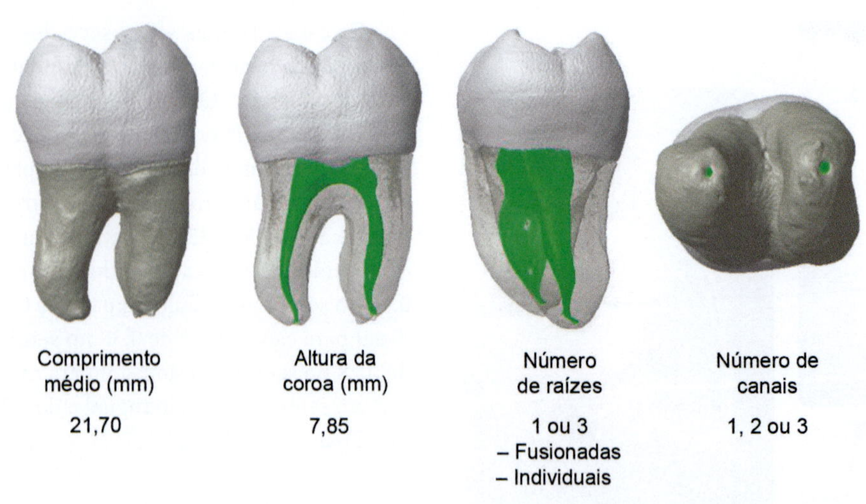


▶ **Figura 9.26** Segundos molares inferiores. Modelos tridimensionais microtomográficos mostrando a anatomia externa e interna. Medidas (em mm) do comprimento médio do dente e altura da coroa em sua face vestibular. Apresentação dos números de raízes e canais (De Deus, 1992).

ainda relatada a presença de raiz e canal em C (Figuras 9.27 e 9.28).[38,115,135,137,138] A prevalência de SCR em C é em torno de 8% na literatura;[115,139] assim, é preciso manter-se atento ao diagnóstico correto dessa variação, pois representa um desafio durante o desbridamento e a obturação dos canais, estando indicados os mesmos procedimentos descritos para os pré-molares inferiores com essa variação.

Em relação ao número de canais, geralmente apresenta um, dois, três ou quatro canais radiculares.[17,26,28,71,127,140,141] O contorno do acesso à câmara pulpar é trapezoidal com a base maior voltada para mesial.

Os canais laterais são observados em 17,5% a 49% dos casos,[26,55] sendo localizados principalmente na raiz mesial (veja o Quadro 9.4). Os forames encontram-se, em sua maioria, localizados lateralmente nas raízes (Quadro 9.4).[26]

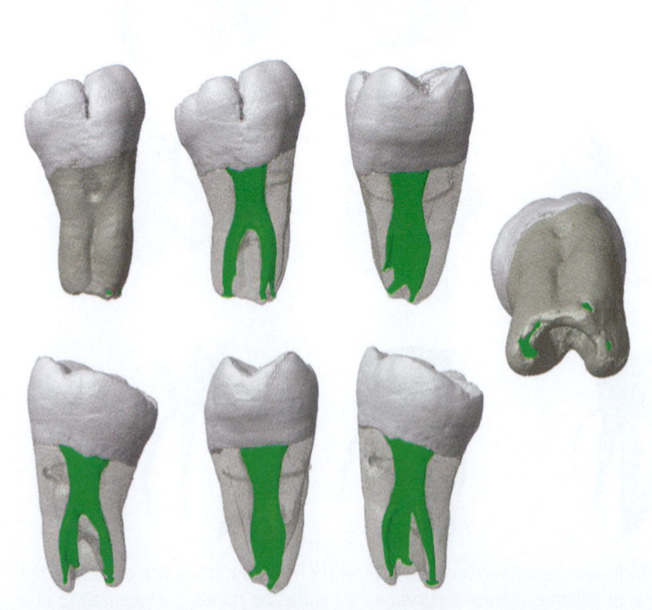

▶ **Figura 9.27** Modelos tridimensionais microtomográficos mostrando a anatomia externa e interna de molar inferior com raiz e canal em forma de C.

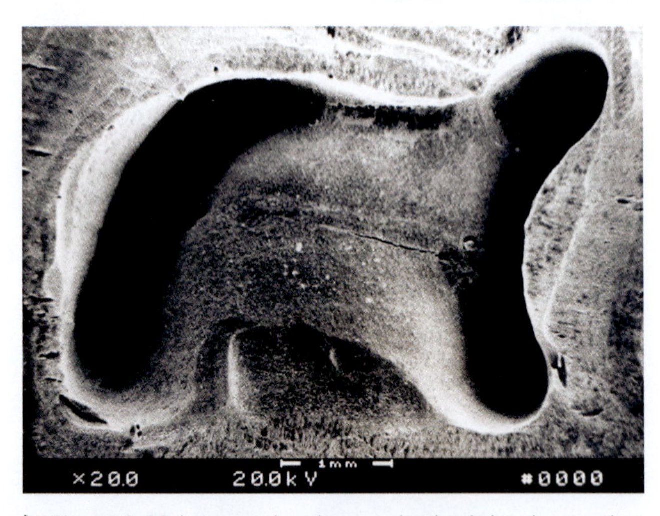


▶ **Figura 9.28** Imagem de microscopia eletrônica de varredura de região de furca de molar inferior mostrando a presença de canal radicular em forma de C.

## AGRADECIMENTOS

Os autores agradecem a Rafael Verardino de Camargo, aluno de iniciação científica do Laboratório de Endodontia, pelo apoio na edição e montagem das imagens e ilustrações. Agradecem também a Emanuele Boschetti e Amanda Buosi de Biagi, alunas de mestrado em Endodontia do Programa de Pós-Graduação em Odontologia Restauradora da Faculdade de Odontologia de Ribeirão Preto, Universidade de São Paulo – apoio FAPESP (Projeto 2009/09989-0).

## Referências

1. Turner CG. Teeth and prehistory in Asia. Sci Am 1989; 260(2): 8891.
2. Hdrlicka A. Shovel-shaped teeth. Am J Phys Anthropol 1920; 3(2):429-65.
3. Tratman EK. A comparison of the teeth of people: indo-european racial stock with the mongoloid racial stock. Dent Rec 1950; 70(2):31-88.

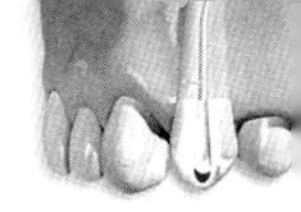


4. Amos ER. Incidence of bifurcated root canals in mandibular bicuspids. J Am Dent Assoc 1955; 50(1):70-1.
5. Snyder RG. Mesial margin ridging of incisor labial surfaces. J Dent Res 1960; 39:361-4.
6. Devoto C, Arias N. Shovel-shaped incisors in early Atacama indian. J Dent Res 1967; 46(1):1478.
7. Devoto C, Arias N, Ringuelet S, Palma N. Shovel-shaped incisors in a North Western Argentine population. J Dent Res 1968; 50(1):820-3.
8. Trope M, Elfenbein L, Tronstad L. Mandibular premolars with more than one root canal in different race groups. J Endod 1986; 12(8):343-5.
9. Walker RT. The root canal anatomy of mandibular incisors in a southern Chinese population. Int Endod J 1988; 21(3):218-23.
10. Yang ZP, Yang SF, Lin YC, Shay JC, Chi CY. C-shaped root canals in mandibular second molars in a Chinese population. Endod Dent Traumatol 1988; 4(4):160-3.
11. Ferraz JA, Pécora JD. Three-rooted mandibular molars in patients of Mongolian, Caucasian and Negro origin. Braz Dent J 1993; 3(2):113-7.
12. Leoni GB, Versiani M, Pecora J, Damião de Sousa-Neto M. Micro-computed tomography analysis of the root canal morphology of mandibular incisors. J Endod 2014; 40(5):710-6.
13. Versiani MA, Pécora JD, Sousa-Neto MD. The anatomy of two--rooted mandibular canines determined using micro-computed tomography. Int Endod J 2011; 44(7):682-7.
14. Versiani MA, Pécora JD, de Sousa-Neto MD. Root and root canal morphology of four-rooted maxillary second molars: a micro-computed tomography study. J Endod 2012; 38(7): 977-82.
15. Curzon ME. Miscegenation and the prevalence of three-rooted mandibular first molars in the Baffin Eskimo. Community Dent Oral Epidemiol 1974; 2(3):130-1.
16. Ahmed HA, Abu-bakr NH, Yahia NA, Ibrahim YE. Root and canal morphology of permanent mandibular molars in a Sudanese population. Int Endod J 2007; 40(10):766-71.
17. Sert S, Bayirli GS. Evaluation of the root canal configurations of the mandibular and maxillary permanent teeth by gender in the Turkish population. J Endod 2004; 30(6):391-8.
18. Slowey RR. Root canal anatomy. Road map to successful endodontics. Dent Clin North Am 1979; 23(4):555-73.
19. Silva-Filho JM, Souza-Gabriel AE, Leoni GB, De-Bem SH, Alfredo E, Silva RG. Comparison of two techniques for selection of master gutta-percha cone using micro-computed tomography. Braz Dent J 2013; 24(4):367-70.
20. Schilder H. Cleaning and shaping the root canal. Dent Clin North Am 1974; 18(2):269-96.
21. Cohen S, Hargreaves K. Caminhos da polpa. 10. ed. Rio de Janeiro: Campus Elsevier, 2011. 928 p.
22. Johnson W, Kulild J. Obturation of the cleaned and shaped root canal system. Pathways of the pulp. 10 ed. Rio de Janeiro: Campus Elsevier 2011:349-88.
23. Versiani MA, Pécora JD, de Sousa-Neto MD. Flat-oval root canal preparation with self-adjusting file instrument: a micro-computed tomography study. J Endod 2011; 37(7):1002-7.
24. Siqueira JF, Alves FR, Versiani MA et al. Correlative bacteriologic and micro-computed tomographic analysis of mandibular molar mesial canals prepared by self-adjusting file, reciproc, and twisted file systems. J Endod 2013; 39(8): 1044-50.
25. Versiani MA, Pécora JD, Sousa-Neto MD. Microcomputed tomography analysis of the root canal morphology of single-rooted mandibular canines. Int Endod J 2013; 46(9):800-7.
26. Vertucci FJ. Root canal anatomy of the human permanent teeth. Oral Surg Oral Med Oral Pathol 1984; 58(5):589-99.
27. Pécora JD, Sousa Neto MD, Saquy PC, Woelfel JB. In vitro study of root canal anatomy of maxillary second premolars. Braz Dent J 1993; 3(2):81-5.
28. Calişkan MK, Pehlivan Y, Sepetçioğlu F, Türkün M, Tuncer SS. Root canal morphology of human permanent teeth in a Turkish population. J Endod 1995; 21(4):200-4.
29. Sert S, Aslanalp V, Tanalp J. Investigation of the root canal configurations of mandibular permanent teeth in the Turkish population. Int Endod J 2004; 37(7):494-9.
30. Kartal N, Yanikoğlu FC. Root canal morphology of mandibular incisors. J Endod 1992; 18(11):562-4.
31. Gulabivala K, Aung TH, Alavi A, Ng YL. Root and canal morphology of Burmese mandibular molars. Int Endod J 2001; 34(5):359-70.
32. Gulabivala K, Opasanon A, Ng YL, Alavi A. Root and canal morphology of Thai mandibular molars. Int Endod J 2002; 35(1):56-62.
33. Ng YL, Aung TH, Alavi A, Gulabivala K. Root and canal morphology of Burmese maxillary molars. Int Endod J 2001; 34(8):620-30.
34. Laws AJ. Prevalence of canal irregularities in mandibular incisors: a radiographic study. N Z Dent J 1971; 67(309):181-6.
35. Bellizzi R, Hartwell G. Clinical investigation of in vivo endodontically treated mandibular anterior teeth. J Endod 1983; 9(6):246-8.
36. Plotino G, Grande NM, Pecci R, Bedini R, Pameijer CH, Somma F. Three-dimensional imaging using microcomputed tomography for studying tooth macromorphology. J Am Dent Assoc 2006; 137(11):1555-61.
37. Somma F, Leoni D, Plotino G, Grande NM, Plasschaert A. Root canal morphology of the mesiobuccal root of maxillary first molars: a micro-computed tomographic analysis. Int Endod J 2009; 42(2):165-74.
38. Fan B, Min Y, Lu G, Yang J, Cheung GS, Gutmann JL. Negotiation of C-shaped canal systems in mandibular second molars. J Endod 2009; 35(7):1003-8.
39. Peters OA, Paqué F. Root canal preparation of maxillary molars with the self-adjusting file: a micro-computed tomography study. J Endod 2011; 37(1):53-7.
40. Okumura T. Anatomy of the root canals. JADA 1927; 14(4):632-40.
41. Tachibana H, Matsumoto K. Applicability of X-ray computerized tomography in endodontics. Endod Dent Traumatol 1990; 6(1):16-20.
42. Baumann MA, Doll GM. Spatial reproduction of the root canal system by magnetic resonance microscopy. J Endod 1997; 23(1):49-51.
43. Rödig T, Kupis J, Konietschke F, Dullin C, Drebenstedt S, Hülsmann M. Comparison of hand and rotary instrumentation for removing gutta-percha from previously treated curved root canals: a microcomputed tomography study. Int Endod J 2013.
44. Gambill JM, Alder M, del Rio CE. Comparison of nickel-titanium and stainless steel hand-file instrumentation using computed tomography. J Endod 1996; 22(7):369-75.
45. Paqué F, Al-Jadaa A, Kfir A. Hard-tissue debris accumulation created by conventional rotary versus self-adjusting file instrumentation in mesial root canal systems of mandibular molars. Int Endod J 2012; 45(5):413-8.
46. Solomonov M, Paqué F, Fan B, Eilat Y, Berman LH. The challenge of C-shaped canal systems: a comparative study of the self-adjusting file and ProTaper. J Endod 2012; 38(2):209-14.
47. Versiani MA, Pécora JD, Sousa-Neto MD. The anatomy of two--rooted mandibular canines determined using micro-computed tomography. Int Endod J 2011; 44(7):682-7.
48. Versiani MA, Sousa-Neto MD, Pécora JD. Pulp pathosis in inlayed teeth of the ancient Mayas: a microcomputed tomography study. Int Endod J 2011; 44(11):1000-4.
49. Versiani MA, Cristescu RC, Saquy PC, Pécora JD, de Sousa-Neto MD. Enamel pearls in permanent dentition: case report and micro-CT evaluation. Dentomaxillofac Radiol 2013; 42(6):1-7.
50. Vertucci F. Root canal morphology and its relationship to endodontic procedures. Endodontic Topics 2005; 10(1):3-29.
51. Kasahara E, Yasuda E, Yamamoto A, Anzai M. Root canal system of the maxillary central incisor. J Endod 1990; 16(4):158-61.
52. Heling B. A two-rooted maxillary central incisor. Oral Surg Oral Med Oral Pathol 1977; 43(4):649.
53. Sinai IH, Lustbader S. A dual-rooted maxillary central incisor. J Endod 1984; 10(3):105-6.
54. Sponchiado EC, Ismail HA, Braga MR, de Carvalho FK, Simões CA. Maxillary central incisor with two root canals: a case report. J Endod 2006; 32(10):1002-4.

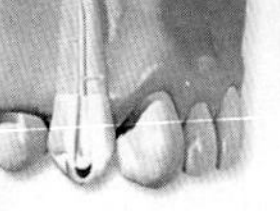



55. De Deus QD. Frequency, location, and direction of the lateral, secondary, and accessory canals. J Endod 1975; 1(11):361-6.
56. Wu MK, R'oris A, Barkis D, Wesselink PR. Prevalence and extent of long oval canals in the apical third. Oral Surg Oral Med Oral Pathol Oral Radiol Endod 2000; 89(6):739-43.
57. Christie WH, Peikoff MD, Acheson DW. Endodontic treatment of two maxillary lateral incisors with anomalous root formation. J Endod 1981; 7(11):528-34.
58. Maghsoudlou A, Jafarzadeh H, Forghani M. Endodontic treatment of a maxillary central incisor with two roots. J Contemp Dent Pract 2013; 14(2):345-7.
59. Friedman S, Mor H, Stabholz A. Endodontic therapy of a fused permanent maxillary lateral incisor. J Endod 1984; 10(9):449-51.
60. Fabra-Campos H. Failure of endodontic treatment due to a palatal gingival groove in a maxillary lateral incisor with talon cusp and two root canals. J Endod 1990; 16(7):342-5.
61. Hülsmann M. Dens invaginatus: aetiology, classification, prevalence, diagnosis, and treatment considerations. Int Endod J 1997; 30(2):79-90.
62. Walvekar SV, Behbehani JM. Three root canals and dens formation in a maxillary lateral incisor: a case report. J Endod 1997; 23(3):185-6.
63. Withers JA, Brunsvold MA, Killoy WJ, Rahe AJ. The relationship of palato-gingival grooves to localized periodontal disease. J Periodontol 1981; 52(1):41-4.
64. Meister F, Keating K, Gerstein H, Mayer JC. Successful treatment of a radicular lingual groove: case report. J Endod 1983; 9(12):561-4.
65. Everett FG, Kramer GM. The disto-lingual groove in the maxillary lateral incisor; a periodontal hazard. J Periodontol 1972; 43(6):352-61.
66. Pécora JD, Saquy PC, de Souza JE, Sousa Neto MD. Endodontic treatment of a maxillary lateral incisor presenting dens invaginatus and transposition to the region of the canine – case report. Braz Dent J 1991; 2(1):5-8.
67. Estrela C, Pereira HL, Pécora JD. Radicular grooves in maxillary lateral incisor: case report. Braz Dent J 1995; 6(2):143-6.
68. Weisman MI. A rare occurrence: a bi-rooted upper canine. Aust Endod J 2000; 26(3):119-20.
69. Uchiyama M, Anzai M, Yamamoto A et al. Root canal system of the maxillary canine. Okajimas Folia Anat Jpn 2011; 87(4):189-93.
70. Cruvinel PB, Leoni GB, Sousa-Neto MD. Avaliação da anatomia interna de caninos superiores por meio de microtomografia computadorizada. Trabalho de Iniciação Científica. Anais da 34ª Jornada Odontológica de Ribeirão Preto da Faculdade de Odontologia de Ribeirão Preto, Universidade de São Paulo, 2012.
71. Pineda F, Kuttler Y. Mesiodistal and buccolingual roentgenographic investigation of 7,275 root canals. Oral Surg Oral Med Oral Pathol 1972; 33(1):101-10.
72. Carns EJ, Skidmore AE. Configurations and deviations of root canals of maxillary first premolars. Oral Surg Oral Med Oral Pathol 1973; 36(6):880-6.
73. Pécora JD, Saquy PC, Sousa Neto MD, Woelfel JB. Root form and canal anatomy of maxillary first premolars. Braz Dent J 1992; 2(2):87-94.
74. Kartal N, Ozçelik B, Cimilli H. Root canal morphology of maxillary premolars. J Endod 1998; 24(6):417-9.
75. De Deus QD. Endodontia. 4. ed. Rio de Janeiro: Medsi Editora, 1986:695.
76. Low D. Unusual maxillary second premolar morphology: a case report. Quintessence Int 2001; 32(8):626-8.
77. Barros DB, Guerreiro Tanomaru JM, Tanomaru-Filho M. Root canal treatment of three-rooted maxillary second premolars: report of four cases. Aust Endod J 2009; 35(2):73-7.
78. Vertucci F, Haddix J. Tooth morphology and access cavity preparation. Pathways of the pulp. 10. ed. Rio de Janeiro: Campus Elsevier, 2011:136-222.
79. Bond JL, Hartwell G, Portell FR. Maxillary first molar with six canals. J Endod 1988; 14(5):258-60.
80. Martínez-Berná A, Ruiz-Badanelli P. Maxillary first molars with six canals. J Endod 1983; 9(9):375-81.
81. Maggiore F, Jou YT, Kim S. A six-canal maxillary first molar: case report. Int Endod J 2002; 35(5):486-91.
82. Wong M. Maxillary first molar with three palatal canals. J Endod 1991; 17(6):298-9.
83. Pécora JD, Woelfel JB, Sousa Neto MD. Morphologic study of the maxillary molars. 1. External anatomy. Braz Dent J 1991; 2(1):45-50.
84. Pécora JD, Woelfel JB, Sousa Neto MD, Issa EP. Morphologic study of the maxillary molars. Part II: Internal anatomy. Braz Dent J 1992; 3(1):53-7.
85. Barbizam JV, Ribeiro RG, Tanomaru Filho M. Unusual anatomy of permanent maxillary molars. J Endod 2004; 30(9):668-71.
86. Beatty RG. A five-canal maxillary first molar. J Endod 1984; 10(4):156-7.
87. Imura N, Hata GI, Toda T, Otani SM, Fagundes MI. Two canals in mesiobuccal roots of maxillary molars. Int Endod J 1998; 31(6):410-4.
88. Fahid A, Taintor JF. Maxillary second molar with three buccal roots. J Endod 1988; 14(4):181-3.
89. Benenati FW. Maxillary second molar with two palatal canals and a palatogingival groove. J Endod 1985; 11(7):308-10.
90. Baratto-Filho F, Fariniuk LF, Ferreira EL, Pecora JD, Cruz-Filho AM, Sousa-Neto MD. Clinical and macroscopic study of maxillary molars with two palatal roots. Int Endod J 2002; 35(9):796-801.
91. Rankine-Wilson RW, Henry P. The bifurcated root canal in lower anterior teeth. J Am Dent Assoc 1965; 70:1162-5.
92. Benjamin KA, Dowson J. Incidence of two root canals in human mandibular incisor teeth. Oral Surg Oral Med Oral Pathol 1974; 38(1):122-6.
93. Neo J, Chee LF. A retrospective clinical study of endodontically treated mandibular incisors in a selected Chinese population. Oral Surg Oral Med Oral Pathol 1990; 70(6):782-3.
94. Nattress BR, Martin DM. Predictability of radiographic diagnosis of variations in root canal anatomy in mandibular incisor and premolar teeth. Int Endod J 1991; 24(2):58-62.
95. Miyashita M, Kasahara E, Yasuda E, Yamamoto A, Sekizawa T. Root canal system of the mandibular incisor. J Endod 1997; 23(8):479-84.
96. Madeira MC, Hetem S. Incidence of bifurcations in mandibular incisors. Oral Surg Oral Med Oral Pathol 1973; 36(4):589-91.
97. Vertucci FJ. Root canal anatomy of the mandibular anterior teeth. J Am Dent Assoc. 1974; 89(2):369-71.
98. Miyoshi S, Fujiwara J, Tsuji YNakata T, Yamamoto K. Bifurcated root canals and crown diameter. J Dent Res 1977; 56(11): 1425.
99. Mauger MJ, Waite RM, Alexander JB, Schindler WG. Ideal endodontic access in mandibular incisors. J Endod 1999; 25(3):206-7.
100. Mauger MJ, Schindler WG, Walker WA. An evaluation of canal morphology at different levels of root resection in mandibular incisors. J Endod 1998; 24(9):607-9.
101. Heling I, Gottlieb-Dadon I, Chandler NP. Mandibular canine with two roots and three root canals. Endod Dent Traumatol 1995; 11(6):301-2.
102. Pécora JD, Sousa Neto MD, Saquy PC. Internal anatomy, direction and number of roots and size of human mandibular canines. Braz Dent J 1993; 4(1):53-7.
103. Awawdeh LA, Al-Qudah AA. Root form and canal morphology of mandibular premolars in a Jordanian population. Int Endod J 2008; 41(3):240-8.
104. Chan K, Yew SC, Chao SY. Mandibular premolar with three root canals – two case reports. Int Endod J 1992; 25(5):261-4.
105. Hülsmann M. Mandibular first premolar with three root canals. Endod Dent Traumatol 1990; 6(4):189-91.
106. Cleghorn BM, Christie WH, Dong CC. The root and root canal morphology of the human mandibular first premolar: a literature review. J Endod 2007; 33(5):509-16.
107. Ordinola-Zapata R, Bramante CM, Villas-Boas MH, Cavenago BC, Duarte MH, Versiani MA. Morphologic micro-computed

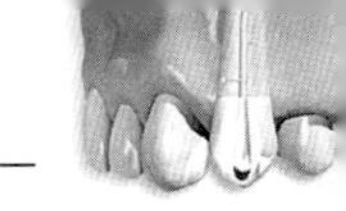


tomography analysis of mandibular premolars with three root canals. J Endod 2013; 39(9):1130-5.

108. Fan B, Ye W, Xie E, Wu H, Gutmann JL. Three-dimensional morphological analysis of C-shaped canals in mandibular first premolars in a Chinese population. Int Endod J 2012; 45(11):1035-41.
109. Gu YC, Zhang YP, Liao ZG, Fei XD. A micro-computed tomographic analysis of wall thickness of C-shaped canals in mandibular first premolars. J Endod 2013; 39(8):973-6.
110. Gu Y, Zhang Y, Liao Z. Root and canal morphology of mandibular first premolars with radicular grooves. Arch Oral Biol 2013; 58(11):1609-17.
111. Pinheiro Junior E, Leite A, Silva R, Pecora J. Relação entre sulcos radiculares e número de canais em pré-molares inferiores: estudo "in vitro" Rev ABO Nac 1994; 2(4):265-9.
112. Baisden MK, Kulild JC, Weller RN. Root canal configuration of the mandibular first premolar. J Endod 1992; 18(10):505-8.
113. Lu TY, Yang SF, Pai SF. Complicated root canal morphology of mandibular first premolar in a Chinese population using the cross section method. J Endod 2006; 32(10):932-6.
114. Yang H, Tian C, Li G, Yang L, Han X, Wang Y. A cone-beam computed tomography study of the root canal morphology of mandibular first premolars and the location of root canal orifices and apical foramina in a Chinese subpopulation. J Endod 2013; 39(4):435-8.
115. Weine FS. The C-shaped mandibular second molar: incidence and other considerations. Members of the Arizona Endodontic Association. J Endod 1998; 24(5):372-5.
116. Kararia N, Kararia V. Root canal treatment of a mandibular second premolar with atypical canal pattern. J Conserv Dent 2012; 15(4):392-4.
117. Cleghorn BM, Christie WH, Dong CC. The root and root canal morphology of the human mandibular second premolar: a literature review. J Endod 2007; 33(9):1031-7.
118. Shokouhinejad N. Root canal re-treatment of a mandibular second premolar with three root canals: a case report. Aust Endod J 2009; 35(3):180-2.
119. Chauhan R, Singh S. Management of a 3-canal mandibular premolar in a patient with unusual root canal anatomy in all mandibular premolars. Gen Dent 2013; 61(6):16-8.
120. Borna Z, Rahimi S, Shahi S, Zand V. Mandibular second premolars with three root canals: a review and 3 case reports. Iran Endod J 2011; 6(4):179-82.
121. De Moor RJ, Calberson FL. Root canal treatment in a mandibular second premolar with three root canals. J Endod 2005; 31(4):310-3.
122. Holtzman L. Root canal treatment of mandibular second premolar with four root canals: a case report. Int Endod J 1998; 31(5):364-6.
123. Rödig T, Hülsmann M. Diagnosis and root canal treatment of a mandibular second premolar with three root canals. Int Endod J 2003; 36(12):912-9.
124. de Pablo OV, Estevez R, Péix Sánchez M, Heilborn C, Cohenca N. Root anatomy and canal configuration of the permanent mandibular first molar: a systematic review. J Endod 2010; 36(12):1919-31.
125. Skidmore AE, Bjorndal AM. Root canal morphology of the human mandibular first molar. Oral Surg Oral Med Oral Pathol 1971; 32(5):778-84.
126. Zaatar EI, al-Kandari AM, Alhomaidah S, al-Yasin IM. Frequency of endodontic treatment in Kuwait: radiographic evaluation of 846 endodontically treated teeth. J Endod 1997; 23(7):453-6.
127. Pomeranz HH, Eidelman DL, Goldberg MG. Treatment considerations of the middle mesial canal of mandibular first and second molars. J Endod 1981; 7(12):565-8.
128. Wasti F, Shearer AC, Wilson NH. Root canal systems of the mandibular and maxillary first permanent molar teeth of south Asian Pakistanis. Int Endod J 2001; 34(4):263-6.
129. Reeh ES. Seven canals in a lower first molar. J Endod. 1998; 24(7):497-9.
130. Villas-Bôas MH, Bernardineli N, Cavenago BC et al. Micro-computed tomography study of the internal anatomy of mesial root canals of mandibular molars. J Endod 2011; 37(12):1682-6.
131. Fabra-Campos H. Unusual root anatomy of mandibular first molars. J Endod 1985; 11(12):568-72.
132. Fabra-Campos H. Three canals in the mesial root of mandibular first permanent molars: a clinical study. Int Endod J 1989; 22(1):39-43.
133. Goel NK, Gill KS, Taneja JR. Study of root canals configuration in mandibular first permanent molar. J Indian Soc Pedod Prev Dent 1991; 8(1):12-4.
134. Tu MG, Tsai CC, Jou MJ et al. Prevalence of three-rooted mandibular first molars among Taiwanese individuals. J Endod 2007; 33(10):1163-6.
135. Zheng Q, Zhang L, Zhou X et al. C-shaped root canal system in mandibular second molars in a Chinese population evaluated by cone-beam computed tomography. Int Endod J 2011; 44(9):857-62.
136. Pucci FM, Reig G. Conductos radiculares: Estudio de cada diente en particular. Vol. 1. Montevideo, 1944:174-239.
137. Fan B, Cheung GS, Fan M, Gutmann JL, Bian Z. C-shaped canal system in mandibular second molars: Part I – Anatomical features. J Endod 2004; 30(12):899-903.
138. Seo DG, Gu Y, Yi YA, Lee SJ et al. A biometric study of C-shaped root canal systems in mandibular second molars using cone-beam computed tomography. Int Endod J 2012; 45(9):807-14.
139. Cooke HG, Cox FL. C-shaped canal configurations in mandibular molars. J Am Dent Assoc 1979; 99(5):836-9.
140. Weine FS, Pasiewicz RA, Rice RT. Canal configuration of the mandibular second molar using a clinically oriented in vitro method. J Endod 1988; 14(5):207-13.
141. Weine FS. Endodontic therapy on the mandibular second molar: easiest to treat of the difficult, molar teeth. Compendium 1994; 15(9):1130.

10

# Abertura Coronária: Acesso

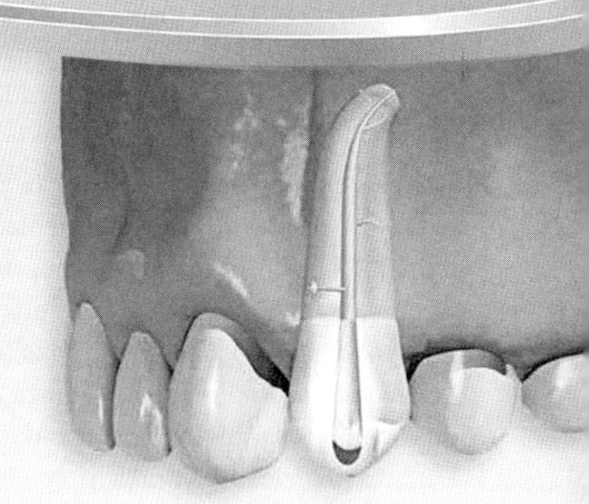

Maíra do Prado
Nedi Soledade Rocha
Brenda Paula Figueiredo de Almeida Gomes

## INTRODUÇÃO

Após anamnese cuidadosa e análise clínica e radiográfica criteriosa, e depois de estabelecido o diagnóstico do caso, tendo em mente a anatomia dental interna, terá início a abertura coronária ou da cavidade de acesso.

O acesso é a primeira e uma importante etapa do tratamento endodôntico, pois permitirá a instrumentação correta dos canais radiculares e uma obturação adequada com o menor grau de dificuldade possível. A inobservância dessa etapa poderá resultar em um tratamento endodôntico mal realizado ou realizado com dificuldades, o que poderá levar ao insucesso do tratamento.

Ao realizar o acesso, deve-se ter em mente alguns objetivos:[1]

- **Eliminar toda a cárie antes de atingir a câmara pulpar:** essa manobra diminuirá a contaminação do interior do sistema de canais radiculares.
- **Eliminar restaurações preexistentes:** antes de atingir a câmara pulpar e realizar o acesso propriamente dito, é necessário remover toda a restauração preexistente, seja ela de amálgama, resina ou uma restauração indireta.
- **Preservar a estrutura dentária sadia:** desgastes desnecessários devem ser evitados para impedir o enfraquecimento e a fratura da estrutura dental remanescente.
- **Remover integralmente o teto da câmara pulpar:** áreas de teto não removidas podem servir de reservatório para tecido necrótico, microrganismos e materiais obturadores, sendo causa do escurecimento do elemento dentário e de contaminação.
- **Remover o tecido pulpar coronário:** a remoção do tecido pulpar coronário possibilitará a visualização da entrada dos canais radiculares.
- **Localizar todos os orifícios de entrada do canal radicular:** a inobservância na localização de um canal pode levar ao insucesso futuro do tratamento endodôntico.
- **Ter um acesso livre e direto aos canais radiculares:** o acesso livre e direto, sem interferências, evitará futuros desvios no interior dos canais radiculares.
- **Estabelecer margens de preparo cavitário:** quando necessário, a confecção de paredes proximais irá favorecer o tratamento endodôntico, reduzindo a infiltração marginal. É importante ressaltar que toda a restauração deve ser previamente removida e realizada uma nova, reconstruindo as paredes proximais perdidas.

## RECURSOS NECESSÁRIOS

Alguns recursos são necessários para a realização dessa etapa. Esses recursos estão associados à utilização do instrumental adequado, associado à iluminação e, sempre que possível, à ampliação.

### Instrumental

Para o acesso adequado serão necessários: peça de mão (caneta de alta e baixa rotação), espelho clínico, sonda clínica, explorador endodôntico ou sonda reta, cureta endodôntica, brocas, unidade e insertos ultrassônicos.

#### *Peças de mão*

A caneta de alta rotação é utilizada por clínicos experientes e em dentes onde a câmara pulpar esteja radiograficamente visível. Nesses casos, será utilizada durante a maior parte das fases do acesso.

Já em casos de difícil acesso, como câmara pulpar calcificada ou atresiada e canais calcificados, ou para iniciantes, recomenda-se o uso da caneta de baixa rotação.

### *Espelho clínico*

O espelho clínico irá auxiliar a visualização de todo o processo, principalmente nos dentes cuja visão direta não é permitida. Os espelhos devem ser novos e sem arranhões. É importante a utilização de espelhos planos, pois os comuns poderão gerar imagens "fantasmas" com distorções e dificultar a localização dos canais (Figura 10.1). Diferentes marcas de espelhos planos são encontradas no mercado, entre elas Duflex, Hu-friedy e Minitech.

### *Sonda clínica e explorador endodôntico*

A parte curva da sonda clínica, ou sonda exploradora, será utilizada como auxiliar na remoção do teto da câmara pulpar.

O explorador endodôntico será utilizado para identificação dos orifícios de entrada dos canais e determinação de sua angulação. Somente a parte reta da sonda deverá ser usada para localização dos orifícios de entrada dos canais nessa etapa inicial do acesso.

### *Cureta endodôntica*

A cureta endodôntica ou colher de dentina, utilizada na dentística para remoção de cárie, é usada na endodontia, em dentes posteriores, para remoção da polpa coronária, possibilitando a visualização da entrada dos canais radiculares.

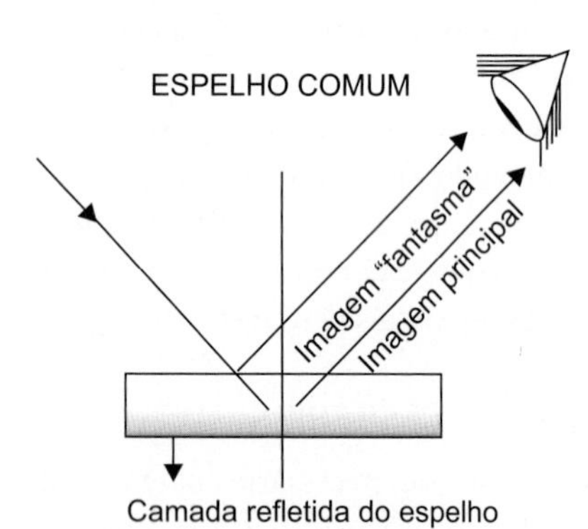


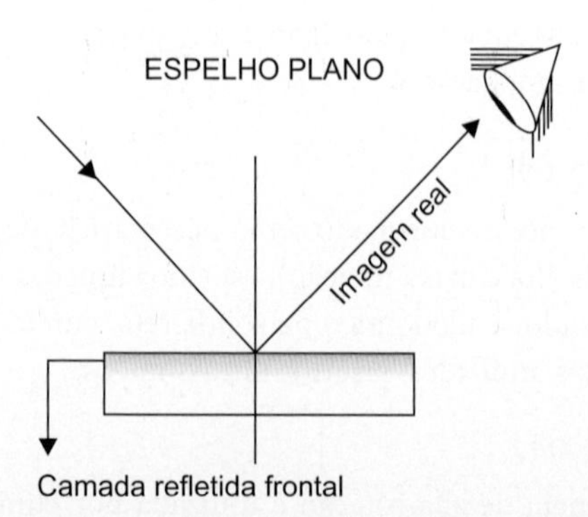


▶ **Figura 10.1** Diferença entre espelho comum e plano.

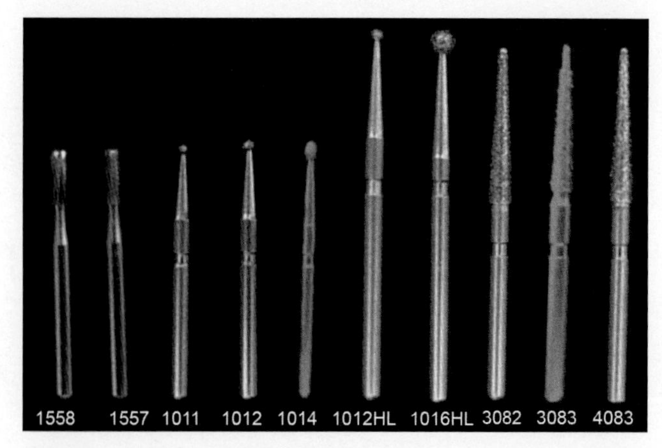


▶ **Figura 10.2** Brocas utilizadas para preparo da cavidade de acesso.

### *Brocas*

Inúmeras brocas são preconizadas para o preparo da cavidade de acesso (Figura 10.2). Para o acesso inicial a dentes hígidos, cariados ou com restaurações diretas, utilizam-se brocas diamantadas 1011, 1012, 1014, 1016 ou de haste longa (HL) – 1011HL, 1012HL, 1014HL e 1016HL. Entre as carbide transmetal, utilizam-se comumente as brocas 1557 e 1558.

Nos casos de coroa total metalocerâmica utilizam-se brocas diamantadas (3146, 4230, 4138) para remoção da cerâmica e brocas transmetal cilíndrica para remoção da estrutura metálica. Para remoção de restauração indireta metálica fundida utilizam-se também brocas carbide (02, 04) ou transmetal.

Após a penetração inicial, aconselha-se aos iniciantes na prática endodôntica a substituição da broca utilizada na etapa inicial por outra com ponta inativa. Como brocas de ponta inativa destacam-se as brocas Endo Z e as pontas diamantadas 3082, 3083 e 4083.

Em casos de câmara pulpar retraída e canais atresiados devem ser utilizadas brocas esféricas 01 e 02 de baixa rotação e HL. Outra opção consiste na utilização da broca LN da Dentsply.

### *Unidade e insertos ultrassônicos*

A utilização do ultrassom em endodontia é de grande valia em diferentes etapas do tratamento endodôntico.[2] Na etapa inicial de acesso ou abertura coronária, o ultrassom é usado para auxiliar a remoção de peças protéticas e a localização de canais calcificados.[3,4] As pontas de ultrassom promovem um desgaste mais preciso, com menos perda de estrutura dentária sadia,[5] quando comparadas a brocas de baixa rotação para, entre outras indicações, localização de canais calcificados.

## ILUMINAÇÃO E AMPLIAÇÃO

A utilização do microscópio clínico aumenta os índices de sucesso do tratamento endodôntico em razão de suas maiores iluminação e ampliação. O microscópio clínico possibilita a localização de canais não visíveis clinicamente, assim como a visualização do canal radicular em profundidade.[6-8]

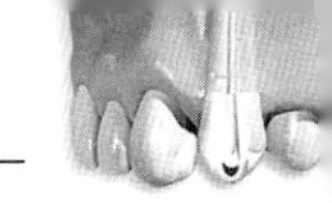

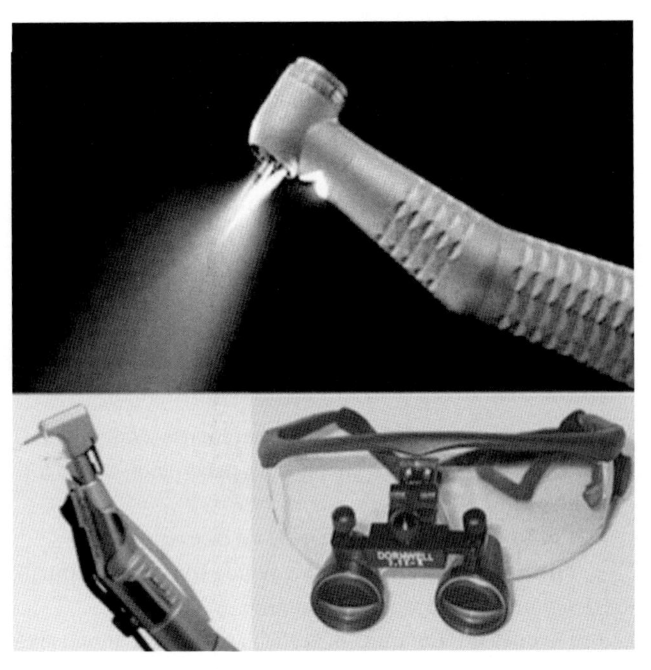

▶ **Figura 10.3** Recursos para ampliação e iluminação.

Na impossibilidade de uso dessa tecnologia, canetas de alta rotação e contra-ângulo com fibra óptica ou luz de LED aumentam a iluminação e melhoram a capacidade de visualização do clínico durante o preparo da cavidade de acesso. Além disso, lupas de aumento com iluminação também possibilitam melhor visualização dos canais (Figura 10.3).

## ABERTURA CORONÁRIA NOS DIFERENTES GRUPOS DENTAIS

Para fins didáticos, a abertura coronária é dividida em três etapas:[9]

1. **Acesso à câmara pulpar ou trepanação:** nessa etapa, deve-se ter em mente o ponto de eleição, a forma de contorno inicial e a direção de trepanação, que varia de acordo com os diferentes grupos dentais. Entretanto, é consensual que o acesso deva ser realizado sempre na face lingual ou palatina de dentes anteriores e na face oclusal dos dentes posteriores.
2. **Preparo da câmara pulpar ou forma de contorno:** essa etapa consiste na remoção de todo o teto da câmara pulpar e no preparo das paredes laterais sem atingir o soalho.
3. **Configuração final da cavidade intracoronária ou forma de conveniência:** essa etapa é completada logo após o acesso à câmara pulpar e seu preparo. Essa configuração é obtida de acordo com a topografia da câmara pulpar de cada dente e tem como objetivo proporcionar acesso fácil à instrumentação e possibilitar a visualização da entrada dos canais.

## INCISIVOS SUPERIORES E INFERIORES (Figura 10.4)

1. **Acesso à câmara pulpar ou trepanação:** nessa fase são usadas as brocas 1014/1014 HL ou 1558, para os dentes superiores, e 1012/1012 HL ou 1557, para os inferiores, desenhando um pequeno triângulo.

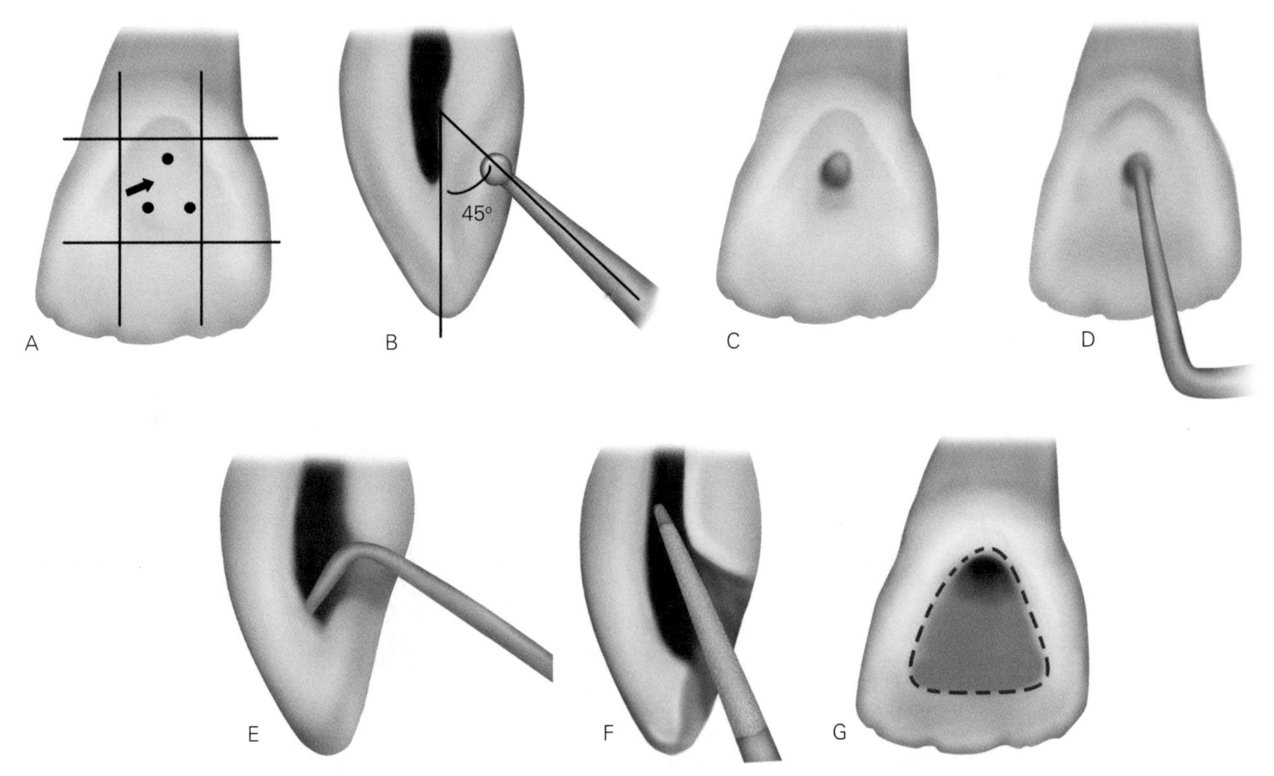


▶ **Figura 10.4** Desenho esquemático das diferentes etapas do acesso em incisivos. **A** Ponto de eleição. **B** Uso de broca esférica com inclinação de 45 graus. **C** Abertura inicial. **D** Inspeção com a parte reta da sonda. **E** Uso de sonda exploradora para verificar a presença de teto na câmara pulpar. **F** Remoção do teto com broca com ponta inativa. **G** Aspecto final do acesso.

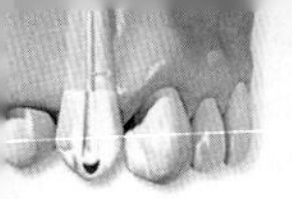



- **Ponto de eleição:** parte mais central da face lingual, cerca de 2mm acima do tubérculo lingual.
- **Forma de contorno inicial:** triangular com a base voltada para incisal.
- **Direção de trepanação:** 45º ao longo eixo do dente.

2. **Preparo da câmara pulpar ou forma de contorno:** utiliza-se a broca Endo Z, 3082 ou 3083, todas com ponta inativa, com movimento de pincelamento (de baixo para cima). O objetivo dessa etapa é remover todo o teto e evidenciar a forma de contorno, no caso triangular com base voltada para incisal. Deve-se ter cuidado para não produzir desgastes desnecessários na borda incisal. O preparo terminará a cerca de 2mm da borda incisal.
3. **Configuração final da cavidade intracoronária ou forma de conveniência:** a configuração final será triangular, com paredes laterais (mesial e distal) expulsivas e remoção do ombro palatino por desgaste compensatório.

## CANINOS SUPERIORES E INFERIORES (Figura 10.5)

1. **Acesso à câmara pulpar ou trepanação:** nessa fase são usadas as brocas 1014/1014 HL ou 1558, aprofundando-a de forma oval.
   - **Ponto de eleição:** parte mais central da face lingual.
   - **Formato de contorno inicial:** ovalado.
   - **Direção de trepanação:** 45º ao longo do eixo do dente.
2. **Preparo da câmara pulpar ou forma de contorno:** utiliza-se broca Endo Z, 3082 ou 3083, em movimento de pincelamento. O objetivo dessa etapa é remover todo o teto e evidenciar a forma de contorno, no caso ovalado ou em gota, devido ao divertículo central correspondente à cúspide perfurante.
3. **Configuração final da cavidade intracoronária ou forma de conveniência:** a configuração final será ovalado ou em formato de gota, expulsiva, com a remoção do ombro palatino por desgaste compensatório.

## PRÉ-MOLARES SUPERIORES (Figura 10.6)

1. **Acesso à câmara pulpar ou trepanação:** nessa fase são usadas as brocas 1014/1014 HL ou 1558, penetrando-a com formato oval.
   - **Ponto de eleição:** área central da face oclusal.
   - **Forma de contorno inicial:** ovoide com maior dimensão no sentido vestibulopalatino.
   - **Direção de trepanação:** vertical, paralela ao longo eixo do dente.
2. **Preparo da câmara pulpar ou forma de contorno:** utiliza-se a broca Endo Z, 3082 ou 3083, com movimentos de pincelamento. O objetivo dessa etapa é remover todo o teto e evidenciar a forma de contorno ovoide.
3. **Configuração final da cavidade intracoronária ou formato de conveniência:** a configuração final será oval, ligeiramente expulsiva, com acesso direto aos canais.

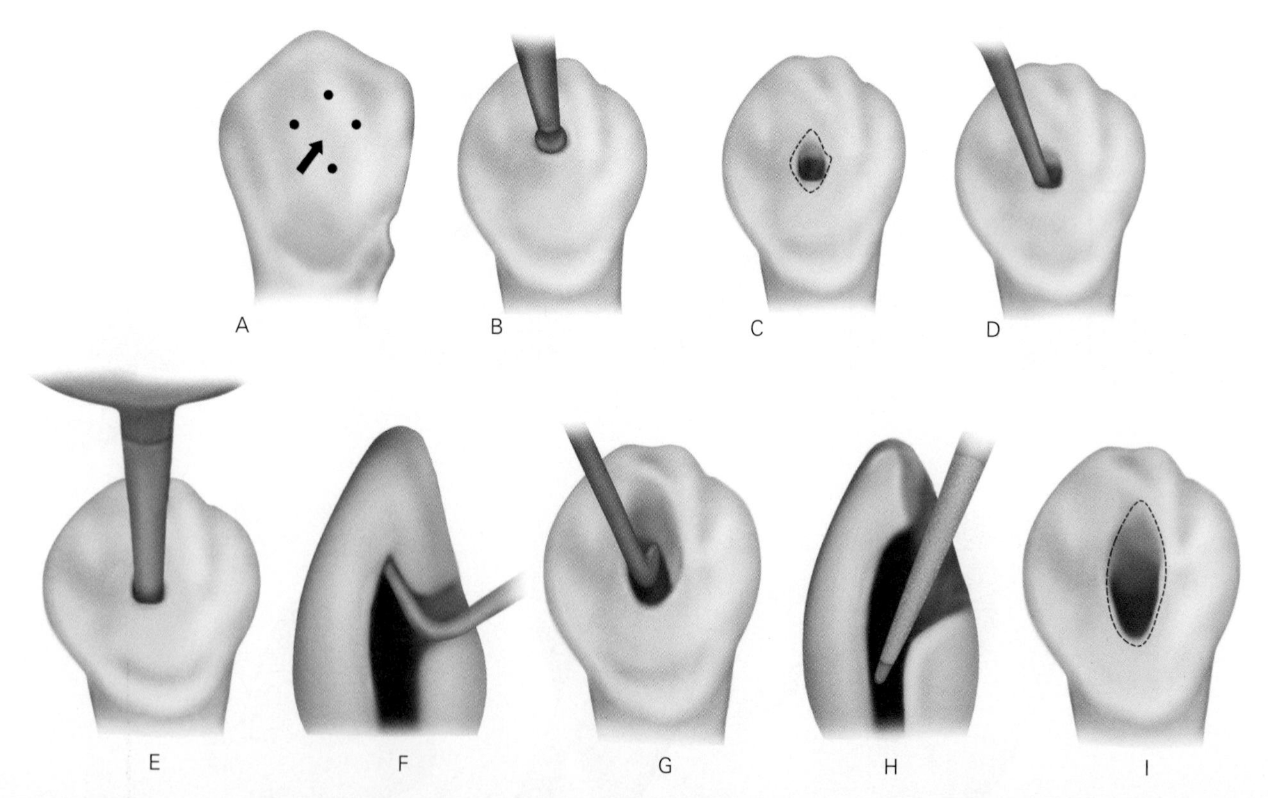


▶ **Figura 10.5** Desenho esquemático das diferentes etapas do acesso em caninos. **A** Ponto de eleição. **B** Inclinação durante o uso da broca esférica. **C** Abertura inicial. **D** Inspeção da trepanação com a parte reta da sonda. **E** Após verificar que se atingiu a câmara pulpar, inicia-se o uso de broca com ponta inativa. **F** e **G** Uso de sonda exploradora para verificar a presença de teto na câmara pulpar. **H** Remoção de teto com broca com ponta inativa. **I** Aspecto final do acesso.

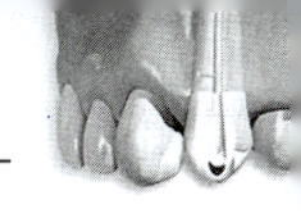

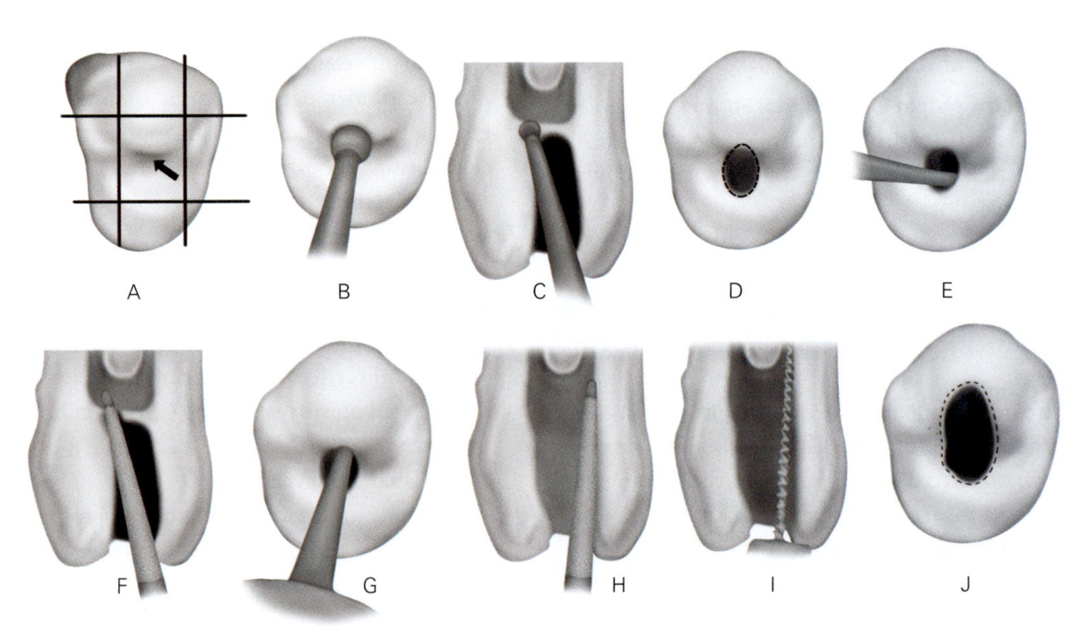


▶ **Figura 10.6** Desenho esquemático das diferentes etapas do acesso em pré-molares superiores. **A** Ponto de eleição. **B** e **C** Inclinação durante o uso da broca esférica. **D** Abertura inicial. **E** Inspeção da trepanação com a parte reta da sonda. **F** a **H** Após verificar que se atingiu a câmara pulpar, inicia-se o uso de broca com ponta inativa para remoção de todo o teto. **I** Uso de lima para verificar o acesso aos canais radiculares. **J** Aspecto final do acesso.

## PRÉ-MOLARES INFERIORES (Figura 10.7)

1. **Acesso à câmara pulpar ou trepanação:** nessa fase são usadas as brocas 1014/1014 HL ou 1558, penetrando-a com forma oval.
   - **Ponto de eleição:** faceta mesial da face oclusal.
   - **Forma de contorno inicial:** de circular a ovoide, dependendo do número de canais.
   - **Direção de trepanação:** vertical, paralela ao longo eixo do dente.
2. **Preparo da câmara pulpar ou forma de contorno:** utiliza-se a broca Endo Z, 3082 ou 3083, com movimentos de pincelamento. O objetivo dessa etapa é remover todo o teto e evidencia a forma de contorno circular ou ovoide.
3. **Configuração final da cavidade intracoronária ou forma de conveniência:** a configuração final será circular ou ovoide, expulsiva, e ligeiramente deslocada para mesial.

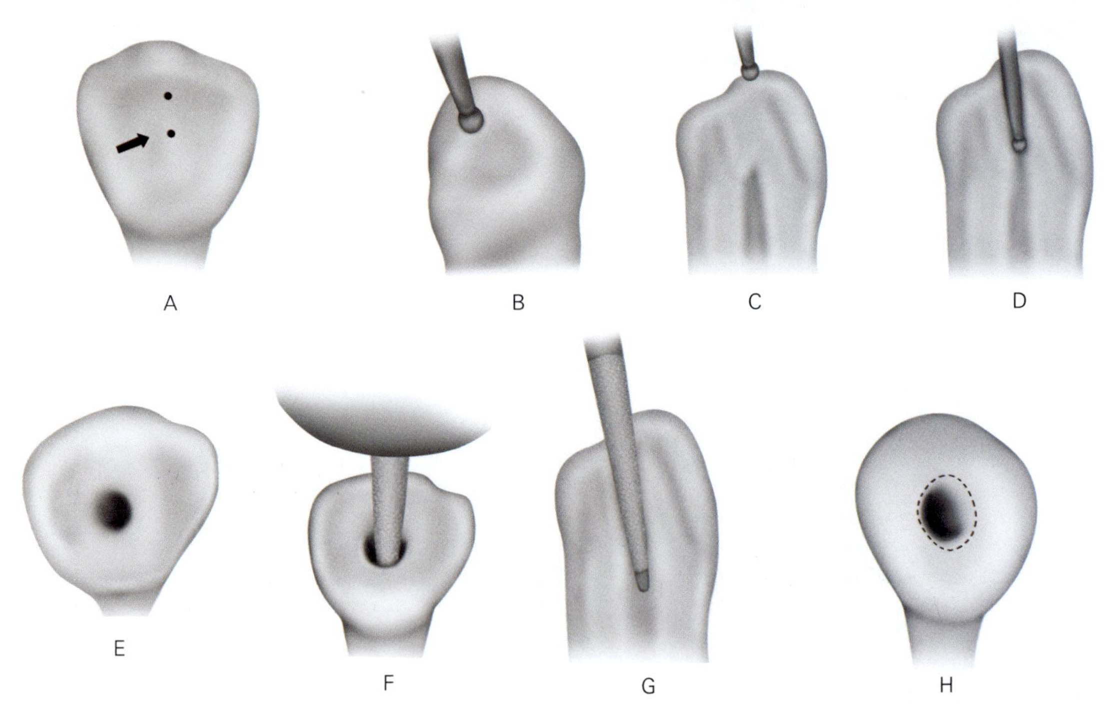


▶ **Figura 10.7** Desenho esquemático das diferentes etapas do acesso em pré-molares inferiores. **A** Ponto de eleição. **B** a **D** Inclinação durante o uso da broca esférica. **E** Abertura inicial. **F** e **G** Após verificar que se atingiu a câmara pulpar, inicia-se o uso de broca com ponta inativa para remoção de todo o teto. **H** Aspecto final do acesso.

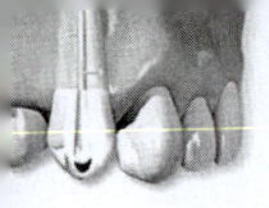



## MOLARES SUPERIORES (Figura 10.8)

1. **Acesso à câmara pulpar ou trepanação:** nessa fase são usadas as brocas 1016/1016 HL ou 1558, penetrando-a com formato triangular, com base voltada para vestibular e vértice para palatina.
   - **Ponto de eleição:** no centro da fossa mesial, na superfície oclusal.
   - **Forma de contorno inicial:** triangular.
   - **Direção de trepanação:** vertical, paralela ao longo eixo do dente.
2. **Preparo da câmara pulpar ou forma de contorno:** utiliza-se broca Endo Z, 3082 ou 3083, com movimentos de pincelamento. O objetivo dessa etapa é remover todo o teto, e evidenciando a forma de contorno triangular. Para isso, após a trepanação, com movimento de tração lateral associado ao pincelamento, a broca será direcionada à cúspide mesiovestibular para encontrar o canal mesiovestibular em seguida no sentido distovestibular, para localizar o canal distovestibular, e no sentido palatino, para localizar o canal palatino. É importante ressaltar que o canal mesiovestibular encontra-se em posição vestibularizada em relação ao distovestibular l(Figura 10.8H).
   - **Localização dos canais**:
     - **Canal palatino (CP):** embocadura localizada abaixo do vértice da cúspide mesiopalatina.
     - **Canal mesiovestibular (CMV):** embocadura localizada abaixo do vértice da cúspide mesiovestibular.
     - **Canal distovestibular (CDV):** embocadura geralmente localizada no ponto mais profundo da vertente distal da cúspide mesiovestibular, bem embaixo do

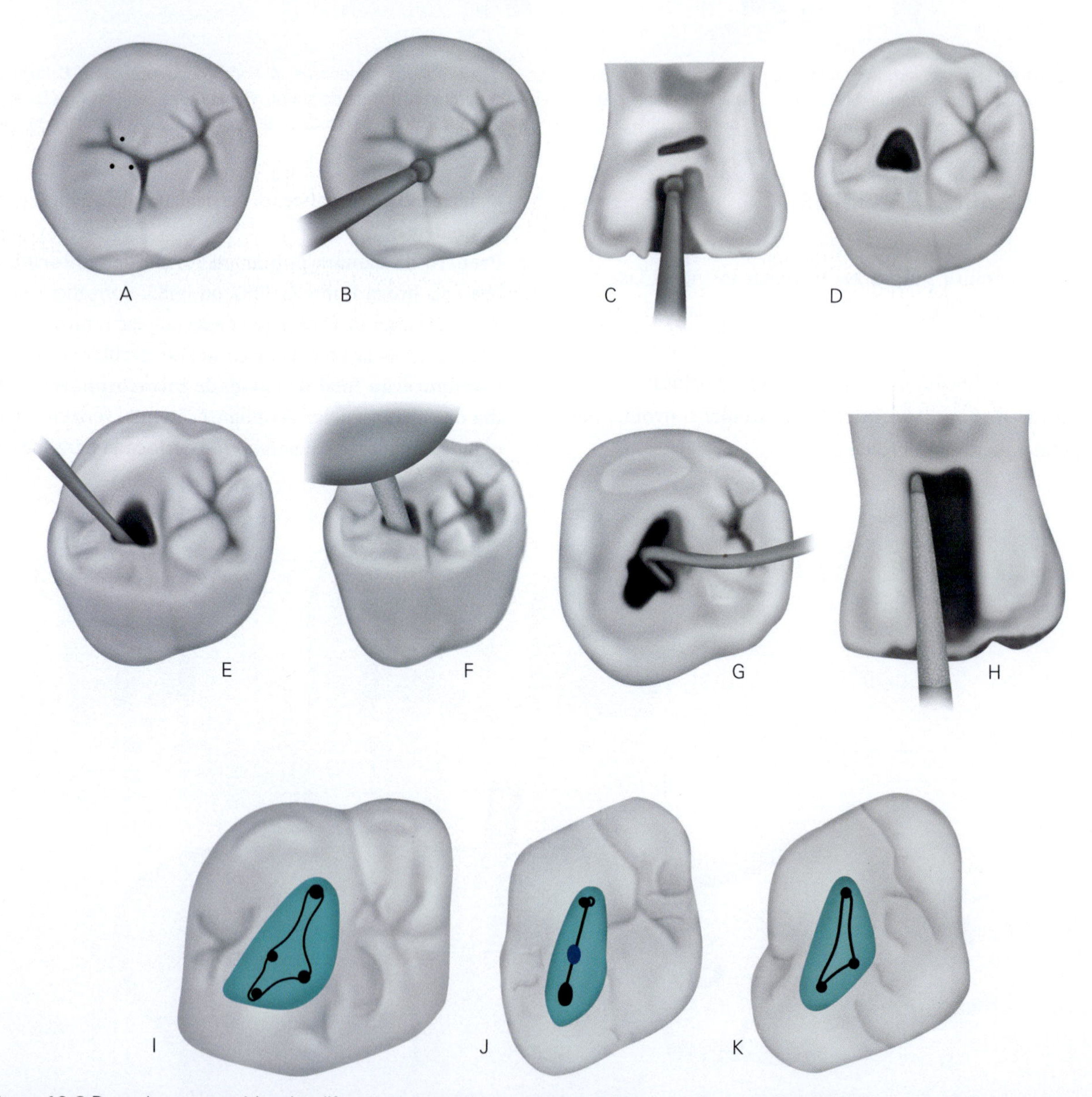


▶ **Figura 10.8** Desenho esquemático das diferentes etapas do acesso em molares superiores. **A** Ponto de eleição. **B** e **C** Inclinação durante o uso da broca esférica. **D** Abertura inicial. **E** Inspeção da trepanação com a parte reta da sonda. **F** Após verificar que se atingiu a câmara pulpar, inicia-se o uso de broca com ponta inativa. **G** Uso de sonda exploradora para verificar a existência de teto. **H** Remoção de todo o teto com broca diamantada cônica com ponta inativa. **I** a **K** Configuração final, dependendo da configuração dos canais.

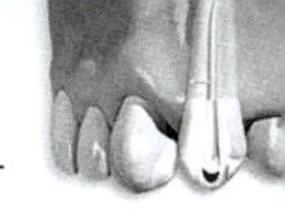

sulco vestíbulo-oclusal e à frente da ponte de esmalte. Esse canal apresenta, com certa frequência, variações em sua posição, exigindo inspeção clínica cuidadosa, pois pode formar desde um ângulo reto até obtuso, menos ou mais aberto, em relação aos canais MV e P.

- **Canal mesiopalatino (CMP) (quarto canal):** embocadura localizada de 2 a 3mm, à palatina, do canal MV principal; portanto, também localizado na raiz mesiovestibular.

3. **Configuração final da cavidade intracoronária ou forma de conveniência:** a configuração final será triangular, expulsiva, com base voltada para vestibular e com acesso direto aos canais por desgaste compensatório.

## MOLARES INFERIORES (Figura 10.9)

1. **Acesso à câmara pulpar ou trepanação:** nessa fase são usadas as brocas 1016/1016 HL ou 1558, penetrando-a com formato trapezoidal.
   - **Ponto de eleição:** no centro da superfície oclusal.
   - **Forma de contorno inicial:** trapezoidal.
   - **Direção de trepanação:** vertical, paralela ao longo eixo do dente.
2. **Preparo da câmara pulpar ou formato de contorno:** utiliza-se broca Endo Z, 3082 ou 3083, com movimentos de pincelamento. O objetivo dessa etapa é remover todo o teto, evidenciando a forma de contorno trapezoidal ou retangular, dependendo da presença de um ou dois canais na raiz

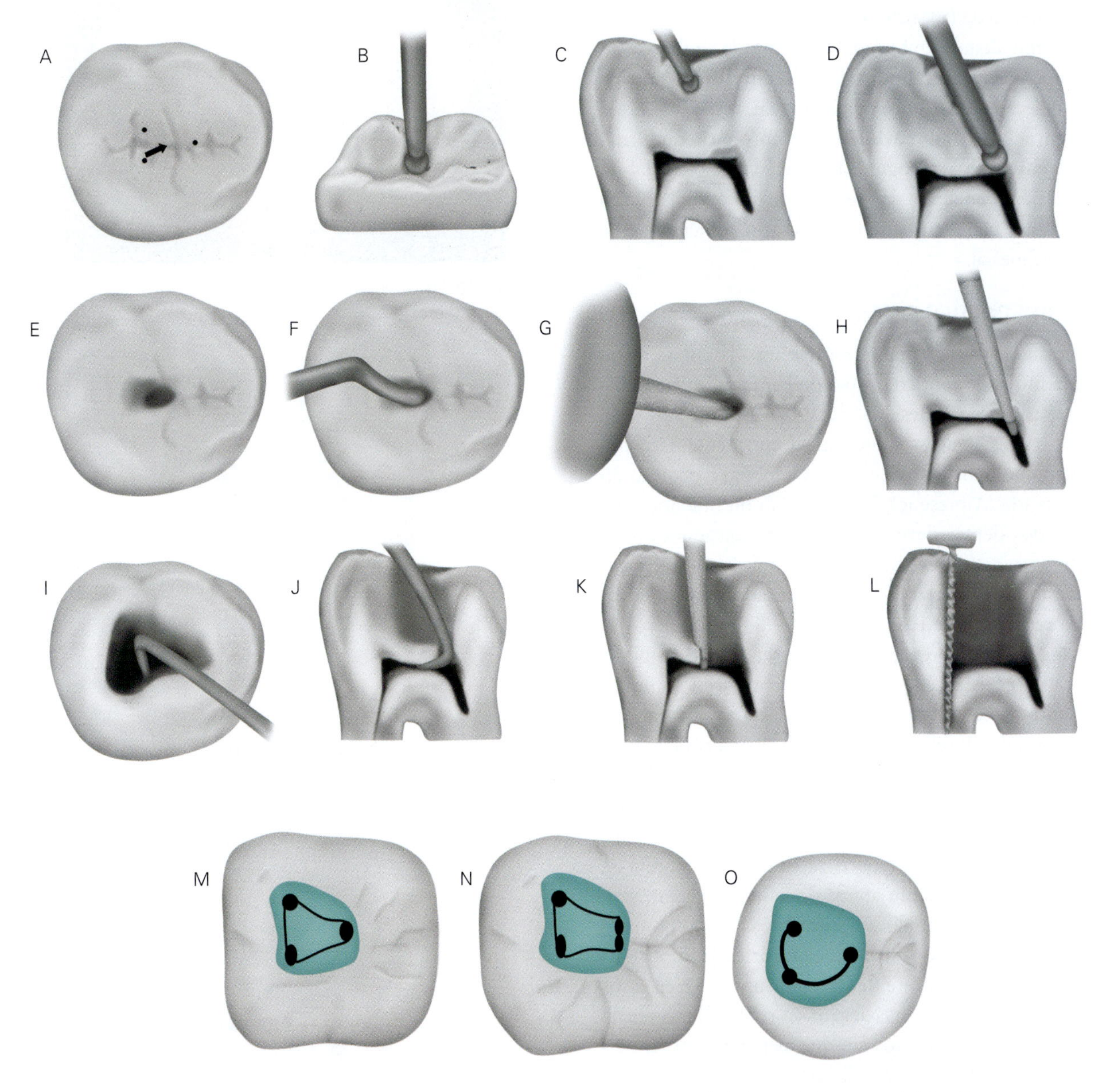


▶ **Figura 10.9** Desenho esquemático das diferentes etapas do acesso em molares inferiores. **A** Ponto de eleição. **B** a **D** Inclinação durante o uso da broca esférica. **E** Abertura inicial. **F** Inspeção da trepanação com sonda. **G** e **H** Após verificar que se atingiu a câmara pulpar, inicia-se o uso de broca com ponta inativa. **I** e **J** Uso de sonda exploradora para verificar a existência de teto. **K** Remoção de todo o teto com broca diamantada cônica com ponta inativa. **L** Uso de lima para verificar o acesso aos canais radiculares. **M** a **O** Configuração final, dependendo do configuração dos canais.

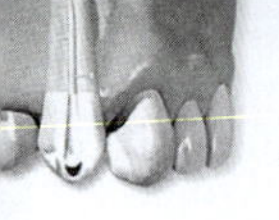



distal. Após a trepanação, com movimento de tração lateral associado ao pincelamento, a broca será direcionada à face mesial a fim de encontrar os canais mesiovestibular e mesiolingual. Depois, seguirá em sentido distal, pelo sulco central, para localizar o canal distal. Havendo mais de um canal distal, estes serão encontrados com movimentos de pincelamento para vestibular e lingual.

- **Localização dos canais:**
  - **CMV:** embocadura localizada embaixo do vértice da cúspide.
  - **Canal mesiolingual (CML):** embocadura localizada embaixo de um ponto que fica na metade da aresta da vertente vestibular da cúspide mesiolingual, entre o vértice da cúspide mesiolingual e o sulco central principal da face oclusal.
  - **Canal distal:** embocadura localizada embaixo do sulco central-mesiodistal, 1 a 2mm distal à sua interseção com o sulco oclusolingual.

3. **Configuração final da cavidade intracoronária ou forma de conveniência:** a configuração final será trapezoidal ou retangular, dependendo da presença de um ou dois canais na raiz distal, com desgaste compensatório, principalmente na parede mesial.

## CONSIDERAÇÕES FINAIS

O acesso à cavidade pulpar representa a primeira etapa do tratamento endodôntico e, quando bem realizada, facilitará as etapas subsequentes.

Ao se realizar o acesso, deve-se ter em mente não apenas a anatomia interna do dente, mas também a posição do dente na arcada. A presença de giroversão ou mudanças na inclinação dos dentes deve ser levada em consideração no momento do acesso. Deve-se observar ainda que muitas vezes houve uma regularização na inclinação dos dentes em razão de preparos protéticos.

Como ressaltado previamente, deve ser removida toda a restauração preexistente, direta ou indireta, assim como tecido cariado. Somente após a remoção de toda restauração e de tecido cariado, deve ser realizado o acesso à câmara pulpar. Quanto a esse aspecto, observamos que, muitas vezes, as formas de contorno e conveniência não são conseguidas por completo. Nesse sentido, deve-se ter em mente que o objetivo principal do acesso é a obtenção de uma linha reta da câmara pulpar ao segmento apical do canal radicular, sem interferências à utilização dos instrumentos.

Após a remoção de restaurações e cáries, é importante ainda remover a estrutura dental sem suporte. Nos casos de cúspides sem suporte, estas devem ser rebaixadas cerca de 2 a 3mm. Ademais, nos casos em que as paredes proximais encontram-se ausentes, é aconselhável rebaixamento oclusal para evitar a fratura do dente. Recomenda-se, também, a reconstrução das paredes perdidas com resina fotopolimerizável antes do início do tratamento endodôntico, prevenindo assim a microinfiltração coronária.[10,11]

Uma análise radiográfica criteriosa deve ser realizada previamente ao início do acesso. A retração da câmara pulpar e a presença de calcificações pulpares (nódulos pulpares) devem ser analisadas. Por vezes, a entrada do canal radicular pode estar calcificada e, consequentemente, não ser imediatamente visualizada. Nesses casos, faz-se necessário conhecer a anatomia interna e observar a existência de uma linha escurecida no soalho da câmara pulpar, denominada *Rostrum Canali* (Figura 10.10), que é uma canaleta que liga uma embocadura a outra, além de ter em mente a Lei da Simetria (Figura 10.11).

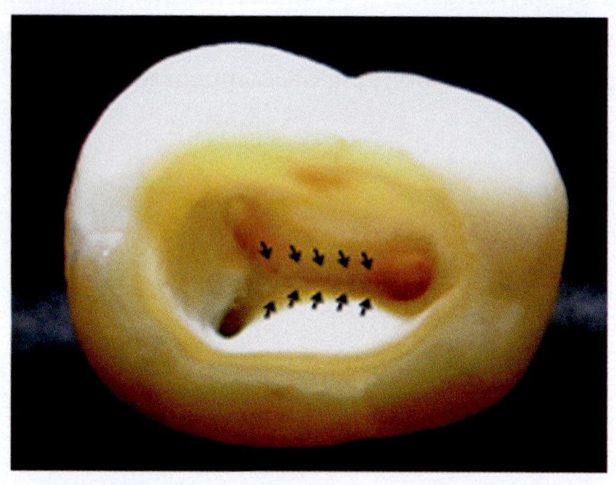

▶ **Figura 10.10** *Rostrum Canali*: linha escurecida no soalho da câmara pulpar (*seta*).

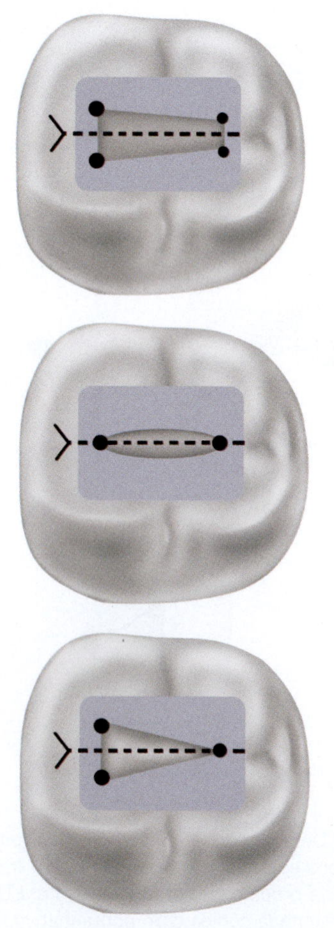

▶ **Figura 10.11** Desenho esquemático mostrando a Lei da Simetria.

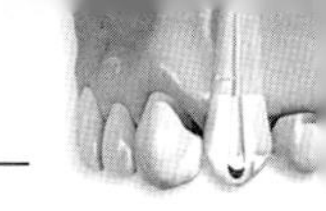

De acordo com essa lei, o orifício dos canais são equidistantes a uma linha imaginária na direção mesiodistal no centro do soalho da câmara. Com o auxílio da Lei da Simetria e do *Rostrum Canali*, o clínico irá determinar se e onde procurar o canal radicular.[1]

Em relação à utilização do isolamento absoluto, sua colocação elimina a referência da posição do dente em relação à arcada. Por isso, na opinião dos autores, este deve ser instalado somente após concluída a forma de contorno do acesso.

## ERROS NO ACESSO

Em virtude da inobservância dos princípios que regem o acesso correto à cavidade pulpar, alguns erros são cometidos durante essa etapa.[12] A título de ilustração, seguem alguns exemplos desses erros (Figuras 10.12 a 10.14):

- **Ponto de eleição tomado erroneamente:** nos dentes anteriores, mesmo após a remoção de cáries nas faces proximais, o acesso deve ser feito pela face palatina/lingual.
- **Perfuração vestibular/cervical:** geralmente ocorre por posicionamento errado da broca, principalmente nos dentes anteriores.
- **Perfuração do soalho:** ocorre por inobservância da anatomia interna e da ausência de análise criteriosa da radiografia, principalmente dos iniciantes, que ficam esperando a sensação de "cair no vazio".
- **Formação de degrau:** deve-se à inobservância da inclinação do dente na arcada e do ponto de eleição para trepanação.

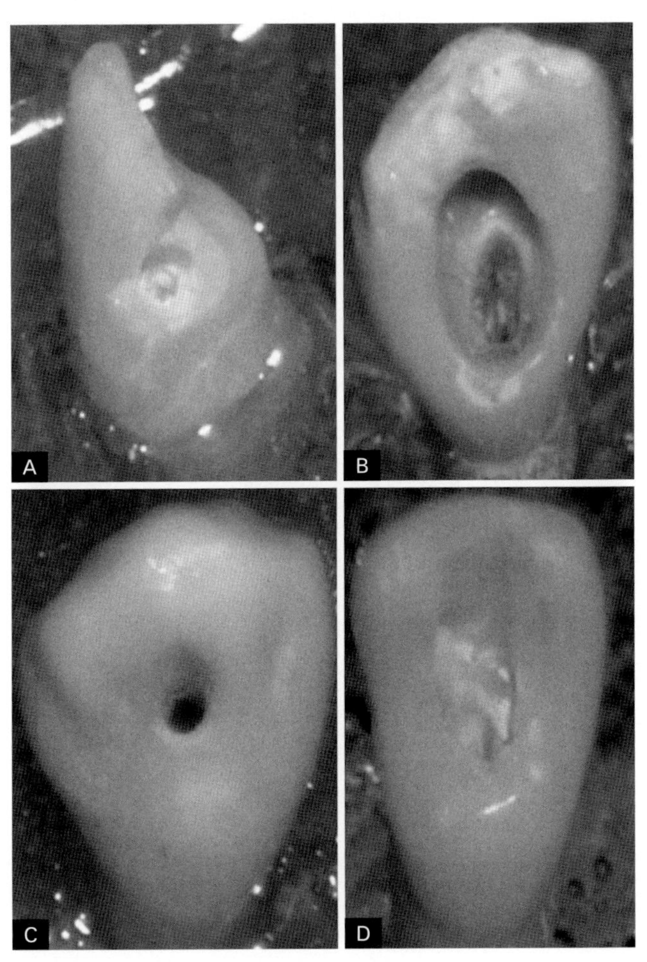

▶ **Figura 10.12** Imagens ilustrando erros no acesso aos dentes anteriores: (**A**) ponto de eleição inadequado, (**B**) abertura excessiva/presença de teto, (**C**) abertura insuficiente e (**D**) formato de conveniência inadequado/irregularidade nas paredes.

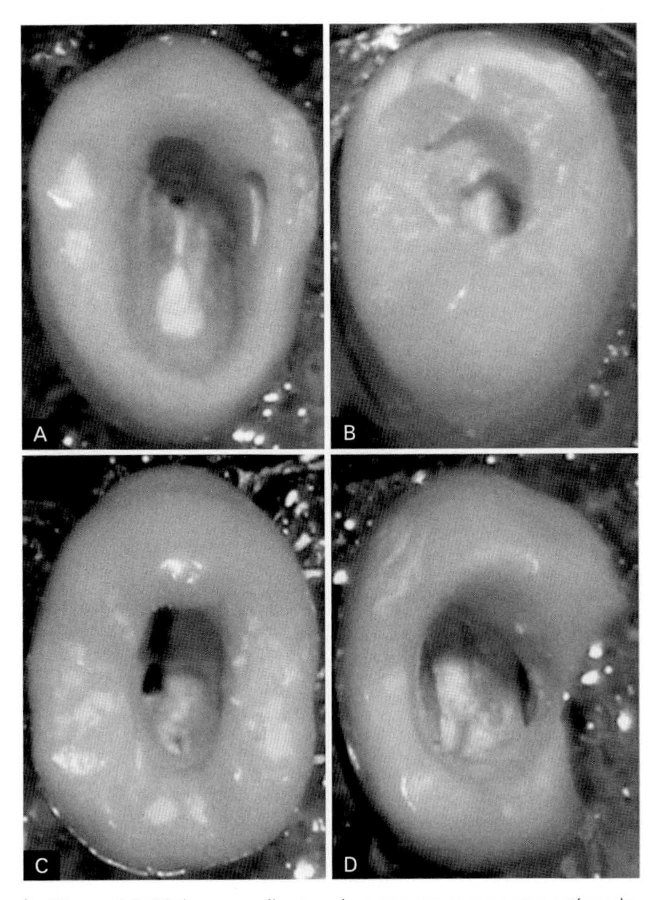

▶ **Figura 10.13** Imagens ilustrando erros no acesso aos pré-molares: (**A**) abertura excessiva, (**B**) abertura insuficiente, (**C**) formação de degrau e (**D**) estrutura dentária desapoiada.

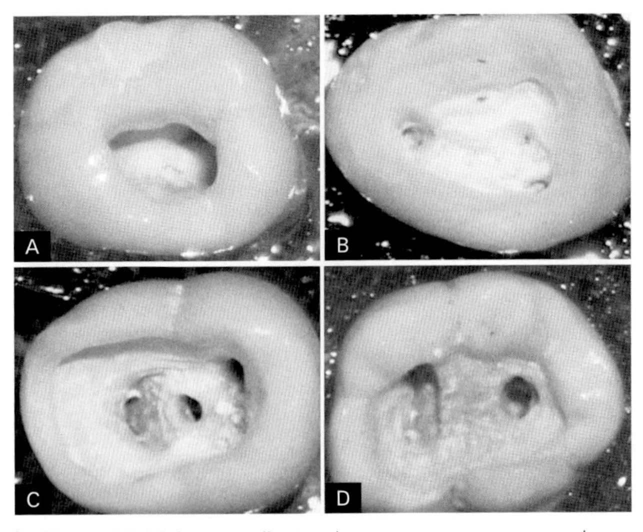

▶ **Figura 10.14** Imagens ilustrando erros no acesso aos molares: (**A**) abertura insuficiente, (**B**) abertura excessiva, (**C**) perfuração do soalho e (**D**) abertura inadequada da câmara pulpar.

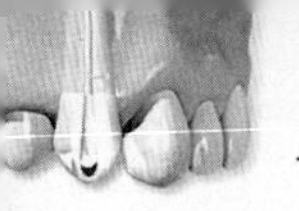



- **Preparo insuficiente da câmara pulpar:** a remoção do teto não é realizada por completo. Atualmente, com a utilização do microscópio, alguns clínicos vêm preconizando a realização de acessos minimamente invasivos, sem a remoção de todo o teto. Na opinião dos autores, o teto deve ser totalmente removido, visto que não existem, até o momento, evidências científicas de que o irrigante utilizado durante o preparo seja capaz de limpar e descontaminar essa área.
- **Forma de conveniência inadequada:** não é dada expulsividade às paredes e forma de contorno corretos.
- **Abertura excessiva:** com o objetivo de dar expulsividade, realiza-se uma abertura excessiva lateralmente, removendo grande parte da estrutura dental sadia.
- **Abertura inadequada da câmara pulpar:** ocorre principalmente com os iniciantes que, por cautela, realizam apenas trepanação no teto da câmara pulpar, imaginando ser este o soalho.
- **Broca pressionada erroneamente em direção ao soalho:** decorrente do uso da broca errada para efetuar o desgaste compensatório.
- **Estrutura dental desapoiada:** ocorre quando há cárie na superfície proximal e permanece estrutura dental sem apoio após a remoção da cárie.

Para evitar a ocorrência desses erros, o clínico deve ter em mente a anatomia interna dos diferentes grupos dentários e os princípios do acesso à câmara pulpar e trabalhar com materiais adequados, associados a uma boa iluminação e ampliação.

## Referências

1. Hargreaves KM, Cohen S. Caminhos da polpa. 10. ed. Rio de Janeiro: Elsevier, 2011. 928p.
2. Plotino G, Pameijer CH, Grande NM, Somma F. Ultrasonics in endodontics: a review of the literature. J Endod 2007 Feb; 33(2):81-95.
3. Igbal MK. Nonsurgical ultrasonic endodontic instruments. Dent Clin North Am 2004 Jan; 48(1):19-34.
4. Kim S. Modern endodontic practice: instruments and techniques. Dent Clin North Am 2004 Jan; 48(1):1-9.
5. Prado M, Araújo MCP, Gusman HC. Removal of a silver cone by using clinical microscope and ultrasound: Case report. Dental Press Endod 2012; 2(4):15-9.
6. Carr GB, Murgel CA. The use of the operating microscope in endodontics. Dent Clin North Am 2010 Apr; 54(2):191-214.
7. Castellucci A. Magnification in endodontics: the use of the operating microscope. Pract Proced Aesthet Dent 2003; 15(5): 377-84.
8. Corcoran J, Apicella MJ, Mines P. The effect of operator experience in locating additional canals in maxillary molars. J Endod 2007; 33(1):15-7.
9. Lopes HP, Siqueira Jr JF. Endodontia: biologia e técnica. 3. ed. Rio de Janeiro: Guanabara Koogan, 2010. 980p.
10. Fathi B, Bahcall J, Maki JS. An in vitro comparison of bacterial leakage of three common restorative materials used as an intracoronal barrier. J Endod 2007; 33(7):872-4.
11. Koagel SO, Mines P, Apicella M, Sweet M. In vitro study to compare the coronal microleakage of Tempit UltraF, Tempit, IRM, and Cavit by using the fluid transport model. J Endod 2008; 34(4):442-4.
12. De Deus QD. Endodontia. 5. ed. Rio de Janeiro: Medsi, 1992.

# 11

# Instrumentos Endodônticos

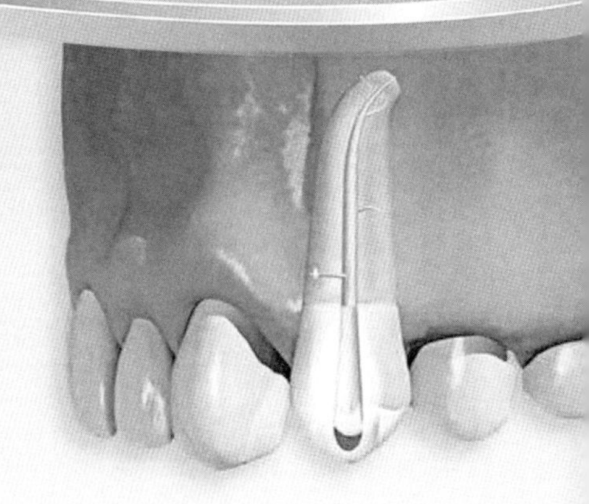

Fabiola Ormiga Barbosa Soares
Patrícia de Andrade Risso
Heloísa Gusman
Marcos Cesar Pimenta de Araújo

## INTRODUÇÃO

O preparo químico-mecânico do sistema de canais radiculares (SCR) tem por objetivo a limpeza desse sistema, bem como a modelagem dos canais radiculares principais. A limpeza é realizada mediante a ação mecânica dos instrumentos endodônticos, aliada à ação química e à circulação das soluções irrigadoras.[1] A ampliação e a modelagem do canal principal são obtidas pelo procedimento de instrumentação e objetivam a obtenção de um canal com formato cônico progressivo para receber o material obturador. Durante a instrumentação dos canais radiculares, os instrumentos endodônticos podem promover o desgaste da dentina por meio de movimentos de limagem, alargamento ou limagem/alargamento obtidos manualmente ou por dispositivos mecânicos.[2]

## LIGAS METÁLICAS

Os instrumentos endodônticos podem ser classificados, quanto à natureza da liga metálica, em instrumentos de aço inoxidável e instrumentos de níquel-titânio (NiTi).

### Aço inoxidável

Os aços inoxidáveis consistem em ligas de ferro, carbono e cromo e podem ser divididos em diferentes categorias, de acordo com a microestrutura: aços inoxidáveis ferríticos, aços inoxidáveis austeníticos e aços inoxidáveis martensíticos. Os instrumentos endodônticos são fabricados com a utilização de ligas do aço inoxidável 316 austenítico com percentuais de elementos químicos variáveis de acordo com o fabricante. Esse aço não é magnético e apresenta alto nível de dureza, baixa resistência ao escoamento e elevadas ductilidade e tenacidade e alta resistência à corrosão e à fratura. Essas características possibilitam que os instrumentos endodônticos resistam aos carregamentos adversos encontrados durante a instrumentação dos canais radiculares.[2] A alta resistência à corrosão do aço inoxidável 316 austenítico se deve ao alto teor de cromo, que promove um efeito passivador, formando uma camada de óxido muito fina, transparente e aderente de $Cr_2O_3$ na superfície dos aços inoxidáveis.[3] Essa camada protetora funciona como barreira para impedir a difusão de elementos corrosivos do meio e pode ser rompida química ou mecanicamente, gerando perda temporária da resistência à corrosão.[4]

### Ligas níquel-titânio (NiTi)

As ligas NiTi consistem em ligas compostas por níquel e titânio com propriedades de efeito memória de forma e de superelasticidade devido a uma transformação de fases entre as estruturas cristalinas austenita e martensita.

A propriedade de memória de forma está relacionada com uma transformação de fases induzida por temperatura. A redução de temperatura faz com que a liga deixe de ter uma estrutura cristalina austenítica para adquirir uma estrutura cristalina martensítica. Em baixas temperaturas, essa estrutura martensítica pode sofrer deformação aparentemente permanente, que pode ser revertida pelo aumento da temperatura.[5]

Existe uma temperatura específica de início da transformação austenita → martensita ($M_s$) e outra de final da transição ($M_f$). O processo inverso também apresenta temperaturas de início ($A_s$) e término ($A_f$) da transformação (Figura 11.1). Essas temperaturas de transição de fases de-

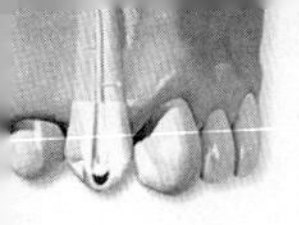

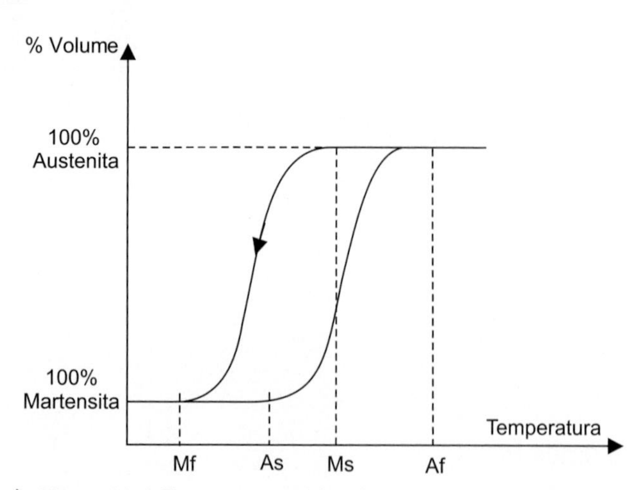


▶ **Figura 11.1** Termograma teórico das temperaturas de transição de fases.

pendem da composição química da liga, do processo de tratamento térmico e dos parâmetros de processamento de trabalho a frio.[6]

A transformação martensítica também pode ser induzida por tensionamento, originando uma estrutura martensítica com comportamento superelástico. Essa propriedade possibilita deformações reversíveis do material de aproximadamente 8%, sendo importante para os instrumentos endodônticos de níquel-titânio, que podem sofrer deformação em canais de curvatura acentuada sem gerar níveis altos de tensão, o que tenderia a ocasionar o desvio do trajeto original do canal. A faixa de temperatura na qual a martensita é induzida por tensão é delimitada por $M_s$ e $M_d$, sendo $M_d$ superior a $M_s$ (Figura 11.2).[7]

Acima da temperatura $M_d$, a austenita apresenta comportamento semelhante ao da maioria dos metais. Essa estrutura pode ser deformada quando submetida a uma carga externa, e em até aproximadamente 0,2% de deformação o corpo recupera suas dimensões originais quando a carga é retirada. Essa recuperação das dimensões originais de um corpo deformado quando se retira a carga aplicada é denominada comportamento elástico. Se excedido o regime elástico, o corpo apresentará deformação permanente após a retirada da carga aplicada, sendo essa deformação denominada *deformação plástica*.[8]

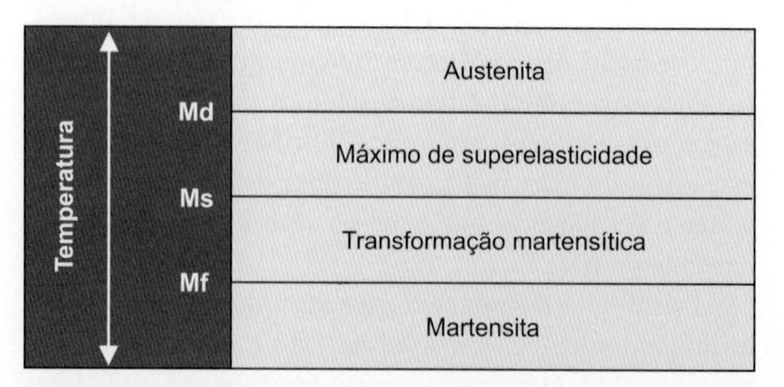


▶ **Figura 11.2** Transformação de austenita em martensita em função da temperatura.[7] ($M_s$: início da transformação; $M_f$: término da transformação; $M_d$: limite superior da faixa de superelasticidade.)

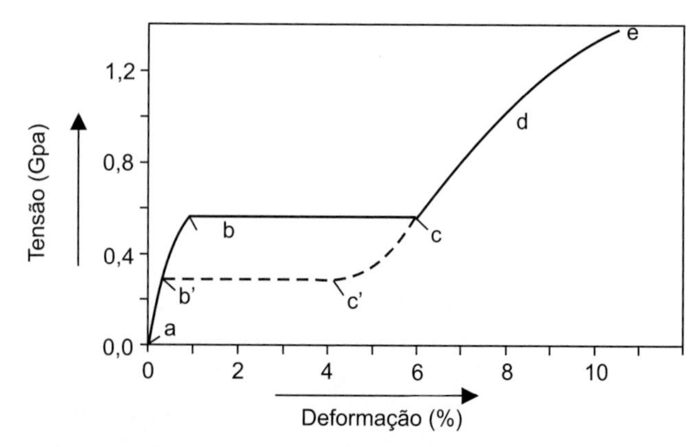


▶ **Figura 11.3** Curva tensão × deformação do NiTi e alterações esquemáticas de sua microestrutura entre as temperaturas $M_s$ e $M_d$. (*a-b*) austenita; (*b-c*) patamar de superelasticidade; (*c*) martensita; (*c-d*) deformação elástica da martensita; (*d-e*) deformação plástica da martensita; (*c-c'*) recuperação elástica da martensita; (*c'-b'*) transformação austenítica.

Entre $M_s$ e $M_d$, inicialmente a tensão leva à deformação elástica da austenita. Entretanto, em um nível crítico de tensão, a austenita torna-se instável e começa a se formar uma estrutura martensítica induzida por tensionamento. As duas fases passam a coexistir no patamar de superelasticidade. Se a carga aplicada for removida ao final desse patamar, ocorrerá uma recuperação elástica da martensita e posteriormente o material sofrerá a transformação inversa e passará a se formar austenita novamente. Esse comportamento do NiTi é denominado *superelasticidade* ou *pseudoelasticidade*. Se o material continua a sofrer o carregamento após o final do patamar de superelasticidade, a tensão volta a subir para que ocorra uma deformação elástica da martensita, seguida de deformação plástica dessa estrutura (Figura 11.3).[9]

De acordo com Campista,[10] a tensão no patamar de deformação com comportamento superelástico diminui quanto mais alto for o valor de $M_s$. Esse relato está de acordo com os resultados de Miyai e cols.,[11] que observaram que os instrumentos endodônticos de NiTi com temperaturas de transição mais baixas apresentaram valores mais altos de torque nos ensaios de resistência à torção. De acordo com os autores, as propriedades mecânicas dos instrumentos endodônticos estão fortemente relacionadas com o comportamento de transformação de fases da liga.

Nesse contexto, alguns autores avaliaram o efeito do tratamento térmico sobre as temperaturas de transição de fases e as propriedades mecânicas da liga NiTi.[12-14] As condições de tratamento térmico afetam fortemente o comportamento de tensão-deformação das limas de NiTi.[13] Após tratamentos térmicos de até 400 a 500°C, uma fase intermediária com estrutura romboidal, denominada *fase-R*, é encontrada durante a transição martensítica.[13,14] A formação da fase-R tem sido associada à existência de barreiras de alta energia que dificultam a transição martensítica normal, sendo altamente relacionada com o processo termomecânico.[5,15]

## TIPOS DE INSTRUMENTOS

Diferentes instrumentos endodônticos são disponibilizados atualmente. O objetivo deste tópico é apresentar, em linhas gerais, as principais características dos instrumentos endodônticos, de maneira que o clínico ou endodontista possa melhor escolhê-los em sua prática clínica diária. Os avanços tecnológicos e científicos atuais propiciam que novos instrumentos sejam lançados rotineiramente. Nesse sentido, destacaremos alguns dos principais instrumentos endodônticos utilizados, a saber: os instrumentos manuais (extirpa-polpas, limas tipo K e limas tipo Hedstroem), os instrumentos rotatórios usados em baixa rotação (brocas de Gates-Glidden e brocas de Largo) e os instrumentos acionados a motor (instrumentos de NiTi).

### Extirpa-polpas

Os extirpa-polpas são instrumentos farpados, constituídos de aço inoxidável, indicados para remoção do tecido pulpar (Figura 11.4). São dotados de cabo colorido de plástico ou silicone, o que possibilita seu acionamento manual.

### Instrumentos tipo K

As limas e os alargadores tipo K são dotados de cabo colorido de plástico ou silicone, o que possibilita seu acionamento manual. Consistem em instrumentos fabricados pela torção de hastes metálicas de aço inoxidável ou de NiTi com seção reta transversal quadrangular ou triangular. Em geral, os alargadores apresentam configuração triangular com poucas espirais, e as limas apresentam configuração triangular ou quadrangular com mais espirais (Figura 11.5). Esses instrumentos podem ser utilizados com movimentos de limagem, que são caracterizados por curtos movimentos de vaivém do instrumento, ou com movimentos oscilatórios, que consistem na movimentação cíclica nos sentidos horário e anti-horário, com amplitude de 90° ou 120°, de acordo com o desenho da lima, para completar o ciclo de corte nas paredes do canal.[2] Os instrumentos do tipo K podem ser pré-curvados para facilitar sua inserção no interior dos canais radiculares e minimizar o transporte apical.[16]

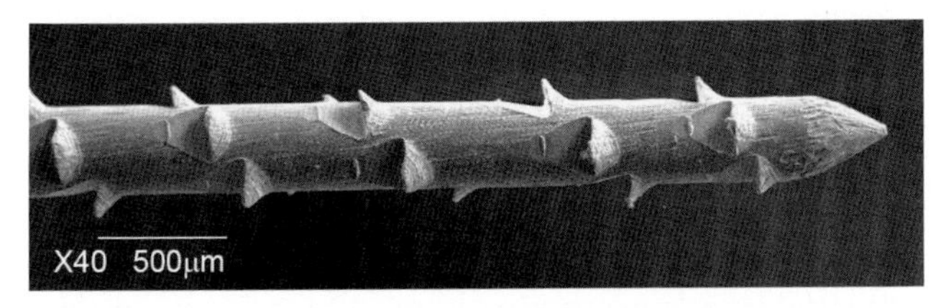


▶ **Figura 11.4** Análise por microscopia eletrônica de varredura do extirpa-polpas.

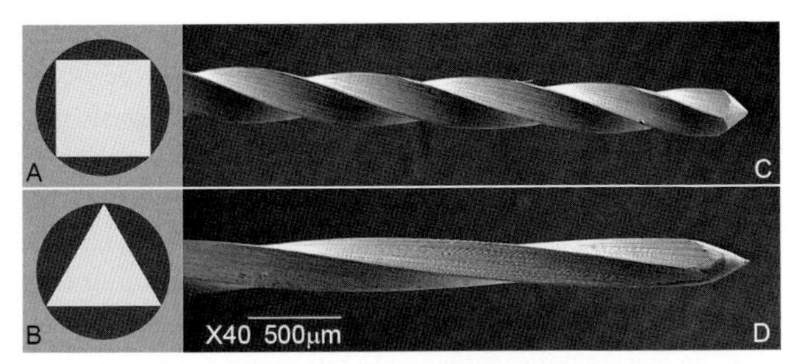


▶ **Figura 11.5** Instrumentos tipo K. (**A**, **B**) Seção reta transversal; (**C**, **D**) análise por microscopia eletrônica de varredura; (**A**, **C**) lima; (**B**, **D**) alargador.

### Limas tipo Hedstroem

As limas tipo Hedstroem são instrumentos de aço inoxidável ou NiTi fabricados por usinagem. Apresentam seção reta transversal em formato de vírgula (Figura 11.6) e são dotados de uma aresta lateral de corte disposta em formato helicoidal. Devem ser acionadas manualmente através do cabo com movimentos de limagem.

#### *Padronização ISO*

Tanto as limas tipo K como as do tipo Hedstroem são produzidas de acordo com uma padronização definida pela norma ISO (International Organization for Standardization), que se refere aos diâmetros, às conicidades e aos comprimento dos instrumentos. Esses instrumentos têm cabo, parte intermediária e parte ativa, sendo o comprimento útil definido como a soma entre os comprimentos das partes intermediária e ativa. São fabricados com comprimentos úteis de 21, 25, 28 e 31mm, e em todos os comprimentos sua parte ativa mede 16mm e o comprimento da parte intermediária é variável. A parte ativa apresenta conicidade fixada em um incremento de 0,02mm a cada milímetro a partir da ponta do instrumento, denominada D0, até o final da parte ativa, denominado D16 (Figura 11.7). Os diâmetros nominais em D0, expressos em centésimos de milímetros, correspondem aos números dos instrumentos padronizados, que variam entre #06 e 140.

De acordo com a norma ISO, os instrumentos são divididos em quatro séries: série especial, primeira série, segunda série e terceira série. A série especial é formada pelos instrumentos 06, 08 e 10, cujos cabos têm as cores rosa, cinza

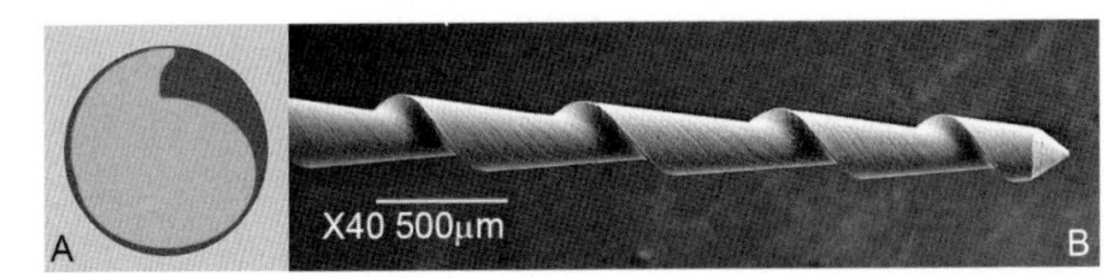


▶ **Figura 11.6** Lima Hedstroem. **A** Esquema da seção reta transversal. **B** Análise por microscopia eletrônica de varredura.

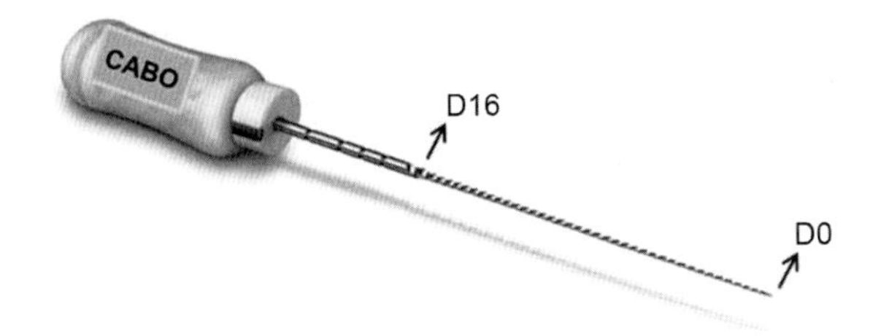


▶ **Figura 11.7** Lima endodôntica manual.

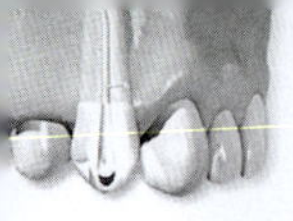

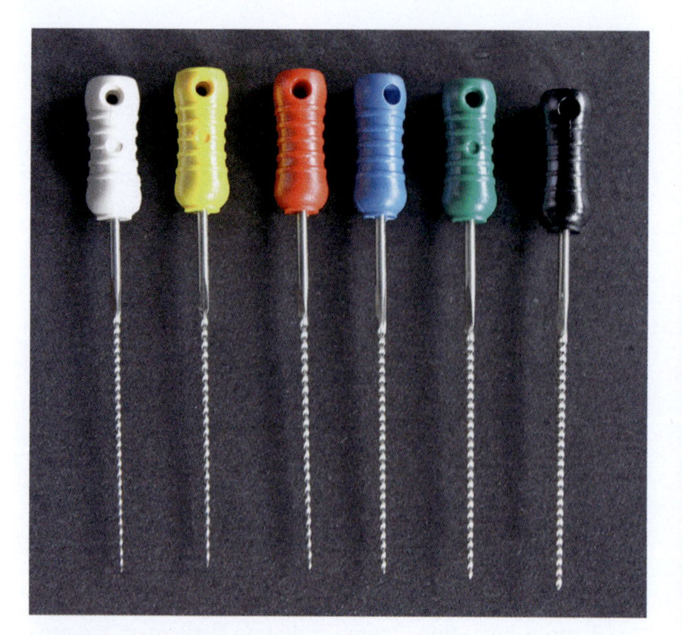

▶ **Figura 11.8** Instrumentos de primeira série de acordo com a norma ISO.

e lilás, respectivamente. Esses instrumentos devem ser utilizados com movimentos de limagem, por apresentarem baixa resistência à torção e risco de fratura, caso sejam utilizados com movimentos oscilatórios. A primeira série é formada pelos instrumentos 15, 20, 25, 30, 35 e 40, cujos cabos apresentam as cores branca, amarela, vermelha, azul, verde e preta, respectivamente (Figura 11.8). A segunda série é formada pelos instrumentos 45, 50, 55, 60, 70 e 80 e a terceira pelos instrumentos 90, 100, 110, 120, 130 e 140. Os cabos dos instrumentos de segunda e terceira séries apresentam a mesma padronização de cores da primeira série. Os instrumentos de primeira, segunda e terceira séries podem ser utilizados tanto com movimentos de limagem como com movimentos oscilatórios. A numeração de cada instrumento está contida no cabo em todas as séries de instrumentos.

## Brocas de Gates-Glidden

As brocas de Gates-Glidden são instrumentos de aço inoxidável ou NiTi de haste de corte curta com formato elíptico, três arestas laterais e ponta inativa (Figura 11.9). Têm uma parte intermediária longa e fina e uma haste de fixação para que possam ser adaptadas a um contra-ângulo e acionadas por motor de baixa rotação. Estão disponíveis comercialmente nos comprimentos de 28 e 32mm, com comprimentos úteis de 15 e 19mm. São numeradas de 1 a 6, com diâmetros máximos da parte ativa crescentes de 0,50 a 1,50mm. Essa numeração é identificada pela quantidade de sulcos presentes na haste de fixação do instrumento. O uso desses instrumentos deve ser limitado às partes retas do canal (antes do início da curvatura), com movimentos de pincelamento orientados para a zona de segurança do canal. Essa indicação é justificada pelo risco de perfuração lateral de canais curvos, especialmente os molares.

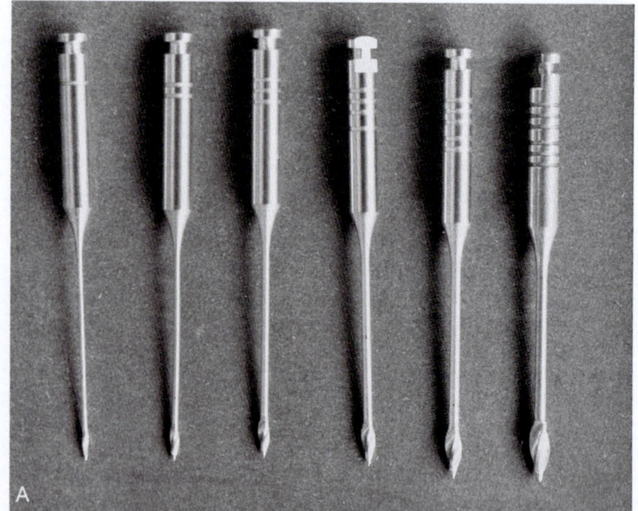



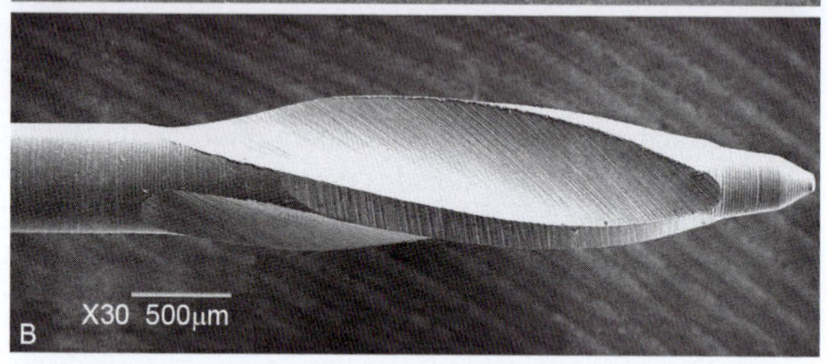



▶ **Figura 11.9** Brocas de Gates-Glidden. **A** Numeração de 1 a 6. **B** Análise por microscopia eletrônica de varredura da haste de corte.

## Brocas de Largo

As brocas de Largo são instrumentos de aço inoxidável de haste de corte com formato cilíndrico, três arestas laterais e ponta inativa. Apresentam uma parte intermediária longa e uma haste de fixação para que possam ser adaptadas a um contra-ângulo e acionadas por motor de baixa rotação. Estão disponíveis comercialmente nos comprimentos de 28 e 32mm, com comprimentos úteis de 15 e 19mm, respectivamente. São numeradas de 1 a 6, com diâmetros máximos da parte ativa crescentes de 0,70, a 1,70mm. Esta numeração é identificada através da quantidade de sulcos presentes na haste de fixação do instrumento. Atualmente são pouco utilizadas no preparo dos canais radiculares, em virtude de sua maior rigidez e do maior risco de provocarem rasgo radicular do que as brocas de Gates-Glidden.

## Limas de NiTi

Os instrumentos de NiTi podem seguir as padronizações da série ISO descritas previamente para os tradicionais instrumentos endodônticos manuais, como a lima K e a lima de Hedstroem, ou podem apresentar características específicas.

Considerando os instrumentos mais atuais, e com características próprias, podem ser manuais ou rotatórios, ou seja, podem apresentar um cabo para acionamento manual ou haste de fixação para acionamento por motor. Contudo, neste tópico serão abordados mais especificamente os instrumentos rotatórios de NiTi. Esses instrumentos são fabricados por usinagem e, dentro das características geométricas específicas, apresentam diferentes conicidades e seção reta transversal de desenho variável. A numeração dessas limas é composta, em geral, pelo diâmetro da ponta em centésimos de milímetro, seguido por um ponto e pela conicidade da parte ativa. Por exemplo: uma lima 20.04 tem 0,20mm de diâmetro na ponta e conicidade de 0,04mm a cada milímetro de comprimento em direção ao cabo. Entretanto, atualmente esses instrumentos estão dispostos em sistemas com nomenclatura própria para cada instrumento de acordo com a aplicação e a ordem de utilização.

Diversos sistemas de instrumentos estão disponíveis comercialmente, cada um deles apresentando instrumentos com seções transversais, conicidades e diâmetros próprios.[17] Essas modificações em relação aos instrumentos manuais tornam possível a utilização de um número menor de limas durante a instrumentação, possibilitando um preparo mais rápido dos canais radiculares.

Além de promover uma instrumentação com menos tempo de duração do que o exigido pela instrumentação manual, essas limas possibilitam melhora na qualidade do preparo em relação às limas manuais de aço inoxidável, principalmente em canais curvos.[18] Desse modo, há menor incidência de transportes interno e externo do forame, de bloqueios e outras irregularidades nos canais, além de centralizar o preparo, otimizando o procedimento de obturação.

Em geral, os fabricantes de limas buscam conjugar, em um mesmo instrumento, a eficiência de corte e a redução do efeito de aparafusamento, que consiste na tendência do instrumento de penetrar cada vez mais no interior do canal, podendo chegar a travar e fraturar. Algumas indicações são preconizadas com o intuito de reduzir esse efeito, como: a modificação do desenho da lima com a criação de áreas radiais, que consistem em superfícies planas imediatamente posteriores aos pontos de corte (Figura 11.10); o aumento da conicidade da parte ativa do instrumento; a redução da área de contato entre a lima e as paredes do canal; e a variação na inclinação do ângulo helicoidal, que consiste no ângulo de inclinação da hélice, formado entre o eixo longitudinal do instrumento e a superfície cortante (Figura 11.11).[19,20]

A criação de áreas radiais garante melhor centralização do instrumento no canal, mas reduz a eficiência de corte.[19] O ângulo de corte pode ser visto como a direção da borda cortante, se visualizada como uma superfície. Esse ângulo é positivo quando a superfície está voltada para a mesma direção da força aplicada e negativo quando a superfície está voltada para a direção oposta à da força, resultando em uma ação de raspagem (Figura 11.12). Instrumentos com pelo menos um ângulo de corte positivo apresentam maior eficiência de corte, mas sofrem desgaste e lascamento com comprometimento brusco e imprevisível da capacidade de corte. Por outro lado, instrumentos com ângulos de corte negativos são menos eficientes, mas apresentam maior resistência ao desgaste.[20]

O aumento da conicidade da parte ativa do instrumento dificulta a progressão apical da lima, mas não deve ocorrer em toda a parte ativa de modo a evitar redução da capacidade de deformação elástica do instrumento. A redução da área de contato entre a lima e as paredes do canal pode ocorrer em virtude da utilização de uma sequência de instrumentos com diferentes conicidades ou de conicidades variadas ao longo de um mesmo instrumento. A variação na inclinação dos ângulos helicoidais na parte ativa favorece a eliminação das raspas de dentina no sentido coronal, o que proporciona uma redução nas tensões periféricas do instrumento.[19]

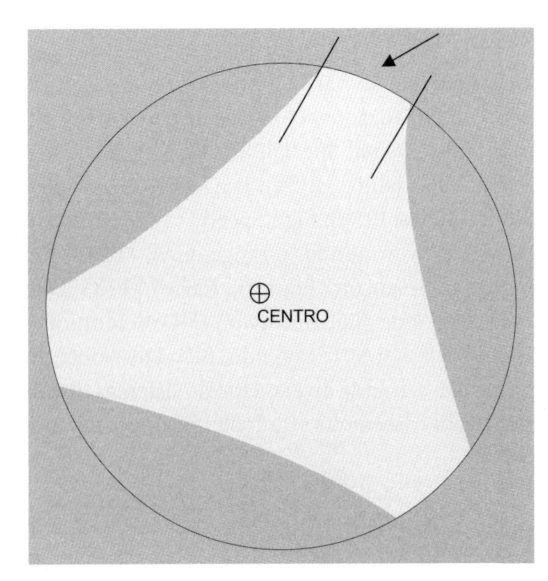


▶ **Figura 11.10** Seção transversal de uma lima rotatória de NiTi, evidenciando a guia radial.[20]

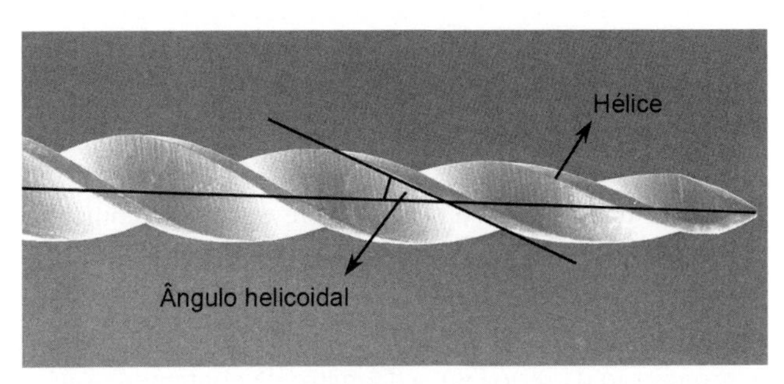


▶ **Figura 11.11** Hélice e ângulo helicoidal de uma lima rotatória de NiTi.

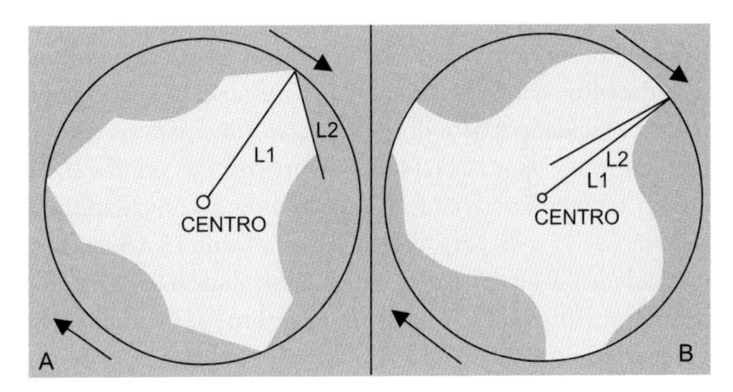


▶ **Figura 11.12** Determinação do ângulo de corte: (*L1*) linha formada entre a ponta cortante e o centro geométrico do instrumento; (*L2*) direção da borda cortante; (**A**) ângulo negativo; (**B**) ângulo positivo.[20]

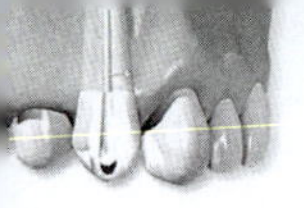



*Sistemas de limas de NiTi*

Tradicionalmente, vários sistemas de limas rotatórias têm sido comercializados, como os sistemas ProFile ISO® (Dentsply/Tulsa Dental Specialities, EUA), GT® (Dentsply/Tulsa Dental Specialities, EUA), ProTaper® (Dentsply/Tulsa Dental Specialities, EUA), LightSpeed® (SybronEndo, Orange, CA), K3® (SybronEndo, Orange, CA), HERO Shaper® (Micro-Mega, Besançon, França), RaCe® (FKG Dentaire, La Chaux-de-Fonds, Suíça), Mtwo® (VDW, Munique, Alemanha) e ProDesign S® (EasyEndo, Belo Horizonte, Brasil). Tendo em vista a grande diversidade de sistemas disponíveis atualmente, abordaremos a seguir alguns dos mais utilizados no Brasil.

## Sistema ProFile ISO®

O Sistema ProFile ISO® (Dentsply/Tulsa Dental Specialities, EUA) contém instrumentos com seção reta transversal em formato de U com três guias radiais, ângulos negativos de incidência da superfície cortante sobre a parede do canal e ponta inativa (Figura 11.13). Essa combinação faz com que esses instrumentos apresentem menor capacidade de corte e sejam capazes de centralizar o preparo dos canais, com risco mínimo de desvio.[20,21]

Estão disponíveis comercialmente em várias conicidades (0,02, 0,04 e 0,06) nos comprimentos úteis de 21, 25 e 30mm, dependendo da conicidade e do diâmetro da ponta, com comprimento de trabalho de 16mm. Considerando a padronização da série ISO, o diâmetro da ponta pode variar de 15 a 80, seguindo a codificação de cores dos instrumentos tradicionais. Assim, os instrumentos são identificados pelas cores (determinam a ponta) e pelo número de anéis coloridos na haste, sendo um anel colorido e um sulco para os instrumentos com conicidade 0,02, um anel colorido para os de conicidade 0,04 e dois anéis coloridos para os de conicidade 0,06 (Figura 11.14). Os diâmetros das pontas (D0) dos instrumentos variam de acordo com a conicidade, ou seja, são de 15 a 45 para a conicidade 0,02, de 15 a 80 para a conicidade 0,04 e de 15 a 50 para a conicidade 0,06. Esse sistema apresenta ainda os instrumentos ProFile® O.S. Orifice Opener. Esses instrumentos são utilizados para o preparo do

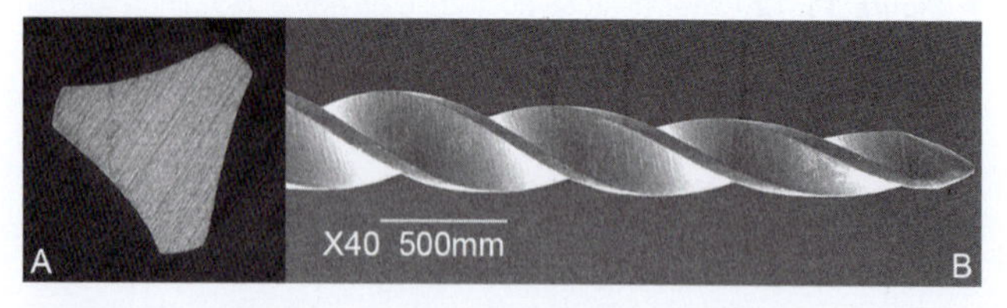


▶ **Figura 11.13** Lima ProFile ISO. **A** Seção reta transversal. **B** Imagem por microscopia eletrônica de varredura.

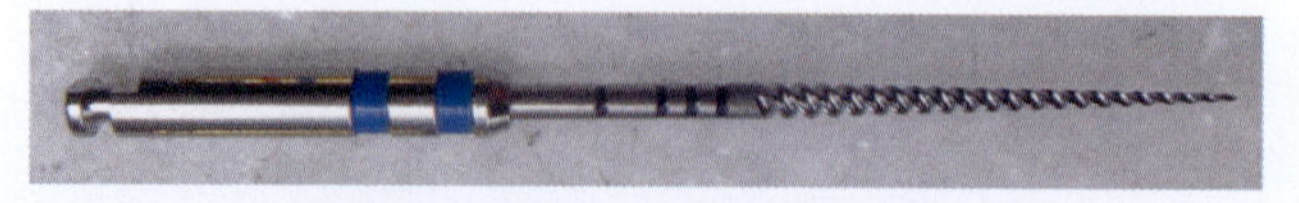

▶ **Figura 11.14** Lima ProFile 30.06.[20]

terço coronário do canal radicular, em substituição às brocas de Gates-Glidden, para remover guta-percha e cimento em casos de retratamento, ou até no preparo para colocação de um retentor intrarradicular.

Os instrumentos ProFile® O.S. Orifice Opener são usados com os mesmos objetivos do ProFile® Orifice Shaper, variando as características dimensionais. São disponibilizados nos seguintes diâmetros de ponta e conicidade, respectivamente: 20.05, 30.06, 40.06, 50.07, 60.08 e 80.08.

## Sistema GT®

O Sistema GT® (Dentsply/Tulsa Dental Specialities, EUA) foi originalmente desenvolvido por L. Stephen Buchanam. Os instrumentos apresentam seção reta transversal semelhante à dos instrumentos ProFile®, que consiste em uma seção triangular com três guias radiais.[16] Estão disponíveis comercialmente nos comprimentos úteis de 17, 21, 25 e 30mm e nas conicidades 0,04, 0,06, 0,08 e 0,10mm/mm, identificadas pelo número de sulcos presentes na haste de fixação do instrumento, que é igual à metade da conicidade em centésimos de milímetros. Nessas conicidades, o diâmetro da ponta do instrumento pode ser de 0,20, 0,30 ou 0,40mm, sendo identificado pela cor do anel presente em sua haste de fixação de acordo com o padrão ISO. Além disso, o Sistema GT apresenta instrumentos com diâmetro da ponta de 0,20, 0,35, 0,50, 0,70 e 0,90mm e conicidade de 0,12, que são usados para preparo cervical, preparo apical de canais muito amplos ou de dentes com rizogênese incompleta. O sistema de identificação é semelhante ao anteriormente descrito para os outros instrumentos do sistema.

## Sistema ProTaper® Universal

As limas do Sistema ProTaper® Universal (Dentsply-Maillefer, Ballaigues, Suíça) têm seção reta transversal triangular, embora alguns instrumentos apresentem mais de uma seção reta transversal, dependendo da porção (Figura 11.15). Esses instrumentos não seguem uma padronização de diâmetros e de conicidades. Cada instrumento apresenta múltiplas e progressivas alterações de conicidade ao longo da parte ativa com a finalidade de aumentar a eficiência de corte e reduzir a área de contato entre a lima e a dentina, reduzindo o torque gerado.[22] Além disso, a conicidade progressiva proporciona maior flexibilidade dos instrumentos, garantindo que o trajeto inicial do canal seja mantido.[23] As limas também apresentam variação progressiva do ângulo helicoidal com os objetivos de centralizar o instrumento no canal, reduzir o efeito de rosqueamento e auxiliar a remoção de debris.

Apesar de apresentarem alta eficiência de corte, as limas do Sistema ProTaper® Universal contêm ângulos negativos de incidência da superfície cortante do instrumento sobre a parede do canal.[20,22] O fio de corte das limas ProTaper® previne a compressão de resíduos de dentina contra as paredes do canal, impedindo a obstrução dos canais acessórios.[23]

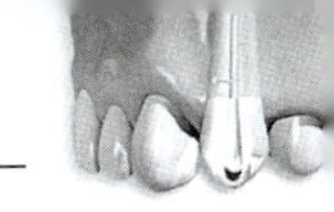

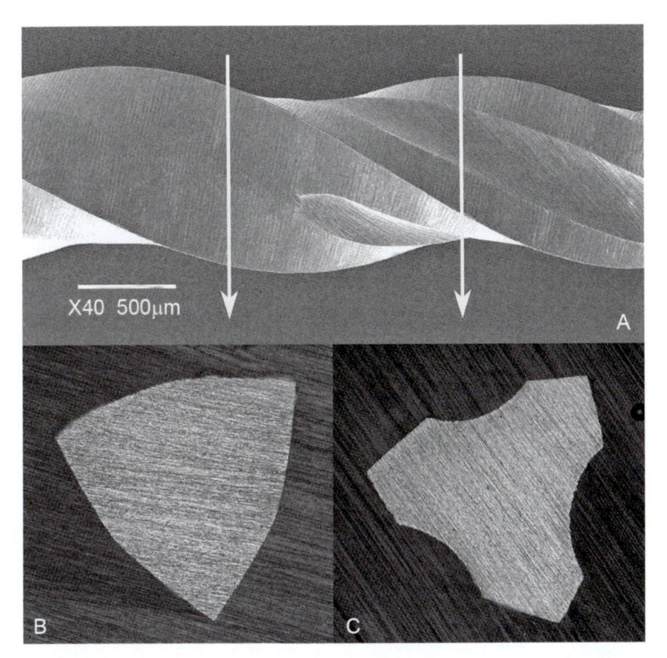


▶ **Figura 11.15** Lima ProTaper. **A** Imagem por microscopia eletrônica de varredura. **B** Seção reta transversal triangular. **C** Seção reta transversal modificada.[20]

O Sistema ProTaper® Universal apresenta as limas de preparo dos terços médio e cervical: S1, S2 e SX, com diâmetros na ponta de 0,17, 0,20 e 0,19mm, respectivamente. As limas S1 e S2 apresentam anel de identificação roxo e branco, respectivamente, na haste de fixação, e a lima SX não apresenta anel de identificação na haste de fixação. As limas de preparo apical F1, F2, F3, F4 e F5 têm diâmetros na ponta de 0,20, 0,25, 0,30, 0,40 e 0,50mm, respectivamente. As limas F1, F2 e F3 apresentam anéis de identificação amarelo, vermelho e azul, respectivamente, na haste de fixação (Figura 11.16). As limas F4 apresentam dois anéis de identificação pretos e as limas F5, dois anéis amarelos. Todas as limas do Sistema ProTaper® Universal estão disponíveis comercialmente nos comprimentos úteis de 21, 25 e 31mm.

As limas ProTaper® apresentaram tensões mais baixas e mais bem distribuídas em relação às limas ProFile® sobre níveis iguais de carregamento na análise de elementos finitos.[24] Além disso, o sistema ProFile® apresentou incidência de deformação plástica significativamente maior do que o sistema ProTaper® após a instrumentação de canais curvos de dentes extraídos.[25]

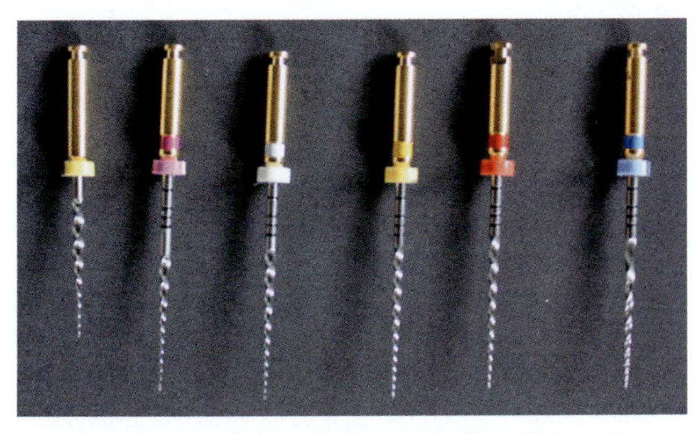

▶ **Figura 11.16** Limas do Sistema ProTaper Universal.

O Sistema ProTaper® Universal também apresenta três instrumentos próprios para o retratamento de canais radiculares: D1, D2 e D3, com dimensões de 30.09 (16mm de comprimento útil), 25.08 (18mm de comprimento útil) e 20.07 (22mm de comprimento útil), respectivamente, e que são identificados pelo número de anéis brancos na haste de fixação. Esses instrumentos foram projetados para remoção sequencial de materiais obturadores dos terços cervical, médio e apical do canal, com o instrumento D1 contendo uma ponta ativa para facilitar a penetração inicial no material obturador.

## Sistema LightSpeed®

Os instrumentos LightSpeed® (LS1 e LSX) foram desenvolvidos para utilização no preparo do terço apical (LightSpeed Technology, Inc., San Antonio, TX, EUA). São semelhantes a uma broca de Gates-Glidden com uma haste longa não cortante e extremamente flexível e parte ativa em formato de chama com ponta não cortante, secção em U e guias radiais que minimizam a deformação das paredes do canal. Originalmente, o sistema LS1 compreendia um total de 26 instrumentos com a parte ativa em diâmetros variando entre 0,20 e 1,40mm, nos comprimentos úteis de 21, 25 e 31mm. Apresentava instrumentos intermediários nos seguintes diâmetros: 0,22, 0,27, 0,32, 0,57 e 0,65mm. A coloração do cabo dos instrumentos segue a padronização ISO, o que facilita a identificação.

Recentemente, a LightSpeed Technologies lançou um novo sistema LightSpeed® (LSX) com grandes mudanças no desenho dos instrumentos (Figura 11.17). As principais diferenças estão na parte ativa, que não é produzida por usinagem, mas por meio de um processo de estampagem, dando origem a um formato de cinzel chato (Figura 11.18). Além disso, a parte ativa dos instrumentos ficou mais curta quan-

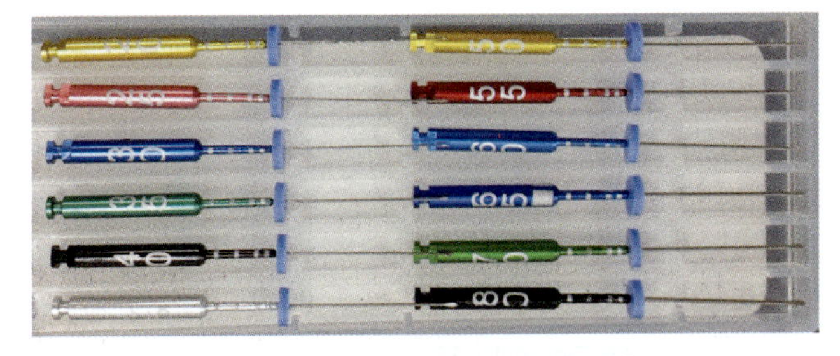

▶ **Figura 11.17** Limas do Sistema LightSpeed.

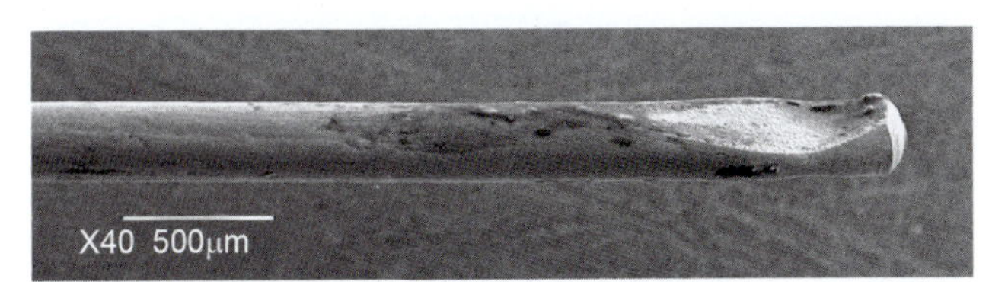


▶ **Figura 11.18** Análise por microscopia eletrônica de varredura da lima LightSpeed.

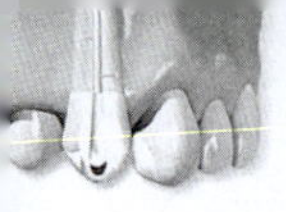



do comparada com os instrumentos LS1, e a haste não cortante mais flexível.[26] Os instrumentos intermediários foram removidos do novo sistema, com exceção do número 65, reduzindo assim pela metade o número dos instrumentos.

Além dos instrumentos descritos para preparo do terço apical, o novo sistema LightSpeed® contém quatro instrumentos para preparo dos terços médio e cervical (LightSpeed CRX), que apresentam desenho semelhante a uma broca de Gates-Glidden, com haste de NiTi flexível, ponta não cortante e a parte ativa de 4mm. São numerados de 1 a 4, com diâmetros de 0,50, 0,70, 0,90 e 1,10mm, respectivamente.

## Sistema K3®

As limas rotatórias de NiTi do sistema K3® (SybronEndo, Orange, CA, EUA) estão disponíveis comercialmente nas conicidades 0,02, 0,04 e 0,06mm/mm, com diâmetros (D0) de 0,15, 0,20, 0,25, 0,30, 0,35 e 0,40mm em cada conicidade. Os instrumentos têm dois anéis de identificação na haste de fixação, com o anel inferior indicando o diâmetro na ponta de acordo com o padrão ISO e o anel superior, a conicidade de 0,02, 0,04 ou 0,06mm/mm, representada pelas cores roxa, verde ou laranja, respectivamente (Figura 11.19). Todos os instrumentos estão disponíveis comercialmente nos comprimentos úteis de 21 e 25mm.

De acordo com o fabricante, esses instrumentos apresentam amplas guias radiais com a finalidade de tornar os instrumentos mais resistentes à torção e à fadiga. Essas guias radiais apresentam uma área de alívio que reduz a fricção com a parede do canal. Em uma das guias, o ângulo de corte restringe a possibilidade de aparafusamento do instrumento. O aumento do ângulo helicoidal ao longo da espira, partindo da ponta em direção ao cabo, facilita a remoção de raspas de dentina (Figura 11.20). O diâmetro do núcleo aumenta da ponta em direção ao cabo, a fim de manter a capacidade de deformação no regime elástico ao longo da área de corte.

Apesar das especificações do fabricante, Siciliano[20] observou que as limas K3® apresentam ângulos de corte positivos e negativos, sendo maior a frequência de ângulos negativos nas regiões mais próximas à ponta. Esses resultados são compatíveis com os de Chow e cols.,[27] que observaram que as limas dos sistema K3® apresentam ângulo de corte negativo. Mesmo com ângulos negativos de corte, essas limas apresentaram maior eficiência de corte do que os instrumentos Hero Shaper® e ProTaper®.[20] Essa eficiência de corte faz com que os instrumentos K3® produzam uma quantidade significativamente menor de *smear layer*, quando comparados aos instrumentos ProFile®.[28] Apesar da alta eficiência de corte, as limas do sistema K3® são capazes de promover a limpeza satisfatória de canais radiculares curvos, mantendo seu trajeto original.[21,29]

## Sistema HERO Shaper®

As limas rotatórias de NiTi do sistema Hero Shaper® (Micro-Mega, Besançon, França) estão disponíveis comercialmente nas conicidades 0,02, 0,04 e 0,06mm/mm. As limas de conicidade 0,06mm/mm apresentam comprimento útil de 21 e 25mm e diâmetros (D0) de 0,20, 0,25 e 0,30mm, enquanto as de conicidade 0,02 e 0,04mm/mm têm comprimento útil de 21, 25, e 29mm e estão disponíveis comercialmente nos diâmetros (D0) de 0,20, 0,25, 0,30, 0,35, 0,40 e 0,45mm. Os instrumentos contêm um anel de identificação na haste de fixação cuja cor indica o diâmetro na ponta de acordo com o padrão ISO (Figura 11.21).

Esse sistema também apresenta um alargador cervical (*Endo flare*) com comprimento útil de 15mm, comprimento da parte de trabalho de 10mm, diâmetro (D0) de 0,25mm e conicidade de 0,12mm/mm. Esse instrumento tem a haste de fixação dourada, o que o diferencia dos demais instrumentos do sistema, que apresentam haste prateada com anel de identificação.

De acordo com o fabricante, as limas desse sistema têm seção reta transversal com três arestas cortantes (Figura 11.22). Os ângulos de incidência da superfície cortante do instrumento sobre a parede do canal são negativos.[20] O ângulo helicoidal aumenta de D0 até D16, o que reduz o efeito de aparafusamento nas paredes do canal.

## Sistema RaCe®

O sistema RaCe® (FKG Dentaire, La Chaux-de-Fonds, Suíça) é composto por quatro tipos de instrumentos: BT-RaCe®, i-RaCe®, BioRaCe® e D-RaCe®.

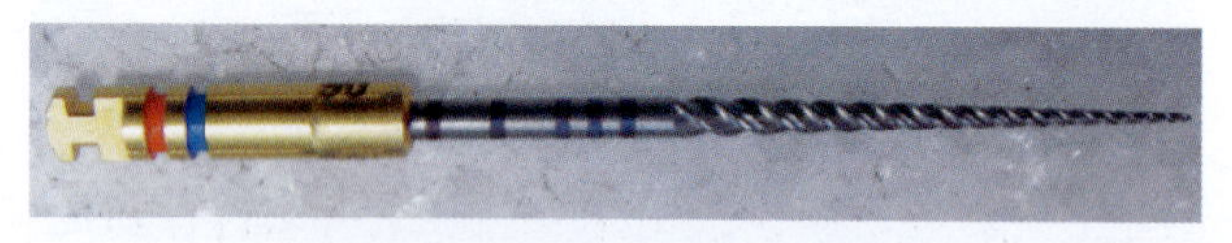

▶ **Figura 11.19** Lima K3 30.06.[20]

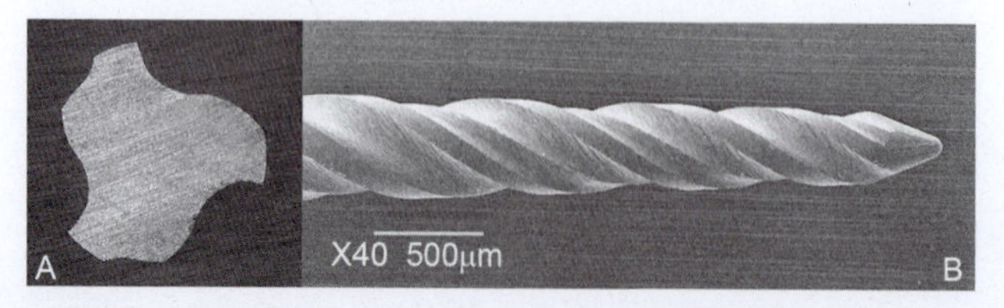


▶ **Figura 11.20** Lima K3. **A** Esquema da seção reta transversal. **B** Imagem por microscopia eletrônica de varredura.

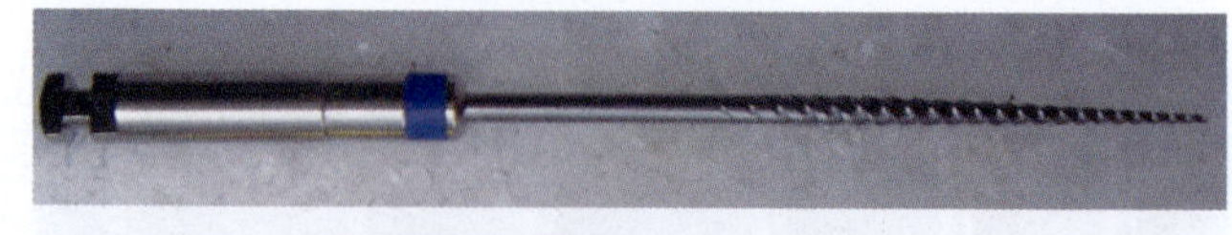

▶ **Figura 11.21** Lima Hero 30.06.[20]

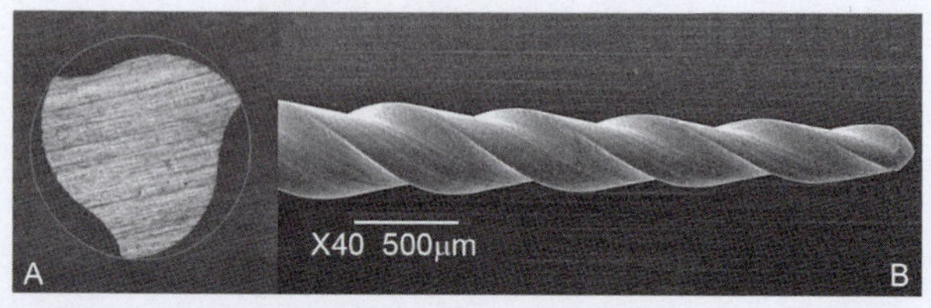


▶ **Figura 11.22** Lima Hero. **A** Esquema da seção reta transversal.[20] **B** Imagem por microscopia eletrônica de varredura.

O BT RaCe® consiste em uma sequência de três instrumentos, disponíveis nos comprimentos úteis de 21, 25 e 31mm com 16mm de parte ativa. As limas são usinadas a partir de uma haste cilíndrica que possibilita uma zona maior de escape da dentina, evitando o rosqueamento do instrumento no canal. Os instrumentos são denominados BT1 (10.06), BT2 (35) e BT3 (35.04). Além disso, existem dois instrumentos complementares, BT40 (40.04) e BT50 (50.04), para uso em canais mais amplos. O instrumento BT2 apresenta uma ponta patenteada, considerada ponta impulsionadora, com seis arestas cortantes o que, segundo o fabricante, garante a eficiência de corte e a limpeza do canal no terço apical. Além disso, esse instrumento não apresenta conicidade, tendo diâmetro de 0,35mm em toda a parte ativa.

O i-RaCe® também consiste em uma sequência de três instrumentos disponíveis nos comprimentos úteis de 21, 25 e 31mm com 16mm de parte ativa. Os instrumentos apresentam polimento eletroquímico, seção reta transversal triangular e ponta arredondada (Figura 11.23). Os instrumentos são denominados R1 (15.06), R2 (25.04) e R3 (30.04). Além disso, existem dois instrumentos complementares (iRaCe Plus), R1a (20.02) e R1b (25.02), para uso em casos difíceis e canais estreitos e acentuadamente curvos. Os instrumentos BT RaCe® e i-RaCe® têm um anel de identificação na haste de fixação que indica o diâmetro na ponta de acordo com o padrão ISO. Os instrumentos de conicidade 0,04 e 0,06mm/mm apresentam outro anel mais fino na haste de fixação, de cores vermelha e azul, respectivamente (Figura 11.24).

O BioRaCe® é uma sequência de seis instrumentos. Os instrumentos apresentam polimento eletroquímico, seção reta transversal triangular e ponta não cortante. Os instrumentos são denominados BR0 (25.08), BR1 (15.05), BR2 (25.04), BR3 (25.06), BR4 (35.04), BR5 (40.04). Além disso, existem quatro instrumentos complementares: BR4C (35.02) e BR5C (40.02), para canais com curvaturas acentuadas, e BR6 (50.04) e BR7 (60.02), para canais apicalmente amplos.

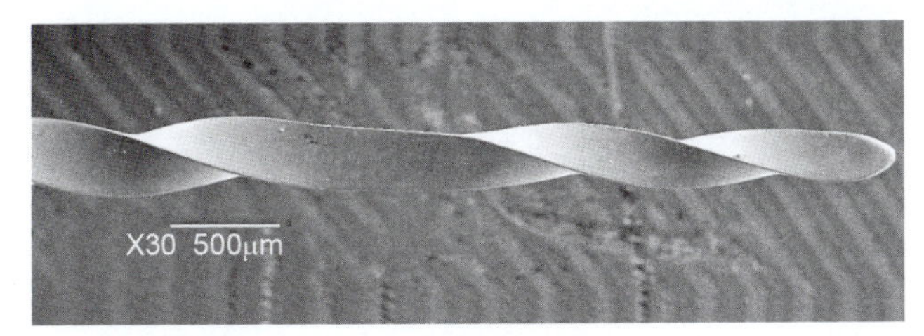


▶ **Figura 11.23** Imagem por microscopia eletrônica de varredura da lima RaCe.

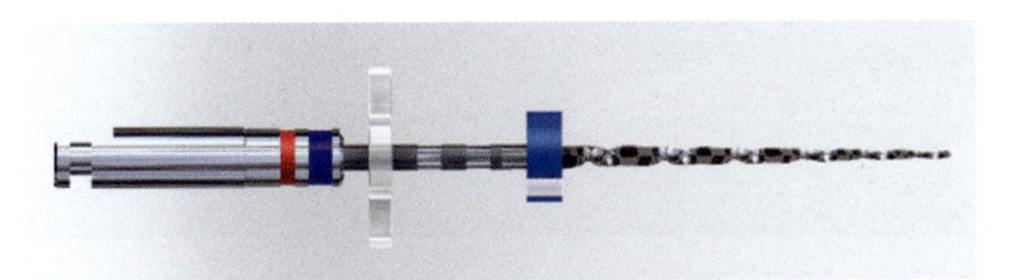

▶ **Figura 11.24** Lima RaCe 30.04.

Todos os instrumentos RaCe® apresentam um disco de silicone composto por pétalas, as quais podem ser destacadas de acordo com o número de usos do instrumento.

Os instrumentos D-RaCe® são instrumentos utilizados para desobstrução dos canais radiculares, sem o uso de solventes, em casos de retratamento endodôntico. A sequência é composta por dois instrumentos com características próprias: o instrumento D1 (30.10), que é considerado de acesso ao terço cervical, com ponta ativa, comprimento útil de 15mm e parte ativa de 8mm, e o instrumento D2 (25.04), considerado de patência, pois pode ser introduzido até o forame, contém ponta segura, comprimento útil de 25mm e parte ativa de 16mm. A identificação desses instrumentos é feita a partir da quantidade de sulcos presentes na haste de fixação, um para D1 e dois para D2.

## Sistema Mtwo®

As limas rotatórias de NiTi do Sistema Mtwo® (VDW, Munique, Alemanha) são comercializadas em caixas com quatro instrumentos, de acordo com a sequência básica proposta pelo fabricante: 10.04, 15.05, 20.06 e 25.06. Limas acessórias estão disponíveis para obtenção de preparos mais amplos. Os instrumentos de conicidade 0,04 estão disponíveis nos diâmetros (D0) de 0,35, 0,40, 0,45, 0,50 e 0,60mm. Os instrumentos de conicidade 0,06 estão disponíveis nos diâmetros (D0) de 0,30, 0,35 e 0,40mm. Além desses, ainda estão disponíveis os instrumentos 25.07 e 30.05. Os instrumentos Mtwo® têm um anel de identificação na haste de fixação cuja cor indica o diâmetro na ponta de acordo com o padrão ISO. Além disso, a conicidade do instrumento é identificada pela quantidade de sulcos na haste de fixação, com as conicidades 0,04, 0,05, 0,06 e 0,07mm/mm apresentando de um a quatro sulcos, respectivamente (Figura 11.25).

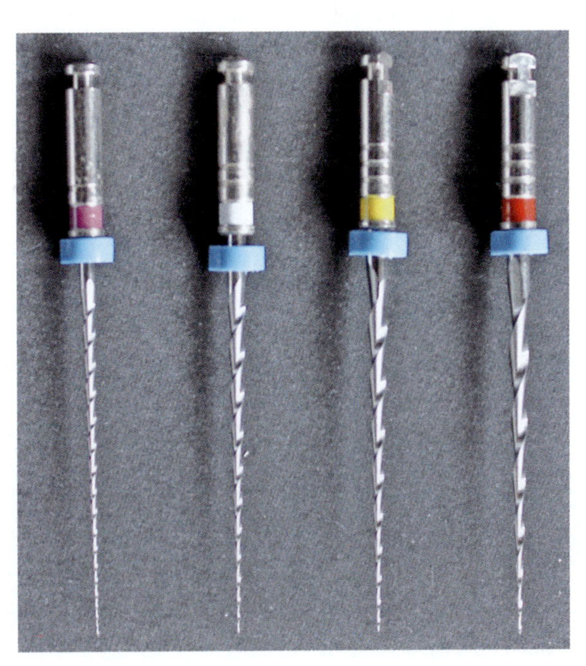

▶ **Figura 11.25** Limas do Sistema Mtwo.

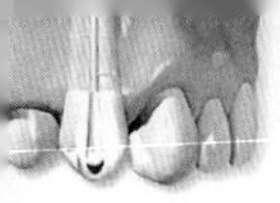



Esses instrumentos podem apresentar comprimento da parte ativa de 16mm, nos comprimentos úteis de 21 ou 25mm, ou comprimento da parte ativa de 21mm, nos comprimentos úteis de 25 ou 31mm. Os instrumentos acessórios não estão disponíveis no comprimento útil de 25mm com parte ativa de 21mm. As limas desse sistema têm seção reta transversal em formato de S com duas arestas cortantes (Figura 11.26).

O Sistema Mtwo® também apresenta instrumentos com ponta ativa próprios para desobstrução dos canais radiculares em casos de retratamento. Estão disponíveis comercialmente nas especificações R15.05 e R25.05, de dimensões compatíveis com sua nomenclatura. Os instrumentos são identificados por dois anéis na haste de fixação, sendo o anel superior azul em ambos os instrumentos e o inferior branco no instrumento R15.05 e vermelho no instrumento R25.05.

## Sistema ProDesign S®

O Sistema ProDesign S® (EasyEndo, Belo Horizonte, Brasil) é composto por quatro limas: duas de pré-alargamento dos terços cervical e médio, uma de patência apical e uma de acabamento. Essas limas estão disponíveis nos comprimentos úteis de 21 e 25mm. A primeira lima de pré-alargamento consiste na lima 30.10, com seção reta transversal de hélice dupla e um anel branco na haste de fixação. A segunda lima de pré-alargamento consiste na lima 25.08, com seção reta transversal de hélice tripla e um anel amarelo na haste de fixação. Essas limas devem ser utilizadas com movimentos de pincelamento para a zona de segurança do canal. A geometria dessas limas apresenta passo e ângulo variáveis das hélices, o que evita, segundo o fabricante, o efeito de aparafusamento.

A terceira lima da sequência recomendada consiste na lima de patência 25.01 com um anel vermelho na haste de fixação e seção reta transversal de hélice quádrupla. A quarta lima da sequência consiste na lima de formatação 20.06 com seção reta transversal de hélice tripla e um anel azul na haste de fixação. Essa lima tem espiras afastadas que auxiliam a remoção de debris.

Além das limas usadas na sequência básica do sistema ProDesign S®, o fabricante (EasyEndo, Belo Horizonte, Brasil) disponibiliza as limas acessórias 25.05, 30.05 e 35.05.

### *Acabamento superficial das limas*

A usinagem das ligas NiTi é um processo complexo em razão das propriedades físicas do material. A observação por microscopia eletrônica de varredura (MEV) mostra que as limas rotatórias de NiTi, produzidas por meio de usinagem, apresentam uma grande quantidade de irregularidades superficiais, como microtrincas, rebarbas e farpas[30] (Figura 11.27). Esses defeitos agem como concentradores de tensão, reduzindo assim a resistência desses instrumentos à fadiga e à torção.

Na tentativa de melhorar o acabamento superficial das limas endodônticas rotatórias de NiTi, tem sido recomendado seu polimento eletroquímico após a usinagem. As limas Miltex®, ProFile®, EndoWare®, e RaCe® de NiTi passaram a ter uma superfície mais regular após serem submetidas a um polimento eletrolítico.[31,32] Entretanto, o polimento eletroquímico não afetou a superfície de limas K3® de NiTi.[33] Essa discrepância pode estar relacionada com os diferentes padrões de acabamento superficial das limas testadas, com o polimento tendendo a ter menor influência em limas com melhor acabamento superficial. As limas que apresentaram superfície mais regular após o polimento eletroquímico passaram a ter maior resistência à fadiga sob flexão.[31,32]

### *Limas com tratamento térmico*

Com intuito de aumentar a eficiência e segurança de instrumentos rotatórios de NiTi, têm sido propostas algumas melhorias em seu processo de fabricação.[34] Nesse contexto, alguns instrumentos passaram a incluir o tratamento térmico no processo de fabricação para redução no patamar de superelasticidade da liga e consequente aumento da resistência à fratura por fadiga.[35] Esses instrumentos tendem a produzir menores níveis de tensão durante o preparo, o que resulta em menor tendência de transporte do canal.

A liga M-Wire™ (Dentsply Tulsa Dental Specialities, Tulsa, OK, EUA) consiste em uma liga NiTi que recebe tratamento térmico antes do processo de usinagem dos instrumentos, visando melhorar suas propriedades mecânicas.[36] Algumas limas têm sido confeccionadas com a liga M-wire™: GTX®

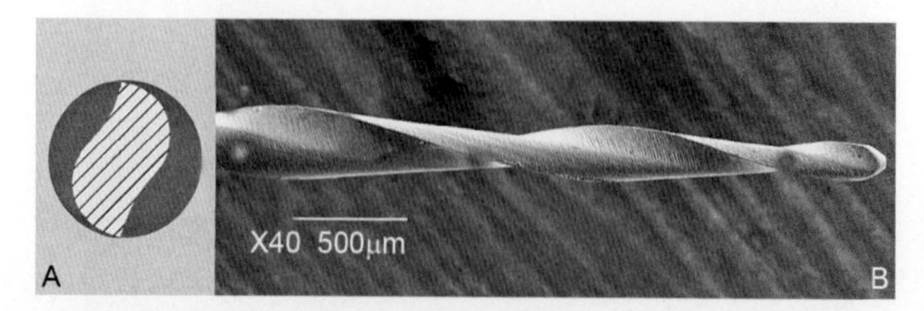


▶ **Figura 11.26** Lima Mtwo. **A** Esquema da seção reta transversal. **B** Imagem por microscopia eletrônica de varredura.

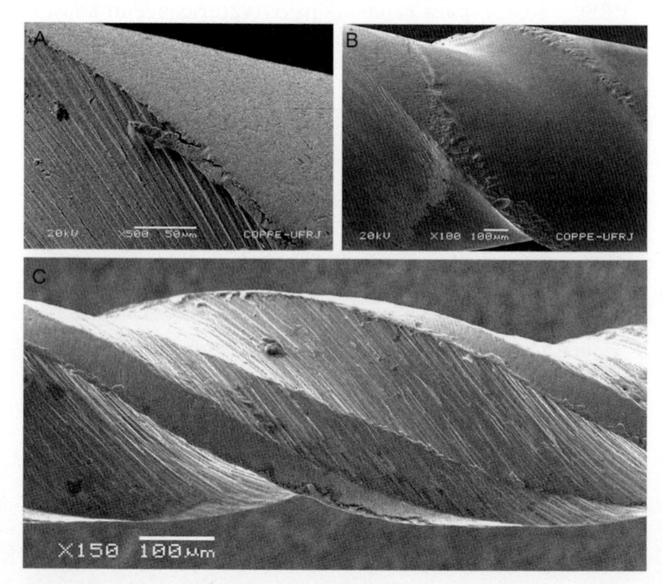


▶ **Figura 11.27** Irregularidades superficiais. **A** Lima Hero. **B** Lima ProDesign. **C** Lima K3.

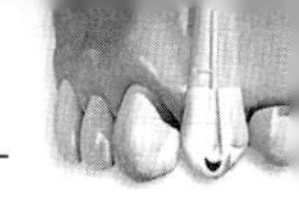

(Denstply Tulsa Dental Specialties, OK, EUA), ProTaper Next® (Dentsply-Mailleffer, Ballaigues, Suíça) e ProFile Vortex® (Denstply Tulsa Dental Specialties, OK, EUA). Esses instrumentos apresentam características morfológicas e padronização semelhantes às dos instrumentos dos respectivos sistemas fabricados com a liga NiTi convencional. Apesar de apresentarem maior resistência à fadiga sob flexão do que os instrumentos de NiTi com liga convencional, os instrumentos de liga M-wire™ apresentam baixa resistência torcional.[37]

Os instrumentos denominados Twisted Files® (SybronEndo, Orange, CA, EUA) são fabricados a partir da liga NiTi na Fase-R. Um fio de NiTi de estrutura austenítica recebe tratamento térmico para assumir a Fase-R e ser então torcido. Após a torção, o instrumento é submetido a novo ciclo de tratamento térmico para conservar esse novo formato e ser convertido novamente em estrutura austenítica com propriedade de superelasticidade.[38] Esses instrumentos estão disponíveis comercialmente nas dimensões 25.04, 40.04, 50.04, 25.06, 30.06, 35.06, 25.08, 25.10 e 25.12.

Recentemente, o tratamento térmico passou a ser utilizado após processo completo de usinagem dos instrumentos K3® de NiTi, resultando nas limas K3 XF® (SybronEndo, Orange, CA, EUA). Além de melhorar a flexibilidade e a resistência à fadiga sob flexão, mediante a modificação da estrutura cristalina da liga (Fase-R), esse tratamento é capaz de acomodar tensões internas causadas pelo processo de usinagem. Desse modo, esse novo processo de fabricação eliminaria as desvantagens do processo de usinagem tradicional, produzindo instrumentos com maior resistência mecânica.[39]

Os instrumentos 1, 2 e 4 do Sistema ProDesign S® também passam por um tratamento térmico em seu processo de fabricação com o objetivo de melhorar a flexibilidade e a resistência à fadiga sob flexão. Os detalhes desse tratamento térmico não são informados pelo fabricante. Dessa maneira, as limas 1, 2 e 4 do Sistema ProDesign S® receberam tratamento térmico com o objetivo de melhorar a flexibilidade e a resistência à fadiga sob flexão.

Ademais, instrumentos com a liga M-wire™ também têm sido desenvolvidos para uso com rotação recíproca ou alternada (movimentos recíprocos/oscilatórios), em vez da rotação contínua. Dentre eles estão incluídos o Sistema Reciproc® (VDW, Munique, Alemanha) e o Sistema Wave One® (Dentsply/Tulsa Dental Specialities, EUA).

O Sistema Reciproc® (VDW, Munique, Alemanha) foi desenvolvido especificamente para ser usado na técnica de movimentos recíprocos, que consistem em movimentos oscilatórios com diferentes ângulos nos sentidos horário e anti-horário e possibilitam o preparo dos canais com um único instrumento. Para tanto, é indicado um motor específico (VDW.Silver® ou VDW.Gold®). Os instrumentos apresentam seção reta transversal em formato de S, sem corte na ponta, disponíveis nos comprimentos úteis de 21, 25 e 31mm e parte ativa de 16mm. Os instrumentos apresentam conicidade fixa a partir da ponta (D0) nos primeiros 3mm e conicidade variável até o D16. São três instrumentos, como mostra o Quadro 11.1.

▶ **Quadro 11.1** Limas do Sistema Reciproc®

| Instrumento | D0 | D16 | Conicidade D0 a D3 |
|---|---|---|---|
| R25 | 25 | 105 | .08 |
| R40 | 40 | 110 | .06 |
| R50 | 50 | 117 | .05 |

▶ **Quadro 11.2** Limas do Sistema WaveOne®

| | | | Conicidade | |
|---|---|---|---|---|
| Instrumento | D0 | Cor | D0 a D3 | D4 a D16 |
| Small | 21 | Amarelo | .06 | .06 |
| Primary | 25 | Vermelho | .08 | Decrescente |
| Large | 40 | Preto | .08 | Decrescente |

O Sistema WaveOne® (Dentsply/Tulsa Dental Specialities, EUA) foi proposto para a técnica de lima única com movimentos reciprocantes. Para tanto, é recomendável seu uso em motor específico (Smart Plus/Dentsply/Tulsa Dental Specialities, EUA), que possui um contra-ângulo com redução de 6:1 e diferentes programações. Os instrumentos apresentam a orientação helicoidal em sentido reverso, ou seja, o corte do instrumento é no sentido anti-horário e o passo (distância entre as cristas das espiras) é variável ao longo da parte ativa. No movimento reciprocante (oscilatório), o ângulo do movimento no sentido anti-horário é cinco vezes maior do que no sentido horário. Assim, a cada três repetições de "vai e volta", em movimento reciprocante, o instrumento completa o giro de 360°, ou seja, uma volta completa em sentido anti-horário. O sistema é composto por três instrumentos, disponíveis nos comprimentos úteis de 21, 25 e 31mm, que apresentam conicidades constantes ou variáveis a partir da ponta, dependendo do instrumento, como mostra o Quadro 11.2.

Do exposto, conclui-se que os novos tratamentos termomecânicos dos instrumentos de NiTi fornecem maior resistência à fadiga flexural em relação aos instrumentos fabricados com liga convencional de seção reta transversal e tamanho similares. Embora os detalhes do processo de tratamento termomecânico das novas ligas de NiTi ainda sejam desconhecidos, essa nova tecnologia parece promissora no que diz respeito à eficiência e à segurança no uso de instrumentos endodônticos.[39]

## CONSIDERAÇÕES FINAIS

Tradicionalmente, os instrumentos manuais de aço inoxidável são com frequência utilizados no preparo químico mecânico do SCR. Contudo, com a introdução dos instrumentos de níquel-titânio, a instrumentação rotatória, contínua ou alternada, tornou-se realidade devido às propriedades da liga. Essas propriedades proporcionam vantagens como flexibilidade, capacidade de corte superior, melhor manutenção do trajeto do canal radicular e redução do tempo operatório. No entanto, o risco de fratura dos instrumentos ainda causa preocupação, quando comparados às limas manuais de aço

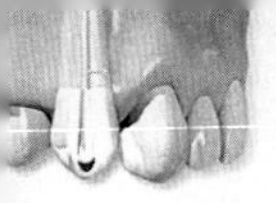



inoxidável. Desse modo, atualmente, diversos instrumentos endodônticos estão disponíveis comercialmente. A escolha dos instrumentos deve ser pautada na capacidade técnica do operador e nos princípios biológicos e técnicos da endodontia, observando-se a anatomia radicular e a porção do canal a ser preparada (cervical, média ou apical), bem como a técnica de preparo químico-mecânico escolhida.

## Referências

1. Zehnder M. Root canal irrigants. J Endod 2006; 32(5):389-98.
2. Lopes HP, Elias CN, Siqueira JF. Instrumentos endodônticos. In: Lopes HP, Siqueira JF. Endodontia – biologia e técnica. 3. ed. Rio de Janeiro (RJ): Guanabara Koogan, 2010:305-413.
3. Netto HVC. Influência da temperatura de ensaio e de tratamento térmico na resistência à corrosão por pite dos aços inoxidáveis austeníticos AISI 304 e AISI 316 [dissertação]. Vitória (ES): Universidade Federal do Espírito Santo, 2009.
4. Anusavice KJ, Shen C, Rawls HR. Phillips – materiais dentários. 11. ed. São Paulo (SP): Elsevier, 2005.
5. Huang W. Shape memory alloys and their application to actuators for deployable structures [tese]. Cambridge (UK): University of Cambridge, 1998.
6. Liu Y, Chen X, McCormick PG. Effect of low temperature ageing on the transformation behavior of near-equiatomic NiTi. J Mater Sci 1997; 32:5979-84.
7. Barbosa FOG. Estudo do mecanismo de fratura por fadiga sob corrosão de limas endodônticas rotatórias K3 de NiTi – influência do NaCO [dissertação]. Rio de Janeiro: Instituto Alberto Luiz Coimbra de Pós-Graduação e Pesquisa de Engenharia (COPPE), Universidade Federal do Rio de Janeiro, 2006.
8. Dieter GE. Metalurgia mecânica. 2. ed. Rio de Janeiro (RJ): Editora Guanabara Koogan, 1981.
9. Shaw JA, Kyriakides S. Thermomechanical aspects of niquel-titanium. J Mech Phys Sol 1995; 43(8):1243-81.
10. Campista CS. Comportamento mecânico de ligas com efeito memória – relação do processamento termomecânico com a eficiência em tratamento ortodôntico [dissertação]. Rio de Janeiro: Instituto Alberto Luiz Coimbra de Pós-Graduação e Pesquisa de Engenharia (COPPE), Universidade Federal do Rio de Janeiro, 2005.
11. Miya IK, Ebihara A, Hayashi Y et al. Influence of phase transformation on the torsional and bending properties of nickel-titanium rotary endodontic instruments. Int Endod J 2006; 39(2):119-26.
12. Yeung KWK, Cheung KMC, Lu WW et al. Optimization of thermal treatment parameters to alter austenitic phase transition temperature of NiTi alloy for medical implant. Mat Sci Engin A 2004; 383(2):213-8.
13. Kuhn G, Jordan L. Fatigue and mechanical properties of nickel-titanium endodontic instruments. J Endod 2002; 28(10):716-20.
14. Paula AS, Canejo JPHG, Martins RMS et al. Effect of thermal cycling on the transformation temperature ranges of a Ni-Ti shape memory alloy. Mat Sci Eng A 2004; 378(1):92-6.
15. Gutmann JL, Gao Y. Alteration in the inherent metallic and surface properties of nickel-titanium root canal instruments to enhance performance, durability and safety: focused review. Int Endod J 2011; 45(2):113-28.
16. Cohen S, Hargreaves KM. Caminhos da polpa. 9. ed. São Paulo (SP): Elsevier, 2007.
17. Barbosa FOG. Estudo do mecanismo de fratura por fadiga sob corrosão de limas endodônticas rotatórias K3 de NiTi [dissertação]. Rio de Janeiro: Instituto Alberto Luiz Coimbra de Pós-Graduação e Pesquisa de Engenharia (COPPE), Universidade Federal do Rio de Janeiro, 2006.
18. Schäfer E, Katja Z. A comparative scanning electron microscopic investigation of the efficacy of manual and automated instrumentation of root canals. J Endod 2000; 26(5):660-7.
19. Machtou P, Amor J, Martin D. Mechanized endodontics: the ProTaper system – principles and clinical protocol. Rev Odont Stomat 2002; 31:33-42.
20. Siciliano MCR. Análise da correlação entre perfil geométrico transversal e eficiência de corte de instrumentos endodônticos rotatórios de níquel-titânio [dissertação]. Rio de Janeiro: Instituto Alberto Luiz Coimbra de Pós-Graduação e Pesquisa de Engenharia (COPPE), Universidade Federal do Rio de Janeiro, 2008.
21. Al-Sudani D, Al-Shahrani S. A comparison of the canal centering ability of ProFile, K3, and RaCe nickel titanium rotary systems. J Endod 2006; 32(12):1198-201.
22. Ruddle CJ. The ProTaper endodontic system: geometries, features, and guidelines for use. Dent Today 2001; 20(10):60-7.
23. West JD. Introduction of a new rotary endodontic system: progressively tapering files. Dent Today 2001; 20(5):50-7.
24. Berutti E, Chiandussi G, Gaviglio I et al. Comparative analysis of torsional and bending stresses in two mathematical models of nickel-titanium rotary instruments: ProTaper versus ProFile. J Endod 2003; 29(1):15-9.
25. Ankrum MT, Hartwell GR, Truitt JE. K3 Endo, ProTaper, and ProFile Systems: breakage and distortion in severely curved roots of molars. J Endod 2004; 30(4):234-7.
26. Iqbal MK, Banfield B, Lavorini A, Bachstein B. A comparison of LightSpeed LS1 and LightSpeed LSX Niti rotary instruments in apical transportation and length control in simulated root canals. J Endod 2007; 33(3):268-71.
27. Chow DY, Stover SE, Bahcall JK et al. An in vitro comparison of the rake angles between K3 and ProFile endodontic file systems. J Endod 2005; 31(3):180-2.
28. Kum KY, Kazemi RB, Cha BY, et al. Smear layer production of K3 and ProFile Ni-Ti rotary instruments in curved root canals: a comparative SEM study. Oral Surg Oral Med Oral Path Oral Rad Endod 2006; 101(4): 536-41.
29. Jodway B, Hülsmann M. A comparative study of root canal preparation with NiTi-TEE and K3 rotary Ni-Ti instruments. Int Endod J 2006; 39(1):71-80.
30. Lin HC, Lin KM, Chen YC. A study on the machining characteristics of NiTi shape memory alloys. J Mat Proc Tech 2000; 105(3):327-32.
31. Silva MAC, Gomes JACP, Ormiga F. Influence of electrochemical polishing on the mechanical behaviour of nickel-titanium rotary files. Aust Endod J 2013; 39(2):73-7.
32. Anderson ME, Price JWH, Parashos P. Fracture resistance of electropolished rotary nickel-titanium endodontic instruments. J Endod 2007; 33(10):1212-6.
33. Barbosa FOG, Gomes JACP, Araújo MCP. Influence of electrochemical polishing on the mechanical properties of K3 nickel-titanium rotary instruments. J Endod 2008; 34(12):1533-6.
34. Gambarini G, Plotino G, Grande NM, Al-Sudani D, De Luca M, Testarelli L. Mechanical properties of nickel-titanium rotary instruments produced with a new manufacturing technique. Int Endod J 2011; 44(4):337-41.
35. Lopes HP, Soares TG, Elias CN et al. Comparison of the mechanical properties of rotary instruments made of conventional nickel-titanium wire, M-wire, or nickel-titanium alloy in R-phase. J Endod 2013; 39(4):516-20.
36. Larsen CM, Wantanabe I, Glickman GN, He J. Cyclic fatigue analysis of a new generation of nickel-titanium rotary instruments. J Endod 2009; 35(3):401-3.
37. Peixoto IFC, Pereira ES, Silva JG, Viana AC, Buono VT, Bahia MG. Flexural fatigue and torsional resistance of ProFile GT and ProFile GT series X instruments. J Endod 2010; 36(4):741-4.
38. Gambarini G, Grande NM, Plotino G et al. Fatigue resistance of engine-driven rotary nickel-titanium instruments produced by new manufacturing methods. J Endod 2008; 34(8): 1003-5.
39. Shen Y, Zhou H, Zheng Y, Peng B, Haapasalo M. Current challenges and concepts of the thermomachanical treatment of nickel-titanium instruments. J Endod 2013; 39(2):163-72.

12

# Comprimento de Trabalho e Localizadores Foraminais Eletrônicos

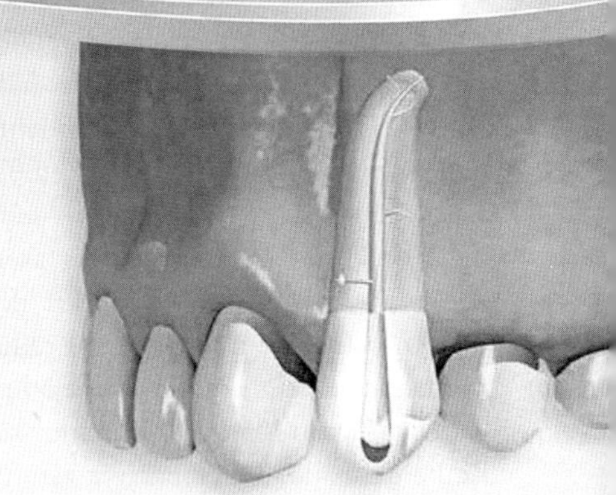

Carlos Alberto Spironelli Ramos
Clovis Monteiro Bramante

## INTRODUÇÃO

O exercício da clínica endodôntica reserva alguns axiomas paradoxais. Um deles versa sobre o posicionamento apical da instrumentação/obturação do canal radicular. Da maneira que foi convencionado, o resultado do tratamento endodôntico primeiramente sofre uma avaliação pela posição apical de sua obturação. Não obstante ser de conhecimento geral que a localização do forame apical não enseja invariavelmente o vértice radiográfico apical,[53] ainda hoje grande parte dos profissionais rotineiramente recorre a esse ponto para balizar a qualidade final do tratamento. Dessa maneira, o operador centraliza suas atenções na região apical, certo de que receberá informações pertinentes à situação dos tecidos periapicais daquele elemento, subsidiando sua hipótese diagnóstica e delineando seu plano de tratamento. Em síntese, na prática diária, convencionou-se que o sucesso do tratamento endodôntico está vinculado ao posicionamento apical de sua obturação. Ainda que parcialmente verdadeira, essa postura indiretamente coopera com a fundamentação da importância da correta identificação e manutenção do comprimento de trabalho na técnica endodôntica.

A determinação do comprimento de trabalho é uma das etapas mais precoces da terapia endodôntica, consistindo no conjunto de procedimentos executados com o objetivo de localizar a posição da saída foraminal ou forame apical maior, imprescindível referência para o estabelecimento do limite apical de instrumentação e cálculo dos comprimentos de modelagem e limpeza (permeabilidade ou patência) do canal radicular.

A instrumentação do sistema de canais radiculares implica basicamente a remoção completa do conteúdo pulpar, seja tecido pulpar totalmente livre de processo inflamatório (tecido hígido, nos casos de indicação de reabilitação protética, por exemplo), seja acometido de inflamação (pulpite aguda irreversível até a necrose pulpar), estando ou não infectado. Além da limpeza da cavidade pulpar, a instrumentação visa promover uma configuração (modelagem) de modo que essa cavidade possa receber o material obturador do canal radicular, na eminência de manter-se selado, prevenindo uma possível reincidência infecciosa.[2] Essas primícias básicas do preparo químico-mecânico somente serão alcançadas, com efeito, a partir da correta determinação dos limites apicais de instrumentação.[66,73]

A saída foraminal apical não apenas limita a cavidade pulpar, mas também delineia até que ponto as defesas orgânicas do hospedeiro realmente se mostram eficazes contra a progressão de agentes etiológicos bacterianos. A instrumentação deve, portanto, remover até esse ponto o conteúdo pulpar, possibilitando a interação do processo de reparo com a continuidade do ligamento periodontal apical e promovendo o regresso normofuncional dessa região. Desta exposição, que parece ser unânime em todos os estudos sobre o assunto, podemos inferir que o limite apical, indicado a partir da localização da posição da saída foraminal, constituirá um ponto ideal para a limpeza do trajeto completo da cavidade pulpar.

No que tange à formatação do degrau apical de obturação ou batente apical, um ponto distante entre 0,5 e 1,0mm, visando a uma modelagem que propicie melhor acomodação do material obturador, tem sido a proposta mais apreciada.[78] Tecnicamente, a confecção de um degrau apical (ou batente apical) de instrumentação, aliada à situação biológica favorável, antes da posição da saída foraminal, colabora

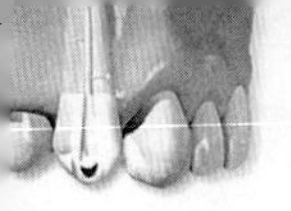



inequivocamente com a manutenção do material obturador no limite estabelecido, evitando o indesejável extravasamento de material. Com a utilização de ligas de níquel-titânio na produção de instrumentos endodônticos, notável avanço foi observado em relação à modelagem do terço apical, principalmente devido à propriedade de superelasticidade apresentada quando esses instrumentos evoluem proporcionalmente de uma fase estrutural molecular austenítica para martensítica.

Com efeito, a mudança de fases estruturais minimiza sensivelmente os desvios apicais de instrumentação, ajudando a alcançar o terço apical radicular, onde se procura modelar o canal de modo que seja limpo e se torne propícia a adaptação do material obturador sem que ele ultrapasse o limite desejado. Adiciona-se a essa propriedade o desenho com alta conicidade de novos instrumentos, o que proporciona uma modelagem mais adequada. Essa área formatada corretamente, também definida por matriz apical,[78] estabelece maior possibilidade de retenção do material obturador, uma vez que suas paredes laterais funcionam como anteparo para a adaptação do material, esteja ele frio, quando da utilização de técnicas que pressupõem a condensação lateral de cones de guta-percha, ou termoplastificado, nas técnicas que utilizam a guta-percha aquecida. Ao optar pela técnica de instrumentação com alta conicidade, o operador consegue confeccionar um preparo apical onde a relação espaço criado/cone de guta-percha principal oferece melhor adaptação, conforme determina o princípio biológico que pressupõe a diminuição da quantidade de cimento obturador em contato com os tecidos periodontais apicais.

Evidências mostram que a instrumentação até o limite do ápice radiográfico, ou além deste, pode comprometer o sucesso da terapia endodôntica.[28,69,73] Canais sobreobturados podem apresentar um índice quatro vezes maior de insucessos do que os demais casos, indicando a importância da determinação e manutenção de um limite apical de instrumentação e obturação confinado no interior do canal radicular (Quadro 12.1).

▶ **Quadro 12.1** Análise de sucessos e insucessos. Limite apical de instrumentação e obturação

| Níveis de obturação | Nº de canais | % de sucessos | % de insucessos |
|---|---|---|---|
| Mais de 1mm aquém do ápice radiográfico | 1.432 | 91,90 | 8,10 |
| 1mm aquém do ápice radiográfico ou no limite radiográfico | 215 | 89,77 | 10,23 |
| Sobreobturação de cimento e/ou guta-percha | 123 | 63,41 | 36,59 |
| Total | 1.770 | 89,66 (média) | 10,34 (média) |

Fonte: Swartz e cols.[73].

## CONCEITUAÇÃO

A denominação *ápice radicular* por vezes tem sido erroneamente utilizada no sentido de *limite apical*. Embora usualmente utilizado em referência ao local onde os procedimentos de instrumentação e obturação necessitam estar limitados, o termo ápice não delineia claramente um ponto adequado à real posição da saída foraminal, referência imprescindível na correta indicação do comprimento de trabalho.[68]

A definição mais precisa conceitua *ápice* como o ponto anatômico mais distante da borda incisal ou face oclusal do dente.[21] No mesmo sentido, a expressão *comprimento de trabalho* é entendida como a distância entre um ponto de referência, situado na coroa dental, e outro no limite terminal do preparo e obturação do canal. Nesse propósito, o ponto ideal, acordado por vários estudos, desde a publicação de Grove,[25] estaria situado na junção cemento-dentinária (ou *limite CDC*, abreviatura de cemento-dentina-canal). Também por definição, nessa junção, dentina e cemento se encontram com o canal radicular.

A maioria dos autores concorda que, hipoteticamente, o preparo e a obturação do canal devam estar limitados apicalmente pela junção cemento-dentina-canal (limite CDC). Weine[78] afirma que o termo hipoteticamente deve ser aplicado nesse caso porque o limite CDC configura um ponto histológico, indicando a necessidade de uso de um microscópio para encontrá-lo. Pelo menos até o momento, no ambiente clínico, é inviável a utilização do microscópio nesse caso.

O *forame apical* apresenta topografia peculiar, exibindo-se com muita frequência lateralmente ao vértice radicular, e não em continuidade com o longo eixo do canal principal, como se poderia imaginar[20] (Figura 12.1).

A *constrição apical* ou forame menor, amplamente estudada e conceituada como limite apical ideal de instrumen-

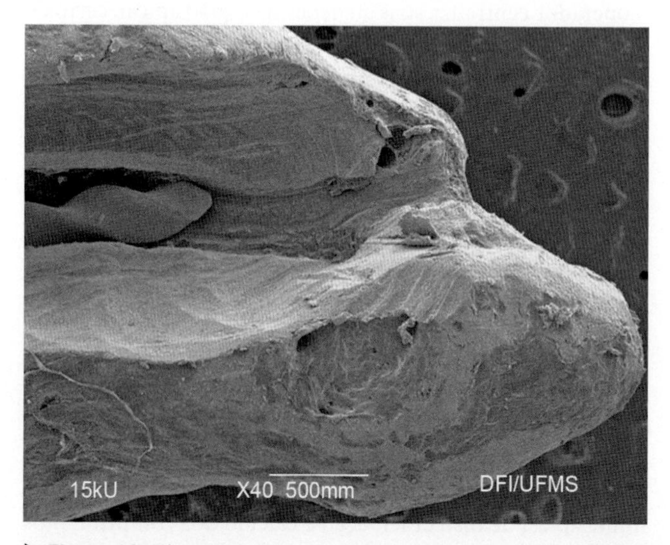


▶ **Figura 12.1** Imagem da porção terminal apical do canal radicular, indicando a posição excêntrica da saída foraminal, principal escopo do cálculo do comprimento de trabalho. Fotomicrografia de varredura. (Imagem gentilmente cedida pelo Prof. Dr. Key Fabiano, Universidade Federal do Mato Grosso do Sul.)

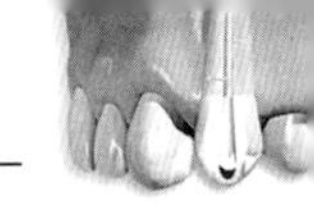

tação, constitui-se propriamente em um ou mais pontos de menor diâmetro do trajeto do canal radicular. Situada no terço apical e de percepção unicamente microscópica, pode estar estabelecida, quando única, a uma distância que varia de 0,1 a 2,8mm anteriormente à saída foraminal (ou forame maior).[17] Dada sua variabilidade de formato e posição, a constrição apical não deveria ser referência clínica para o cálculo do comprimento de trabalho. Mesmo sendo sua posição e formato variáveis e clinicamente imperceptíveis, muitos autores tendem a definir esse ponto como o limite apical ideal de instrumentação e obturação. Desde que se defina virtualmente como o ponto 1mm aquém da saída foraminal, poderia ser atribuída à constrição apical tal afirmativa.[24]

Especial atenção quando da determinação do comprimento de trabalho, tanto provisório como definitivo, deverá ser dada pelo operador, pois, ante os resultados dos estudos nesse aspecto, um ponto entre 0,5 e 1mm anterior à posição da saída foraminal seria a situação mais apropriada para constituir-se o batente apical de modelagem e, consequentemente, a parada apical para o material obturador.[14,28,45,46,66,80]

## LOCALIZAÇÃO MORFOLÓGICA DO FORAME APICAL

Em estudo sobre as diferentes posições dos forames apicais dos diferentes grupos dentais, em relação ao ápice radicular, Morfis e cols.[53] demonstraram grande disparidade de valores em seus achados, como mostram o Quadro 12.2 e as Figuras 12.2 e 12.3.

▶ **Quadro 12.2** Localização do forame principal em relação ao ápice radicular

| Grupo de dentes | Porcentagem de forames localizados no ápice radicular (posição ortorradial) | Distância média do forame principal ao ápice radicular (em mm) |
|---|---|---|
| Incisivos superiores | 40,5 | 0,472 |
| Incisivos inferiores | 11,4 | 0,977 |
| Pré-molares superiores | 15,36 | 0,816 |
| Pré-molares inferiores | 37,64 | 0,610 |
| Molares superiores (raiz palatina) | 25 | 0,429 |
| Molares superiores (raiz mesiovestibular) | 57,9 | 0,665 |
| Molares superiores (raiz distovestibular) | 25 | 0,418 |
| Molares inferiores (raiz mesial) | 61,5 | 0,818 |
| Molares inferiores (raiz distal) | 9,52 | 0,530 |

Fonte: Morfis e cols.[53]

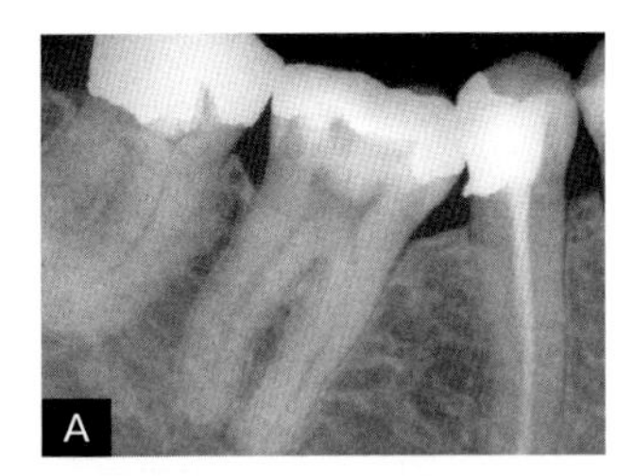


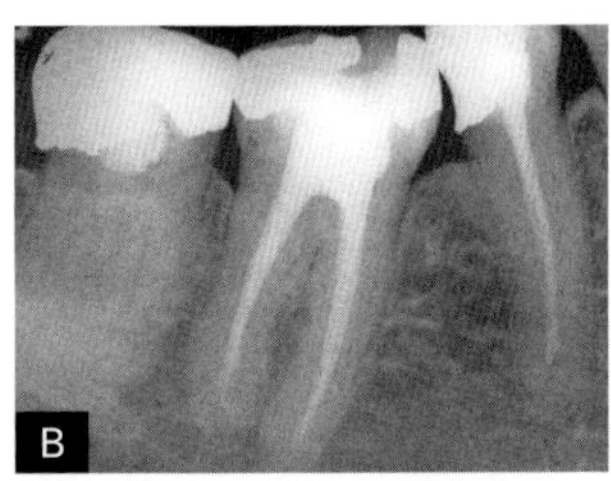


▶ **Figura 12.2A** Radiografia inicial de segundo molar inferior direito antes do tratamento endodôntico. Note a impossibilidade de visualização da saída foraminal do canal distal. **B** O mesmo caso, após obturação dos canais radiculares, mostrando a saída foraminal distal do canal distal.

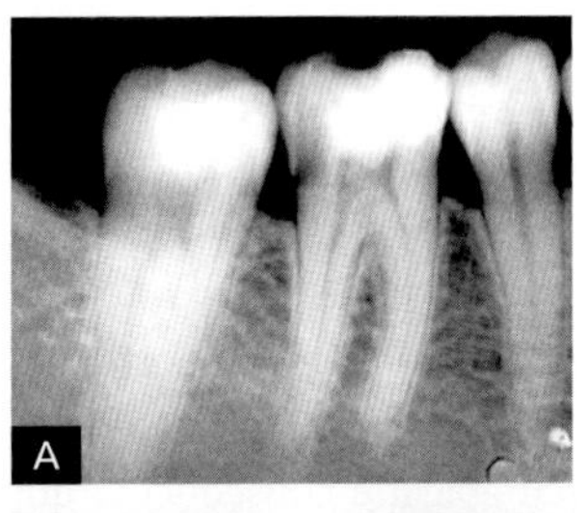


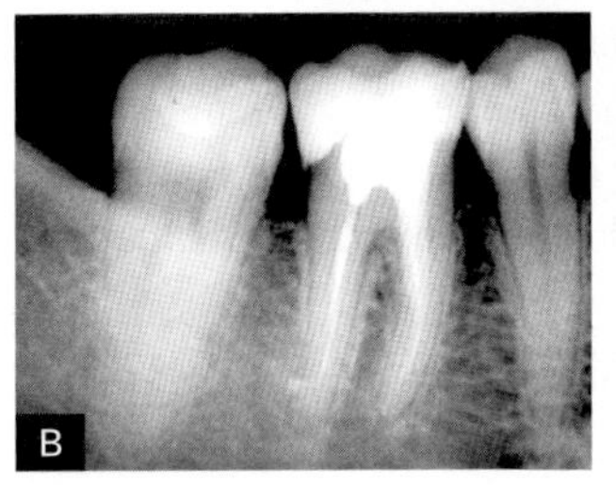


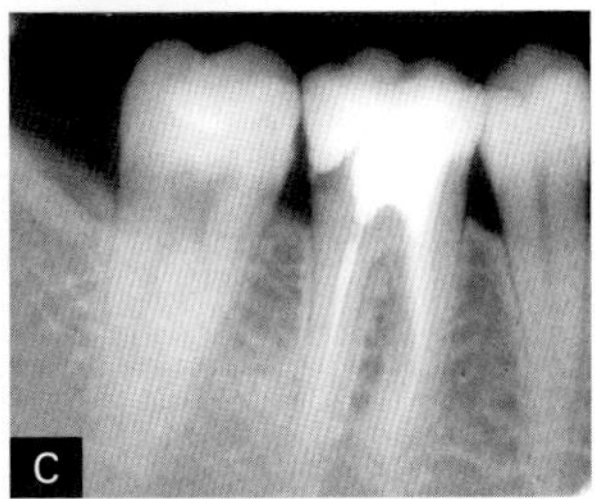


▶ **Figura 12.3** Sequência clínica em primeiro molar inferior direito. **A** Imagem radiográfica inicial com a finalidade de diagnóstico e planejamento do caso. **B** Imagem radiográfica imediatamente após a obturação, indicando, pelo extravasamento de cimento obturador, a saída foraminal lateral do canal distal, distante do ápice anatômico radicular. **C** Imagem radiográfica de proservação do caso, 30 dias após a obturação, mostrando a reabsorção do cimento extravasado. Ante uma análise única da radiografia de proservação, poder-se-ia criticar o limite da obturação como "curto".

O reconhecimento clínico e radiográfico da posição correta da saída foraminal reserva muitas dificuldades técnicas. Langeland[39] evidenciou, em cortes microscópicos transversais e longitudinais, que o forame apical pode localizar-se aquém do ápice anatômico ou mesmo fazer uma curva acentuada no sentido inverso, antes de emergir na superfície radicular externa. Morfologicamente, considera-se uma grande variabilidade na distância entre o ápice radiográfico e a saída do forame apical, tendo sido demonstrado que ramificações na área apical representam a regra, não a exceção.[26,42] Gutierrez & Aguayo[26] examinaram, por meio de análise microscópica eletrônica de varredura, 140 dentes permanentes extraídos, com o objetivo de determinar o número, a localização do forame e foraminas e suas distâncias do ápice radicular. Concluíram que todos os canais apresentavam desvios de trajeto em relação ao longo eixo de suas raízes. As distâncias entre forames e ápice radicular variaram de 0,20 a 3,80mm.

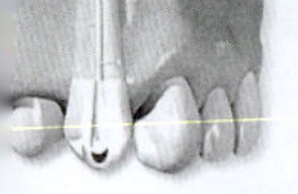

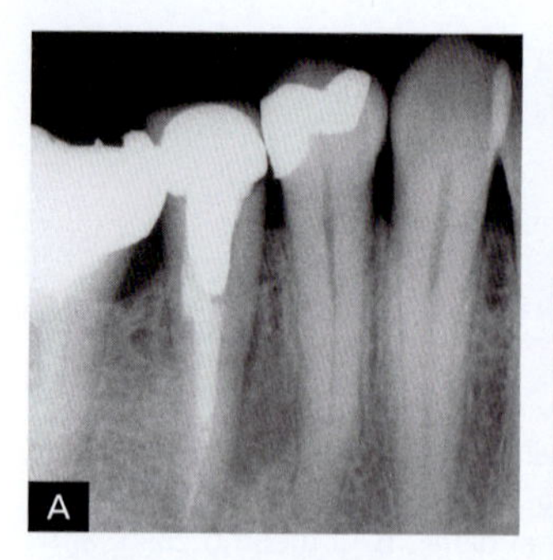

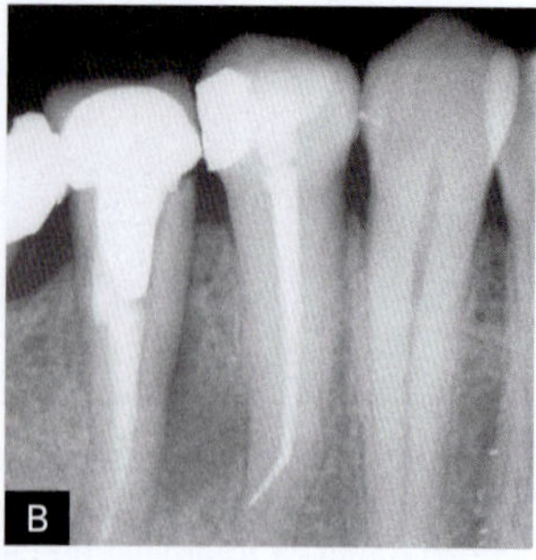

▶ **Figura 12.4A** Radiografia inicial de primeiro pré-molar inferior direito antes do tratamento endodôntico. Note a impossibilidade de visualização da saída foraminal do canal. **B** O mesmo caso, após a obturação, mostrando a saída foraminal distal do canal.

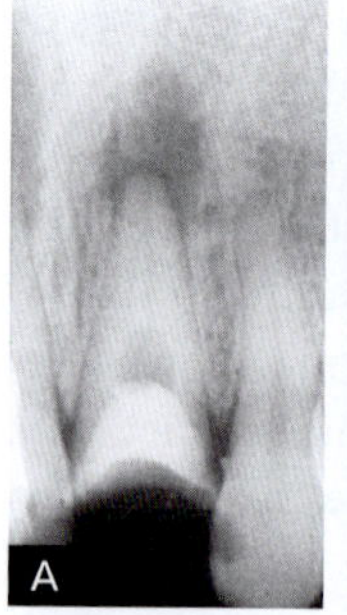

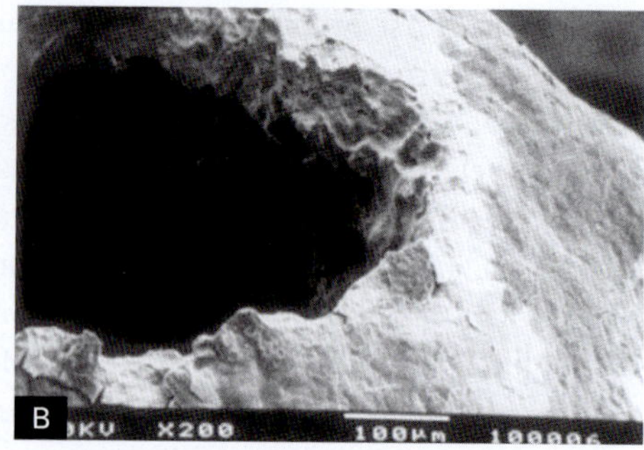


▶ **Figura 12.5A** Imagem radiográfica de incisivo central superior esquerdo com comprometimento endodôntico e lesão periapical. **B** Aspectos microscópicos da reabsorção radicular que destruiu parcialmente o ápice radicular – reabsorção apical. Aumento original: 200×, microscopia eletrônica de varredura.[20] (Imagem gentilmente cedida pelo Prof. Dr. João Ferlini Filho, UFRGS, Porto Alegre.)

A real localização do forame apical é clinicamente impossível de ser detectada até a completa obturação do canal radicular, afirma Gutmann[27] (Figura 12.4). Ressalta ainda que o método radiográfico de determinação do limite apical não considera variáveis anatômicas, muitas vezes levando, nos casos de polpa viva, a sobreinstrumentação, lesão traumática ao tecido periodontal apical e consequente dor pós-operatória. Clinicamente, esse fato representa um dos motivos pelos quais o operador, ainda no início do tratamento endodôntico, sente insegurança preliminarmente à detecção da posição da saída foraminal e estabelecimento do comprimento de trabalho.

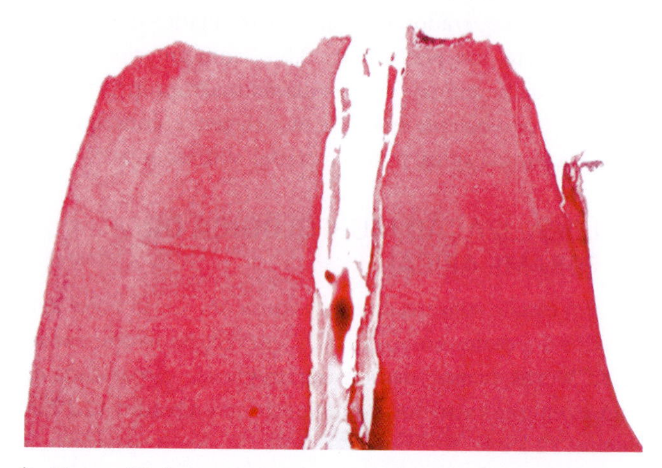

▶ **Figura 12.6** Aspectos microscópicos de um ápice radicular (aumento original = 2×, coloração H.E.), mostrando que a reabsorção inflamatória pode provocar o desaparecimento da morfologia apical com comprometimento da constrição apical. (Imagem gentilmente cedida pelo Prof. Dr. João Ferlini Filho, UFRGS, Porto Alegre.)

## REABSORÇÕES APICAIS

Reabsorções cementodentinárias apicais constituem-se no fator de maior responsabilidade pelo índice de insucessos observados em tratamentos endodônticos de dentes portadores de lesão apical crônica, mas dificilmente são observadas nas radiografias periapicais quase sempre realizadas clinicamente.[40] Ferlini Filho[20] constatou que em apenas 63,88% dos casos o exame radiográfico mostrava algum tipo de reabsorção apical, enquanto no exame microscópico o processo de reabsorção estava presente em 94,44% dos casos. Os resultados das análises radiográficas e microscópicas revelaram que alguma forma de reabsorção radicular está presente na maioria dos dentes portadores de processo crônico periapical (Figuras 12.5 e 12.6). Concluiu-se que radiografias convencionais não são recursos eficientes para o diagnóstico de reabsorções radiculares em estágios iniciais.

O estudo de Ferlini Filho[20] está diretamente inserido no contexto da odontometria, abordando a questão da reabsorção e seus efeitos deletérios em relação à terapia endodôntica. Observa-se, pelas considerações do autor, a relevância do processo de lise dos tecidos apicais, a reabsorção cementodentinária apical e sua íntima relação com o posicionamento do limite apical de instrumentação. A indicação desse limite, na maioria dos casos, tem sido efetuada pelos chamados métodos radiográficos de odontometria. Torna-se difícil, no entanto, o estabelecimento radiográfico desse importante referencial anatômico em um dente com ápice erodido pela reabsorção (Figura 12.7) e, portanto, com limites radiográficos imprecisos. Isso

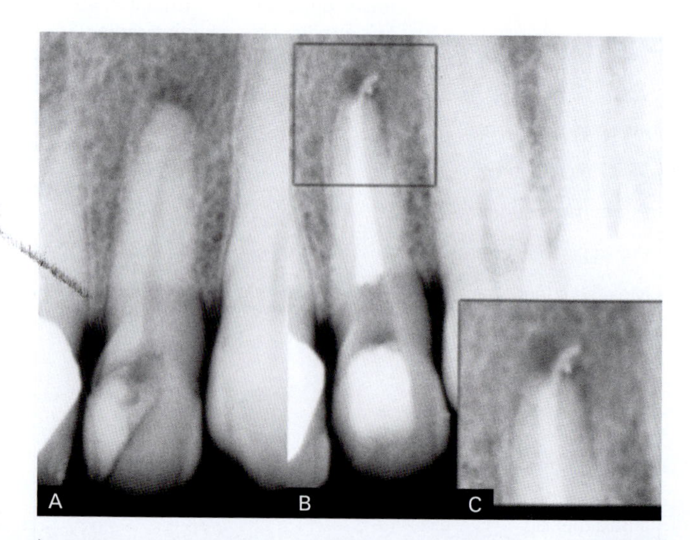

▶ **Figura 12.7A** Incisivo lateral superior esquerdo com indicação para tratamento endodôntico, lesão apical e reabsorção apical presente. **B** Após a obturação do canal, nota-se a passagem de material obturador. **C** Detalhe da área.

traz riscos à instrumentação que, alcançando acidentalmente os tecidos periodontais apicais, resultará em iatrogenia de manifestações já conhecidas com sintomatologia pós-operatória dolorosa. O problema acentua-se quando a reabsorção está localizada nas faces vestibular ou lingual das raízes envolvidas. Agrava-se consideravelmente quando se percebe que a imagem radiográfica da reabsorção dos tecidos duros não traduz a plenitude do processo destrutivo – que em seus estágios iniciais passa despercebido à investigação diagnóstica. Tudo isso somado ao fato de a radiografia ser um recurso limitado, em que é fornecida uma imagem bidimensional de um processo que tem três dimensões.[20]

Não obstante as situações supradescritas, a obturação do canal radicular, cujo sucesso é decorrência direta da modelagem que a antecedeu, igualmente sofre interferência das reabsorções apicais. Um canal corretamente limpo e modelado exige, para que se obtenha o almejado êxito no tratamento endodôntico, selamento apropriado, eliminando qualquer possibilidade de espaço propício ao desenvolvimento bacteriano, promovendo assim condições ideais para o estabelecimento da cura. Existindo reabsorção radicular, diagnosticada ou não, e consequente preparo da matriz apical defeituosa, o desejado travamento do cone de guta-percha principal será mínimo ou inexistente. Isso resulta em espaços entre o cone e as paredes do canal principal, permitindo escape do material obturador para os tecidos periodontais apicais. É importante salientar que a reabsorção *per se* não configura causa de insucesso. Este se deve à deficiente obturação executada ante essas condições.[20]

## DETERMINAÇÃO DO COMPRIMENTO DE TRABALHO

Algumas técnicas para determinação do comprimento de trabalho foram descritas e aferidas cientificamente, entre as quais a sensibilidade tátil digital, métodos radiográficos[3,6,32] e métodos eletrônicos, cada qual podendo ser utilizado isoladamente ou em conjunto, fato que, segundo alguns autores,[55,56,67] poderia adicionar segurança à indicação de um limite apical de instrumentação.

As variações de formato e posicionamento da constrição apical dificultam sua detecção pela sensibilidade tátil digital.[45] Da mesma maneira, os métodos que utilizam interpretações de imagens radiográficas apresentam limitações resultantes de fatores como distorções,[16] interferências anatômicas e de objetos pertinentes ao procedimento endodôntico, restrições quanto ao fato de ser uma imagem bidimensional de um objeto tridimensional,[74] impossibilidade de visualização do forame apical e da constrição apical[58] e a interpretação subjetiva do operador.[38]

## MÉTODOS RADIOGRÁFICOS

A indicação do comprimento de trabalho, baseada na interpretação radiográfica, vem paulatinamente perdendo espaço para o método eletrônico (impedância frequência-dependente) na determinação da posição da saída foraminal, desde sua instituição em 1988. Embora tenha sido o método mais utilizado pelos clínicos e especialistas na terapia endodôntica,[12] os métodos fundamentados em tomadas radiográficas (Best,[3] Bregman[6] e Ingle[32]) demonstram grande variabilidade de resultados, apresentando variável porcentagem de acerto. Segundo os autores, o método que determinou medidas mais próximas do comprimento real dos dentes averiguados foi o proposto por Ingle.[32]

Ainda que seja a mais difundida e utilizada técnica de odontometria, e apresentando índices razoáveis de precisão quanto à localização de um ponto próximo à saída foraminal, o método radiográfico de Ingle[32] encontra algumas limitações que tendem a diminuir sua precisão e confiabilidade. O problema primário está vinculado ao processo de obtenção de uma boa imagem radiográfica do elemento em tratamento. A qualidade final da radiografia está vinculada a muitas variáveis, envolvendo posicionamento correto do filme em relação ao objeto a ser radiografado, angulagem correta do feixe de raios-X, interferências de estruturas anatômicas ou objetos utilizados no isolamento do campo operatório, tempo de exposição à radiação e processamento radiográfico adequado (Figura 12.8).[27]

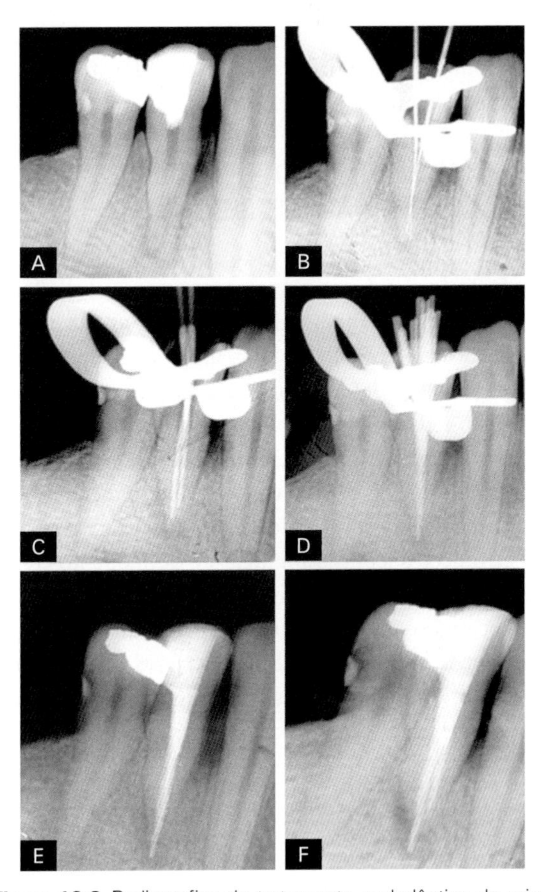


▶ **Figura 12.8** Radiografias do tratamento endodôntico do primeiro pré-molar inferior direito. Imagem inicial sugerindo duas raízes, uma vestibular e outra lingual (**A**). Radiografia com finalidade odontométrica com tomada mesializada (**B**). Prova radiográfica dos cones (**C**). Radiografia comprobatória da obturação antes do corte dos cones (**D**). Imagem radiográfica após obturação e restauração provisória (**E**). Outra tomada radiográfica (**F**), aumentando o grau de variação horizontal (mesializado), sugerindo o trespasse do material obturador na raiz vestibular.

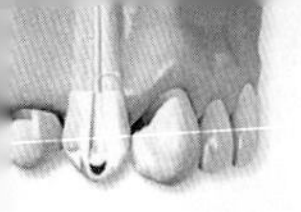



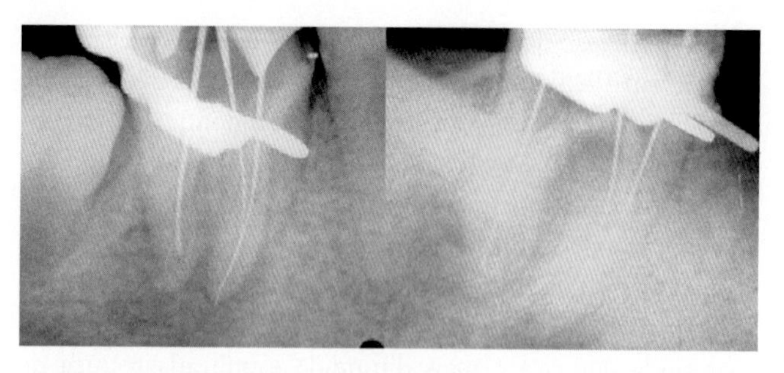

▶ **Figura 12.9** Molares inferiores com instrumentos inseridos nos canais radiculares, mostrando a dificuldade de definição e interpretação da relação entre a ponta dos instrumentos e as reais posições dos forames apicais.

Outra dificuldade relacionada com o método de Ingle,[32] e que influencia sua precisão, diz respeito ao fato de ser a interpretação da imagem adquirida um dado subjetivo, podendo o resultado variar de operador para operador.[15,22] Tentativas de obter a imagem da posição da ponta do instrumento e sua relação com o forame apical, necessária para determinar o comprimento de trabalho, podem ainda ser prejudicadas pelos detalhes morfológicos do ápice, nem sempre visíveis na radiografia.[10] A interpretação da posição do instrumento no interior do canal pode não corresponder à realidade, uma vez que a imagem da lima fora do canal pode estar sobreposta à imagem da raiz (Figura 12.9).[27,64]

## MÉTODO ELETRÔNICO – PRINCÍPIOS DA MENSURAÇÃO ELETRÔNICA E DESENVOLVIMENTO

O método eletrônico apresentou apreciável desenvolvimento tecnológico, superando os problemas iniciais apresentados principalmente no que tange à incapacidade de leitura em canais contendo soluções irrigadoras condutoras de corrente elétrica. Nos últimos anos, estudos avaliando o método eletrônico com base na detecção do sinal elétrico com diferentes níveis de frequência resultaram em índices de acerto satisfatórios, indicando que os localizadores foraminais eletrônicos encontraram lugar de destaque no contexto da pesquisa e clínica endodôntica.

Os primeiros equipamentos desenvolvidos (Figura 12.10) apresentavam índices de sucesso inferiores ou comparáveis aos das técnicas radiográficas.[70-72,75] No entanto, com o surgimento dos localizadores foraminais eletrônicos de terceira geração, tem-se conseguido estabelecer o comprimento de trabalho com exatidão de ±0,5mm, em diferentes condições clínicas, em mais de 80% dos casos.[18,23,43,59,63,79] Yamaoka e cols.[77] sugeriram o primeiro método eletrônico fundamentado em multifrequências. Seu método baseia-se no cálculo da diferença entre as amplitudes da fundamental e da harmônica de 5kHz da diferença de potencial devida sobre o canal, quando aplicada uma corrente com formato de onda quadrada e frequência fundamental de 1kHz. O modelo Apit® (Osada, Japão) implementou uma modificação desse método, aplicando um sinal composto pelo somatório de duas senoides.[77]

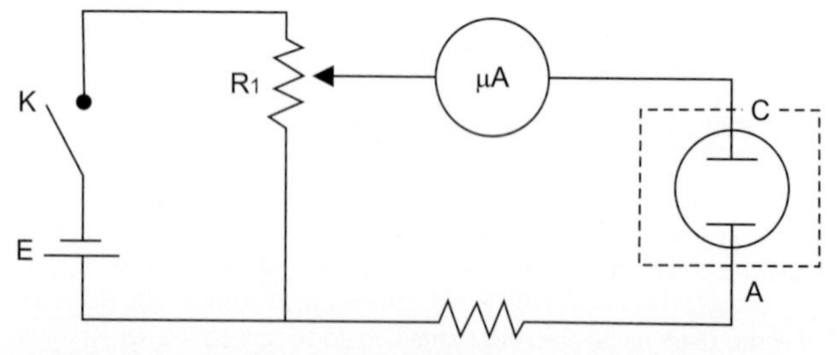


▶ **Figura 12.10** Circuito equivalente do método proposto por Sunada[71] para localização do forame apical. (A: anodo ou lima endodôntica; C: catodo ou eletrodo da mucosa.)

Além de preciso e confiável, o método eletrônico apresenta-se como conveniente ao paciente e ao operador por diminuir a exposição à radiação ionizante, reduzir o tempo do tratamento, ser de fácil utilização em pacientes com dificuldades para abrir a boca e poder ser usado em gestantes. Por serem menos subjetivos que os métodos radiográficos, os localizadores foraminais eletrônicos do tipo frequência também apresentam maior reprodutibilidade das medidas.[79]

O método eletrônico indica a posição da saída foraminal a partir da medição da impedância elétrica, utilizando-se a decomposição do sinal elétrico em sinais multifrequenciais, entre um eletrodo inserido no interior do canal e outro apoiado normalmente na comissura labial.[60] A evidente diminuição da impedância na área correspondente à saída foraminal (Figuras 12.11 e 12.12), e além dela, indica sua posição, sendo este o fator fundamental que torna possível o método eletrônico auferir resultados de precisão e confiabilidade mais significativos do que os encontrados por outros métodos.

Diferentes resultados, em estudos aferindo o método eletrônico pelo radiográfico, foram observados devido ao fato de os aparelhos localizadores foraminais do tipo frequência indicarem a posição da saída foraminal, enquanto a análise radiográfica pretende interpretar apenas a posição do ápice radiográfico,[11] coincidente em menos de 50% dos casos com a posição real do forame apical.[52] Os experimentos com índices de sucesso medianos, em sua maioria, aferiram os resultados encontrados pelo método eletrônico a partir da análise radiográfica. Essa metodologia não é adequada para esse objetivo, uma vez que pode induzir uma falsa interpretação da real posição da ponta do instrumento em relação ao forame apical, nem sempre localizado no ápice radiográfico.[68]

Embora com detalhes diferentes (apresentação do equipamento, interface operacional, pontos de marcação na tela, tipos de baterias e acessórios), os modelos de aparelhos de terceira geração disponíveis comercialmente (Ipex® [NSK, Japão], Mini Root ZX e Root ZX II® [J. Morita, EUA], Bingo Pro e Novapex® [Forum, Israel], Romiapex A-15® [Romidan, Israel], Mini e Elements Diagnostic Unit and Apex Locator® [SybronEndo, EUA], Raypex 6® [VDW, Alemanha], Endo Eze Find Apex Locator® [Ultradent, EUA]), funcionam praticamente a partir do mesmo princípio, com diferenças peculiares quanto ao número de frequências, à decomposição do sinal elétrico e à fórmula matemática de cálculo.

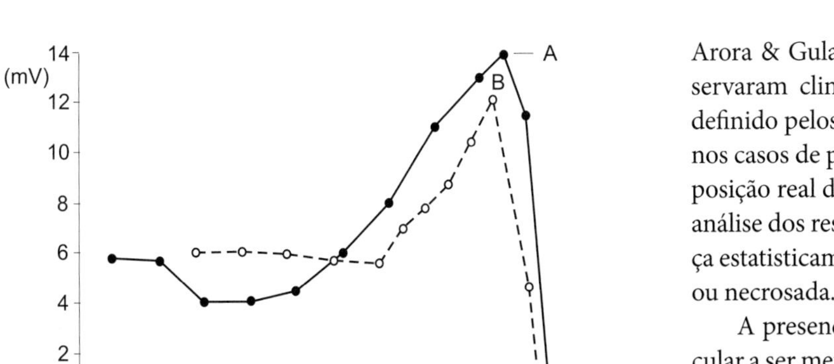


▶ **Figura 12.11** Variação do gradiente de tensão no canal da raiz. Foram utilizados dois tipos diferentes de eletrodos: bipolar do tipo simples (curva A) e bipolar do tipo combinado (curva B). A ordenada e a abscissa fornecem a diferença de potencial entre os polos do eletrodo bipolar e a distância do eletrodo para o forame apical, respectivamente. Distâncias positivas indicam que a ponta do eletrodo está além do forame, enquanto para as distâncias negativas o eletrodo está no interior do canal.

## INFLUÊNCIA DA CONDIÇÃO PULPAR NA PRECISÃO DO MÉTODO

A influência da condição pulpar na precisão e confiabilidade da medição eletrônica pelo método da impedância frequência-dependente foi objeto de averiguações *in vivo*.[1,18,49] Arora & Gulabilava,[1] Dunlap e cols.[18] e Mayeda e cols.[49] observaram clinicamente leituras eletrônicas do limite apical, definido pelos autores pela marcação da posição ápice na tela, nos casos de polpa viva e necrose, avaliando posteriormente a posição real dos instrumentos em relação ao forame apical. A análise dos resultados obtidos indicou que não houve diferença estatisticamente significativa entre as leituras em polpa viva ou necrosada.

A presença de polpa *inflamada* no trajeto do canal radicular a ser mensurado dificulta a execução de medições eletrônicas.[36] Clinicamente, observa-se que o procedimento apresenta maior facilidade de execução em canais com conteúdo pulpar necrótico, ou mesmo nos casos de retratamento. Recomenda-se, portanto, a realização de uma pulpectomia parcial (Figura 12.13), seguida de abundante irrigação com solução de hipoclorito de sódio, para que a medição possa ser efetuada sem interferência da presença de polpa inflamada no canal.

Os casos mais graves são os de dentes jovens, com cavidade pulpar ampla e forame incompletamente formado, acometidos de pulpite aguda irreversível. Essa situação apresenta explicação nas investigações sobre a concentração de cátions na polpa humana, revelando que alterações patológicas nesse tecido indicam mudanças em suas concentrações iônicas. Consequentemente, suas características eletrofisiológicas mostram-se alteradas, denotando interferências no processo de medição pelos localizadores foraminais eletrônicos. Kovačević & Tamarut[36]

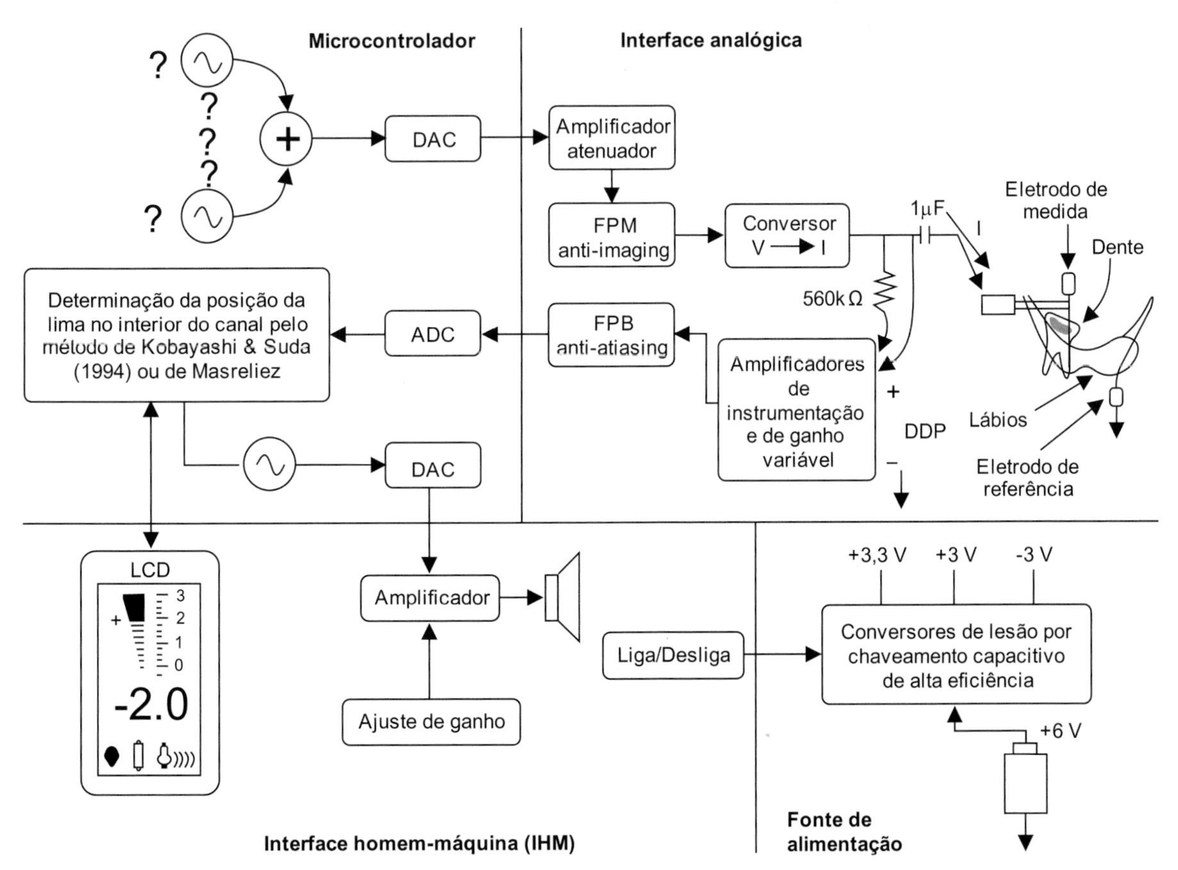


▶ **Figura 12.12** Diagrama em blocos de um protótipo experimental.[60] O diagrama apresenta os blocos principais e os fluxos dos dados ou dos sinais do instrumento durante o processo de medida. Os geradores senoidais de frequência $f_1$ a $f_n$ representam as componentes espectrais dos sinais gerados tanto para o método de Kobayashi & Suda[34] como para o de Masreliez.[48]

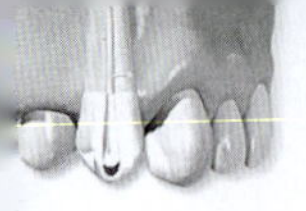

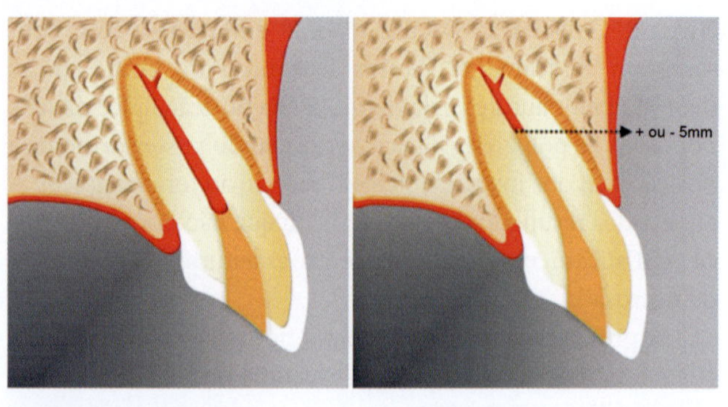


▶ **Figura 12.13** Representação esquemática da pulpectomia parcial, conforme o texto.

demonstraram que a presença de polpas com processos inflamatórios agudos tende a alterar as medições, uma vez que esse tecido apresenta seu potencial de condutividade elétrica alterado, exibindo valores acima do calibrado pelos aparelhos, o que distorce sua resposta. Clinicamente, nota-se que, nesses casos, a colocação do instrumento no terço cervical por vezes indica uma medição relativa à posição da saída foraminal ou além. Ao remover parcialmente o tecido, irrigando abundantemente e aspirando excesso de líquido irrigador, a medição tende a voltar ao normal. Ibarrola e cols.[30] realizaram um estudo sobre a precisão de leituras do Root ZX®, variando a metodologia nas medições. Em um primeiro grupo, executaram medições diretas, sem ampliação progressiva até a medição. No segundo grupo, ampliaram progressivamente o canal até a medição. Os valores obtidos após a técnica progressiva apresentaram-se muito mais próximos do comprimento de trabalho real.

Nos casos de ápice incompleto, reabsorção apical avançada[9,51] ou sobreinstrumentação,[29] a conformação das paredes dentinárias que modelam a saída foraminal poderá estar comprometida,[37] alterando o ajuste elétrico do canal radicular.[55] A variação de impedância da parede dentinária do terço apical será reduzida,[31] indicando leituras aparentemente mais curtas (Figura 12.14). O fluxo de corrente nesse local se altera, propiciando valores de gradiente de voltagem muito próximos aos valores do ligamento periodontal apical. Este fato interfere na leitura da variação da impedância calculada a partir da aplicação de duas ou mais frequências de corrente alternada.[54]

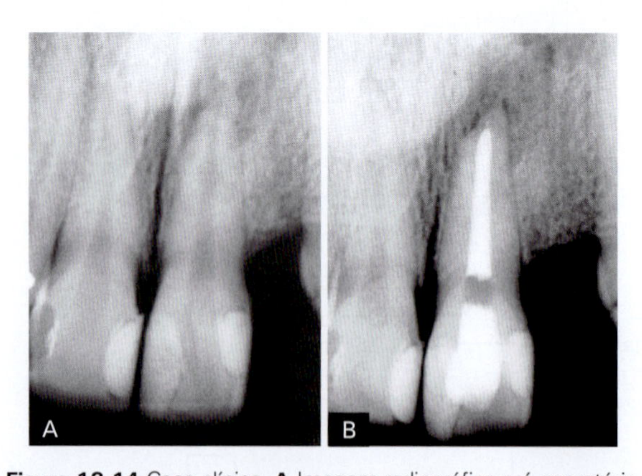

▶ **Figura 12.14** Caso clínico. **A** Imagem radiográfica pré-operatória de incisivo central superior esquerdo com lesão apical e sugestiva reabsorção radicular. **B** Imagem radiográfica pós-operatória. Note que o estabelecimento do comprimento de trabalho, executado a partir da leitura de um modelo de localizador apical eletrônico (Root ZX®), promoveu o estabelecimento de um batente apical de instrumentação de modo a permitir a manutenção do material obturador em um limite adequado.

## HIBRIDIZAÇÃO DE EQUIPAMENTOS

Em 1997, Kobayashi e cols.[35] apresentaram um micromotor elétrico destinado à instrumentação dos canais radiculares a partir do acionamento em rotação contínua de limas de níquel-titânio em baixa rotação (240 a 280rpm). O Tri Auto ZX® (J. Morita, EUA) (Figura 12.15) contém um módulo interno que possibilita a mensuração eletrônica do canal, de maneira similar ao Root ZX®, oferecendo vários níveis de funcionamento, bastando um ajuste prévio. O fator treinamento, imprescindível para qualquer aprendizado técnico, é fundamental para seu aproveitamento total.

O Dentaport ZX® (J. Morita) (Figura 12.16) é um micromotor elétrico acoplado ao localizador foraminal Root ZX®.

A tela do equipamento mostra, de maneira análoga ao Root ZX®, a odontometria, além de fornecer velocidade e torque ajustados para a instrumentação rotatória.

## TÉCNICAS DE ODONTOMETRIA

Serão descritas as técnicas de odontometria radiográfica[32] e eletrônica (princípio da frequência, aparelhos de terceira geração). No caso do método eletrônico, será descrita a utilização básica pertinente a todos os equipamentos. Nesse caso, os aparelhos apresentam-se diferenciados principalmente pela

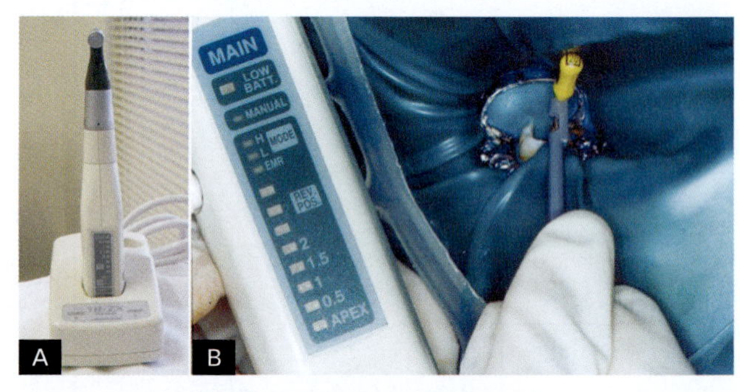


▶ **Figura 12.15A** Aparelho Tri Auto ZX®, J. Morita, em sua base. **B** Medição com a função localizadora do Tri Auto ZX®.

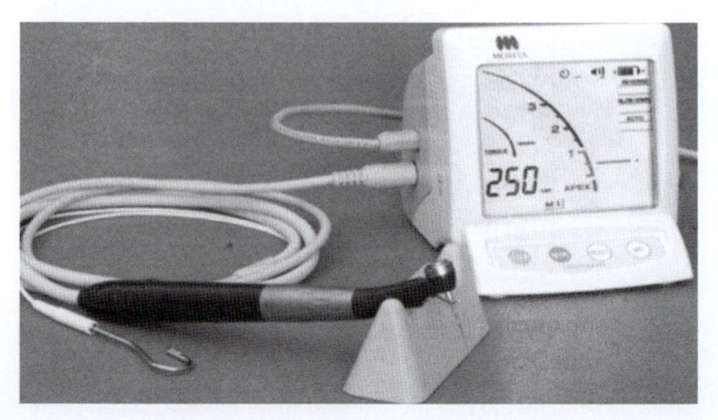


▶ **Figura 12.16** Dentaport ZX® (J. Morita).

interface de uso, acessórios, baterias e interpretação na tela da posição da saída foraminal.

## Técnica de Ingle

Das técnicas que se utilizam de recursos radiográficos, a proposta por Ingle seguramente é a mais utilizada.[32] De execução simples, não necessita nenhum recurso adicional ao equipamento clínico básico para realização do tratamento endodôntico. As fases operatórias são descritas a seguir:

- Tomada radiográfica inicial, onde, além da visualização das estruturas relacionadas com o dente, visando auxiliar o diagnóstico, se estabelece um comprimento radiográfico provisório do dente (Figura 12.17). Essa tomada radiográfica inicial deverá ser elaborada com técnica que permita menor distorção possível, sendo sugerida a utilização da *técnica do paralelismo* (cone longo ou cone indicador).
- Diminuir de 2 a 3mm a medida observada a partir da medição do dente na radiografia, prevendo possíveis distorções na imagem radiográfica, o que também servirá como medida de segurança contra trauma acidental aos tecidos periapicais.
- Transferir o comprimento para o instrumento endodôntico inicial, o qual será delimitado por um cursor de borracha.
- Introduzir o instrumento no canal de maneira que o cursor toque tangenciando a borda incisal ou a cúspide do dente, utilizada como ponto de referência, o que servirá como um dos pontos de definição do comprimento de trabalho.

## Técnica de Grossman

O método recorre ao comprimento médio dos dentes (Quadro 12.3) para a inserção inicial do instrumento, sendo, em seguida, executadas a radiografia e as correções à semelhança da técnica de Ingle.

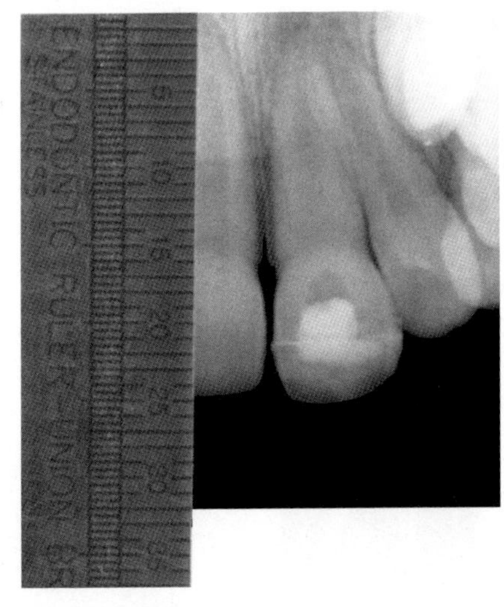

▶ **Figura 12.17** Na radiografia inicial, mede-se o comprimento do dente com régua milimetrada apropriada. No exemplo, 24,5mm são o comprimento do dente na radiografia inicial de exame. Não é recomendada a utilização da régua endodôntica, pois sua altura dificulta a visualização da escala em relação à imagem radiográfica.

▶ **Quadro 12.3** Comprimento médio, máximo e mínimo dos dentes, segundo Pucci e Reig[64]

| | Comprimento médio (mm) | Comprimento máximo (mm) | Comprimento mínimo (mm) |
|---|---|---|---|
| **Dentes superiores** | | | |
| Incisivo central | 21,80 | 28,50 | 18,00 |
| Incisivo lateral | 23,10 | 29,50 | 18,50 |
| Canino | 26,40 | 33,50 | 20,00 |
| Primeiro pré-molar | 21,50 | 25,50 | 17,00 |
| Segundo pré-molar | 21,60 | 26,00 | 17,00 |
| Primeiro molar | 21,30 | 25,50 | 18,00 |
| Segundo molar | 21,70 | 27,00 | 17,50 |
| Terceiro molar | 17,10 | 22,00 | 14,00 |
| **Dentes inferiores** | | | |
| Incisivo central | 20,80 | 27,50 | 16,50 |
| Incisivo lateral | 22,60 | 29,00 | 17,00 |
| Canino | 25,00 | 32,00 | 19,50 |
| Primeiro pré-molar | 21,90 | 26,50 | 17,00 |
| Segundo pré-molar | 22,30 | 27,50 | 17,50 |
| Primeiro molar | 21,90 | 27,00 | 19,00 |
| Segundo molar | 22,40 | 26,00 | 19,00 |
| Terceiro molar | 18,50 | 20,00 | 16,00 |

## Técnica de Bregman

A técnica proposta por Bregman[6] consiste na colocação de um instrumento com 10mm de comprimento dentro do canal radicular, procedendo a uma tomada radiográfica e, com auxílio de uma régua milimetrada, medindo na radiografia o comprimento do dente e o do instrumento. De posse dos três valores, realiza-se uma "regra de três" (teorema de Thales), por meio da qual se obtém o comprimento real do dente (CRD).

$$CRD = \frac{CRI \times CAD}{CAI}$$

**CRI:** comprimento real do instrumento.

**CAD:** comprimento aparente do dente na radiografia.

**CAI:** comprimento aparente do instrumento na radiografia.

**CRD:** comprimento real do dente.

- Proceder à tomada radiográfica e ao devido processamento do filme.
- Medir na radiografia a diferença entre o fim do instrumento e o ápice radicular, acrescentando ou diminuindo esse valor do comprimento do instrumento. Desse modo, obtém-se o comprimento do dente (Figura 12.18).

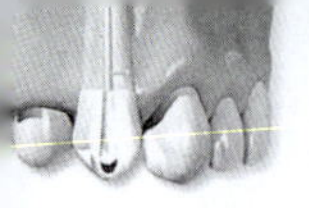



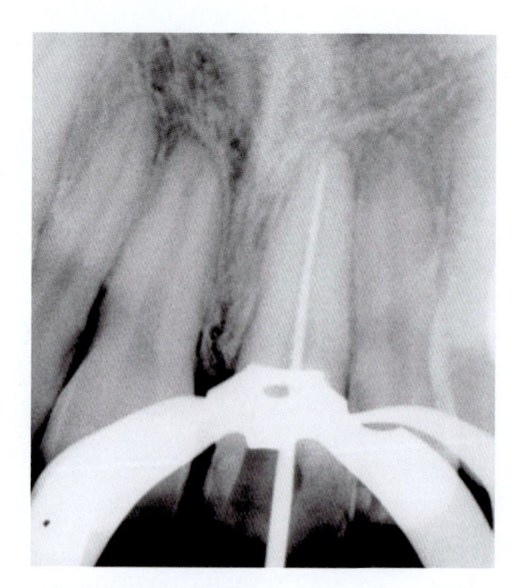

▶ **Figura 12.18** Deve-se medir na radiografia de odontometria a diferença entre a ponta do instrumento e o ápice radicular. A correção posterior será realizada para mais, no caso de o instrumento não ter alcançado o ponto ideal, ou para menos, no caso de a ponta do instrumento ultrapassar o ápice. No exemplo, a diferença entre a ponta do instrumento e o ápice radicular foi de +1,5mm.

- Nos casos em que essa diferença for ≥ 4mm, o instrumento deverá ser reposicionado e executada nova tomada radiográfica.
- Obtém-se, assim, o comprimento do dente. O comprimento de trabalho será estabelecido subtraindo-se 1mm (mais ou menos, dependendo do caso em questão) do valor encontrado.

## Técnica eletrônica

Uma das dúvidas mais frequentes daqueles que desejam utilizar a odontometria eletrônica como parte da operatória endodôntica refere-se a qual modelo de equipamento adquirir. A resolução mais prudente para essa situação deve estar fundamentada em dois pontos essenciais:

- Necessariamente, o equipamento deve pertencer ao grupo de terceira geração, ou seja, o princípio de funcionamento utilizado deve ser por impedância frequência-dependente. Portanto, antes de efetuar a compra, é prudente consultar os dados técnicos que acompanham o equipamento.
- A interface do aparelho deve ser amigável. O operador deverá escolher, entre os equipamentos disponíveis no mercado, aquele que apresentar a melhor relação de interpretação da medição. Painéis muito complicados, leitura utilizando sequências de botões e ajustes podem comprometer a facilidade de manejo do aparelho.

Estudos têm demonstrado que as diferenças na precisão de leitura dos diversos modelos atuais de localizadores foraminais eletrônicos disponíveis no mercado são sutis, provavelmente por minúcias de operação, leitura e interpretação.

Como em qualquer técnica que demanda a utilização de equipamento de precisão, um treinamento anterior deve ser realizado no sentido de adequar alguns detalhes práticos de observação da leitura em todo o trajeto radicular. Esse procedimento visa ambientar o operador no contexto do método eletrônico.

As corretas obtenção e interpretação dos dados indicados pela leitura eletrônica, associadas à medição da imagem radiográfica inicial para diagnóstico e ao conhecimento das medidas normais dos dentes, concorrem para o sucesso na determinação segura do comprimento de trabalho, confinando os procedimentos operatórios em uma região que propicie o reparo biológico dos tecidos apicais.[66]

## Modelos de equipamentos

Alguns modelos de localizadores foraminais eletrônicos estão representados nas Figuras 12.19 a 12.22.

## Sequência operatória

- Após a abertura coronária e o isolamento absoluto do campo operatório, o dente deve ser lavado cuidadosamente com solução de hipoclorito de sódio nas diferentes concentrações.
- Certifique-se de que o cabo e os eletrodos estão corretamente conectados.
- Com o cabo conectado ao aparelho, ligue o equipamento *antes* de instalar os eletrodos no intermediário do instrumento e na comissura labial do paciente.
- Antes da colocação do instrumento no interior do canal, verifique se o dente, após o acesso, está completamente iso-

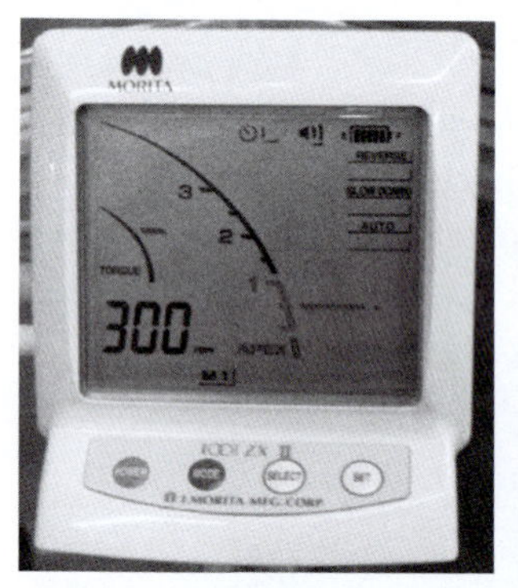


▶ **Figura 12.19** Root ZX II® (J. Morita).

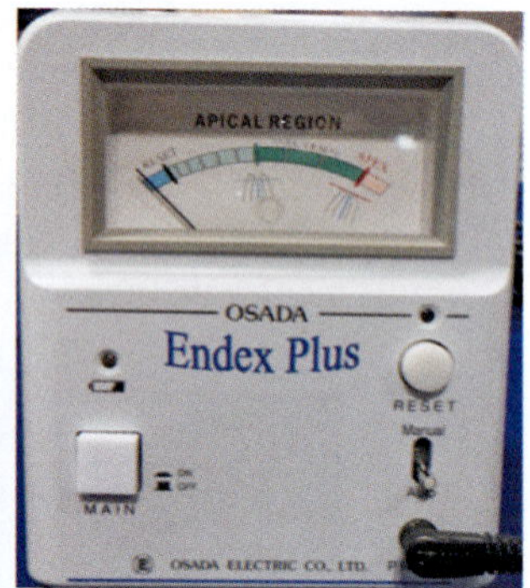


▶ **Figura 12.20** Endex Plus® (Osada).

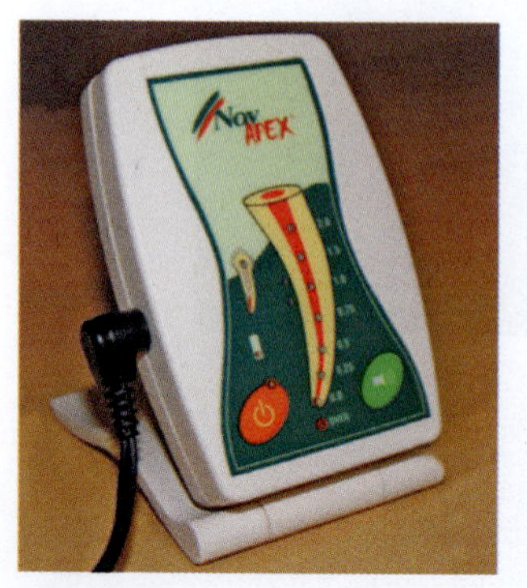


▶ **Figura 12.21** Novapex® (Forum).

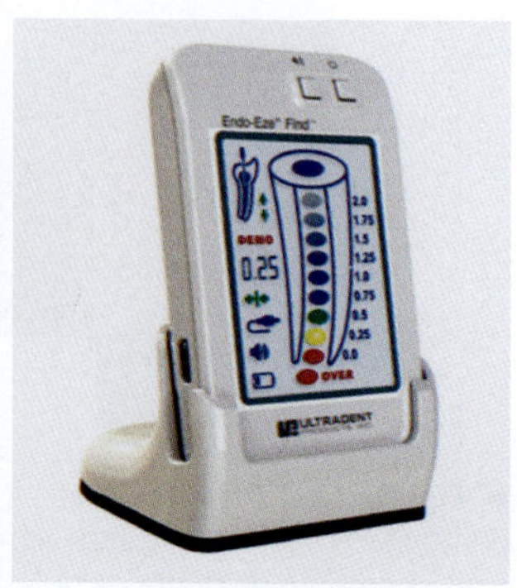


▶ **Figura 12.22** Endo-Eze Find® (Ultradent).

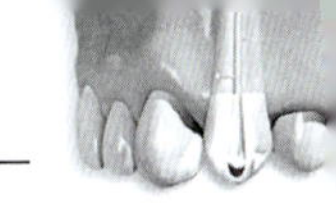

lado e se restaurações metálicas não estão projetadas sobre as entradas dos canais. As restaurações metálicas desviam o circuito, diminuindo a impedância e provocando leitura falso-positiva.

- A carga da bateria deve estar completa. Equipamentos de precisão como os localizadores foraminais eletrônicos não funcionam corretamente em presença de carga parcial.
- Para os casos de biopulpectomia, uma pulpectomia parcial deve ser realizada antes da medição, a fim de possibilitar a execução da mensuração eletrônica. Essa pulpectomia parcial deve limitar-se a aproximadamente 5mm aquém do comprimento do dente na radiografia, estabelecido pela medição da imagem na radiografia pré-operatória. Caso ocorra hemorragia, esta não pode exceder ao limite da(s) entrada(s) do(s) canal(is). Em casos extremos, uma mecha de algodão pode ser colocada no interior da câmara pulpar, evitando que o sangramento tenha influência negativa na obtenção da leitura. O instrumento pode ser inserido ao lado da mecha de algodão.
- Para os casos de necrose, a solução de hipoclorito de sódio irá provocar uma limpeza inicial dos restos necróticos do interior da câmara pulpar. Após a fase inicial de instrumentação progressiva, limitada apicalmente a um ponto 5mm aquém do ápice radiográfico, medido na radiografia inicial, um instrumento de calibre compatível com o diâmetro anatômico deve ser inserido suavemente sem excessiva pressão apical. A esse instrumento estará ligado o polo da lima (ou porta-lima) do aparelho. O material irrigador deve estar ausente da câmara pulpar, limitando-se à(s) embocadura(s) do(s) canal(is).
- O eletrodo do lábio é colocado na comissura labial do paciente.
- Optando-se pela técnica de instrumentação (*crown-down*), os instrumentos mais calibrosos poderão ser utilizados até um limite 5mm anteriores à medição inicial, feita a partir da radiografia pré-operatória. Nesse momento, acopla-se o eletrodo da lima (Figura 12.23) ao instrumento na sequência operatória e procede-se à leitura. É importante que os canais estejam com solução irrigadora sem que a câmara pulpar contenha excesso de líquido irrigador.

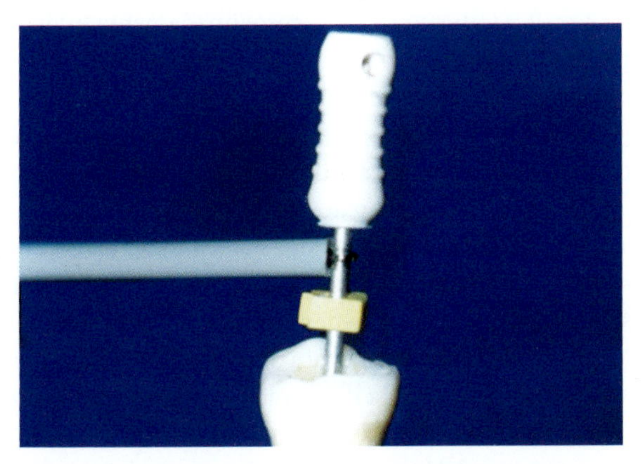

▶ **Figura 12.23** Eletrodo da lima posicionado na porção intermediária do instrumento, entre o cursor e o cabo do instrumento.

O instrumento endodôntico escolhido para executar o cateterismo da porção apical não instrumentada do canal, e a concomitante odontometria eletrônica, deve ser 5mm maior do que o comprimento provisório de trabalho, medido na radiografia de exame. Isso se deve à necessidade de um espaço livre para a colocação do eletrodo da lima no intermediário juntamente com o cursor de borracha.

- Insira o instrumento no interior do canal radicular. Certifique-se de que a ponta do instrumento se ajusta às paredes internas. Instrumentos muito finos poderão ocasionar falsos resultados ou dificultar a medição com interrupções durante a medição. Utilize instrumentos de diâmetro próximo ao diâmetro anatômico (Quadros 12.4 e 12.5).
- Introduza apicalmente o instrumento escolhido, girando-o suavemente no sentido horário e percebendo o início da leitura pelo equipamento. Essa leitura terá a exata velocidade da penetração do instrumento no interior do canal rumo ao forame apical.
- Importante salientar que *nenhum localizador foraminal eletrônico apresenta precisão nas medições intermediárias*, sendo fundamental que o operador alcance o ponto relativo ao forame apical dado pelo localizador.
- Ao se aproximar das marcações finais, um alarme sonoro intermitente é acionado. Continue com o instrumento no sentido apical até a marcação relativa à posição da saída foraminal. Caso haja sobrepasse do instrumento em direção ao tecido periapical, retorne com o instrumento até a posição referente ao forame apical. Observe que cada modelo de equipamento identifica as marcações na tela de maneira diferente.
- Nesse momento, o operador deverá proceder à marcação da posição da saída foraminal (comprimento de limpeza ou comprimento de patência) no instrumento inserido, deslizando o cursor até o ponto de referência escolhido.
- Com auxílio de uma régua endodôntica, diminui-se de 0,5 a 1mm para determinação do comprimento de trabalho (comprimento de modelagem).

## Cuidados especiais durante as medições eletrônicas

Alguns detalhes deverão ser observados durante a medição eletrônica, independentemente do modelo utilizado:

- Não deixe de ler com atenção o manual de instruções que acompanha cada equipamento. São grandes as variações em torno da tela de mensuração de aparelho para aparelho. Descubra em seu equipamento o ponto referente ao forame apical. Não utilize os pontos intermediários, os quais não oferecem precisão.
- Antes de qualquer intervenção no paciente, procure treinar medições eletrônicas *in vitro*. Após estudar todas as características desse método, e particularmente como seu equipamento funciona, realize um modelo experimental com dentes extraídos e alginato.

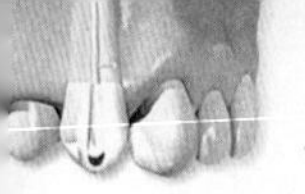



▶ **Quadro 12.4** Medidas médias do diâmetro vestibulopalatino e mesiodistal dos canais radiculares de dentes superiores 1, 2 e 5mm aquém do forame apical. Os valores encontram-se em milímetros (p. ex., 0,50 coincide com o $D_0$ do instrumento endodôntico 50 – Wu e cols.[80])

| Posição aquém do forame apical | Diâmetro vestibulopalatino | | | Diâmetro mesiodistal | | |
|---|---|---|---|---|---|---|
| | 1mm | 2mm | 5mm | 1mm | 2mm | 5mm |
| Dentes superiores | | | | | | |
| Incisivo central | 0,34 | 0,47 | 0,76 | 0,30 | 0,36 | 0,54 |
| Incisivo lateral | 0,45 | 0,60 | 0,77 | 0,33 | 0,33 | 0,47 |
| Canino | 0,31 | 0,58 | 0,63 | 0,29 | 0,44 | 0,50 |
| Pré-molar vest. | 0,30 | 0,40 | 0,35 | 0,23 | 0,31 | 0,31 |
| Pré-molar palat. | 0,23 | 0,37 | 0,42 | 0,17 | 0,26 | 0,33 |
| Molar MV | 0,19 | 0,37 | 0,46 | 0,13 | 0,27 | 0,32 |
| Molar MP | 0,19 | 0,31 | 0,38 | 0,16 | 0,16 | 0,16 |
| Molar DV | 0,22 | 0,33 | 0,49 | 0,17 | 0,25 | 0,31 |
| Molar palat. | 0,29 | 0,40 | 0,55 | 0,33 | 0,40 | 0,74 |

MV: mesiovestibular; MP: mesiopalatino; DV: dentovestibular.

▶ **Quadro 12.5** Medidas médias do diâmetro vestibulolingual e mesiodistal dos canais radiculares de dentes inferiores a 1, 2 e 5mm aquém do forame apical. Os valores encontram-se em milímetros (p. ex., 0,50 coincide com o $D_0$ do instrumento endodôntico 50 – Wu e cols.[80])

| Posição aquém do forame apical | Diâmetro vestibulolingual | | | Diâmetro mesiodistal | | |
|---|---|---|---|---|---|---|
| | 1mm | 2mm | 5mm | 1mm | 2mm | 5mm |
| Dentes inferiores | | | | | | |
| Incisivos | 0,37 | 0,52 | 0,81 | 0,25 | 0,25 | 0,29 |
| Canino | 0,47 | 0,45 | 0,74 | 0,36 | 0,36 | 0,57 |
| Pré-molar | 0,35 | 0,40 | 0,76 | 0,28 | 0,32 | 0,49 |
| Molar MV | 0,40 | 0,42 | 0,64 | 0,21 | 0,26 | 0,32 |
| Molar ML | 0,38 | 0,44 | 0,61 | 0,28 | 0,24 | 0,35 |
| Molar distal | 0,46 | 0,50 | 1,07 | 0,35 | 0,34 | 0,59 |

MV: mesiovestibular; ML: mesiolingual.

- Adquira uma radiografia inicial confiável, preferentemente por paralelismo, utilizando dispositivos de localização (do tipo "cone indicador"). Faça um processamento radiográfico cuidadoso, analisando essa radiografia em negatoscópio sem fuga de luz, auxiliado por uma lupa e régua milimetrada plástica transparente chata. O comprimento de trabalho provisório, medido a partir de uma criteriosa radiografia inicial, difere normalmente de 0 a 15%[51] da medida do comprimento de trabalho definitivo.
- Nos casos de polpa com vitalidade, realize uma pulpectomia parcial removendo, no mínimo, dois terços do volume de tecido pulpar. Nota-se clinicamente que, nos casos de polpa irreversivelmente inflamada, a colocação do instrumento no terço cervical pode indicar uma medição errônea, pelo aparelho no ponto próximo à constrição apical. Com a remoção parcial do tecido, irrigando abundantemente e aspirando o excesso de líquido irrigador, a medição tende a voltar ao normal.
- O instrumento utilizado para medição deverá ser compatível com o diâmetro anatômico do canal (Quadros 12.4 e 12.5). Instrumentos mais calibrosos não alcançarão o terço apical. Instrumentos finos oferecem dificuldade de posicionamento apical e leitura, dada a falta de controle de penetração do instrumento. Em uma colaboração importante para o estudo da anatomia dos últimos milímetros do canal radicular, referente ao diâmetro médio desses segmentos, Wu e cols.[80] executaram medições cujas médias de resultados são mostradas nos Quadros 12.4 e 12.5.

A interpretação dos dados apresentados nos Quadros 12.4 e 12.5 indica qual será, aproximadamente, o diâmetro anatômico dos dentes a serem mensurados e, por conseguinte, qual o instrumento de eleição para execução do procedimento. Interessante destacar que, na maioria dos casos, os diâmetros mesiodistal e vestibulolingual (ou palatino, nos superiores) não coincidem, indicando que esses segmentos têm canal oval, e não circular. Esse detalhe mostra que nem sempre o instrumento de medição consegue tocar todas as paredes internas do canal radicular. Muitos autores demonstraram que a medição do diâmetro anatômico pela técnica do primeiro instrumento adaptado no limite apical pode incorrer em leituras errôneas do diâmetro apical. Na maioria das vezes, parte do instrumento inserido adapta-se a um ponto distante da constrição, referindo um ajuste apical inexistente, elemento que o operador não percebe por impossibilidade de visualização interna. Muitas vezes, a ponta do instrumento encontra-se solta na luz do canal e, devido à conicidade do instrumento, um segmento mais calibroso deste se encontra ajustado. A saída para detecção clínica do diâmetro anatômico seria a realização da técnica progressiva de instrumentação (*crown-down*). Dessa maneira, eliminam-se as interferências relativas ao trajeto dos terços cervical e médio e início do apical, facilitando o ajuste da ponta do instrumento ao leito anatômico do canal radicular. Com base nos valores dispostos previamente, e realizada a técnica *crown-down*, o operador estará habilitado a realizar esse importante passo operatório, auxiliado pela odontometria eletrônica.

- Os eletrodos (lima e lábio) deverão estar livres de oxidações provenientes do contato com a solução irrigadora. Esse detalhe evita parcialmente a oxidação.
- O nível de substância irrigadora não pode exceder às entradas dos canais. Os canais deverão apresentar-se úmidos para medição, utilizando, preferentemente, hipoclorito de sódio.[50] Clorexidina, em solução ou gel, também possibilita a medição eletrônica.
- Caso ocorra oscilação de leitura, ou mesmo sua interrupção, remova o instrumento de dentro do canal. Irrigue e aspire o excesso de irrigante e reinicie o procedimento. Verifique a presença de contato entre instrumento e restaurações metálicas. Verifique principalmente a presença de excesso de tecido pulpar em casos de polpa irreversivelmente inflamada. Verifique a carga da bateria.
- Recomenda-se não deixar o aparelho com as baterias por longo tempo sem uso.
- Dobrar o cabo pode romper um dos fios que por ele passam, danificando o equipamento.

## Tomada radiográfica de aferição

Um detalhe polêmico sobre odontometria eletrônica diz respeito à necessidade de execução de radiografia comprobatória para verificar a precisão do método. Nesse particular, parece haver um erro de objetivo e não de procedimento. O procedimento *tomada radiográfica após odontometria eletrônica* deve ser executado, ainda que a finalidade básica desse processo não seja necessariamente confirmar a precisão do limite apical estabelecido pela leitura eletrônica. Vários estudos[4,8,13,19,20,22,26,38,44,46,52,58,61,62,65,76,78,80] mostraram que a técnica radiográfica exibe limitações maiores ou menores na dependência da morfologia radicular do dente a ser examinado, da posição no arco dental, da presença de estruturas anatômicas gerando interposições de imagens, da presença de reabsorção apical, além das dificuldades inerentes ao próprio processo de tomada e processamento radiográfico. Cabe sinalizar que o procedimento de tomada radiográfica, após odontometria eletrônica, deve ser executado cumprindo igualmente a função de reconhecimento do trajeto do canal (ou canais). A imagem do instrumento inserido no leito do canal facilita a identificação de detalhes sobre o ângulo e o raio de curvaturas, o comprimento do arco, as sinuosidades, as dilacerações e a espessura lateral de dentina, além de sugerir a relação entre a ponta do instrumento e o vértice radiográfico apical.

A radiografia, nesse caso, revela detalhes adicionais à imagem obtida inicialmente, facilitando a identificação de situações que ocasionarão procedimentos técnicos diferentes, com base nos dados aferidos pela análise da radiografia obtida com o(s) instrumento(s) inserido(s). Ressalta-se, ainda, que esse passo operatório mostra-se valioso no sentido da autoavaliação do aprendizado técnico necessário ao operador iniciante, fornecendo condições para o aumento do grau de confiança no método eletrônico de odontometria.

## Referências


1. Arora RK, Gulabivala K. An in vivo evaluation of the Endex and RCM Mark II electronic apex locators in root canals with different contents. Oral Surg Oral Med Oral Pathol Oral Radiol Endod April 1995; 79(4):497-503.
2. Berger CR. Obturação dos canais radiculares. In: ____. Endodontia. São Paulo: Pancast, 1998:420.
3. Best E et al. A new method of tooth length determination for endodontic practice. Dent Dig 1960; 66:450-4.
4. Blaskovic-Subat V, Maricic B, Sutalo J. Asymmetry of the root canal foramen. Int Endod J May 1992; 25(3):42-7.
5. Bramante CM, Berbert A. A critical evaluation of some methods of determining tooth length. Oral Surg Oral Med Oral Pathol Oral Radiol Endod Mar. 1974; 37:463-73.
6. Bregman RC. A mathematical method of determining the length of a tooth for root canal treatment and filling. J Canad Dent Ass 1950; 16:305-6.
7. Brochado VHD, Silva Neto UX da, Gonçalves Júnior JF, Ramos CAS. Avaliação da precisão de localizadores apicais eletrônicos na determinação do comprimento de trabalho. Anais da 18ª Reunião Anual da SBPqO. Pesqui Odontol Bras 2001; 15(Supl):79.
8. Burch JG, Hulen S. The relationship of the apical foramen to the anatomical apex of the tooth root. Oral Surg Oral Med Oral Pathol Oral Radiol Endod Aug. 1972; 34(2):262-8.
9. Busch LR et al. Determination of the accuracy of the Sono-Explorer for establishing endodontic measurement control. J Endod Oct. 1976; 2(10):295-7.
10. Chong BS, Pitt Ford TR. Apex locators in endodontics: which, when an how? Dent Update Oct. 1994; 21(8):328-30.
11. Chunn CB, Zardiackas LD, Menke RA. In vivo root canal length determination using the Forameter. J Endod Nov. 1981; 7(11):515-20.
12. Clouse HR. Electronic methods of root measurement. Gen Dent Nov./Dec. 1991; 6:432-7.
13. Coolidge ED. Anatomy of root apex in relation to treatment problems. J Am Dent Ass 1929; 16:1456-65.
14. Crane AS. Discussion of nature methods of making perfect root fillings. Dent Cosmos 1921; 63:1039-40.
15. De Deus QD. Endodontia. 5. ed. Rio de Janeiro: Medsi, 1992.
16. Duinkerke ASH, Van Der Poel ACM. An analysis of apparently identical radiographs. Oral Surg Oral Med Oral Pathol Oral Radiol Endod 1974; 38:962-7.
17. Dummer PMH, McGinn JH, Rees DG. The position and topography of apical constriction and apical foramen. Int Endod J 1984; 17:192-6.
18. Dunlap CA et al. An in vivo evaluation of an electronic apex locator that uses the ratio method in vital and necrotic canals. J Endod Jan 1998; 24(1):48-50.

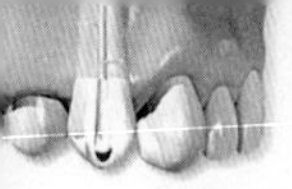




19. Elayouti A et al. Frequency of overinstrumentation with an acceptable radiographic working length. J Endod Jan 2001; 27(1): 49-52.
20. Ferlini Filho J. Estudo radiográfico e microscópico das reabsorções radiculares na presença de periodontites apicais crônicas (microscopia ótica e de varredura). Tese (Doutorado) – Faculdade de Odontologia de Bauru, Universidade de São Paulo, Bauru, 1999, 186 p.
21. Glickman GN, Mickel AK, Levin LG, Fouad AF, Johnson WT. Glossary of endodontic terms. In: American Association of Endodontists. 7. ed., 2003.
22. Goldman M, Pearson AH, Darzenta N. Endodontic success – Who's reading the radiographic? Oral Surg Oral Med Oral Pathol Oral Radiol Endod 1972; 33:432-4.
23. Gordon MPJ, Chandler NP. Electronic apex locators. Int Endod J 2004; 37:425-37.
24. Green DA. stereomicroscopic study of apices of 400 maxillary and mandibular anterior teeth. Oral Surg Oral Med Oral Pathol Oral Radiol Endod 1956; 9:1224-35.
25. Grove C J. An accurate new technique for filling root canals to the dentino-cemental junction with impermeable materials. J Amer Dent Ass 1929; 16:1594-600.
26. Gutierrez JH, Aguayo P. Apical foraminal openings in human teeth – number and location. Oral Surg Oral Med Oral Pathol Oral Radiol Endod June 1995; 79(6):769-77.
27. Gutmann JL, Leonard JE. Problem solving in endodontic working-length determination. Comp Continuing Educ Dent Mar. 1995; 16(3):288-302.
28. Harrison JW, Baumgatner JC, Svec TA. Incidence of pain associated with clinical factors during and after root canal therapy. Part 2. Postobturation pain. J Endod Oct. 1983; 9(10):434-8.
29. Huang L. The principle of electronic root canal measurement. Bull 4th Milit Med Coll 1959; 8:32-4
30. Ibarrola JL et al. Effect of preflaring on Root ZX apex locators. J Endod Sep 1999; 25(9):625-6.
31. Iizuka H et al. A study on electronic method for measuring root canal length. J Nihon Univ Sch Dent Nov. 1987; 29:278-86.
32. Ingle JI. Endodontics instruments and instrumentation. Dent Clin N Amer Nov. 1957; 1:805-22.
33. Kobayashi C. Electronic canal length measurement. Oral Surg Oral Med Oral Pathol Oral Radiol Endod 1995; 79(2):226-31.
34. Kobayashi C, Suda H. New electronic canal measuring device based on the ratio method. J Endod Mar. 1994; 20(3):111-4.
35. Kobayashi C, Yoshioka T, Suda H. A new engine-driven canal preparation system with electronic canal measuring capability. J Endod Dec. 1997; 23(12):751-4.
36. Kovačević M, Tamarut T. Influence of concentration of ions and foramen diameter on accuracy of electronic root canal length measurement. An experimental study. J Endod May 1998; 24(5): 346-1.
37. Kuttler Y. Microscopic investigation of root apexes. J Amer Dent Ass May 1955; 50:544-52.
38. Lambriandis T. Observer variations in radiographic evaluation of endodontic therapy. Endod Dent Traumat 1985; 1:235-41.
39. Langeland K. The histologic basis in endodontic treatment. Dent Clin N Amer 1967; 491-520.
40. Leonardo MR. Contribuição para o estudo da reparação apical e periapical pós-tratamento de canais radiculares. Tese (Livre Docência). Faculdade de Odontologia de Araraquara, Universidade Estadual Paulista, Araraquara, 1973. 252 p.
41. Leonardo MR, Leal JM. Endodontia: tratamento de canais radiculares. 3. ed., São Paulo: Editorial Médica Panamericana, 1998.
42. Levy AB, Glatt L. Deviation of the apical foramen from the radiographic apex. J N J St Dent Soc 1970; 41:12-3.
43. Lucena CM, Robles GV, Ferrer LCM, Navajas RMJM. In vitro evaluation of the accuracy of three electronic apex locators. J Endod 2004; 30(4):231-3.
44. Ludlow JB, Abreu M, Mol A. Performance of a new F-speed film for caries detection. Dentomaxilofacial Radiology Mar 2001; 30(2):110-3.
45. McQuillen JH. Fang fillings. Dent Cosmos 1861; 11:225-6.
46. Machado MEL, Pesce HF. Estudo da região apical de dentes tratados endodonticamente até o vértice radiográfico da raiz. Rev Ass Paul Cirurg Dent nov-dez. 1981; 35(6):534-7.
47. Maculan N. Manual de eletrônica e eletrotécnica. Curitiba: Editec, 1974.
48. Masreliez CJ. Method and apparatus for apical detection with complex impedance measurement. United States Patent 5759159, current U.S. class 600/547, 1998.
49. Mayeda DL et al. In vivo measurement accuracy in vital and necrotic canals with Endex apex locator. J Endod Nov. 1993; 19(11):545-8.
50. Meares WA, Steiman HR. The influence of sodium hypochlorite irrigation on the accuracy of the Root ZX electronic apex locator. J Endod 2002; 28(8):595-8.
51. Milano NF, Silva CAG. Comprimentos e distorções na condutometria em pré-molares e molares superiores e inferiores. Rev Gaúcha Odont mar-abr, 1988; 36(2):97-8.
52. Milano NF, Werner SM, Kapczinski M. Localização do forame apical; a real localização versus métodos usuais de condutometria. Rev Gaúcha Odont jul-set. 1983; 31(3):220-4.
53. Morfis A, Sylaras SN, Georgopoulou M, Kernani M, Prountzoos F. Study of the apices of human permanent teeth with the use of a scanning electron microscope. Oral Surg Oral Med Oral Pathol Feb, 1994; 77(2):172-6.
54. Oishi A, Yoshioka T, Kobayashi C, Suda H. Electronic detection of root canal constrictions. J Endod May, 2002; 28(5):361-4.
55. Olson AK, Goerig AC, Cavatio RE. The ability of the radiographic in determining the location of apical foramen. Int Endod J 1991; 24:28-31.
56. Ounsi HF, Haddad G. In vitro evaluation of reliability of the Endex electronic apex locator. J Endod Feb. 1998; 24(2):120-1.
57. Paiva JG, Antoniazzi JH. Odontometria. In: . Endodontia. Bases para a prática clínica. 2. ed., São Paulo: Artes Médicas, 1988:488.
58. Palmer MJ, Weine FS, Healey HJ. Position of the apical foramen in relation to endodontic therapy. J Canad Dent Ass 1971; 37(8):305-8.
59. Pratten DH, McDonald NJ. Comparison of radiographic and electronic working lengths. J Endod April 1996; 22(4):173-6.
60. Rambo MVH, Gamba HR, Borba GB, Maia JM, Ramos CAS. In vivo assessment of the impedance ratio method used in electronic foramen locators. BioMedical Engineering OnLine 2010, 9(46). Disponível em: http://www.biomedical-engineering-online.com/content/9/1/46.
61. Ramos CAS, Bernardineli N. Avaliação "in vivo" da precisão de leitura de um modelo de localizador apical eletrônico. Unopar Cient Ciênc Biol Saúde out. 2001; 3(1):9-20.
62. Ramos CAS, Bernardineli N. Influência do diâmetro do forame apical na precisão de leitura de um modelo de localizador apical eletrônico. Rev FOB 1994; 2(3):83-90.
63. Ramos CAS. Influência do diâmetro do forame apical na precisão de leitura de um modelo de localizador apical eletrônico. Dissertação (mestrado). Faculdade de Odontologia de Bauru – Universidade de São Paulo, Bauru, 1993. 117p.
64. Ramos CAS, Bramante CM. Instrumentação dos canais radiculares. In: . Endodontia. Fundamentos biológicos e clínicos. São Paulo: Santos Editora, 2001:159-206.
65. Reche MEA, Ramos CAS. Influência da determinação eletrônica do comprimento de trabalho, comprovada ou não radiograficamente, na qualidade do nível de obturação dos canais radiculares. Estudo "in vivo". Londrina, 2001, 118 p. Monografia (especialização). Universidade Norte do Paraná.
66. Seltzer S, Soltanoff W, Smith J. Biologic aspects of endodontics. Oral Surg Oral Med Oral Pathol Oral Radiol Endod 1973; 36:725-37.
67. Shabahang S, Goon WWY, Gluskin AH. An in vivo evaluation of Root ZX electronic apex locator. J Endod Nov. 1996; 22(11): 616-8.
68. Simon JHS. The apex: how critical is it? Gen Dent Jul-Aug., 1994; 42(4):330-4.
69. Sjögren U et al. Factors affecting the long-term results of endodontic treatment. J Endod Oct 1990; 16:498-504.

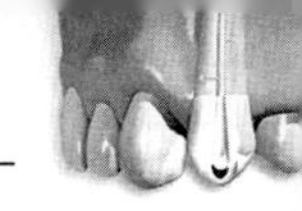

70. Suchde RV, Talim ST. Electronic ohmmeter. An electronic device for the determination of root canal length. Oral Surg Oral Med Oral Pathol Oral Radiol Endod Jan. 1977; 43(1):141-9.
71. Sunada I. New method for measuring the length of the root canal. J Jap Stomat Soc 1958; 25:161-71.
72. Suzuki K. Experimental study in iontophoresis. J Jap Stomat Soc 1942; 16:414-7.
73. Swartz DB, Skidmore AE, Griffin Jr JA. Twenty years of endodontic success and failure. J Endod May 1983; 9(5):198202.
74. Tidmarsh BG, Sherson W, Stalker NL. Establishing endodontic working length: a comparison of radiographic and electronic methods. N Z Dent J 1985; 81:93-6.
75. Ushiyama J. New principle and method for measuring the root canal length. J Endod Mar.1983; 9(3):97-104.
76. Vande Vorde HE, Bjorndahl, AM. Estimating endodontic "working length" with paralleling radiographics. Oral Surg Oral Med Oral Pathol Oral Radiol Endod 1969; 27:106-9.
77. Yamaoka M, Yamashita Y, Saito T. Electrical root canal measuring instrument based on a new principle – makes measurements possible in a wet root canals. Osada Product Information 6, 12 p. June 1989.
78. Weine FS. Cálculo do comprimento de trabalho. In: . Tratamento endodôntico. 5. ed., São Paulo: Santos, 1995:401.
79. Welk AR, Baumgartner JC, Marshall JG. An in vivo comparison of two frequency-based electronic apex locators. J Endod 2003; 29(8):497-500.
80. Wu M, Wesselink PR, Walton RE. Apical terminus location of root canal treatment procedures. Oral Surg Oral Med Oral Pathol Oral Radiol Endod Jan 2000; 89(1):99-103.

# 13

# Filosofia do Tratamento Endodôntico

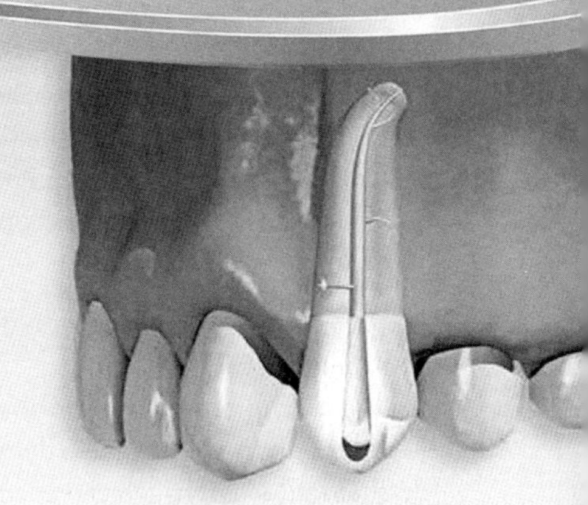

Mário Roberto Leonardo
Renato de Toledo Leonardo

## INTRODUÇÃO

A endodontia abrange diversos tratamentos, determinados e selecionados a partir de diferentes etiologias e diagnósticos, com o objetivo de reparar estruturas pulpares, apicais e periapicais previamente alteradas, geralmente por cárie, assim como evitar suas repercussões no organismo. Não se trata, portanto, de um tratamento efetuado de maneira única, simples, padronizada e que independe, por exemplo, do número previamente estipulado de sessões para sua realização, dada a imensa quantidade de variáveis a serem consideradas.

Nesse universo de variáveis se incluem:

- Condições anatômicas dos canais radiculares.
- Características inerentes ao próprio profissional, como:
  - Paciência.
  - Concentração.
  - Gostar do que faz (endodontia).
  - Habilidades manuais, como elevada sensibilidade, delicadeza no manuseio do instrumento e senso clínico.
  - Capacidade profissional, adquirida com dedicação, prática e conhecimentos teóricos.
- Condições e estados patológicos do dente, como também de suas estruturas paradentárias.
- Recursos tecnológicos disponíveis e ao alcance do profissional.

Esse universo de variáveis que envolve a biologia e a técnica, além de equilíbrio entre ambos os componentes, será de grande relevância no plano de tratamento a ser seguido.

Assim, a partir do diagnóstico clínico/radiográfico inicial determinam-se diferentes tratamentos.

## COM RELAÇÃO À PATOLOGIA PULPAR

### Tratamento de canais radiculares de dentes com vitalidade pulpar

O diagnóstico das alterações pulpares que levam ao tratamento de canais radiculares está normalmente correlacionado com estágios irreversíveis de inflamação, devido, principalmente, à lesão de cárie em que, mesmo com a remoção da causa de agressão pulpar, não é possível reverter o grau de inflamação.

Enquadram-se nessas alterações as inflamações pulpares agudas avançadas, denominadas *pulpites agudas irreversíveis*, e as pulpites crônicas ulceradas.

Nas pulpites agudas irreversíveis, o diagnóstico evidencia um paciente com:

- Dor espontânea, exacerbada ou aliviada por agentes térmicos.
- Dor localizada ou difusa.
- Dor reflexa.
- Dor intensa, impedindo-o de dormir à noite.

Com esse diagnóstico, em aproximadamente 90% dos casos, ao se expor a polpa (única maneira de se obter o alívio da dor), o tecido pulpar irá se mostrar macroscopicamente vital, isto é:

- Com corpo (estrutura).
- Resistente ao corte (remoção da polpa radicular).
- Com sangramento suave.
- Com coloração sanguínea vermelha/vibrante.

A análise histopatológica desses dentes revela que, apesar do alto grau de inflamação do tecido pulpar, não se veri-

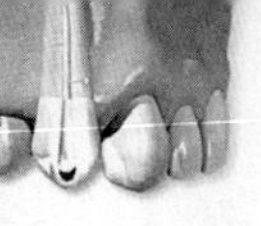



ficam em seu interior bactérias que caracterizariam a infecção. Normalmente, a infecção encontra-se restrita à área da lesão de cárie em contato com o tecido pulpar. Nesses casos, antes de se iniciar o tratamento do canal radicular, deve-se remover essa infecção superficial, localizada na exposição do pulpar, para obter-se uma penetração asséptica (livre de bactérias) até o interior do canal radicular. Assim, o tratamento a ser efetuado denomina-se "biopulpectomia" e consiste protocolarmente nas seguintes etapas operatórias:

- Anestesia.
- Preparo do dente para receber o dique de borracha.
- Isolamento absoluto.
- Antissepsia do campo operatório com clorexidina a 2%.
- Remoção do tecido cariado e de restaurações com brocas de alta rotação e refrigeração adequada.
- Abertura coronária (cirurgia de acesso).
- Irrigação da câmara pulpar com solução irrigadora antimicrobiana e oxidante, como a solução de hipoclorito de sódio altamente concentrada (5,25%).
- Exploração do canal radicular e abertura de espaço no interior da polpa radicular com lima tipo K de número compatível com a anatomia do canal radicular.
- Odontometria.
- Obtenção do comprimento real de trabalho (CRT) no limite cemento-dentina-canal (CDC).
- Remoção da polpa radicular com lima tipo K.
- Realização do caminho pavimentado (*glide path*).
- Preparo biomecânico do canal radicular com limite apical de instrumentação no nível do CDC (geralmente 1mm aquém do comprimento do dente).
- Obturação do canal radicular, na mesma sessão de tratamento, também no nível do CDC, local do batente apical, que se constituirá em anteparo à sobreobturação.

Cabe ressaltar que, nas biopulpectomias, o importante é a manutenção da cadeia asséptica, ou seja, não carrear microrganismos para áreas (canal radicular) isentas de infecção. Além disso, deve-se fazer o possível para preservar as estruturas vivas do sistema de canais radiculares e o delta apical, de modo a favorecer o processo de reparo.

Assim, sempre que possível, o tratamento deve ser feito em sessão única, mediante o uso de soluções irrigadoras do canal radicular que respeitem a vitalidade dos tecidos sem a necessidade de alargamento excessivo do canal, procurando limitar-se ao canal dentinário para preservar o coto pulpar e obturando o canal radicular com materiais obturadores biocompatíveis. No entanto, nos casos em que o grau de complexidade anatômica é grande ou quando o paciente apresenta limitações na abertura bucal, na falta de habilidade do profissional, ou até mesmo por questões extemporâneas, uma segunda sessão se fará necessária. Nessas situações, recomenda-se curativo à base de hidróxido de cálcio (se a polpa já foi removida) ou de corticoide com antibiótico (quando não foi possível a remoção de todo o tecido pulpar) entre as duas sessões.

### Tratamento de canais radiculares de dentes sem vitalidade pulpar

A infecção do sistema de canais radiculares é importante em virtude de sua difícil resolução. Diferentemente da maioria das estruturas do organismo, o dente com polpa necrosada e infectado não apresenta circulação sanguínea, tornando-se inacessível às células e aos elementos de defesa, o que impede a utilização da antibioticoterapia sistêmica e os benefícios do sistema imunológico, ainda que confinado a uma articulação (gonfose) rodeada de tecido conjuntivo e ósseo. Assim, para resolução da infecção endodôntica deve ser considerado e destacado o conhecimento profundo dos princípios biológicos relacionados com os processos inflamatórios e de reparo, associado ao domínio do numeroso arsenal tecnológico para ações locais, físico-químicas e biomecânicas. Ademais, todo o processo de erradicação da contaminação do sistema de canais radiculares deve ser efetuado respeitando-se e preservando-se as estruturas dentárias remanescentes, por meio de técnicas minimamente invasivas.[1,2]

## INFECÇÃO DO SISTEMA DE CANAIS RADICULARES

Após e/ou concomitantemente ao processo de necrose pulpar, ocorre a contaminação do espaço endodôntico. No dente sem vitalidade pulpar, e consequentemente sem circulação sanguínea, portanto sem o combate aos microrganismos por células ou mediadores imunológicos, ocorre a infecção do canal radicular.[3] As vias para essa contaminação são os túbulos dentinários, a anacorese, fraturas, espaços existentes entre restaurações inadequadas ou mesmo por exposição direta. Deve ser salientado que no canal radicular com polpa necrosada há elevado número de nutrientes, temperatura ao redor de 37ºC e ausência de luz e umidade. Esse ambiente se torna propício para o estabelecimento da infecção. Entretanto, mesmo se sabendo que na cavidade bucal existem centenas de diferentes espécies bacterianas, assim como é grande a variedade de espécies que compõem a lesão de cárie (principal razão da necrose pulpar), restrito e pequeno é o número de microrganismos que ganham o espaço do canal radicular e aí sobrevivem e constituem a infecção endodôntica.

Na dinâmica da infecção endodôntica, com o passar do tempo a microbiota anaeróbia estrita predomina sobre os anaeróbios facultativos.[4] Em geral, a infecção inicia-se com predomínio de anaeróbios facultativos, os quais, no entanto, consomem oxigênio e produzem dióxido de carbono e hidrogênio. Com o passar do tempo, a disponibilidade de oxigênio torna-se ínfima, e os níveis de dióxido de carbono e hidrogênio se elevam, tornando o meio desfavorável às bactérias que necessitam e consomem o oxigênio (anaeróbias facultativas) e favorável àquelas que independem do oxigênio, que proliferam e sobrevivem em meio rico em dióxido de carbono e hidrogênio (anaeróbias estritas).[5] Outros fatores

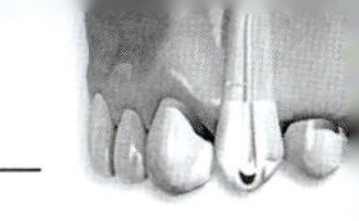

de relevância referentes à infecção estão relacionados com a qualidade dos nutrientes disponíveis no sistema de canais radiculares e as relações positivas ou antagonistas entre os microrganismos.[6]

Na sequência da dinâmica infecciosa, a microbiota do canal radicular produz colagenases, hialuronidases e outras substâncias que degradam o remanescente de tecido vivo do sistema de canais radiculares e invade os canais laterais, foraminas, forame, túbulos dentinários e, por fim, contamina toda a massa dentinária (Figura 13.1). Algumas bactérias chegam a enganar as defesas do hospedeiro e se estabelecem na região externa do ápice radicular, nas crateras de erosão cementária, sintetizando proteína extracelular e constituindo um biofilme apical bacteriano.[7] Outras espécies bacterianas ainda podem ganhar o espaço perirradicular e desenvolver-se na lesão periapical. Isso, porém, é raro.

A infecção do sistema de canais radiculares, com toda a massa dentinária envolvida, produz elementos intra ou extracelulares bacterianos, como enzimas, toxinas ou restos celulares, que agridem o tecido conjuntivo perirradicular, principalmente na região do periodonto apical. A resposta a essa agressão do tecido conjuntivo é basicamente o processo inflamatório, dominado inicialmente por polimorfonucleares, mas que, com o decorrer do tempo, tem predominância de monócitos, principalmente macrófagos, linfócitos e plasmócitos, entremeados por fibroblastos, que constituem o que se denomina radiograficamente lesão periapical ou periodontite apical.

A periodontite apical é um exemplo típico de equilíbrio, em que o hospedeiro produz elementos de combate às toxinas lançadas ao meio pela infecção. Entre essas toxinas, uma merece destaque, o lipopolissacarídeo (LPS), constituinte da membrana externa de bactérias gram-negativas. O LPS é uma endotoxina, molécula tóxica liberada durante a multiplicação ou morte bacteriana. A presença de LPS e lipídio A (porção tóxica do LPS) na região periapical produz uma reação inflamatória intensa com ativação e estimulação de macrofágos que liberam altas concentrações de citocinas, levando à reabsorção óssea periapical e resultando em doença imunopatogênica.[8]

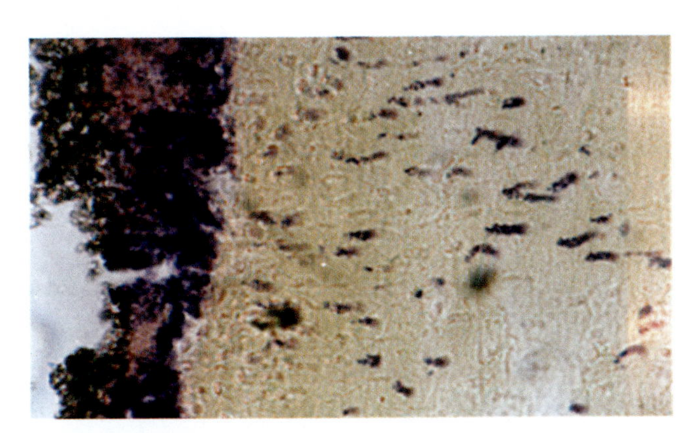

▶ **Figura 13.1** Presença de microrganismos nos túbulos dentinários. (Leonardo MR et al. Oral Surg Oral Med Oral Pathol, 1994.)

Em geral, a infecção do sistema de canais radiculares é polimicrobiana ou mista, e o número de espécies bacterianas envolvidas no processo infeccioso seletivo varia de três a 12 espécies. Atualmente, com o advento e a aplicação de técnicas moleculares de avaliação da microbiota presente no sistema de canais radiculares, verifica-se, em casos de dentes com necrose pulpar e periodontite apical sintomáticos (agudos), predomínio de bactérias anaeróbias estritas, principalmente gram-negativas, portanto com elevados níveis de LPS.

Nos casos diagnosticados como necrose pulpar e periodontite apical assintomáticos (crônicos), predominam os anaeróbios estritos gram-positivos (sem LPS).[7]

Outro exemplo de infecção bacteriana a ser considerado está ligado aos casos de lesões periapicais persistentes, ou seja, aquelas que são ou foram refratárias ao tratamento endodôntico, levando à indicação de retratamento. Nesses casos, um fator importante a ser considerado é a presença, quase sempre constante, de uma espécie de cocos gram-positivos muito patogênicos, de difícil erradicação e resistentes a antimicrobianos, denominada *Enterococcus faecalis*. Apesar de presentes em pequeno percentual de dentes com necrose e lesão periapical assintomáticos, quase sempre surgem em casos que necessitam de retratamento.[9]

## Tratamento da infecção endodôntica (erradicação dos microrganismos do sistema de canais radiculares ou necropulpectomia)

### *Isolamento absoluto e abertura coronária*

O principal meio para erradicação de infecção do sistema de canais radiculares consiste no preparo biomecânico, porém, nesse contexto, algumas considerações devem ser mencionadas.

O uso de isolamento absoluto com lençol de borracha é imprescindível. É preferível extrair o dente a submetê-lo a tratamento endodôntico sem isolamento.

A abertura coronária e o acesso aos canais radiculares devem ser realizados com fresas de alta rotação e refrigeração abundante. Antes da abertura coronária, devem ser removidos todo o tecido cariado e as restaurações.

Terminado o acesso, procede-se à irrigação abundante, ao redor de 10mL, de solução irrigadora altamente antisséptica (p. ex., solução de hipoclorito de sódio altamente concentrado [no máximo 5,25%], ou clorexidina solução a 2% [Consepsis®] ou peróxido de hidrogênio).

### *Neutralização do conteúdo séptico-tóxico do canal radicular*

Procede-se à neutralização da coroa-ápice com instrumentos manuais (do maior para o menor diâmetro, com penetração até sentir-se resistência ao avanço em direção ao ápice), até a proximidade do ápice radicular, utilizando-se solução concentrada de hipoclorito de sódio, de 2,5% a 5,25%. A neutralização continua até o comprimento da saída

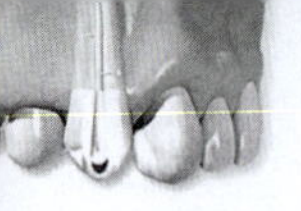



foraminal, com desbridamento foraminal. Avalia-se o comprimento do dente, de preferência por meio de localizadores foraminais eletrônicos, que apresentam maiores confiabilidade e precisão (Figura 13.2).[10]

## Soluções irrigadoras

Apesar de ser um excelente antisséptico, a penetrabilidade da solução de hipoclorito de sódio concentrado nos túbulos dentinários é pequena, não passando dos 400µm (Figura 13.3). Recordemos que, no caso das infecções do sistema de canais radiculares, toda a massa dentinária e todo o sistema de canais radiculares estão infectados. Para eliminar a infecção totalmente, a solução irrigadora deveria penetrar ao redor de 1.500µm. Assim, as bactérias localizadas mais no interior da massa dentinária ficam imunes à ação antimicrobiana do hipoclorito de sódio.[11]

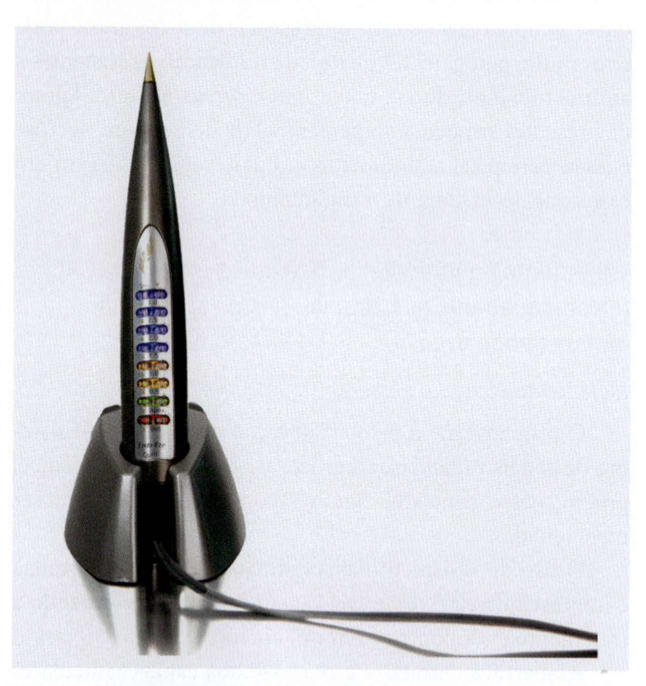

▶ **Figura 13.2** Localizador foraminal eletrônico Quill Endo-Eze Ultradent (Products South Jordan, Utah, EUA).

▶ **Figura 13.3** Penetração de solução de hipoclorito de sódio 5,25% em dentina humana. (Imagem gentilmente cedida pelo Prof. Luciano Giardino, da Universidade de Turim – Itália.)

Outro fator a ser considerado é que, para uma ação antimicrobiana efetiva, é preciso haver o contato da solução com o microrganismo no meio dentinário por ao menos 30 minutos.[12] Por isso, o canal radicular deve manter-se permanentemente inundado pela solução de hipoclorito de sódio, que deve ser constantemente renovada, uma vez que, em alguns minutos e à temperatura corporal, as propriedades antimicrobianas são rapidamente perdidas.

Outras soluções antimicrobianas também estão indicadas para erradicação da infecção do sistema de canais radiculares. A solução de clorexidina é uma dessas opções, sendo bastante efetiva contra gram-positivos e gram-negativos.[13,14] Algumas soluções de clorexidina apresentam baixa tensão superficial, como o Consepsis®, da Ultradent, com tensão ao redor de 26mJ/m² (informação do fabricante Ultradent Products Inc., South Jordan, Utah, EUA) (Figura 13.4). Em virtude de sua baixa tensão superficial, aumenta a penetrabilidade, porém a clorexidina não degrada a matéria orgânica, sendo inefetiva em casos de restos pulpares vivos ou necrosados. Apesar de a clorexidina apresentar algumas vantagens, a ausência de capacidade de dissolução tecidual impede que ela seja considerada um substituto completo do hipoclorito de sódio.

Para amenizar a precariedade tanto do hipoclorito de sódio como da clorexidina na eliminação ou completa erradicação da infecção, uma boa alternativa consiste no seguinte protocolo: ao término do preparo do canal radicular, em que o hipoclorito de sódio foi usado como solução irrigadora, utilizam-se soluções quelantes, como EDTA ou ácido cítrico, em abundância (5mL por canal radicular, lentamente), por 3 minutos. As soluções quelantes são efetivas na eliminação da camada residual (*smear layer*), removendo restos pulpares orgânicos e inorgânicos.[15] Ao fim da irrigação com quelantes, irriga-se o canal radicular com 5mL de soro fisiológico ou água destilada e, por fim, utiliza-se o Consepsis® (5mL) para irrigação final. Além de ter facilitada a penetração, a clorexidina poderá exercer mais eficazmente sua ação antimicrobiana por período mais prolongado. Vale frisar que o hipoclorito de sódio e a clorexidina não devem ser usados em associação, ou um logo após o outro, para evitar formação de paracloroanilina, substância citotóxica ao sistema hematopoético.[16]

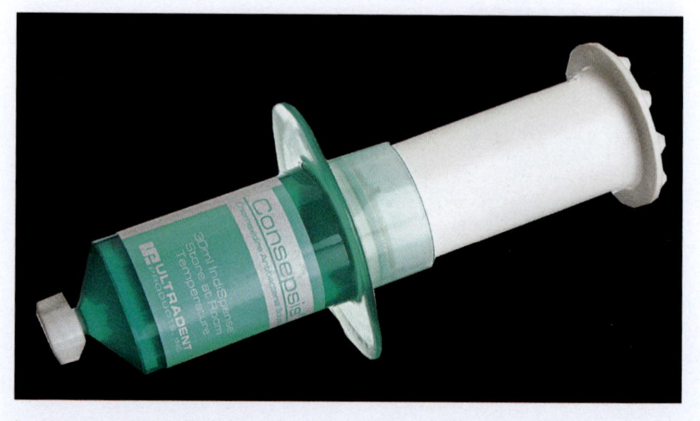


▶ **Figura 13.4** Consepsis. Clorexidina 2% (Ultradent Products South Jordan, Utah, EUA).

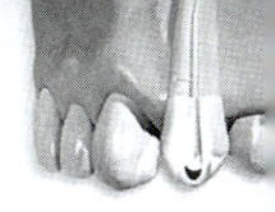

Assim, ao se decidir pelo uso de hipoclorito de sódio e clorexidina, deve-se intercalá-los ao uso de EDTA/ácido cítrico e solução salina/água destilada.

Algumas associações de antibióticos, ácido cítrico e/ou EDTA com surfactantes, geralmente cetramida ou Tween 80®, têm sido propostas, como MTDA®, Tetraclean®, Cetrexidin®, Smear Clear®, Hypoclean®, Cloreximid® e Qmix® para melhorar a ação antimicrobiana, porém, apesar de algumas vantagens em relação ao hipoclorito de sódio, ainda pecam em algumas propriedades, como alta erosibilidade, manchas coronárias, deficiência na dissolução de tecidos vivos ou necróticos etc.[17,18]

Existem também associações de surfactentes com hipoclorito de sódio ou clorexidina, como Chlor-Xtra® (associação de hipoclorito de sódio com Triton X®, um surfactante) ou mesmo CHX Plus® (associação de clorexidina 2% com Triton X®) que, apesar de melhorarem a ação antimicrobiana, não possibilitam a total erradicação de toda a infecção do sistema de canais radiculares.[19]

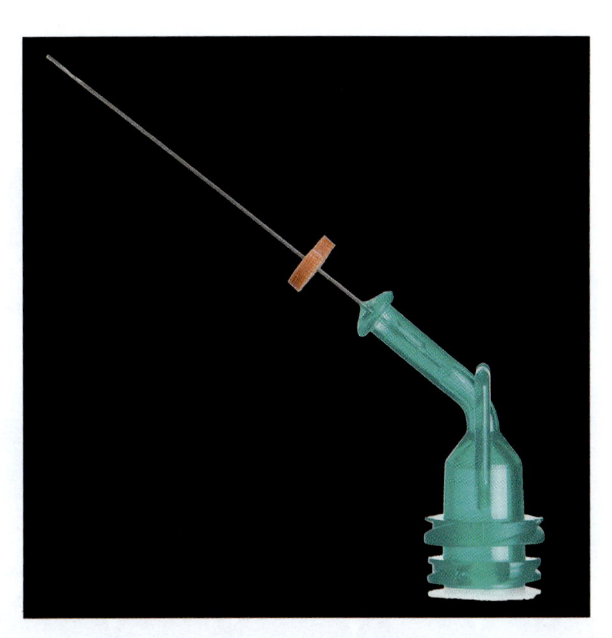

▶ **Figura 13.5** Agulha Navi Tip Calibre 31 (Gaùge Ultradent Products South Jordan, Utah, EUA).

## Agulhas para irrigação

Relembrando o conceito clássico de Herbert Schilder sobre preparo dos canais radiculares, os instrumentos modulam e as soluções irrigadoras limpam o canal radicular. Além disso, é o grande volume de solução irrigadora que efetua a limpeza, e não a concentração do hipoclorito de sódio.[20] Alguns profissionais desavisados e desinformados utilizam soluções de hipoclorito de sódio com concentração superior a 5,25%. Acima dessa concentração, degrada-se o colágeno, deixando o dente friável, além de aumentar o risco de acidentes, mesmo quando usado um pequeno volume, o que contradiz o fato de que um alto volume é o que importa. Devido às características inerentes ao diâmetro dos canais radiculares, muitos profissionais utilizam agulhas de grande calibre, o que impede que a solução irrigadora atue em toda a extensão do canal radicular. Atualmente, preconiza-se que qualquer canal radicular seja instrumentado pelo menos até uma lima tipo K de número 30 para que a solução irrigadora alcance toda a extensão do canal radicular de maneira efetiva. Assim, agulhas de pequeno calibre e com saídas laterais são imprescindíveis para neutralização e preparo do canal radicular, apresentando resultados altamente relevantes (Figura 13.5).[21,22]

### *Instrumentação do canal radicular*

Após a neutralização do conteúdo séptico-tóxico do canal radicular, inicia-se a instrumentação do canal. Várias são as modalidades e técnicas de instrumentação. Independentemente da modalidade escolhida (manual, mecânica rotatória, mecânica oscilatória ou híbrida), a instrumentação deve ser sempre iniciada com instrumentos manuais tipo K, até o instrumento número 20 ou 25 no comprimento de trabalho. As técnicas mecanizadas rotatórias apresentam grande vantagem, pois, além de instrumentos de níquel e titânio (NiTi) de grandes conicidade e flexibilidade, contam com cinemática que, pelo desenho da parte ativa, expulsa os produtos tóxicos no sentido coronário[23] (Figura 13.6). As técnicas híbridas e mecanizadas oscilatórias têm a vantagem de contar também com instrumentos de NiTi e de atuar em zonas V (áreas de achatamento do canal radicular), de difícil acesso, com instrumentos mecanizados de aço inoxidável de pequeno diâmetro, facilitando a limpeza de áreas de difícil acesso às soluções irrigadoras (Figura 13.7).[24]

### *Meios auxiliares à irrigação e instrumentação*

Uma excelente combinação que alcança excelentes resultados na desinfecção se faz com a utilização de aparelhos de ultrassom, ajustados às limas tipo K manuais de pequeno diâmetro (10 ou 15) com irrigação abundante de soro fisiológico ou água destilada,[25] e as instrumentações mecanizadas (rotatórias ou oscilatórias), que utilizam instrumentos flexíveis de NiTi com grande conicidade. Outra tecnologia promissora consiste nos instrumentos autoajustáveis (SAF na sigla em inglês), principalmente quando utilizados no refinamento do preparo do canal radicular (Figura 13.8).[26]

Ademais, recentes tecnologias também utilizadas com bons resultados incluem os sistemas Endo Vac®,[27] Safety Irrigator®, Vibringe Endo® e Clean Max®.

Na finalização, como meios auxiliares mecânicos para limpeza, instrumentos com formato de escova plástica (Canal Brush®) ou de limas (Endo Activator®) são utilizados como coadjuvantes ao uso de quelantes.

Atualmente, principalmente após o longo período de aperfeiçoamento e desenvolvimento na aplicabilidade, excelentes resultados são obtidos na desinfecção do sistema de canais radiculares com o uso do *laser*. Esses aparelhos e técnicas deixaram de ser uma promessa e constituem realidade importante na endodontia.[28]

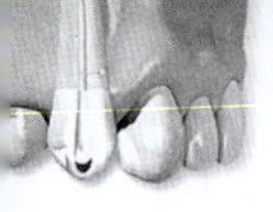

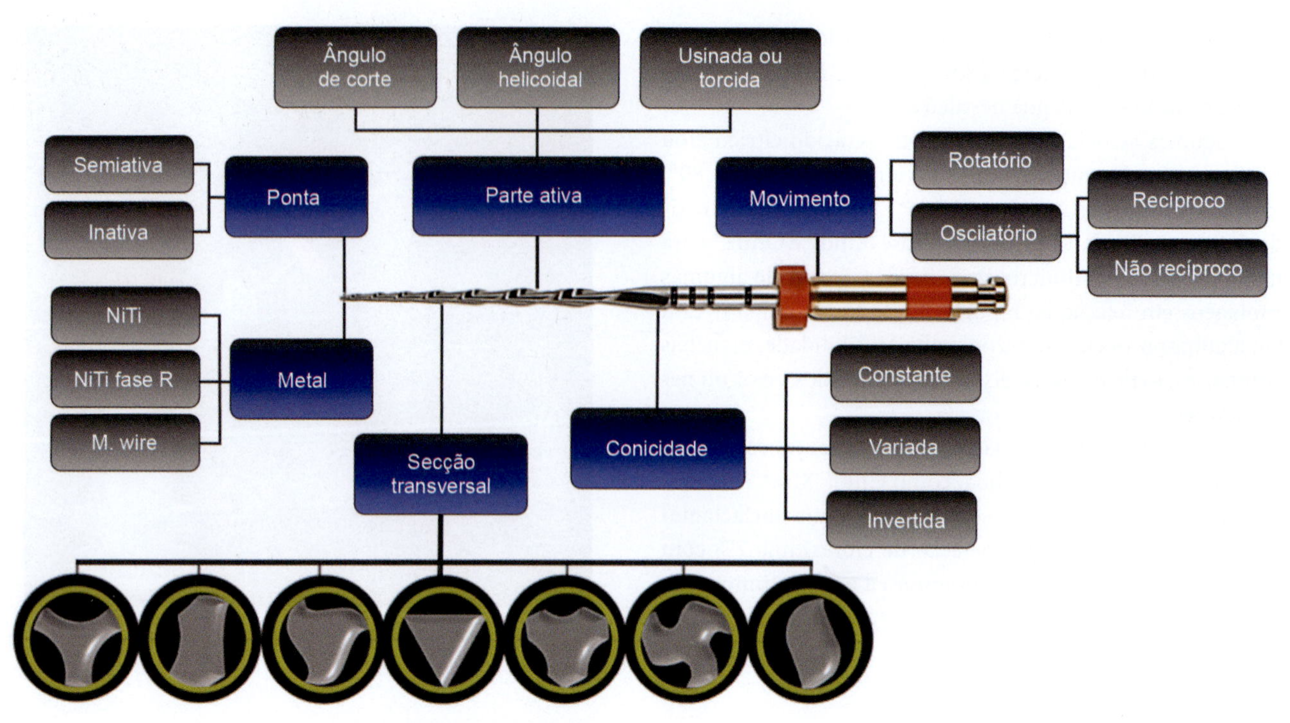


▶ **Figura 13.6** Esquema de instrumento mecanizado de NiTi.

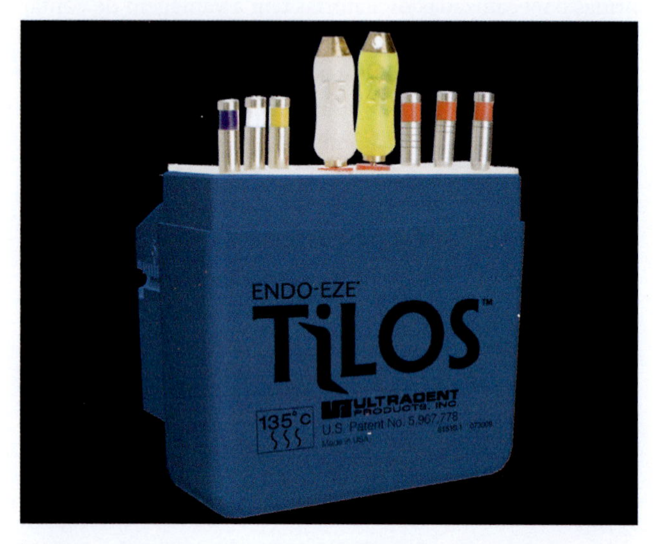


▶ **Figura 13.7** Sistema TiLOS de instrumentação mecanizada oscilatória (Ultradent Products South Jordan, Utah, EUA).

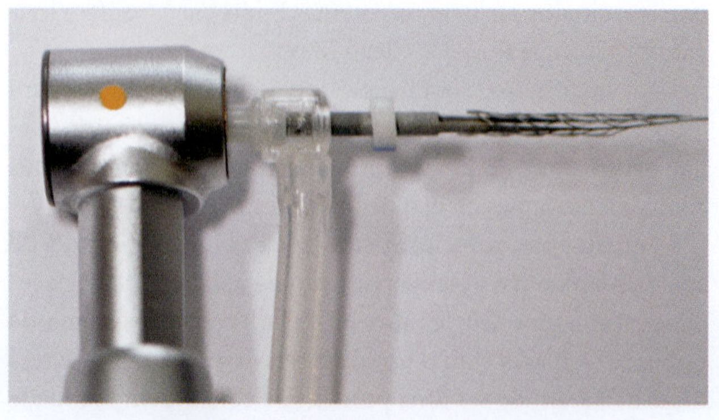

▶ **Figura 13.8** SAF (Self-Adjusting File).

Em estágio inferior, para obtenção da desinfecção do sistema de canais radiculares, quando comparado aos métodos tradicionais de irrigação, conta-se com o sistema Endox-plus[29] e com os aparelhos que utilizam a ozonoterapia, os quais, porém, ainda necessitam de maior aprimoramento.[30]

### *Curativo de demora entre duas sessões*

A utilização de curativo de demora entre duas sessões, em casos de dentes com necrose pulpar e periodontite, ou retratamentos, como meio auxiliar à desinfecção, tornou-se assunto bastante controverso. Aqueles que indicam o tratamento de canais radiculares sempre em sessão única contam com um fator extremamente positivo para convencer o profissional da área odontológica, além de não ser necessária nova visita do paciente, com nova anestesia, isolamento, abertura coronária e remoção de restaurador provisório da coroa, remoção do curativo e, principalmente, o tempo que isso demanda. Esse fator é o econômico, uma vez que ao se indicar a endodontia em duas sessões, mesmo que somente em casos específicos, restringem-se em demasia os ganhos do profissional.

No entanto, por mais que se argumente que o tratamento endodôntico em sessão única é capaz de promover a desinfecção do sistema de canais radiculares em dentes que apresentam necrose pulpar e periodontite, e/ou retratamentos, as evidências que confirmam essa filosofia são fundamentadas em avaliações clínicas e radiográficas. Quando se aprofunda o método de avaliação e se utilizam avaliações clinicorradiográficas e também histopatológicas, nota-se sensível melhora dos resultados com o uso de curativo de demora entre duas sessões.[31]

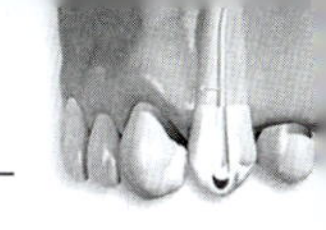

Todavia, mesmo para aqueles que defendem o tratamento em duas sessões (somente nos casos de necrose pulpar com periodontite e naqueles que necessitam de retratamento, já que para todos os outros diagnósticos é preconizada sessão única), a sessão única é um ideal a ser buscado. É importante salientar, também, que esse dissenso em relação à modalidade de tratamento a seguir tem impulsionado o desenvolvimento não só de novas tecnologias, como aprofundado o conhecimento dos aspectos microbiológicos, imunológicos e histopatológicos envolvidos nessa dicotomia. Todo esse contexto, porém, eleva e promove o aprimoramento da endodontia. Tendo a ciência como norte, nada mais triste do que executar uma tarefa sempre do mesmo modo, esperando diferentes e melhores resultados.

Assim, para os casos descritos previamente (necrose pulpar com periodontite/retratamentos), preconiza-se a utilização de curativo de demora. Embora uma variedade enorme de antissépticos e antibióticos já tenha sido proposta,[32] o curativo que tem como base o hidróxido de cálcio é o mais eficaz (Figura 13.9).[33] Recordando que nesses casos a infecção predominante é composta por microrganismos anaeróbios estritos, importante é o papel do hidróxido de cálcio, já que altera o pH do meio, impossibilitando a sobrevivência dessa microbiota em meio alcalino, além de interferir no teor de $CO_2$ e oxigênio, competindo com as bactérias e detoxificando o lipídio A (porção tóxica do LPS bacteriano) e, principalmente, por ter penetrabilidade nos túbulos dentinários e alcançar populações bacterianas que fugiram à ação das soluções irrigadores e de outros meios de desinfecção.[34]

O tempo ideal para que o hidróxido de cálcio atinja essas microbiotas distantes é de 2 semanas, aproximadamente. Não é necessário, sendo até mesmo contraindicado, o uso de curativo por período superior a 2 semanas ou mesmo o tratamento em várias sessões.

Os paradigmas na erradicação da infecção do sistema de canais radiculares é composto por preparo biomecânico, curativo entre duas sessões por 2 semanas, obturação do canal radicular e reconstrução coronária. Nesse contexto, é importante lembrar ainda que alguns fundamentos utilizados em endodontia não mudaram em décadas. O conceito de engarrafamento das bactérias no sistema de canal radicular, ou mesmo o que se denomina fechamento das entradas e saídas, é totalmente infundado e errado, uma vez que as bactérias "engarrafadas" continuam a receber nutrientes pelo periodonto lateral, já que o cemento radicular é permeável.

Quando se utiliza curativo de demora, é importante o uso de restauradores coronários que resistam à mastigação pelo período de 2 semanas. Assim, preconiza-se o uso de restauradores à base de ionômero de vidro ou mesmo compósitos.

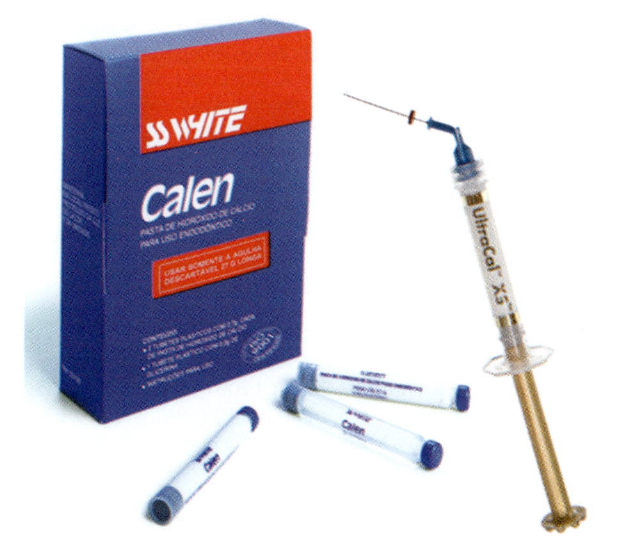


▶ **Figura 13.9** Hidróxido de cálcio para uso como curativo de demora.

## Obturação dos canais radiculares

A obturação dos canais radiculares é um dos paradigmas na desinfecção dos canais radiculares, uma vez que, teoricamente, preencheria espaços vazios que podem ser colonizados por bactérias por acaso remanescentes. Também tem relevância o impedimento da infiltração bacteriana tanto no sentido ápico-coronário como corono-apical. No entanto, até o momento, ainda não existe um material obturador que "sele" tridimensionalmente o sistema de canais radiculares. Avaliações contemporâneas usando protocolos de pesquisa como "Micro C T", infiltração de fluidos e bactérias demonstram que ainda não se encontrou material obturador que seja tridimensionalmente efetivo.[35] Mais ainda, a maioria dos materiais obturadores de canais radiculares não adere à dentina, aos cones de guta-percha geralmente utilizados, nem aos materiais restauradores coronários à base de compósitos usados na rotina.

Sabendo-se que um dos principais responsáveis pelo insucesso dos tratamentos endodônticos é a infiltração bacteriana coroa-ápice,[36] é inconcebível ainda lançar mão do uso de cones sólidos de guta-percha (com mais de 80% da composição à base óxido de zinco), ou mesmo guta-percha termoplastificada, associados a cimentos geralmente à base de óxido de zinco e eugenol (OZE) ou hidróxido de cálcio, ou bisfenol A, silicone, exametileno tetramina, MTA, cerâmica e outros materiais que não aderem às paredes dentinárias e muito menos aos compósitos utilizados para reconstrução da coroa. Além dessa incapacidade de selamento, alguns materiais obturadores têm alta solubilidade, principalmente aqueles à base de hidróxido de cálcio, contribuindo mormente para a infiltração.[37]

Outro fator de importância, e que deve ser inerente aos materiais obturadores, é a biocompatibilidade. Uma vez que esses materiais ficam em contato permanente com as estruturas apicais e periapicais, devem promover ou contribuir para o selamento apical com tecido mineralizado ou fibroso. Assim, devem ser biocompatíveis. Dentro daqueles fundamentos que não variaram nos últimos 100 anos, alguns materiais obturadores contêm elementos bactericidas. O ganho

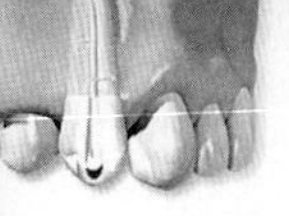



com essa propriedade os torna altamente tóxicos, com alguns deles contendo formaldeído, substância conprovadamente carcinogênica. Dentro dessa realidade, mas ainda pecando em diversos aspectos, alguns materiais à base de compósito foram lançados no mercado com intuito de promover obturação em monobloco, com adesão entre cones resinosos, dentina, pinos compostos e, principalmente, aos materiais restauradores coronários. Todos esses materiais, alguns com mais de 12 anos de uso, ainda merecem melhores avaliações para que se tornem a nova opção, mas representam uma grande evolução.

### Restauração coronária

Uma das últimas etapas do tratamento endodôntico, a restauração coronária, temporária ou definitiva, tem elevada importância e muitas vezes é negligenciada. É de suma importância evitar qualquer contato do dente com o canal radicular tratado com a saliva. Assim, desde o momento em que se remove o isolamento absoluto, nenhum contato com saliva deve ocorrer. Uma das técnicas que apresentam melhores resultados utiliza compósitos de cor distinta do material obturador e dentina, seguida da reconstrução com ionômero de vidro (temporária) ou compósito (definitiva). Deve ser ressaltado também que todo procedimento realizado *a posteriori* deve ser efetivado por meio de isolamento absoluto. Além de evitar a contaminação, a reconstrução coronária e o ajuste oclusal são responsáveis pelo processo de reparo das estruturas apicais e periapicais.

## CONSIDERAÇÕES FINAIS

De maneira geral, e compatível com a extensão de um capítulo, essa é nossa visão sobre a filosofia do tratamento endodôntico. Não é nossa pretensão acreditar que esse seja um tema completamente avaliado, uma vez que ainda há muito por melhorar, mas até o momento é o que se nos apresenta como uma das melhores maneiras de se obter sucesso em endodontia. Representa também uma maneira de pensar compartilhada por vários profissionais da área endodôntica. Não é, portanto, um pensamento isolado, mas provém de uma teia de relações, mesmo que eventualmente haja discordâncias ou, até mesmo, mais permanentes. Essa relação tem elevado o nível dos profissionais da endodontia no Brasil em termos mundiais, o que se confirma na leitura das referências bibliográficas deste capítulo, em sua maioria constituída por autores brasileiros, que publicam nos periódicos mais importantes da literatura correlata mundial.

### Referências


1. Ferrari PH, Bombana AC. A infecção endodôntica e sua resolução. São Paulo: Santos, 2010.
2. Leonardo MR, Leonardo RT. Tratamento de canais radiculares: avanços tecnológicos de uma endodontia minimamente invasiva e restauradora. São Paulo: Artes Médicas, 2012.
3. Leonardo MR, Flores DS, de Paul e Silva FW, de Toledo LR, da Silva LA. A comparison study of periapical repair in dog's teeth using RoekoSeal and AH plus root canal sealers: a histopathological evaluation. J Endod 2008; 34(7):822-5.
4. Möller AJ, Fabricius L, Dahlén G, Ohman AE, Heyden G. Influence on periapical tissues of indigenous oral bacteria and necrotic pulp tissue in monkeys. Scand J Dent Res 1981; 89(6):475-84.
5. Saito D, Leonardo RT, Rodrigues JL, Tsai SM, Höfling JF, Gonçalves RB. Identification of bacteria in endodontic infections by sequence analysis of 16SrDNA clone libraries. J Med Microbiol 2006; 55(Pt1):101-7.
6. Pappen FG, Qian W, Aleksejüniene J, Leonardo RT, Leonardo MR, Haapasalo M. Inhibition of sodium hypochlorite antimicrobial activity in the presence of bovine serum albumin. J Endod 2010; 36(2):268-71.
7. Ricucci D, Siqueira JF Jr. Biofilms and apical periodontitis: study of prevalence and association with clinical and histopathologic findings. J Endod 2010; 36(8):1277-88.
8. Leonardo MR, Silva RA, Assed S, Nelson-Filho P. Importance of bacterial endotoxin (LPS) in endodontics. J Appl Oral Sci 2004; 12(2):93-8.
9. Rôças IN, Siqueira JF Jr. Characterization of microbiota of root canal–treated teeth with posttreatment disease. J Clin Microbiol 2012; 50(5):1721-4.
10. de Camargo EJ, Zapata RO, Medeiros PL et al. Influence of preflaring on the accuracy of length determination with four electronic apex locators. J Endod 2009; 35(9):1300-2.
11. Kuga MC, Gouveia-Jorge E, Tanomaru Filho M, Guerreiro-Tanomaru JM, Bonetti-Filho I, Faria G. Penetration into dentin of sodium hypochlorite associated with acid solutions. Oral Surg Oral Med Oral Pathol Oral Radiol Endod 2011; 112(6):e155-9.
12. Retamozo B, Shabahang S, Johnson N, Aprecio RM, Torabinejad M. Minimum contact time and concentration of sodium hypochlorite required to eliminate Enterococcus faecalis. J Endod 2010; 36(3):520-3.
13. Leonardo MR, Tanomaru Filho M, Silva LA, Nelson Filho P, Bonifácio KC, Ito IY. In vivo antimicrobial activity of 2% chlorhexidine used as a root canal irrigating solution. J Endod 1999; 25(3):167-71.
14. Dametto FR, Ferraz CC, Gomes BP, Zaia AA, Teixeira FB, de Souza–Filho FJ. In vitro assessment of the immediate and prolonged antimicrobial action of chlorhexidine gel as na endodontic irrigant against Enterococcus faecalis. Oral Surg Oral Med Oral Pathol Oral Radiol Endod 2005; 99(6):768-72.
15. Cruz-Filho AM, Sousa-Neto MD, Savioli RN, Silva RG, Vansan LP, Pécora JD. Effect of chelating solutions on the microhardness of root canal lumen dentin. J Endod 2011; 37(3):358-62.
16. Basrani BR, Manek S, Mathers D, Fillery E, Sodhi RN. Determination of 4-chloroaniline and its derivatives formed in the interaction of sodium hypochlorite and chlorhexidine by using gas chromatography. J Endod 2010; 36(2):312-4.
17. Haapasalo M, Shen Y, Qian W, Gao Y. Irrigation in endodontics. Dent Clin North Am 2010; 54(2):291-312.
18. Mohammadi Z, Mombeinipour A, Giardino L, Shahriari S. Residual antibacterial activity of a new modified sodium hypochlorite-based endodontic irrigation solution. Med Oral Patol Cir Bucal 2011; 16(4):e588-92.
19. Aranda Garcia AJ. Efetividade antibacteriana de soluções irrigadoras e sistem Endox Plus no tratamento de canais radiculares [Tese de Doutorado]. Araraquara: Faculdade de Odontologia da UNESP, 2012.
20. Schilder H. Cleaning and shaping the root canal. Dent Clin North Am 1974; 18(2):269-96.
21. Hsieh YD, Gau CH, Kung Wu SF, Shen EC, Hsu PW, Fu E. Dynamic recording of irrigating fluid distribution in root canals using thermal image analysis. Int Endod J 2007; 40(1):11-7.
22. Zmener O, Pameijer CH, Serrano SA, Palo RM, Iglesias EF. Efficacy of the NaviTip FX irrigation needle in removing post instrumentation canal smear layer and debris in curved root canals. J Endod 2009; 35(9):1270-3.
23. Machado ME, Sapia LA, Cai S, Martins GH, Nabeshima CK. Comparison of two rotatory systems in root canal preparation regarding disinfection. J Endod 2010; 36(7):1238-40.

24. Leonardo RT, Tuttle RD, Baghoomian I. The Endo-Eze TiLOS system. Dent Today 2010; 29(2):74-5.
25. Gründling GL, Zechin JG, Jardim WM, de Oliveira SD, de Figueiredo JA. Effect of ultrasonics on Enterococcus faecalis biofilm in a bovine tooth model. J Endod 2011; 37(8):1128-33.
26. De-Deus G, Barino B, Marins J, Magalhães K, Thuanne E, Kfir A. Self--adjusting file cleaning-shaping-irrigation system optimizes the filling of oval-shaped canals with thermoplasticized gutta -percha. J Endod 2012; 38(6):846-9.
27. Brito PR, Souza LC, Machado de Oliveira JC et al. Comparison of the effectiveness of three irrigation techniques in reducing intracanal Enterococcus faecalis populations: an in vitro study. J Endod 2009; 35(10):1422-7.
28. Souza LC, Brito PR, de Oliveira JC et al. Photodynamic therapy with two different photosensitizers as a supplement to instrumentation/irrigation procedures in promoting intracanal reduction of Enterococcus faecalis. J Endod 2010; 36(2):292-6.
29. Aranda-Garcia AAR, Guerreiro-Tanomaru JM, Faria Junior NB et al. Antibacterial effectiveness of several irrigating solutions and the Endox Plus system-an "ex vivo" study. Int Endod J. 2012; Apr. 18. doi:10.1111/j.1365-2591.2012.02069.x. [Epub ahead of print].
30. Guinesi AS, Andolfatto C, Bonetti Filho I, Cardoso AA, Passaretti Filho J, Farac RV. Ozonized oils: a qualitative and quantitative analysis. Braz Dent J 2011; 22(1):37-40.
31. Siqueira JF Jr, Rôças IN. Optimising single-visit disinfection with supplementary approaches: a quest for predictability. Aust Endod J 2011; 37(3):92-8.
32. Krithikadatta J, Indira R, Dorothykalyani AL. Disinfection of dentinal tubules with 2% chlorhexidine, 2% metronidazole, bioactive glass when compared with calcium hydroxide as intracanal medicaments. J Endod 2007; 33(12):1473-6.
33. Leonardo MR, Hernandez ME, Silva LA, Tanomaru-Filho M. Effect of a calcium hydroxide-based root canal dressing on periapical repair in dogs: a histological study. Oral Surg Oral Med Oral Pathol Oral Radiol Endod 2006; 102(5):680-5.
34. Tanomaru Filho M, Yamashita JC, Leonardo MR, da Silva LA, Tanomaru JM, Ito Y. In vivo microbiological evaluation of the effect of biomechanical preparation of root canals using different irrigating solutions. J Appl Oral Sci 2006; 14(2):105-10.
35. Hammad M, Qualtrough A, Silikas N. Evaluation of root canal obturation: a three-dimensional in vitro study. J Endod 2009; 35(4):541-4.
36. Ricucci D, Siqueira JF Jr. Recurrent apical periodontitis and late endodontic treatment failure related to coronal leakage: a case report. J Endod 2011; 37(8):1171-5.
37. Borges RP, Sousa-Neto MD, Versiani MA et al. Changes in the surface of four calcium silicate-containing endodontic materials and an epoxy resin-based sealer after a solubility test. Int Endod J 2012; 45(5):419-28.

# 14

# Substâncias Químicas Auxiliares Empregadas no Tratamento Endodôntico

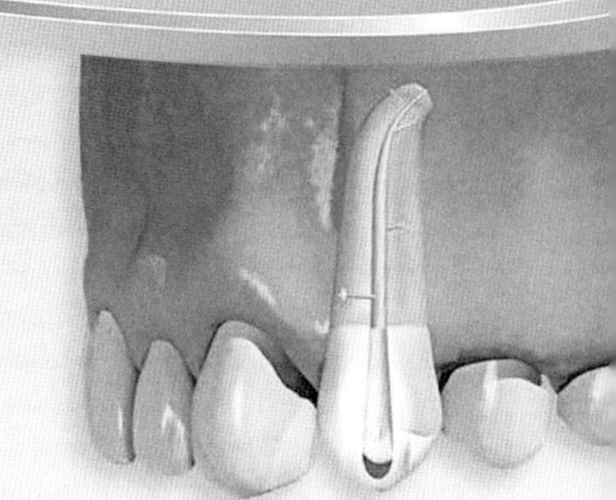

Maíra do Prado

## INTRODUÇÃO

O objetivo do preparo químico-mecânico é promover a limpeza e modelagem do sistema de canais radiculares. Em virtude da complexa anatomia do sistema de canais radiculares, substâncias químicas auxiliares e irrigantes são empregados concomitantemente ao uso dos instrumentos.

Irrigantes são líquidos que, através de um processo físico de irrigação-aspiração, promovem fluxo e refluxo de uma solução e auxiliam, desse modo, a limpeza. Substância química auxiliar é toda substância que apresenta atividade química no interior do sistema de canais radiculares. Em outras palavras, toda solução é um irrigante, mas nem sempre é uma substância química auxiliar. O soro e a água destilada são irrigantes, entretanto, devido à ausência de ação química, não são classificados como substâncias químicas auxiliares.

Algumas características físico-químicas são exigidas dessas substâncias para que sejam qualificadas como auxiliares à instrumentação. Essas características serão descritas a seguir (Lopes & Siqueira Jr., 2010).

## ATIVIDADE ANTIMICROBIANA

As patologias pulpares e perirradiculares costumam estar relacionadas com a presença de microrganismos e seus subprodutos, que exercem papel significativo na indução e perpetuação dessas doenças (Sundqvist, 1992). É importante salientar que esses microrganismos estão presentes não apenas na luz do canal (planctônicos), mas também aderidos à parede do canal e em profundidade na dentina.

Em virtude da complexa anatomia do sistema de canais radiculares, formada não apenas pelo canal principal, mas também por áreas de istmos e ramificações, e pelo fato de estudos recentes, utilizando tomografia computadorizada, mostrarem que os instrumentos não são capazes de tocar todas as paredes do canal principal, substâncias químicas auxiliares que apresentem atividade antimicrobiana devem ser utilizadas com a finalidade de proporcionar redução máxima e na tentativa de eliminação de microrganismos.

## ATIVIDADE SOLVENTE DE TECIDO

Durante o preparo químico-mecânico, é necessário o uso de substâncias capazes de dissolver tecido pulpar vital ou necrosado, principalmente das áreas inacessíveis, onde não há a ação mecânica dos instrumentos.

A capacidade de dissolução de tecido está relacionada com diversos fatores, como massa de tecido e volume de solução, concentração das soluções, renovação, temperatura e tempo de ação, entre outros. Isto é, quanto maior a massa de tecido, maior a necessidade de renovação, volume e tempo de contato com a solução. Adicionalmente, quanto maior a temperatura, maior será a capacidade de dissolução tecidual.

## CAPACIDADE DE REMOVER *SMEAR LAYER*

Durante o preparo químico-mecânico é formada uma massa que adere à superfície dentinária. Essa massa, denominada *smear layer*, é uma camada de material "lamacento", de estrutura não homogênea, composta de partículas orgânicas e inorgânicas, proteínas coaguladas, tecido pulpar, células sanguíneas e, em canais infectados, bactérias e fungos (Lopes & Siqueira Jr., 2010).

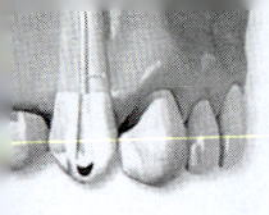



Por meio de microscopia eletrônica de varredura, observa-se que nem todas as paredes do canal se apresentam recobertas por essa camada. Isso se deve ao fato de ser essa camada formada apenas nos locais onde o instrumento entra em contato com as paredes do canal (Mc Comb & Smith, 1975; Prado et al., 2011).

Estudos têm demonstrado que a permeabilidade dentinária aumenta após a remoção da *smear layer*, o que leva a um alargamento dos túbulos dentinários. Além disso, a permanência da *smear layer* pode atuar como barreira física e, assim, reduzir a penetração de cimentos endodônticos nos túbulos dentinários, como também dificultar a adesão do cimento à superfície dentinária (Kokkas et al., 2004; Prado et al., 2013). Observa-se ainda que, além de aumentar a permeabilidade dentinária, ocorre diminuição da microinfiltração (Sen et al., 1995; Prado et al., 2014).

Há relatos de que bactérias não somente permanecem, mas também sobrevivem e se multiplicam na *smear layer*, e podem penetrar nos túbulos dentinários. A permanência dessa camada retarda ou mesmo impede a ação antimicrobiana dos medicamentos e a penetração de cimento durante a obturação nos túbulos dentinários (Buck et al., 2001; Calas et al., 1994; Love et al.,1996).

Substâncias quelantes e ácidas são utilizadas com o objetivo de remover essa camada.

## TENSÃO SUPERFICIAL

A origem da tensão superficial de um líquido está na força de atração das moléculas que o compõem. Em um líquido, as forças de atração entre as moléculas da superfície são maiores do que no interior. Isso ocorre porque no interior do líquido as moléculas estão cercadas por outras e na superfície há uma região de contato com o meio externo com ligações insatisfeitas (Figura 14.1). A superfície do líquido se comporta como uma película elástica, que tende a minimizar sua área superficial. Na ausência de outras forças, essa força de atração entre as moléculas faz com que o líquido coalesça em forma de gota.

O molhamento de um sólido por um líquido ocorre quando a interação das moléculas do líquido com a interface sólida é maior do que a interação das moléculas do líquido entre si. Desse modo, quanto menor for a tensão superficial do líquido, maior será sua capacidade de "molhamento" e penetração. Essa propriedade é característica de cada líquido e varia com a temperatura e o tipo de superfície contatada (Lopes e Siqueira Jr., 2010).

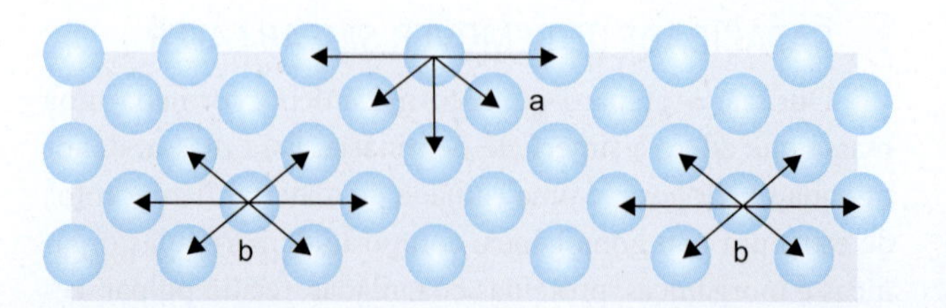


▶ **Figura 14.1** Ligações na superfície (*a*) e no interior (*b*) de um líquido.

## VISCOSIDADE

Viscosidade consiste na resistência de um fluido ao escoamento. Pode-se dizer que a viscosidade corresponde ao atrito interno nos fluidos devido, basicamente, a interações intermoleculares, sendo, em geral, função da temperatura. A viscosidade descreve a resistência interna para a fluência de um fluido e deve ser pensada como a medida do atrito do fluido. Por exemplo, a água destilada é "fina", ou seja, tem baixa viscosidade, enquanto a glicerina é "grossa", de alta viscosidade.

Assim, quanto maior a viscosidade, menor o escoamento. O aumento da viscosidade das soluções químicas reduz sua capacidade de penetração. Substâncias com maior viscosidade apresentam menor capacidade de escoamento, promovendo maior controle de aplicação. Entretanto, essa maior viscosidade permitirá menor molhamento (Lopes e Siqueira Jr., 2010).

## ATIVIDADE LUBRIFICANTE

Os instrumentos endodônticos, assim como as paredes dentinárias, apresentam rugosidades específicas. Durante a instrumentação, ocorre o contato entre os picos de rugosidade superficial do instrumento com a dentina, surgindo forças que se opõem ao deslocamento do instrumento – as forças de atrito. As soluções irrigadoras, utilizadas durante o preparo químico-mecânico, desempenham atividade lubrificante, reduzindo a força de atrito entre as superfícies e formando uma película que diminui o contato físico entre essas superfícies (Lopes e Siqueira Jr., 2010).

## SUSPENSÃO DE DETRITOS

Durante o preparo, a ação concomitante da irrigação e a aspiração vão manter os detritos orgânicos e inorgânicos em suspensão com o objetivo de impedir sua sedimentação e a consequente obstrução do canal.

## BIOCOMPATIBILIDADE

Idealmente, todo material utilizado nos canais radiculares deveria ser biocompatível. No entanto, durante o preparo dos canais, em que uma das principais exigências é que a substância utilizada apresente atividade solvente de tecido, a biocompatibilidade nem sempre é possível. Por isso, encontra-se disponível no mercado um arsenal de substâncias, cada uma com determinadas características, e o profissional deverá escolher a que melhor se adequar a cada caso.

## EFEITO RESIDUAL

O efeito residual da substância química auxiliar utilizada durante o tratamento endodôntico é dado por sua substantividade. A substantividade é a capacidade de uma substância permanecer retida no local de ação ativo, sendo liberada lentamente, por período de tempo prolongado.

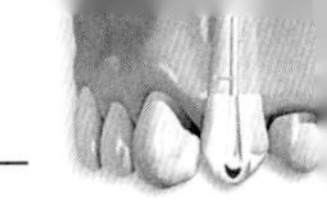

Em endodontia, a substância se liga à hidroxiapatita do esmalte ou da dentina e a grupos aniônicos ácidos de glicoproteínas, sendo liberada lentamente, à medida que sua concentração no meio diminui, permitindo, desse modo, um tempo de atuação prolongado. Com isso, a substância pode manter seus efeitos por longos períodos de tempo (Gomes et al., 2013).

## SUBSTÂNCIAS QUÍMICAS AUXILIARES

Diferentes substâncias são propostas para emprego durante o preparo químico como auxiliares à instrumentação. No presente capítulo serão abordadas as seguintes substâncias: hipoclocrito de sódio, clorexidina, EDTA, ácido cítrico, acido fosfórico, MTAD, QMiX e edidronato (HEBP).

### Hipoclorito de sódio

O primeiro relato sobre a utilização de hipoclorito de sódio data de 1792, quando essa solução foi produzida industrialmente, sendo denominada água de Javele. Inicialmente, o hipoclorito de sódio era utilizado como agente clareador. Posteriormente, Labarraque (1820) recomendou a utilização de hipoclorito de sódio a 2,5% para prevenção de infecções e descontaminação de feridas. Durante a Primeira Guerra Mundial foi utilizado por Dakin (NaOCl 0,5%) para descontaminação de feridas, e em 1919 começou a ser utilizado como irrigante em endodontia. Em virtude de sua atividade antimicrobiana de amplo espectro, associada à capacidade solvente de tecido essa solução, é ainda hoje a solução de escolha (padrão-ouro) entre os endodontistas (Pécora, 2014; Zenhder, 2006).

Classificado como composto halogenado, o hipoclorito de sódio é comercializado em diferentes concentrações:

- **Líquido de Dakin:** NaOCl 0,5% neutralizado com ácido bórico.
- **Líquido de Dausfrene:** NaOCl 0,5% neutralizado com bicarbonato de sódio.
- **Solução de Milton:** NaOCl 1% estabilizado por 16% de cloreto de sódio.
- **Solução de Labarraque:** NaOCl 2,5%.
- **Soda clorada:** NaOCl 4% a 6%.
- **Água sanitária:** NaOCl 2% a 2,5%.
- **NaOCl 1%.**
- **NaOCl 0,5%.**

Dentre suas propriedades, o hipoclorito de sódio apresenta atividade antimicrobiana de amplo espectro, embora não seja completamente eficaz na eliminação de endotoxinas (de Oliveira et al., 2007; Martinho et al., 2010). Apresenta capacidade solvente de matéria orgânica, dissolvendo tecido orgânico. Tem ação desodorizante; é um agente clareador; apresenta ação lubrificante, favorecendo a instrumentação dos canais; apresenta baixa tensão superficial, além de atuar como detergente, promovendo a saponificação de lipídios. No entanto, apresenta algumas desvantagens, como ser altamente tóxico aos tecidos apicais e periapicais (Lopes & Siqueira Jr., 2010).

#### *Mecanismo de ação*

O hipoclorito de sódio encontra-se em solução aquosa, originando hidróxido de sódio (NaOH), uma base forte, e ácido hipocloroso (HClO), como reação:

$$\underset{\text{Hipoclorito de sódio}}{NaOCl} + \underset{\text{Água}}{H_2O} \rightleftarrows \underset{\text{Hidróxido de sódio}}{NaOH} + \underset{\text{Ácido hipocloroso}}{HClO}$$

O ácido hipocloroso é responsável pela capacidade antimicrobiana da solução e sua atividade está relacionada com o pH do meio. Em pH alcalino (pH > 9), o ácido hipocloroso apresenta-se na forma ionizada, mais estável, porém menos ativo, ao passo que em pH ácido (pH entre 5 e 9) prevalece a forma não ionizada, mais ativa, porém menos estável:

$$\overbrace{\underset{\text{Ácido hipocloroso}}{HClO}}^{\text{Forma não ionizada}} \overset{H_2O}{\rightleftarrows} \overbrace{\underset{\text{Íon hipoclorito}}{ClO^-} + \underset{\text{Íon hidrogênio}}{H^+}}^{\text{Forma ionizada}}$$

A dissolução tecidual se dá pela ação combinada do hidróxido de sódio com o ácido hipocloroso. O hidróxido de sódio reage com ácidos graxos (óleos e gorduras presentes na matéria orgânica), formando sais de ácidos graxos (sabão) e glicerol (álcool); reage também com aminoácidos das proteínas, formando sal e água (neutralização). O ácido hipocloroso reage com grupamento amina dos aminoácidos, formando cloraminas e água.

A ação desodorizante é dada pelo cloro e é decorrente da atividade letal sobre microrganismos envolvidos na infecção pulpar e da ação oxidativa sobre os produtos bacterianos, neutralizando-os e eliminando o mau odor.

Alguns fatores podem interferir na atividade antimicrobiana e na capacidade de dissolução tecidual do hipoclorito de sódio. São eles: pH da solução, temperatura, tempo e concentração.

Em relação ao pH da solução, com pH ácido esta se encontra mais ativa (com maior atividade antimicrobiana) por prevalecer a forma não ionizada; entretanto, é menos estável e vai perdendo o teor de cloro ativo mais rapidamente. Por outro lado, em pH básico, a solução é mais estável e exercerá sua atividade por tempo maior, perdendo menos cloro ativo e, consequentemente, sua concentração será mantida por mais tempo. Dessa maneira, ressalta-se que a solução com pH alcalino (> 10) mantém a estabilidade da solução, e quando em contato com o meio, devido à acidez tecidual, esse pH é reduzido no momento do uso, formando ácido hipocloroso e liberando cloro (Lopes & Siqueira Jr., 2010).

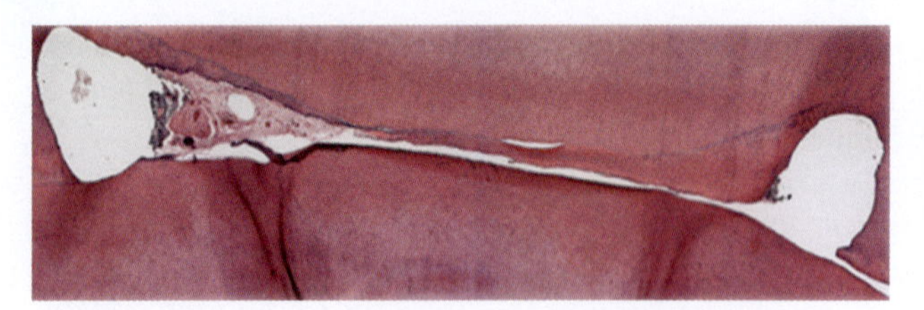

▶ **Figura 14.2** Corte histológico mostrando a ação do NaOCl 2,5% na região de istmos. (Imagem gentilmente cedida pelo Dr. Emmanuel Nogueira.)

Em relação à temperatura, o aumento da temperatura está associado a aumento da capacidade solvente da solução e da atividade antimicrobiana. Uma solução de NaOCl 2,6% a 37°C apresenta capacidade de dissolução tecidual semelhante à de NaOCl 5,2% a 21°C (Cunningham & Balekjian, 1980a, b; Abou-Rass & Oglesby, 1981; Gulsahi et al., 2014).

A concentração da solução está diretamente relacionada com sua capacidade solvente e a atividade antimicrobiana, isto é, quanto maior a concentração, maior será sua atividade e menores a necessidade de renovação da solução e o tempo de contato (Koskinen et al., 1980; Zenhder, 2006).

Até o presente momento, o hipoclorito de sódio é a única solução utilizada durante o preparo químico mecânico com capacidade de dissolução tecidual. Entretanto, estudos mostram que apenas a irrigação passiva com essa solução não é capaz de atingir todas as áreas inacessíveis aos instrumentos, como os istmos. A Figura 14.2 mostra um corte histológico onde a solução de NaOCl 2,5% não foi capaz de remover todo o tecido pulpar na região de istmo (Zaia et al., 2013). Desse modo, é aconselhável a associação de aparelhos sônicos ou ultrassônicos para possibilitar maior difusão da solução para essa área.

Em relação ao armazenamento, devido à sua instabilidade, essa solução deve ser armazenada em frascos de cor âmbar, ao abrigo da luz. Após o frasco ser aberto e iniciado o uso, estudos registram validade de aproximadamente 3 meses. Quando a solução não estiver sendo utilizada, deverá ser mantida em geladeira (Borin et al., 2008; Pécora et al., 1997; Pişkin & Türkün, 1995; Prado et al., 2012; Zenhder, 2006).

### *Desvantagens*

As desvantagens associadas ao uso do hipoclorito de sódio estão relacionadas com sua alta toxicidade aos tecidos apicais e periapicais, ao fato de descorar tecido, à sua baixa estabilidade e aos danos causados à estrutura dentinária (Borin et al., 2008; Harrison et al., 1978; Moreira et al., 2009; Pécora et al., 1997; Pişkin & Türkün, 1995; Prado et al., 2012).

Quanto aos danos causados à dentina, Moreira e colaboradores (2009) avaliaram o efeito do NaOCl 5,25% na estrutura dentinária por análise da birrefringência e observaram que a estrutura dentinária apresentava-se mais desorganizada na área próxima ao canal radicular. A Figura 14.3 demonstra que houve perda de estrutura dentinária nessa região, não sendo possível observar áreas de pré-dentina.

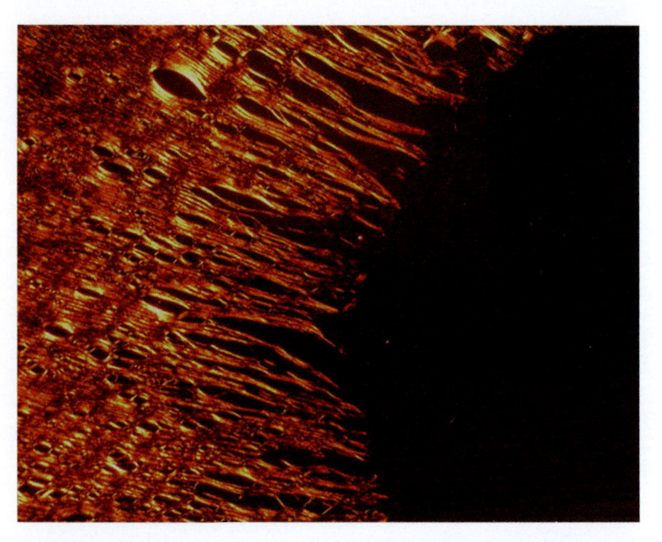

▶ **Figura 14.3** Efeito deletério do hipoclorito de sódio 5,25% na estrutura colágena da dentina. (Imagem gentilmente cedida pela Dra. Danna Moreira.)

Desse modo, os autores concluíram que houve alteração da organização estrutural da matriz orgânica da dentina radicular pelo hipoclorito de sódio 5,25%.

Além disso, seu forte poder oxidativo está associado à redução dos níveis de resistência de união dos materiais obturadores resinosos (De Deus et al., 2008; Nikaido et al., 1999; Prado et al., 2013).

## Clorexidina

Desenvolvida em 1940 para ser utilizada como antiviral, a clorexidina foi esquecida em razão de sua baixa atividade antiviral e redescoberta alguns anos depois como agente antibacteriano.

Essa substância é uma base forte, mais estável na forma de sal, que se apresenta em endodontia como digluconato de clorexidina, proposta na concentração de 2% por apresentar, nessa concentração, efeito bactericida. Pode ser encontrada em formulação líquida e em gel (Endogel – Figura 14.4).

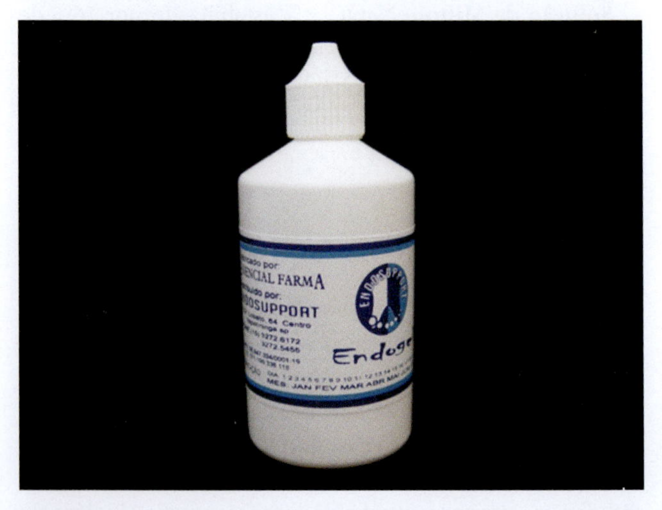

▶ **Figura 14.4** Clorexidina 2% gel – Endogel. (Imagem gentilmente cedida pela disciplina de endodontia FOP – UNICAMP.)

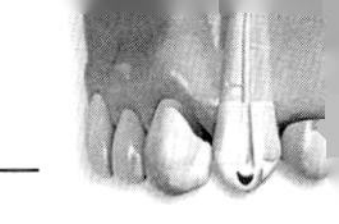

Trata-se de substância com atividade antimicrobiana de amplo espectro, agindo de maneira eficaz sobre bactérias gram-negativas, gram-positivas, fungos, leveduras e vírus e sendo efetiva não apenas contra microrganismos isolados, como também em biofilme. Em relação à eliminação de endotoxinas bacterianas, estudos mostram que a clorexidina não é totalmente eficaz (Buck et al., 2001; de Oliveira et al., 2007; Gomes et al., 2013; Signoretti et al., 2011; Silva et al., 2004; Tanomaru et al., 2003).

A clorexidina apresenta em sua estrutura uma molécula carregada positivamente (catiônica), que interage com a carga negativa da membrana plasmática bacteriana (aniônica). Assim, promove interações eletrostáticas, provavelmente por ligações hidrofóbicas ou por pontes de hidrogênio, interferindo nas trocas metabólicas e causando o colapso da membrana citoplasmática bacteriana.

Dessa maneira, o mecanismo de ação da clorexidina pode ser bacteriostático ou bactericida. Em sua ação bacteriostática, a clorexidina promove alterações na permeabilidade da membrana citoplasmática, liberando compostos citoplasmáticos de baixo peso molecular, como íons potássio e fósforo. Em sua ação bactericida, ocorre a ruptura da membrana citoplasmática, resultando na morte celular.

Essa substância apresenta substantividade, isto é, ela se liga a componentes estruturais do esmalte e da dentina, sendo liberada lentamente, à medida que a concentração no meio decresce, possibilitando, assim, tempo de atuação prolongado. O efeito antimicrobiano pode ser observado por até 21 dias (Lenet et al., 2000). Quando utilizada como irrigante final, está associada a níveis reduzidos de microinfiltração coronária (Endo et al., 2012; Prado et al., 2014).

Essa substância favorece o processo de lubrificação durante a instrumentação, exercendo excelente ação antimicrobiana por meio do pH, que permanece na faixa de 5,5 a 7, abrangendo o pH das superfícies corporais e dos tecidos, baixa tensão superficial e relativa ausência de toxicidade (Gomes et al., 2013). De acordo com Ferraz e colaboradores (2001), quando utilizada na formulação gel, leva à menor formação de *smear layer* em comparação com o NaOCl e a formulação líquida, devido ao comportamento reológico do gel. Durante a instrumentação, os restos de materiais orgânicos e inorgânicos se acumulam na massa amorfa do gel, mantendo-se em suspensão no gel e sendo removidos por irrigação ativa com solução inerte (água destilada/soro fisiológico).

Como desvantagem, essa substância não é capaz de dissolver tecido. Por isso, tem sido preconizada por Zehner (2006) como medicação intracanal pelo fato de desempenhar atividade antimicrobiana de amplo espectro e substantividade ou como irrigante final, favorecendo o processo de adesão e reduzindo os níveis de microinfiltração coronária.

Em relação à utilização da clorexidina como irrigante final, De Assis e colaboradores (2011) analisaram a influência das soluções irrigadoras empregadas em endodontia nas propriedades adesivas da superfície dentinária em contato com os cimentos endodônticos AH Plus® e Real Seal SE® e observaram que a utilização da solução de clorexidina a 2% como irrigante final favoreceu o escoamento desses cimentos na superfície dentinária. Hashem e colaboradores (2009) avaliaram a resistência de união dos sistemas ActiV GP® (à base de ionômero de vidro) e guta-percha/AH Plus® em dentes após diferentes regimes de irrigação e observaram que a utilização de clorexidina a 2% como irrigante final, após irrigação com EDTA 17%, aumentou os valores de resistência de união do sistema ActiV GP®. Ainda em relação à irrigação final com clorexidina, estudos mostram que essa solução aumenta a longevidade da adesão de cimentos resinosos à dentina (Carrilho et al., 2007; Cecchin et al., 2011; Ricci et al., 2010). Uma explicação para o aumento da longevidade está no fato de essa substância inibir metaloproteinases de matriz (MMP).

## Ácido etilenodiamino tetra-acético (EDTA)

O primeiro relato sobre o uso do ácido etilenodiamino tetra-acético (EDTA) em odontologia data de 1953, quando Nikiforuk & Sreebny avaliaram a ação de agentes quelantes em pH neutro sobre a desmineralização de tecidos duros. Desde essa data, o EDTA tem sido amplamente utilizado em odontologia por ser um composto orgânico polidentado tetraprótico com grande capacidade de complexação a íons metálicos. O EDTA, em sua fórmula ácida, apresenta pequeno poder de descalcificação porque sua solubilidade em água é pequena (0,001mol/L). Consequentemente, seu poder quelante é reduzido pela impossibilidade de uma efetiva dissociação iônica (Calvo Pérez et al., 1989).

A solubilidade do EDTA está diretamente relacionada com o número de átomos de hidrogênio dos radicais carboxila substituídos por sódio. Como apresenta quatro radicais carboxila, podem ser obtidos quatro tipos de sais: mono, di, tri e tetrassódico (Holland, 1979; Seidberg & Schilder, 1974). Sua fórmula estrutural está apresentada na Figura 14.5.

Associando a capacidade de descalcificação e a compatibilidade biológica em relação aos tecidos pulpares e perirradiculares, emprega-se o EDTA trissódico (Figura 14.6).

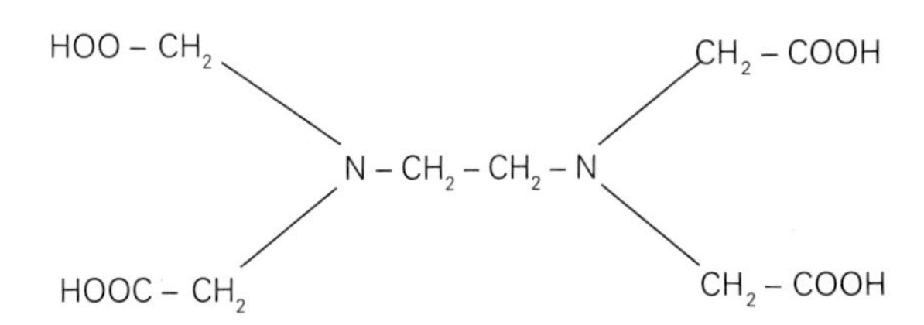


▶ **Figura 14.5** Fórmula estrutural do EDTA.

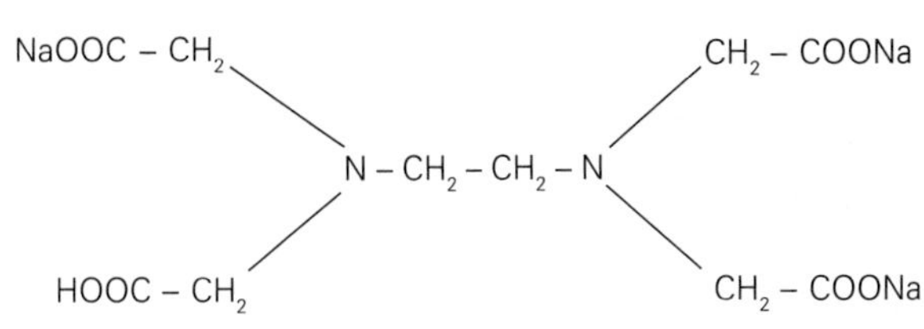


▶ **Figura 14.6** Fórmula estrutural do EDTA trissódico.

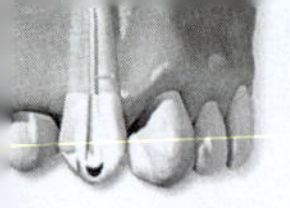



A reação inicial da solução de EDTA no interior do canal radicular ocorre mediante pequena solubilização de fosfato de cálcio, componente mineral da dentina, até que seja estabelecido o equilíbrio, representado pela reação:

$$Ca_3(PO_4)_2 \xrightleftharpoons{H_2O} 3Ca^{++} + 2PO_4^{---}$$

O EDTA incorpora o cálcio por meio das ligações bivalentes do oxigênio existentes em sua estrutura, fechando-o em uma cadeia heterocíclica. Essa reação é uma reação do tipo quelação, sendo o quelato de cálcio o produto resultante:

$$EDTA + 2Ca^{++} \longrightarrow Ca \quad EDTA \quad Ca$$

Assim, ocorre uma quebra da constante de solubilidade dentinária, que volta a se solubilizar na tentativa de suprir a falta de íons cálcio. Esses íons são incorporados às moléculas de EDTA e a reação química continua até a saturação da solução quelante, que interrompe o mecanismo de descalcificação (Lopes & Siqueira Jr., 2010). Desse modo pode ser explicada a ação autolimitante das soluções de EDTA.

Em virtude de seu poder de quelação, seu uso tem sido proposto, principalmente, para remoção da *smear layer*. Diferentes formulações (solução e gel) com diferentes concentrações e pH têm sido avaliadas ao longo dos anos por diferentes períodos de tempo. Dentre elas destaca-se a utilização da solução de EDTA 17%, por 3 minutos, com troca a cada 1 minuto, para remoção eficaz da *smear layer*. A Figura 14.7 mostra fotomicrografias da ação do EDTA 17%, do terço apical, nos tempos de 30 segundos, 1 e 3 minutos.

Moreira e cols. (2009) avaliaram por microscopia eletrônica de varredura e microscopia de polarização o efeito do EDTA na dentina radicular e observaram perda estrutural da porção mineral próxima ao canal radicular com aumento do diâmetro dos canalículos dos túbulos dentinários (Figura 14.8*A*). Na análise por meio de birrefringência (microscopia de polarização), observaram a matriz orgânica estruturalmente intacta (Figura 14.8*B*).

Essa substância age apenas na parte inorgânica (mineral) da dentina, afetando sua microdureza e proporcionando túbulos mais patentes (Ari et al., 2004; De Deus et al., 2006). Por não agir na estrutura orgânica da dentina, após a utilização dessa solução deve ser empregada uma solução com capacidade de dissolução tecidual, como o hipoclorito de sódio, para remoção da parte orgânica da *smear layer*.

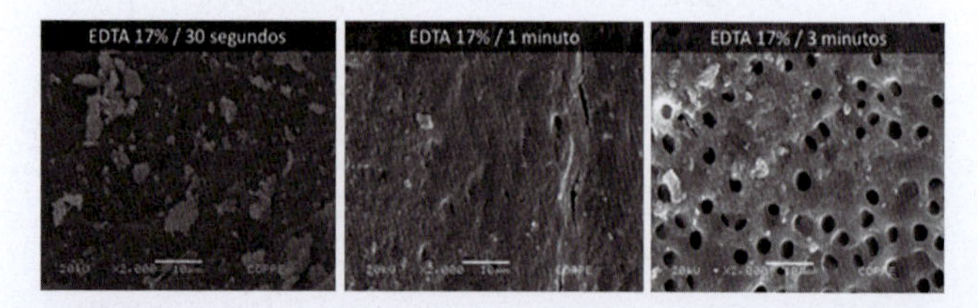


▶ **Figura 14.7** Fotomicrografias mostrando a ação do EDTA 17% no terço apical.

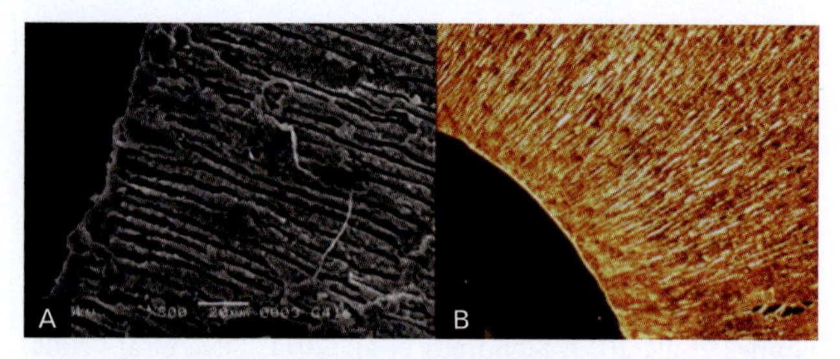


▶ **Figura 14.8** Ação do EDTA na parte inorgânica (**A**) e orgânica (**B**) da dentina. (Imagem gentilmente cedida pela Dra. Danna Moreira.)

Essa solução tem ainda sido proposta para instrumentação de canais atrésicos em alternância com o hipoclorito de sódio. Entretanto, é importante salientar que, quando associado ao NaOCl, o EDTA neutraliza a capacidade de remoção tecidual deste último (de Alemira et al., 2013; Zenhder, 2006).

Em relação à biocompatibilidade, quando comparado aos outros irrigantes comumente empregados na prática endodôntica, o EDTA apresenta baixa toxicidade (Marins et al., 2012).

Com intuito de aumentar o escoamento dessa solução, sua penetração e atividade, agentes tensoativos foram adicionados à formulação de EDTA para reduzir sua tensão superficial. Dentre as soluções encontradas no mercado que seguem esse princípio está o EDTAC, uma associação de EDTA com Cetavlon®. Quanto à comparação de EDTA com EDTAC, os resultados na literatura são conflitantes. Fairbanks (1995) observou que o EDTAC promoveu redução da microdureza e aumento da permeabilidade dentinária, quando comparado ao EDTA. Entretanto, De Deus e cols. (2008), ao avaliarem por microscopia óptica digital Co-site o processo de desmineralização dentinária do EDTA a 17%, do EDTAC 17%, do EDTAT 17% e SmearClear® nos tempos de 15, 30, 60, 180 e 300 segundos, observaram que o EDTA a 17% apresentou os melhores resultados em todos os tempos avaliados e que a associação do EDTA com outros agentes não promoveu aumento do poder de quelação dessas soluções.

Quanto à armazenagem, deve-se evitar a utilização de frascos de vidro, pois com o tempo o EDTA pode quelar o cálcio do silicato de cálcio existente na composição do vidro e diminuir sua ação no interior do canal radicular (Andrade, 1971; Lopes & Siqueira Jr, 2010).

## Ácido cítrico

O ácido cítrico (ácido 2-hidróxi-propanotricarboxílico) é um ácido orgânico fraco, sólido e cristalino, muito solúvel em água. Atua sobre os tecidos mineralizados do dente, promovendo sua desmineralização e sendo empregado para remoção da parte inorgânica da *smear layer*.

O primeiro estudo relacionado com o uso dessas substâncias em endodontia data de 1975, quando Loel propôs o uso do ácido cítrico a 50% como solução irrigante. Seu emprego para remoção de *smear layer* foi proposto por Tidmarsh,

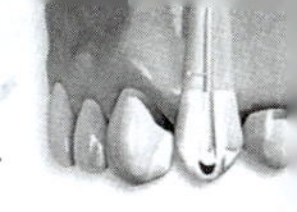

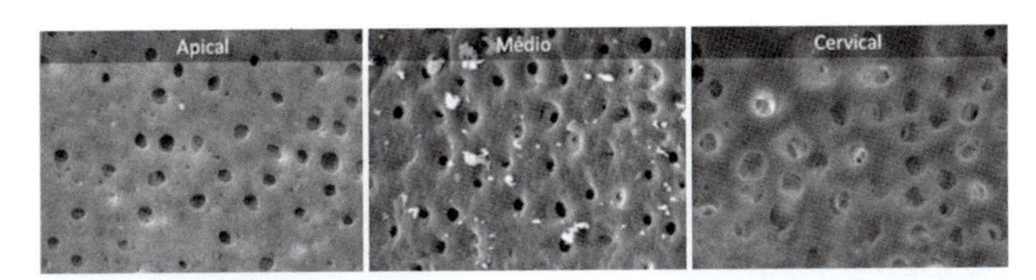


▶ **Figura 14.9** Fotomicrografias mostrando a ação do ácido cítrico a 10% em 30 segundos.

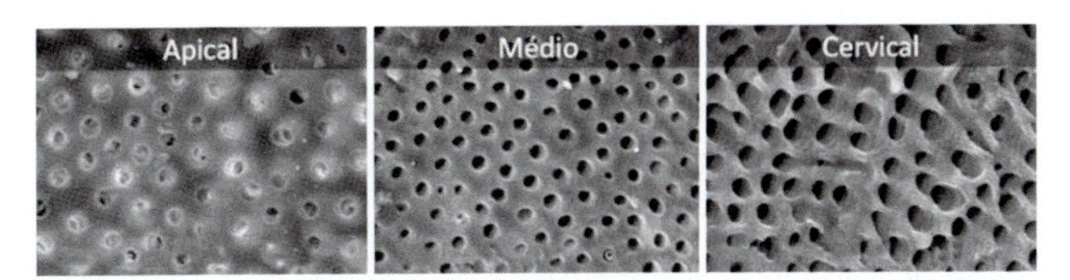


▶ **Figura 14.11** Ação da solução de ácido fosfórico a 37% em 3 minutos nos diferentes terços.

que avaliou, por meio de microscopia eletrônica de varredura, a capacidade quelante do ácido cítrico a 50% e concluiu que o uso dessa substância produzia paredes isentas de *smear layer*. Ademais, nessa concentração o ácido cítrico apresenta atividade antibacteriana contra patógenos endodônticos (Smith & Wayman, 1986).

Ao longo dos anos, estudos avaliaram soluções menos concentradas de ácido cítrico, sendo essa solução empregada principalmente na concentração de 10%. Em relação ao tempo de atuação, estudos mostram que, a partir de 30 segundos (Prado et al., 2011), essa substância apresenta ação na remoção de *smear layer* (Figura 14.9).

Em relação às soluções empregadas para remoção de *smear layer*, estudos mostram que o ácido cítrico a 10% apresenta citotoxicidade semelhante ou inferior ao EDTA 17% (Amaral et al., 2007; Malheiros et al., 2005; Prado et al., 2015).

## Ácido fosfórico

Ácido fosfórico ou ácido ortofosfórico é um composto químico de fórmula molecular $H_3PO_4$, classificado, dentre os ácidos minerais, como ácido fraco, oxiácido derivado do anidrido fosfórico (Figura 14.10). É o mais importante dos ácidos derivados do fósforo.

Seu uso é consagrado para o condicionamento da superfície de esmalte e dentina coronária. Entretanto, estudos mostram resultados promissores quanto à utilização dessa substância na remoção da *smear layer* radicular e ainda na remoção de medicação intracanal (da Silva et al., 2011; Prado et al., 2011).

Diferentes concentrações, variando entre 5% e 37%, vêm sendo propostas e estudadas. Em relação à remoção de *smear layer* radicular, a utilização de solução de ácido fosfórico a 37% durante 30 segundos mostrou-se superior ao EDTA. Soluções com baixa concentração não são eficazes por curto período de tempo (Pérez-Heredia et al., 2008; Prado et al., 2011).

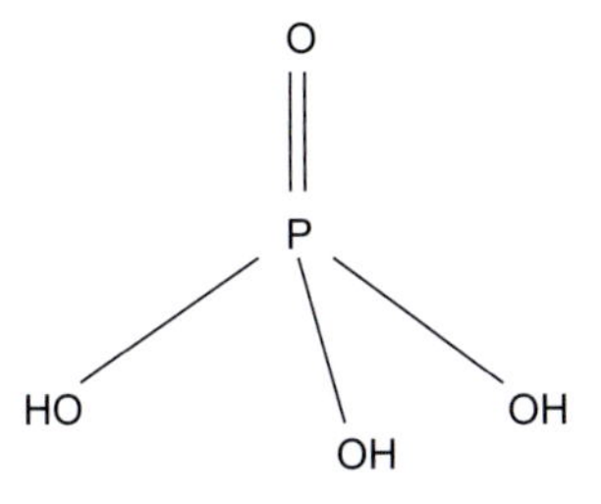


▶ **Figura 14.10** Fórmula estrutural do ácido fosfórico.

Saleh e cols. (2002) avaliaram o efeito do pré-tratamento da dentina pelo ácido fosfórico a 37% por 30 segundos, do ácido cítrico a 25% por 30 segundos e do EDTA 17% por 5 minutos na remoção da *smear layer* e sua influência na adesão de cimentos endodônticos. Os resultados mostraram que, comparado ao grupo de controle (água destilada), o EDTA não mostrou efeito superior quanto à adesão dos cimentos, enquanto o ácido cítrico e o ácido fosfórico aumentaram a adesão dos cimentos.

Prado e cols. (2011) avaliaram o efeito do ácido fosfórico a 37%, do ácido cítrico a 10% e do EDTA 17% na remoção de *smear layer* e observaram que a primeira solução foi eficaz na remoção da *smear layer*, apresentando, em 3 minutos, efetividade maior do que a do EDTA 17% e do ácido cítrico a 10% no terço apical (Figura 14.11).

Em relação à toxicidade, quando comparada ao EDTA e ao ácido cítrico, essa substância é a mais tóxica, exibindo toxicidade semelhante à do hipoclorito de sódio a 6%.

## MTAD

O MTAD (Figura 14.12) consiste na associação de um isômero da tetraciclina (doxiciclina), um ácido (ácido cítrico a 10%) e um detergente (Tween 80®), em mistura contendo 3% de doxiciclina, 4,25% de ácido cítrico e 0,5% de Tween-80®, um detergente polissorbato 80 (Gatewood, 2007). Encontra-se disponível sob a forma de um frasco e uma seringa, devendo o conteúdo da seringa ser associado ao conteúdo do frasco antes do uso. Esse irrigante tem sido recomendado durante o preparo químico-mecânico por exercer atividade antimicrobiana, dada pela doxiciclina, e para remoção de *smear layer*, por conter ácido cítrico em sua composição.

Quanto à atividade antimicrobiana, estudos de zona de inibição e concentração inibitória mínima mostram atividade do MTAD semelhante à do NaOCl 5,25% para eliminação de

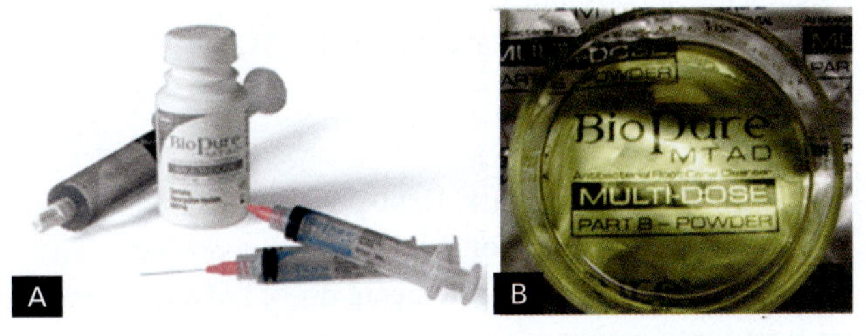


▶ **Figura 14.12** Apresentação comercial do MTAD e coloração após a mistura.

*E. faecalis* e superior à do EDTA (Torabinejad et al., 2003). Entretanto, quando a eficácia na eliminação de biofilme de *E. faecalis* foi avaliada, a eliminação pelo NaOCl 6% foi > 99,99%, a do NaOCl 1%, 99,78%, a do SmearClear®, 78,06%, a da clorexidina 2%, 60,49%, a do REDTA, 26,99%, e a do MTAD, 16,08%, exibindo os piores resultados (Dunavant et al., 2006).

Estudos mostram que esse agente é efetivo na remoção de *smear layer* (Torabinejad et al., 2003a,b) e que sua cinética de desmineralização é semelhante à do ácido cítrico a 5% e superior à do EDTA 17% (De Deus et al., 2007).

Assim como a clorexidina, não apresenta capacidade de dissolução tecidual e demonstra substantividade, dada pela dociciclina (Mohammadi et al., 2008). Embora apresente substantividade, não se observaram benefícios quando de seu uso como irrigante final em relação à microinfiltração bacteriana (Ghoddusi et al., 2007).

Devido à incapacidade de dissolução tecidual, a solução só é capaz de remover a parte inorgânica da *smear layer*. Por isso, é sugerida uma irrigação posterior com NaOCl para remover a parte orgânica dessa camada.

Em relação à citotoxicidade, em comparação com outros irrigantes e medicação intracanal, estudos mostram que o MTAD é menos citotóxico do que o eugenol, o peróxido de hidrogênio a 35%, a pasta de hidróxido de cálcio, o NaOCl 5%, o ácido cítrico e o EDTA (Marins et al., 2012; Yasuda et al., 2010; Zang et al., 2003). Embora apresente baixa toxicidade, esse agente apresenta efeito genotóxico (Marins et al., 2012).

## HEBP (hidroxietilideno bisfosfonato)

O 1-hidroxietilideno-1, 1-bisfosfonato (HEBP), também conhecido como ácido etidrônico ou etidronato, é uma substância não tóxica que tem sido aplicada de maneira sistemática para o tratamento de doenças ósseas (De Deus et al., 2008; Russell & Rogers, 1999; Zehnder et al., 2005). Além disso, essa substância é utilizada como componente de produtos para higiene pessoal, como sabonetes (Paqué et al., 2012).

Em endodontia, seu uso tem sido proposto como alternativa potencial ao ácido cítrico ou ao EDTA. Essa solução é um quelante fraco, menos agressivo à dentina do que o EDTA quando associado ao hipoclorito de sódio, e eficaz na remoção de *smear layer* (De Deus et al., 2008). Essa substância, a curto prazo, não interage com o NaOCl e, assim, não afeta negativamente a atividade solvente de tecido deste último (Tartari et al., 2014). Além disso, seu uso como agente condicionante favorece a adesão dos materiais obturadores resinosos à dentina (De Deus et al., 2009; Neelakantan et al., 2012).

## QMiX

O QMiX (QMiX 2 in 1, Dentsply Tulsa Dental Specialties, Oklahoma, USA) consiste em uma associação entre várias substâncias e, diferentemente do MTAD, que precisa ser misturado na hora do uso, apresenta-se como um frasco único, pronto para uso (Figura 14.13). Essa solução consiste na associação entre EDTA, clorexidina e um detergente (Stojicic et al., 2012). Entretanto, as concentrações/proporções de cada substância não são divulgadas pelo fabricante (Dai, 2011). Trata-se de um irrigante "2 em 1" por apresentar capacidade de remoção de *smear layer* (dada pelo EDTA) e atividade antimicrobiana (devido à clorexidina). De acordo com o fabricante, é recomendado como irrigante final. Apresenta toxicidade inferior à do EDTA, do NaOCl 3% e da clorexidina a 2% (Chandrasekhar et al., 2013).

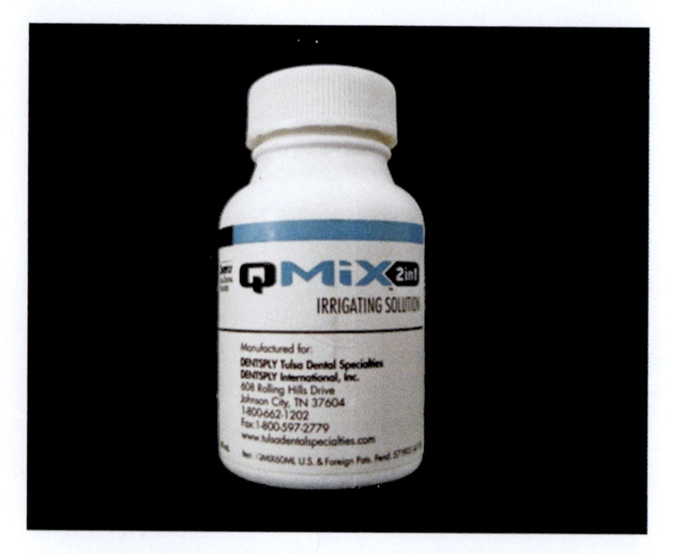


▶ **Figura 14.13** Apresentação comercial do QMiX.

Em 2011, o QMix foi apresentado pela primeira vez na literatura endodôntica, ainda como irrigante experimental, por Dai e cols., que avaliaram a capacidade de remoção de *smear layer* e debris dentinários e concluíram que o QMiX apresenta eficácia similar à do EDTA 17%. Outros estudos comprovaram sua eficiência (Stojicic et al., 2012, Aranda-Garcia et al., 2014). Em relação à perda de cálcio e à microdureza da dentina, resultados semelhantes entre o QMiX e o EDTA 17% (Taneja et al., 2014) e o MTAD, o QMiX, o EDTA e SmearClear® (Aranda-Garcia et al., 2014) são reportados na literatura.

Quanto à atividade antimicrobiana, diferentes estudos demonstram atividade antimicrobiana em maior ou menor grau. Entretanto, quando comparado a outros irrigantes, os resultados encontrados na literatura são bastante controversos. Guerreiro-Tanomaru e cols. (2014), ao avaliarem o efeito antimicrobiano sobre biofilme de *E. faecalis*, observaram reduzida ação antimicrobiana do QMiX, quando comparado ao NaOCl. Em relação à atividade no interior dos túbulos dentinários, Wang e cols. (2013) observaram atividade antimicrobiana semelhante à do NaOCl 6%. Stojicic e cols. (2012) compararam a atividade antimicrobiana sobre biofilme e bactérias planctônicas e observaram melhor desempenho do NaOCl 1% e do QMiX, quando comparados ao MTAD e à clorexidina 2%.

Em relação à obturação, Ballal e cols. (2013) demonstraram que o uso do QMiX favoreceu a molhabilidade dos cimentos AH Plus® e ThermaSeal Plus®. O uso de QMiX, EDTA 17% e SmearClear® mostra valores de resistência de união semelhantes, quando o sistema AH Plus® e guta-percha são empregados para obturação (Aranda-Garcia et al., 2014).

Segundo as recomendações do fabricante, essa solução deve ser utilizada por 60 a 90 segundos. Nesse tempo, Eliot e cols. (2013) observaram efeito superior na remoção de *smear layer*, quando comparado à utilização de EDTA.

Entretanto, nosso grupo (Prado et al., 2015) recentemente avaliou o efeito do QMiX, associado a diferentes sistemas de agitação do irrigante, na remoção de *smear layer* e observou que essa solução só mostrou efetividade no tempo de 1 minuto quando o irrigante foi utilizado concomitantemente à irrigação ultrassônica passiva.

## SISTEMAS DE IRRIGAÇÃO

### Irrigação por pressão positiva

Essa é a técnica mais comumente utilizada em endodontia, em que o irrigante é depositado mediante pressão positiva no canal radicular. Para isso são utilizadas uma seringa e agulhas irrigadoras, que podem variar em relação à espessura, ao *design* da ponta, ao tamanho e à flexibilidade. Concomitantemente, de modo a possibilitar o fluxo/refluxo do irrigante, é utilizada uma cânula de aspiração.

As seringas mais comumente usadas para esse fim são as do tipo Luer, de 3, 5 ou 10mL (Figura 14.14), embora existam seringas desenvolvidas especialmete para esse fim, como a da Ultradent (Figura 14.15).

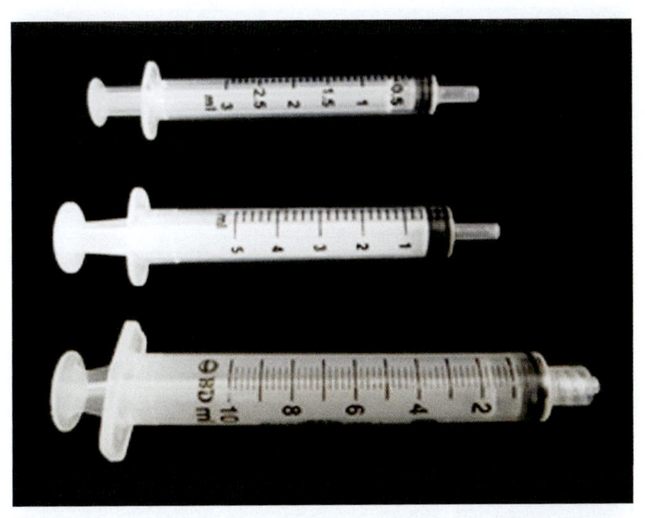

▶ **Figura 14.14** Seringas para irrigação tipo Luer.

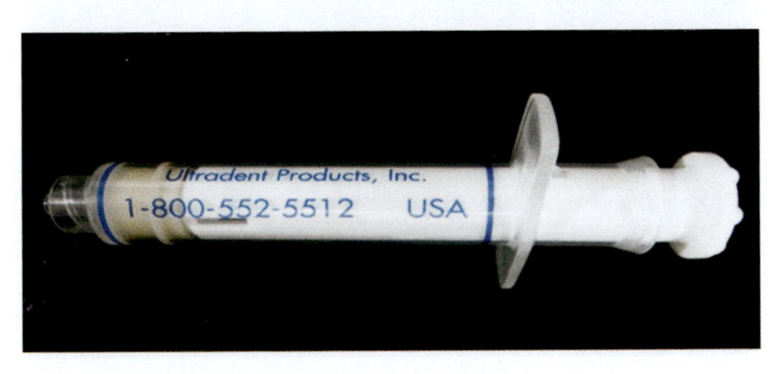


▶ **Figura 14.15** Seringa para irrigação Ultradent.

Em relação à agulha, as do tipo hipodérmico vêm sendo utilizadas ao longo dos anos para deposição do irrigante no canal radicular. Para promover maior ação do irrigante no canal, além de maior segurança, agulhas especiais, com diâmetros menores e pontas com diferentes desenhos, vêm sendo lançadas no mercado endodôntico. As pontas Endo-Eze® – Ultradent (Figura 14.16), encontradas no Brasil, são fabricadas em aço inoxidável com diâmetro de 27 gauge (Ø 0,40mm) e comprimento de 25mm. A ponta da agulha tem uma abertura na extremidade lateral com o objetivo de evitar a extrusão do irrigante (Figura 14.17). As agulhas Navi-Tip® – Ultradent (Figura 14.18) são encontradas nos diâmetros de 30 gauge, com comprimentos de 17mm (branca), 21mm (amarela), 25mm (azul) e 27mm (verde), apresentando extremidade final arredondada (Figura 14.19). Outras

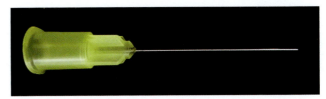

▶ **Figura 14.16** Agulha Endo-Eze®.

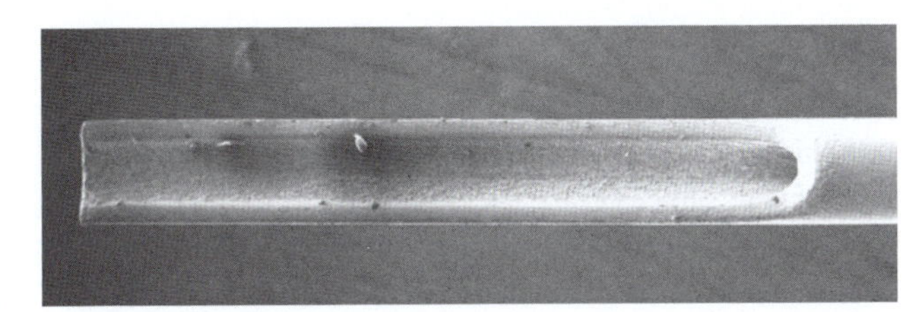

▶ **Figura 14.17** Agulha Endo-Eze® – Fotomicrografia (×40) do *design* da ponta.

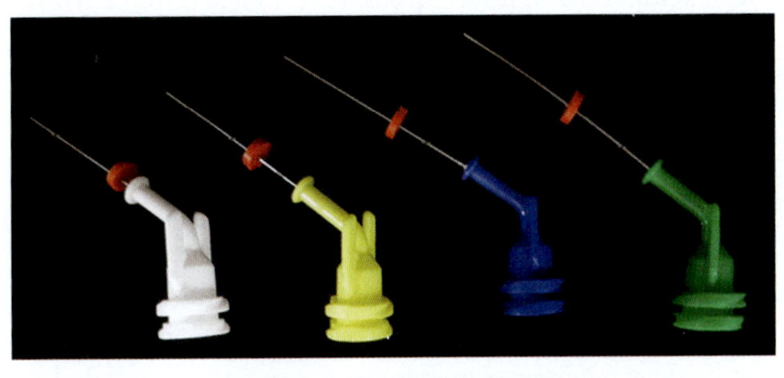

▶ **Figura 14.18** Agulhas Navi-Tip®.

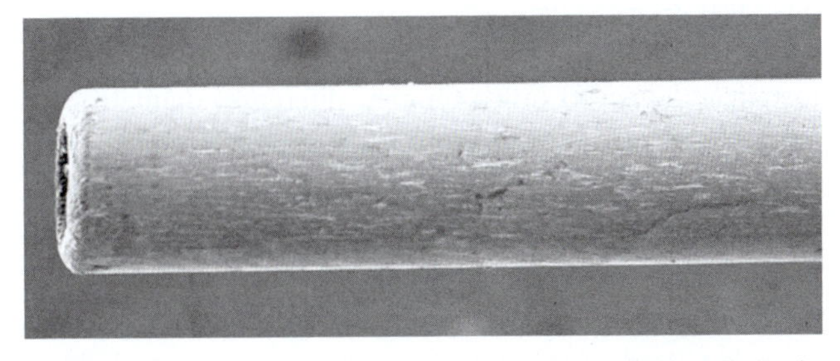

▶ **Figura 14.19** Agulhas Navi-Tip® – Fotomicrografia (×100) do *design* da ponta (MEV).

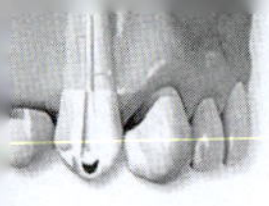

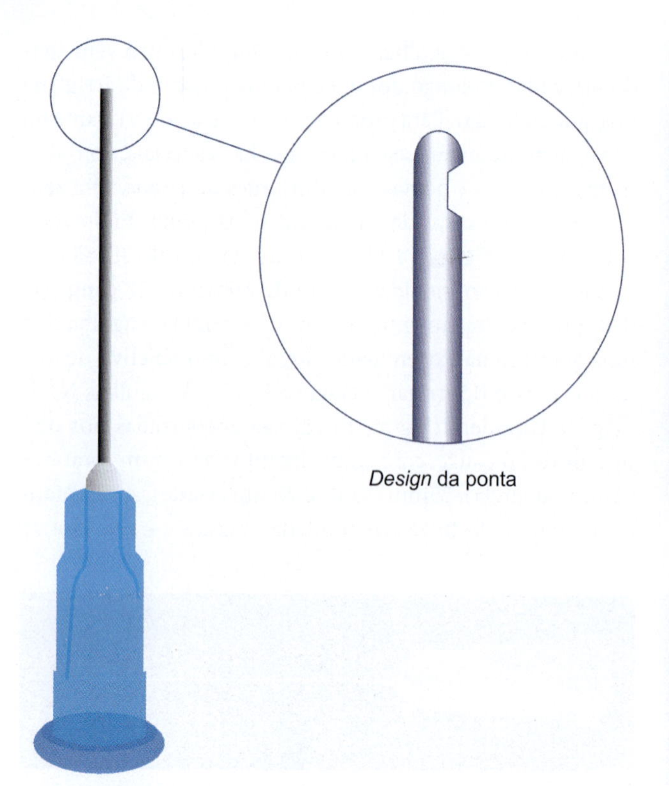


▶ **Figura 14.20** Desenho esquemático da agulha Opti-Probe® e *design* da ponta.

agulhas, como a Opti-Probe® – Pac-Dent, Vista-Probe® (Vista) e Max-i-Prob® (MPL Technologies) apresentam ponta arredondada e saída lateral e são oferecidas nos diâmetros de 23, 27 e 30 gauge, mas não se encontram disponíveis no mercado nacional.

Para facilitar o acesso à região apical, principalmente em canais curvos, agulhas de NiTi são encontradas no mercado internacional. As agulhas Stropko NiTi Flexi-Tips® (Sybron Endo) e NiTi SuperFlex® (Vista) são encontradas com diâmetro de 30 gauge e comprimento de 17 e 25mm. Apresentam ponta arredondada com abertura lateral, semelhante à Max-i-Probe®. Podem ser autoclavadas e são resistentes à ação corrosiva do NaOCl.

Em relação à técnica, a agulha deve ser colocada no canal livre, sem travar. Deve-se estar atento à profundidade em que a agulha irá penetrar o canal, principalmente as mais finas. A agulha deve penetrar com segurança e, quando possível, deve ser levada próximo ao terço apical de modo a aumentar a ação do irrigante nessa área.

Para aspiração, são comumente empregadas cânulas metálicas de corpo único ou com diferentes diâmetros de pontas para sucção (Figura 14.21). Podem também ser empregadas cânulas plásticas, descartáveis, vendidas esterilizadas com ponta específica para fim endodôntico, como a da Angelus (Figura 14.22), ou cânulas plásticas para adaptação de diferentes pontas, como é o caso do adaptador a vácuo Luer da Ultradent (Figura 14.23), que pode ser acoplado às pontas Capillary Tip® (Figura 14.24) do mesmo fabricante.

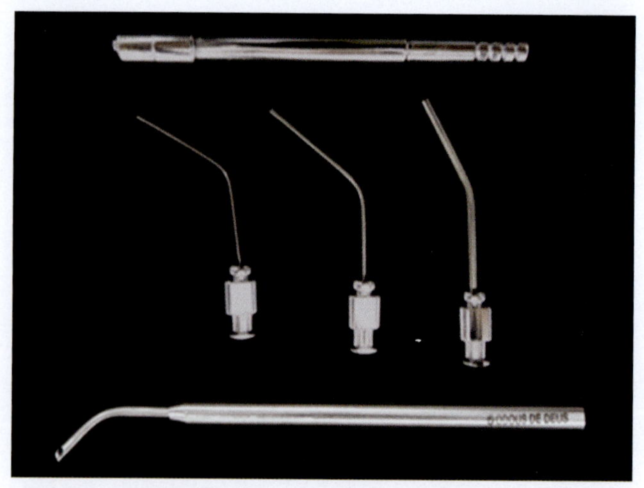

▶ **Figura 14.21** Cânulas metálicas.

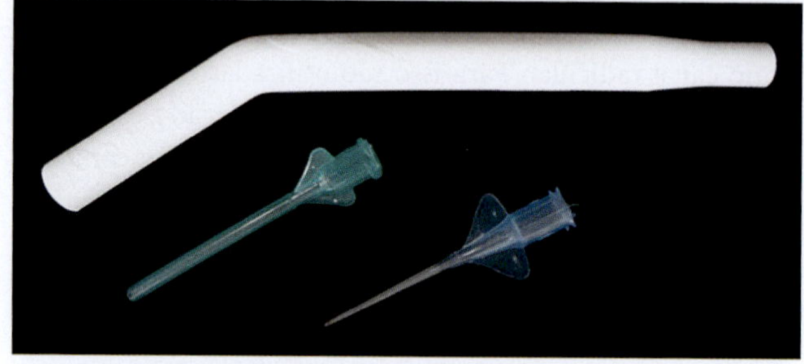

▶ **Figura 14.22** Cânula plástica estéril Angelus®.

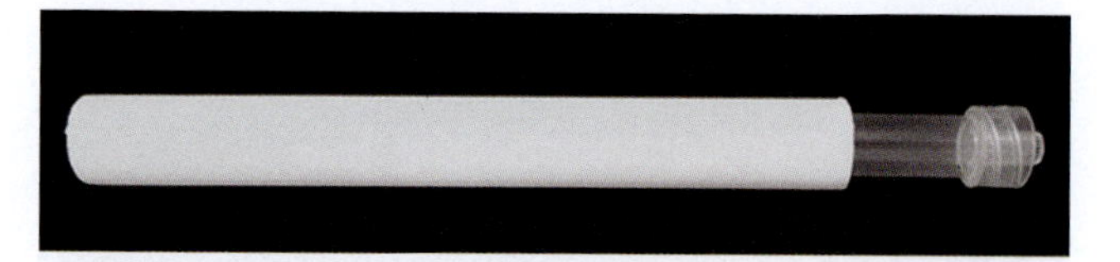

▶ **Figura 14.23** Adaptador a vácuo Luer Ultradent.

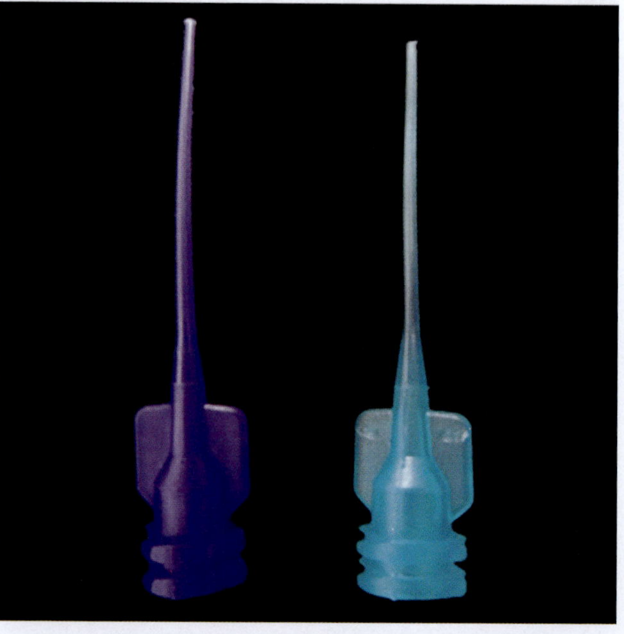

▶ **Figura 14.24** Pontas Capillary Tip® para aspiração.

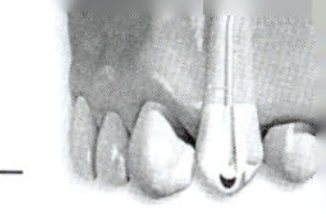

## Irrigação por pressão negativa

Durante o preparo do canal, o dente se comporta como um ducto fechado, o que pode resultar na formação de bolhas de gás na extremidade apical, produzindo um efeito denominado *vapor lock*. Com a formação dessa bolha de ar na região apical, o irrigante não é capaz de exercer sua função nessa área (de Gregorio et al., 2009; Dovgyallo et al.,1989; Migun & Azuni, 1996; Pesse et al., 2005; Tay et al., 2010).

Tendo em vista esse princípio, em 2008 foi descrito um mecanismo de irrigação por pressão negativa, conhecido como EndoVac®. Esse sistema é composto por uma seringa com saída que injeta o irrigante na câmara pulpar (Figura 14.25*A*), por uma macrocânula empregada durante o preparo do terço mediocervical, para aspirar e permitir o fluxo do irrigante até essa área (Figura 14.25*B*), e por uma microcânula (Figura 14.25*C*), que é levada à região apical e apresenta sua porção apical arredondada com 12 aberturas laterais de 0,1mm (Figura 14.26). Por essas aberturas laterais, o irrigante depositado na câmara pulpar percorre todo o comprimento do canal e é então aspirado na região apical (Figura 14.27). As vantagens desse sistema estão relacionadas com a não formação de *vapor lock* e o reduzido extravasamento apical de irrigante.

## Irrigação ultrassônica passiva

A utilização de insertos ultrassônicos na endodontia foi introduzida por Richman em 1957. Inicialmente, os aparelhos e insertos eram utilizados para o preparo dos canais radiculares. Entretanto, devido à dificuldade de controle em relação ao corte pelos instrumentos e à dificuldade de formatação do canal com esses dispositivos, caiu em desuso o emprego do ultrassom para essa finalidade (Lumley et al., 1988; Stock, 1991).

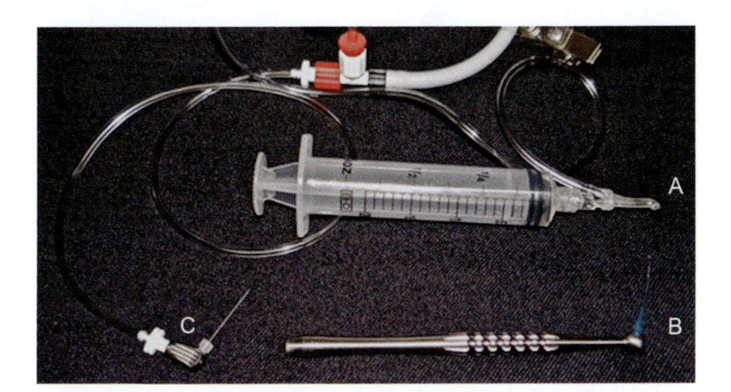


▶ **Figura 14.25** Sistema EndoVac®: seringa de irrigação (**A**), macrocânula (**B**) e microcânula (**C**).

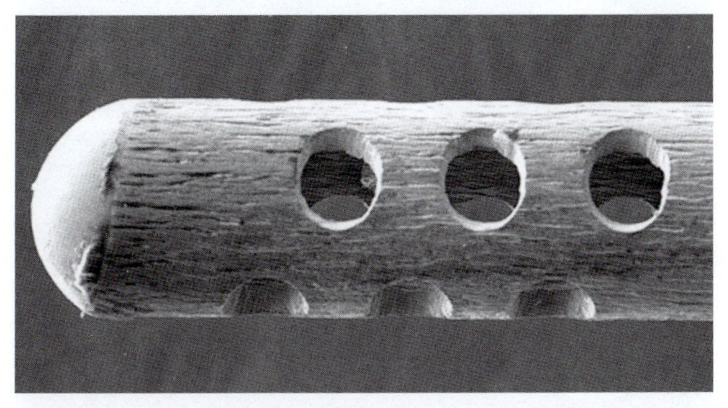

▶ **Figura 14.26** Microcânula – Fotomicrografia (×140) da ponta de sucção.

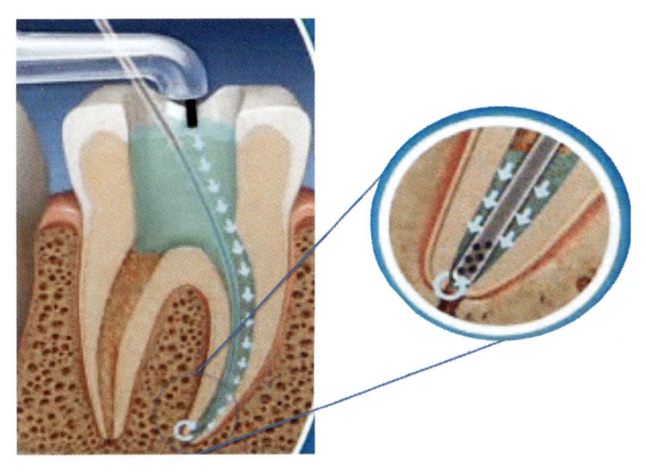

▶ **Figura 14.27** Desenho esquemático ilustrando o sistema EndoVac®.

A técnica de irrigação ultrassônica passiva (PUI, na sigla em inglês) foi descrita pela primeira vez em 1980, por Weller e cols. O termo passiva é empregado porque o instrumento utilizado não apresenta ação de corte.

A técnica consiste no emprego de um aparelho de ultrassom, com frequência > 25 mil ciclos, associado ao uso de limas ou insertos específicos (Figuras 14.28 a 14.30), o que promove aumento da agitação mecânica do irrigante, atingindo áreas inacessíveis e possibilitando uma maior limpeza. Além disso, produz aquecimento da solução, potencializando sua ação.

A PUI promove maior remoção de *smear layer* (Figura 14.31), maior remoção de tecido pulpar em áreas inacessíveis aos instrumentos e maior atividade antimicrobiana dos irrigantes (Al-Jadaa et al., 2009; Castagna et al., 2013; Gründling et al., 2011; Mozo et al., 2012; Paiva et al., 2013; van der Sluis et al., 2007; Zaia et al., 2013).

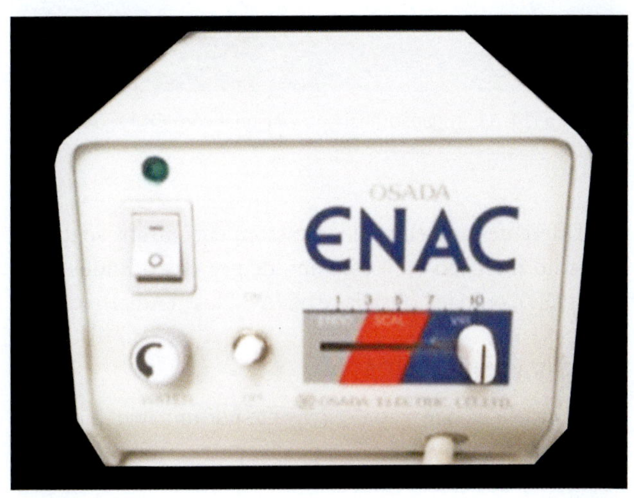


▶ **Figura 14.28** Aparelho de ultrassom Enac® (Osada).

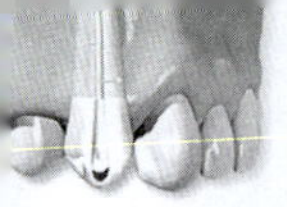



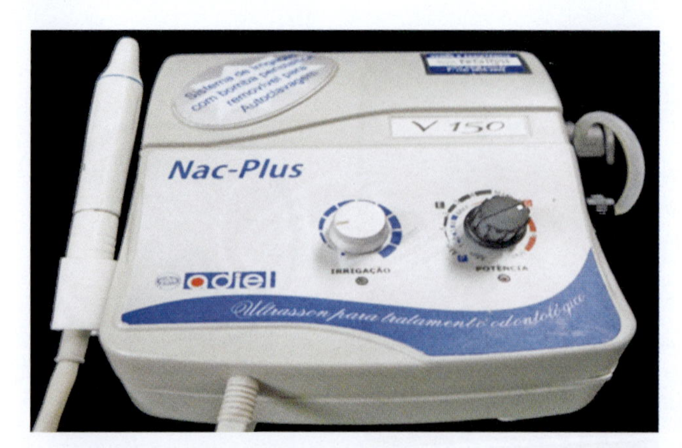


▶ **Figura 14.29** Aparelho de ultrassom NAC Plus® (Adiel).

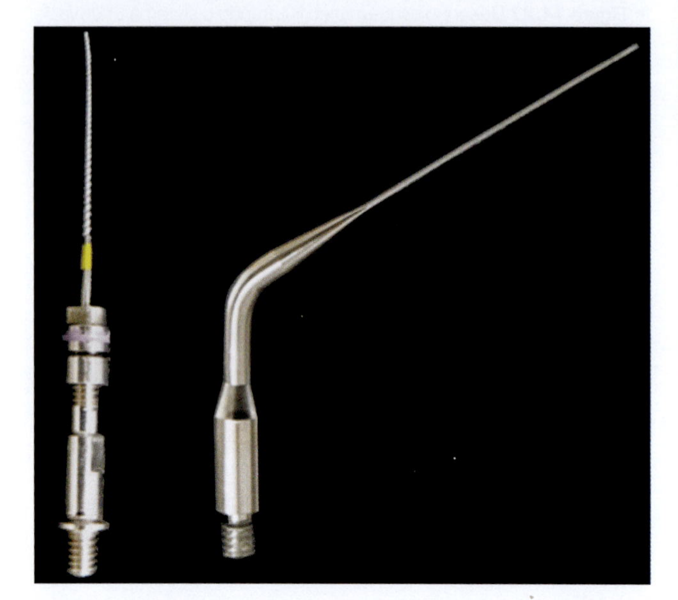

▶ **Figura 14.30** Pontas de ultrassom para irrigação ultrassônica passiva.

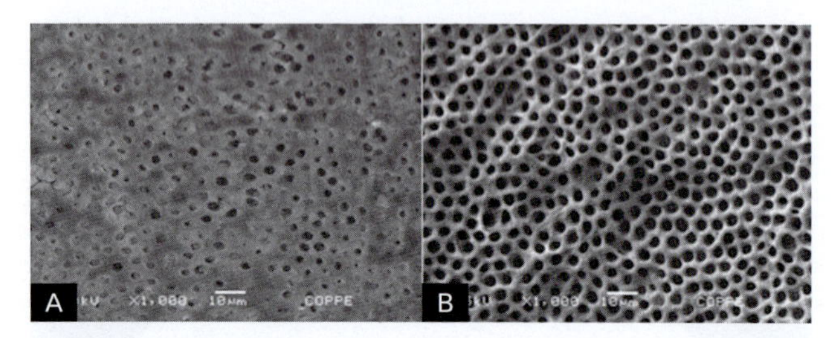


▶ **Figura 14.31** Irrigação final convencional com QMiX (**A**) e com irrigação ultrassônica passiva (**B**).

Diferentes aparelhos de ultrassom encontram-se disponíveis no mercado para esse fim, dentre eles o Endosonic® (Dentsply), o Enac® (Osada) e o NAC Plus® (Adiel).

## ATIVAÇÃO SÔNICA

Consiste na agitação do irrigante por um aparelho sônico, utilizado em associação a pontas poliméricas (plásticas), no interior dos canais radiculares. O aparelho oscila em uma frequência máxima de 10 mil ciclos. Embora o sistema de ativação sônica apresente resultados favoráveis, quando comparado com a irrigação convencional por pressão positiva, é inferior a PUI em termos de limpeza dos canais radiculares (Arslan et al., 2014; Mancini et al., 2013; Niu et al., 2014).

No mercado nacional, o SmartSonic®, da FGM, foi lançado recentemente para esse fim (Figura 14.32). Ainda se encontram disponíveis no mercado internacional o EndoActivator® da Sybron Endo (Figura 14.33), que está associado ao uso de pontas poliméricas, e o Vibringe Sonic Irrigation System® (Figura 14.34), que é utilizado acoplado à seringa tipo Luer.

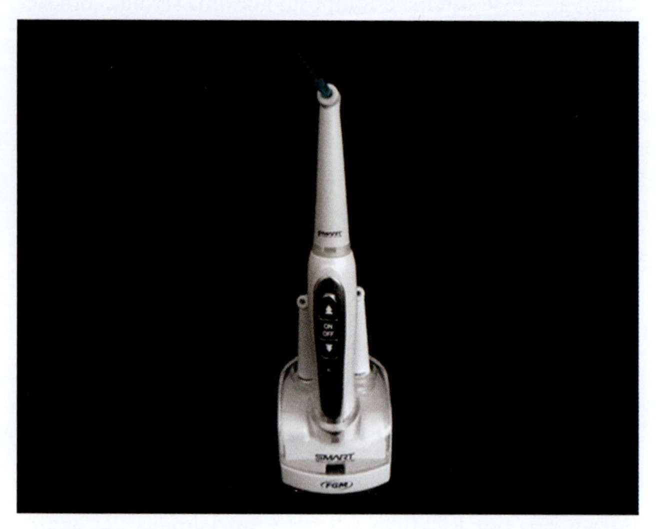

▶ **Figura 14.32** Sistema de irrigação sônica SmartSonic®.

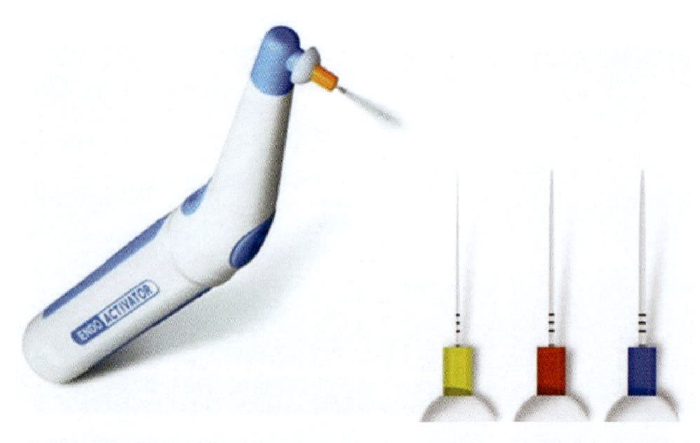


▶ **Figura 14.33** Sistema de irrigação sônica EndoActivator®.

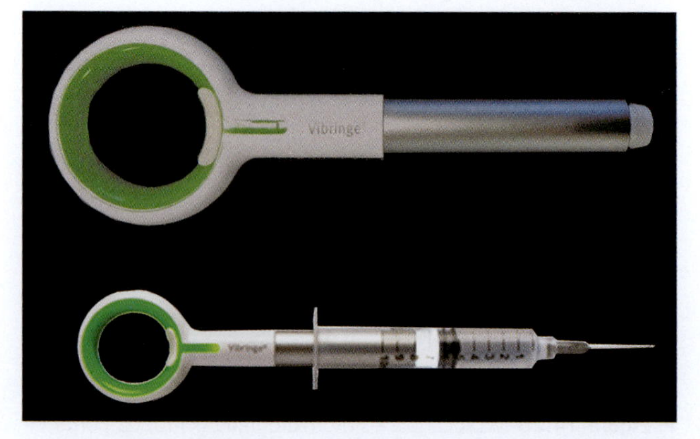


▶ **Figura 14.34** Sistema de irrigação sônica Vibringe®.

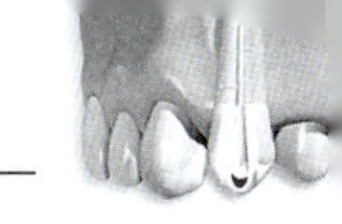

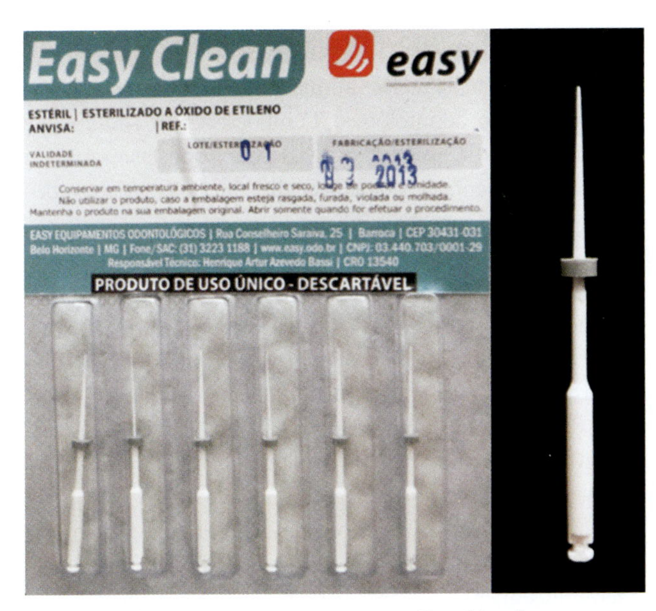


▶ **Figura 14.35** Lima plástica EasyClean®.

## INSTRUMENTOS PLÁSTICOS

Com intuito de promover maior agitação do irrigante no interior dos canais foi lançado no mercado internacional a Plastic Endo® ou F-File®. Trata-se de um instrumento rotatório de uso único, com diamante abrasivo incorporado em um polímero não tóxico.

Townsend & Maki (2009) avaliaram o efeito de diferentes técnicas de agitação na remoção de bactérias em canais simulados e observaram efeito semelhante entre a irrigação sônica e a F-File®.

Paragliola e cols. (2010) avaliaram diferentes protocolos de irrigação final em relação à limpeza do terço apical e observaram desempenho semelhante entre a Plastic Endo® e o EndoActivator®, ambos superiores à agitação com lima manual.

Recentemente foi lançada no mercado nacional a Easy Clean® (Figura 14.35), uma lima plástica, de uso único, que é operada em movimento reciprocante no interior do canal.

Prado e cols. (2015) compararam o uso da lima plástica Easy Clean® à irrigação ultrassônica passiva e à irrigação convencional em relação à remoção de *smear layer* e observaram que a lima plástica mostrou resultados superiores à irrigação convencional, porém inferiores à irrigação ultrassônica passiva.

## INTERAÇÃO DAS SUBSTÂNCIAS

Durante o preparo químico-mecânico, substâncias químicas são utilizadas com diferentes funções pelo fato de, até o momento, nenhuma substância do arsenal endodôntico ser capaz de apresentar atividade antimicrobiana, de dissolução tecidual e de remoção da *smear layer*. Essas substâncias geralmente são utilizadas em sequência e, assim, entram em contato no interior do canal radicular. Tendo em vista que essas substâncias podem interagir e reagir quimicamente, a análise dessas associações é de fundamental importância.

Desde 1987 existem relatos na literatura endodôntica avaliando a interação de diferentes substâncias químicas auxiliares. Nesse ano, Baumgartner & Ibay observaram que a associação entre NaOCl/EDTA e NaOCl/ácido cítrico levava à formação de gás cloro, um gás tóxico e corrosivo, a qual é maior com a última associação. Além disso, observaram que essas associações, ao reduzirem o cloro disponível no hipoclorito de sódio, tornavam esta última solução ineficaz para dissolução tecidual e reduziam sua atividade antimicrobiana. Embora o EDTA provoque interferência na ação do hipoclorito, o oposto não ocorre, isto é, o hipoclorito não interfere na ação quelante do EDTA (Grande et al., 2006).

Grawehr e cols. (2003) avaliaram o efeito da associação NaOCl/EDTA e verificaram que ela reduz a ação dessa primeira solução. Após reagir com o EDTA, o hipoclorito de sódio não é mais capaz de dissolver tecido pulpar. Irala e cols. (2010) observaram o mesmo achado.

Ainda em relação à associação NaOCl/EDTA, alguns estudos mostram que a irrigação com NaOCl após o uso do EDTA leva à maior erosão dos túbulos dentinários (Niu et al., 2002; Qian et al., 2011). Entretanto, Mancini e cols. (2009) e Ulusoy & Görgül (2013) não observaram esse achado. Ademais, Ozdemir e cols. (2012) observaram que na dentina de pacientes jovens (< 30 anos) a irrigação final com NaOCl após o uso de EDTA não causou erosão dentinária, ao passo que em pacientes idosos (> 60 anos) ocorreu erosão.

Em 1998, Kuruvilla & Kamath observaram que a associação entre hipoclorito de sódio e clorexidina aumentava a capacidade antimicrobiana, quando comparada às soluções isoladamente. Entretanto, em 2009, Vianna e cols., ao associarem o hipoclorito de sódio à clorexidina, encontraram resultado oposto aos achados de Kuruvilla & Kamath (1998). Adicionalmente, Vivacqua-Gomes e cols. (2002) avaliaram diferentes protocolos de irrigação quanto à infiltração coronária e verificaram que a associação entre clorexidina e hipoclorito de sódio estava relacionada com níveis mais elevados de microinfiltração coronária.

Até 2007 são encontrados poucos estudos na literatura sobre a associação NaOCl/clorexidina. Nesse ano, Basrani e cols. verificaram que a associação entre o NaOCl e a clorexi-

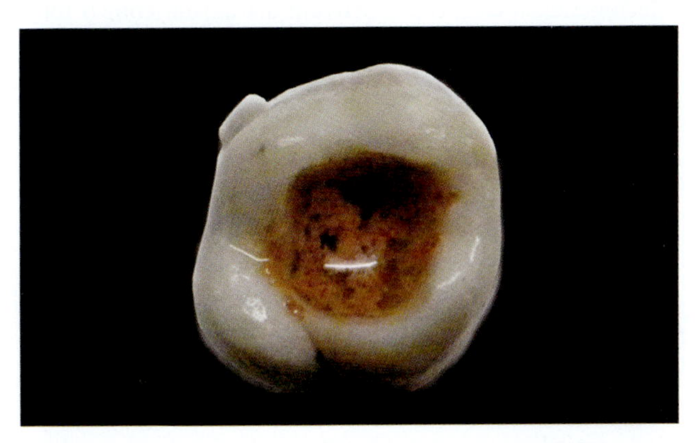

▶ **Figura 14.36** Associação entre hipoclorito de sódio 5,25% e clorexidina 2%.

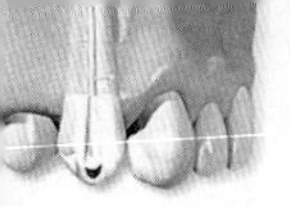



dina levava à formação de um produto tóxico e cancerígeno que promovia manchas na estrutura dentária, identificado como paracloroanilina. Basrani e cols. (2007) avaliaram por espectrometria de massa e XPS a associação entre clorexidina e hipoclorito de sódio e identificaram como subproduto dessa associação o composto paracloroanilina. Em 2009 (utilizando-se da técnica de diionização) e em 2010 (utilizando-se da técnica de cromatografia gasosa), o mesmo grupo confirmou seus achados de 2007. Bui e cols. (2008) avaliaram a superfície dentinária após a associação entre hipoclorito de sódio e clorexidina e relataram haver a formação de uma "massa" que obstrui os túbulos dentinários, recobrindo as paredes, denominada *smear layer* química.

Rasimick e cols. (2008) avaliaram a associação entre clorexidina e EDTA e observaram que essa associação levava à formação de um precipitado branco leitoso devido à precipitação de sais.

Akisue e cols. (2010) avaliaram a associação entre clorexidina e ácido cítrico e clorexidina e NaOCl na permeabilidade dentinária e observaram que ambas levavam à formação de precipitado. A associação NaOCl/clorexidina levava à formação de precipitado marrom-alaranjado e a clorexidina/ácido cítrico à de um precipitado branco leitoso. Concluíram ainda que o precipitado formado criava uma *smear layer* química que recobria a superfície dentinária.

Krishnamurthy & Sudhakaran (2010) avaliaram o efeito de soro fisiológico, água destilada e álcool como irrigantes intermediários entre o hipoclorito de sódio e a clorexidina e propuseram o uso desses irrigantes como intermediários para evitar a formação do precipitado marrom-alaranjado.

Ainda em 2010, Thomas & Sem avaliaram, por análise espectroscópica, a associação entre hipoclorito de sódio e clorexidina e não identificaram a presença de paracloroanilina. Outras técnicas de análise foram empregadas pelo mesmo grupo (Nowicki & Sem, 2011), as quais novamente não produziram o precipitado paracloroanilina, sendo propostos como subprodutos da reação entre hipoclorito de sódio e clorexidina: clorofenilguanidil-1,6-diguanidil hexano (PCGH) e paraclorofenil-ureia (PCU). Em 2013, Prado e cols. confirmaram a ausência de paracloroanilina nessa associação, relacionando a cloroxação marrom-alaranjada com o forte poder oxidativo do NaOCl, levando à oxidação do nitrogênio guanidino da clorexidina e à consequente modificação de coloração.

Mortenson e cols. (2012) propuseram como irrigante intermediário para reduzir a formação de *smear layer* química o uso de ácido cítrico a 50% ou EDTA a 14%, enquanto Do Prado e cols. (2013) observaram que, quando o ácido fosfórico a 37% foi utilizado como irrigante intermediário, não houve a formação de *smear layer* química.

Tendo em vista a interação das diferentes substâncias, é aconselhável o uso de um irrigante inerte, como a água destilada estéril, como irrigante intermediário para impedir a formação de subprodutos e precipitados.

## CONSIDERAÇÕES FINAIS

Diferentes substâncias químicas auxiliares são encontradas no mercado odontológico. O hipoclorito de sódio é, até hoje, a solução de escolha entre os endodontistas, por ser a única que apresenta capacidade de dissolução tecidual, embora seu uso apresente desvantagens. Essas desvantagens estão relacionadas, principalmente, com a toxicidade, a remoção ineficaz de *smear layer* e o efeito deletério sobre os materiais obturadores resinosos. O uso da clorexidina gel como substância química auxiliar durante o preparo vem aumentando em virtude de sua atividade antimicrobiana e substantividade. Além disso, essa substância não provoca efeito deletério quanto à adesão dos materiais obturadores resinosos e promove menor formação de *smear layer* durante o preparo.

Como salientado anteriormente, o NaOCl e a clorexidina não são efetivos na remoção da *smear layer*; por isso, diferentes soluções quelantes e ácidas vêm sendo propostas e utilizadas para esse fim, entre elas o EDTA, o ácido cítrico, o ácido fosfórico, o MTAD, o QMix e o edidronato.

Para otimizar o efeito dos irrigantes quanto à limpeza e à desinfecção do sistema de canais radiculares, diferentes sistemas de irrigação são propostos, com irrigação ultrassônica passiva, irrigação sônica, sistema EndoVac® e limas plásticas. Embora um arsenal de substâncias e sistemas de irrigação seja encontrado no mercado, é importante que o endodontista conheça as vantagens e desvantagens de cada um para poder escolher o que empregar na prática clínica diária.

## Referências


Abou-Rass M, Oglesby SW. The effects of temperature, concentration, and tissue type on the solvent ability of sodium hypochlorite. J Endod 1981; 7(8):376-7.

Akisue E, Tomita VS, Gavini G, Poli de Figueiredo JA. Effect of the combination of sodium hypochlorite and chlorhexidine on dentinal permeability and scanning electron microscopy precipitate observation. J Endod 2010; 36(5):847-50.

Al-Jadaa A, Paqué F, Attin T, Zehnder M. Necrotic pulp tissue dissolution by passive ultrasonic irrigation in simulated accessory canals: impact of canal location and angulation. Int Endod J 2009; 42(1):59-65.

Amaral KF, Rogero MM, Fock RA, Borelli P, Gavini G. Cytotoxicity analysis of EDTA and citric acid applied on murine resident macrophages culture. Int Endod J 2007; 40:338-43.

Andrade S. O EDTA em canais. RGO 1971; 19(1):40-3.

Aranda-Garcia AJ, Kuga MC, Chavéz-Andrade GM et al. Effect of final irrigation protocols on microhardness and erosion of root canal dentin. Microsc Res Tech 2013a; 76(10):1079-83.

Aranda-Garcia AJ, Kuga MC, Vitorino KR et al. Effect of the root canal final rinse protocols on the debris and smear layer removal and on the push-out strength of an epoxy-based sealer. Microsc Res Tech 2013b; 76(5):533-7.

Ari H, Erdemir A, Belli S. Evaluation of the effect of endodontic irrigation solutions on the microhardness and the roughness of root canal dentin. J Endod 2004; 30(11):792-5.

Arslan H, Akcay M, Capar ID, Saygili G, Gok T, Ertas H. An in vitro comparison of irrigation using photon-initiated photoacoustic streaming, ultrasonic, sonic and needle techniques in removing calcium hydroxide. Int Endod J 2014. In press.

Ballal NV, Tweeny A, Khechen K, Prabhu KN, Satyanarayan, Tay FR. Wettability of root canal sealers on intraradicular dentine treated with different irrigating solutions. J Dent 2013; 41(6):556-60.

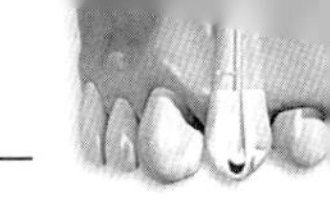

Basrani BR, Manek S, Fillery E. Using diazotization to characterize the effect of heat or sodium hypochlorite on 2.0% chlorhexidine. J Endod 2009; 35(9):1296-9.

Basrani BR, Manek S, Mathers D, Fillery E, Sodhi RN. Determination of 4-chloroaniline and its derivatives formed in the interaction of sodium hypochlorite and chlorhexidine by using gas chromatography. J Endod 2010; 36(2):312-4.

Basrani BR, Manek S, Sodhi RN, Fillery E, Manzur A. Interaction between sodium hypochlorite and chlorhexidine gluconate. J Endod 2007; 33(8):966-9.

Baumgartner JC, Ibay AC. The chemical reactions of irrigants used for root canal debridement. J Endod 1987; 13(2):47-51.

Baumgartner JC, Mader CL. A scanning electron microscopic evaluation of four root canal irrigation regimens. J Endod 1987; 13(4): 147-57.

Bhuva B, Patel S, Wilson R, Niazi S, Beighton D, Mannocci F. The effectiveness of passive ultrasonic irrigation on intraradicular Enterococcus faecalis biofilms in extracted single-rooted human teeth. Int Endod J 2010; 43(3):241-50.

Borin G, Oliveira EPM. Alterações no pH e teor de cloro ativo em função da embalagem e local de armazenamento de solução de hipoclorito de sódio em diferentes concentrações. RFO UPF 2008; 13:45-50.

Buck RA, Cai J, Eleazer PD, Staat RH, Hurst HE. Detoxification of endotoxin by endodontic irrigants and calcium hydroxide. J Endod 2001; 27:325-7.

Buck RA, Eleazer PD, Staat RH, Scheetz JP. Effectiveness of three endodontic irrigants at various tubular depths in human dentin. J Endod. 2001; 27(3):206-8.

Bui TB, Baumgartner JC, Mitchell JC. Evaluation of the interaction between sodium hypochlorite and chlorhexidine gluconate and its effect on root dentin. J Endod 2008; 34(2):181-5.

Calas P, Rochd T, Michel G. In vitro attachment of Streptococcus sanguis to the dentin of the root canal. J Endod 1994; 20(2):71-4.

Calvo Pérez V, Medina Cárdenas ME, Sánchez Planells U. The possible role of pH changes during EDTA demineralization of teeth. Oral Surg Oral Med Oral Pathol 1989; 68(2):220-2.

Carrilho MR, Carvalho RM, de Goes MF et al. Chlorhexidine preserves dentin bond in vitro. J Dent Res 2007; 86:90-4.

Castagna F, Rizzon P, da Rosa RA et al. Effect of passive ultrassonic instrumentation as a final irrigation protocol on debris and smear layer removal – a SEM analysis. Microsc Res Tech 2013; 76(5):496-502.

Cecchin D, de Almeida JF, Gomes BP, Zaia AA, Ferraz CC. Influence of chlorhexidine and ethanol on the bond strength and durability of the adhesion of the fiber posts to root dentin using a total etching adhesive system. J Endod 2011; 37(9):1310-5.

Chandrasekhar V, Amulya V, Rani VS, Prakash TJ, Ranjani AS, Gayathri Ch. Evaluation of biocompatibility of a new root canal irrigant Q Mix™ 2 in 1An in vivo study. J Conserv Dent 2013; 16(1):36-40.

Cunningham WT, Balekjian AY. Effect of temperature on collagen-dissolving ability of sodium hypochlorite endodontic irrigant. Oral Surg Oral Med Oral Pathol 1980; 49(2):175-7.

Cunningham WT, Joseph SW. Effect of temperature on the bactericidal action of sodium hypochlorite endodontic irrigant. Oral Surg Oral Med Oral Pathol 1980; 50(6):569-71.

Da Silva JM, Silveira A, Santos E, Prado L, Pessoa OF. Efficacy of sodium hypochlorite, ethylenediaminetetraacetic acid, citric acid and phosphoric acid in calcium hydroxide removal from the root canal: a microscopic cleanliness evaluation. Oral Surg Oral Med Oral Pathol Oral Radiol Endod 2011; 112(6):820-4.

Dai L, Khechen K, Khan S et al. The effect of QMix, an experimental antibacterial root canal irrigant, on removal of canal wall smear layer and debris. J Endod 2011; 37(1):80-4.

De Almeida LH, Leonardo NG, Gomes AP, Souza EM, Pappen FG. Influence of EDTA and dentine in tissue dissolution ability of sodium hypochlorite. Aust Endod J 2013. In press.

De Assis DF, Prado M, Simão RA. Evaluation of the interaction between endodontic sealers and dentin treated with different irrigant solutions. J Endod 2011; 37:1550-2.

De Gregorio C, Estevez R, Cisneros R, Heilborn C, Cohenca N. Effect of EDTA, sonic, and ultrasonic activation on the penetration of sodium hypochlorite into simulated lateral canals: an in vitro study. J Endod 2009; 35:891-5. [PubMed: 19482193]

De Oliveira LD, Jorge AO, Carvalho CA, Koga-Ito CY, Valera MC. In vitro effects of endodontic irrigants on endotoxins in root canals. Oral Surg Oral Med Oral Pathol Oral Radiol Endod 2007; 104:135-42.

De Deus G, Di Giorgi K, Fidel S, Fidel R, Paciornik S. Push-out bond strength of resilon/epiphany and resilon/epiphany self-etch to root dentin. J Endod 2009; 35:1048-50.

De Deus G, Namen F, Galan J Jr et al. Soft chelating irrigation protocol optimizes bonding quality of Resilon/Epiphany root fillings. J Endod 2008; 34:703-5.

De Deus G, Paciornik S, Mauricio MH. Evaluation of the effect of EDTA, EDTAC and citric acid on the microhardness of root dentine. Int Endod J 2006; 39(5):401-7.

De Deus G, Reis C, Fidel S, Fidel R, Paciornik S. Dentin demineralization when subjected to BioPure MTAD: a longitudinal and quantitative assessment. J Endod 2007; 33(11):1364-8.

De Deus G, Reis C, Fidel S, Fidel RA, Paciornik S. Longitudinal and quantitative evaluation of dentin demineralization when subjected to EDTA, EDTAC, and citric acid: a co-site digital optical microscopy study. Oral Surg Oral Med Oral Pathol Oral Radiol Endod 2008; 105(3):391-7.

De Deus G, Zehnder M, Reis C, Fidel S, Fidel RA, Galan J Jr, Paciornik S. Longitudinal co-site optical microscopy study on the chelating ability of etidronate and EDTA using a comparative single-tooth model. J Endod 2008; 34(1):71-5.

Do Prado M, Simão RA, Gomes BP. Evaluation of different irrigation protocols concerning the formation of chemical smear layer. Microsc Res Tech 2013; 76(2):196-200.

Dovgyallo GI, Migun NP, Prokhorenko PP. The complete filling of dead-end conical capillaries with liquid. J Eng Phy 1989; 56:395-7.

Dunavant TR, Regan JD, Glickman GN, Solomon ES, Honeyman AL. Comparative evaluation of endodontic irrigants against Enterococcus faecalis biofilms. J Endod 2006; 32(6):527-31.

Eldeniz AU, Erdemir A, Belli S. Effect of EDTA and citric acid solutions on the microhardness and the roughness of human root canal dentin. J Endod 2005; 31(2):107-10.

Eliot C, Hatton JF, Stewart GP, Hildebolt CF, Jane Gillespie M, Gutmann JL. The effect of the irrigant QMix on removal of canal wall smear layer: an ex vivo study. Odontology 2013. In press.

Endo MS, Martinho FC, Zaia AA, Ferraz CC, Almeida JF, Gomes BP. Quantification of cultivable bacteria and endotoxin in post-treatment apical periodontitis before and after chemo-mechanical preparation. Eur J Clin Microbiol Infect Dis 2012; 31:2575-83.

Fairbanks DCO. Avaliação da capacidade quelante do EDTA, EDTAC e do EDTA-T na análise de microdureza da dentina radicular [dissertação]. Rio de Janeiro: Faculdade de Odontologia, Universidade do Estado do Rio de Janeiro URJ, 1995.

Ferraz CC, Gomes BP, Zaia AA, Teixeira FB, Souza-Filho FJ. In vitro assessment of the antimicrobial action and the mechanical ability of chlorhexidine gel as an endodontic irrigant. J Endod 2001; 27:452-5.

Gatewood RS. Endodontic materials. Dent Clin North Am 2007; 51(3):695-712.

Ghoddusi J, Rohani A, Rashed T, Ghaziani P, Akbari M. An evaluation of microbial leakage after using MTAD as a final irrigation. J Endod 2007; 33(2):173-6.

Gomes BP, Vianna ME, Zaia AA, Almeida JF, Souza-Filho FJ, Ferraz CC. Chlorhexidine in endodontics. Braz Dent J 2013; 24(2):89-102.

Grande NM, Plotino G, Falanga A, Pomponi M, Somma F. Interaction between EDTA and sodium hypochlorite: a nuclear magnetic resonance analysis. J Endod 2006; 32(5):460-4.

Grawehr M, Sener B, Waltimo T, Zehnder M. Interactions of ethylenediamine tetraacetic acid with sodium hypochlorite in aqueous solutions. Int Endod J 2003; 36(6):411-7.

Gründling GL, Zechin JG, Jardim WM, de Oliveira SD, de Figueiredo JA. Effect of ultrasonics on Enterococcus faecalis biofilm in a bovine tooth model. J Endod 2011; 37(8):1128-33.

Guerreiro-Tanomaru JM, Nascimento CA, Faria-Júnior NB, Graeff MS, Watanabe E, Tanomaru-Filho M. Antibiofilm activity of irri-

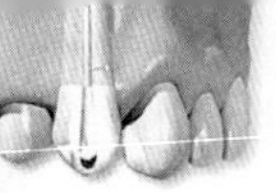



gating solutions associated with cetrimide. Confocal laser scanning microscopy. Int Endod J 2014. In press.

Gulsahi K, Tirali RE, Cehreli SB, Karahan ZC, Uzunoglu E, Sabuncuoglu B. The effect of temperature and contact time of sodium hypochlorite on human roots infected with Enterococcus faecalis and Candida albicans. Odontology 2014; 102(1):36-41.

Harrison JW, Svec TA, Baumgartner JC. Analysis of clinical toxicity of endodontic irrigants. J Endod 1978; 4(1):6-11.

Hashem AA, Ghoneim AG, Lutfy RA et al. The effect of different irrigating solutions on bond strength of two root canal-filling systems. J Endod 2009; 35:537-40.

Holland R. 1979, Manual de endondontia da Faculdade de Odontologia de Araçatuba – UNESP. In: Lopes HP, Siqueira Jr JF. Endodontia – biologia e técnica. Rio de Janeiro: Guanabara, 2004.

Irala LE, Grazziotin-Soares R, Salles AA, Munari AZ, Pereira JS. Dissolution of bovine pulp tissue in solutions consisting of varying NaOCl concentrations and combined with EDTA. Braz Oral Res 2010; 24(3):271-6.

Kokkas AB, Boutsioukis ACh, Vassiliadis LP, Stavrianos CK. The influence of the smear layer on dentinal tubule penetration depth by three different root canal sealers: an in vitro study. J Endod 2004; 30(2):100-2.

Koskinen KP, Stenvall H, Uitto VJ. Dissolution of bovine pulp tissue by endodontic solutions. Scand J Dent Res 1980; 88(5):406-11.

Krishnamurthy S, Sudhakaran S. Evaluation and prevention of the precipitate formed on interaction between sodium hypochlorite and chlorhexidine. J Endod 2010 Jul; 36(7):1154-7.

Kuruvilla JR, Kamath MP. Antimicrobial activity of 2.5% sodium hypochlorite and 0.2% chlorhexidine gluconate separately and combined, as endodontic irrigants. J Endod 1998; 24(7):472-6.

Lenet BJ, Komorowski R, Wu XY et al. Antimicrobial substantivity of bovine root dentin exposed to different chlorhexidine delivery vehicles. J Endod 2000; 26:652-5.

Loel DA. Use of acid cleanser in endodontic therapy. J Am Dent Assoc 1975; 90(1):148-51.

Lopes HP, Siqueira Jr JF , Elias CN. Substâncias químicas empregadas no preparo dos canais radiculares. In: Lopes HP, Siqueira Jr JF. Endodontia – biologia e técnica. Rio de Janeiro: Guanabara, 2010:531-71.

Love RM. Regional variation in root dentinal tubule infection by Streptococcus gordonii. J Endod 1996; 22(6):290-3.

Lumley PJ, Walmsley AD, Laird WRE. An investigation into cavitational activity occurring in endosonic instrumentation. J Dent 1988; 16:120-2.

Malheiros CF, Marques MM, Gavini G. In vitro evaluation of the cytotoxic effects of acid solutions used as canal irrigants. J Endod 2005; 31:746-8.

Mancini M, Armellin E, Casaglia A, Cerroni L, Cianconi L. A comparative study of smear layer removal and erosion in apical intraradicular dentine with three irrigating solutions: a scanning electron microscopy evaluation. J Endod 2009; 35(6):900-3.

Mancini M, Cerroni L, Iorio L, Armellin E, Conte G, Cianconi L. Smear layer removal and canal cleanliness using different irrigation systems (EndoActivator, EndoVac, and passive ultrasonic irrigation): field emission scanning electron microscopic evaluation in an in vitro study. J Endod 2013; 39(11):1456-60.

Marins JS, Sassone LM, Fidel SR, Ribeiro DA. In vitro genotoxicity and cytotoxicity in murine fibroblasts exposed to EDTA, NaOCl, MTAD and citric acid. Braz Dent J 2012; 23(5):527-33.

Martinho FC, Chiesa WM, Marinho AC et al. Clinical investigation of the efficacy of chemomechanical preparation with rotary nickel-titanium files for removal of endotoxin from primarily infected root canals. J Endod 2010; 36(11):1766-9.

McComb D, Smith D. A preliminary scanning electron microscopic study of root canals after endodontic procedures. J Endod 1975; 1(7):238-42.

Migun NP, Azuni MA. Filling of one-side-closed capillaries immersed in liquids. J Coll Interf Sci 1996; 181:337-40.

Mohammadi Z, Shahriari S. Residual antibacterial activity of chlorhexidine and MTAD in human root dentin in vitro. J Oral Sci 2008; 50(1):63-7.

Moreira DM, Almeida JF, Ferraz CC, Gomes BP, Line SR, Zaia AA. Structural analysis of bovine root dentin after use of different endodontics auxiliary chemical substances. J Endod 2009; 35(7):1023-7.

Mozo S, Llena C, Forner L. Review of ultrasonic irrigation in endodontics: increasing action of irrigating solutions. Med Oral Patol Oral Cir Bucal 2012; 17(3):e512-6.

Neelakantan P, Varughese AA, Sharma S, Subbarao CV, Zehnder M, De-Deus G. Continuous chelation irrigation improves the adhesion of epoxy resin-based root canal sealer to root dentine. Int Endod J 2012; 45(12):1097-102.

Nikaido T, Takano Y, Sasafuchi Y et al. Bond strengths to endodontically-treated teeth. Am J Dent 1999; 12:177-80.

Niu LN, Luo XJ, Li GH, Bortoluzzi EA et al. Effects of different sonic activation protocols on debridement efficacy in teeth with single-rooted canals. J Dent 2014 In press.

Niu W, Yoshioka T, Kobayashi C, Suda H. A scanning electron microscopic study of dentinal erosion by final irrigation with EDTA and NaOCl solutions. Int Endod J 2002; 35(11):934-9.

Nowicki JB, Sem DS. An in vitro spectroscopic analysis to determine the chemical composition of the precipitate formed by mixing sodium hypochlorite and chlorhexidine. J Endod 2011; 37(7):983-8.

Ozdemir HO, Buzoglu HD, Calt S, Cehreli ZC, Varol E, Temel A. Chemical and ultramorphologic effects of ethylenediaminetetraacetic acid and sodium hypochlorite in young and old root canal dentin. J Endod 2012; 38(2):204-8.

Paiva SS, Siqueira JF Jr, Rôças IN, Carmo FL, Leite DC, Ferreira DC, Rachid CT, Rosado AS. Molecular microbiological evaluation of passive ultrasonic activation as a supplementary disinfecting step: a clinical study. J Endod 2013; 39(2):190-4.

Paqué F, Rechenberg DK, Zehnder M. Reduction of hard-tissue debris accumulation during rotary root canal instrumentation by etidronic acid in a sodium hypochlorite irrigant. J Endod 2012; 38(5):692-5.

Paragliola R, Franco V, Fabiani C et al. Final rinse optimization: influence of different agitation protocols. J Endod 2010; 36(2):282-5.

Pécora JD, Guerisoli D, Silva RS, Vansan LP. Shelf-life of 5% sodium hypochlorite solutions. Braz Endod J 1997; 2:43-5.

Pecora JD. Soluções auxiliares na biomecânica dos canais radiculares. Disponível em: http://www.forp.usp.br/restauradora/ temas_endo/solu/solu.htm#Hipoclorito.

Pérez-Heredia M, Ferrer-Luque CM, González-Rodríguez MP et al. Decalcifying effect of 15% EDTA, 15% citric acid, 5% phosphoric acid and 2.5% sodium hypochlorite on root canal dentine. Int Endod J 2008; 41:418-23.

Pesse AV, Warrier GR, Dhir VK. An experimental study of the gas entrapment process in closed-end microchannels. Int J Heat Mass Transfer 2005; 48:5150-65.

Pi kin B, Türkün M. Stability of various sodium hypochlorite solutions. J Endod 1995; 21:253-5.

Prado MC, Carvalho FLF, Simão RA, Gusman H, Prado M. Eficácia de diferentes protocolos de agitação na remoção de smear layer. Braz Oral Res 2015: 29(1):291.

Prado M, Figueiredo JPO, Pires DCA, Correa ACP, Araujo MCP. Efeitos da temperatura e do tempo de armazenamento na estabilidade química de soluções de hipoclorito de sódio. Rev Odontol UNESP 2012; 41(4): 242-6.

Prado M, Gusman H, Gomes BP, Simão RA. Scanning electron microscopic investigation of the effectiveness of phosphoric acid in smear layer removal when compared with EDTA and citric acid. J Endod 2011; 37:255-8.

Prado M, Santos Júnior HM, Rezende CM, Pinto AC, Faria RB, Simão RA, Gomes BP. Interactions between irrigants commonly used in endodontic practice: a chemical analysis. J Endod 2013; 39(4):505-10.

Prado M, Silva EJ, Duque TM et al. Antimicrobial and cytotoxic effects of phosphoric acid solution compared to other root canal irrigants. J Appl Oral Sci 2015; 23(2):158-63.

Prado M, Simão RA, Gomes BP. A microleakage study of gutta-percha/AH Plus and Resilon/Real self-etch systems after different irrigation protocols. J Appl Oral Sci 2014; 22(3):174-9.

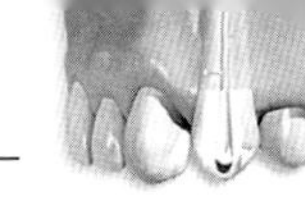


Prado M, Simão RA, Gomes BP. Effect of different irrigation protocols on resin sealer bond strength to dentin. J Endod 2013; 39(5): 689-92.

Qian W, Shen Y, Haapasalo M. Quantitative analysis of the effect of irrigant solution sequences on dentin erosion. J Endod 2011; 37(10):1437-41.

Rasimick BJ, Nekich M, Hladek MM, Musikant BL, Deutsch AS. Interaction between chlorhexidine digluconate and EDTA. J Endod 2008; 34(12):1521-3.

Ricci HA, Sanabe ME, de Souza Costa CA, Pashley DH, Hebling J. Chlorhexidine increases the longevity of in vivo resin-dentin bonds. Eur J Oral Sci 2010; 118:411-6.

Russell RG, Rogers MJ. Bisphosphonates: from the laboratory to the clinic and back again. Bone 1999; 25:97-106.

Seidberg BH, Schilder H. An evaluation of EDTA in endodontics. Oral Surg Oral Med Oral Pathol 1974; 37(4):609-20.

Sen BH, Pi kin B, Baran N. The effect of tubular penetration of root canal sealers on dye microleakage. Int Endod J 1996; 29(1):23-8.

Signoretti FGC, Gomes BP, Montagner F, Tosello FB, Jacinto RC. Influence of 2% chlorhexidine gel on calcium hydroxide ionic dissociation and its ability of reducing endotoxin. Oral Surg Oral Med Oral Pathol Oral Radiol Endod 2011; 111:653-8.

Silva LA, Leonardo MR, Assed S, Tanomaru Filho M. Histological study of the effect of some irrigating solutions on bacterial endotoxin in dogs. Braz Dent J 2004; 15:109-14.

Smith JJ, Wayman BE. An evaluation of the antimicrobial effectiveness of citric acid as a root canal irrigant. J Endod 1986; 12(2):54-8.

Stock CJR. Current status of the use of ultrasound in endodontics. Int Dent J 1991; 41:175-82.

Stojicic S, Shen Y, Qian W, Johnson B, Haapasalo M. Antibacterial and smear layer removal ability of a novel irrigant, QMiX. Int Endod J 2012; 45(4):363-71.

Sundqvist G. Ecology of the root canal fl ora. J Endod 1992; 18(9): 427-30.

Taneja S, Kumari M, Anand S. Effect of QMix, peracetic acid and ethylenediaminetetraacetic acid on calcium loss and microhardness of root dentine. J Conserv Dent 2014; 17(2):155-8.

Tanomaru JM, Leonardo MR, Tanomaru Filho M, Bonetti Filho I, Silva LA. Effect of different irrigation solutions and calcium hydroxide on bacterial LPS. Int Endod J 2003; 36:733-9.

Tartari T, Guimarães BM, Amoras LS, Duarte MA, Silva e Souza PA, Bramante CM. Etidronate causes minimal changes in the sodium hypochlorite ability to dissolve organic matter. Int Endod J 2014. In press.

Tay FR, Gu LS, Schoeffel GJ, Wimmer C, Susin L, Zhang K, Arun SN, Kim J, Looney SW, Pashley DH. Effect of vapor lock on root canal debridement by using a side-vented needle for positive-pressure irrigant delivery. J Endod 2010; 36(4):745-50.

Thomas JE, Sem DS. An in vitro spectroscopic analysis to determine whether para-chloroaniline is produced from mixing sodium hypochlorite and chlorhexidine. J Endod 2010; 36(2):315-7.

Tidmarsh BG. Acid-cleansed and resin-sealed root canals. J Endod 1978; 4(4):117-21.

Torabinejad M, Cho Y, Khademi AA, Bakland LK, Shabahang S. The effect of various concentrations of sodium hypochlorite on the ability of MTAD to remove the smear layer. J Endod 2003; 29(4):233-9.

Torabinejad M, Khademi AA, Babagoli J, Cho Y, Johnson WB, Bozhilov K, Kim J, Shabahang S. A new solution for the removal of the smear layer. J Endod 2003; 29(3):170-5.

Townsend C, Maki J. An in vitro comparison of new irrigation and agitation techniques to ultrasonic agitation in removing bacteria from a simulated root canal. J Endod 2009; 35(7):1040-3.

Ulusoy Ö, Görgül G. Effects of different irrigation solutions on root dentine microhardness, smear layer removal and erosion. Aust Endod J 2013; 39(2):66-72.

Van der Sluis LW, Versluis M, Wu MK, Wesselink PR. Passive ultrasonic irrigation of the root canal: a review of the literature. Int Endod J 2007; 40(6):415-26.

Vianna ME, Gomes BP, Berber VB, Zaia AA, Ferraz CC, de Souza-Filho FJ. In vitro evaluation of the antimicrobial activity of chlorhexidine and sodium hypochlorite. Oral Surg Oral Med Oral Pathol Oral Radiol Endod 2004; 97(1):79-84.

Vivacqua-Gomes N, Ferraz CC, Gomes BP, Zaia AA, Teixeira FB, Souza-Filho FJ. Influence of irrigants on the coronal microleakage of laterally condensed gutta-percha root fillings. Int Endod J 2002; 35(9):791-5.

Wang Z, Shen Y, Haapasalo M. Effect of smear layer against disinfection protocols on Enterococcus faecalis-infected dentin. J Endod 2013; 39(11):1395-400.

Yasuda Y, Tatematsu Y, Fujii S, Maeda H, Akamine A, Torabinejad M, Saito T. Effect of MTAD on the differentiation of osteoblast-like cells. J Endod 2010; 36(2):260-3.

Zaia AA, Silva EJNL, Gomes AC, Moreira DM. Can the sodium hipochlorite tissue dissolution ability during endodontic treatment realy be trusted? An in vitro and ex vivo study.. Dental Press Endod 2013; 3:24-9.

Zehnder M, Schmidlin P, Sener B, Waltimo T. Chelation in root canal therapy reconsidered. J Endod 2005; 31:817-20.

Zehnder M. Root canal irrigants. J Endod 2006; 32(5):389-98.

Zhang W, Torabinejad M, Li Y. Evaluation of cytotoxicity of MTAD using the MTT-tetrazolium method. J Endod 2003; 29(10):654-7.

# 15

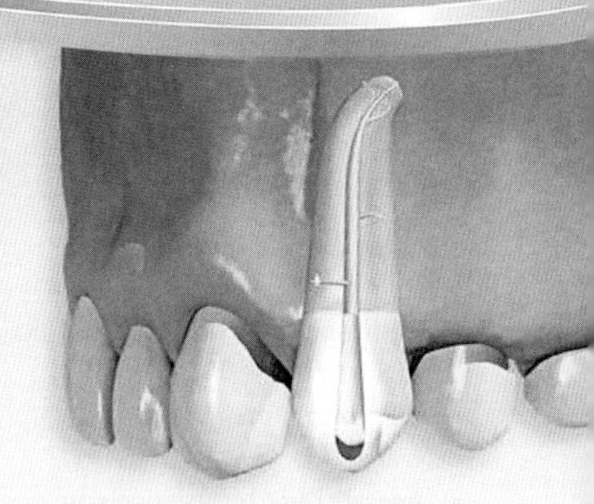

# Preparo Mecânico dos Canais Radiculares

Maíra do Prado
Heloísa Gusman
Nedi Soledade Rocha
Brenda Paula Figueiredo de Almeida Gomes

## INTRODUÇÃO

O sucesso da terapia endodôntica está associado à prevenção ou à cura das patologias perirradiculares e à ausência de sintomatologia e sinais clínicos (AAE, 1994; ESE, 1994; Gutmann, 1992). Para se alcançar o sucesso, as diferentes etapas do tratamento devem ser executadas com base em conhecimentos científicos associados à experiência clínica.

O objetivo do preparo químico-mecânico é promover a limpeza e a modelagem do sistema de canais radiculares, o que permitirá, em etapa posterior, a obturação tridimensional desse sistema. Realizam-se limpeza e modelagem dos canais por meio da ação mecânica dos instrumentos endodônticos, que é potencializada pelo fluxo e refluxo da solução irrigadora. Embora o preparo químico-mecânico seja realizado concomitantemente, para fins didáticos o preparo químico e o preparo mecânico serão abordados separadamente.

O preparo mecânico visa, nos casos de polpa viva, promover ampliação e modelagem adequada dos canais radiculares, objetivando, principalmente, a remoção do tecido pulpar inflamado. A ação das substâncias químicas auxiliares, concomitantemente ao uso dos instrumentos, promoverá a limpeza das áreas inacessíveis, como istmos, reentrâncias e ramificações. O índice de sucesso associado a esses casos é de cerca de 90% a 95% (Imura et al., 2007; Ng et al., 2011; Torabinejad et al., 2005). O alto índice de sucesso, comparado ao de casos de necrose pulpar, que serão discutidos posteriormente, está relacionado com a ausência ou com a presença restrita de microrganismos e seus subprodutos que, no caso de polva viva, se encontram na câmara pulpar. Pode-se dizer que, em polpas vitais, a dificuldade do preparo estará restrita a vencer a anatomia do canal para que se atinja a região apical em toda sua extensão.

Nos casos de necrose pulpar, microrganismos encontram-se em suspensão nos fluidos presentes na luz do canal principal ou aderidos às paredes dentinárias do canal na forma de biofilmes (Siqueira et al., 2012). Esses microrganismos podem também ser encontrados nos túbulos dentinários, canais laterais, istmos e outras irregularidades anatômicas. Estudos têm mostrado que essa invasão, migrando além da luz do canal principal, ocorre em 50% a 80% dos dentes com lesão perirradicular (Peters et al., 2000, 2001). O objetivo do preparo mecânico, nesse caso, irá muito além da modelagem para posterior obturação, sendo o objetivo principal a redução máxima de microrganismos presentes nesse sistema. Para auxiliar essa desinfecção, substâncias químicas com capacidade antimicrobiana são utilizadas para atingir as áreas inacessíveis aos instrumentos. As taxas de sucesso nesses casos são de cerca de 80% a 85% (Imura et al., 2007; Ng et al., 2011; Torabinejad et al., 2005). A redução dessas taxas está relacionada com as dificuldades para vencer a anatomia do sistema de canais, associadas à necessidade de combater a infecção ali instalada.

Os iniciantes, antes de ingressarem na prática endodôntica, devem ter conhecimento teórico sobre a anatomia do canal, grau de curvatura e acessibilidade, assim como da técnica a ser utilizada para o preparo mecânico.

Ao longo dos anos, com o objetivo de vencer as dificuldades impostas pela anatomia do canal e obter maior desinfecção desse sistema, diferentes técnicas de instrumentação, utilizando diferentes instrumentos, vêm sendo propostas e realizadas. Aos praticantes da endontia cabe conhecer as diferentes técnicas e filosofias para definir aquela que melhor se enquadra em sua prática clínica.

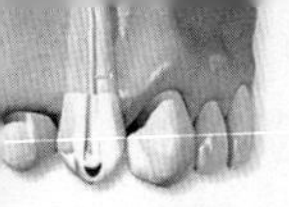



## CLASSIFICAÇÃO DOS CANAIS

Antes do início do preparo mecânico, é necessário conhecer em que tipo de canal se irá trabalhar. A classificação dos canais baseia-se em suas curvaturas, diâmetros e acessibilidade. Diferentes técnicas são propostas na literatura, entre elas a preconizada por De Deus (1992), utilizada até os dias atuais. Essa técnica consiste na subdivisão dos canais radiculares em quatro classes:

### Classe I (Figura 15.1)

- **Calibre:** canais de calibre amplo, mediano ou ligeiramente constrito.
- **Curvatura:** canais retos ou com curvatura discreta (< 25 graus).
- **Acessibilidade:** acessíveis até a região apical com lima 15.

### Classe II (Figura 15.2)

- **Calibre:** canais de calibre mediano ou constrito.
- **Curvatura:** canais com curvatura gradual acentuada (de 26 a 40 graus).
- **Acessibilidade:** acesso à região apical com lima 10, que penetraria com certa dificuldade até atingir o forame apical.

### Classe III (Figura 15.3)

- **Calibre:** canais de calibre mediano ou constrito.
- **Curvatura:** canais com curvatura acentuada (> 41 graus, podendo atingir curvaturas de até 90 graus) e canal em raiz que apresente dilacerações.
- **Acessibilidade:** difícil acesso à região apical, o que é conseguido com lima 8 ou 6.

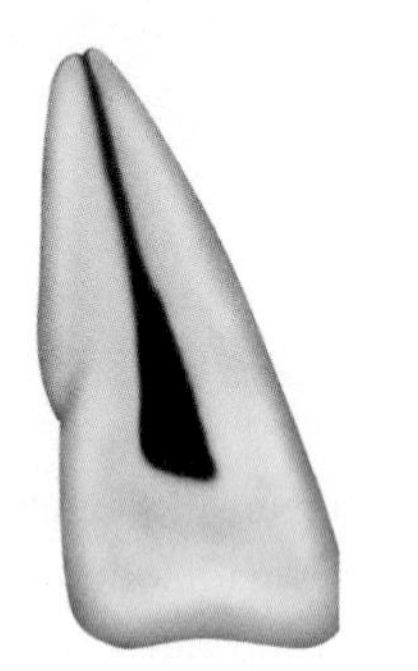
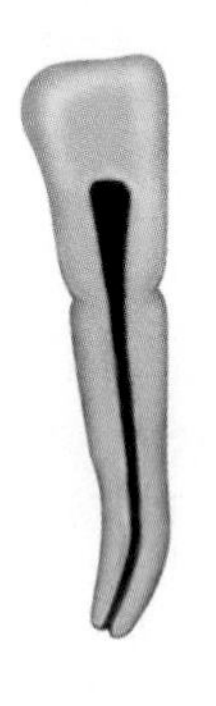
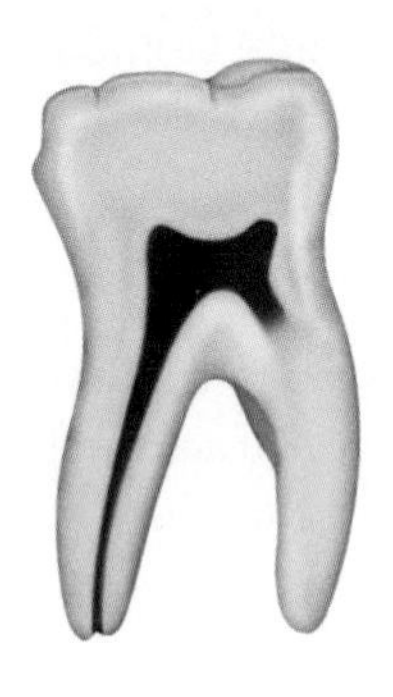
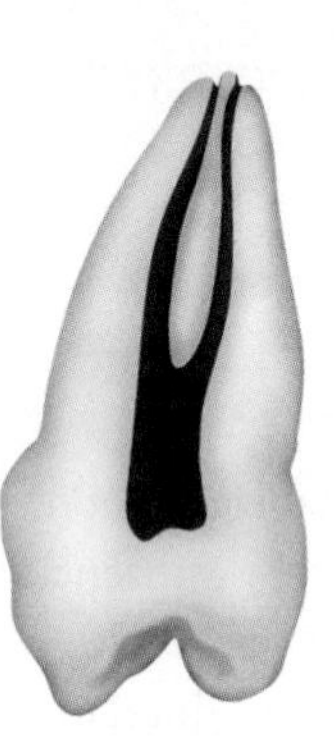
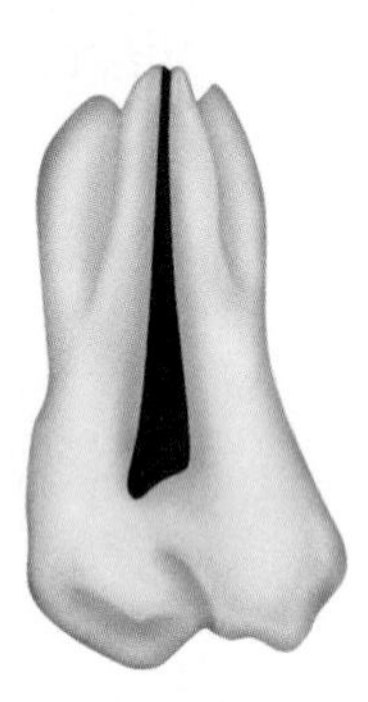
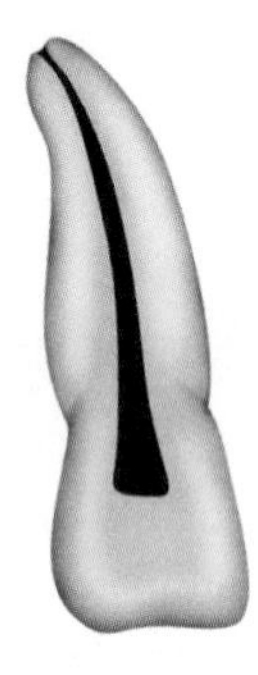

▶ **Figura 15.1** Desenho esquemático mostrando canais classe I. (Adaptada de De Deus, 1992.)

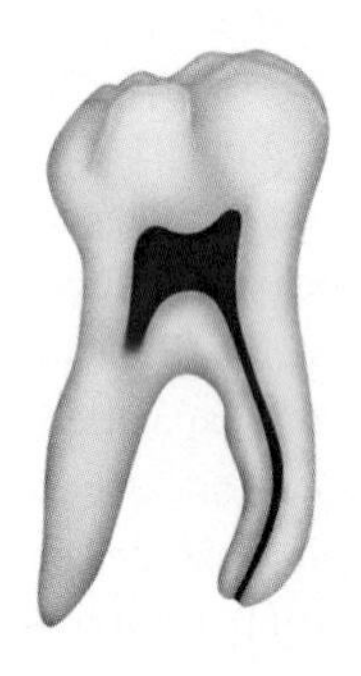
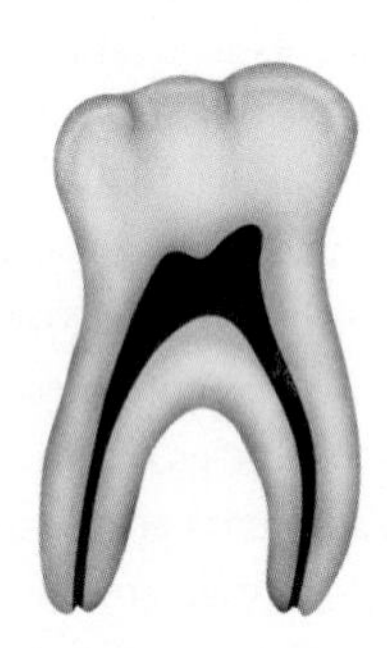
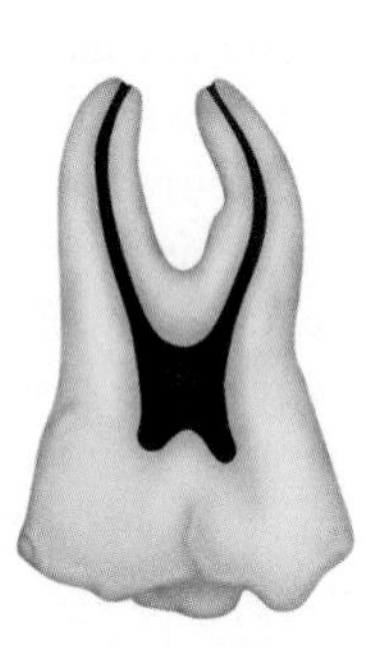
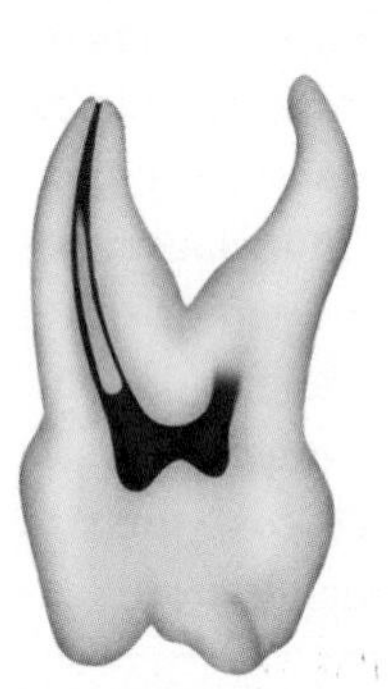
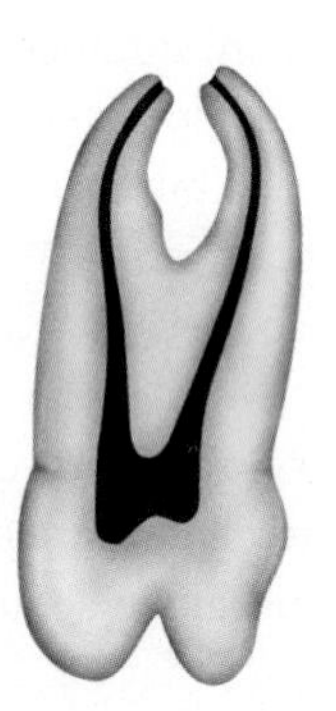
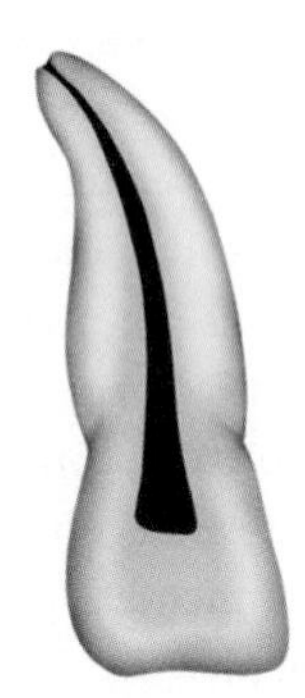

▶ **Figura 15.2** Desenho esquemático mostrando canais classe II. (Adaptada de De Deus, 1992.)

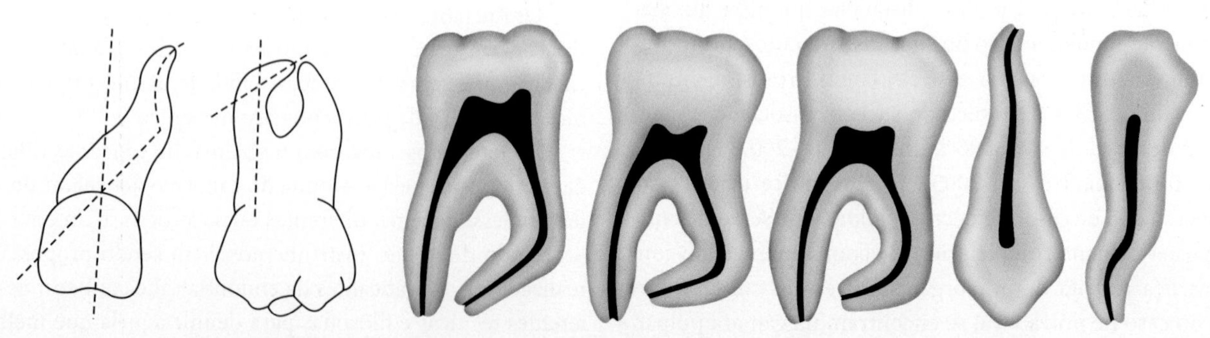

▶ **Figura 15.3** Desenho esquemático mostrando canais classe III. (Adaptada de De Deus, 1992.)

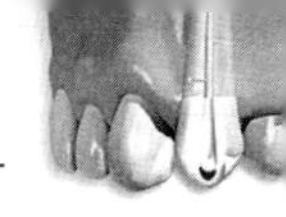

## Classe especial (Figura 15.4)

Composta por casos atípicos que não se enquadram na classificação anterior, como:

- Canais com forame incompleto.
- Canais com obstruções.
- Canais com perfurações.
- Canais com reabsorção.
- Canais que necessitam retratamento.

## LIMITE APICAL DE INSTRUMENTAÇÃO

O limite apical de instrumentação é, ainda hoje, um tema bastante controverso na literatura endodôntica, sendo encontradas duas filosofias principais: a primeira estabelece uma diferenciação na determinação do limite apical em casos de biopulpectomia e necrose pulpar. Segundo essa filosofia, nos casos de biopulpectomia, o comprimento de trabalho a ser adotado deve ser 1 a 2mm aquém do ápice. Esse limite estabelecido tem por finalidade manter a vitalidade do tecido pulpar apical (coto pulpar), o que pode auxiliar o reparo perirradicular mediante a neoformação de tecido duro no canal cementário (Engström & Lundberg, 1965, 1967; Tronslad, 1978). Em casos de necrose pulpar sem lesão perirradicular, o mesmo limite deve ser seguido. Já nos casos em que se observa radiograficamente lesão perirradicular deve ser estabelecido o limite de 1mm aquém do ápice para promover maior limpeza do terço apical do canal (Leonardo & Leal, 2005).

A outra filosofia, baseada nos princípios descritos por Schilder (1974) em relação a limpeza e modelagem (*cleaning and shaping*), tem por objetivo manter um formato cônico progressivo em múltiplos planos, em todo o comprimento do canal, não havendo diferenciação nos casos de biopulpectomia ou necrose pulpar. Em ambos os casos, o canal é instrumentado em todo seu comprimento. Essa escola defende que, nos casos de biopulpectomia, todo o conteúdo pulpar presente no interior do canal deve ser removido e que todo o comprimento do canal seja atingido pelo instrumento e pela solução irrigadora. Acredita-se que o tecido apical remanescente, em contato com solução com capacidade de dissolução tecidual, poderia ocasionar inflamação irreversível e posterior necrose do tecido, o que levaria à existência de uma área vazia e que futuramente poderia ser colonizada por microrganismos (Nery et al., 1974; Pashley et al., 1985). Nos casos de necrose pulpar, entende-se que toda a área do canal deve ser instrumentada com o objetivo principal de remover os microrganismos presentes na parede do canal em contato com o instrumento (Lopes & Siqueira Jr., 2010). Como limite apical de trabalho se estabelece o zero, isto é, o ápice. A determinação do limite apical pode ser obtida radiograficamente, no ápice radiográfico, ou mediante utilização de localizadores apicais na saída foraminal.

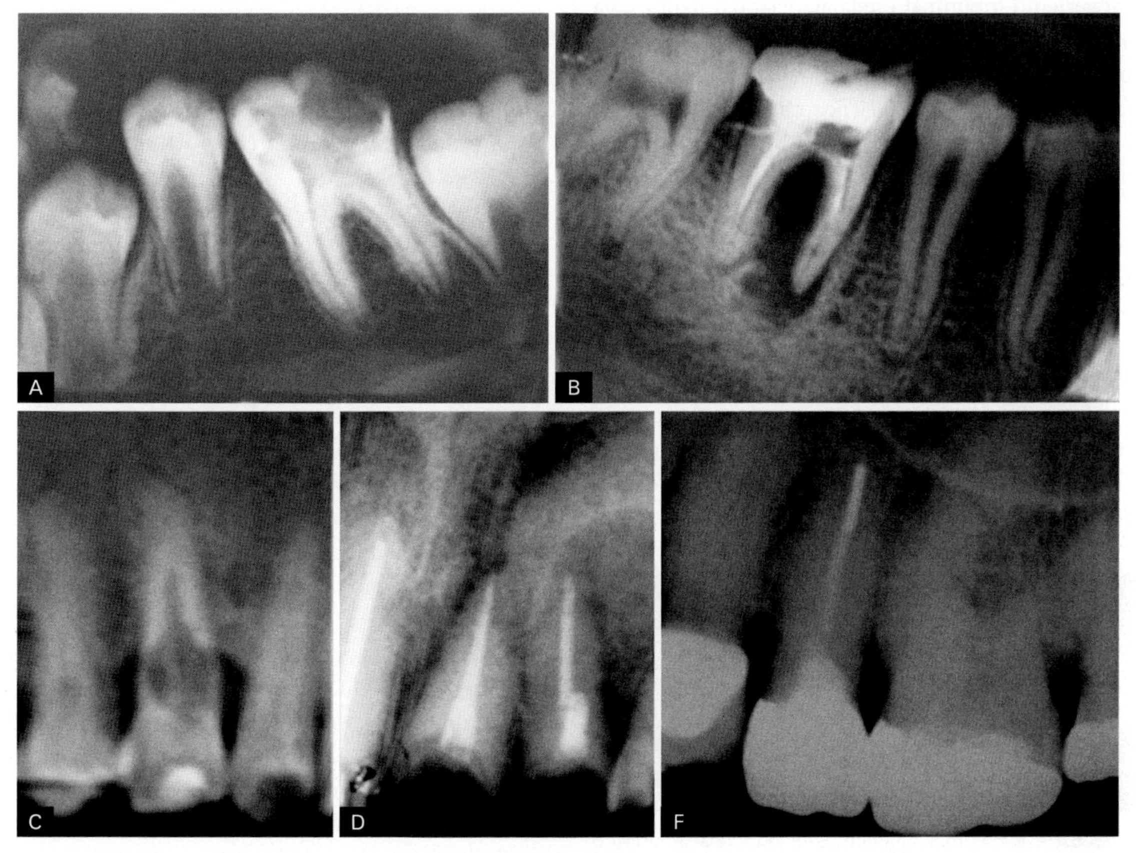


▶ **Figura 15.4** Radiografias ilustrando canais classe IV. **A** Canais com forame incompleto. **B** Canais que necessitam de retratamento. **C** Canais com reabsorção. **D** Canais com perfurações/desvio. **E** Canais com obstruções.

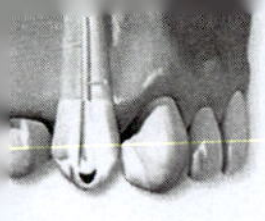



A patência apical consiste na utilização de um instrumento de pequeno diâmetro, como lima K 10 ou 15, para manter o trajeto do canal livre de debris em todo seu comprimento. A patência é utilizada em todas as etapas do preparo químico-mecânico. É importante, entretanto, salientar que a lima de patência, devido a seu reduzido diâmetro, como observado na Figura 15.5, não é capaz de promover a limpeza foraminal (Cailleteau & Mullaney, 1997; Holland et al., 2005; Ricucci, 1998; Ricucci & Langeland, 1998).

A limpeza foraminal está associada ao uso de instrumentos de maior calibre do que aqueles empregados na patência (Souza, 1998, 2006), no zero do localizador ou no ápice radiográfico. Normalmente, essa limpeza é realizada com três limas maiores do que a lima anatômica inicial (LAI).

Em relação ao calibre dos instrumentos empregados na limpeza foraminal, este é, até o presente momento, um tema controverso na literatura endodôntica (Berber et al., 2006; Rollison et al., 2002; Shuping et al., 2000; Usman et al., 2004; Vianna et al., 2006). Os que defendem menor ampliação do ápice descrevem como vantagens menor risco de transporte do canal, menores chances de extrusão de irrigantes e material obturador e menores índices de microinfiltração, devido à menor área em contato com os tecidos periapicais (Hargreaves & Cohen, 2011; Schilder, 1974). Uma segunda corrente defende maior alargamento foraminal para possibilitar a redução mais eficiente de microrganismos nessa região (Card et al., 2002; Rollison et al., 2002; Usman et al., 2004). Embora maior alargamento foraminal esteja associado a maior área para percolação de fluidos no canal via apical, estudos *in vitro* de microinfiltração apical não encontraram diferenças significativas relacionadas com a ampliação foraminal (Silva, 2011; Velasco, 2000).

Desse modo, tendo em vista a complexa anatomia do sistema de canais radiculares, principalmente na região apical, onde se observa grande número de ramificações foraminais acessórias e, em alguns casos, um formato irregular do forame apical (Figura 15.6), acredita-se que o alargamento consciente da região apical possibilitará maior ação das substâncias químicas empregadas durante o preparo químico-mecânico, atingindo áreas não tocadas pelo instrumento e promovendo melhor descontaminação desse sistema quando infectado, sem, entretanto, levar à formação de desvios.

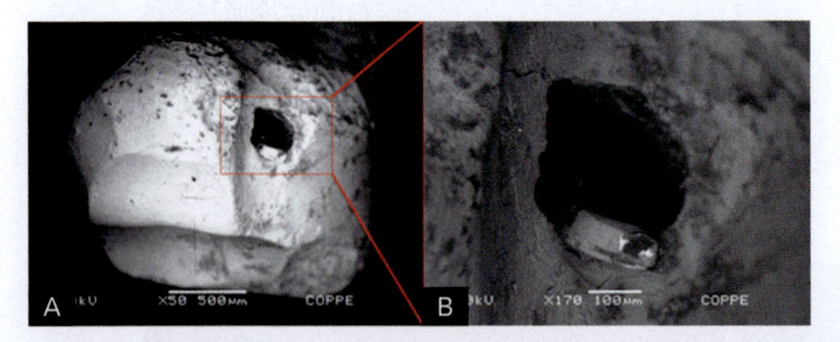


▶ **Figura 15.5A** e **B** Fotomicrografia mostrando a relação entre o diâmetro do forame e o da lima de patência (lima 10) na raiz palatina de molar superior.

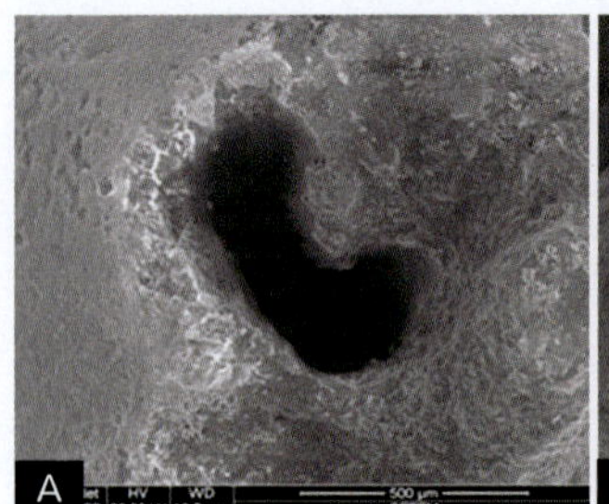


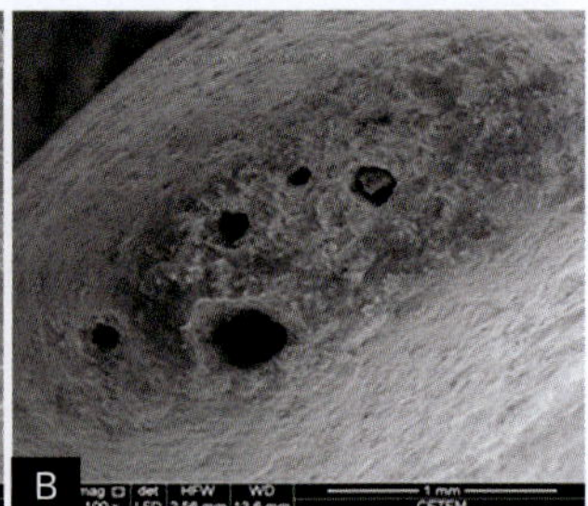


▶ **Figura 15.6** Região apical dos pré-molares unirradiculares: forame irregular (**A**) e foraminas acessórias (**B**).

## PATÊNCIA

Durante o preparo mecânico, pela ação de corte dos instrumentos, há a formação de raspas de dentina, o que pode ocasionar a obstrução do canal radicular. Para impedir essa obstrução, uma lima de pequeno calibre (lima 10 ou 15) é levada 1mm além do comprimento de trabalho. Essa lima é denominada *lima de patência*. Sua importância reside no domínio da anatomia do canal em toda sua extensão.

Outra expressão utilizada durante o preparo mecânico é *patência apical*, que significa manter o forame limpo e livre de debris. O forame livre irá possibilitar, posteriormente, que todo o comprimento do canal principal seja obturado e selado. A presença de debris na região apical pode impedir não apenas o selamento do forame apical, mas também das ramificações presentes nesse sistema.

### Desgaste anticurvatura

Em 1980, Abou-Rass e cols. desenvolveram um método clínico, denominado limagem anticurvatura, para preparação de canais curvos e estreitos. A limagem anticurvatura propõe-se a realizar um preparo mais controlado, em que o instrumento trabalhará nas áreas com maior espessura dentinária (zonas de segurança) e longe das áreas mais finas, de concavidade radicular e pouca estrutura dentinária (zonas de risco), a fim de evitar possíveis rasgos ou perfurações nas paredes do canal. O desgaste em direção à zona de segurança, além de não oferecer riscos, propicia redução acentuada do grau de curvatura de molares, sendo por isso denominado desgaste anticurvatura.

Em dentes unirradiculares, nos quais o canal está localizado no centro da raiz, os movimentos de pincelamento das brocas de Gates-Glidden ou de limas de pré-alargamento podem ser realizados tanto no sentido vestibular como no lingual ou palatino.

Nos pré-molares e molares, deve-se ter em mente o princípio do desgaste anticurvatura e realizar o pincelamento com os instrumentos na parede com maior estrutura dentinária. Para facilitar o aprendizado, os instrumentos são sempre pincelados na parede com o nome do canal, isto é, em um pré-molar birradicular superior a broca será pincelada na parede vestibular do canal vestibular e no canal palatino na parede palatina. No caso de um molar superior, na raiz mesial, as brocas

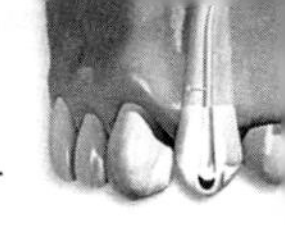

serão pinceladas na parede mesial, na raiz distal, na parede distal, e na raiz palatina, na parede palatina.

Diferentes instrumentos podem ser utilizados para realizar o desgaste anticurvatura, entre os quais, brocas de Gates-Glidden em sequência crescente ou decrescente, broca Triple-Gates e limas rotatórias de pré-alargamento.

## TÉCNICAS DE PREPARO

As técnicas de preparo são classificadas de acordo com a filosofia empregada durante o preparo e o tipo de instrumento utilizado.

### Filosofia

Ao longo dos anos, diferentes técnicas de instrumentação foram propostas e vêm sendo utilizadas durante o preparo mecânico. As técnicas de preparo se dividem historicamente em duas filosofias: o preparo ápice-coroa e o preparo coroa-ápice ou *crown-down*.

O preparo ápice-coroa consiste em levar uma lima diretamente à região apical e estabelecer o comprimento de trabalho do dente. Em seguida, o preparo é realizado do segmento apical ao segmento coronário. Diferentes técnicas foram propostas e utilizadas, obedecendo a esse princípio. Como exemplos, podem ser citadas a técnica clássica seriada, a técnica telescópica, a técnica de Schilder, entre outras (De Deus, 1992). Nesse caso, a odontometria é realizada no início do tratamento, e trabalha-se com as limas "presas no canal". Essa filosofia de preparo está associada a maior índice de acidentes iatrogênicos, como desvios e *zips*. Pelo fato de ser levada diretamente ao terço apical sem descontaminação prévia dos terços cervical e médio, a lima pode carrear microrganismos para a área apical. Além disso, erros na determinação da lima apical inicial (aquela de diâmetro compatível com o comprimento de trabalho) podem ocorrer em vista de seu travamento no corpo do canal (Hargreaves & Cohen, 2011; Lopes & Siqueira Jr., 2010).

A filosofia de preparo coroa-ápice consiste no preparo dos terços cervical e médio para que se atinja o terço apical no final. De acordo com Hargreaves & Cohen (2011), o preparo dos terços médio e cervical previamente ao apical apresenta como vantagens:

- Descontaminação prévia dos terços mais contaminados, antes de se atingir a região apical.
- Melhor penetração da solução irrigadora e maior reservatório para esta.
- Eliminação de interferências, possibilitando a odontometria e a determinação mais precisa da lima apical inicial.
- Preparo apical mais rápido e eficaz.

Dentre as técnicas coroa-ápices existentes podem ser citadas: técnica coroa-ápice sem pressão (Marshall & Pappin), técnica das forças balanceadas, ou técnica de Roane, e técnica do pré-alargamento, proposta por Sciannamblo & Ruddle (Araujo et al., 2012; De Deus, 1992).

### Tipo de instrumentos

Em relação ao tipo de instrumento utilizado durante o preparo mecânico, as técnicas se dividem em:

- **Instrumentação manual:** nessa técnica, apenas instrumentos manuais (limas e/ou alargadores) são utilizados, ou instrumentos manuais (limas e/ou alargadores) são associados a instrumentos rotatórios, como brocas Gates-Glidden, Triple-Gates (Figura 15.7) ou de largo, acionados a contra-ângulos. Os instrumentos rotatórios são utilizados em associação aos manuais para preparo dos terços cervical e médio.
- **Instrumentação rotatória:** são empregadas limas rotatórias com diferentes desenhos e conicidades, acionadas por motores especiais, que podem apresentar movimento contínuo de rotação (180 graus) ou movimento de rotação alternado.

## TÉCNICAS DE INSTRUMENTAÇÃO MANUAL

### Técnica do pré-alargamento (FO-UFRJ)

A técnica do pré-alargamento, proposta por Sciannamblo & Ruddle, segue a filosofia *crown-down* e utiliza-se de instrumentos manuais associados a instrumentos rotatórios (Figura 15.8).

Com o auxílio de radiografia inicial, feita com posicionador, será determinado o comprimento do dente na radiografia (CDR). Em seguida, será estabelecido o comprimento de trabalho dos terços cervical e médio, conhecido como comprimento aparente de trabalho (CAT), diminuindo de 4 a 5mm do CDR. Como exemplo, em um dente com CDR de 21mm: CAT = 21mm (CDR) - 4mm = 17mm. O preparo dos terços cervical e médio será realizado em 17mm até a lima K 40 (10, 15, 20, 25, 30, 35, 40). As limas devem ser inseridas no canal sem forçar, com movimentos oscilatórios de um quarto de volta. Não se objetiva que todas as limas alcancem o CAT de imediato. Pode ser necessária a repetição dessa sequência até que a última lima atinja o comprimento desejado. Vale ressaltar que, a cada duas limas, deve-se realizar irrigação abundante e utilizar a lima de patência (uma lima fina, geralmente 10 ou 15, que será levada 1mm além do CAT, em 18mm).

A seguir, em ordem crescente, as brocas de Gates-Glidden (GG) de 1 a 5 serão utilizadas de maneira escalonada, recuando 2mm a cada troca de instrumento (no exemplo,

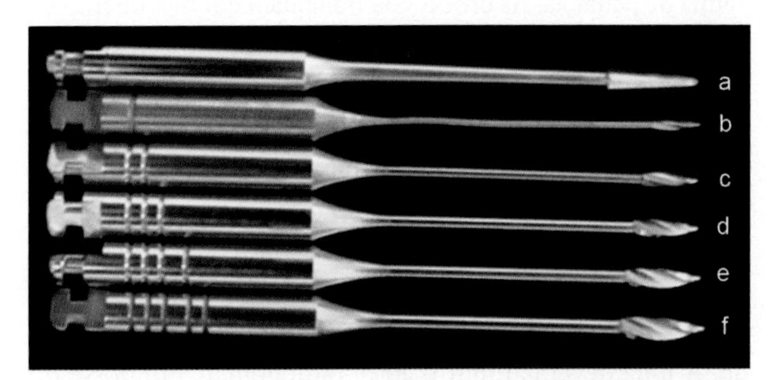


▶ **Figura 15.7** Instrumentos utilizados na instrumentação dos terços cervical e médio: (*a*) broca Triple-Gates, (*b*) broca de Gates-Glidden 1, (*c*) broca de Gates-Glidden 2, (*d*) broca de Gates-Glidden 3, (*e*) broca de Gates-Glidden 4, (*f*) broca de Gates-Glidden 5.

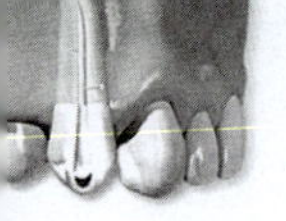



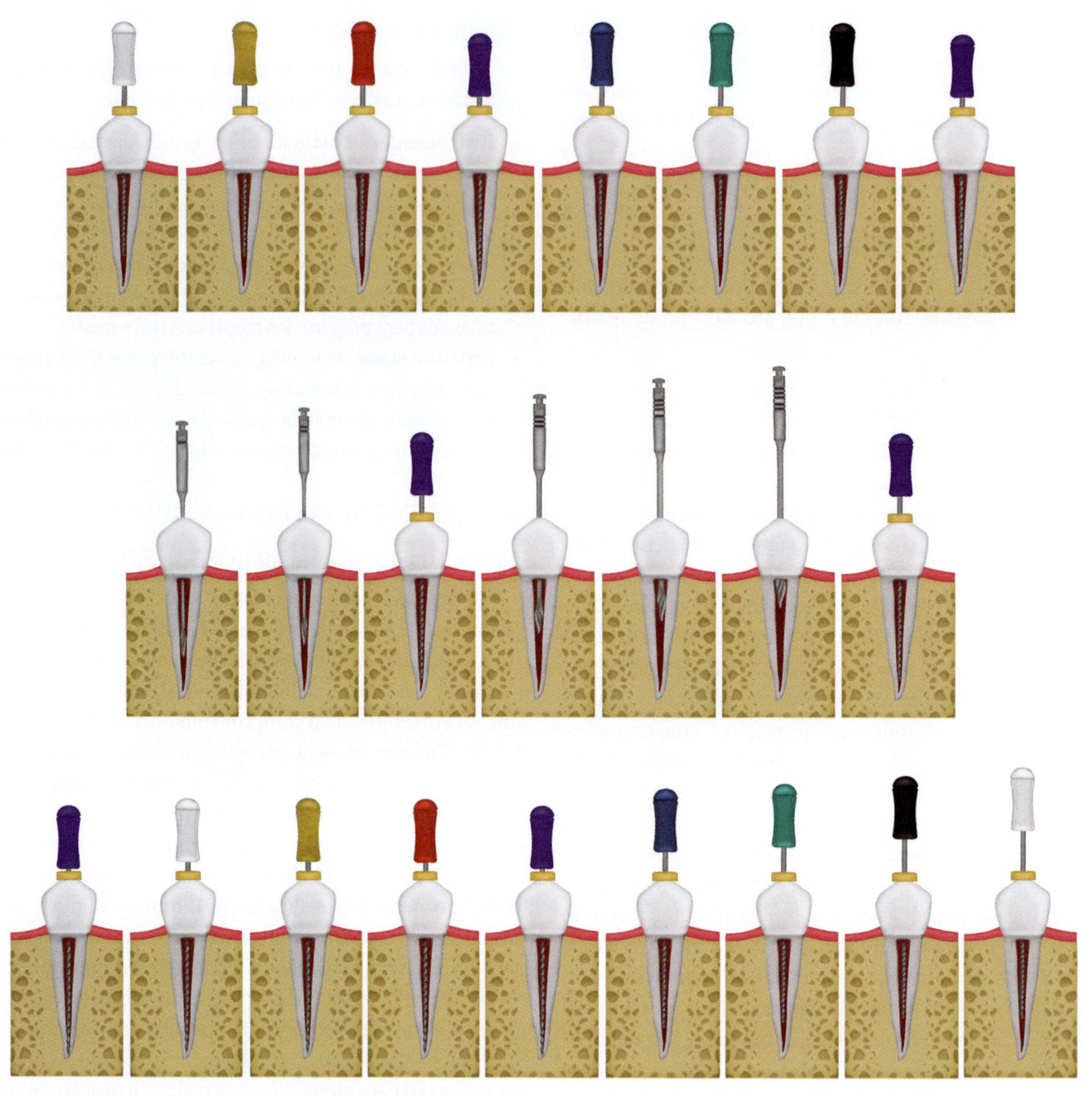

▶ **Figura 15.8** Ilustração da técnica do pré-alargamento.

GG1 [17mm], GG2 [15mm], GG3 [13mm], GG4 [11mm] e GG5 [9mm]). Novamente, a cada troca de instrumento, deve-se realizar irrigação copiosa com hipoclorito de sódio e utilizar a lima de patência. As brocas GG trabalham em movimento de pincelamento, no sentido anticurvatura (contrário à área de furca), sem pressão apical.

Terminado o preparo dos terços médio e cervical, será estabelecido o comprimento de trabalho (CT). A odontometria pode ser realizada com auxílio do localizador apical ou, em caso de indisponibilidade, pelo método radiográfico.

Para o método radiográfico, uma lima será introduzida no canal até atingir o CDR e o dente será então radiografado. A lima deverá atingir o ápice radiográfico. Em posse do comprimento real do dente (CRD), será determinado o CT e iniciado o preparo do terço apical. O CT deverá ser estabelecido 1mm aquém do ápice radiográfico.

Determinado o CT, a técnica consiste em:

- Seleção da lima que melhor se adapte ao CT; a partir daí, serão utilizadas duas em sequência crescente (por exemplo, se a lima 15 se adaptou, instrumenta-se até a 25 no CT [20, 25]). A última lima utilizada no CT, denominada lima memória, será usada como referência posterior para seleção do cone de guta-percha para a obturação.
- Terminada a instrumentação apical, o escalonamento será feito a partir da lima memória, sempre recuando 1mm do CT até encontrar o comprimento inicial do pré-alargamento.

Por exemplo, se a última lima utilizada foi a 25:

- Lima 30: CT - 1mm.
- Lima 35: CT - 2mm.
- Lima 40: CT - 3mm.
- Lima 45: CT - 4mm.

Novamente, a cada dois instrumentos, deve-se proceder à irrigação copiosa com hipoclorito de sódio e utilizar a lima de patência (CT + 1mm).

As limas de menor calibre (10, 15, 20, 25, 30), quando empregadas na região apical, devem ser pré-curvadas (Figura 15.9) antes de sua utilização com o objetivo de seguir a curvatura do canal e evitar a formação de degraus, desvios ou *zips* (Figura 15.10).

A Figura 15.11 ilustra um caso clínico em que é utilizada a técnica do pré-alargamento.

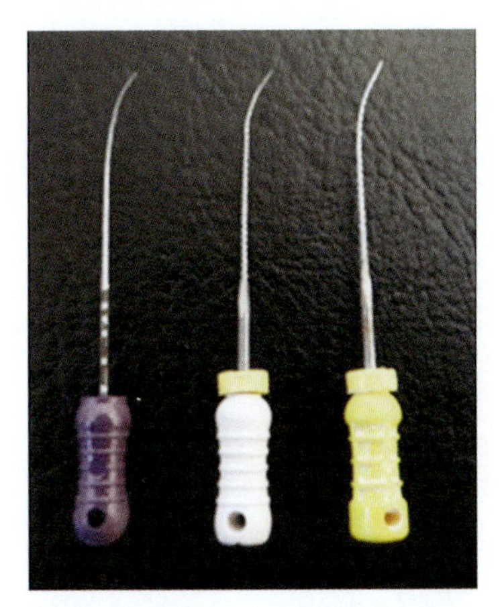

▶ **Figura 15.9** Limas pré-curvadas.

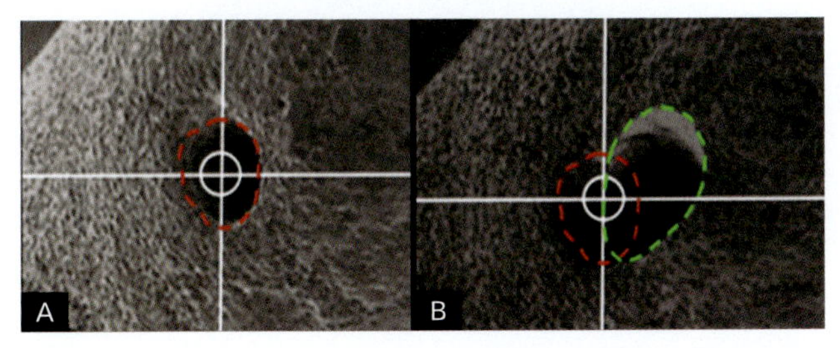


▶ **Figura 15.10** Fotomicrografias mostrando desvio do forame apical em relação à posição inicial. **A** Imagem inicial. **B** Imagem final. (Imagens gentilmente cedidas pela Dra. Juliana Melo.)

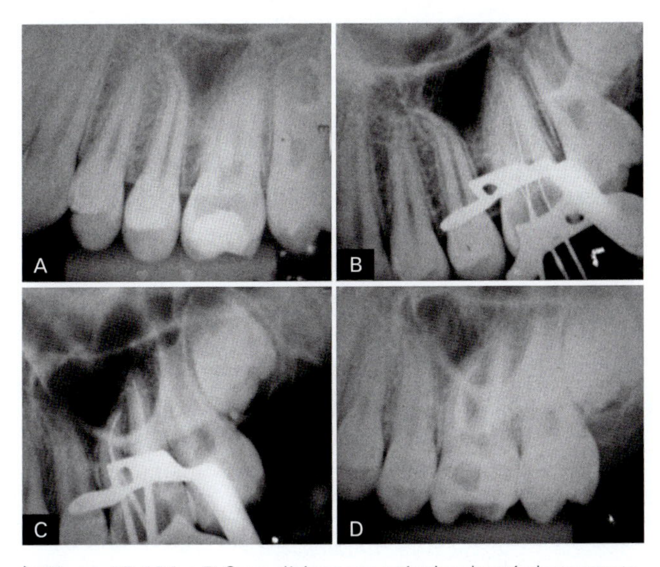


▶ **Figura 15.11A** a **D** Caso clínico com a técnica de pré-alargamento.

## Técnica cervicoapical (FOP-UNICAMP)

A técnica híbrida da FOP-UNICAMP vem sendo modificada ao longo dos anos, reduzindo o tempo e a fadiga do endodontista, promovendo mais conforto ao paciente e, acima de tudo, favorecendo o índice de sucessos dos tratamentos endodônticos. Atualmente, é conhecida como técnica cervicoapical da FOP-UNICAMP e se divide em primeira (preparo do terço cervical-médio) e segunda fases (modelagem do terço apical + recuo escalonado [*step-back*]).

Assim como a técnica descrita anteriormente, essa técnica se baseia na filosofia *crown-down*, utilizando-se de instrumentos manuais associados a instrumentos rotatórios (Figura 15.12).

Inicialmente é realizado o preparo da entrada do canal com broca de largo 2 em baixa rotação, no sentido anticurvatura.

Com o auxílio da radiografia inicial, feita com posicionador, será estabelecido o comprimento aparente do dente (CAD). Inicia-se a descontaminação progressiva dos terços cervical-médio (primeira fase) até o CAD – 4mm (por exemplo, para um canal de 21mm: 21mm - 4mm = 17mm). Realiza-se, então, a ampliação anatômica em 17mm até a lima K35 (10, 15, 20, 25, 30, 35). A cada três limas, deve-se realizar irrigação abundante e utilizar a lima de patência (uma lima fina, geralmente 10 ou 15, que será levada 1mm além do preparo – por exemplo, CAD = 17mm, patência = 18mm).

Uma sequência de brocas de Gates-Glidden é utilizada em sentido decrescente e de acordo com o diâmetro da embocadura do canal: GG5 (embocadura do canal), GG4 (avanço de 2mm em relação a GG5), GG3 (avanço de 4mm em relação a GG5), GG2 (avanço de 6mm em relação a GG5).

A seguir, inicia-se a segunda fase (preparo do terço apical), em que inicialmente será feita a odontometria para determinação do comprimento real do dente (CRD) com o auxílio do localizador apical (zero do localizador) ou radiograficamente, como descrito anteriormente.

Determinam-se então: (a) o CT, que é o CRD + 1mm, e (b) a LAI, que é o primeiro instrumento a se ajustar no zero do localizador apical. As limas devem ser testadas, iniciando com a lima 10 ou 15, pressionando-as apicalmente para saber qual delas realmente trava no CRD. Muitas vezes, a lima anatômica inicial é a 20. A partir daí, o canal será ampliado com três limas a mais até chegar à lima anatômica final (LAF) = LAI + 3.

Por exemplo, em canais onde a LAI = 20, deve-se instrumentar até a lima 35, sempre utilizando uma lima de patência entre as trocas de lima.

Após a instrumentação apical, será feito o recuo escalonado do canal (ampliando-o até chegar ao CAD – 4mm) com três ou mais limas subsequentes à LAF, sempre recuando 1mm do CT do dente e promovendo a patência.

Por exemplo, se LAF = 35:

- CT – 1mm = lima 40.
- CT – 2mm = lima 45.
- CT – 3mm = lima 50.
- CT – 4mm = lima 50.

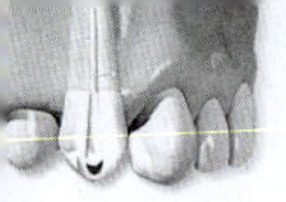

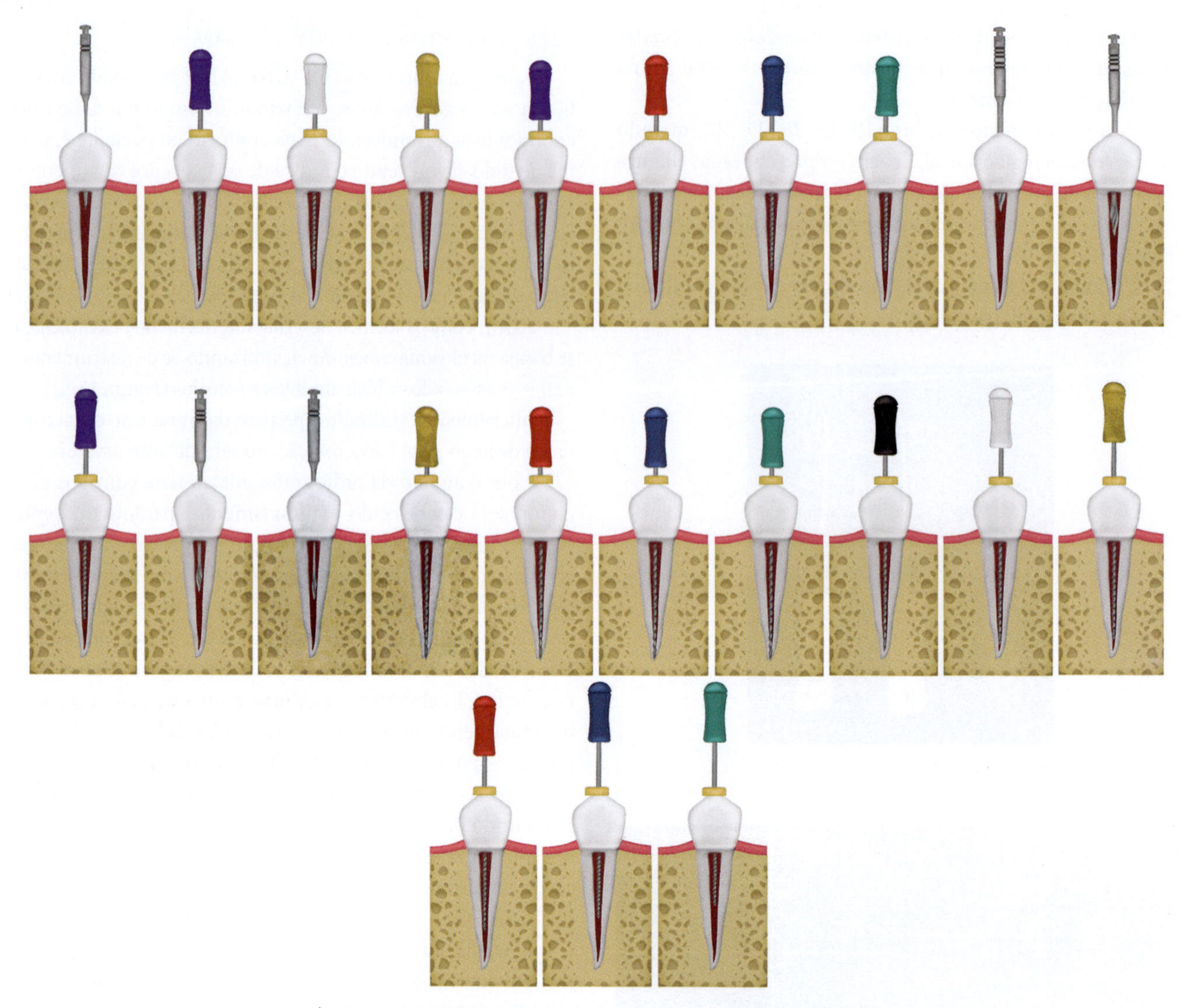

▶ **Figura 15.12** Ilustração da técnica cervicoapical (FOP-UNICAMP).

Na técnica da FOP-UNICAMP, a substância química auxiliar de escolha é a clorexidina gel a 2%. A solução irrigadora é o soro fisiológico. Antes da introdução de uma lima, deve-se sempre colocar a substância química auxiliar (em seringa descartável de 3mL). Após a instrumentação, irriga-se o canal com 5mL de soro fisiológico (em seringa descartável de 5mL). Entre uma lima e outra, utiliza-se sempre a lima de patência (geralmente a LAI).

A Figura 15.13 ilustra um caso em que foi utilizada a técnica cervicoapical (FOP-UNICAMP).

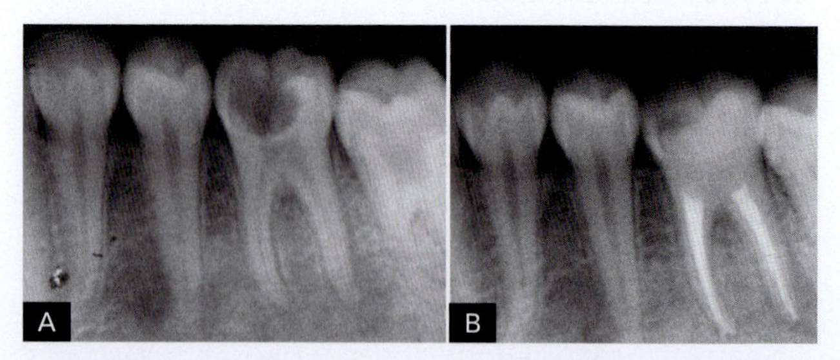


▶ **Figura 15.13A** e **B** Caso clínico com a técnica cervicoapical (FOP-UNICAMP).

## TÉCNICAS DE INSTRUMENTAÇÃO ROTATÓRIA CONTÍNUA

Em relação à segurança das técnicas de instrumentação rotatória, quanto menos contato o instrumento tiver com as paredes do canal, mais seguro será seu uso. Quanto mais amplo e cônico for o instrumento, mais efetivo em relação ao corte ele será e, consequentemente, mais eficaz será a eliminação de microrganismos. É importante ter em mente os conhecimentos sobre o diâmetro e a conicidade dos instrumentos para um preparo seguro com ampliação adequada e o menor risco possível de fraturas. No presente capítulo serão abordadas duas técnicas de preparo, utilizando-se uma sequência de limas rotatórias de NiTi, a saber: técnica de instrumentação rotatória Sistema K3 e técnica de instrumentação rotatória Sistema MTwo.

A Figura 15.14 mostra as áreas de contato dos instrumentos com a superfície dentinária nos dois sistemas. Os números indicam o diâmetro dos instrumentos a cada milímetro. As áreas vermelhas indicam as zonas onde o instrumento está cortando dentina. As áreas pretas revelam regiões onde o instrumento não está realizando corte.

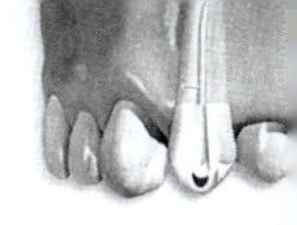

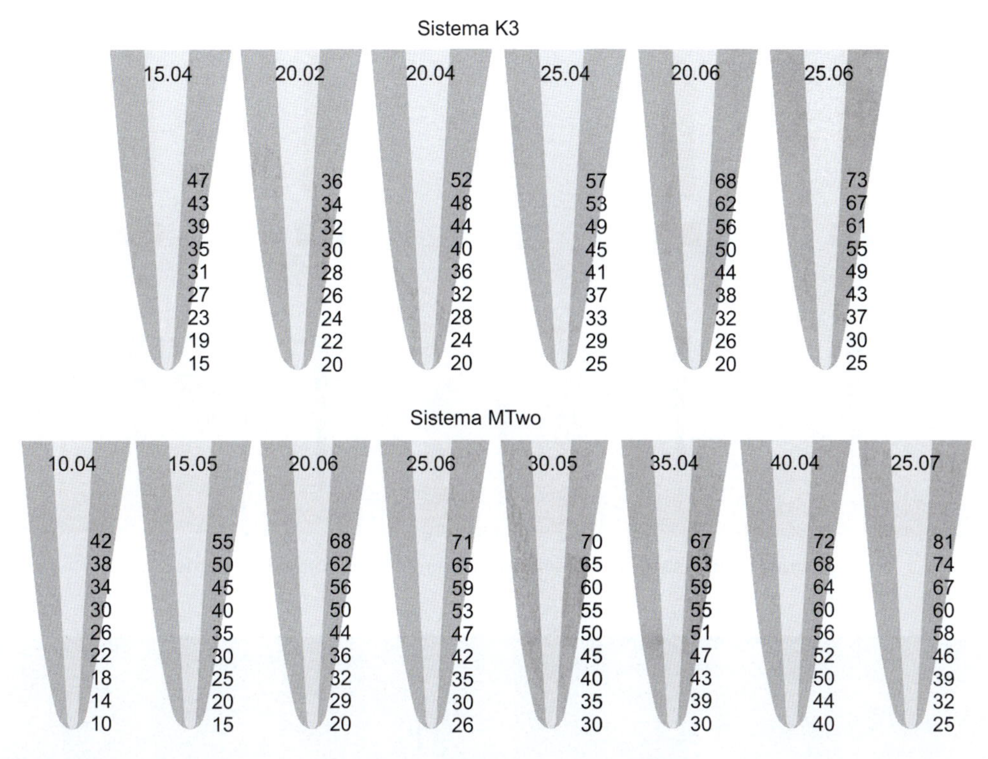


▶ **Figura 15.14** Diâmetros das diferentes sequências de limas rotatórias e zonas de corte dos instrumentos.

## Técnica de instrumentação rotatória Sistema K3 (SybronEndo Corporation, Orange, CA, EUA)

A técnica descrita a seguir adota como filosofia a técnica do pré-alargamento proposta por Sciannamblo & Ruddle. O preparo é realizado com limas rotatórias, em segmentos, ao longo do canal. A sequência proposta consiste no emprego das limas 15.04, 20.02, 20.04, 25.04, 20.06 e 25.06 (Figuras 15.15 e 15.16). Vários motores podem ser programados para a execução dessa técnica, como o motor Easy (Easy Equipamentos Odontológicos, Belo Horizonte, MG, Brasil).

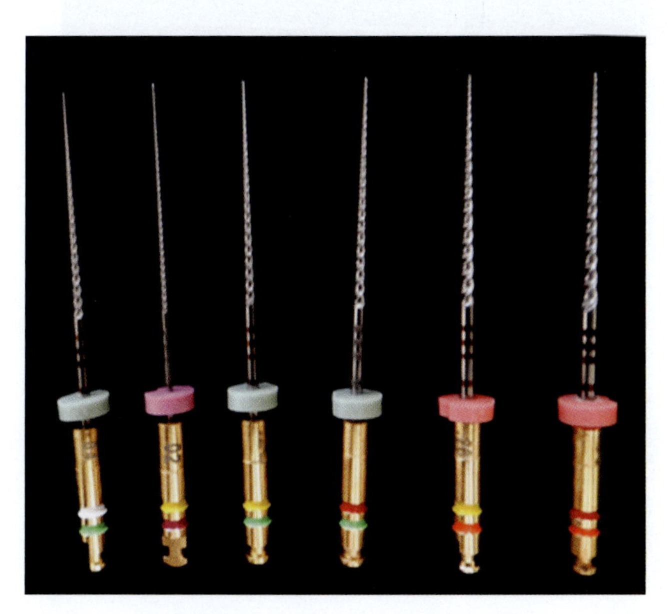

▶ **Figura 15.15** Sequência de limas K3.

Com o auxílio da radiografia inicial, feita com posicionador, será estabelecido o CDR.

## Técnica de instrumentação rotatória Sistema MTwo (VDW GmbH, Munique, Alemanha)

Essa técnica, assim como a descrita anteriormente, segue a filosofia *crown-down*. Realiza-se inicialmente o preparo dos terços cervical e médio e, finalmente, o preparo do terço apical. Para essa sequência é preferida a utilização do motor VDW, que contém essa sequência programada em sua memória (Figura 15.17).

As Figuras 15.18 e 15.19 ilustram a técnica descrita a seguir e um caso clínico realizado com o emprego dessa técnica de preparo.

Com o auxílio da radiografia inicial, feita com posicionador, será estabelecido o CAD. Para um canal de CAD de 21mm, a descontaminação progressiva dos terços médio e cervical (CAD - 4mm) será realizada nos primeiros 17mm. Inicialmente, para o cateterismo, uma lima 10 será introduzida a 18mm. Em seguida, será utilizada a lima 25.07 em 17mm.

Pode-se ou não utilizar brocas de Gates-Glidden para descontaminação progressiva dos terços médio e cervical.

A seguir, realiza-se odontometria para determinação do CRD com auxílio do localizador apical ou radiograficamente, como descrito anteriormente.

Todas as limas da sequência (10.04, 15.05, 20.06, 25.06, 30.05, 35.04, 40.04 e 25.07) serão levadas até o CT. A cada três instrumentos, deve-se realizar irrigação copiosa com hipoclorito de sódio e utilizar lima de patência.

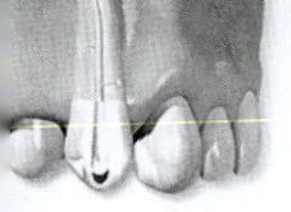



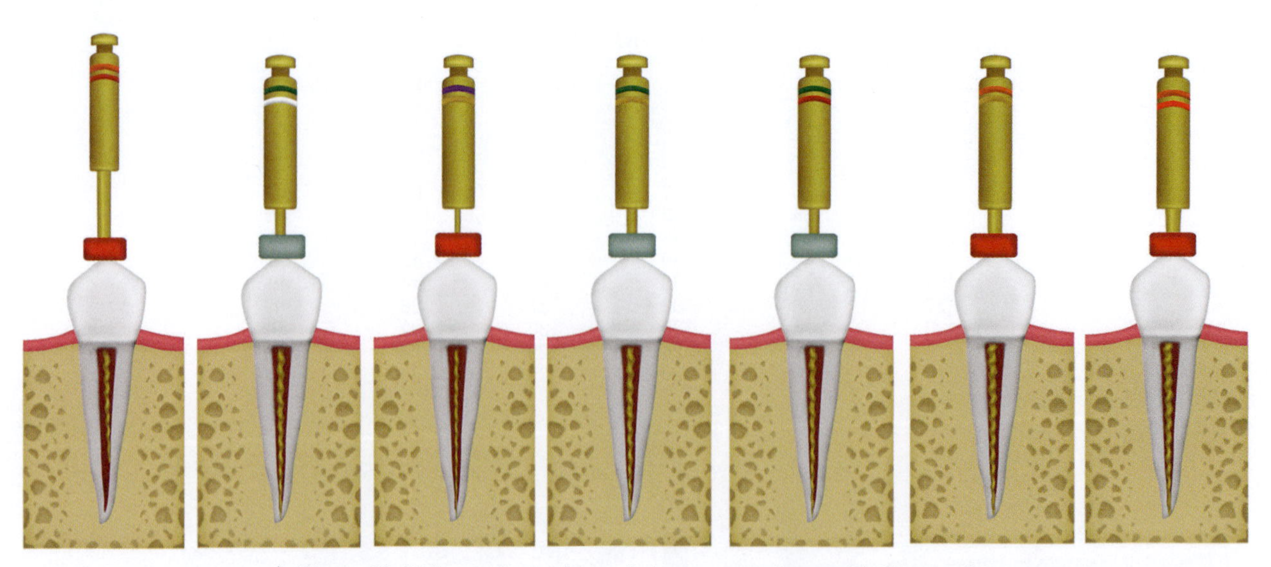

▶ **Figura 15.16** Ilustração da técnica de instrumentação rotatória Sistema K3.

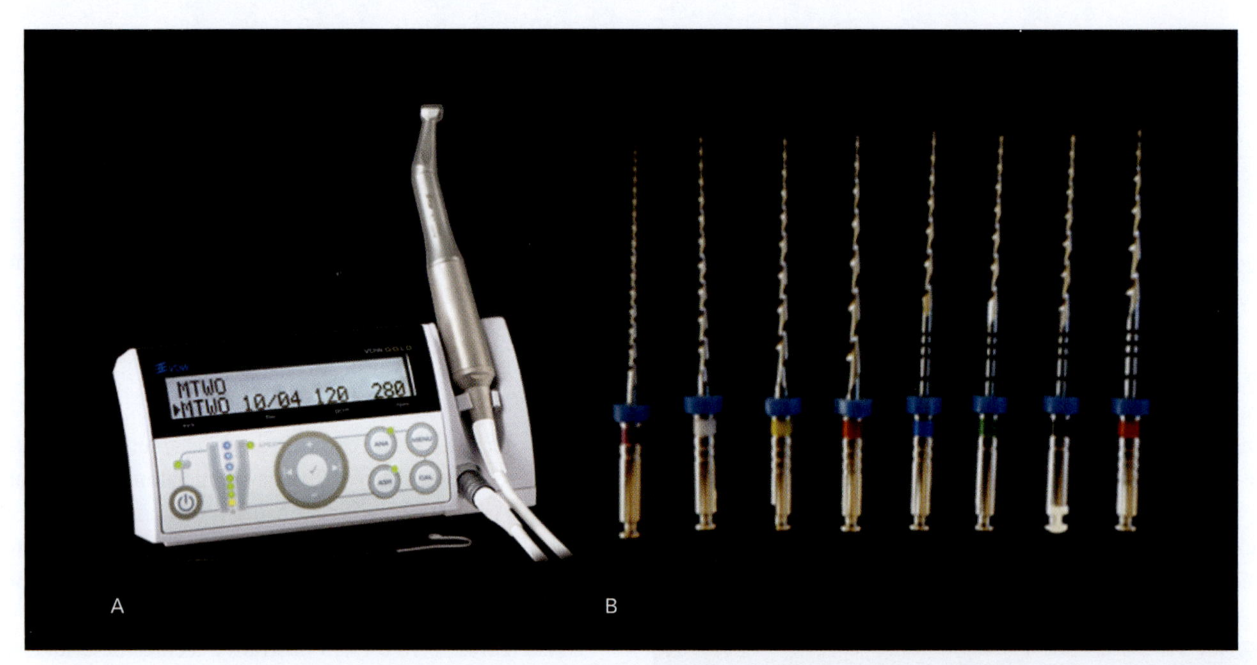


▶ **Figura 15.17A** e **B** Motor VDW e sequência de limas empregada (Sistema MTwo).

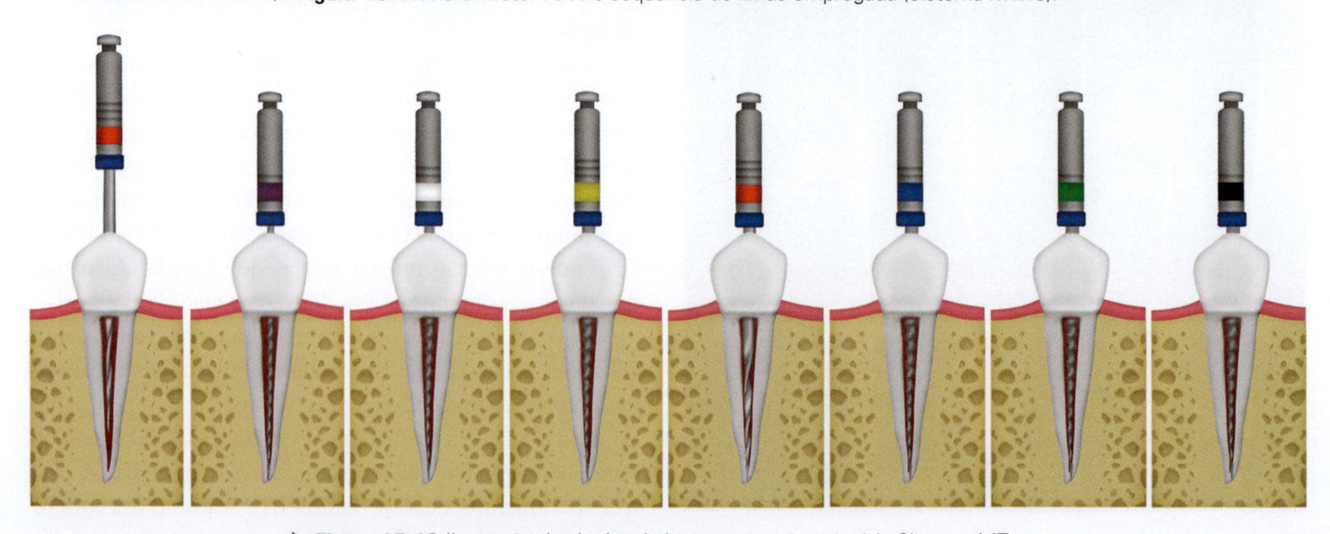

▶ **Figura 15.18** Ilustração da técnica de instrumentação rotatória Sistema MTwo.

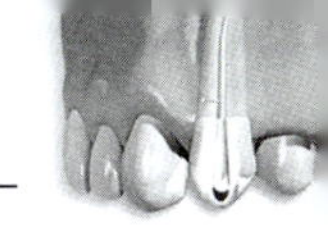

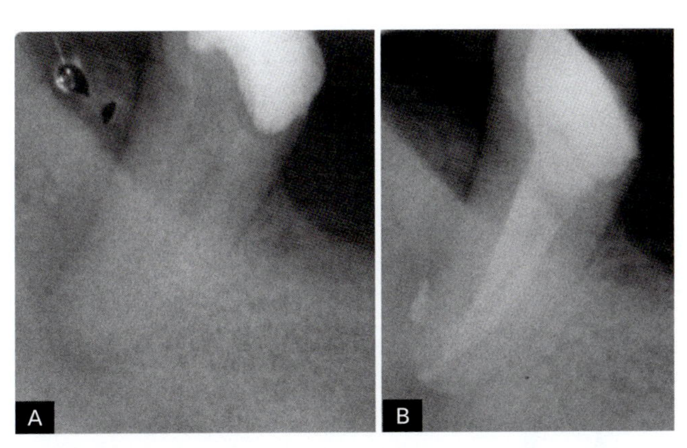


▶ **Figura 15.19A** e **B** Caso clínico com a técnica de instrumentação rotatória Sistema Mtwo.

## SAF – *SELF-ADJUSTING FILE*

Em virtude da complexa anatomia do sistema de canais radiculares, composta não apenas pelo canal principal, mas também por istmos e ramificações, associado ao fato de na maioria das vezes os canais apresentarem formato oval e achatado e não circular, os instrumentos de NiTi de rotação contínua, apesar de facilitarem o domínio da anatomia do canal, não são capazes de promover a limpeza de todas as áreas do canal.

Na tentativa de promover maiores limpeza e desinfecção dos canais foi desenvolvido o instrumento *Self-Adjusting-File* (SAF) (Redent-Nova Inc, Ra'anana, Israel). A SAF foi criada com a proposta de preparo utilizando-se um único instrumento. Sua estrutura é completamente diferenciada dos demais instrumentos de NiTi, sendo formada por um corpo oco, compressível, de paredes finas, composta por uma treliça de NiTi recoberta por uma camada abrasiva. Sua ação de corte é dada por movimento vibratório (3.000 a 5.000 vibrações por minuto) de baixa amplitude (0,4mm). Um motor específico é utilizado para esse sistema. Como resultado, tem-se um preparo similar à secção transversal do canal, porém em maior dimensão (Metzger et al., 2010).

## TÉCNICAS DE INSTRUMENTAÇÃO ROTATÓRIA ALTERNADA

Seguindo a filosofia de preparo com o emprego de uma única lima, novos sistemas foram lançados e encontram-se disponíveis no mercado. Nesses sistemas são utilizados motores com dinâmica de rotação alternada.

As técnicas de rotação alternada dividem-se em dois grupos de movimento – o movimento reciprocante e o movimento rotatório alternado (MRA) – sendo este último um sistema nacional. O movimento recipocrante consiste em rotação ampla no sentido anti-horário (direção de corte), seguida de rotação menos ampla em sentido horário (direção de liberação do instrumento). Essa consiste em rotação de 150 graus no sentido anti-horário e 30° no sentido horário para o sistema Reciproc® e de 170° no sentido anti-horário e 50° no sentido horário para o sistema WaveOne®. Já no MRA, o movimento se inverte, consistindo em rotação de aproximadamente 270° em sentido horário e 180° no sentido anti-horário.

A principal vantagem do movimento alternado é a segurança, pois minimiza o risco de fratura ocasionado pelo estresse torcional do instrumento. Além disso, estudos mostram resultados promissores em relação a transporte apical, extrusão de debris, redução de microrganismos e limpeza apical (Pereira et al., 2012).

Os sistemas de lima única Reciproc® (VDW, Munique, Alemanha) e WaveOne® (Dentsply Maillefer, Baillagues, Suíça) apresentam cinemática de movimento reciprocante (Versiani, 2012). Já o sistema Easy ProDesign DUO HIBRIDO® (Easy Equipamentos Odontológicos, Belo Horizonte, MG, Brasil) apresenta movimento rotatório contínuo associado à MRA.

### Sistema Reciproc® (VDW)

Descrito por Yared em 2011, nesse sistema não se utiliza lima manual previamente e não se faz necessário um pré-alargamento. Apenas um único instrumento é utilizado para preparar o canal radicular, mesmo em canais atresiados ou curvos (Guimarães Júnior, 2013).

Os instrumentos são fabricados com a liga M-Wire®, desenvolvida por um processo especial de tratamento térmico, e apresentam maiores flexibilidade e resistência à fadiga cíclica do que a liga de NiTi convencional. Apresentam secção transversal em formato de S, incluindo três limas com diferentes tamanhos e conicidades (Figura 15.20) (Versiani, 2012):

- R25 (0,25mm de diâmetro e *taper* 0,08 – diâmetro em D16 = 1,05mm).
- P40 (0,40mm de diâmetro e *taper* 0,06 – diâmetro em D16 = 1,10mm).
- R50 (0,50mm de diâmetro e *taper* 0,05 – diâmetro em D16 = 1,17mm).

A lima R25 (25.08) é indicada para canais parcialmente atrésicos ou não visíveis em radiografia pré-operatória, a R40 (40.06) para canais amplos e médios completamente visíveis em radiografias pré-operatórias, quando a lima manual 20 chega passivamente ao CT, e a R50 (50.05) para canais amplos

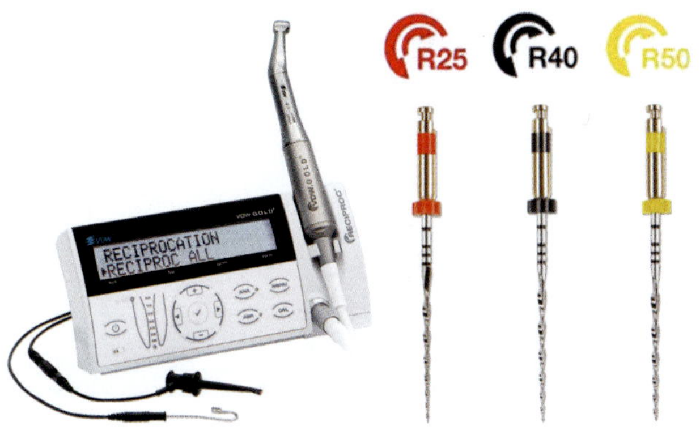


▶ **Figura 15.20** Sistema Reciproc® (VDW): motor e limas.

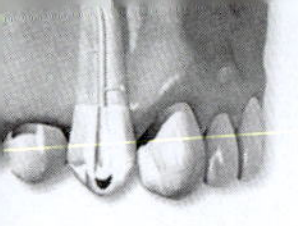


e médios completamente visíveis em radiografias pré-operatórias, quando a lima manual 30 chega passivamente ao CT.

O sistema é operado por um motor específico VDW Reciproc® (Figura 15.20) (VDW, Munique, Alemanha), com ângulo de rotação, velocidade e torque programados no motor (Burklein et al., 2012).

A Figura 15.21 ilustra dois casos clínicos em que esse sistema foi empregado.

## Sistema WaveOne®

Esse sistema foi descrito por Webber e cols. em 2011. Os instrumentos são confeccionados com liga M-Wire®, assim como o Reciproc® (VDW) e apresentam duas secções transversais diferentes ao longo da parte ativa da lima: de D1 a D8, apresenta secção transversal triangular convexa modificada; de D9 a D16, a secção é triangular convexa sem modificação (Guimarães Júnior, 2013).

O sistema é composto por três instrumentos, denominados Small (amarelo), Primary (vermelho) e Large (preto) (Figura 15.22) (Versiani, 2012) com as seguintes características:

- **Small:** 0,21mm de diâmetro e *taper* 0,06 constante.
- **Primary:** 0,25mm de diâmetro e *taper* 0,08 de D1 a D3, diminuindo gradativamente de D4 a D16.
- **Large:** 0,40mm de diâmetro e *taper* 0,08 de D1 a D3, diminuindo gradativamente de D4 a D16.

O instrumento Small (21.06) é indicado para canais atrésicos, quando a lima K 10 encontrar resistência para chegar ao CT; o Primary (25.08) é usado para os canais onde a lima K 10 consegue chegar facilmente no CT, e o Large (40.08), para canais mais largos, quando a lima K 20 ou de maior diâmetro chega facilmente no CT.

O sistema conta com os motores WaveOne® e X-Smart Plus® (Dentsply Maillefer, Baillagues, Suíça) (Figura 15.22), que operam com ângulo de rotação, velocidade e torque programados para esse sistema (Burklein et al., 2012).

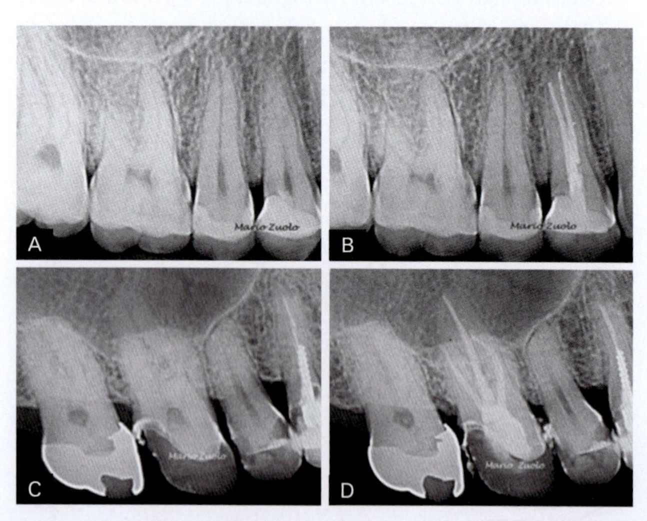


▶ **Figura 15.21A** a **D** Casos clínicos – Sistema Reciproc® – VDW. (Imagens gentilmente cedidas pelo Professor Mário Zuolo.)

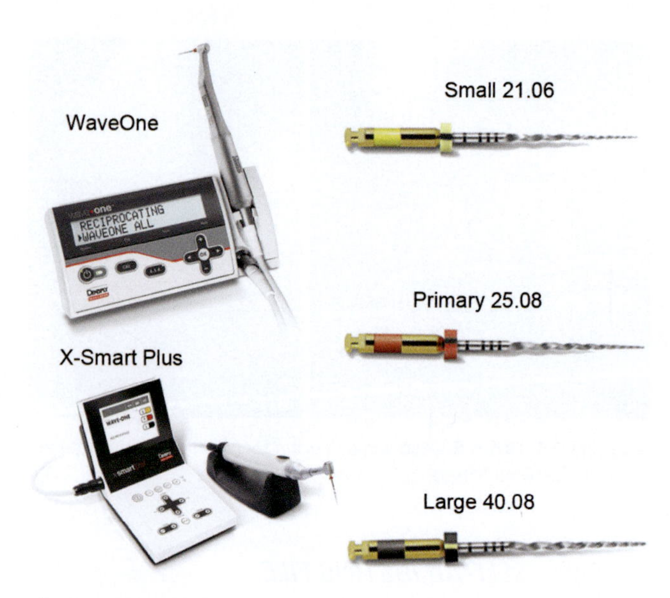


▶ **Figura 15.22** Sistema WaveOne (Dentsply): motores e limas.

## Sistema ProDesign DUO HIBRIDO® (Easy Equipamentos Odontológicos)

Esse sistema é um sistema nacional, desenvolvido pela Easy Equipamentos Odontológicos (Belo Horizonte, MG), que consiste no emprego de dois instrumentos. O nome "HIBRIDO" se deve à cinemática empregada nesse sistema, rotatória e reciprocante (MRA). Em outras palavras, a mesma lima que gira 360 graus também é usada em MRA.

De acordo com o fabricante, o usuário que opta pelo uso desse sistema, deve escolher a lima que melhor se adapte à anatomia do canal para instrumentar e refinar o preparo.

Em geral, para molares, a técnica consiste em:

1. A lima inicial a ser utilizada é sempre a 25.01 (Giselle – Figura 15.23), para criação do *glidepath*. Essa lima é usada

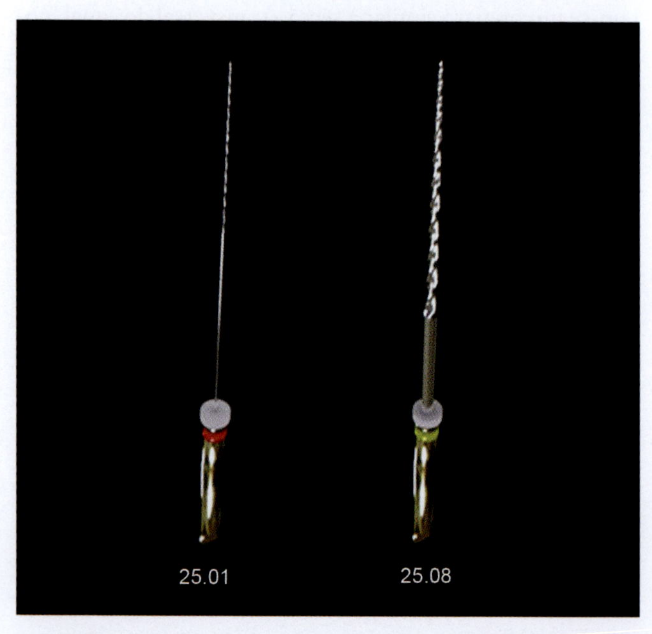


▶ **Figura 15.23** Sistema ProDesign DUO HIBRIDO (Easy).

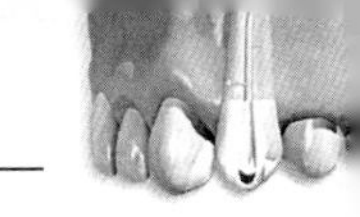

de modo suave em movimentos rotatórios de vaivém em direção apical. Caso não atinja a patência, esta deve ser estabelecida com limas manuais ou através de MRA.
2. Após o *glidepath*, utiliza-se a lima 25.08 (Figura 15.23) em movimento rotatório para pré-alargar o conduto. Essa lima é usada em movimento de pincelamento (anticurvatura) até a região do terço apical (CDR - 2mm). Nesse caso não se realiza o pré-alargamento com brocas de Gates-Glidden.
3. Em seguida, a mesma lima (25.08) é utilizada em MRA até atingir o comprimento de trabalho estabelecido.
4. Uma vez atingido o comprimento de trabalho, retorna-se ao movimento rotatório com a mesma lima, no mesmo comprimento de trabalho, e realiza-se o refinamento do preparo.

## CONSIDERAÇÕES FINAIS

A limpeza e a modelagem dos canais radiculares são aspectos importantes para o sucesso da terapia endodôntica. Os avanços na tecnologia dos instrumentos e das técnicas de preparo vêm possibilitando a realização de preparos de maneira mais rápida e modelagem mais eficiente.

Diferentes técnicas, com a utilização de variados instrumentos, vêm sendo propostas. Para o profissional é importante não apenas conhecer as várias técnicas e filosofias, mas também praticar exaustivamente no laboratório a técnica escolhida, antes de aplicá-la na clínica, pois o desconhecimento poderá ocasionar erros no preparo (degraus e *zips*), além da quebra dos instrumentos.

Independentemente da técnica, princípios como patência apical, irrigação abundante durante as trocas de limas, nunca entrar com uma lima no ápice sem antes ter descontaminado antes os terços cervical e médio, entre outros, devem ser sempre levados em consideração. Os terços coronário e médio devem ser mais alargados, por serem os locais mais acometidos por contaminação microbiana. O terço apical, por sua vez, deve ser modelado para acomodar o cone de guta-percha no final do preparo apical.

Devido ao tempo cada vez mais curto de instrumentação, a escolha da substância química deve estar voltada para aquela com propriedades antimicrobianas imediatas e de amplo espectro, substantividade e biocompatibilidade, entre outras. Além disso, a irrigação abundante e constante possibilitará a movimentação e o fluxo e refluxo do líquido, promovendo, assim, a eliminação progressiva de resíduos vivos ou necróticos e de partículas liberadas pela ação da instrumentação no interior da cavidade pulpar. A falta da irrigação durante o preparo químico-mecânico pode determinar acúmulo de raspas de dentina, formando um verdadeiro tampão ou rolha e provocando a obstrução do canal.

Concluindo, a ação mecânica dos instrumentos, associada ao uso de substâncias químicas auxiliares e de soluções irrigadoras, ao removerem microrganismos e seus produtos, contribui para o sucesso do tratamento endodôntico.

## Referências


Abou-Rass M, Frank AL, Glick DH. The anticurvature filing method to prepare the curved root canal. J Am Dent Assoc 1980 Nov; 101(5):792-4.

American Association of Endodontics. Glossary of Contemporary terminology for endodontics, 1994.

Araujo MC, Gusman H, Risso PA. . Dentes com canais atresiados: Como tratar? In: Alencar MJS. Odontologia integrada na terceira idade. 1. ed. São Paulo: Santos, 2012:67-84.

Berber VB, Gomes BP, Sena NT et al. Efficacy of various concentrations of NaOCl and instrumentation techniques in reducing Enterococcus faecalis within root canals and dentinal tubules. Int Endod J 2006; 39(1):10-7.

Cailleteau JG, Mullaney TP. Prevalence of teaching apical patency and various instrumentation and obturation techniques in United States dental schools. J Endod 1997; 23:394-6.

De Deus QD. Endodontia. 5. ed. Rio de Janeiro: Medsi, 1992.

Engström B, Lundberg M. The correlation between positive culture and the prognosis of root canal therapy after pulpectomy. Odontol Revy 1965; 16(3):193-203.

Engström B, Spångberg L. Wound healing after partial pulpectomy. A histologic study performed on contralateral tooth pairs. Odontol Tidskr 1967; 75(1):5-18.

European Society of Endodontology. Consensus report of the European Society of Endodontology on quality guidelines for endodontic treatment. Int Endod J 1994; 27:115-24.

Guimarães Júnior E. Instrumentos endodônticos de uso único. [monografia]. Piracicaba: UNICAMP/ FOP, 2013.

Gutmann JL. Clinical, radiographic, and histologic perspectives on success and failure in endodontics. Dent Clin North Am 1992; 36(2):379-92.

Hargreaves KM, Cohen S. Caminhos da polpa. 10. ed. Rio de Janeiro: Elsevier, 2011. 928p.

Holland R, Sant'Anna Júnior A, Souza V et al. Influence of apical patency and filling material on healing process of dogs' teeth with vital pulp after root canal therapy. Braz Dent J 2005; 16:9-16.

Imura N, Pinheiro ET, Gomes BP, Zaia AA, Ferraz CC, Souza-Filho FJ. The outcome of endodontic treatment: a retrospective study of 2000 cases performed by a specialist. J Endod 2007; 33(11):1278-82.

Leonardo, M.R. Endodontia: tratamento dos canais radiculares. 4. ed., São Paulo: Artes Médicas, 2008. 1491p.

Lopes HP, Siqueira Jr JF. Endodontia: biologia e técnica. 3. ed. Rio de Janeiro: Guanabara Koogan, 2010. 980p.

Nery MJ, Souza V, Holland R. Reação do coto pulpar e tecidos periapicais de dentes de cães a algumas substâncias empregadas no preparo biomecânico de canais radiculares. Rev Fac Odont Araçatuba 1974; 3:245-54.

Ng YL, Mann V, Gulabivala K. A prospective study of the factors affecting outcomes of nonsurgical root canal treatment: part 1: periapical health. Int Endod J 2011; 44(7):583-609.

Pashley EL, Birdsong NL, Bowman K, Pashley DH. Cytotoxic effects of NaOCl on vital tissue. J Endod 1985; 11(12):525-8.

Pereira HSC, Silva EJNL, Coutinho Filho TS. Movimento reciprocante em Endodontia: revisão de literatura. Rev Bras. Odontol 2012; 69(2):246-9.

Peters LB, Wesselink PR, Buijs JF, Van Winkelhoff AJ. Viable bacteria in root dentinal tubules of teeth with apical periodontitis. J Endod 2001; 27:76-81.

Peters LB, Wesselink PR, Moorer WR. Penetration of bacteria in bovine root dentine in vitro. Int Endod J 2000; 33:28-36.

Ricucci D, Langeland K. Apical limit of root canal instrumentation and obturation, part 2. A histological study. Int Endod J 1998; 31:394-409.

Ricucci D. Apical limit of root canal instrumentation and obturation, part 1. Literature review. Int Endod J 1998; 31:384-93.

Rollison S, Barnett F, Stevens RH. Efficacy of bacterial removal from instrumented root canals in vitro related to instrumentation te-

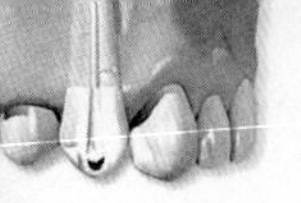



chnique and size. Oral Surg Oral Med Oral Pathol Oral Radiol Endod 2002; 94(3):366-71.

Schilder H. Cleaning and shaping the root canal. Dent Clin North Am 1974; 18(2):269-96.

Shuping G, Ørstavik D, Sigurdsson A, Trope M. Reduction of intracanal bacteria using nickel-titanium rotary instrumentation and various medications. J Endod 2000; 26:751-5.

Silva JM. Evaluation the effectiveness of apical foramen widening: a scanning electron microscope and bacterial leakage study [tese]. Piracicaba: UNICAMP/ FOP, 2011.

Siqueira Jr JF, Rôças IN, Lopes HP et al. Princípios biológicos do tratamento endodôntico de dentes com polpa necrosada e lesão perirradicular. Rev Bras Odontol 2012; 69(1):8-14.

Souza, RA. Clinical and radiographic evaluation of the relation between the apical limit of root canal filling and success in Endodontics. Part 1. Braz Endod J 1998; 3:43-8.

Torabinejad M, Kutsenko D, Machnick TK, Ismail A, Newton CW. Levels of evidence for the outcome of nonsurgical endodontic treatment. J Endod 2005; 31(9):637-46.

Tronstad L. Tissue reactions following apical plugging of the root canal with dentin chips in monkey teeth subjected to pulpectomy. Oral Surg Oral Med Oral Pathol 1978; 45(2): 297-304.

Usman N, Baumgartner JC, Marshall JG. Influence of instrument size on root canal debridement. J Endod 2004; 30(2):110-2.

Velasco JO. Avaliação da qualidade do selamento apical de obturações endodônticas em dentes preparados com alargamento intencional do forame [dissertação]. Piracicaba: UNICAMP/FOP, 2000.

Versiani MA. Avaliação do preparo biomecânico e da obturação de canais radiculares ovais promovidos pelos sistemas de instrumento único WaveOne, Reciproc e SAF [tese]. Ribeirão Preto: USP, 2012.

Vianna ME, Horz HP, Gomes BP, Conrads G. In vivo evaluation of microbial reduction after chemo-mechanical preparation of human root canals containing necrotic pulp tissue. Int Endod J 2006; 39(6):484-92.

Webber J, Machtou P, Pertot W, Kuttler S, Ruddle CJ, West JD. The WaveOne single-file reciprocating system. Roots 2011; 1:28-33.

16

# Medicação Intracanal

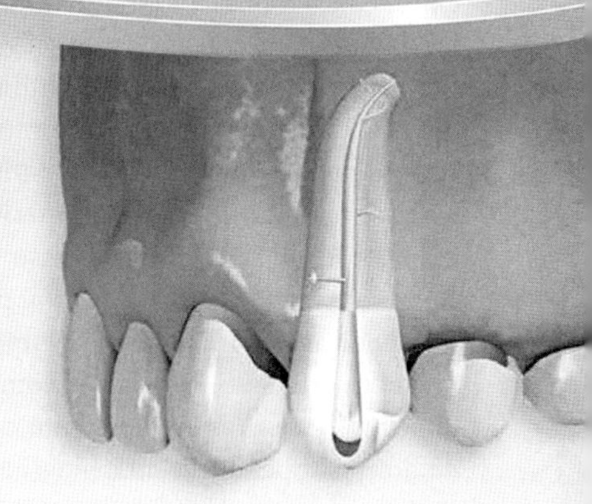

Heloísa Gusman
Fabiola Ormiga Barbosa Soares
Patrícia de Andrade Risso
Marcos César Pimenta de Araújo

## INTRODUÇÃO

A medicação intracanal caracteriza-se pela colocação de uma substância química no interior do sistema de canais radiculares (SCR), entre as sessões de tratamento, quando este não pode ser completado em consulta única. Os objetivos da medicação intracanal, bem como os possíveis medicamentos utilizados, diferem entre si em função da condição clínica do dente em tratamento e das propriedades de cada substância.

Nos casos de dentes com polpa viva, a contaminação bacteriana, se existir, será limitada e ocupará as porções mais superficiais da polpa dentária. Assim, o preparo químico-mecânico completo pode controlar a inflamação e criar um ambiente favorável à obturação endodôntica imediata, quando tecnicamente possível.

Nos dentes com polpa necrosada, está claramente demonstrado o papel dos microrganismos no desenvolvimento e perpetuação das doenças perirradiculares.[1-3] A eliminação completa dos microrganismos do SCR é um desafio na endodontia.[4] Estudos têm demonstrado a permanência de microrganismos viáveis mesmo após o preparo químico-mecânico, devido à incapacidade dos instrumentos de tocarem todas as partes do SCR,[5] à complexidade anatômica[6] e à presença de microrganismos nos túbulos dentinários.[7] Assim, o uso da medicação intracanal pode configurar-se como auxiliar da desinfecção do SCR, favorecendo o reparo dos tecidos periapicais.[8] Por outro lado, condições clínicas locais, como dor, edema e exsudato contínuo, também podem ser consideradas para o uso da medicação intracanal. Assim, ainda que o uso da medicação intracanal gere controvérsias, os autores acreditam que seu uso não representa nenhum prejuízo ao tratamento endodôntico; ao contrário, pode representar benefícios e melhorar o prognóstico.

Desse modo, seus potenciais objetivos[9] são: (a) eliminar ou impedir a proliferação de microrganismos viáveis que permaneceram no SCR após o preparo químico-mecânico; (b) reduzir a inflamação periapical e a dor; (c) ajudar a controlar e eliminar o exsudato, se persistente; (d) prevenir ou interromper a reabsorção radicular, se presente; (e) prevenir a reinfecção do SCR pela ação da barreira química e física; (f) promover a apicificação; (g) estimular o reparo por tecido duro. Nesse contexto, muitas substâncias têm sido usadas como medicamentos intracanais,[10] os quais são divididos de acordo com suas composições químicas em: compostos fenólicos (eugenol, fenol canforado, paramonoclorofenol canforado, cresatina, cresol, timol), aldeídos (formocresol, tricresolformalina), haletos (compostos com cloro e compostos iodados), hidróxido de cálcio, antibióticos, corticosteroides, clorexidina e combinações.

Em virtude de sua toxicidade, os agentes fenólicos são pouco utilizados. O representante ainda usado é o paramonoclorofenol canforado (PMCC). A associação do paramonoclorofenol à cânfora o tornou menos irritante. O representante dos aldeídos ainda utilizado é o tricresol formalina, um potente agente antimicrobiano. Tanto o PMCC como o tricresol formalina atuam pelo contato direto do líquido com os microrganismos ou por vaporização.[11,12] Contudo, essas medicações estarão inativas em 48 horas após a colocação no canal[13] e, uma vez colocadas em bolinha de algodão na câmara pulpar, dificilmente o vapor chegará ao terço apical. Assim, seu uso restringe-se a intervalos curtos. O PMCC

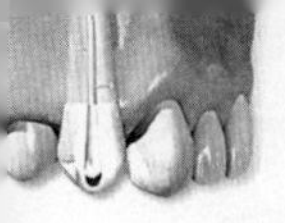



também vem sendo usado em associações com o hidróxido de cálcio, conforme descrito mais adiante neste capítulo.

Os haletos são representados pelos compostos contendo cloro, como o hipoclorito de sódio, e pelos compostos contendo iodo, como o iodeto de potássio.

As preparações contendo antibiótico podem ser usadas topicamente em endodontia. Contudo, o potencial para resistência bacteriana, o risco de sensibilidade medicamentosa e a possibilidade de mascarar determinadas condições clínicas restringem seu uso. Além disso, o uso de diferentes misturas antibióticas não demonstrou maior benefício do que o dos medicamentos usados rotineiramente.[14]

Por outro lado, associações com corticosteroides tópicos têm sido propostas e usadas com benefício para o controle da dor pós-operatória em dentes com polpa viva,[15] mas não são efetivas em polpa necrosada.[16] Um representante desse tipo de medicação é o Otosporin® (Farmoquímica, Rio de Janeiro), uma associação de hidrocortisona, um corticosteroide, com os antibióticos sulfato de polimixina B e sulfato de neomicina.[9] Paralelamente, pastas que associam corticosteroides com tetraciclina têm obtido efeito comprovado de controle da reabsorção externa em dentes traumatizados.[17]

Atualmente, dentre as substâncias mais utilizadas como medicação intracanal estão o hidróxido de cálcio (HC) e a clorexidina (CHX), que serão abordados mais detalhadamente a seguir.

## HIDRÓXIDO DE CÁLCIO E ASSOCIAÇÕES

O HC consiste em um composto químico de fórmula $Ca(OH)_2$, que se apresenta na forma de pó branco alcalino pouco solúvel em água. É quimicamente classificado como uma base forte, que se dissocia em íons cálcio e hidroxila em contato com soluções aquosas.[18] Seu mecanismo de ação está diretamente relacionado com essa dissociação que resulta no aumento local do pH. Uma vez que se encontra na forma de pó, o HC deve ser associado a outra substância que promova sua veiculação para o interior do SCR na forma de pasta. Os veículos devem possibilitar sua dissociação iônica para que suas propriedades sejam exercidas, devendo ser lembrado que o tipo de veículo influencia diretamente a velocidade e a intensidade dessa dissociação.[19]

Do ponto de vista da atividade antimicrobiana, os veículos podem ser classificados como inertes ou biologicamente ativos. Os veículos inertes são geralmente biocompatíveis e não influenciam significativamente as propriedades antimicrobianas do HC. Os veículos biologicamente ativos conferem à pasta efeitos adicionais aos proporcionados pelo HC. Quanto às características físico-químicas, os veículos podem ser classificados em hidrossolúveis e oleosos, podendo os hidrossolúveis ser subdivididos em aquosos e viscosos. Os veículos aquosos promovem alto grau de dissociação iônica do HC, possibilitando maior difusão e maior ação por contato dos íons cálcio e hidroxila. Entretanto, recolocações sucessivas da medicação são necessárias para que os resultados almejados sejam conseguidos. Os veículos viscosos proporcionam dissociação mais lenta do HC por maior período de tempo. Consequentemente, o número de consultas necessárias para recolocação da medicação é reduzido. Os veículos oleosos, que são insolúveis em água, conferem ao HC pouca solubilidade e difusão, além de serem de difícil remoção dos canais radiculares, não sendo recomendados atualmente.[18] O Quadro 16.1 mostra a classificação dos veículos do hidróxido de cálcio quanto à atividade antimicrobiana e às características físico-químicas.

Tanomaru e cols. (2012)[20] avaliaram a difusão de íons hidroxila pela dentina radicular após o uso do HC como medicação intracanal com diferentes veículos em canais simulados de dentina. Os autores observaram que as pastas de $Ca(OH)_2$ + soro fisiológico, Calen® ($Ca[OH]_2$ + óxido de zinco + colofônia + polietilenoglicol) e Calen® + PMCC apresentaram ação alcalina sobre o meio externo à amostra dentinária. Essas pastas provocaram aumento do pH após 7 a 14 dias de ensaio. A pasta Calen® + PMCC produziu os maiores valores de pH até 21 dias de ensaio, mas todos os grupos demonstraram resultados similares após 30 dias.

Além dos veículos, algumas substâncias químicas podem ser adicionadas ao HC para melhorar sua radiopacidade. É o caso do carbonato de bismuto, do sulfato de bário, do iodofórmio e do óxido de zinco.[9]

O HC representa um papel importante na endodontia por seu efeito antimicrobiano, sua ação anti-inflamatória e por induzir a formação de tecido mineralizado. Além disso,

**Quadro 16.1** Classificação dos veículos do hidróxido de cálcio quanto à atividade antimicrobiana e às características físico-químicas

| | Hidrossolúveis | | Oleosos |
|---|---|---|---|
| | Aquosos | Viscosos | |
| Inertes | Água destilada | Glicerina | Silicone |
| | Soro fisiológico | Polietilenoglicol | Óleo de oliva |
| | Soluções anestésicas | Propilenoglicol | |
| | Solução de metilcelulose | | |
| Biologicamente ativos | Clorexidina | | |
| | Iodeto de potássio iodetado | | |
| | PMCC | | |

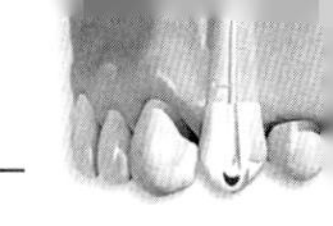

as pastas de HC atuam como barreira física, impedindo a infecção ou reinfecção dos canais radiculares e a entrada de nutrientes para os microrganismos remanescentes ao preparo químico-mecânico.[21]

A atividade antimicrobiana do hidróxido de cálcio está relacionada com a formação dos íons hidroxila, que são altamente oxidantes e apresentam extrema reatividade. Seu efeito letal se dá pela perda da integridade da membrana citoplasmática bacteriana, o que provoca lise e morte do microrganismo; pela desnaturação proteica e consequente inativação enzimática; e pelo dano ao DNA, o que leva à perda de atividade celular.[18,22]

Apesar de seu excelente potencial como agente antimicrobiano, o HC não apresenta a mesma eficácia contra todos os microrganismos presentes no interior do SCR. Alguns microrganismos, como *E. faecalis*, *C. albicans* e *A. radicidentis*, são mais resistentes aos efeitos alcalinos dessa substância, uma vez que contam com mecanismos sofisticados de manutenção do pH citoplasmático em níveis compatíveis com sua sobrevivência, mesmo com alterações acentuadas do pH extracelular.[9] Consequentemente, esses microrganismos são frequentemente encontrados em casos de fracasso da terapia endodôntica.[23]

Outro aspecto relevante em relação à atividade antimicrobiana do HC é que este não promove ação satisfatória sobre microrganismos como *E. faecalis*, *E. faecium*, *S. aureus*, *B. subtilis* e *P. aeruginosa*, presentes no interior de túbulos dentinários, quando associado a veículos inertes.[24-26] Essa deficiência pode estar relacionada com o efeito tampão da hidroxiapatita, principal componente inorgânico da dentina, sobre o meio alcalino necessário para o efeito antimicrobiano do HC.[18] Tanomaru e cols. (2012)[20]observaram valores de pH entre 6,6 e 8,7 no meio extrarradicular após o uso do HC como medicação intracanal em canais simulados de dentina, o que confirma esse efeito tampão.

Com a finalidade de compensar essas deficiências das pastas de HC em veículos inertes, o uso de veículos biologicamente ativos tem sido recomendado após o preparo químico-mecânico de dentes com necrose pulpar. Como exemplos podem ser citadas a pasta HPG, que combina hidróxido de cálcio, PMCC e glicerina, a pasta $Ca(OH)_2$ + iodeto de potássio iodetado e a pasta $Ca(OH)_2$ + clorexidina. De acordo com Siqueira e cols. (2010),[9] a pasta HPG apresenta maior espectro de atividade antimicrobiana, maior raio de atuação e efeito antimicrobiano mais rápido, quando comparada às pastas de HC em veículos inertes.

Gomes e cols. (2002)[21] avaliaram o efeito antimicrobiano do HC associado a diferentes veículos sobre bactérias anaeróbias facultativas e microrganismos produtores de pigmento negro comumente encontrados em canais radiculares infectados, incluindo o *E. faecalis*. As pastas de HC foram ordenadas de maneira decrescente quanto ao efeito antimicrobiano: pasta HPG, $Ca(OH)_2$ + PMCC, $Ca(OH)_2$ + glicerina, $Ca(OH)_2$ + anestésico, $Ca(OH)_2$ + soro, $Ca(OH)_2$ + $H_2O$, $Ca(OH)_2$ + polietilenoglicol. De acordo com Prabhakar e cols. (2012),[27] o HC apresentou maior atividade antibacteriana contra *E. faecalis* quando associado ao iodeto de potássio iodetado do que à CHX, sendo ambas as associações superiores ao HC com soro.

Lima e cols. (2012)[28] avaliaram a eficácia das pastas Calen® e Calen® + PMCC contra *E. faecalis* em períodos de 7 e 14 dias em estudo *in vitro* realizado com dentes extraídos. Os autores observaram que as pastas promoveram redução do número de unidades formadoras de colônia (UFC) após 7 dias, e após 14 dias a pasta Calen® + PMCC promoveu redução ainda maior. Entretanto, todos os grupos mostraram aumento do número de UFC 7 dias após a remoção da medicação.

Estudos clínicos que avaliaram a capacidade de eliminação bacteriana, a ocorrência de dor pós-operatória e o sucesso a longo prazo relataram resultados satisfatórios em relação ao uso da pasta HPG como medicação intracanal em casos associados a lesões perirradiculares.[9] Entretanto, Rôças & Siqueira (2011)[29] não observaram diferença significativa entre o efeito antimicrobiano das pastas HPG e $Ca(OH)_2$ + glicerina, quando usadas clinicamente como medicação intracanal.

Alguns mecanismos de ação têm sido propostos com intuito de justificar os efeitos anti-inflamatórios do HC como medicação intracanal. Essa substância promove a degeneração de mediadores da inflamação, como interleucina (IL) 1, fator de necrose tumoral (TNF) e peptídeo relacionado com o gene da calcitonina (CGRP), *in vitro*.[30] Além disso, o HC tem a capacidade de absorver o exsudato inflamatório quando em contato com tecido inflamado, o que reduz a pressão hidrostática tecidual. Essa absorção se deve à hipertonicidade do HC em relação aos tecidos.[9] Desse modo, o HC é rotineiramente utilizado no controle da exsudação persistente durante o tratamento de canais radiculares associados a periodontites periapicais. Além da hipertonicidade, outro possível mecanismo de ação nesses casos está relacionado com a alcalinização do pH ácido dos tecidos periapicais.[18]

A inativação das endotoxinas *in vitro* e *in vivo* e a inativação do fator de virulência LTA do *E. faecalis* representam outras atividades que podem resultar em redução da inflamação.[18,31] A endotoxina consiste em um componente da parede celular de bactérias gram-negativas que é liberado durante multiplicação ou morte celular, causando reação inflamatória e reabsorção óssea. O fator de virulência LTA do *E. faecalis* é comumente associado à periodontite apical refratária.

Quando em contato direto com o tecido conjuntivo com memória genética para a produção de tecido mineralizado, como polpa ou ligamento periodontal, o HC estimula a neoformação de dentina ou cemento, respectivamente.[32,33] Esse mecanismo se dá pela ativação de enzimas teciduais, como a fosfatase alcalina, que age na mineralização do osso, do cemento e da dentina.[18] Esse efeito biológico do HC justifica seu uso em algumas modalidades de tratamento, como a apicificação e o tratamento de perfurações. Além disso, o HC

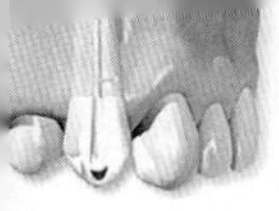



apresenta eficácia no tratamento de reabsorções radiculares, uma vez que seu efeito alcalino inibe a atividade dos osteoclastos e estimula a deposição de tecido mineralizado (Figuras 16.1 e 16.2). A ativação ultrassônica das pastas de HC favorece a maior liberação de íons cálcio e maiores valores de pH em reabsorções radiculares externas simuladas em dentes extraídos.[33]

Cabe salientar que estudos *in vitro* mostraram redução das propriedades mecânicas da dentina radicular após o uso do HC como medicação intracanal por períodos iguais ou superiores a 5 semanas. Entretanto, não há estudos clínicos que demonstrem correlação entre o uso dessa substância como medicação intracanal e a fratura radicular.[34]

Outro aspecto a ser considerado é que o uso do HC como medicação intracanal reduz a penetração dos cimentos endodônticos nos túbulos dentinários e afeta a capacidade de selamento desses materiais.[35,36] Desse modo, a remoção dessa medicação previamente à obturação deve ser realizada com empenho máximo. Mohammadi & Dummer (2011)[18] relataram que o tipo de veículo, o uso da lima de patência e a combinação da instrumentação manual com o EDTA e o hipoclorito de sódio melhoram a eficácia da remoção da pasta. De acordo com esses autores, a associação da irrigação com a vibração ultrassônica parece ser mais eficiente na remoção das pastas de HC do que a irrigação passiva. Entretanto, Balvedi e cols. (2010)[37] observaram que nenhum desses regimes de irrigação foi eficaz na remoção das pastas $Ca(OH)_2$ + soro, $Ca(OH)_2$ + polietilenoglicol, $Ca(OH)_2$ + polietilenoglicol + PMCC, já que todos os grupos apresentaram HC residual nas paredes dos canais radiculares.

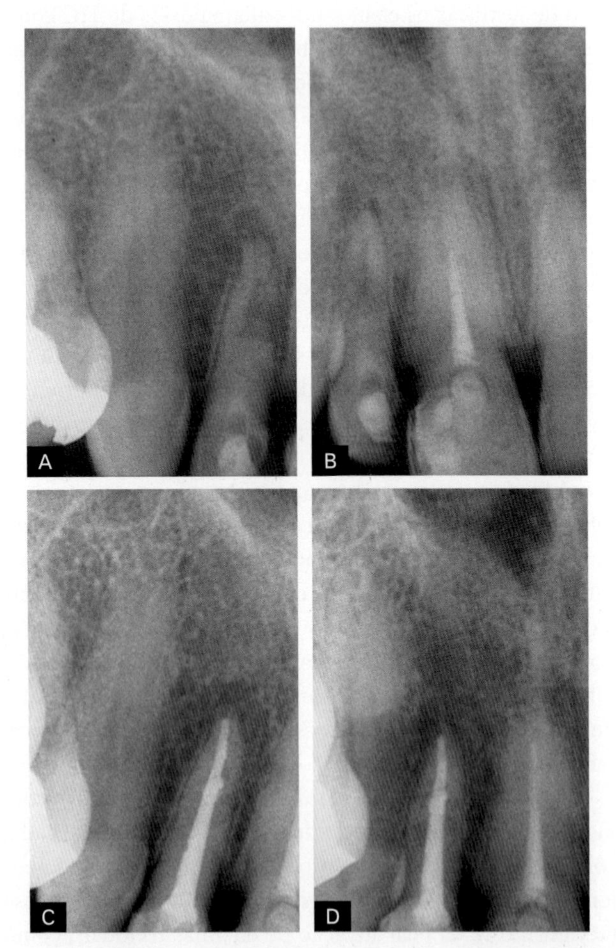


▶ **Figura 16.1** Utilização do hidróxido de cálcio para tratamento de reabsorção radicular. **A** Radiografia inicial do elemento 12 com reabsorção e lesão perirradicular. **B** Radiografia 8 meses após trocas sucessivas de hidróxido de cálcio com soro fisiológico. **C** Radiografia de proservação de 2 anos. **D** Radiografia de proservação de 5 anos.

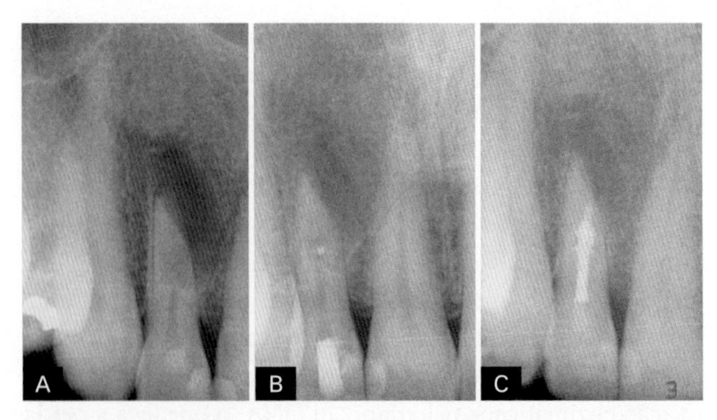


▶ **Figura 16.2** Utilização do hidróxido de cálcio para tratamento de reabsorção. **A** Radiografia inicial. **B** Radiografia 8 meses após trocas sucessivas de hidróxido de cálcio com soro fisiológico. **C** Radiografia final do caso, realizada 12 meses após o início do tratamento.

## CLOREXIDINA

A estrutura química da CHX consiste em dois anéis simétricos de 4-clorofenil e dois grupos biguanidos unidos por uma cadeia central de hexametileno, formando uma molécula hidrofóbica e lipofílica que, em solução, se dissocia em íons positivos. Esses íons interagem com fosfolipídios e lipopolissacarídeos da membrana celular bacteriana e, dessa maneira, penetram a célula.[38] Seu efeito bactericida se deve à sua interação com moléculas positivas e grupamentos fostatos negativos da parede celular bacteriana, alterando o equilíbrio osmótico celular.

A CHX pode ser utilizada sob a forma líquida ou em gel. Como medicação intracanal, tem sido preconizada a utilização em gel a 2%.[39] A CHX em gel consiste em uma base (1% natrosol, uma hidroximetilcelulose, pH = 6 a 9) e digluconato de clorexidina.[39] O gel de natrosol é um polímero de carbono solúvel em água e, portanto, pode ser facilmente removido do interior do canal com água destilada. Trata-se de uma medicação de fácil manuseio e aplicação no interior do SCR, podendo ser aplicada por meio de agulhas especiais como, por exemplo, a Navitip® (Ultradent). Ressalta-se que a CHX interage com o hipoclorito de sódio, formando um precipitado marrom-alaranjado que pode pigmentar o dente, e que é considerado citotóxico devido à presença de paracloroanilina (PCA).[40] Apesar de estudos posteriores não demonstrarem a formação de PCA no precipitado,[41,42] este forma uma *smear layer* química que obstrui os túbulos dentinários e pode interferir na penetração do cimento

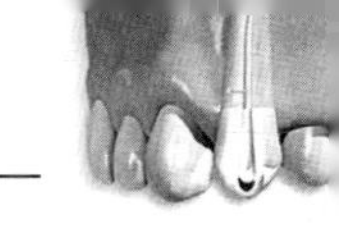

obturador.[43] Para evitar a formação do pigmento descrito, antes da aplicação da CHX como medicação, o hipoclorito de sódio deve ser neutralizado totalmente do interior do SCR por meio de irrigação abundante com água destilada.[42]

Dentre as propriedades da CHX, destacam-se seu poder antimicrobiano e a substantividade. A CHX tem amplo espectro antimicrobiano, sendo bactericida e efetiva contra bactérias gram-positivas e gram-negativas, além de anaeróbios estritos e facultativos.[44-46] Sua capacidade de se ligar à dentina e ser liberada lentamente prolonga sua atividade antimicrobiana, e essa propriedade tem sido denominada substantividade antimicrobiana.[38] A substantividade antimicrobiana da CHX depende de sua concentração e do tempo de aplicação. Acredita-se que, quanto maior a concentração, maior será a resistência à colonização bacteriana, visto que maior número de moléculas de CHX é capaz de interagir com a dentina. Com relação ao tempo de aplicação da CHX, um período mínimo de 7 dias é recomendado; portanto, essa propriedade parece ser obtida quando a CHX é utilizada como medicação intracanal.[47] Kadhemi e cols. (2006)[48] avaliaram a substantividade antimicrobiana de hipoclorito de sódio a 2,6%, CHX 2% e doxiciclina 100mg em diferentes períodos de tempo em dentina bovina contaminada com *E. faecalis*. O hipoclorito de sódio não apresentou substantividade antimicrobiana, e a CHX foi eficiente em todos os períodos de tempo avaliados (7, 14, 21 e 28 dias), mantendo sua atividade por até 28 dias.

Estudos *in vitro* têm demonstrado que a CHX 2%, além de apresentar atividade antimicrobiana contra espécies associadas a infecções endodônticas, também apresenta excelente atividade contra microrganismos resistentes, como *E. faecalis* e *C. albicans*,[44,45] sendo, portanto, considerada atualmente uma melhor opção de medicação intracanal quando comparada ao HC. Resultados conflitantes em relação ao desempenho clínico da CHX foram encontrados em estudos *in vivo* devido a diferentes metodologias empregadas, baixo número de casos avaliados e dificuldade na realização de estudos clínicos.

Barbosa e cols. (1997)[49] avaliaram os efeitos do PMCC, da CHX 0,12% líquida e do HC como medicação intracanal em 311 dentes unirradiculares e concluíram que todos os medicamentos foram eficazes na redução ou eliminação da microbiota endodôntica, não havendo diferença estatisticamente significativa entre eles. Teles e cols. (2013),[50] em estudo clínico prospectivo, avaliaram a redução microbiana por PCR e cultura após a utilização do HC e da CHX 2% gel por 14 dias em 69 dentes unirradiculares com periodontite apical. No grupo do HC, não foi observada redução microbiana, tanto por PCR como por cultura, das amostras coletadas após a medicação intracanal (S3), quando comparadas com as amostras coletadas após o preparo químico-mecânico (S2). Já no grupo da CHX 2% gel houve aumento na carga microbiana de S2 para S3. Os autores concluíram que não houve benefício, do ponto de vista microbiológico, com a utilização de medicação intracanal por 14 dias.

A CHX tem sido associada a outras substâncias, como HC, iodofórmio e óxido de zinco.[51] A associação da CHX com o HC tem sido proposta por vários autores com o objetivo de aliar as propriedades antimicrobianas superiores da CHX às características interessantes do HC, como proporcionar uma barreira física e o alto pH, que é altamente desejável para controlar reabsorções. A combinação da CHX com o HC resulta na formação de superóxidos que são letais para vários microrganismos e, além disso, o pH dessa mistura é alto. Várias são as vantagens dessa associação, incluindo maior atividade antimicrobiana do que a do HC puro em veículo inerte, formação de barreira física e química que não é obtida com a CHX 2% gel, pH maior do que o da CHX (5,5 a 7,0), em torno de 13, substantividade antimicrobiana pela presença da CHX, que apresenta essa propriedade, e radiopacidade pela adição do HC na mistura.[39] Em contrapartida, a atividade antimicrobiana da CHX é diminuída quando associada ao HC.[51]

Manzur e cols. (2007),[52] em estudo clínico randomizado utilizando dentes com periodontite apical, compararam a redução microbiana das seguintes medicações após 1 semana: HC, CHX 2% e HC/CHX. Foram avaliados 11 dentes em cada grupo, e os resultados demonstraram que não houve diferença entre os grupos. Wang e cols. (2007)[53] avaliaram a eficácia clínica da CHX 2% gel como irrigante e posterior medicação intracanal com a combinação de HC/CHX 2% gel por 2 semanas. Os resultados constataram que a CHX 2% gel é efetiva como irrigante, porém não houve aumento na desinfecção do canal após o uso da medicação utilizada.

Sinha e cols. (2013),[54] em estudo *in vivo*, avaliaram a eficácia da pasta de HC (grupo I), da CHX gel 2% (grupo II) e da combinação de HC e CHX (grupo III) em 80 dentes unirradiculares necrosados. Amostras microbianas foram coletadas antes (S1) e após o preparo químico-mecânico (S2) e após a utilização das medicações por 1 semana (S3). Os resultados demonstraram que a redução de anaeróbios estritos e de facultativos foi de 95% e 82% para o HC e de 95% e 97% para a CHX, respectivamente. A associação do HC com a CHX também reduziu a contagem microbiana em 98% a 99%, demonstrando um número máximo de culturas negativas em S3. Não houve diferença estatisticamente significativa entre os grupos II e III. O HC demonstrou eficácia limitada contra anaeróbios facultativos e espécies de *Candida*, quando comparado à CHX e à associação HC/CHX.

O efeito dessa combinação também tem sido alvo de estudos recentes sobre a redução da endotoxina bacteriana. A endotoxina bacteriana, também chamada lipopolissacarídeo bacteriano (LPS), é um componente do envelope celular de bactérias gram-negativas e um importante fator de virulência e mediador inflamatório envolvido na patogênese da periodontite apical e no desenvolvimento de dor nas infecções endodônticas. Em virtude de sua importância nas infecções endodônticas, os efeitos das soluções irrigadoras e medicações intracanais têm sido avaliados no LPS. Estudos *in vitro*

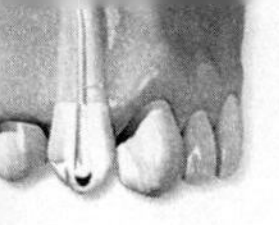



têm utilizado a endotoxina da *Escherichia coli* por apresentar a estrutura básica do componente lipídico que é a parte responsável por sua toxicidade.[55] A irrigação parece ter pouco efeito na redução da endotoxina do interior do canal radicular, bem como a utilização da CHX 2% gel tanto como solução irrigadora como medicação intracanal. No entanto, quando a CHX é associada ao HC tem sido observado efeito positivo no que se refere à redução da endotoxina. Maekawa e cols. (2011),[55] avaliando a ação de diferentes soluções irrigadoras e medicações intracanais na redução de *E. coli* e sua endotoxina do interior de canais radiculares, verificaram que as soluções irrigadoras utilizadas (hipoclorito de sódio a 2,5% e CHX 2%) não reduziram significativamente a endotoxina do interior do canal. No entanto, foram obtidas reduções significativas após o uso da associação do HC com a CHX 2%.

## NOVOS MEDICAMENTOS

Até meados da década de 1980 era muito comum a utilização de medicamentos intracanais com forte poder antisséptico e, portanto, altamente irritantes. Esses medicamentos foram aos poucos sendo substituídos pelo HC em virtude de suas excelentes propriedades antimicrobianas. No entanto, o HC é ineficaz contra algumas espécies e, por isso, a busca por novos medicamentos continua. A seguir serão descritas algumas substâncias que têm sido propostas para utilização como medicação intracanal.

Ballal e cols. (2010)[56] propuseram o uso da quitosana como veículo do HC. A quitosana consiste em um polissacarídeo natural formado por copolímeros de glucosamina e da N-acetil glucosamina, que é obtido pela desacetilação parcial da quitina, um derivado do exoesqueleto de artrópodes. Apresenta inúmeras ações biológicas, como atividade antimicrobiana, indução de cicatrização e capacidade de liberação controlada de substâncias. Os autores relataram que o uso dessa substância como veículo do HC possibilita a liberação controlada de íons cálcio durante um período de 30 dias. Entretanto, seu uso não promoveu valores mais altos de pH do meio externo à raiz, quando comparado ao de pastas contendo propilenoglicol ou polietilenoglicol como veículo.

O omeprazol consiste em uma base fraca altamente lipofílica, que atravessa facilmente a membrana celular, sendo usada originalmente como inibidora da bomba de prótons. Essa substância contém propriedades antimicrobianas, embora os mecanismos para esses efeitos permaneçam indeterminados. Além disso, o omeprazol exerce efeito anti-inflamatório associado à inibição da migração de neutrófilos e da produção de citocinas, além de inibir a reabsorção óssea.[57] Wagner e cols. (2011)[57] observaram que a associação do omeprazol com o hidróxido de cálcio proporcionou melhor reparo de lesões periapicais em ratos após 28 dias, quando comparada ao uso isolado de HC como medicação intracanal. De acordo com os autores, essa associação apresentou atividade seletiva sobre a microbiota endodôntica diferente daquela observada com o HC usado isoladamente.

Pavaskar e cols. (2012)[58] compararam o efeito do HC com medicamentos a base de linezolida (LZ) contra o *E. faecalis*. A LZ é um antimicrobiano de amplo espectro contra microrganismos gram-positivos e age inibindo a síntese de proteína. A LZ foi utilizada sozinha e em combinação com o HC. Os resultados demonstraram melhor desempenho nos grupos da LZ e da combinação da LZ com HC. Os autores recomendam o uso combinado desses medicamentos para aumentar o espectro antimicrobiano, uma vez que a LZ isoladamente exerce ação apenas contra microrganismos gram-positivos.

O própolis é um produto do mel de abelhas muito usado na medicina tradicional, pois apresenta propriedades antibacterianas, antivirais e antifúngicas.[59] Seu uso como medicação intracanal tem sido justificado por apresentar efeito antimicrobiano contra patógenos endodônticos e microrganismos resistentes, como *E. faecalis*.[59-61] Além disso, por ser um antibiótico natural, apresenta boa tolerância tecidual.[62] Madhubala e cols. (2011)[60] compararam o efeito antimicrobiano contra *E. faecalis* do extrato de própolis, HC e uma pasta triantibiótica constituída de ciprofloxacina, minociclina e metronidazol no interior do canal por 1, 2 e 7 dias. O extrato de própolis resultou em redução de 100% do microrganismo testado em 2 dias. Resultado semelhante foi obtido com a pasta triantibiótica em 7 dias. A redução máxima obtida pelo HC foi de 59,42% em 7 dias. Os autores concluíram que tanto o extrato de própolis como a pasta triantibiótica foram eficazes contra o *E. faecalis* e que podem ser utilizados como medicações intracanais. Embora estudos *in vitro* tenham indicado o própolis como medicamento intracanal promissor, estudos clínicos precisam ser realizados para avaliar sua real efetividade e segurança.

Outras substâncias naturais, como, por exemplo, extrato de plantas e extrato de alho, também têm sido utilizadas como medicação intracanal. Essas substâncias têm efeito terapêutico, são antimicrobianas e têm a vantagem de serem baratas e apresentarem boa tolerância pelos pacientes. O extrato de alho apresenta efeito antimicrobiano contra vários microrganismos, incluindo o *E. faecalis*.[63] Estudos *in vitro* têm demonstrado que essas substâncias naturais podem ser medicamentos promissores, com efeito superior ao do HC e a vantagem de resultarem em poucos efeitos colaterais e não desenvolverem resistência microbiana.[63,64]

O ozônio é um gás altamente reativo produzido pela passagem do oxigênio em equipamento de alta voltagem. É capaz de oxidar a parede celular e a membrana citoplasmática bacteriana, tendo, portanto, efeito letal contra várias espécies microbianas envolvidas na infecção endodôntica, bem como em fungos, protozoários e vírus.[65] O fato de ser um gás dificulta seu uso na odontologia, mas seu efeito tem sido avaliado como irrigante e medicação intracanal.[66-69] Para facilitar seu uso, tem sido dissolvido em líquidos ou em óleos. O uso de óleos como veículo apresenta vantagens

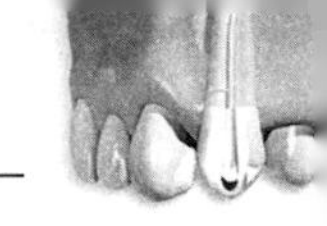

em relação aos meios gasosos e líquidos porque os óleos são capazes de permanecer em contato com a superfície por mais tempo, exercendo sua função por período maior e, além disso, podem ser armazenados por vários meses. Vale ressaltar que a atividade antimicrobiana dos óleos ozonizados parece ser atribuída aos produtos formados pela ozonização de óleos naturais como o formaldeído e não ao ozônio.[65] Em estudo realizado em animais, a resposta dos tecidos perirradiculares foi avaliada quanto ao tratamento endodôntico realizado em uma ou duas consultas, utilizando óleo ozonizado e a pasta HPG como medicações intracanais.[68] No grupo de consulta única, a taxa de sucesso foi de 46%, enquanto nos grupos em duas consultas, utilizando a pasta HPG e o óleo ozonizado, o sucesso foi de 74% e 77%, respectivamente.

Recentemente, o gás ozônio foi adicionado ao HC e ao veículo propilenoglicol, e seus efeitos foram comparados aos do HC com PMCC em canais contaminados com *E. faecalis*.[69] Os resultados demonstraram que o propilenoglicol ozonizado apresentou efeito similar ao do HC com PMCC. No entanto, a associação do HC com propilenoglicol ozonizado não apresentou efeito significativo.

## TERAPIA FOTODINÂMICA

Novas propostas de tratamento têm sido indicadas para aumentar a desinfecção do SCR, e dentro desse contexto enquadra-se a terapia fotodinâmica (PDT). A PDT emergiu na década de 1980 como tecnologia médica, quando várias instituições espalhadas pelo mundo começaram a utilizar essa terapia para erradicar câncer em estágios iniciais e para reduzir o tamanho de tumores nos estágios finais dessa doença. A palavra fotodinâmica significa o estudo dos efeitos da ativação da luz em organismos vivos. A PDT ou desinfecção fotoativada, como também é chamada, usa a luz do *laser* em determinado comprimento de onda para ativar um corante não tóxico (fotossensibilizante) na presença de oxigênio. O fotossensibilizante (FS) interage com substratos biológicos, levando à produção de espécies reativas de oxigênio, como o oxigênio singleto e radicais livres que são letais para microrganismos, pois causam danos em moléculas celulares essenciais, incluindo proteínas, membrana lipídica e ácido nucleico.[70]

Vários microrganismos podem ser destruídos pela PDT, incluindo bactérias, vírus, fungos e protozoários. Para que ocorra o efeito antimicrobiano, o FS tem de interagir com a célula microbiana, possibilitando sua internalização. Nesse sentido, a utilização de agentes fotossensibilizadores catiônicos tem sido mais recomendada para a fotoinativação de células microbianas quando comparada com a de fotossensibilizadores neutros e aniônicos.

Dessa maneira, a PDT tem sido utilizada como tratamento de doenças não malignas e na erradicação de bactérias orais patogênicas envolvidas na doença periodontal, peri-implantar, na cárie e na infecção endodôntica. Em endodontia, vários estudos *in vitro* e *in vivo* têm relatado o uso da PDT com o objetivo de aumentar a desinfecção do SCR (Quadro 16.2). Há, no entanto, grande dificuldade na comparação de resultados em virtude da falta de padronização dos estudos, que diferem quanto às concentrações e ao tipo de FS usado, quanto ao tempo que o FS deve permanecer no interior do canal antes da aplicação do *laser* (pré-irradiação), ao tempo de irradiação e quanto aos parâmetros do *laser*.

Segundo Soukos e cols. (2006)[70], as principais vantagens da PDT são: (a) rápida aplicação no interior do SCR; (b) rápida eliminação microbiana após curto período de aplicação (em média, 5 minutos de pré-irradiação com o FS, seguidos de 5 minutos de aplicação da luz do *laser*); (c) boa penetração do FS em biofilmes e no interior dos túbulos dentinários; (d) boa propagação da luz pela dentina, que resulta na geração e difusão de radicais reativos livres responsáveis pelo efeito antimicrobiano da PDT em áreas não acessíveis à terapia convencional; (e) penetração e citotoxicidade limitada do FS e da luz no ligamento periodontal e no osso alveolar adjacente; (f) ausência de efeitos térmicos nos tecidos adjacentes à raiz. Embora ocorra aumento da temperatura (em torno de 45°C) no interior do canal quando a PDT é realizada, na superfície externa da raiz esse aumento não ultrapassa a temperatura corporal.

Vários estudos *in vitro* avaliaram tanto o efeito direto da PDT em microrganismos associados a infecção endodôntica como em dentes extraídos e infectados com microrganismos resistentes, em sua grande maioria com *E. faecalis* (Quadro 16.2).[70-75] Quando a PDT foi realizada sem preparo químico-mecânico prévio, os resultados demonstraram que essa terapia é eficiente em reduzir significativamente a contagem microbiana no interior do SCR.[70,73,74,76] Resultados controversos foram obtidos quando a PDT foi realizada após preparo químico-mecânico, não sendo encontrado nenhum efeito adicional na redução de *E. faecalis*.[72,75] No entanto, a combinação do preparo químico-mecânico com a PDT foi eficiente em reduzir significativamente a contagem microbiana em dentes necrosados com lesão extraídos com a preservação da microbiota da infecção primária.[77]

Além disso, estudos *in vivo* têm demonstrado efeito benéfico na redução microbiana quando a PDT é realizada após preparo químico-mecânico. Garcez e cols. (2008),[78] em estudo clínico utilizando 20 dentes unirradiculares com periodontite apical, avaliaram o efeito da PDT associada à terapia endodôntica convencional. Os dentes foram instrumentados e submetidos à PDT; em seguida, a medicação com HC foi colocada por 1 semana. Em uma segunda consulta, os dentes foram novamente instrumentados e submetidos à PDT. Coletas microbiológicas foram realizadas após cada procedimento. Observou-se que a PDT aumentou a redução microbiana, quando comparada com a terapia convencional, e na segunda consulta de PDT houve redução microbiana ainda maior do que a observada na primeira.

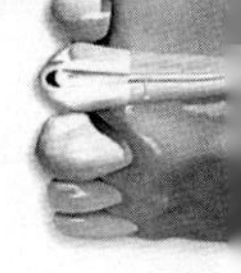

▶ **Quadro 16.2** Avaliação do uso da PDT para desinfecção do SCR: estudos *in vitro* e *in vivo*

| Autor/Ano | Tipo de estudo | Amostra/ Microrganismo | FS | *Laser* | PQM prévio | Método de análise | Resultados |
|---|---|---|---|---|---|---|---|
| Soukos e cols., 2006 | *In vitro* | 54 dentes/*E. faecalis* Efeito direto em patógenos endodônticos | Azul de metileno 25μg/mL por 5min | 665nm; 30j/ cm² por 5min | Não | Cultura | PDT eliminou 100% dos patógenos endodônticos e 97% de biofilmes de *E. faecalis* |
| Garcez e cols., 2007 | *In vitro* | 10 dentes/*Proteus mirabilis* e *Pseudomonas aeruginosa* | Conjugado clorina(e6) e polietilamina 10μM por 10min | 660nm; 9,6j/cm² por 4min | Sim | Imagem por bioluminescência | A combinação do PQM com PDT obteve os melhores resultados |
| Garcez e cols., 2008 | *In vivo* | 20 canais necrosados com lesão perirradicular | Conjugado clorina(e6) e polietilamina 60μmol/L por 2min | 660nm; 40mW por 4min | | Cultura | |
| Garcez e cols., 2010 | | 30 canais necrosados com lesão perirradicular com microbiota resistente | | | | | |
| Ng e cols., 2011 | *In vitro* | 52 dentes necrosados com lesão perirradicular tratados após a extração | Azul de metileno 50μg/mL por 5min | 665nm; 30j/cm² por 5min | | | |
| Fimple e cols., 2008 | *In vitro* | 111 dentes/*F. nucleatum, P. gingivalis, P. intermedia, A. israelli* | Azul de metileno 25μg/mL por 10min (dissolvido em BHI e PBS) | 665nm; 30j/cm² por 5min | Não | Cultura | PDT reduziu em até 80% a contagem microbiana quando FS foi dissolvido em PBS |
| Souza e cols., 2010 | | 70 dentes/*E. faecalis* | Azul de metileno e azul de toluidina (15μg/ mL) por 2min | 660nm; 40mW por 4min | Sim | | Não houve diferença entre os FS e a PDT não aumentou a desinfecção do SCR |
| Rios e cols., 2011 | | Dentes contaminados com *E. faecalis* | Azul de toluidina por 30s | LED 628nm por 30s | Não/irrigação | | PDT associado a irrigação com NaOCl obteve os melhores resultados |
| Vaziri e cols., 2012 | | 90 dentes/*E. faecalis* | Azul de toluidina 15μg/mL | 625nm por 60s | | | |
| Miranda e cols., 2013 | | 125 dentes/*E. faecalis* | Azul de metileno 25μg/mL por 5min | 660nm; 40mW por 5min | Sim/irrigação com EndoVac® | | PDT não aumentou a desinfecção do SCR |

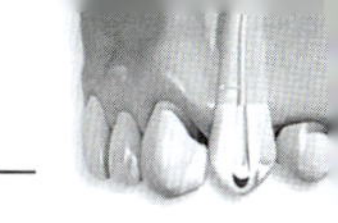

Em estudo posterior, Garcez e cols. (2010)[79] associaram a terapia endodôntica convencional à PDT em 30 dentes que apresentavam microrganismos resistentes à antibioticoterapia. Análise microbiológica após preparo químico-mecânico resultou em 100% de eliminação bacteriana em 10 dentes e, após a PDT, todos os dentes estavam livres de microrganismos, demonstrando que a PDT associada à terapia endodôntica convencional pode ser um método eficiente de eliminação de bactérias resistentes.

Como em qualquer tratamento antimicrobiano, espera-se que haja idealmente seletividade para os microrganismos envolvidos na doença sem causar danos aos tecidos do hospedeiro. Xu e cols. (2009)[80] avaliaram o efeito da PDT em cultura de células de fibroblastos gengivais e osteoclastos e observaram que não houve efeito citotóxico significativo do FS, *laser* ou PDT em fibroblastos, enquanto a PDT promoveu redução média de viabilidade, variando entre 38% e 59%, dos osteoclastos. Os autores concluíram que, embora os osteoclastos tenham exibido suscetibilidade à PDT, os microrganismos comumente envolvidos nas infecções endodônticas parecem ser muito mais sensíveis a essa terapia.

Em estudo *in vivo*, Silva e cols. (2012)[81] avaliaram histologicamente a resposta apical dos tecidos perirradiculares de cães após terapia endodôntica convencional realizada em consulta com ou sem a aplicação da PDT. Os grupos da PDT apresentaram lesões perirradiculares menores, bem como menor número de células inflamatórias, quando comparados com os grupos que não receberam a PDT. Foi observado que, apesar da ausência de células inflamatórias, o reparo apical nos grupos da PDT estava em fase inicial aos 90 dias, quando os animais foram sacrificados. Essa demora no processo de cicatrização foi explicada pelo possível extravasamento do FS pelo periápice, tendo sido absorvido por células do hospedeiro.

Embora ainda não esteja estabelecido um protocolo para o uso da PDT em endodontia, para melhor entendimento da técnica será descrita a seguir, em linhas gerais, a sequência da PDT de acordo com Miranda e cols. (2013):[75]

1. Após o término do preparo químico-mecânico, a *smear layer* deve ser removida e o canal deverá ser preenchido com 25µg/mL de azul de metileno por 5 minutos. Essa solução pode ser levada com agulha Navitip® (Ultradent).
2. Em seguida, o canal deve ser irradiado com o *laser* a 660nm (Figura 16.3), inserindo-se a fibra óptica no interior do canal até o comprimento de trabalho por 5 minutos (Figura 16.4).
3. Após a aplicação do *laser*, o canal deve ser lavado com soro fisiológico ou água destilada para remoção do FS e posteriormente seco com pontas de papel absorvente.

Do exposto, conclui-se que a PDT é um tratamento antimicrobiano que apresenta grande potencial para ser usado em endodontia em associação ao preparo químico-mecânico, para aumentar a desinfecção do SCR, mas não para substituir a medicação intracanal. No entanto, ainda são necessários mais estudos clínicos que comprovem sua eficácia e segurança. A grande desvantagem da PDT atualmente é seu alto custo, pois, além do aparelho de *laser*, necessita de pontas de fibra óptica que são descartáveis.

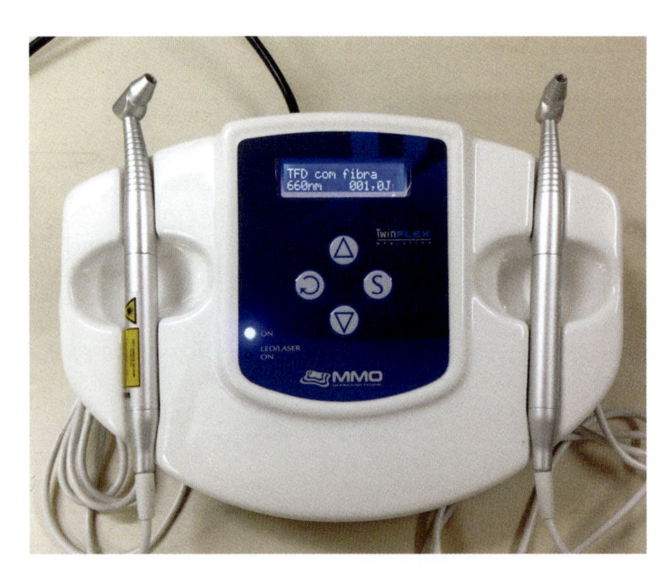


▶ **Figura 16.3** Aparelho de *laser* (TwinFlex Evolution, MMOptics) utilizado para terapia fotodinâmica.

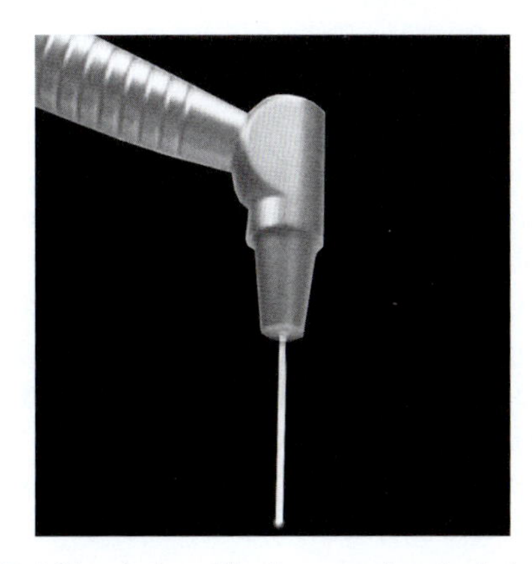

▶ **Figura 16.4** Fibra óptica utilizada para aplicação do *laser* a 660nm no interior do canal radicular.

## APLICABILIDADE CLÍNICA

A medicação intracanal estará indicada em diferentes condições clínicas para controle da infecção e inflamação, em condições em que não foi possível completar o preparo químico-mecânico ou diante de condições sistêmicas em que só é possível completar o tratamento endodôntico em mais de uma consulta.

Desse modo, o profissional deve considerar cada caso e situação clínica para a escolha da substância a ser utilizada como medicação intracanal. Assim, algumas medicações sugeridas para determinadas condições clínicas estão listadas no Quadro 16.3.

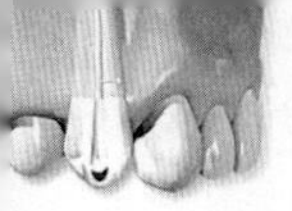



▶ **Quadro 16.3** Uso da medicação intracanal em diferentes situações clínicas

| Condição clínica | Preparo químico-mecânico | Medicação intracanal |
|---|---|---|
| Polpa viva | Incompleto | Otosporin® |
| | Completo | Ca $(OH)_2$ + solução inerte |
| Polpa necrosada e retratamento | Incompleto | PMCC ou clorexidina |
| Abscesso dentoalveolar | Incompleto | Tricresol formalina |
| Polpa necrosada, abscesso dentoalveolar e retratamento | Completo | Pasta HPG ou clorexidina |

## CONSIDERAÇÕES FINAIS

A medicação intracanal é importante auxiliar para o controle da infecção endodôntica sem, contudo, substituir o preparo químico-mecânico. Dentre as substâncias químicas mais utilizadas como medicação intracanal, destacam-se o hidróxido de cálcio e a clorexidina.

O hidróxido de cálcio é uma base forte que exerce efeito antimicrobiano e ação anti-inflamatória e induz a formação de tecido mineralizado. Além disso, pode atuar como barreira física, impedindo a infecção ou reinfecção do SCR e a entrada de nutrientes para os microrganismos remanescentes ao preparo químico-mecânico.

A clorexidina tem efeito antimicrobiano por conseguir penetrar a célula bacteriana e alterar o equilíbrio osmótico celular, sendo bactericida e efetiva contra bactérias gram-positivas e gram-negativas, além de anaeróbios estritos e facultativos. Outra propriedade importante é a substantividade antimicrobiana, ou seja, sua capacidade de se ligar à dentina e ser liberada lentamente, o que prolonga sua atividade antimicrobiana. Como medicação intracanal, tem sido preconizada em gel a 2% e deve ser aplicada por um período mínimo de 7 dias.

Certamente, a busca por novos medicamentos e terapias é constante devido à dificuldade de desinfecção completa do SCR. Nesse sentido, recentemente novos medicamentos têm sido propostos e estudados, apresentando resultados promissores, como a quitosana, o omeprazol, o própolis e o ozônio.

Dentre as novas terapias, a terapia fotodinâmica tem alcançado posição destacada e muitos estudos vêm sendo desenvolvidos, ainda que com resultados controversos. No entanto, esses resultados nos levam a indicá-la como meio auxiliar ao preparo químico-mecânico na desinfecção do SCR, mas não como substituta da medicação intracanal.

Muito embora não se possa considerar uma única medicação intracanal ideal para todos os casos, ressalta-se sua importância, em especial, no controle da infecção endodôntica. Dessa maneira, nosso objetivo neste capítulo não foi a indicação da melhor medicação intracanal e sim apresentar as mais utilizadas, além das novas medicações e terapias mais promissoras na desinfecção do SCR. Além disso, sugerimos algumas medicações utilizadas em nossa clínica e com as quais obtemos excelentes resultados.

## Referências

1. Kakehashi S, Stanley HR, Fitzgerald RJ. The effects of surgical exposure of dental pulps in germ-free and conventional laboratory rats. Oral Surg Oral Med Oral Pathol 1965; 18:340-8.
2. Möller AJ, Fabricius L, Dahlen G, Öhman AE, Heyden G. Influence on periapical tissues of indigenous oral bacteria and necrotic pulp tissue in monkeys. Scand J Dent Res 1981; 89(6): 475-84.
3. Sundqvist G. Ecology of the root canal flora. J Endod 1992; 18(9): 427-30.
4. Peters OA. Current challenges and concepts in the preparation of root canal systems: a review. J Endod 2004; 30(8):559-67.
5. Shuping GB, Orstavik D, Sigurdsson A, Trope M. Reduction of intracanal bacteria using nickeltitanium rotary instrumentation and various medications. J Endod 2000; 26(12):751-5.
6. Siqueira JF Jr, Araujo MCP, Garcia PF, Fraga RC, Dantas CJ. Histological evaluation of the effectiveness of five instrumentation techniques for cleaning the apical third of root canals. J Endod 1997; 23(8):499-502.
7. Peters LB, Wesselink PR, Buijs JF, van Winkelhoff AJ. Viable bacteria in root dentinal tubules of teeth with apical periodontitis. J Endod 2001; 27(2):76-81.
8. Vera J, Siqueira JF Jr, Ricucci D et al. Oneversus two-visit endodontic treatment of teeth with apical periodontitis: a histobacteriologic study. J Endod 2012; 38(8):1040-52.
9. Siqueira JF Jr, Rôças IN, Lopes HP. Medicação intracanal. In: Lopes HP, Siqueira JF Jr (eds.) Endodontia: biologia e técnica. Rio de Janeiro: Guanabara Koogan, 2010:573-611.
10. Walton RE. Intracanal medicaments. Dent Clin North Am 1984; 28(4):783-96.
11. Ellerbruch ES, Murphy RA. Antimicrobial activity of root canal medicament vapors. J Endod 1977; 3(5):189-93.
12. Spangberg L, Rutberg M, Rydinge E. Biologic effects of endodontic antimicrobial agents. J Endod 1979; 5(6):166-75.
13. Messer HH, Chen RS. The duration of effectiveness of root canal medicaments. J Endod 1984; 10(6):240-5.
14. Molander A, Reit C, Dahlen G. Microbiological evaluation of clindamycin as a root canal dressing in teeth with apical periodontitis. Int Endod J 1990; 23(2):113-8.
15. Ehrmann EH, Messer HH, Adams GG. The relationship of intracanal medicaments to postoperative pain in endodontics. Int Endod J 2003; 36(12):868-75.
16. Chance K, Lin L, Shovlin FE, Skribner J. Clinical trial of intracanal corticosteroid in root canal therapy. J Endod 1987; 13(9):466-8.
17. Wong KS, Sae-LimV. The effect of intracanal Ledermix on root resorption of delayed-replanted monkey teeth. Dent Traumatol 2002; 18(6):309-15.
18. Mohammadi Z, Dummer PM. Properties and applications of calcium hydroxide in endodontics and dental traumatology. Int Endod J 2011; 44(8):697-730.
19. Baliga S, Fulzele P, Thosar N, Pradhan D. Evaluation of calcium ion, hydroxyl ion release and pH levels in various calcium hydroxide based intracanal medicaments: an in vitro study. Contemp Clin Dent 2011; 2(4):291-5.
20. Tanomaru JMG, Chula DG, Lima RKP, Berbert FL, Tanomaru-Filho M. Release and diffusion of hydroxyl ion from calcium hydroxide-based medicaments. Dent Traumatol 2012; 28(4):320-3.
21. Gomes BPFA, Ferraz CCR, Garrido FD et al. Microbial susceptibility to calcium hydroxide pastes and their vehicles. J Endod 2002; 28(11):758-61.
22. Siqueira JF, Lopes HP. Mechanisms of antimicrobial activity of calcium hydroxide: a critical review. Int Endod J 1999; 32(5):361-9.

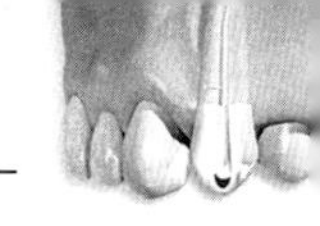


23. Gomes BP, Pinheiro ET, Jacinto RC et al. Microbial analysis of canals of root-filled teeth with periapical lesions using polymerase chain reaction. J Endod 2008; 34(5):537-40.
24. Siqueira JF, Uzeda M. Disinfection by calcium hydroxide pastes of dentinal tubules infected with obligate and one facultative anaerobic bacteria. J Endod 1996; 22(12):674-6.
25. Estrela C, Pimenta FC, Ito IY, Bammann LL. Antimicrobial evaluation of calcium hydroxide in infected dentinal tubules. J Endod 1999; 25(6):416-8.
26. Weiger R, De Lucena J, Decker HE, Lost C. Vitality status of microorganisms in infected human root dentine. Int Endod J 2002; 35(2):166-71.
27. Prabhakar A, Hadakar G, Raju O. Comparative evaluation of pH and antibacterial effect of various calcium hydroxide combinations on E. faecalis and its effect on root strength: an in vitro study. Contemp Clin Dent 2012; 3(1):42.
28. Lima RK, Guerreiro-Tanomaru JM, Faria-Júnior NB, Tanomaru-Filho M. Effectiveness of calcium hydroxide-based intracanal medicaments against Enterococcus faecalis. Int Endod J 2012; 45(4):311-6.
29. Rôças IN, Siqueira JF. In vivo antimicrobial effects of endodontic treatment procedures as assessed by molecular microbiologic techniques. J Endod 2011; 37(3):304-10.
30. Khan AA, Sun X, Hargreaves KM. Effect of calcium hydroxide on proinflammatory cytokines and neuropeptides. J Endod 2008; 34(11):1360-3.
31. Baik JE, Jang KS, Kang SS et al. Calcium hydroxide inactivates lipoteichoic acid from Enterococcus faecalis through deacylation of the lipid moiety. J Endod 2011; 37(2):191-6.
32. Peng W, Liu W, Zhai W et al. Effect of tricalcium silicate on the proliferation and odontogenic differentiation of human dental pulp cells. J Endod 2011; 37(9):1240-6.
33. Duarte MAH, Balan NV, Zeferino MA et al. Effect of ultrasonic activation on pH and calcium released by calcium hydroxide pastes in simulated external root resorption. J Endod 2012; 38(6):834-7.
34. Yassen GH, Platt JA. The effect of nonsetting calcium hydroxide on root fracture and mechanical properties of radicular dentine: a systematic review. Int Endod J 2013; 46(2):112-8.
35. Amin SA, Seyam RS, El-Samman MA. The effect of prior calcium hydroxide intracanal placement on the bond strength of two calcium silicate-based and an epoxy resin-based endodontic sealer. J Endod 2012; 38(5):696-9.
36. Böttcher DE, Hirai VH, Da Silva Neto UX, Grecca FS. Effect of calcium hydroxide dressing on the long-term sealing ability of two different endodontic sealers: an in vitro study. Oral Surg Oral Med Oral Pathol Oral Radiol Endod 2010; 110(3):386-9.
37. Balvedi RPA, Versiani MA, Manna FF, Biffi JCG. A comparison of two techniques for the removal of calcium hydroxide from root canals. Int Endod J 2010; 43(9):763-8.
38. Mohammadi Z, Abbott PV. Antimicrobial substantivity of root canal irrigants and medicaments: a review. Aust Endod J 2009; 35(3):131-9.
39. Gomes BPFA, Vianna ME, Zaia AA, Almeida JFA, Souza-Filho FJ, Ferraz CCR. Chlorhexidine in endodontics. Bras Dent J 2013; 24 (2):89-102.
40. Basrani BR, Manek S, Sodhi RNS, Fillery E, Manzur A. Interaction between sodium hypochloride and chlorhexidine gluconate. J Endod 2007; 33(8): 966-9.
41. Nowicki JB, Sem DS. An in vitro spectroscopic analysis to determine the chemical composition of the precipitate formed by mixing sodium hypochlorite and chlorhexidine. J Endod 2011; 37(7):983-8.
42. Prado M, Santos Júnior HM, Rezende CM et al. Interactions between irrigants commonly used in endodontic practice: a chemical analysis. J Endod 2013; 39(4):505-10.
43. Bui TB, Baumgartner JC, Mitchell J. Evaluation of the interaction between sodium hypochloride and chlorhexidine gluconate and its effect on root dentin. J Endod 2008; 34(2):181-5.
44. Gomes BPFA, Vianna ME, Zaia AA, Souza Filho FJ. In vitro evaluation of the antimicrobial activity of calcium hydroxide combined with chlorhexidine gel used as intracanal medicament. Oral Surg Oral Med Oral Pathol Oral Radiol & Endod 2006; 102(4):544-50.
45. Delgado RJR, Gasparoto TH, Sipert CR et al. Antimicrobial effects of calcium hydroxide and chlorhexidine on Enterococcus faecalis. J Endod 2010; 36(8):1389-93.
46. Silveira CFM, Cunha RS, Fontana CE. Assessment of the antibacterial activity of calcium hydroxide combined with chlorhexidine paste and other intracanal medications against bacterial pathogens. Eur J Dent 2011; 5(1):1-5.
47. Komorowski R, Grad H, Wu XY, Friedman S. Antimicrobial substantivity of chlorhexidine-treated bovine root dentin. J Endod 2000; 26(6):315-7.
48. Khademi A, Mohammadi Z, Havaee A. Evaluation of the substantivity of several intra-canal agents. Aust Endod J 2006; 32(3):112-5.
49. Barbosa CAM, Gonçalves RB, Siqueira JF, Uzeda M. Evaluation of the antibacterial activities of calcium hydroxide, chlorhexidine, and camphorated paramonochlorophenol as intracanal medicament. A clinical and laboratory study. J Endod 1997; 23(5): 297-300.
50. Teles AM, Manso MC, Loureiro S et al. Effectiveness of two intracanal dressings in adult Portuguese patients: a qPCR and anaerobic culture assessment. Int End J.2014; 47(1):32-40.
51. Souza-Filho FJ, Soares AJ, Vianna ME, Zaia AA, Ferraz CCR, Gomes BPFA. Antimicrobial effect and pH of chlorhexidine gel and calcium hydroxide alone and associated with other materials. Braz Dent J 2008; 19(1):28-33.
52. Manzur A, González AM, Pozos A, Silva-Herzog D, Friedman S. Bacterial quantification in teeth with apical periodontitis related to instrumentation and different intracanal medications: a randomized clinical trial. J Endod 2007; 33(2):114-8.
53. Wang CS, Arnold RR, Trope M, Teixeira FB. Clinical efficiency of 2% chlorhexidine gel in reducing intracanal bacteria. J Endod 2007; 33(11):1283-9.
54. Sinha N, Patil S, Dodwad PK, Patil AC, Singh B. Evaluation of antimicrobial efficacy of calcium hydroxide paste, chlorhexidine gel, and a combination of both as intracanal medicament: an in vivo comparative study. J Conserv Dent 2013; 16(1): 65-70.
55. Maekawa LE, Valera MC, Oliveira LD, Carvalho CAT, Koga-Ito CY, Jorge AOC. In vitro evaluation of the action of irrigating solutions associated with intracanal medications on Escherichia coli and its endotoxin in root canals. J Appl Oral Sci 2011; 19(2):106-12.
56. Ballal NV, Shavi GV, Kumar R, Kundabala M, Bhat KS. In vitro sustained release of calcium ions and pH maintenance from different vehicles containing calcium hydroxide. J Endod 2010; 36(5):862-6.
57. Wagner C, Barth VC Jr, de Oliveira SD, Campos MM. Effectiveness of the proton pump inhibitor omeprazole associated with calcium hydroxide as intracanal medication: an in vivo study. J Endod 2011; 37(9):1253-7.
58. Pavaskar R, de Ataide IN, Chalakkal P et al. An in vitro study comparing the intracanal effectiveness of calcium hydroxideand linezolid-based medicaments against Enterococcus faecalis. J Endod. 2012; 38(1):95-100.
59. Ferreira FB, Torres SA, Rosa OP et al. Antimicrobial effect of própolis and other substances against selected endodontic pathogens. Oral Surg Oral Med Oral Pathol Oral Radiol Endod 2007; 104(5):709-16.
60. Madhubala MM, Srinivasan N, Ahamed S. Comparative evaluation of própolis and triantibiotic mixture as an intracanal medicament against Enterococcus faecalis. J Endod 2011; 37(9):1287-9.
61. Jahromi MZ, Toubayani H, Rezael M. Propolis: a new alternative for root canal disinfection. Iran Endod J 2012; 7(3):127-33.
62. Ramos IF, Biz MT, Paulino N et al. Histopathological analysis of corticosteroid-antibiotic preparation and propolis paste formulation as intracanal medication after pulpectomy: an in vivo study. J Appl Oral Sci 2012; 20(1):50-6.
63. Eswar K, Venkateshbabu N, Rajeswari K, Kandaswamy D. Dentinal tubule didinfection with 2% chlorhexidine, garlic extract, and calcium hydroxide against Enterococcus faecalis by using real-time polymerase chain reaction: in vitro study. J Conserv Dent 2013; 16(3):194-8.

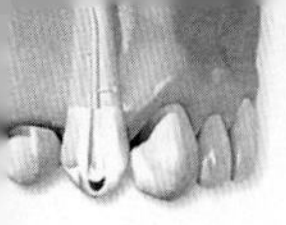



64. Kumar H. An in vitro evaluation of the antimicrobial efficacy of Curcuma longa, Tachyspermum ammi, chlorhexidine gluconate, and calcium hydroxide on Enterococcus faecalis. J Conserv Dent 2013; 16(2):144-7.
65. Guinesi AS, Andolfatto C, Bonetti Filho I, Cardoso AA, Passaretti Filho J, Farac RV. Ozonized oils: a qualitative and quantitative analysis. Braz Dent J 2011; 22(1):37-40.
66. Estrela C, Estrela CRA, Decurcio CA, Hollanda ACB, Silva JA. Antimicrobial efficacy of ozonized water, gaseous ozone, sodium hypochloride and chlorhexidine in infected human root canals. Int End J 2007; 40(2):85-93.
67. Huth KC, Quirling M, Maier S et al. Effectiveness of ozone against endodontopathogenic microorganisms in a root canal biofilm model. Int Endod J 2008; 42(1):3-13.
68. Silveira AMV, Lopes HP, Siqueira Jr JF, Macedo SB, Consolaro A. Periradicular repair after two-visit endodontic treatment using two different intracanal medications compared to single-visit endodontic treatment. Braz Dent J 2007; 18(4):299-304.
69. Farac RV, Pizzolitto AC, Tanomaru JMG, Morgental RD, Lima RKP, Bonetti-Filho I. Ex-vivo effect of intracanal medications based on ozone and calcium hydroxide on root canals contaminated with Enterococcus faecalis. Braz Dent J 2013; 24(2):103-6.
70. Soukos NS, Chen PS, Yao SP et al. Photodynamic therapy for endodontic disinfection. J. Endod 2006; 32(10):979-84.
71. Garcez AS, Ribeiro MS, Tegos GP, Nunez SC, Jorge AOC, Hamblin MR. Antimicrobial photodynamic therapy combined with conventional endodontic treatment to eliminate root canal biofilm infection. Lasers Surg Med 2007; 39(1):59-66.
72. Souza LC, Brito PRR, Oliveira JCM et al. Photodynamic therapy with two different photosensitizers as a supplement to instrumentation/irrigation procedures in promoting intracanal reduction of Enterococcus faecalis. J Endod 2010; 36(2): 292-6.
73. Rios A, He J, Glickman GN, Spears R, Schneiderman ED, Honeyman AL. Evaluation of photodynamic therapy using a light--emitting diode lamp against Enterococcus faecalis in extract human teeth. J Endod 2011; 37(6): 856-9.
74. Vaziri S, Kangarlou A, Shahbazi R, Nasab AM, Naseri M. Comparison of the bactericidal efficacy of photodynamic therapy, 2.5% sodium hypochloride, and 2% chlorhexidine against Enterococcus faecalis in root canals: an in vitro study. Dent Res J (Isfahan) 2012; 9(5): 613-8.
75. Miranda RG, Santos EB, Souto RM, Gusman H, Colombo APV. Ex vivo antimicrobial efficacy of the EndoVac® system plus photodynamic therapy associated with calcium hydroxide against intracanal Enterococcus faecalis. Int Endod J 2013; 46(6): 499-505.
76. Fimple JL, Fontana CR, Foshi F et al. Photodynamic treatment of endodontic polymicrobial infection in vitro. J Endod 2008; 34(6):728-34.
77. Ng R, Singh F, Papamanou DA et al. Endodontic photodynamic therapy ex vivo. J Endod 2011; 37(2):217-22.
78. Garcez AG, Nunez SC, Hamblin MR, Ribeiro MS. Antimicrobial effects of photodynamic therapy on patients with necrotic pulps and periapical lesion. J Endod 2008; 34(2):138-42.
79. Garcez AS, Nunez SC, Hamblin MR, Suzuki H, Ribeiro MS. Photodynamic therapy associated with conventional endodontic treatment in patients with antibiotic-resistant microflora: a preliminary report. J Endod 2010; 36(9):1463-6.
80. Xu Y, Young MJ, Battaglino RA et al. Endodontic antimicrobial photodynamic therapy: safety assessment in mammalian cell cultures. J Endod 2009; 35(11):1567-72.
81. Silva LA, Novaes Jr A, Oliveira RR, Nelson-Filho P, Santamaria M, Silva RAB. Antimicrobial photodynamic therapy for the treatment of teeth with apical periodontitis: a histopathological evaluation. J Endod 2012; 38(3):360-6.

17

# Materiais Obturadores

Maíra do Prado
Amara Eulália Chagas Santos

## MATERIAIS OBTURADORES

A fase de obturação visa preencher os espaços vazios originalmente ocupados pela polpa dental e, desse modo, impedir a proliferação de microrganismos no sistema de canais radiculares. Para esse fim, diferentes materiais já foram e são atualmente utilizados.

De acordo com Grossman,[1] esses materiais devem apresentar os seguintes requisitos:

1. Ser facilmente introduzido no interior do canal.
2. Selar lateral e apicalmente o canal.
3. Não sofrer retração após a inserção.
4. Ser impermeável a umidade e insolúvel, quando situado no interior da cavidade pulpar, entre seus limites próprios de obturação.
5. Ser bacteriostático ou ao menos desencorajar o crescimento bacteriano.
6. Ser radiopaco.
7. Não manchar os tecidos dentários.
8. Não irritar os tecidos periapicais.
9. Ser estéril ou fácil e rapidamente esterilizado antes de sua inserção.
10. Ser facilmente removido do interior do canal quando necessário.

Em busca do material ideal que preencha os requisitos mencionados, diversos materiais já foram utilizados não só em sua forma pura, como também em associações. Materiais simples, desde algodão, bambu, pixe, amianto, fio de ouro, cera, chumbo em folha, passando pela prata, guta-percha, resinas do tipo polietileno e náilon, e chegando à sofisticação do teflon e das resinas vinílicas e epóxicas, já foram ou ainda são utilizados como material obturador.[2]

Em relação à classificação, os materiais obturadores são classificados em dois grandes grupos: materiais no estado sólido e cimentos.[3]

Dentre os materiais sólidos, a guta-percha é o mais comumente utilizado, sendo mundialmente aceito como o padrão-ouro dos materiais sólidos. Nos últimos anos, estudos vêm sendo realizados a fim de incluir novos componentes na composição da guta-percha, de modo a aumentar suas propriedades adesivas. Como exemplo de material sólido, além da guta-percha, pode-se destacar o Resilon®, um polímero de poliéster não encontrado no mercado nacional, e os cones de prata, que foram por vários anos utilizados como material obturador sólido, mas que atualmente se encontram em desuso. Em relação aos cimentos, estes são classificados de acordo com sua composição em: cimentos à base de óxido de zinco-eugenol, cimentos à base de hidróxido de cálcio, cimentos resinosos, cimentos ionoméricos, cimentos à base de silicone, cimentos à base de agregado trióxido mineral (MTA) e cimento contendo nanopartículas.

O presente capítulo visa abordar os diferentes materiais obturadores utilizados na endodontia, assim como suas propriedades físico-químicas e biológicas, a fim de, com essas informações, auxiliar o cirurgião-dentista a escolher o material a ser empregado em sua prática clínica.

## MATERIAIS SÓLIDOS

### Cones de prata

Os cones de prata foram introduzidos na endodontia por Trebitsch, em 1929. Segundo Heuer, contêm uma porcentagem de prata de 99,8% a 99,9%, entrando em diminutas proporções o níquel e o cobre.[2] Embora os cones de prata tenham sido utilizados com relativo sucesso no passado, es-

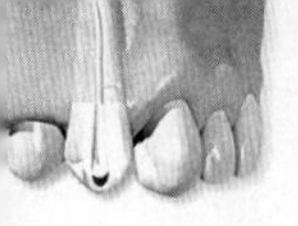



tudos demonstram que podem sofrer alterações em contato com o fluido tecidual, produzindo corrosão, cujos subprodutos são citotóxicos. Além disso, por sua rigidez, esse material não amolece e não se adapta às irregularidades nas paredes do canal. Nos casos de canais elípticos, há uma certeza equivocada de bom vedamento quando avaliado por meio de radiografia. Por fim, nos casos que necessitam retratamento, a remoção desses cones é bastante complexa.[4] Por esses motivos, a utilização de cones de prata para obturação dos canais radiculares foi paulatinamente abandonada.

## Guta-percha

Introduzida na endodontia por Bowman, em 1867, a guta-percha consiste em um polímero do metilbutadieno ou do isopreno (1,4 poli-isopreno) e é um isômero da borracha, porém mais duro, quebradiço e menos elástico. A guta-percha é obtida a partir da coagulação do látex de árvores dos gêneros *Payena* ou *Palaquium* da Malásia, da família das sapotáceas.[5]

Alguns produtos disponíveis no mercado não contêm guta-percha pura, apresentando balata em sua composição. Esta é extraída da árvore *Manilkara bidentata*, da família das sapotáceas, e é encontrada na região da Amazônia. Apresenta propriedades físicas e químicas idênticas às da guta-percha.

Quimicamente, a guta-percha pode ser encontrada em duas formas cristalinas, alfa e beta. Naturalmente extraída da árvore, a forma cristalina alfa é quebradiça à temperatura ambiente e, quando aquecida, torna-se pegajosa, aderente e com maior escoamento. Sua temperatura de fusão é em torno de 65°C. A cristalina beta, por sua vez, disponível comercialmente, é estável e flexível à temperatura ambiente e, quando aquecida, não apresenta adesividade e demonstra baixo escoamento. Sua temperatura de fusão é em torno de 56°C.

Em relação à composição dos cones de guta-percha encontrados no mercado, apresentam uma composição básica de guta-percha (19% a 20%), óxido de zinco (60% a 75%), radiopacificadores, como sulfato de bário (1,5% a 17%), e outras substâncias, como resina, cera e corantes (1% a 4%).

Gurgel-Filho e cols.[6] avaliaram a composição química de cinco marcas comerciais de cones de guta-percha (Konne®, Dentsply®, Tanari®, Obtura® e Analytic®), observando os resultados descritos no Quadro 17.1.

▶ **Quadro 17.1** Análise da composição química de guta-percha

| Marca | Guta-percha (média% ± DP) | Resinas e ceras (média% ± DP) | Sulfatos (média% ± DP) | Óxido de zinco (média% ± DP) |
|---|---|---|---|---|
| Analytic | 20,4 ± 0,55 | 2,0 ± 0,30 | 22,4 ± 0,22 | 55,2 ± 4,28 |
| Konne | 18,9 ± 0,32 | 3,1 ± 0,25 | 19,2 ± 4,21 | 58,8 ± 3,16 |
| Obtura | 17,7 ± 0,40 | 1,4 ± 0,20 | 23,5 ± 0,10 | 57,4 ± 0,42 |
| Tanari | 15,6 ± 0,64 | 2,4 ± 0,20 | 34,9 ± 2,12 | 47,0 ± 2,00 |
| Dentsply | 14,5 ± 0,70 | 1,2 ± 0,26 | 28,0 ± 3,21 | 56,3 ± 2,18 |

DP: desvio padrão.

▶ **Quadro 17.2** Composição química de diferentes marcas de cones de guta-percha

| Marca | Guta-percha (média% ± DP) | Resina/cera (média% ± DP) | Sulfato de bário (média% ± DP) | Óxido de zinco (média% ± DP) |
|---|---|---|---|---|
| Konne | 17,6 ± 0,30 | 2,5 ± 0,40 | 0 | 79,9 ± 0,10 |
| Tanari | 15,2 ± 0,30 | 2,9 ± 0,13 | 0 | 81,9 ± 0,07 |
| Endopoint | 16,7 ± 0,23 | 2,0 ± 0,37 | 0 | 81,3 ± 0,40 |
| Odous | 18,8 ± 0,20 | 1,5 ± 0,13 | 0 | 79,7 ± 0,26 |
| Dentsply 0.04 | 15,7 ± 0,17 | 3,1 ± 0,20 | 3,3 ± 0,2 | 77,9 ± 0,03 |
| Dentsply 0.06 | 16,6 ± 0,17 | 2,4 ± 0,10 | 2,8 ± 0,6 | 78,2 ± 0,07 |
| Dentsply TP | 21,6 ± 0,15 | 4,0 ± 0,36 | 4,6 ± 0,3 | 69,8 ± 0,19 |
| Dentsply FM | 16,3 ± 0,23 | 10,4 ± 0,11 | 1,4 ± 0,0 | 72,6 ± 0,70 |

Maniglia-Ferreira e cols.[7] avaliaram a composição química de diferentes marcas nacionais de cones de guta-percha (Konne®, Dentsply®, Tanari®, Endopoints® e Odous®), cujos resultados encontram-se descritos no Quadro 17.2. Com base nas análises, os autores concluíram que nas marcas Konne®, Tanari®, Endopoints® e Odous® não foi encontrado sulfato de bário, substância utilizada como opacificador.

Entre as vantagens e desvantagens do uso de guta-percha como material obturador podem ser citadas:

- **Vantagens:**
  - Boa adaptação às paredes dos canais radiculares.
  - Possibilidade de amolecimento e plastificação por meio de calor ou solventes químicos.
  - Boa tolerância tecidual.
  - Radiopacidade adequada.
  - Estabilidade físico-química.
  - Facilidade de remoção, se necessário.
- **Desvantagens:**
  - Falta de rigidez, o que dificulta seu uso em canais curvos e atresiados.
  - Falta de adesividade; por esse motivo, deve ser acompanhada de cimento.

Em relação às formas de apresentação e comercialização, os cones de guta-percha encontram-se disponíveis como:

- **Cones principais:** cones padronizados (calibrados), que seguem a norma ISO 6877, com $D_0$ (diâmetro da ponta) variando entre 15 (0,15mm) e 140 (1,4mm) e conicidade de 0,02mm a cada milímetro. Empregado como cone principal na técnica de condensação lateral, está disponível no mercado nacional nas marcas Dentsply®, Meta® e Endopoint®, entre outras. Podem ser encontrados em caixas com apenas uma numeração ou sortidos (Figura 17.1).

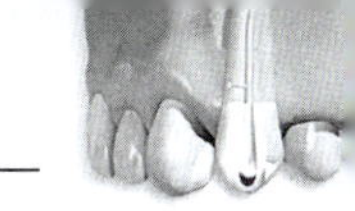

Encontram-se disponíveis no mercado cones com outras conicidades (0,04mm/mm e 0,06mm/mm), nos números 15 a 40 (Figura 17.2).

- **Cones acessórios:** os cones acessórios ou auxiliares apresentam conicidades variadas e estão disponíveis nos tamanhos XF, FF, MF, F, FM, M, ML, L e XL. São utilizados como acessórios ao cone principal na técnica de condensação lateral ou podem ser usados como cones principais em outras técnicas. Encontram-se disponíveis diferentes marcas no mercado nacional, como Dentsply®, Meta® e Endopoint®. Também podem ser encontrados em caixas com apenas uma numeração ou sortidos (Figura 17.3).
- **Cones acessórios *microtipped* ou *infinite taper* (Figura 17.4):** disponíveis nos tamanhos MF, F, FM, M, ML, L e XL, podem ser encontrados nos comprimentos de 28 e 35mm (extralongo - EL). Fabricados pela Odous De Deus e Endopoint, são utilizados para obturação, em técnicas de termoplastificação, como cone principal.

Além disso, encontram-se no mercado cones de guta-percha com dimensão compatível com o instrumento utilizado no término do preparo (por exemplo, cones ProTaper® [Dentsply® - Figura 17.5] e MTwo® [VDW - Figura 17.6], relacionados com sistemas de instrumentação rotatório, e WaveOne® [Dentsply® - Figura 17.7] e Reciproc® [VDW - Figura 17.8], a movimento reciprocante).

O sistema Thermafill® (Dentsply) é composto por um núcleo plástico revestido por guta-percha (Figura 17.9) na fase alfa e comercializado com forno especial. A guta-percha é aquecida no forno e levada ao canal. O núcleo plástico permanece no canal como constituinte da massa obturadora

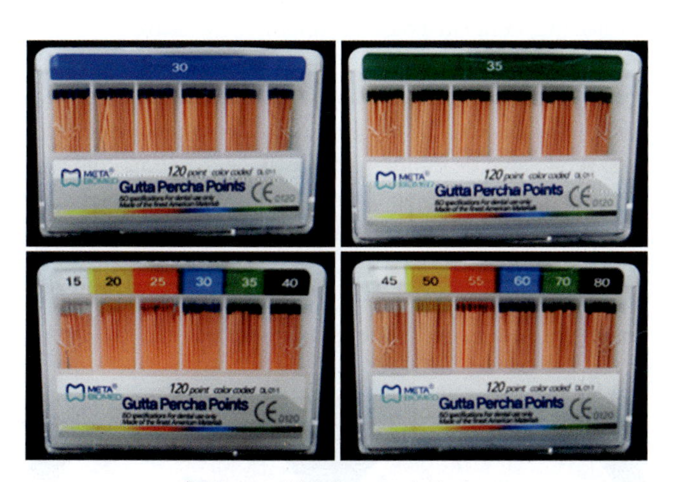


▶ **Figura 17.1** Cones principais.

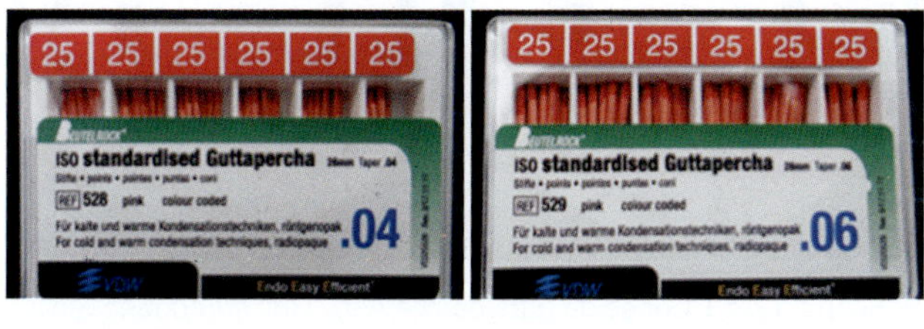


▶ **Figura 17.2** Cones principais com conicidade 0,04 e 0,06.

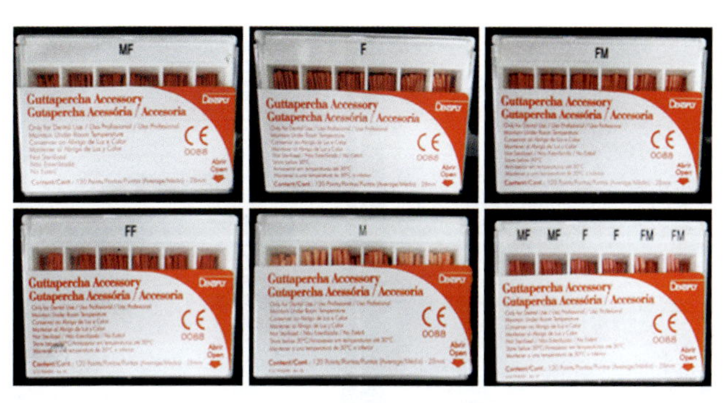


▶ **Figura 17.3** Cones acessórios.

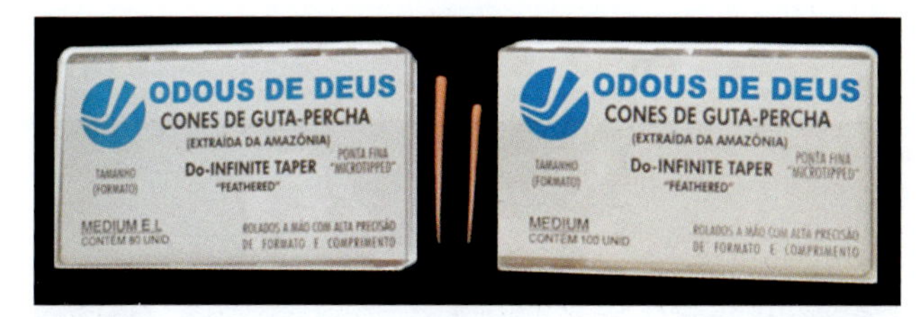


▶ **Figura 17.4** Cones acessórios Odous De Deus Medium EL (35mm) e Medium (28mm).

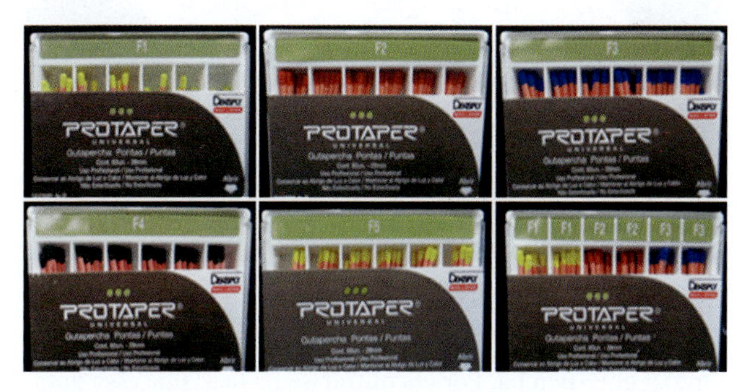


▶ **Figura 17.5**: Cones de guta-percha referentes ao sistema Protaper®.

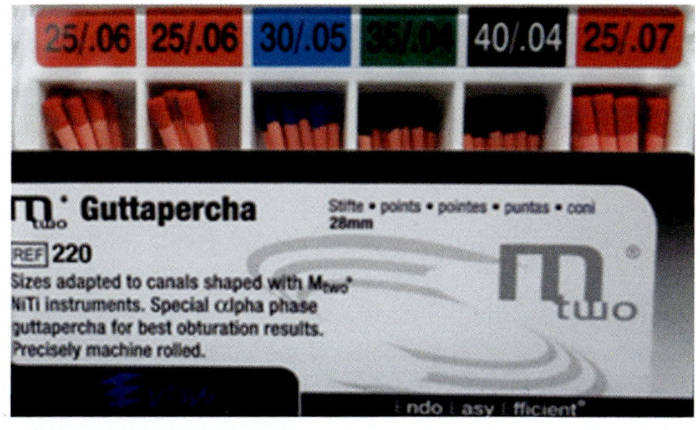


▶ **Figura 17.6** Cones de guta-percha referentes ao sistema MTwo®.

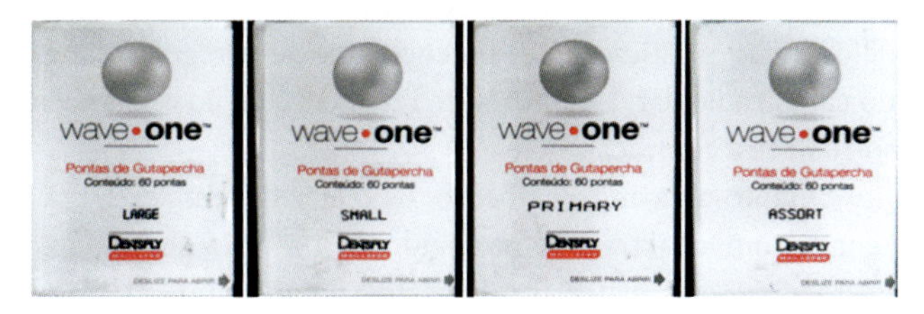


▶ **Figura 17.7** Cones de guta-percha referentes ao sistema WaveOne®.

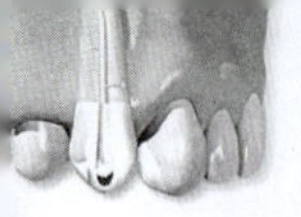

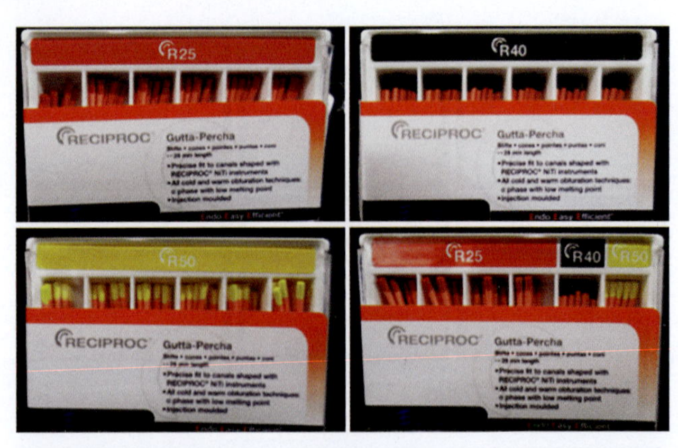


▶ **Figura 17.8** Cones de guta-percha referentes ao sistema Reciproc®.

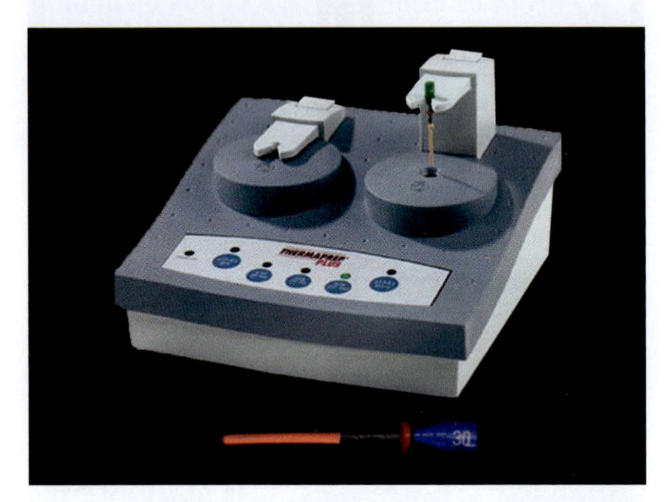

▶ **Figura 17.9** Sistema Thermafill® (aquecedor e ponta obturadora 30).

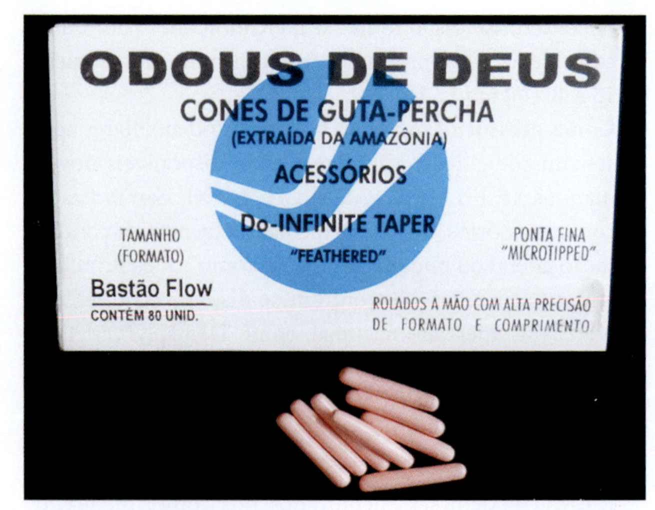


▶ **Figura 17.10** Guta-percha em bastão.

junto à guta-percha. Por encontrar-se na fase alfa, essa guta-percha apresenta maior escoamento, quando comparada à de fase beta. Os obturadores disponíveis comercialmente têm 25mm e podem ser encontrados com pontas padronizadas $D_0$ a partir de 20 (20 a 140) compatíveis com os instrumentos do sistema Protaper® (F1, F2, F3, F4 e F5).

A guta-percha também é comercializada na forma de bastão (Figura 17.10) para ser usada em técnicas de injeção da guta-percha aquecida. Os bastões são introduzidos em aparelhos que liberam a guta-percha amolecida (por exemplo, Obtura® [Spartan] e sistema nacional Easy termo® [Easy Equipamentos Odontológicos, Brasil]).

Em relação às propriedades físico-químicas e biológicas desse material, quando comparada aos demais materiais obturadores endodônticos, a guta-percha exibe a menor toxicidade tecidual.[8-10] Apresenta boa radiopacidade (equivalente a 6,44mm de alumínio), e quando aquecida sob pressão deforma-se plasticamente, preenchendo as irregularidades do canal radicular. É importante ressaltar que, ao esfriar, ela sofre ligeira contração.[11]

Quanto ao armazenamento, os cones devem ser armazenados em local fresco e protegido da luz, pois, quando exposto à luz, esse material sofre oxidação, tornando-se frágil e quebradiço.

Embora seja o material de escolha para obturação dos canais radiculares, a guta-percha não adere verdadeiramente ao dente. Com o objetivo de aumentar sua adesão ao dente e consequentemente reduzir os níveis de microinfiltração e percolação, alterações vêm sendo realizadas em sua composição.

O EndoRez® (Ultradent) point é uma guta-percha revestida por resina que, de acordo com o fabricante, ao ser utilizada em associação com o cimento EndoREZ® e outros cimentos à base de resina, adere quimicamente, formando um monobloco obturador (dente + cimento + cone).

Em relação ao recobrimento da guta-percha, o sistema Activ GP® (Brasseler, EUA - Figura 17.11) consiste no recobrimento dos cones com partículas de ionômero de vidro. Os cones devem ser utilizados em associação com o cimento do sistema, também à base de ionômero de vidro.

O emprego da nanotecnologia vem ganhando espaço cada vez maior na endodontia. Nesse sentido, cones de guta-percha associados à incorporação de nanocomponentes vêm sendo alvo de estudos e pesquisas, e materiais com essa tecnologia já estão disponíveis no mercado internacional. O EndoSequence BC Points® (Brasseler, EUA - Figura 17.11) consiste em cones de guta-percha recobertos com nanopartículas biocerâmicas, que devem ser utilizados em associação com o cimento EndoSequence BC sealer®.

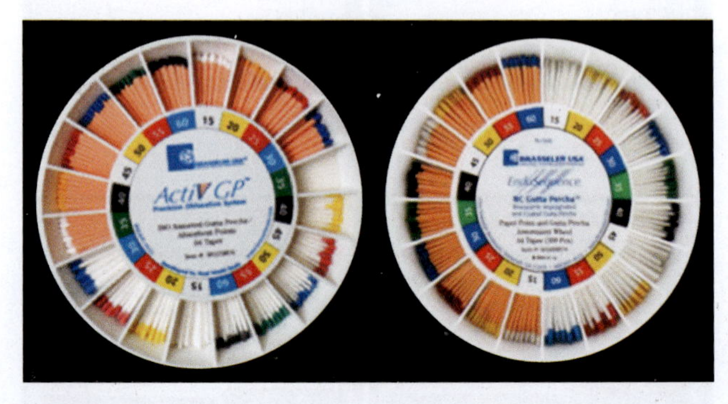


▶ **Figura 17.11** Cones de guta-percha Activ GP® e EndoSequence® (Brasseler, EUA).

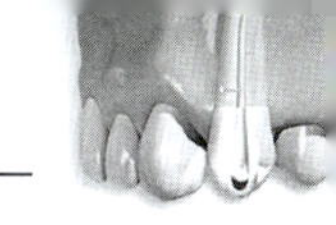

Estudos recentes têm incorporado nanopartículas de vidro bioativo à guta-percha e avaliado o efeito desse material quanto à adesão na dentina sem a utilização de cimentos endodônticos.

## Resilon®

Embora a guta-percha seja mundialmente utilizada e apresente ótimos resultados, estes estão atrelados, muitas vezes, a outros fatores que podem interferir no sucesso a longo prazo, como é o caso do selamento coronário e da restauração definitiva.

Sabe-se que embora a guta-percha apresente ótimas propriedades, o conjunto utilizado na obturação guta-percha/cimento obturador não é eficaz quanto à prevenção de microinfiltração coronária, isto é, um canal obturado com guta-percha e cimento que não seja selado definitivamente ou que perca sua restauração temporária poderá, em pouco tempo, estar novamente contaminado, pois o conjunto guta-percha/cimento obturador/dente não apresenta características adesivas.

Os sistemas adesivos são os materiais responsáveis por produzir a união do material restaurador às estruturas dentárias (esmalte, dentina e cemento). Esses sistemas criam uma união micromecânica entre o colágeno da dentina e a resina mediante a formação de uma camada híbrida, além da retenção proporcionada pela penetração do adesivo no interior dos túbulos dentinários, formando os chamados *tags* ou prolongamentos.[12]

O conceito de sistemas adesivos à dentina no tratamento endodôntico foi previamente estudado e demonstrou que materiais resinosos adesivos têm o potencial de reduzir os níveis de microinfiltração tanto coronária como apical.[13-16]

Esse conceito de procedimentos adesivos à dentina levou, em 2004, ao surgimento no mercado internacional de um material chamado Resilon®, que consiste em um cone de resina utilizado com cimento resinoso, cujo objetivo seria produzir um "monobloco", unindo o cone (Resilon®), o cimento resinoso (Epiphany®/Real Seal®) e a dentina.

Entretanto, ao longo dos anos, diversos estudos têm mostrado que o monobloco dente-cimento-cone não é realmente formado.[17-21]

O Resilon® é um polímero sintético (policaprolactano) termoplastificável, que contém vidro bioativo, oxicloridro de bismuto e sulfato de bário (65% de carga).[22] Esse material é comercializado pela Petron Clinical como Epiphany points® e pela Sybron Endo como Real Seal points®.

Elzubair e cols.[17] caracterizaram física, térmica e estruturalmente os cones de Resilon®, utilizando diferentes técnicas, como espectroscopia por infravermelho, ressonância nuclear magnética, fluorescência por raio-X, difração de raio-X, análise termogravimétrica e varredura calorimétrica diferencial. Para avaliação da morfologia foi utilizada microscopia eletrônica por varredura. De acordo com os resultados, os autores concluíram que os cones de Resilon® são compostos basicamente por um polímero termoplástico (policaprolactano) com vidro bioativo e partículas radiopacas, apresentando as mesmas propriedades que a guta-percha no que se refere ao manuseio.

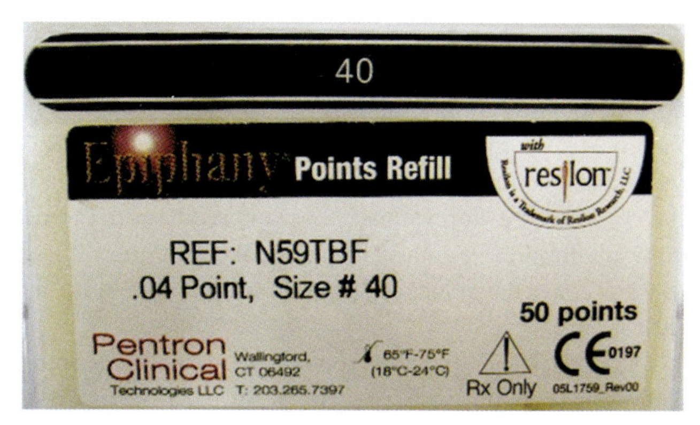


▶ **Figura 17.12** Cone principal 40 com conicidade de 0,04mm.

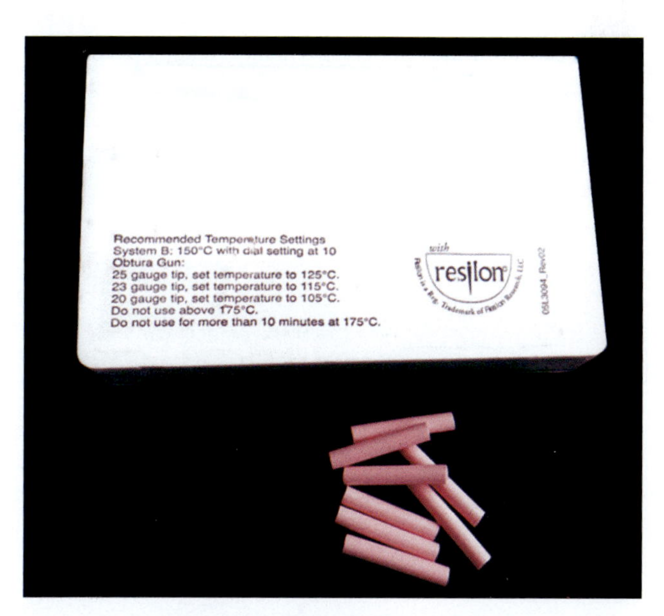


▶ **Figura 17.13** Resilon® em bastão.

Assim como a guta-percha, os cones de Resilon® são encontrados como cones principais e cones acessórios, em diferentes tamanhos, com conicidade variada, de 0,02, 0,04 (Figura 17.12) e 0,06mm. São também encontrados em bastões (Figura 17.13) para utilização nas técnicas de injeção e em apresentação semelhante ao Thermafill®, comercializado como RealSeal 1® (RealSeal 1 Bonded Obturator™). Nos casos em que há necessidade de retratamento, esse material pode ser removido com auxílio de clorofórmio ou com calor.

### Descontaminação dos cones por agentes antimicrobianos

Os materiais obturadores sólidos, como todos os materiais utilizados no tratamento endodôntico, devem estar livres de contaminação. Esses materiais não podem ser

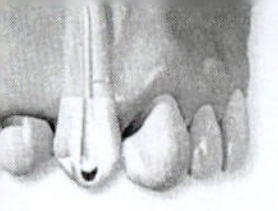



esterilizados a quente, em autoclave ou em qualquer outro dispositivo que libere calor. Por isso, soluções com ação antimicrobiana, como o hipoclorito de sódio, a clorexidina e o MTAD, são utilizadas para esse fim. Em 2007, Royal e cols.[23] compararam o efeito de hipoclorito de sódio a 5,25%, MTAD e clorexidina a 2% na descontaminação de cones de Resilon® e guta-percha e observaram que a imersão dos cones nas soluções durante 1 minuto foi efetiva na descontaminação.

Em relação aos efeitos na topografia dos materiais obturadores, não foram verificadas alterações macroscópicas ou microscópicas após o uso das soluções e a posterior lavagem dos cones (Figura 17.14).[24,25] Entretanto, quando a lavagem não é realizada após o processo de descontaminação, restos da solução utilizadas podem permanecer na superfície do material (Figuras 17.15 e 17.16).[25,26] Embora não sejam observadas alterações microscópicas, são detectadas alterações em nanoescala.[27-29] No entanto, não existem estudos mostrando a relevância clínica dessas alterações.

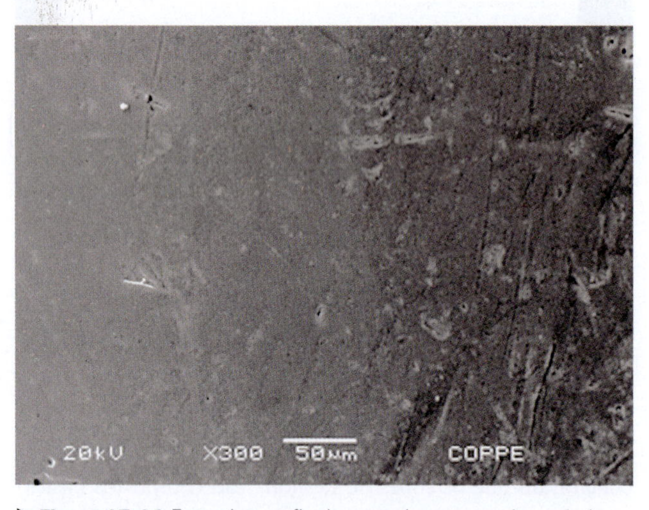


▶ **Figura 17.14** Fotomicrografia de cone de guta-percha após imersão em NaOCl e lavagem com água destilada.

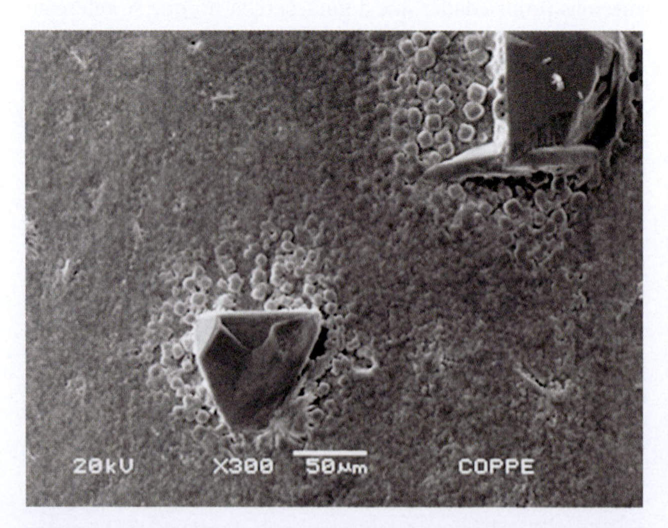


▶ **Figura 17.15** Cristais de hipoclorito de sódio na superfície de cone de Resilon®.

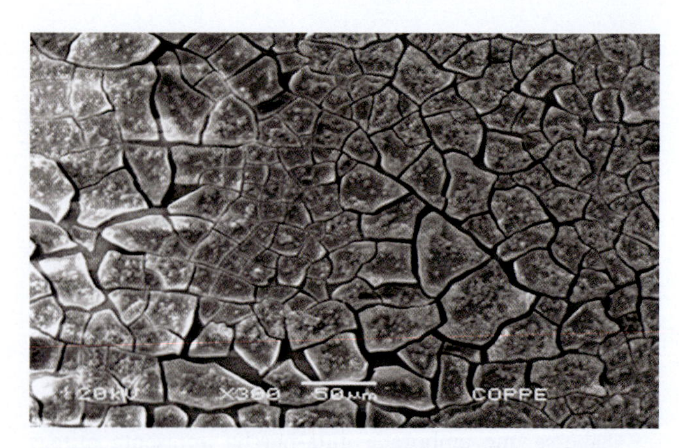


▶ **Figura 17.16** Fotomicrografia de cone de guta-percha imerso em MTAD sem lavagem final após o processo de descontaminação.

## CIMENTOS ENDODÔNTICOS

Embora os materiais sólidos devam ser em volume os principais constituintes da massa obturadora, os cimentos endodônticos são empregados para reduzir a interface entre o material sólido e a parede do canal. Além disso, os cimentos são responsáveis pela obturação hermética do sistema de canais radiculares, visto que eles preenchem as ramificações presentes nesse sistema outrora ocupadas por tecido pulpar (Figura 17.17). Além disso, na técnica de condensação lateral, o cimento é utilizado para reduzir a interface entre os cones (Figura 17.18).

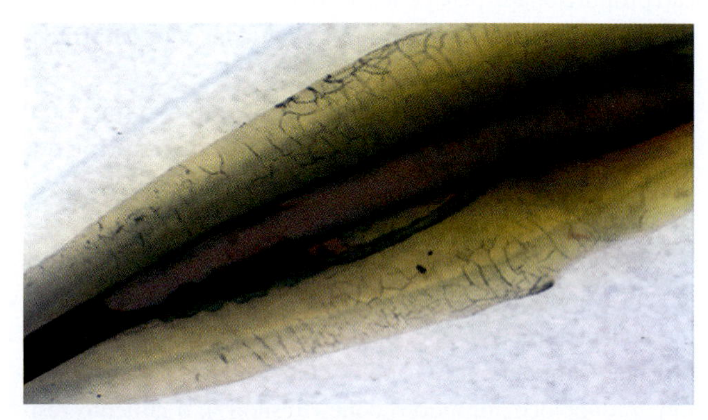

▶ **Figura 17.17** Preenchimento de ramificação por cimento endodôntico. (Imagem gentilmente cedida pela Dra. Karine Schell.)

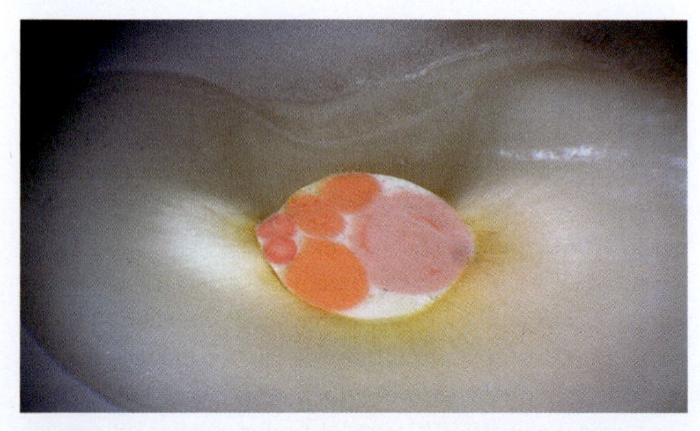

▶ **Figura 17.18** Cimento endodôntico reduzindo a interface entre os cones de guta-percha. (Imagem gentilmente cedida pela Dra. Karine Schell.)

A seguir encontram-se descritas algumas características exigidas para os cimentos obturadores:

1. Devem ser pegajosos na mistura, fornecendo boa adesão entre os cones e as paredes do canal.
2. Devem proporcionar vedação hermética.
3. Devem ser radiopacos.
4. As partículas de pó devem ser muito pequenas para que possam ser facilmente misturadas com o líquido.
5. Não devem contrair-se após inseridos no interior do canal.
6. Devem ser bacteriostáticos ou, pelo menos, impróprios para o crescimento microbiano.
7. Não devem manchar as estruturas dentinárias.
8. Devem ser insolúveis nos líquidos teciduais.
9. Devem ser bem tolerados pelos tecidos perirradiculares.
10. Devem ser de fácil remoção, se necessário.

Durante muitos anos, os cimentos vêm sendo classificados em cinco grandes grupos: cimentos à base de óxido de zinco-eugenol, cimentos resinosos, cimentos contendo hidróxido de cálcio, cimentos à base de ionômero de vidro e cimentos à base de silicone. Entretanto, com a introdução de cimentos à base de MTA e da nanotecnologia, pode-se considerar atualmente a existência de sete grupos.

## Cimentos à base de óxido de zinco-eugenol

O processo de presa dos cimentos à base de óxido de zinco-eugenol se dá mediante uma reação ácido-base, em que o óxido de zinco age como base e o eugenol como ácido, formando eugenolato de zinco (sal) e água. A água funciona como acelerador da reação de presa do material.

Os cimentos à base de óxido de zinco-eugenol utilizados em endodontia são divididos em dois grandes grupos: cimento de Grossman e cimento de Rickert.

### *Cimento de Grossman*

#### Formulação

- **Pó:** óxido de zinco, resina hidrogenada, colofônia, subcarbonato de bismuto, sulfato de bário e borato de sódio anidro.
- **Líquido:** eugenol.

O cimento de Grossman é comercializado no Brasil com os nomes de Fill Canal® (Technew), Pulp Fill® (Biodinâmica), Intrafill® (SSWhite) e Endofill® (Dentsply – Figura 17.19).

Com propriedades físico-químicas satisfatórias, apresenta boa capacidade seladora, baixa permeabilidade, estabilidade dimensional adequada, adesividade em virtude da presença de resina hidrogenada, baixa solubilidade, baixa desintegração e boa plasticidade, devido à presença de subcarbonato de bismuto. Sua radiopacidade é dada pelo sulfato de bário, e o borato de sódio retarda o tempo de presa do material.[5]

Apresenta tempo de trabalho de 24 horas e tempo de presa de 40 horas.

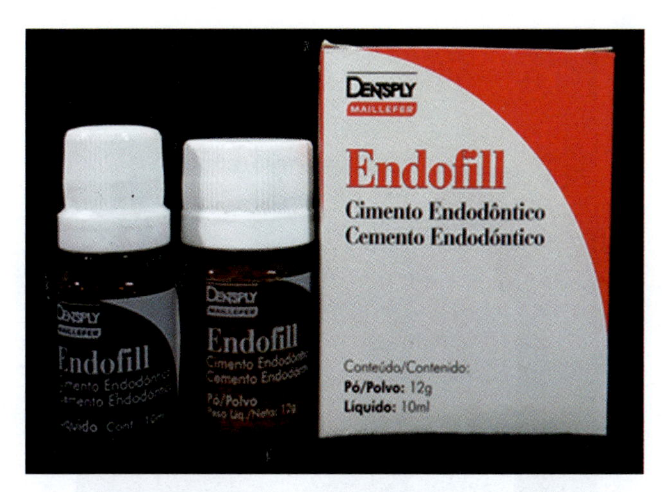


▶ **Figura 17.19** Cimento de Grossman – Endofill®.

Em relação às propriedades biológicas, o cimento de Grossman apresenta maior citotoxicidade do que o cimento de Rickert[30,31] em virtude do tempo necessário para sua presa. Em relação à proporção pó/líquido, quanto maior a quantidade de líquido (eugenol) empregada na mistura (quanto mais fluida for a mistura), maior a resposta inflamatória produzida.[5]

### *Cimento de Rickert*

#### Formulação (Pulp Canal Sealer®)

- **Pó:** óxido de zinco, prata precipitada, subcarbonato de bismuto e sulfato de bário.
- **Líquido:** óleo de cravo e bálsamo do Canadá.

Introduzido na endodontia em 1931, o cimento de Rickert é amplamente utilizado até o momento atual. Dentre suas propriedades físico-químicas, apresenta boa estabilidade dimensional e capacidade seladora, adesão bastante satisfatória, bom escoamento, baixa solubilidade, radiopacidade elevada e baixa desintegração, além de apresentar atividade antibacteriana satisfatória.[5] Devido à presença de prata em sua composição, há risco de escurecimento da coroa, o que pode ser compensado com boa limpeza da câmara pulpar com álcool após a obturação.

Um dos maiores benefícios oferecidos por esse cimento é seu tempo de presa, de aproximadamente 1 hora, o que diminui a possibilidade de reação inflamatória no periápice em virtude da liberação de eugenol. Seu tempo de trabalho é de 30 minutos.

Existem as versões Regular® e EWT® (*Extended Working Time* – Figura 17.20), esta última com tempos de trabalho e de presa um pouco maiores.

## Endométhasone®

O cimento Endométhasone® contém os seguintes componentes: dexametasona, acetato de hidrocortisona, iodo timolado, paraformaldeído, óxido de zinco, sulfato de bário, estearato de magnésio no pó e eugenol no líquido.

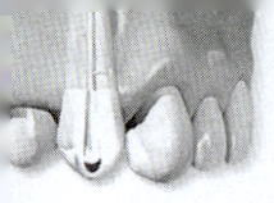

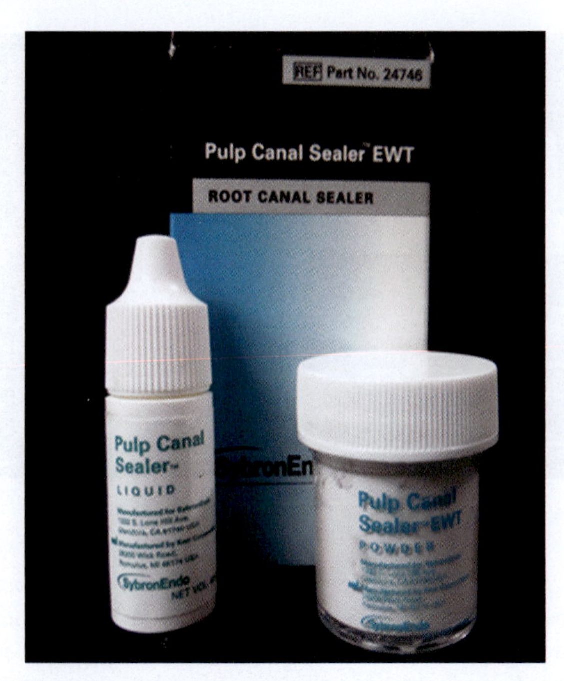


▶ **Figura 17.20** Cimento de Rickert – Pulp Canal Sealer EWT®.

O pequeno tamanho das partículas do Endométhasone® possibilita maior incorporação do pó ao líquido, o que lhe confere maior consistência. Além disso, demonstra importante e duradoura ação antimicrobiana em razão da presença de paraformaldeído e eugenol em sua fórmula. Em consequência da presença de corticosteroide em sua formulação lhe são atribuídas propriedades anti-inflamatórias. Suas propriedades físico-químicas são bastante similares às dos demais produtos à base de óxido de zinco-eugenol. Seu tempo de presa é de aproximadamente 115 minutos, o que favorece seu emprego na obturação de canais de dentes multirradiculares, e sua biocompatibilidade assemelha-se à dos demais cimentos à base de óxido de zinco-eugenol.[32]

## Cimentos resinosos

São classificados como resinosos os cimentos AH 26®, AH Plus®, Real Seal/Epiphany® e EndoREZ®, sendo o AH Plus® o mais comumente empregado e encontrado no mercado nacional.

### *AH 26®*

#### Formulação

- **Pó:** óxido de bismuto, pó de prata, óxido de titânio e hexametilenotetramina.
- **Resina:** éter de bisfenol A diglicidil.

Apresenta boa radiopacidade, similar à da guta-percha (6,66mm de alumínio), e boa estabilidade dimensional, adesividade, baixa solubilidade, boa capacidade seladora e alto escoamento. Seu tempo de trabalho é de 7 horas e o de presa, 32 horas.

Em relação à biocompatibilidade, reações inflamatórias graves são observadas no período de 1 a 7 dias e as leves por períodos prolongados (1 a 3 anos).[5,11] Essas reações se devem, provavelmente, à presença de formaldeído proveniente da decomposição da hexametilenotetramina.

### *AH Plus®*

O cimento AH Plus® (Figura 17.21) é um cimento à base de resina epóxi que substituiu o AH 26®, apresentando uma formulação um pouco modificada em relação a seu predecessor por não liberar formaldeído.[11] Trata-se de um cimento de boa estabilidade dimensional, amplo histórico de uso e que não contém eugenol.[33] Pode ser introduzido no interior do canal sem preparo adesivo prévio e ser utilizado em qualquer técnica de obturação.[34]

#### Formulação

- **Pasta A:** resina epóxica (bisfenol A e bisfenol F), tungsteneato de cálcio, óxido de zircônio, sílica e óxido de ferro.
- **Pasta B:** amina adantamantada, dibenzildiamina, TCD-diamina, tungsteneato de cálcio, óxido de zircônio, sílica e óleo de silicone.

Deve ser manipulado na proporção de 1:1. Seu tempo de trabalho é de aproximadamente 4 horas a 23ºC e o de presa, 8 horas a 37ºC. Encontra-se disponível no mercado internacional em seringa com ponta misturadora (Figura 17.22).

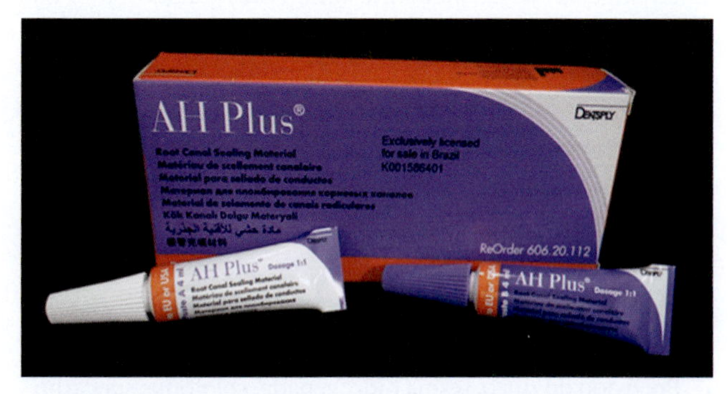


▶ **Figura 17.21** Cimento resinoso – AH Plus® (pasta/pasta).

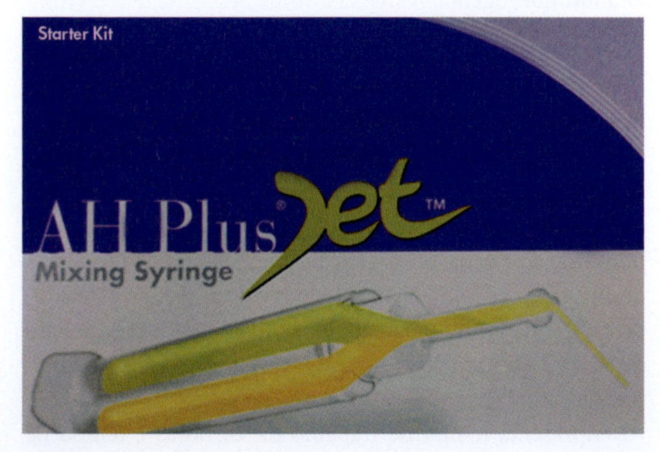


▶ **Figura 17.22** Cimento resinoso – AH Plus® (em seringa automix).

Apresenta boa capacidade seladora, excelente comportamento biológico, atividade antibacteriana satisfatória e excelente escoamento.[5] Em relação às propriedades adesivas, apresenta excelente capacidade adesiva quando comparado aos demais cimentos endodônticos. Não demonstra adesão química ao canal. A adesão é micromecânica nas irregularidades (rugosidade) da superfície dentinária e pelo embricamento mecânico nos túbulos dentinários.[19-21]

### *Real Seal SE®*

Os primeiros cimentos (Real Seal® e Epiphany®) apresentavam *primer* separado do cimento. Entretanto, em virtude das dificuldades na aplicação do *primer* e dos resultados pouco promissores das pesquisas, esse sistema foi substituído pelo *self-etch*, comercializado como Real Seal SE® (Figura 17.23) ou Epiphany SE®. Nesse caso, o *primer* está incorporado ao cimento. Os cimentos SE apresentam a seguinte composição: mistura de EBPADMA, HEMA, BISGMA e resinas de metacrilato ácidas, vidro borossilicato de bário tratado com silano*, sílica, hidroxiapatita, silicato de Ca-Al-F, oxicloreto de bismuto com aminas, peróxido, fotoiniciador, estabilizadores e pigmentos.

Trata-se de um cimento dual, que se autopolimeriza em cerca de 25 minutos. De acordo com as recomendações do fabricante, deve ser polimerizado por 40 segundos.

O Real Seal SE® é um cimento à base de metacrilato, que apresenta contração de polimerização. A presença de oxigênio livre proveniente do hipoclorito de sódio afeta negativamente seu desempenho em relação à adesão.[21] Quanto à sua propriedade adesiva, a literatura é bastante controversa. Alguns estudos descrevem resultados similares ou superiores em relação ao AH Plus®.[35-37] Entretanto, um grande número de artigos mostra resultado contrário.[19-21,38] Esse material não está disponível no mercado nacional.

### *EndoREZ®*

O EndoREZ® (Ultradent) – Figura 17.24) é um cimento resinoso, hidrofílico, à base de metacrilato (UDMA). Quando comparado ao AH Plus® e ao Real Seal®, apresenta menor radiopacidade e é mais solúvel[39] e citotóxico.[40] Devido à alta solubilidade, apresenta resultados desfavoráveis relacionados à microinfiltração.[41,42]

Apresenta bom escoamento, mas a literatura é bastante controversa quanto à adesividade, mostrando resultados semelhantes aos do Real Seal SE® e inferiores aos do AH Plus®[43,44] ou ainda semelhantes aos do AH Plus®.[45] Assim como o Real Seal SE®, apresenta contração de polimerização, podendo evidenciar *gaps* entre o cimento e a dentina e entre o cimento e o cone.[46]

De acordo com as recomendações do fabricante, o cimento deve ser introduzido no canal com auxílio de agulhas Navitip Gauge 30 e deve ser empregado em associação com guta-percha recoberta com resina (EndoRez point®).

## Cimentos contendo hidróxido de cálcio

Esses cimentos apresentam excelentes propriedades biológicas, mas perdem em alguns quesitos físico-químicos, uma vez que não apresentam boa radiopacidade, têm pouco escoamento, não têm boa viscosidade, são permeáveis e são facilmente solubilizados com o tempo. Por isso, necessitam de associações a veículos e outras substâncias para suprir essas deficiências.[5] Os cimentos comumente estudados e comercializados desse grupo são: Sealapex®, Sealer 26® e Apexit®.

### *Sealapex®*

Um dos primeiros cimentos endodônticos à base de hidróxido de cálcio a ser comercializado, apresenta-se na forma de pasta/pasta (Figura 17.25) e tem a seguinte formulação:

- **Base:** óxido de cálcio, óxido de zinco, composto à base de sulfonamida e sílica.
- **Catalisador:** sulfato de bário, resina polimetileno metil-salicilato, dióxido de titânio, sílica, salicilato de isobutila e pigmentos.

Sua reação de presa ocorre por meio da reação quelante do salicilato sobre o óxido de cálcio/hidróxido de cálcio, em uma base aquosa, formando salicilato de cálcio. Os demais componentes são responsáveis pela radiopacidade, viscosidade, fluidez e escoamento da pasta.

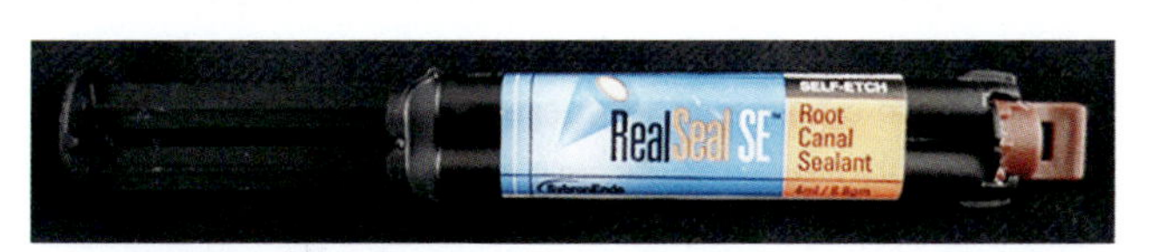


▶ **Figura 17.23** Cimento endodôntico Real Seal SE®.

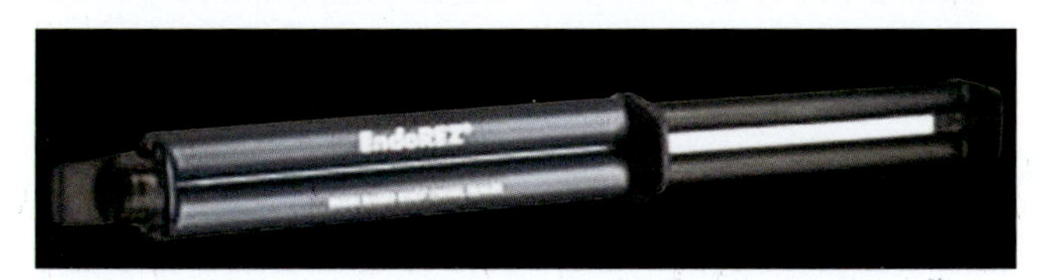


▶ **Figura 17.24** Cimento EndoRez® (Ultradent).

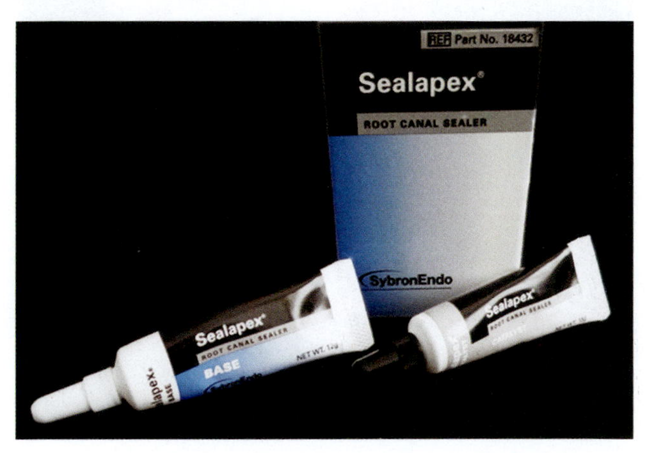


▶ **Figura 17.25** Cimento endodôntico Sealapex®.

*Contém ainda uma pequena quantidade de óxido de alumínio.

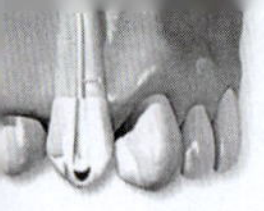

A base e o catalisador devem ser manipulados em partes iguais. Pode ser encontrado ainda em seringas com ponta misturadora (Sealapex Xpress)®. Seu tempo de presa é de aproximadamente 2 horas a 23ºC. Segundo o fabricante, no interior do canal radicular, a 37ºC, com umidade relativa a 100%, a presa pode se dar em 1 hora. Clinicamente, tem sido observado que resíduos de umidade no interior do canal aceleram a presa desse cimento, necessitando sempre secagem rigorosa do canal antes da obturação.

### *Sealer 26®*

A composição do Sealer 26® (Figura 17.26) assemelha-se à do AH 26®, diferindo por apresentar hidróxido de cálcio em substituição à prata. Encontra-se disponível na forma de pó e resina, esta última acondicionada em uma bisnaga, cuja composição consiste em:

- **Pó:** hidróxido de cálcio, óxido de bismuto, hexametilenotetramina e dióxido de titânio.
- **Resina:** éter de bisfenol A diglicidil.

O material deve ser espatulado sobre uma placa de vidro, levando o pó gradativamente à resina, a fim de se obter uma mistura lisa e homogênea. A proporção ideal é de aproximadamente duas a três partes de pó para uma de resina, por volume. Com o aumento da proporção, pode-se melhorar a radiopacidade desse cimento. Sua presa final se dá por volta de 48 a 60 horas em temperatura ambiente e, no interior do canal, pode endurecer em aproximadamente 12 horas. Sua fluidez pode ser elevada mediante aquecimento.[5] Sua presa se deve à reação entre a resina e a hexametilenotetramina, o agente ativador. O hidróxido de cálcio não participa da reação de presa desse cimento.

### *Apexit®*

Esse material apresenta-se no sistema pasta/pasta e seu mecanismo de presa é bastante similar ao do Sealapex®, por

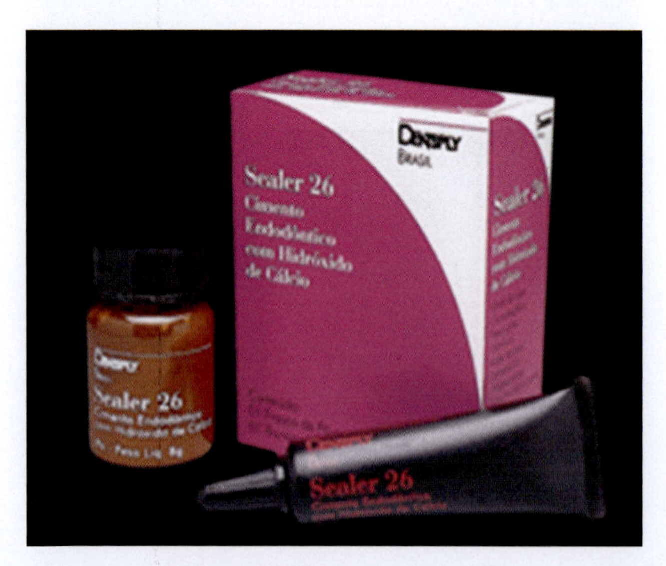


▶ **Figura 17.26** Cimento Sealer 26®.

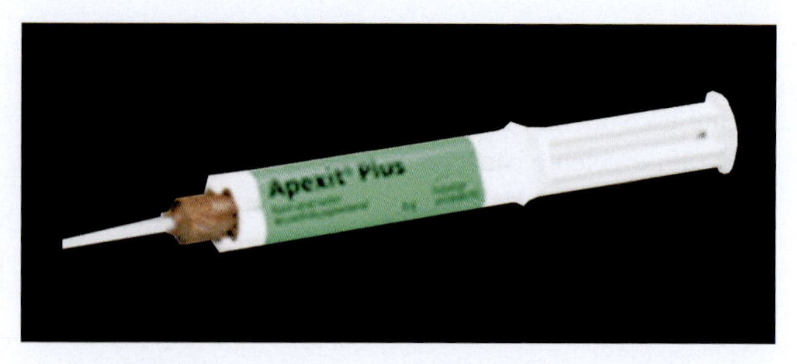


▶ **Figura 17.27** Cimento Apexit® (Ivoclar Vivadent).

meio do salicilato de cálcio. A composição do Apexit® (Figura 17.27) consiste em:

- **Base:** hidróxido de cálcio, colofônia hidrogenada, dióxido de silício, óxido de cálcio, óxido de zinco, fosfato tricálcico, polimetilsiloxano e estearato de zinco.
- **Catalisador:** salicilato de trimetil-hexanodiol, carbonato de bismuto, óxido de bismuto, dióxido de silício, salicilato de 1-3 butanodiol, colofônia hidrogenada, fosfato tricálcico e estearato de zinco.

Esse material deve ser manipulado em volumes iguais de base e catalisador, por cerca de 10 a 20 segundos, até que se obtenha uma massa homogênea. Sua presa total, no interior do canal, que deve estar seco, ocorre entre 10 e 30 horas. A presença de umidade acelera sua presa.[5]

## Cimentos à base de ionômero de vidro

Os cimentos à base de ionômero de vidro apresentam boa adesão à estrutura dental, propriedade anticariogênica, em razão da constante liberação de flúor, e capacidade biológica. Em 1991 foi lançado um cimento endodôntico à base de ionômero de vidro a fim de se obter, entre outras características desse material, adesão química à dentina. Esse material é comercializado como Ketac-endo® (Espe). Entretanto, estudos mostraram que esse cimento apresenta maior grau de infiltração, quando comparado a cimentos à base de óxido de zinco-eugenol,[47] maior grau de solubilidade, quando comparado ao AH Plus®,[48] e menor capacidade de adesão à dentina, quando comparado aos cimentos resinosos.[49,50]

Anos depois foi lançado um novo sistema obturador com cimento à base de ionômero de vidro e cones de guta-percha recoberto por ionômero de vidro. Esse sistema é comercializado como Activ GP selaer® (Figura 17.28) e *points* (cones). Entretanto, não se encontra disponível no mercado nacional. Em relação às propriedades físico-químicas, esse cimento não atende às especificações ISO de radiopacidade, alteração dimensional e solubilidade[51,52]. Ademais, apresenta níveis de infiltração coronária semelhantes aos dos sistemas AH Plus®/ guta-percha e Resilon®/Real Seal.[53,54] Em relação à adesão, Fisher e cols.[55] observaram resultados inferiores aos do sistema guta-percha/AH Plus®, similares aos do sistema guta-percha/ Kerr EWT® e superiores aos do sistema Resilon®/Epiphany® e Endorez®.

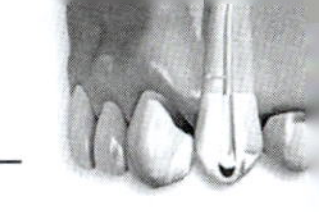

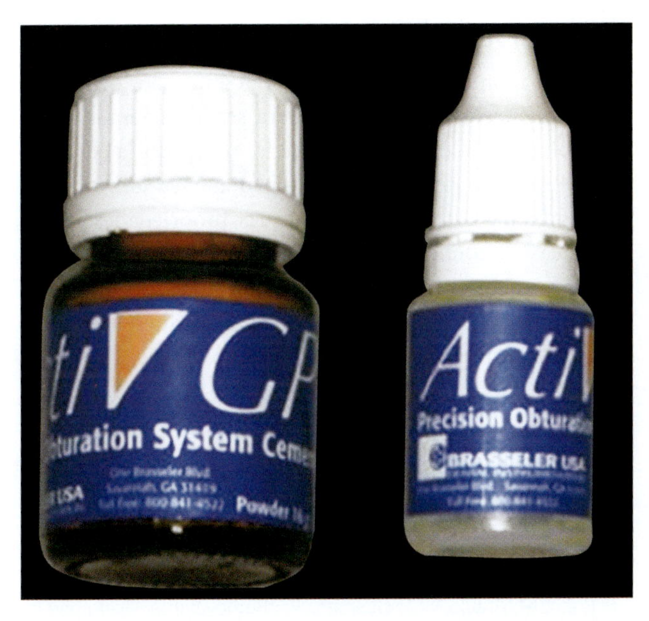


▶ **Figura 17.28** Cimento Activ GP® (Brasseler, EUA).

## Cimento à base de silicone

O RoekoSeal Automix® (Figura 17.29) é um cimento à base de silicone, cuja composição consiste em polidimetilsiloxano, fluido de silicone, óleo à base de parafina, ácido hexacloroplatínico e dióxido de zircônio.

O tempo de trabalho do material é de 15 a 30 minutos e sua presa ocorre em 45 a 50 minutos.

Quanto à biocompatibilidade, esse material exibe resposta semelhante à do AH Plus® e apresentou resultados semelhantes aos do AH 26® e do AH Plus® no que se refere à infiltração[39] e à solubilidade[56] e, quanto à infiltração, superiores aos do Pulp Canal Sealer®.[57] No que diz respeito ao escoamento na superfície dentinária, mostrou resultados superiores aos do AH Plus® e do Real Seal®[58] e inferiores aos do AH 26®.[59] Esses resultados podem estar associados não apenas à interação com a superfície dentinária, mas também à viscosidade dos cimentos.

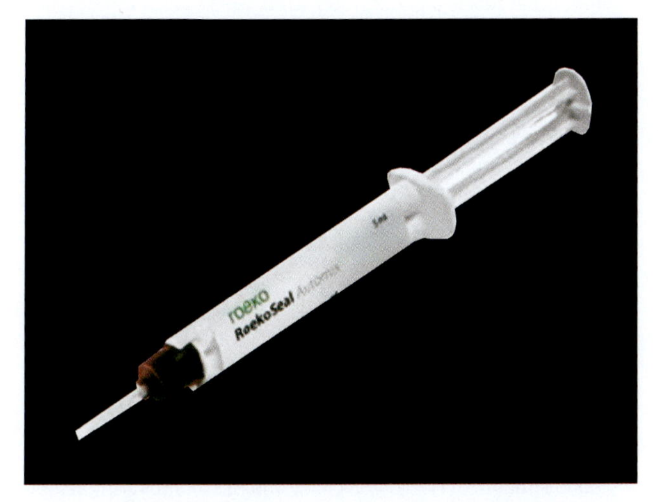


▶ **Figura 17.29** Cimento RoekoSeal® (Coltene).

## Cimento à base de MTA

O agregado de trióxido mineral (MTA) foi inicialmente introduzido na endodontia para selamento de perfurações radiculares e retro-obturações, devido às suas propriedades físicas, químicas e biológicas favoráveis. Entretanto, esse material não apresentava propriedades físicas adequadas para uso como cimento obturador endodôntico. Com isso uma nova formulação foi lançada no mercado, o MTA Fillapex® (Angelus), um cimento obturador composto por MTA, resina de salicilato, resina natural, óxido de bismuto e sílica.

Disponível na apresentação pasta/pasta (Figura 17.30), deve ser manipulado na proporção de 1:1 ou em seringa com ponta misturadora (Figura 17.31).

Esse cimento apresenta propriedades físico-químicas adequadas para um cimento endodôntico em termos de tempo de trabalho, tempo de endurecimento, solubilidade, radiopacidade, pH e escoamento[60,61] e citotoxicidade maior que o AH Plus®.[60] Quanto à adesão, apresenta resultados semelhantes aos do Epiphany® e inferiores aos do AH Plus®.[62]

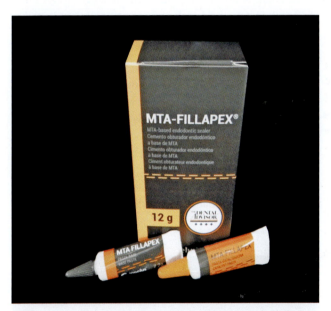


▶ **Figura 17.30** Cimento à base de MTA (MTA Fillapex®) – Apresentação pasta/pasta.

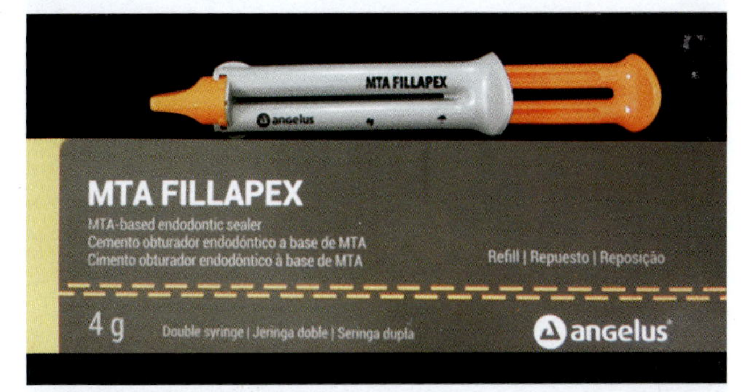


▶ **Figura 17.31** Cimento à base de MTA (MTA Fillapex®) – Apresentação seringa.

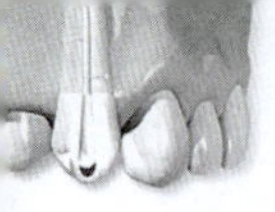



### Cimentos contendo nanopartículas

Nanopartículas biocerâmicas vêm sendo utilizadas nas áreas médica e odontológica por apresentarem, entre outras características, osteocondutividade, hidrofilicidade e adesão química.

Em relação à composição, os cimentos endodônticos desse grupo contêm óxido de zircônio, silicato de cálcio, fosfato de cálcio monobásico, hidróxido de cálcio e agentes espessantes.[63] São comercializados como EndoSequence® pela Brassler (Figura 17.32) e iRoot SP sealer® pela Innovative Bioceramix. Os cimentos encontram-se disponíveis em seringas, pré-manipulados. De acordo com as recomendações do fabricante, o EndoSequence® deve ser utilizado com cones de guta-percha do mesmo sistema (EndoSequence points®), ao passo que o iRoot SP sealer® pode ser associado a cones de guta-percha ou utilizado isoladamente.

Quanto às propriedades biológicas e físico-químicas, esse cimento apresenta citotoxicidade inferior à do AH Plus® (cimento resinoso) e do Tubli-Seal® (cimento à base de óxido de zinco-eugenol),[64] estabilidade dimensional e escoamento semelhantes aos do AH Plus®, ThermaSeal®, MTA Fillapex® e Pulp Canal Sealer®. Apresenta solubilidade semelhante à do MTA Fillapex® e maior do que a do AH Plus®, ThermaSeal® e Pulp Canal Sealer®.[65] Apresenta radiopacidade adequada (3,84mm Al), porém menor do que a do AH Plus®, e valores de pH e liberação de íon Ca favoráveis em relação ao AH Plus®.[66] Em relação às características adesivas, apresenta níveis de resistência de união semelhantes aos do AH Plus®.[67]

No que diz respeito às características hidrofílicas, esse cimento toma presa na presença de umidade, isto é, foi concebido para endurecer apenas quando exposto a ambiente úmido, sendo a umidade dos túbulos dentinários ideal para essa presa.[68,69]

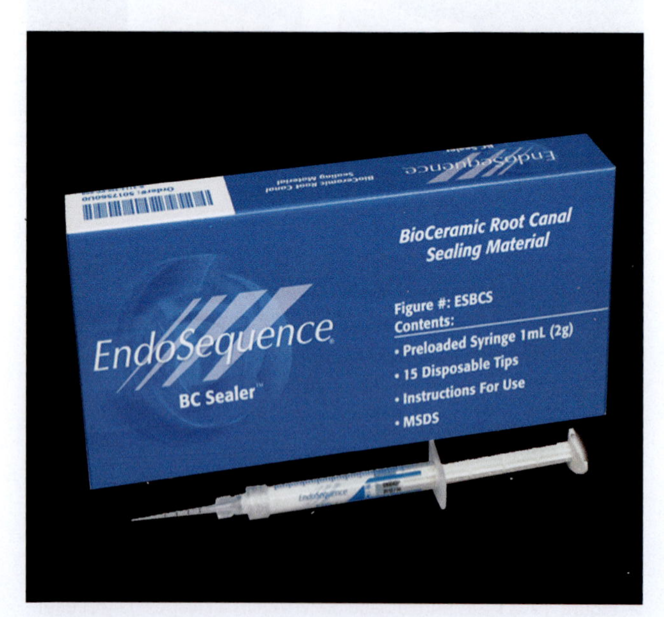


▶ **Figura 17.32** Cimento EndoSequence® (Brasseler, EUA).

## CONSIDERAÇÕES FINAIS

Até o momento, nenhum material obturador conseguiu cumprir todas as prerrogativas para ser considerado ideal. No momento da escolha do material obturador a ser utilizado, é importante ter em mente não apenas suas características biológicas, mas também suas propriedades físico-químicas. O conhecimento do material, associado à experiência profissional, terá grande importância no momento da escolha do material obturador para os diferentes casos encontrados na prática clínica.

### Referências


1. Grossman LI. Endodontia prática. 8ª ed. Rio de Janeiro: Guanabara Koogan, 1976.
2. Leonardo M, Leal JM. Endodontia, tratamento de canais radiculares. 2. ed. São Paulo: Editorial Medica Panamericana, 1991.
3. De Deus QD. Endodontia. 5. ed. Rio de Janeiro: Medsi, 1992.
4. Prado M, Araújo MCP, Gusman HC. Removal of a silver cone by using clinical microscope and ultrasound: Case report. Dental Press Endod 2012; 2(4):15-9.
5. Lopes HP, Siqueira Jr JF. Endodontia – biologia e técnica. Rio de Janeiro: Guanabara Koogan, 2010.
6. Gurgel-Filho ED, Andrade Feitosa JP, Teixeira FB, Monteiro de Paula RC, Araújo Silva JB, Souza-Filho FJ. Chemical and X-ray analyses of five brands of dental gutta-percha cone. Int Endod J 2003; 36(4):302-7.
7. Maniglia-Ferreira C, Silva JB Jr, Paula RC et al. Brazilian gutta-percha points. Part I: chemical composition and X-ray diffraction analysis. Braz Oral Res 2005; 19(3):193-7.
8. Passi P, Musajo F, Gobbato S, Danieli D. Experimental test of the reactivity of subcutaneous connective tissue in rats to endodontic materials. Minerva Stomatol 1984; 33(4):697-702.
9. Leonardo MR, Utrilla LS, Rothier A, Leonardo RT, Consolaro A. Comparison of subcutaneous connective tissue responses among three different formulations of gutta-percha used in thermatic techniques. Int Endod J 1990; 23(4):211-7.
10. Tavares T, Soares IJ, Silveira NL. Reaction of rat subcutaneous tissue to implants of gutta-percha for endodontic use. Endod Dent Traumatol 1994; 10(4):174-8.
11. Hargreaves KM, Cohen S. Caminhos da polpa. 10. ed. Rio de Janeiro: Elsevier, 2011.
12. Baratieri LN. Odontologia restauradora – Fundamentos e possibilidades. 1. ed. São Paulo: Santos, 2003.
13, Zidan O, ElDeeb ME. The use of a dentinal bonding agent as a root canal sealer. J Endod 1985; 11(4):176-8.
14. Leonard JE, Gutmann JL, Guo IY. Apical and coronal seal of roots obturated with a dentine bonding agent and resin. Int Endod J 1996; 29(2):76-83.
15. Mannocci F, Ferrari M. Apical seal of roots obturated with laterally condensed gutta-percha, epoxy resin cement, and dentin bonding agent. J Endod 1998; 24(1):41-4.
16. Gogos C, Stavrianos C, Kolokouris I, Papadoyannis I, Economides N. Shear bond strength of AH-26 root canal sealer to dentine using three dentine bonding agents. J Dent. 2003; 31(5):321-6.
17. Elzubair A, Elias CN, Suarez JC, Lopes HP, Vieira MV. The physical characterization of a thermoplastic polymer for endodontic obturation. J Dent 2006; 34(10):784-9.
18. Saleh IM, Ruyter IE, Haapasalo M, Ørstavik D. Bacterial penetration along different root canal filling materials in the presence or absence of smear layer. Int Endod J 2008; 41:32-40.
19. De Deus G, Di Giorgi K, Fidel S, Fidel RA, Paciornik S. Push-out bond strength of Resilon/Epiphany and Resilon/Epiphany self-etch to root dentin. J Endod 2009; 35:1048-50.

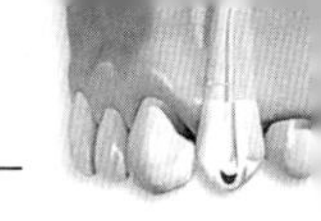


20. Haragushiku GA, Teixeira CS, Furuse AY, Sousa YT, De Sousa Neto MD, Silva RG. Analysis of the interface and bond strength of resin-based endodontic cements to root dentin. Microsc Res Tech 2012; 75:655-61.
21. Prado M, Simão RA, Gomes BP. Effect of different irrigation protocols on resin sealer bond strength to dentin. J Endod 2013; 39(5):689-92.
22. Pawińska M, Kierklo A, Marczuk-Kolada G. New technology in endodontics – the Resilon-Epiphany system for obturation of root canals. Adv Med Sci 2006; 51 Suppl 1:154-7.
23. Royal MJ, Willianson AE, Drake DR. Comparison of 5.25% sodium hypochlorite, MTAD and 2% chlorhexidine in the rapid disinfection of prolycaprolactane-based root canal filling materials. J Endod 2007; 33:42-4.
24. Gomes BPFA, Berber VB, Montagner F, Sena NT, Zaia AA, Ferraz CC, Souza-Filho FJ. Residual effects and surface alterations in disinfected gutta-percha and Resilon cones. J Endod 2007; 33:948-51.
25. Prado M, Gusman H, Gomes BP, Simão RA. The importance of final rinse after disinfection of gutta-percha and Resilon cones. Oral Surg Oral Med Oral Pathol Oral Radiol Endod 2011; 111(6):e21-4.
26. Short RD, Dorn SO, Kuttler S. The crystallization of sodium hypochlorite on gutta-percha cones after the rapid-sterilization technique: a SEM study. J Endod 2003; 29:670-3.
27. Prado M, Gusman H, Gomes BP, Simão RA. Effect of disinfectant solutions on gutta-percha and resilon cones. Microsc Res Tech 2012; 75(6):791-5.
28. Isci S, Yoldas O, Dumani A. Effects of sodium hypochlorite and chlorhexidine solutions on Resilon (synthetic polymer based root canal filling material) cones: an atomic force microscopy study. J Endod 2006; 32:967-9.
29. Valois CR, Silva LP, Azevedo RB. Effects of 2% chlorhexidine and 5.25% sodium hypochlorite on gutta-percha cones studied by atomic force microscopy Int Endod J 2005; 38:425-9.
30. Barbosa SV, Araki K, Spångberg LS. Cytotoxicity of some modified root canal sealers and their leachable components. Oral Surg Oral Med Oral Pathol 1993; 75(3):357-61.
31. Martins VJ, Lins RX, Berlinck TC, Fidel RA. Cytotoxicity of root canal sealers on endothelial cell cultures. Braz Dent J 2013; 24(1):15-20.
32. Pedroso JA. Avaliação in vitro da atividade antimicrobiana de cimentos endodonticos [tese]. Piracicaba: Faculdade de Odontologia, Universidade Estadual de Campinas, 2000.
33. Tagger M, Greenberg B, Sela G. Interaction between sealers and gutta-percha cones. J Endod 2003; 29(12):835-7.
34. Schwartz RS. Adhesive dentistry and endodontics. Part 2: bonding in the root canal system-the promise and the problems: a review. J Endod 2006; 32(12):1125-34.
35. Teixeira F B, Teixeira E C N, Thompson J Y, Leinfelder K F, Trope M. Dentinal bonding reaches the root canal system. J Esthet Restor Dent 2004; 16:348-54.
36. Hammad M, Qualtrough A, Silikas N. Effect of a new obturating material on vertical root fracture resistance of endodontically treated teeth. J Endod 2007; 33:732-6.
37. Stoll R, Thull P, Hobeck C, Yüksel S, Jablonski-Momeni A, Roggendorf MJ, Frankenberger R. Adhesion of self-adhesive root canal sealers on gutta-percha and Resilon. J Endod 2010; 36(5):890-3.
38. Ungor M, Onay EO, Orucoglu H. Push-out bond strengths: the Epiphany-Resilon endodontic obturation system compared with different pairings of Epiphany, Resilon, AH Plus and gutta-percha. Int Endod J 2006; 39(8):643-7.
39. Schäfer E, Olthoff G. Effect of three different sealers on the sealing ability of both thermafil obturators and cold laterally compacted gutta-percha. J Endod 2002; 28(9):638-42.
40. Camargo CH, Oliveira TR, Silva GO, Rabelo SB, Valera MC, Cavalcanti BN. Setting time affects in vitro biological properties of root canal sealers. J Endod 2014; 40(4):530-3.
41. Kardon BP, Kuttler S, Hardigan P, Dorn SO. An in vitro evaluation of the sealing ability of a new root-canal-obturation system. J Endod 2003; 29(10):658-61.
42. Royer K, Liu XJ, Zhu Q, Malmstrom H, Ren YF. Apical and root canal space sealing abilities of resin and glass ionomer-based root canal obturation systems. Chin J Dent Res 2013; 16(1):47-53.
43. Sevimay S, Kalayci A. Evaluation of apical sealing ability and adaptation to dentine of two resin-based sealers. J Oral Rehabil 2005; 32(2):105-10
44. Patil SA, Dodwad PK, Patil AA. An in vitro comparison of bond strengths of Gutta-percha/AH Plus, Resilon/Epiphany self-etch and EndoREZ obturation system to intraradicular dentin using a push-out test design. J Conserv Dent 2013; 16(3):238-42.
45. Mahdi AA, Bolaños-Carmona V, Gonzalez-Lopez S. Bond strength to root dentin and fluid filtration test of AH Plus/gutta-percha, EndoREZ and RealSeal systems. J Appl Oral Sci 2013; 21(4):369-75.
46. Tay FR, Loushine RJ, Monticelli F et al. Effectiveness of resin-coated gutta-percha cones and a dual-cured, hydrophilic methacrylate resin-based sealer in obturating root canals. J Endod 2005 Sep; 31(9):659-64.
47. Carvalho-Júnior JR, Guimarães LF, Correr-Sobrinho L, Pécora JD, Sousa-Neto MD. Evaluation of solubility, disintegration, and dimensional alterations of a glass ionomer root canal sealer. Braz Dent J 2003; 14(2):114-8.
48. Donnelly A, Sword J, Nishitani Y et al. Water sorption and solubility of methacrylate resin-based root canal sealers. J Endod 2007; 33(8):990-4.
49. Najar AL, Saquy PC, Vansan LP, Sousa-Neto MD. Adhesion of a glass-ionomer root canal sealer to human dentine. Aust Endod J 2003; 29(1):20-2.
50. Ureyen Kaya B, Keçeci AD, Orhan H, Belli S. Micropush-out bond strength of gutta-percha versus thermoplastic synthetic polymer-based systems. Int Endod J 2008; 41(3):211-8.
51. Tanomaru-Filho M, Jorge EG, Tanomaru JM, Gonçalves M. Evaluation of the radiopacity of calcium hydroxideand glass-ionomer-based root canal sealers. Int Endod J 2008; 41(1):50-3.
52. Flores DS, Rached FJ Jr, Versiani MA, Guedes DF, Sousa-Neto MD, Pécora JD. Evaluation of physicochemical properties of four root canal sealers. Int Endod J 2011; 44(2):126-35.
53. Fransen JN, He J, Glickman GN, Rios A, Shulman JD, Honeyman A. Comparative assessment of ActiV GP/glass ionomer sealer, Resilon/Epiphany, and gutta-percha/AH plus obturation: a bacterial leakage study. J Endod 2008 Jun; 34(6):725-7.
54. Karapinar-Kazandağ M, Tanalp J, Bayrak OF, Sunay H, Bayirli G. Microleakage of various root filling systems by glucose filtration analysis. Oral Surg Oral Med Oral Pathol Oral Radiol Endod 2010; 109(6):e96-102.
55. Fisher MA, Berzins DW, Bahcall JK. An in vitro comparison of bond strength of various obturation materials to root canal dentin using a push-out test design. J Endod 2007 Jul; 33(7):856-8.
56. Schäfer E, Zandbiglari T. Solubility of root-canal sealers in water and artificial saliva. Int Endod J 2003; 36(10):660-9.
57. Wu MK, Tigos E, Wesselink PR. An 18-month longitudinal study on a new silicon-based sealer, RSA RoekoSeal: a leakage study in vitro. Oral Surg Oral Med Oral Pathol Oral Radiol Endod 2002; 94(4):499-502.
58. Bohn S, Ilie N. Wetting behaviour of siliconeand resin-based root canal sealers. Int Endod J 2014; 47(6):542-9.
59. Kontakiotis EG, Tzanetakis GN, Loizides AL. A comparative study of contact angles of four different root canal sealers. J Endod 2007; 33(3):299-302.
60. Silva EJ, Rosa TP, Herrera DR, Jacinto RC, Gomes BP, Zaia AA. Evaluation of cytotoxicity and physicochemical properties of calcium silicate-based endodontic sealer MTA Fillapex. J Endod 2013; 39(2):274-7.
61. Vitti RP, Prati C, Silva EJ et al. Physical properties of MTA Fillapex sealer. J Endod 2013; 39(7):915-8.
62. Nagas E, Uyanik MO, Eymirli A et al. Dentin moisture conditions affect the adhesion of root canal sealers. J Endod 2012; 38(2):240-4.
63. Hess D, Solomon E, Spears R, He J. Retreatability of a bioceramic root canal sealing material. J Endod 2011; 37(11):1547-9.

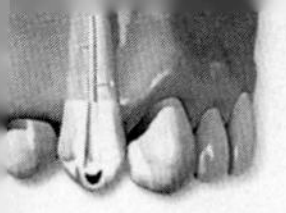



64. Zoufan K, Jiang J, Komabayashi T, Wang YH, Safavi KE, Zhu Q. Cytotoxicity evaluation of Gutta Flow and Endo Sequence BC sealers. Oral Surg Oral Med Oral Pathol Oral Radiol Endod 2011; 112(5):657-61.
65. Zhou HM, Shen Y, Zheng W, Li L, Zheng YF, Haapasalo M. Physical properties of 5 root canal sealers. J Endod 2013; 39(10):1281-6.
66. Candeiro GT, Correia FC, Duarte MA, Ribeiro-Siqueira DC, Gavini G. Evaluation of radiopacity, pH, release of calcium ions, and flow of a bioceramic root canal sealer. J Endod 2012; 38(6):842-5.
67. Shokouhinejad N, Gorjestani H, Nasseh AA, Hoseini A, Mohammadi M, Shamshiri AR. Push-out bond strength of gutta-percha with a new bioceramic sealer in the presence or absence of smear layer. Aust Endod J 2013; 39(3):102-6.
68. Zhang H, Pappen FG, Haapasalo M. Dentin enhances the antibacterial effect of mineral trioxide aggregate and bioaggregate. J Endod 2009; 35(2):221-4.69.
69. Loushine BA, Bryan TE, Looney SW et al. Setting properties and cytotoxicity evaluation of a premixed bioceramic root canal sealer. J Endod 2011; 37(5):673-7.

18

# Obturação dos Canais Radiculares

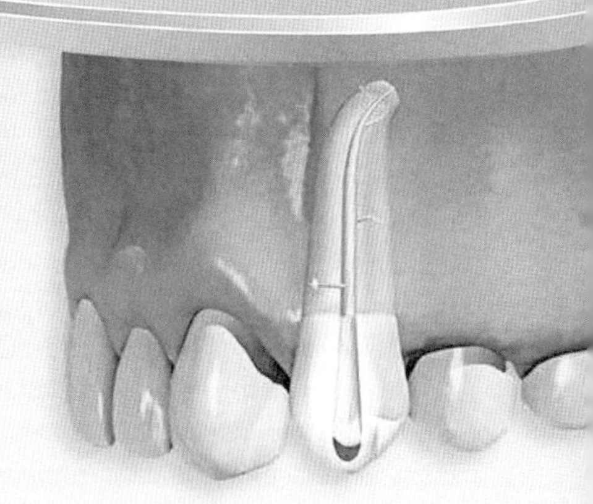

Thaís Mageste Duque
Maíra do Prado
Nedi Soledade Rocha
Brenda Paula Figueiredo de Almeida Gomes

## INTRODUÇÃO

A terapia endodôntica é constituída basicamente por três etapas operatórias: abertura coronária, preparo químico mecânico (limpeza e modelagem) e obturação do sistema de canais radiculares. A correta execução de cada uma dessas etapas é o segredo para o sucesso do tratamento endodôntico. Desse modo, cada fase deve ser sempre executada com muita atenção, pois erros, em qualquer uma delas, levarão automaticamente a problemas nas fases seguintes, provocando falhas no tratamento.

A obturação dos canais radiculares representa o desfecho de uma sequência operatória clínica, sendo considerada um reflexo das fases de abertura e preparo químico mecânico. Nas duas primeiras fases, há grande preocupação com a limpeza e a modelagem do sistema de canais radiculares. Além disso, objetiva-se eliminar os patógenos presentes e dar conicidade aos canais radiculares. Em virtude desse cuidado, o processo de obturação tem se tornado menos crítico. No entanto, devemos ter sempre o mesmo cuidado e atenção.

A obturação consiste em preencher todo o espaço anteriormente ocupado pela polpa e que agora se encontra vazio e descontaminado. Assim, obturar significa preencher e selar, o mais hermeticamente possível, toda a extensão do sistema de canais radiculares, da porção cervical até a porção apical, com material inerte e não tóxico e, dessa maneira, proporcionar selamento tridimensional que alcance um limite adequado e que estimule e favoreça o reparo apical e periapical.

## OBJETIVOS DA OBTURAÇÃO

A obturação dos canais radiculares apresenta alguns objetivos, como impedir o desenvolvimento e a proliferação microbiana, evitar a presença de espaço vazio e favorecer a reparação biológica.

Durante o preparo químico-mecânico, em que substâncias antimicrobianas são associadas à instrumentação mecânica, alguns microrganismos podem permanecer e proliferar por todo o sistema de canais radiculares. Desse modo, a obturação tem por objetivo selar todas as possíveis vias de comunicação ou "portas de entradas"; sepultar, dentro do canal radicular, microrganismos que sobreviveram ao preparo químico-mecânico; impedir a passagem microbiana para o interior do sistema de canais radiculares, possibilitando a reinfecção dos tecidos perirradiculares; e promover selamento tridimensional, evitando a entrada de bactérias.

Um canal radicular vazio, mesmo estéril, atua como verdadeiro meio de cultura, favorecendo a penetração de líquidos teciduais e exsudatos inflamatórios provenientes da região perirradicular em seu interior e comprometendo o sucesso do tratamento endodôntico. Essas substâncias, ao encontrarem um ambiente propício, facilmente se decompõem, pois são ricas em proteínas, enzimas e sais minerais, gerando produtos tóxicos e irritantes aos tecidos da região. Além disso, propiciam ambiente favorável ao estabelecimento de microrganismos e, consequentemente, infecção ou reinfecção do sistema de canais radiculares.

A obturação incorreta do sistema de canais radiculares ocasiona falhas no tratamento endodôntico e fracasso da terapia. No entanto, quando os canais estão bem obturados, o sucesso é apenas consequência.

## IMPORTÂNCIA DA OBTURAÇÃO

Muitos estudos na literatura mostram que fracassos na terapia endodôntica estão relacionados com vários fatores,

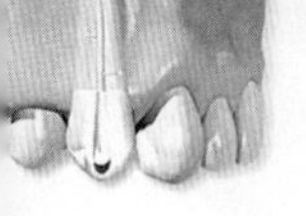



como obturações endodônticas mal realizadas. Ingle (1956) e Nguyen (1994) atribuem à incompleta ou inadequada obturação do sistema de canais radiculares a principal responsabilidade pelos insucessos na terapia endodôntica. Deve-se considerar ainda que, na maioria dos casos, falhas na fase de obturação se devem a dificuldades ou negligências ocorridas durante as fases anteriores.

Alguns trabalhos clássicos são importantes para o entendimento do processo de obturação. Dixon & Rickert (1933) demonstraram, através de tubos estéreis maciços e ocos de platina, que cavidades vazias no organismo são capazes de desenvolver processos inflamatórios. Os tubos foram inseridos no peritônio de cobaias, e os que estavam ocos desenvolveram em suas extremidades extenso halo inflamatório, em consequência do acúmulo e da decomposição em seu interior de exsudatos e leucócitos originários dos tecidos circundantes. Esse processo não foi observado nos tecidos circundantes dos tubos maciços.

Dow & Ingle (1955), a partir de dentes humanos extraídos e com canais adequadamente obturados, verificaram que, na ausência de percolação ou infiltração entre o material obturador e a parede dentinária do canal radicular, não ocorria a penetração do isótopo radioativo ($I^{131}$) que serviu como marcador. Entretanto, para os dentes mal ou parcialmente obturados, o $I^{131}$ foi capaz de penetrar extensamente no canal radicular através do forame apical.

Ingle (1962) avaliou clínica e radiograficamente 1.229 dentes tratados endodonticamente após 2 anos, sendo 317 intervenções praticadas em clínicas particulares e 912 na Clínica Odontológica da Universidade de Washington por alunos do curso de graduação. Os resultados indicaram 104 casos de insucessos, e em 61 casos (58,66%) as causas estavam relacionadas com obturações incompletas.

Marques e cols. (1992) analisaram as condições dos tratamentos endodônticos de 500 pacientes que compareceram à Faculdade de Odontologia da USP. O preenchimento do canal radicular, a presença ou não de rarefação óssea periapical e o tipo de restauração dental foram observados em 7.000 radiografias periapicais de 11.489 dentes. A análise das radiografias foi realizada em negatoscópio com auxílio de lupa de oito aumentos, onde se observaram o limite da obturação, a adaptação do material às paredes do canal e o contraste radiográfico de preenchimento, sendo as obturação qualificadas como adequadas e inadequadas. Os resultados quanto à presença de área radiolúcida periapical foram de 16,8% na forma circunscrita e de 10,5% na difusa, e 72,6% não apresentaram lesões. As obturações do canal radicular foram consideradas adequadas em 37,7% e inadequadas em 62,3% dos dentes.

Seltzer e cols. (1963) trataram endodonticamente pré-molares de cães, nos quais apenas um dos canais foi obturado e o outro permaneceu vazio. Ambos foram selados coronariamente com fosfato de zinco para impedir a microinfiltração e contaminação bacteriana. Após um período de 8 meses foram realizados exames radiográficos e histológicos, tornando possível concluir que os canais não obturados ou vazios desenvolveram radiograficamente rarefações ósseas periapicais e, histologicamente, infiltrado inflamatório. Esses canais atuavam como tubo de ensaio, contendo em seu interior exsudatos oriundos dos tecidos periapicais, os quais entraram em decomposição, tornando-se produtos altamente tóxicos aos tecidos periapicais. Os canais obturados apresentaram tecidos periapicais normais ou ligeiramente inflamados.

Dessa maneira, percebemos a importância da obturação hermética do canal radicular, eliminando qualquer acesso do interior do canal aos tecidos que circundam a raiz e vice-versa, tanto no sentido lateral como no vertical.

## FATORES IMPORTANTES NO MOMENTO DA OBTURAÇÃO

O momento da obturação gera muita controvérsia, mas é consensual a ideia de que os canais devam estar desinfectados e modelados antes da obturação.

Após a completa limpeza e a modelagem do sistema de canais radiculares, o dente se encontra pronto para ser obturado e selado. No entanto, alguns fatores devem ser avaliados previamente à obturação, como a presença de preparo químico mecânico satisfatório, a ausência de sintomatologia dolorosa relatada pelo paciente e a ausência de exsudato no interior dos canais radiculares.

O preparo químico-mecânico é responsável pela modelagem e a sanificação dos canais radiculares, incidindo diretamente na limpeza e desinfecção, no aumento da permeabilidade dentinária, na remoção de *smear layer* e, consequentemente, no aumento da adesividade do material obturador às paredes do canal radicular. Se essa etapa não for realizada da maneira correta, o canal apresentará restos pulpares, restos de bactérias e ausência de conicidade, o que prejudicaria uma obturação correta, independentemente da técnica adotada.

Após a instrumentação do sistema de canais radiculares, o paciente não deve apresentar sensibilidade à percussão, sensação de dente extruído ou dor espontânea. Quando alguns desses sinais estiverem presentes, a obturação não deverá ser realizada no mesmo dia. O mais indicado, nesses casos, é que o dente receba uma medicação intracanal e a consulta seja remarcada.

Da mesma maneira, após desbridamento completo, o dente deve se apresentar seco. Em caso de persistência de exsudação (serosa, hemorrágica ou purulenta), o tratamento não foi eficiente em eliminar irritantes presentes no canal, ou então terá sido realizado de maneira inadequada, o que ocasionou uma agressão física ou química aos tecidos periapicais. Provavelmente estaremos diante de um processo inflamatório persistente ou de uma contaminação residual. Somado a isso, a umidade causada pelo exsudato interfere nas propriedades físicas do material obturador, dificultando o selamento. Nesses casos, o cirurgião-dentista deve, mais uma vez, optar por uma medicação intracanal.

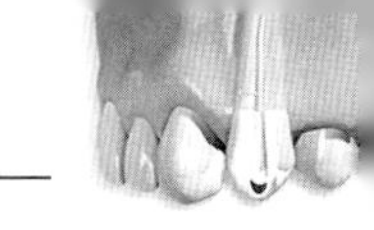

## SESSÃO ÚNICA OU MÚLTIPLA

O tratamento endodôntico em sessão única não deve ser visto como obrigação do endodontista, mas como consequência do tratamento correto por ele realizado. A obturação imediata do sistema de canais radiculares, ou seja, na mesma sessão, deverá ser realizada caso os fatores relatados anteriormente estejam adequados. Desse modo, se o dente tratado apresentar preparo químico-mecânico satisfatório e ausências de sintomatologia dolorosa e de exsudato, estará em condições apropriadas para a obturação imediata.

Por outro lado, se as situações citadas acima estiverem presentes no momento da obturação, o mais indicado é a colocação de medicação intracanal. Assim, se após a remoção dessa medicação o dente apresentar condições clinicamente favoráveis, será realizada a obturação.

## LIMITE APICAL DE OBTURAÇÃO

A relação existente entre o preparo químico mecânico e a obturação radicular é muito importante, principalmente no que diz respeito ao limite apical. A modelagem com dilatação dos terços cervical e médio e conicidade gradual, com diâmetro cervical maior e apical menor, contribui diretamente na limpeza e desinfecção do sistema de canais radiculares.

A adequada modelagem tronco-cônica gradual do canal favorece as condições técnicas para melhor obturação do canal radicular, minimizando as falhas da obturação, o que normalmente acontece com canais pouco modelados ou paralelos.

Em uma obturação inadequada, os espaços vazios impedem o selamento perfeito, e qualquer espaço entre o material obturador e a parede dentinária pode servir de recipiente a líquidos orgânicos que podem advir da região apical ou lateral, funcionando como substrato às bactérias residuais e/ou sepultadas nos túbulos dentinários, reentrâncias e canais recorrentes, comportando-se como foco de infecção.

Parece ser consensual o fato de que o material obturador deva se limitar ao interior do sistema de canais radiculares. Da mesma maneira, preconiza-se que a obturação deva atingir as proximidades do forame apical, localizando-se, sempre que possível, a 0,5 a 1,0mm do ápice. Isso possibilita a eliminação do espaço vazio e reduz o risco de colonização bacteriana. Obturações muito aquém não estão indicadas, uma vez que podem deixar um segmento muito extenso, permitindo que microrganismos possam se estabelecer.

Soares & Leonardo (2001) relataram que o nível apical da obturação pode ser apontado como um dos fatores que interferem na reparação de lesões apicais. Dentes com obturações aquém do ápice radiográfico mostram resultados melhores quando comparados a dentes obturados no nível ou além do ápice. Obturações localizadas no vértice radiográfico correspondem, histologicamente, a sobreobturações.

Kojima e cols. (2004) avaliaram a influência do limite apical de obturação (subobturados ou sobreobturados) e a condição da polpa (vital ou necrosado) no prognóstico do tratamento endodôntico. As porcentagens de sucesso endodôntico em dentes com vitalidade pulpar e necrosados foram de 82,8% e 78,9%, respectivamente. Quanto ao limite apical de obturação, o sucesso endodôntico ocorreu em 70,85% dos dentes com sobreobturações e em 85,5% dos dentes com subobturações. O limite considerado favorável ao prognóstico foi de, no máximo, 2mm aquém do ápice radiográfico.

Embora alguns autores afirmem que os materiais obturadores possam produzir reação de citotoxicidade na região apical, em casos de sobreobturações a citotoxicidade será temporária, não comprometendo o tratamento endodôntico. Os casos de insucesso em sobreobturações são encontrados, principalmente, quando microrganismos estão presentes em biofilmes extrarradiculares.

Em relação à condição pulpar, o limite apical de obturação não apresenta diferença. Desse modo, ele deverá ser estabelecido igualmente para dentes vitais ou necrosados.

## TÉCNICAS DE OBTURAÇÃO

Uma obturação comprometida pode levar ao insucesso do tratamento, ainda que todos os outros passos clínicos tenham sido cumpridos de maneira satisfatória. Possíveis erros durante o processo de obturação resultam de uma modelagem insatisfatória do canal ou do uso inadequado das técnicas de obturação. A obturação condensada de modo deficiente ou incompleta está diretamente relacionada com o insucesso do tratamento endodôntico.

Para o sucesso da terapia endodôntica é imprescindível a qualidade da obturação radicular. Assim, deve-se escolher uma técnica de obturação que ofereça condições técnicas e biológicas e favoreça o reparo.

Para a escolha da técnica de obturação do sistema de canais radiculares, devem ser levados em consideração a adaptação do material na parede dos canais, a infiltração apical, o sucesso clínico, a temperatura e a facilidade de realização.

Inúmeras são as técnicas desenvolvidas com o objetivo de promover selamento tridimensional do espaço do canal radicular. Dentre elas podem ser citadas a condensação lateral fria (Grossman, 1981), a compactação termomecânica (McSpadden, 1980), o Thermafil® (Johnson, 1978), a guta-percha termoplastificada (Gutman & Rakusin, 1987) e a condensação vertical (Schilder, 1967).

Independentemente da técnica adotada, a presença de bolhas na obturação poderia impedir a tão almejada obturação tridimensional, possibilitando, contudo, acesso dos microrganismos residentes nos túbulos ao eventual substrato contido no canal.

É importante salientar que mesmo os melhores tratamentos endodônticos não previnem a infiltração de bactérias e seus subprodutos por todo o sistema de canais radiculares. Assim, nenhum material ou técnica obturadora é capaz de prevenir a microinfiltração bacteriana.

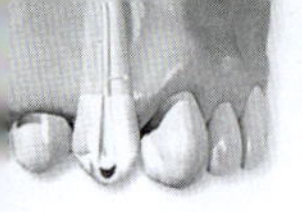



## Condensação lateral

A técnica de condensação lateral consiste na associação de cones de guta-percha principal e acessórios a cimento obturador endodôntico. Esses materiais são associados ao uso de espaçadores digitais (Figura 18.1), que vão auxiliar a condensação lateral da guta-percha. Os espaçadores digitais buscam espaço para a colocação dos cones acessórios, sempre dos menores para os maiores diâmetros, com os mais longos precedendo os curtos, em busca da maior quantidade de guta-percha do terço apical para o cervical com menor quantidade possível de cimento obturador. Vale lembrar que os cones acessórios devem ter conicidade ligeiramente inferior à dos espaçadores utilizados. Essa técnica é a mais aceita por sua facilidade e controle durante a obturação, diferentemente de técnicas termoplastificadas, que oferecem riscos de extravasamento, caso não haja treinamento suficiente. No entanto, trata-se de uma técnica que exige tempo clínico e apresenta relativa dificuldade de manuseio.

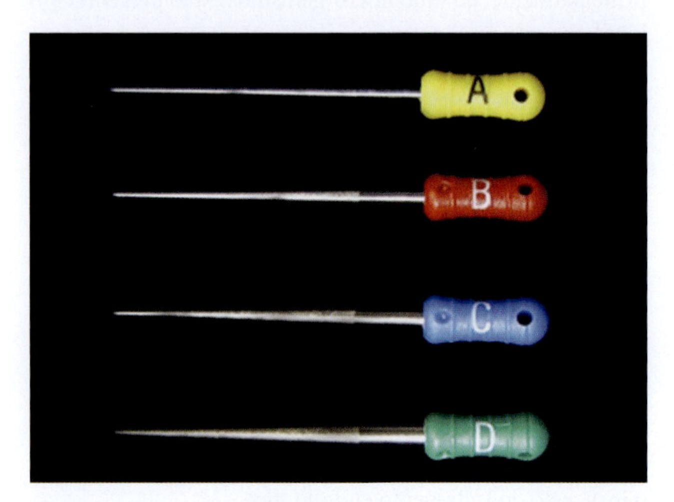


▶ **Figura 18.1** Espaçadores digitais utilizados na técnica de condensação lateral.

A condensação lateral pode ser fria (Grossman, 1981), aquecida (Martin & Fischer, 1990) ou em conjunto com termocompactador, como em uma técnica híbrida (Tagger, 1984). Na condensação lateral aquecida, é menor a necessidade de aplicação de forças durante a condensação, o que foi considerado um avanço em comparação com a técnica de condensação lateral a frio. O calor aplicado fornece uma massa mais uniforme do conjunto guta-percha e cimento obturador.

### *Descrição da técnica (Figura 18.2)*

Para seleção do cone principal, a lima anatômica final será levada ao comprimento de trabalho (CT). Depois de ajustada, este será o cone principal. Caso esteja frouxa, a lima seguinte deverá ser avaliada. A lima que melhor se adaptar ao CT corresponderá ao cone principal (por exemplo, se a lima #40 se adaptou ao CT, o cone 40 será selecionado).

Antes de sua introdução no canal, independentemente da técnica de obturação selecionada, os cones de guta-percha devem ser desinfectados. Pode-se utilizar, para este fim, solução de hipoclorito de sódio ou clorexidina. Os cones devem ser imersos em uma das substâncias por pelo menos 1 minuto.

O cone selecionado será medido, levado ao CT, e deverá ser realizada uma radiografia (raios-X da prova do cone). É importante que o canal esteja preenchido por irrigante durante a prova do cone.

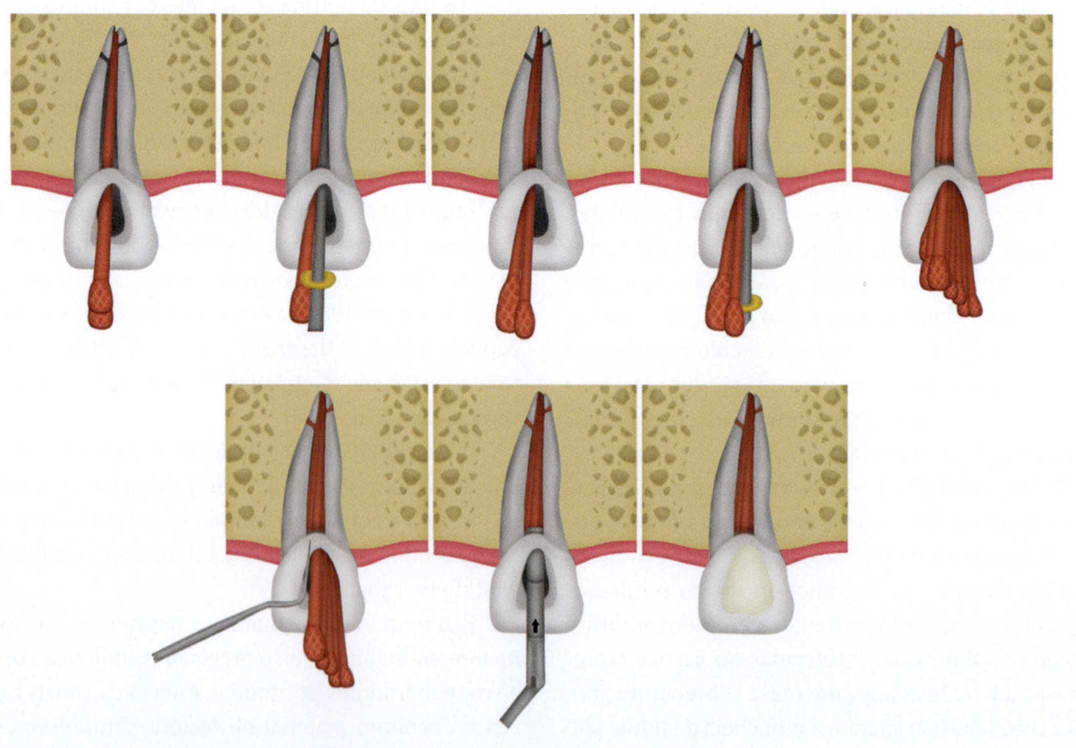

**Figura 18.2** Descrição da técnica de condensação lateral.

Confirmada a prova do cone, este será removido do canal, lavado, seco com gaze estéril e reservado.

Para remoção de *smear layer* será utilizada solução de EDTA 17%, por 3 minutos, com troca a cada 1 minuto. A cada novo uso das substâncias quimicamente ativas empregadas no preparo (NaOCl e EDTA), deve-se realizar irrigação intermediária com solução inerte (água destilada estéril ou solução salina).

A sequência de irrigação consiste em NaOCl durante o preparo e para a prova do cone, irrigação com solução inerte para remoção de NaOCl; irrigação com EDTA para remoção de *smear layer*; novamente irrigação com solução inerte para remoção de EDTA; irrigação com NaOCl para remoção dos componentes orgânicos da *smear layer* e por fim irrigação final com solução inerte.

O canal deverá ser seco com o auxílio de cones de papel. O cimento endodôntico é manipulado e levado, com o cone principal selecionado, ao canal radicular. Cones de guta-percha acessórios serão utilizados, do menor para o maior diâmetro, para preencher os espaços ainda existentes com o auxílio dos espaçadores digitais. É importante que os cones acessórios sejam medidos e que não ultrapassem o comprimento do cone principal, assim como os espaçadores.

Após o preenchimento do canal com os cones principal e acessórios, uma nova radiografia será realizada (radiografia de qualidade) para confirmação do preenchimento do canal.

Confirmado o preenchimento do canal, com o auxílio de um condutor de calor aquecido, o excesso de guta-percha será removido até a cervical do dente. Em seguida, com o auxílio do calcador, uma condensação será realizada.

Ao final desse procedimento deverá ser realizada uma radiografia para confirmar a qualidade da obturação e, em seguida, a blindagem coronária.

As Figuras 18.3 e 18.4 mostram casos clínicos em que foi utilizada a técnica de condensação lateral.

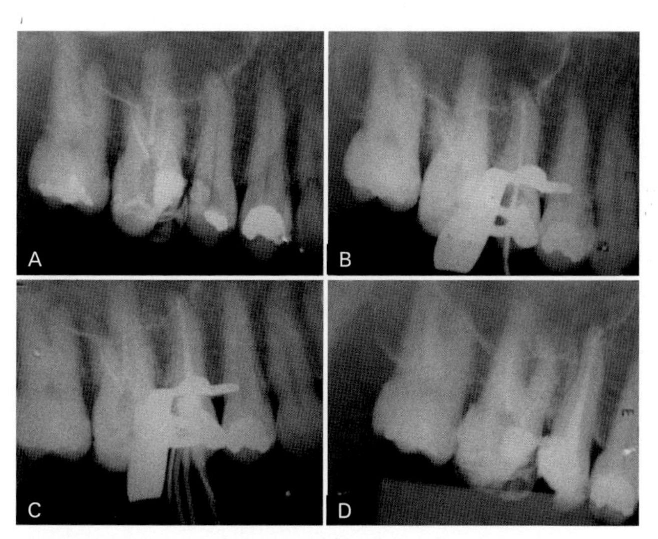


▶ **Figura 18.3A** a **D** Passo a passo de um caso clínico, empregando-se a técnica de condensação lateral.

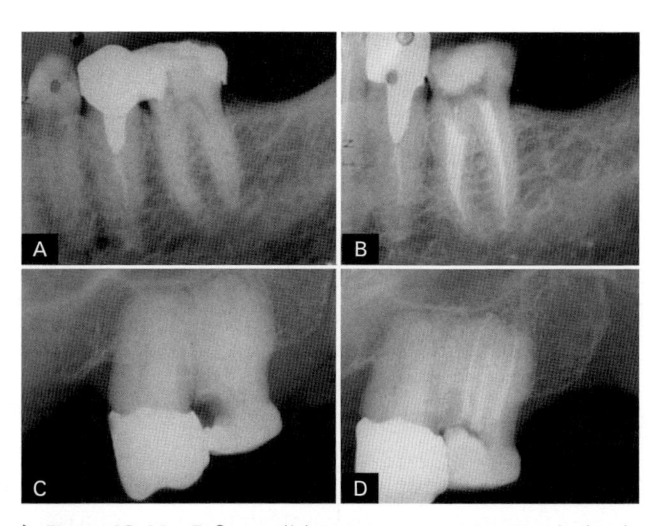


▶ **Figura 18.4A** a **D** Casos clínicos em que se emprega a técnica de condensação lateral. (Imagens gentilmente cedidas pela Dra. Amara Eulália.)

## Condensação vertical

Nessa técnica, a condensação é feita de maneira vigorosa em sentido apical, visando acomodar, o quanto possível, o material obturador às paredes do canal. A fase inicial da condensação vertical, denominada *downpack*, tem por objetivo selar os milímetros apicais do sistema de canais radiculares. O *downpack*, entretanto, deixa espaços vazios nos terços cervical e médio, e a obturação desse espaço é conhecida por *backfilling, repack* ou preenchimento.

As técnicas de obturação termoplastificadas foram introduzidas para obtenção de melhor homogeneidade, obturação tridimensional e adaptação superficial da guta-percha.

Um questionamento frequente, em relação às técnicas de obturação termoplastificada, refere-se ao aquecimento que podem provocar, ocasionando danos ao ligamento periodontal. Aceita-se que o aumento da temperatura da superfície externa acima de 10°C da temperatura corporal pode causar danos às estruturas ao redor do dente. Um fator que pode alterar a temperatura da superfície externa radicular é a espessura da dentina, uma vez que esta é considerada um bom isolante. Isso pode explicar a variação da temperatura na superfície radicular em sua extensão. O cimento também pode ser considerado isolante, podendo reduzir a temperatura externa radicular de 1°C a 2°C. Descrita por Schilder (1967), a técnica de condensação vertical aquecida é considerada por alguns autores supe-

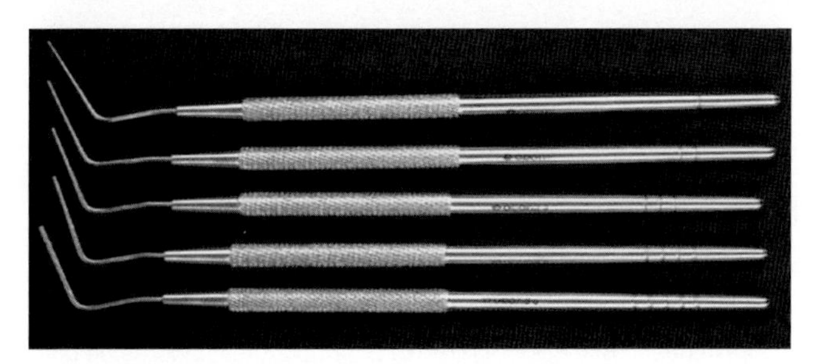

▶ **Figura 18.5** Condensadores de Schilder (Odous De Deus).

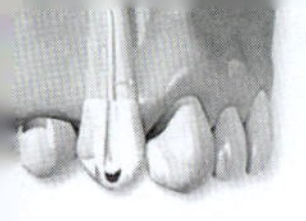



rior à condensação lateral fria, pois preenche o canal radicular com quantidade mínima de cimento. No entanto, exige um número maior de passos e mais tempo, além de ser necessário preparo radicular mais amplo.

Na técnica de Schilder procede-se à termoplastificação e à compactação vertical a frio, o que possibilita um movimento apical e lateral do conjunto plastificado. São utilizados três compactadores (Figura 18.5), um para cada terço do canal. O instrumento do terço apical deve estar cerca de 4 a 5mm aquém do comprimento do dente e não deve encontrar resistência na parede do terço apical. Essa técnica tem o objetivo de preencher o canal com material mais homogêneo e possibilita a obturação das ramificações do sistema de canais radiculares.

Em 1996, Buchanan desenvolveu uma técnica em que se utilizava do princípio de aquecimento de guta-percha em equipamentos próprios, a qual ficou conhecida como técnica da onda contínua de compactação. Nesses casos, a termoplastificação e a compactação são realizadas com um único condensador acoplado a um aparelho. Esses aparelhos (Figura 18.6*A* a *C*), que emitem a fonte de calor, são utilizados em associação a um condensador (Figura 18.6*D*). O condensador é aquecido eletricamente, sendo sua ativação realizada por meio de toque digital (System B® e Touch in heat®) ou por pedal (Easy Termo®). O condutor aquecido exerce compressão do cone de guta-percha em direção apical, favorecendo a entrada do material obturador em ramificações do canal radicular. Esse dispositivo tornou mais fácil a condensação vertical, promovendo melhor controle da extensão pela qual o calor é aplicado.

Há situações clínicas em que o sistema de injeção de guta-percha termoplastifica é imprescindível, como nos casos de reabsorção interna. Nesses casos, pode-se utilizar o aparelho Obtura®. Com ele, a guta-percha é aquecida em uma câmara localizada no interior de uma pistola de injeção. Após ser plastificada, a guta-percha é injetada no interior do canal radicular e compactada com calcadores manuais frios. Nesses casos em que a guta-percha é aquecida e pressionada através de uma seringa, ela pode preencher tridimensionalmente e com maiores eficácia e rapidez o sistema de canais radiculares. A desvantagem dessa técnica está relacionada com a dificuldade de controlar a extrusão de material obturador no sistema de canais radiculares. Aparelhos similares, com a mesma função, são utilizados para esse fim (Figura 18.7). Além disso, esses aparelhos são utilizados na fase de preenchimento dos terços médio e cervical do canal com guta-percha.

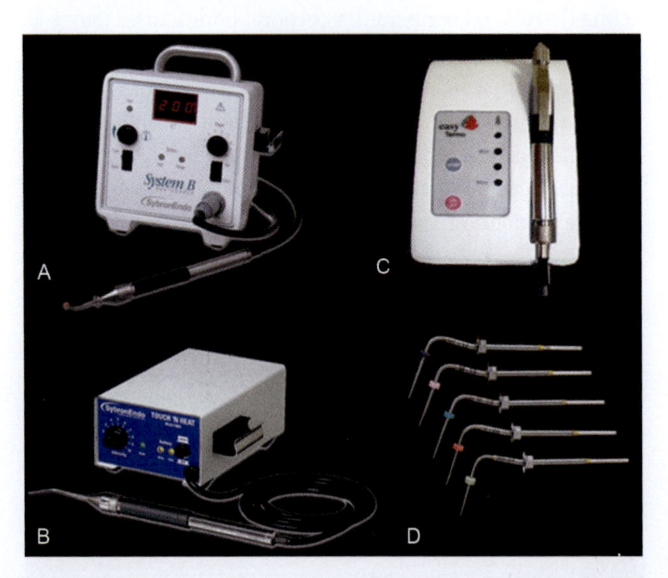


▶ **Figura 18.6** Aparelhos de termocompactação System B® (**A**), Touch in heat® (**B**) e Easy Termo® (**C**) e termocompactadores de diferentes tamanhos (**D**).

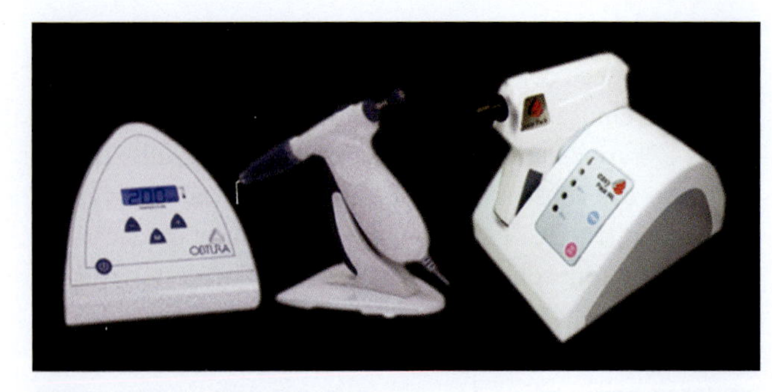

▶ **Figura 18.7** Sistemas injetores de guta-percha termoplastificada Obtura® (Spartan) e Easy Termo® (Easy).

### *Descrição da técnica (Figura 18.8)*

Com o auxílio de uma lima de NiTi será verificado o diâmetro final do preparo no CT. Em seguida, um cone de guta-percha M ou FM será calibrado com o auxílio de uma régua calibradora, um número além da lima selecionada (por exemplo, se uma lima #30 se adaptou de maneira precisa e justa ao CT, o cone será calibrado em #35).

O cone será medido e levado ao canal, localizando-se 1mm aquém do CT. Uma radiografia será realizada para confirmação de sua localização no interior do canal (raios-X da prova do cone).

Após a confirmação, serão realizadas a lavagem e a secagem do cone, assim como a remoção de *smear layer*, como descrito anteriormente. Em seguida, o canal deverá ser seco com cone de papel absorvente (M ou FM).

Inicialmente, realiza-se a prova do condensador. Na técnica de Schilder, são selecionados três condensadores: um para o terço apical, que deverá ficar 4mm aquém do CT, sem tocar nas paredes; um para o terço médio e, finalmente, um para o terço cervical, que deverá ficar na embocadura do canal.

No caso da técnica de Buchanan, o condutor de calor será escolhido de modo a se localizar 5mm aquém do CT, sem se prender nas paredes.

Em seguida, o cimento será manipulado e o cone selecionado levado ao canal com o cimento. Se houver espaço, outro cone acessório poderá ser utilizado.

O procedimento de *down-pack* será iniciado. Na técnica de Schilder, o condutor de calor será utilizado para cortar a guta-percha na embocadura do canal e em seguida, com o auxílio do condensador, uma compressão vertical será ime-

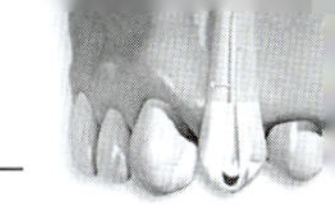

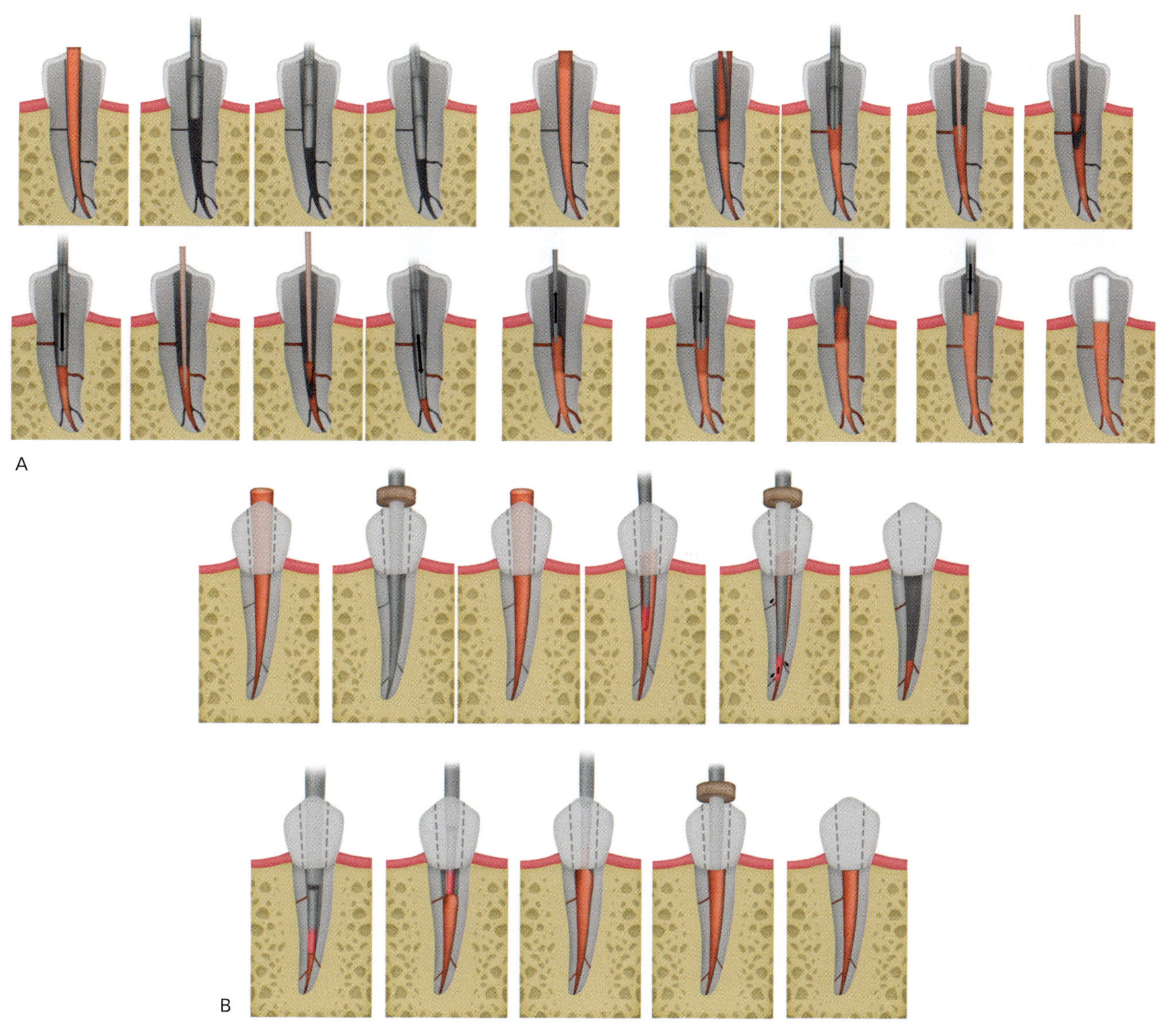


▶ **Figura 18.8** Descrição das técnicas de condensação vertical. **A** Técnica de Schilder. **B** Técnica de Buchanan.

diatamente realizada. Em seguida, o condutor de calor será novamente empregado no terço médio e finalmente, após o uso do condutor de calor, o condensador será empregado no terço apical até atingir 4mm do CT.

Na técnica de Buchanan, o condutor de calor será utilizado para remover o excesso de guta-percha até a embocadura do canal. Em seguida, o condutor será ativado até atingir o comprimento de 5mm aquém do CT e então levado até atingir 4mm do CT.

Para a fase do *repack*, pode-se utilizar o Obtura® para preencher os terços médio e cervical com guta-percha. Pode-se ainda selecionar um novo cone de guta-percha, cuja ponta deve ser cortada de modo a se adaptar ao canal. Em caso de necessidade, cones podem ser utilizados como acessórios. Em seguida, deverá ser realizado o corte do cone na embocadura do canal e, com auxílio do compactador de McSpaden, a guta-percha será plastificada e compactada, ocupando os espaços existentes no canal.

Finalmente, uma radiografia será realizada para avaliação da qualidade da obturação, seguida pelo selamento coronário.

A Figura 18.9 ilustra casos clínicos onde essa técnica de obturação foi realizada.

## Técnica de obturação da FOP-UNICAMP

Essa técnica consiste na associação das técnicas de Schilder e de De Deus modificada, em que os cones acessórios são utilizados como principal e acessório.

### *Descrição da técnica (Figura 18.10)*

Após o preparo químico-mecânico do sistema de canais radiculares, o diâmetro final do forame é definido por meio de limas endodônticas manuais. Em seguida, o cone de guta-percha principal (FM ou M) é calibrado dois diâmetros acima da lima anatômica final e então desinfectado com clorexidina gel a 2%. Esse cone é introduzido no canal

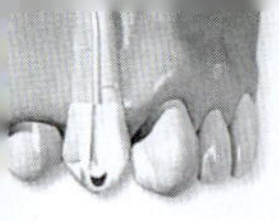

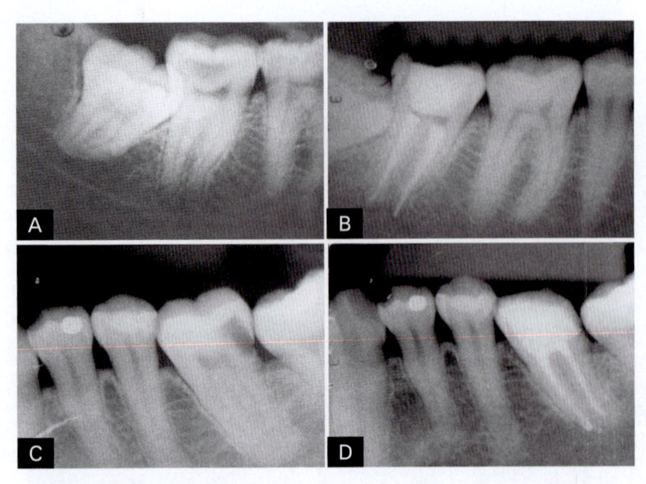

▶ **Figura 18.9A** a **D** Casos clínicos em que foi empregada a técnica de condensação vertical.

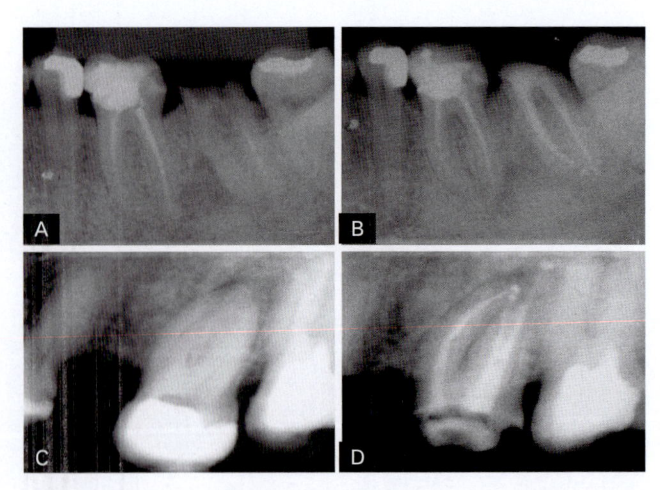

▶ **Figura 18.11A** a **D** Casos clínicos em que foi empregada a técnica de obturação da FOP-UNICAMP.

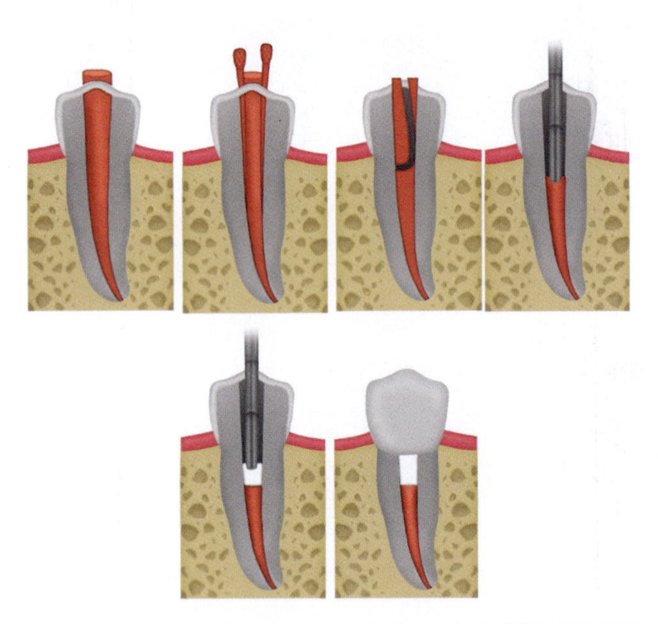

▶ **Figura 18.10** Descrição da técnica de obturação da FOP-UNICAMP.

radicular, previamente preenchido com clorexidina gel a 2%, e modelado em seu interior. A partir da prova do cone realizada radiograficamente, procede-se à verificação do comprimento do cone de guta-percha, que deve ser 2mm aquém do comprimento real do dente.

Após a seleção do cone, é realizado o *toilet* final dos canais radiculares com uma substância quelante (EDTA 17%). Essa substância é introduzida no canal radicular e permanece em seu interior por um período de 3 minutos com trocas sucessivas a cada minuto. Depois, o EDTA é removido com 5mL de solução salina estéril, e o canal é seco com pontas de papel absorvente.

O cimento endodôntico é então manipulado e levado, com o cone selecionado, ao canal radicular. Se houver espaços remanescentes, outros cones acessórios são utilizados. Realiza-se então a condensação termoplastificada no terço cervical (técnica de Schilder). Em seguida, o *backfill* é realizado com Coltosol®. Por fim, uma radiografia é realizada para verificar a qualidade da oburação e, em seguida, procede-se à blindagem coronária.

A Figura 18.11 ilustra dois casos clínicos em que essa técnica de obturação foi realizada.

### Thermafil®

O sistema Thermafil® (Johnson, 1987) consiste em um carreador de aço inoxidável ou NiTi envolto por guta-percha. Após selecionado o tamanho adequado, o cimento endodôntico é levado ao canal e o carreador é levado ao Therma Prep® para ser aquecido; posteriormente, este é levado ao canal radicular até o comprimento de trabalho. O remanescente do carreador deve ser cortado com uma broca e a guta-percha compactada verticalmente com um condensador.

## LIMPEZA DA CÂMARA PULPAR

Após a obturação radicular, a limpeza da câmara pulpar é indispensável para o prognóstico favorável do tratamento. Essa limpeza tem por objetivo eliminar resíduos dos materiais obturadores, impedindo a pigmentação da estrutura coronária e favorecendo a adesividade dos materiais restauradores.

Deve ser realizada por meio de brocas esféricas e/ou solução de álcool a 70%.

## SELAMENTO CORONÁRIO

A obturação do sistema de canais radiculares não deve terminar após a condensação dos materiais obturadores. Assim como são importantes os fatores que antecedem a obturação, devem ser salientados os fatores essenciais após o processo de obturação e que interferem no sucesso da terapia. O selamento coronário é um procedimento importante e está relacionado com a previsibilidade do tratamento endodôntico.

O selamento coronário e a restauração definitiva devem ser considerados componentes essenciais durante o trata-

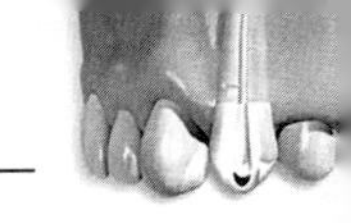

mento endodôntico. Autores sugerem que a combinação de um bom tratamento endodôntico com boas restaurações coronárias é capaz de promover maior índice de sucesso do tratamento.

O tratamento endodôntico adequado está sujeito ao insucesso, como, por exemplo, no caso de infiltração coronária por meio da interface, material restaurador e remanescente coronário ou radicular, colocando em risco até mesmo uma obturação endodôntica ideal.

Apesar de o selamento coronário produzido por uma boa obturação, associado a restaurações coronárias, prevenir a entrada de bactérias, estudos clínicos sugerem que resultados endodônticos favoráveis podem ser alcançados nos casos em que a obturação não foi realizada de maneira correta, mas os dentes apresentam restauração coronária adequada.

Ray & Trope (1995) forneceram uma visão importante da filosofia do tratamento endodôntico quando buscaram determinar o aspecto que apresentaria maior impacto no resultado da terapia endodôntica. Eles verificaram que a qualidade da restauração coronária é mais significativa e tem maior impacto no sucesso do que a qualidade do tratamento endodôntico. Esse estudo motivou profissionais a pensarem na melhor conduta clínica para dentes tratados endodonticamente, sendo preferível a colocação de restauração definitiva de alta qualidade imediatamente após o tratamento do que uma restauração provisória, que apresenta maior possibilidade de microinfiltração bacteriana. Outros trabalhos, como o de Tronstad e cols. (2000), relataram que a qualidade da restauração coronária é de grande importância quando combinada a tratamento endodôntico também adequado.

Tendo em vista a importância do selamento coronário para o sucesso a longo prazo do tratamento endodôntico e levando em consideração o fato de que o hipoclorito de sódio, irrigante comumente utilizado na prática endodôntico, pode comprometer a adesão dos materiais restauradores à dentina, estudos vêm sendo desenvolvidos com o objetivo de neutralizar o efeito deletério do hipoclorito de sódio na adesão dos materiais restauradores à dentina.

## CONSIDERAÇÕES FINAIS

O sucesso a longo prazo está associado à correta execução de todas as etapas do tratamento endodôntico. Como registrado anteriormente, acesso e preparo químico-mecânico executados de maneira correta serão de grande ajuda para uma obturação tridimensional. Além disso, é importante lembrar que o tratamento endodôntico só pode ser considerado terminado após a instalação de uma restauração definitiva, também conhecida como "blindagem coronária".

## Referências


Dixon CM, Rickert UG. Tissue tolerance to foreign materials. J Am Dent Assoc 1933; 20(8):1458-72.

Dow RP, Ingle JL. Isotope determination of root canal failure. Oral Surg 1955; 8(10):1100-4.

Grossman LI. Endodontic practice. 10. ed. Philadelphia: Lea & Febiger, 1981:277.

Gutmann JL, Rakusin H. Perspectives on root canal obturation with thermoplasticized injectable gutta-percha. Int Endod J 1987; 20(6): 261-70.

Ingle JI. Root canal obturation. J Am DentAssoc, Chicago, 1956: 53(1):47-55.

Ingle JI. Exitos y fracasos en endodoncia (Estudo de Washington). Rev Asoc Odontol Argent 1962; 50(2):67-74.

Johnson WB. A new gutta-percha filling technique. J Endod 1978; 4(6):184-8.

Kojima K, Inamoto K, Nagamatsu K et al. Success rate of endodontic treatment of teeth with vital and nonvital pulps – A meta-analyses. Oral Surg Oral Pathol Oral Radiol Endod 2004; 97(1):95-9.

Marques JLSL. Avaliação da metodologia de impermeabilização radicular externa com vistas ao estudo da permeabilidade dentinária e marginal. São Paulo, 1992. 83p. Tese (Doutorado) Faculdade de Odontologia de São Paulo.

Martin H, Fischer E. Photoelastic stress comparison of warm (Endotec) versus cold lateral condensation techniques. Oral Surg Oral Med Oral Pathol 1990; 70(3):325-7.

McSpadden JTR. Self-study course for the thermatic condensation of gutta-percha. Ranson e Randolph, 1980.

Nguyen NT. Obturation of the root canal system. In: Cohen S, Burns RC (eds.) Pathways of the pulp. St. Louis: CV Mosby. 1994: 219-71.

Ray HA, Trope M. Periapical status of endodontically treated teeth in relation to the technical quality of the root filling and coronal restoration. Int Endod J 1995; 28(1):12-8.

Seltzer S, Bender IB, Turkenkopf S. Factors affecting successful repair after root canal therapy. The Journal of the American Dental Association 1963; 67:651-61.

Schilder H. Filling root canals in three dimensions. Dent Clin North Am 1967; 11:723-44.

Soares JA, Leonardo RT. Influência da smear layer na reparação periapical de dentes com necrose pulpar e patologias periapicais. Rev Bras Odontol 2001; 58(4):240-3.

Tagger M. Use of thermo-mechanical compactors as an adjunct to lateral condensation. Quint Int 1984; 15(1):27-30.

Tronstad L, Asbjrnsen K. Dving L, Pedersen I, Eriksen HM. Influence of coronal restorations on the apical heath of endodontically treated teeth. Endodontics & Dental Traumatology 2000; 16:218-21.

19

# Retratamento Endodôntico

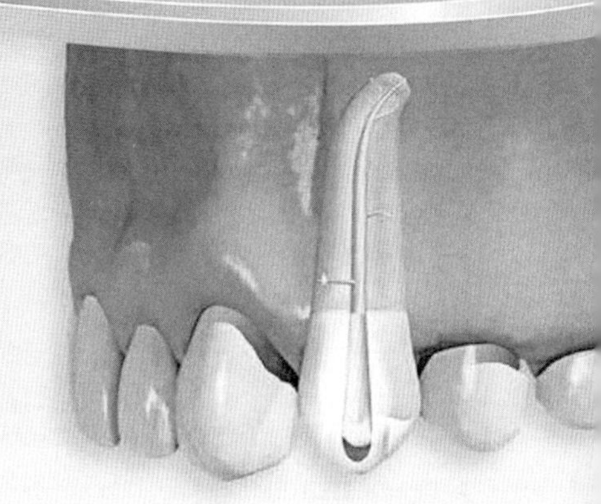

Mário Luis Zuolo
Daniel Kherlakian
José Eduardo de Mello Jr.
Maria Cristina Coelho de Carvalho
Maria Inês Ranazzi Cabral Fagundes

## INTRODUÇÃO

A endodontia é a especialidade da odontologia que tem o objetivo principal de prevenir ou eliminar a presença de periodontite apical. Suas modalidades terapêuticas são: tratamento endodôntico convencional, retratamento endodôntico não cirúrgico (reintervenção endodôntica convencional) e retratamento endodôntico cirúrgico (cirurgia periapical, a reintervenção cirúrgica).[1]

Neste capítulo será abordado o retratamento endodôntico convencional, que engloba procedimentos de tratamento realizados, via canal, em casos de tratamentos iniciais incompletos ou interrompidos por outro profissional, e casos completos, porém inadequados e considerados malsucedidos.[1]

O fator microbiano pode ser considerado a principal causa de falha do tratamento endodôntico inicial. Procedimentos clínicos fora do padrão aceitável para a especialidade podem resultar no aparecimento ou desenvolvimento de infecção. Há casos em que, mesmo quando os protocolos de tratamento são seguidos, pode ocorrer insucesso, com o aparecimento ou a manutenção da periodontite apical. Os fatores que podem levar a essas situações de falha do tratamento endodôntico são descritos a seguir.[2,3]

## FATORES MICROBIANOS

A presença de bactérias em áreas como istmos, ramificações do canal principal, deltas apicais e irregularidades das paredes pode ser inacessível a instrumentos, irrigantes e medicação intracanal. As bactérias que sobrevivem em condições adversas mesmo após a obturação podem causar ou manter a patogenicidade e ocasionar infecção secundária.[4-7] Essa infecção é caracterizada como monoinfecção com predomínio de bactérias gram-positivas, geralmente anaeróbias facultativas, que não estavam presentes na infecção primária ou que, de alguma maneira, resistiram ao primeiro tratamento.[8-10]

A presença de biofilme no espaço do canal, na região apical e nas ramificações pode explicar a dificuldade na erradicação de bactérias do sistema de canais.[11-16] O biofilme quase sempre pode estar associado à presença de periodontite apical, como afirmam Ricucci & Siqueira (2010).[17] Nesse estudo, de um total de 106 dentes, todos com periodontite apical, 64 dentes com canais não tratados (indicados para extração) e 42 dentes com canais tratados que falharam foram submetidos a procedimento cirúrgico, em que foram coletadas a região apical e a área de lesão. Esses espécimes foram levados à biópsia e avaliados por meio de teste bacteriológico e também histologicamente. A presença de biofilme pôde ser observada em 77% dos casos. A prevalência de biofilme foi de 95% em cistos, 83% em abscessos e 69% em granulomas. O biofilme extrarradicular foi observado em apenas 6% dos casos. Os autores concluíram que o biofilme induz a formação da periodontite apical.[17]

A estrutura do biofilme endodôntico não apresenta um padrão único, podendo variar caso a caso. O biofilme bacteriano aparece com maior frequência em processos patológicos de longa duração, como cistos e lesões apicais extensas. Segundo Siqueira e cols. (2012),[18] dependendo de sua localização e composição, o biofilme pode representar um desafio no processo de desinfecção do canal (Figura 19.1).

A presença de bactérias fora do canal – infecção extrarradicular – pode ser ocasionada por comunicação da lesão apical via fístula ou bolsa periodontal. Restos de dentina e materiais de obturação contaminados, levados à região

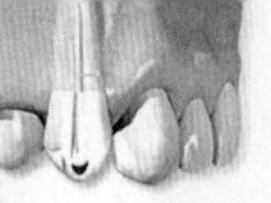



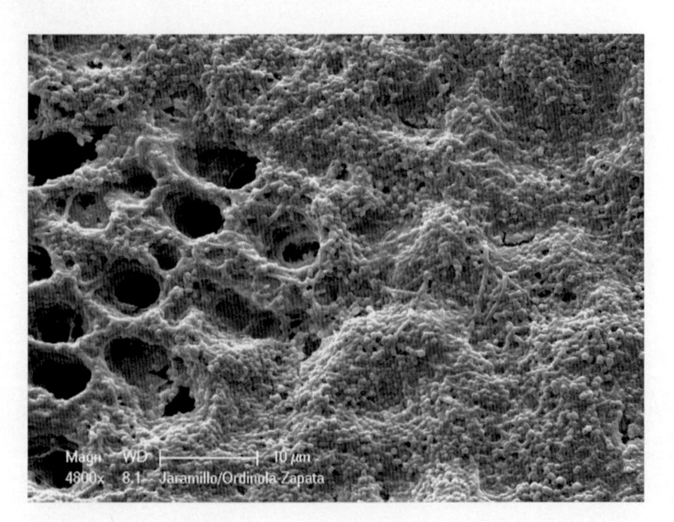


▶ **Figura 19.1** Biofilme aderido em dentina humana. MEV 4.800×. (Fotomicrografia gentilmente cedida pelos Drs. David Jaramillo e Ronald Ordinola-Zapata.)

apical pela instrumentação, podem promover a formação de biofilme extrarradicular[19,20] ou casos de infecção por actinomicetos.[21]

No entanto, casos de infecção extracanal constituem apenas uma pequena porção das falhas do tratamento endodôntico inicial. A maioria dos casos de insucesso tem como fator etiológico a presença de bactérias planctônicas, colônias bacterianas e biofilmes microbianos no interior dos canais e túbulos dentinários.

## FATORES NÃO MICROBIANOS

As células de defesa podem desintegrar-se e liberar moléculas de colesterol nos tecidos perirradiculares. As partículas cristalinas de cristais de colesterol quando aglomeradas não são degradadas e impedem a cura da lesão apical.[22]

Outro fator que pode interferir no reparo é a extrusão de alguns materiais no sentido apical, o que pode causar reação de corpo estranho e perpetuar a lesão. Partículas de celulose, encontradas no cone de papel, algodão e gaze, quando em contato com os tecidos periapicais, produzem reação anti-inflamatória intensa e não são degradadas pelo corpo humano.[23,24]

## MÉTODOS DE AVALIAÇÃO DO TRATAMENTO

Para avaliação da previsibilidade do tratamento endodôntico, alguns métodos devem ser utilizados, como o clínico, o radiográfico e o histológico.[25] Mais recentemente, o método tomográfico também tem sido sugerido para monitoramento de lesões apicais.[26]

O método clínico consiste na observação de aparecimento ou manutenção dos sinais e sintomas, como dor, edema intra ou extraoral, fístula e perda da função mastigatória. No método radiográfico, a presença de alterações nos tecidos de sustentação, como lesão óssea periapical ou periodontite apical, observadas radiograficamente, é o sinal indicador de falha do tratamento endodôntico.[2] Na análise radiográfica deve ser levado em consideração o tempo decorrido desde o tratamento endodôntico inicial. Um espaço de 1 ano entre o tratamento e a nova avaliação é o período de tempo recomendado. O tempo de controle não deve exceder a 4 anos; se a patologia persistir, estará indicada reintervenção cirúrgica ou extração (Figura 19.2).[27-30]

Deve ser lembrado que a ausência de radiolucência apical não garante ausência de lesão.[31] O prognóstico de sucesso ou insucesso do tratamento é estabelecido com o somatório dos resultados dos métodos empregados para se estabelecer o diagnóstico. O critério histológico é utilizado em pesquisas para estudar os padrões de reparo dos tecidos apicais, porém sem emprego na rotina da clínica diária.

Na década de 1970 foi introduzida a técnica de reconstrução de imagem que ficou conhecida como tomografia computadorizada, a qual transformou a medicina, bem como o diagnóstico radiológico, com imagens tridimensionais, sendo agora padrão para avaliação de patologias e traumas. Em 1998, uma nova tomografia volumétrica foi lançada, usando a tecnologia cone beam com aplicações para imagens do complexo maxilofacial. Essa tecnologia tem auxiliado o diagnóstico e o tratamento odontológico nas diferentes especialidades.[32]

Algumas de suas aplicações em endodontia são:[26,32-35] observar a morfologia do canal; avaliar a reabsorção interna e externa da raiz; diagnosticar a presença de lesão óssea e sua extensão; detectar a presença de fraturas radiculares; observar a extrusão de material obturador; verificar a presença de

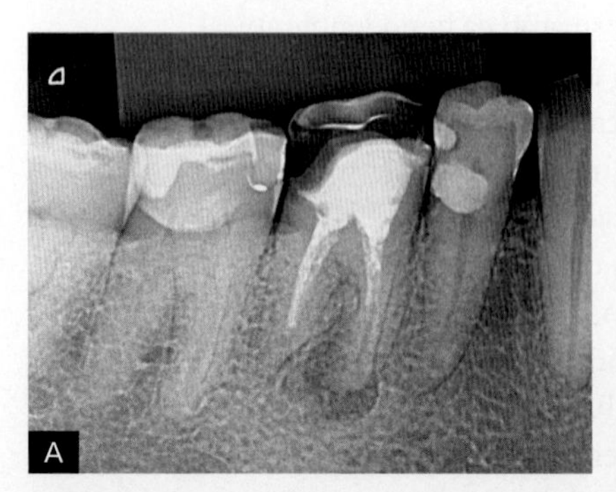


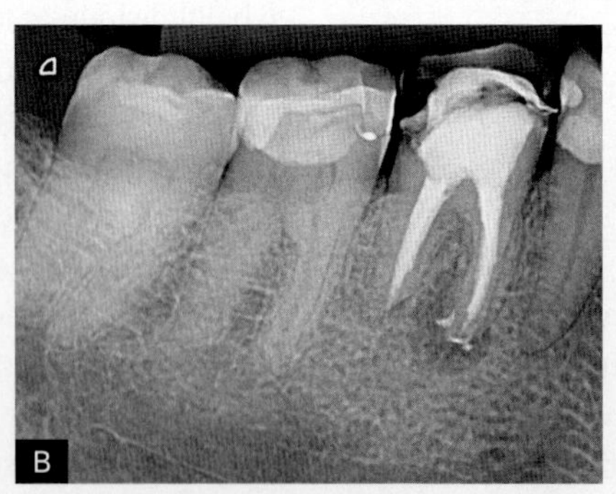


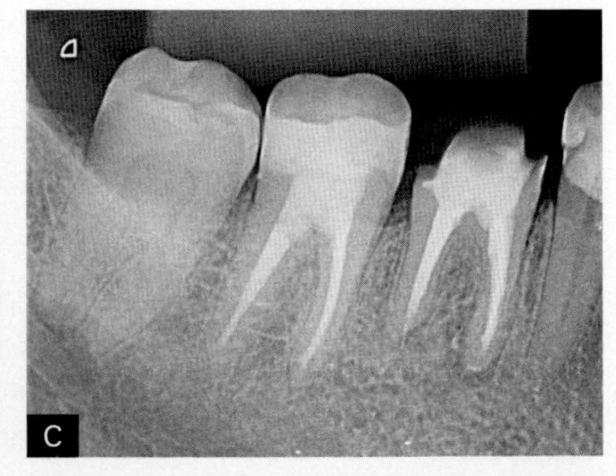


▶ **Figura 19.2** Caso clínico de sucesso após retratamento endodôntico. **A** Dente 36 com canais parcialmente tratados, área de lesão apical e reabsorção externa na raiz distal. **B** Após retratamento endodôntico. **C** Controle de 12 meses evidenciando reparo dos tecidos perirradiculares.

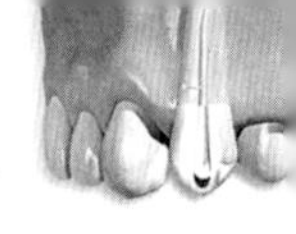

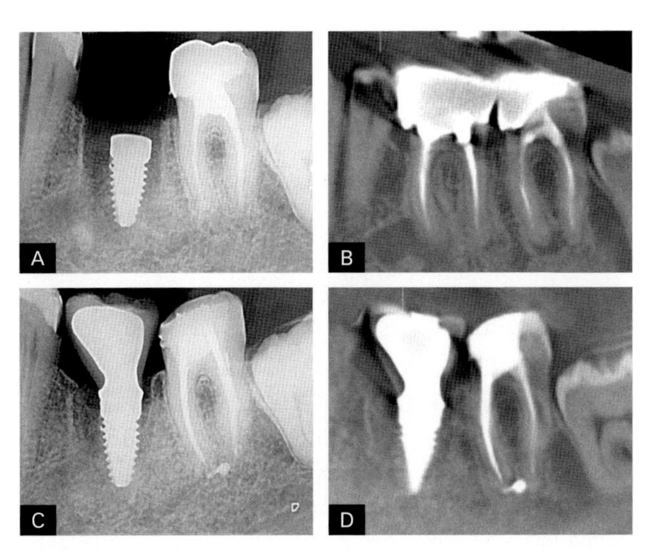


▶ **Figura 19.3** Tomografia em endodontia. Monitoramento de lesão após retratamento do dente 37. **A** Radiografia inicial. **B** TCCB imagem paracoronal – observa-se lesão na raiz mesial. **C** Controle radiográfico de 1 ano. **D** TCCB imagem paracoronal após 12 meses – nota-se reparo na raiz mesial mesmo com extravasamento de cimento.

anomalias dentais e a presença de calcificações. Pode ainda ser utilizada durante as sessões operatórias com o objetivo de coletar mais informações que possam orientar o tratamento a ser seguido. O método tomográfico tem maior precisão em detectar a periodontite apical, podendo ser usado para estabelecer diagnósticos mais precisos (Figura 19.3).[36]

Controles tomográficos para monitoramento de lesões endodônticas têm sido utilizados cada vez mais frequentemente na prática clínica diária, especialmente para dentes posteriores, cujo número de raízes e a sobreposição de estruturas anatômicas dificultam a interpretação das tomadas radiográficas convencionais.

## SELEÇÃO DE CASOS

Antes de se estabelecerem as indicações, algumas considerações devem ser feitas com relação ao dente tratado:

- Há quanto tempo foi feito o último tratamento. O dente pode apresentar algum desconforto logo após a intervenção, o que não indica a necessidade de reintervenção. Além disso, é necessário um tempo de controle de pelo menos 1 ano para monitoramento de lesões em casos assintomáticos.
- Outra questão importante diz respeito ao número de vezes que o dente recebeu intervenções endodônticas. Dentes muito manipulados podem apresentar defeitos incorrigíveis, resultando em áreas que apresentam restos de tecidos e bactérias e que, se não preparadas, podem levar a novo insucesso.
- Nível de treinamento do operador. Dentes tratados por especialistas supostamente devem apresentar uma qualidade técnica melhor.

As indicações e contraindicações da reintervenção convencional serão discutidas a seguir.[1,37-48]

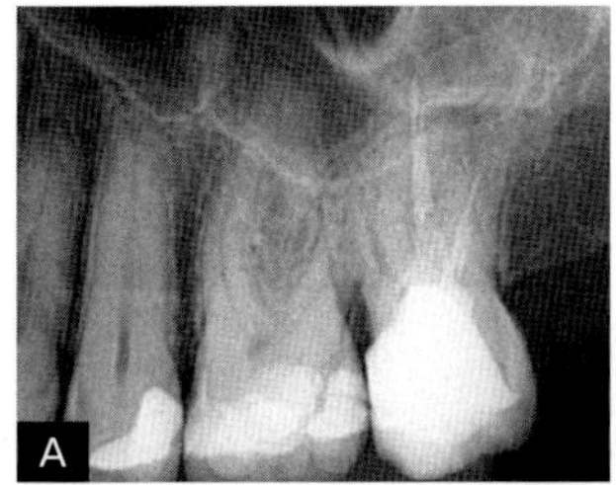


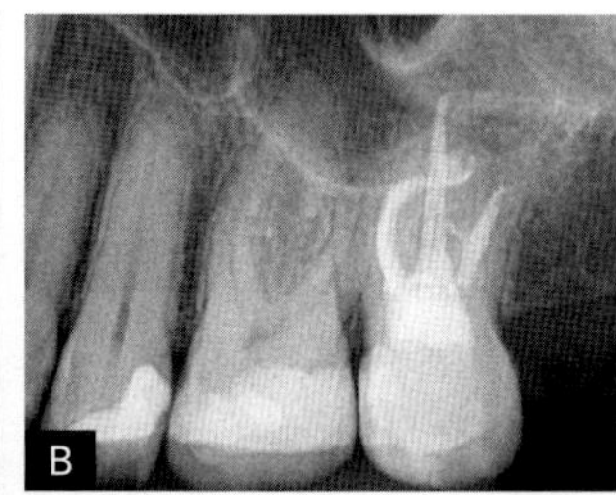


▶ **Figura 19.4** Dente com indicação de reintervenção. **A** Notam-se, na radiografia inicial, canais parcialmente tratados sem lesão e evidência de contaminação por cárie na mesial. **B** Radiografia final após reintervenção e restauração final em posição.

## INDICAÇÕES PARA RETRATAMENTO

- Dentes associados a sinais e sintomas clínicos de inflamação ou infecção.
- Casos de surgimento ou aumento da periodontite apical.
- Dentes que apresentam canais inadequadamente preparados ou com acesso à câmara pulpar, com obturações deficientes ou ausentes e com indicação para troca de restauração (Figura 19.4).
- Na presença de sinais de recontaminação do canal, via microinfiltração coronária, seja por cárie ou comunicação com a cavidade oral por período de tempo excessivo.

## CONTRAINDICAÇÕES PARA RETRATAMENTO

- Dentes com fratura vertical da raiz.
- Dentes que apresentam fratura no sentido mesiodistal da coroa com envolvimento dos tecidos de suporte do periodonto.
- Dentes com pouca estrutura dental, excessivamente enfraquecidos, com poucas condições de restauração.
- Dentes que apresentam múltiplas patologias associadas a perdas ósseas apicais e laterais (Figura 19.5).

## PREVISIBILIDADE – FATORES QUE INFLUENCIAM NEGATIVAMENTE O PROGNÓSTICO

Após revisão sistemática da literatura sobre estudos de sucesso e insucesso em casos de retratamento, Paik e cols. (2004)[44] observaram que, nas últimas quatro décadas, foram publicados poucos trabalhos de pesquisa com elevado índice de evidência científica, relacionados com a previsibilidade de casos de reintervenção não cirúrgica. Friedman & Mor (2004),[4] em revisão da literatura, observaram que se pode esperar uma porcentagem de sucesso de 92% a 98% nos casos em que não há lesão apical. Além da presença de lesões apicais, erros no procedimento ou acidentes iatrogênicos que impeçam a retomada do canal original em toda sua extensão também têm sido considerados fatores de risco que podem influenciar negativamente o prognóstico. Estudo clínico prospectivo de Gorni & Gagliani (2004),[49] avaliando 452 casos de reintervenção, divididos em dentes cuja anatomia do canal foi respeitada e casos em que a anatomia foi alterada

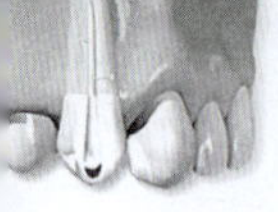



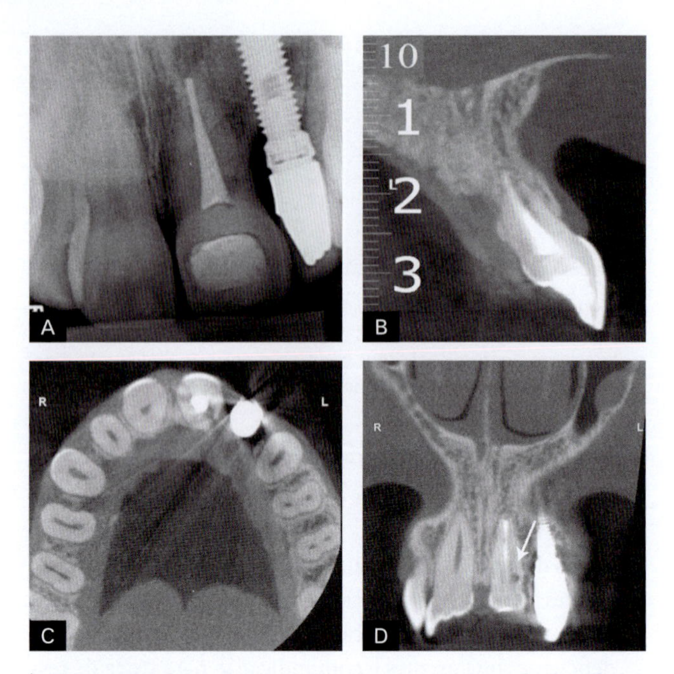


▶ **Figura 19.5** Dente 21 com indicação para avulsão. **A** Radiografia inicial do dente 21 – paciente com queixa clínica de dor à percussão vertical e lateral. **B** Imagem tomográfica transaxial evidenciando reabsorção externa por palatino e lesão apical. **C** Imagem axial da porção apical. **D** Presença de reabsorção no terço cervical na imagem paracoronal.

em virtude de transporte do canal, degrau ou perfurações, observaram, após 24 meses de controle, índice de sucesso de 86% nos casos em que a anatomia do canal foi respeitada. Em contrapartida, no grupo em que anatomia foi de algum modo alterada o índice foi de apenas 47%. No somatório geral, a taxa média de sucesso foi de 69,03%.

Outro fator que pode influenciar negativamente o prognóstico diz respeito à doença periodontal. Vários estudos têm relatado maior número de lesões apicais em dentes portadores de doença periodontal[50-53]. Como não está bem esclarecido se a infecção endodôntica é um agravante da doença periodontal e se a bolsa periodontal pode promover a infecção do canal via túbulos dentinários, dentes com prognóstico periodontal duvidoso, com indicação de reintervenção, devem ser avaliados com cautela.

Outra condição que pode influenciar negativamente o prognóstico é a acessibilidade. Dentes em posições ectópicas e pacientes com pequena abertura bucal podem dificultar os procedimentos clínicos devido à falta de acesso manipulativo. Essas situações não devem ser consideradas contraindicações, mas deve-se analisar cada caso com bom-senso clínico.[1]

Portanto, a reintervenção não cirúrgica, quando adequadamente indicada e planejada, é uma modalidade de tratamento com alto índice de sucesso e deve ser indicada como tratamento de escolha com o objetivo de manter dentes naturais na cavidade oral.

## RECURSOS TECNOLÓGICOS

Nas últimas décadas, a endodontia se beneficiou do desenvolvimento de novas técnicas e equipamentos que aumentaram a previsibilidade do tratamento e, consequentemente, a expectativa de manutenção de maior número de dentes após o tratamento de canal.[54] Dentre os recursos utilizados no retratamento podem ser citados: microscópio clínico operatório, unidades e insertos de ultrassom, sistemas de irrigação, localizadores apicais, limas de NiTi, guta-percha termoplastificada e diagnóstico por imagem.

### Magnificação/microscópio clínico operatório

O microscópio clínico operatório reúne em um único aparelho as características ideais de iluminação e magnificação com possibilidade de manipulação durante os procedimentos clínicos e a documentação das imagens.[55]

O *dental operating microscope* (DOM) foi introduzido na odontologia em 1981, por Apotheker & Jako.[56] No entanto, apenas em 1993, na Universidade da Pensilvânia, foi realizado o primeiro simpósio de microcirurgia apical, o qual despertou o interesse dos profissionais e, desde então, o DOM vem sendo comercializado em diferentes modelos e marcas comerciais e seu uso é cada vez mais constante na especialidade.[57,58]

A magnificação propiciada pelo microscópio clínico consiste na interação de diferentes sistemas ópticos posicionados na cabeça do aparelho, e a iluminação pode ser obtida por meio de cabo de fibra óptica com lâmpada halógena, LED ou fontes de xênonio. A iluminação proporcionada pelo microscópio clínico operatório constitui o grande diferencial em comparação às lupas e aos fotóforos (Figura 19.6).[58]

Entretanto, são necessários o treinamento, a adaptação do aparelho ao ambiente de trabalho e a incorporação de novos equipamentos e materiais. Com o tempo, os procedimentos endodônticos passam a ser mais rápidos devido à melhor visualização da anatomia interna dos canais. Além disso, erros nos procedimentos são minimizados e podem ser frequentemente evitados.

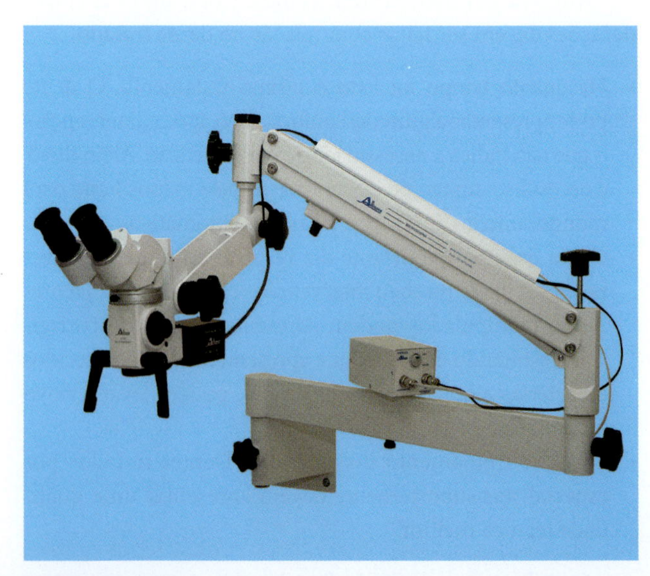

▶ **Figura 19.6** Microscópio Alliance® (São Carlos-SP, Brasil) com iluminação a LED.

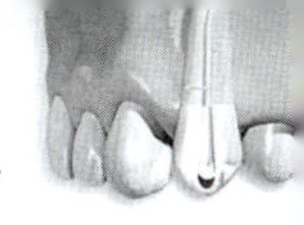

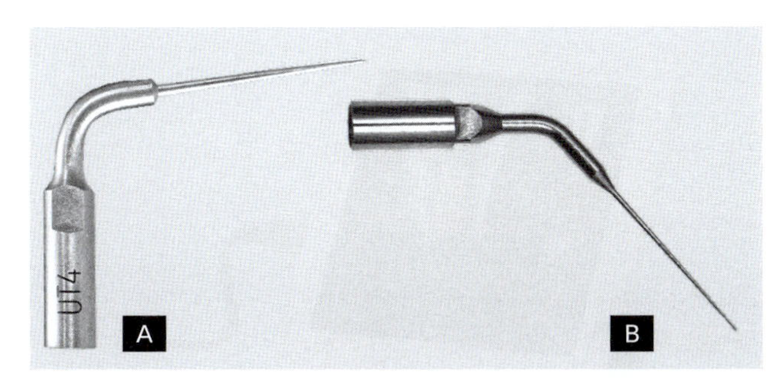


▶ **Figura 19.7** Insertos de ultrassom. **A** Liso CT4 Carr Satelec-Eie2® (EUA). **B** Istmo® (Helse Dental Technology, Brasil).

## Unidades e pontas de ultrassom

Recentemente, as unidades de ultrassom passaram por várias inovações, especialmente para utilização em campo magnificado, e novos instrumentos foram introduzidos, denominados pontas ultrassônicas.[59,60]

As pontas são fabricadas com diferentes materiais e *design*, podendo ser lisas ou diamantadas, de aço inoxidável ou titânio. Essas pontas possibilitam o trabalho no campo magnificado sem obstruir a visão do operador (Figura 19.7).

Os insertos ultrassônicos trabalham em movimento vibratório, usando as oscilações piezoelétricas, o que torna possível a remoção de pequenos incrementos de estrutura dental devido ao melhor controle de corte.

Atualmente, são considerados equipamentos indispensáveis na endodontia e podem ser utilizados para refinamento da cavidade de acesso e localização de canais extras, remoção de nódulos pulpares e localização de canais calcificados, remoção de obstruções metálicas, desobturação de canais, preparo apical e obturação retrógrada, condensação de guta-percha, aplicação de materiais no interior dos canais e ativação da substância irrigadora.

O uso do microscópio clínico operatório associado ao ultrassom é de grande valia nos casos de retratamento endodôntico. Novos protocolos de tratamento têm sido preconizados na literatura, ampliando o leque de opções terapêuticas com o objetivo de manter dentes na cavidade oral.[1]

## Sistemas de irrigação

Na última década, avanços tecnológicos contribuíram para o desenvolvimento de novos sistemas de agitação da substância irrigadora com o objetivo de melhorar a limpeza do sistema de canais, atuando em regiões de irregularidades e istmos inacessíveis aos instrumentos endodônticos.[61] Dentre esses sistemas podem ser destacados os seguintes:

### *Irrigação ultrassônica passiva*

Consiste na utilização de um inserto ultrassônico específico ou uma lima próximo ao comprimento de trabalho, ativando a substância irrigadora por cerca de 1 a 3 minutos, o que produz um movimento contínuo do irrigante. Essa agitação mecânica do irrigante pode deslocar biofilmes e remover tecido orgânico e colônias de bactérias, melhorando a desinfecção, especialmente nas regiões inacessíveis aos instrumentos endodônticos. Pode ser realizada durante ou após preparo dos canais, antes da obturação e em todas as modalidades de intervenção em endodontia (Figura 19.8).[62-66]

### *Endoactivator®*

Introduzido por Ruddle em 2007,[67] sua finalidade é ativar sonicamente a substância irrigadora, produzindo agitação vigorosa do fuido intracanal através do fluxo acústico e da cavitação (Figura 19.9).

O sistema é composto por uma peça de mão e três pontas plásticas (15.02, 25.04 e 35.04), indicadas para trabalhar a 2mm do comprimento de trabalho e à velocidade de 10.000cpm (ciclos por minuto). A ativação hidrodinâmica facilita a penetração, a circulação e o escoamento da substância irrigadora nas áreas de irregularidade do sistema de canais. No mercado nacional, o Easy Clean® (Easy Eq. Odont, BH, Brasil) utiliza limas plásticas com movimento de rotação no sentido horário/anti-horário.

### *EndoVac®*

O EndoVac System® (Discus Dental, Culver City, CA, EUA) é um sistema de irrigação que se baseia no conceito de pressão apical negativa para levar a substância irrigadora até o comprimento de trabalho com o objetivo de evitar os efeitos adversos da extrusão apical das substâncias irrigadoras.

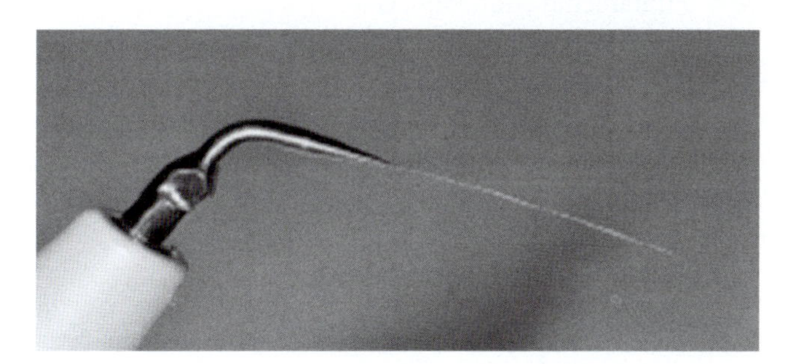

▶ **Figura 19.8** Ponta Irrisonic® (Helse Dental Technology, Brasil).

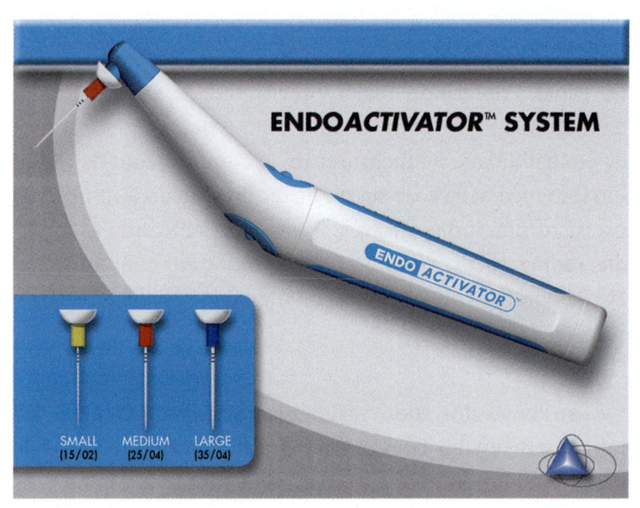


▶ **Figura 19.9** Endoactivator®. (Imagem gentilmente cedida pelo Dr. Ruddle.)

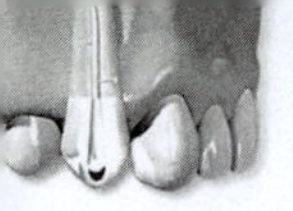



Basicamente, o sistema é composto por uma microcânula e uma macrocânula que aspiram essa solução, adaptadas em uma seringa irrigadora e anexadas a um tubo de aspiração conectado ao sugador a vácuo da cadeira odontológica. A macrocânula é de plástico e tem diâmetro final de 55mm (ISO) e conicidade 0,2mm (ISO), enquanto a microcânula é de aço inoxidável com 12 orifícios (quatro fileiras de três) dispostos lateralmente nos últimos 0,7mm com a ponta final de tamanho 32mm (ISO). Quando essas cânulas são colocadas no interior do sistema de canais, ocorre uma pressão negativa de irrigação entre a solução introduzida e sua concomitante sucção, produzindo um efeito rápido e turbulento.[68-69] A microcânula pode ser utilizada no comprimento de trabalho estipulado, mas os canais devem ser alargados até no mínimo a lima #35(ISO).[70]

### *Self Adjusting File – SAF®*

O Self Adjusting File - SAF® (Redent-Nova, Israel) é um instrumento endodôntico produzido a partir de uma haste de NiTi trabalhada com a aplicação de *laser*, formando uma malha flexível. Sua superfície é abrasiva, o que possibilita a remoção uniforme de uma fina camada de dentina. Instrumento altamente flexível, torna possível o preparo tridimensional do canal radicular com irrigação simultânea, mostrando-se eficiente em canais achatados e canais curvos. Segundo seu fabricante, um único instrumento é necessário para o tratamento endodôntico.

O sistema SAF mostra-se promissor porque suas características, teoricamente, promovem melhor preparo de canais, radiculares, por tocar em todas as paredes dos canais, promovendo, consequentemente, melhores limpeza e adaptação do material obturador. No entanto, ainda é necessário maior número de estudos clínicos que se utilizem do sistema.[71-74]

## Localizadores apicais

Atualmente, a utilização de localizadores apicais que trabalham por diferença de impedância possibilita a localização do forame apical com precisão. Com isso o profissional pode trabalhar respeitando os limites anatômicos e morfológicos do canal, conferindo maior previsibilidade ao tratamento endodôntico. Por serem de fácil manuseio, com alto índice de confiabilidade na mensuração do comprimento de trabalho (em média, 96% de acerto na localização do forame), seu uso se tornou indispensável,[75-77] mas não substituiu as tomadas radiográficas, devendo ser utilizados em conjunto com as radiografias convencionais ou digitais[78,79] (Figura 19.10).

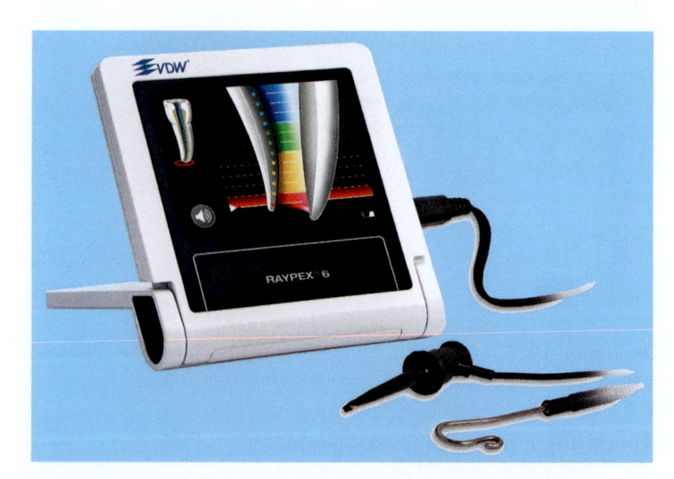


▶ **Figura 19.10** Localizador apical Raypex 6® (VDW, Munique, Alemanha).

## Limas de NiTi

Ao longo dos anos, vários instrumentos e técnicas foram desenvolvidos com o objetivo de contornar os erros de procedimento durante o preparo do sistema de canais.[80] As técnicas manuais utilizando instrumentos de aço inox consomem tempo e aumentam a incidência de transporte do forame.[81,82] Os instrumentos de NiTi rotatórios, acionados a motor, mantêm o formato original do canal e apresentam a tendência de diminuição do transporte da região apical.[79-80]

Vários sistemas de instrumentos rotatórios de movimento contínuo e alternados têm sido propostos na literatura para remoção de guta-percha dos canais, por serem seguros, eficientes e mais rápidos do que as técnicas manuais convencionais.[83-85] Dentre eles, podem ser destacados:

### *Sistemas rotatórios de movimento contínuo*

- **Protaper Retratamento®** (Dentsply Maillefer, Ballaigues, Suíça - http://www.dentsply.com.br): composto por três intrumentos que trabalham em movimento rotatório contínuo, utilizando micromotor elétrico, seguindo a velocidade e o torque recomendados pelo fabricante (Figura 19.11):
  - **D1:** instrumento com apenas 16mm de comprimento, é indicado para trabalho no terço cervical, iniciando a desobturação dos canais. Tem ponta ativa, o que facilita a entrada no material obturador, conicidade de 9% e ponta ISO 30, em anel de identificação branco no cabo.
  - **D2:** com 18mm de parte ativa, ponta arredondada (inativada), ISO 25 e conicidade de 8%, é indicado para desobturação no terço médio do canal. Possui dois anéis de identificação brancos no cabo.
  - **D3:** com 22mm de comprimento, ponta inativada e ISO #20, com conicidade de 7%, está indicado para trabalho no terço apical.

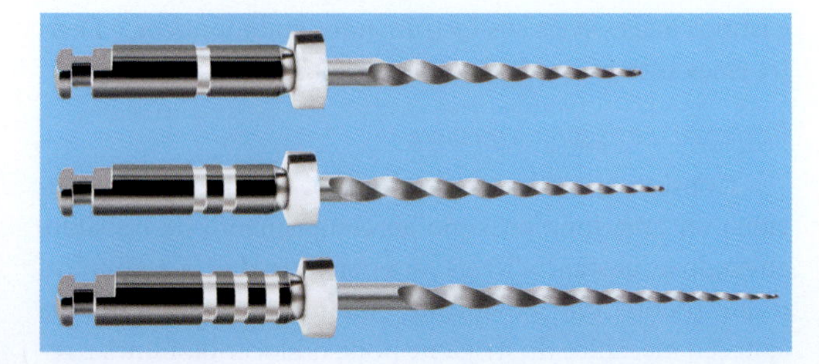

▶ **Figura 19.11** Limas Protaper Retratamento®: D1, D2 e D3.

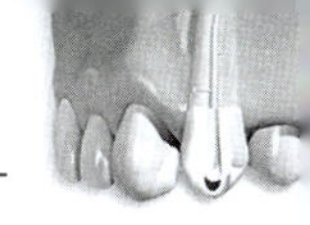

- **MTwo Retratamento®** (VDW, Munique, Alemanha - http://www.vdw-dental.com/en.html): composto por apenas dois instrumentos com 16mm de parte ativa e ponta cortante (15.05 e 25.05), está indicado para trabalho com movimento rotatório contínuo à velocidade de 280 a 350rpm e torque recomendado pelo fabricante. Sua ponta cortante e o ângulo helicoidal constante garantem a fácil progressão do instrumento na guta-percha, sem pressão apical.

### *Sistemas rotatórios de movimento alternado ou reciprocante*

Recentemente introduzido, o conceito de preparo de canais com instrumento único reciprocante tem chamado a atenção de inúmeros clínicos e pesquisadores. Dois sistemas estão disponíveis, o Reciproc® (VDW, Munique, Alemanha) e o Wave One® (Dentsply, Maillefer, Baillagues, Suíça), ambos utilizando o princípio do movimento rotatório alternado, isto é, o instrumento é movimentado em uma direção de corte e depois é solto, girando na direção oposta. Os valores de rotação nos sentidos anti-horário e horário são diferentes e possibilitam o avanço dos instrumentos com pouca pressão apical. O movimento, denominado recíproco, reduziria o estresse torsional sobre o instrumento, pois reverte periodicamente a rotação deste, diminuindo assim o risco de fratura. Esses instrumentos também estão indicados em protocolos de desobturação de guta-percha e cimento:[86,87]

- **Sistema Reciproc®** (VDW, Munique, Alemanha): composto por três instrumentos (Figura 19.12):
  - **R25:** tem ponta 0,25 (ISO) e conicidade 0,08 nos primeiros milímetros apicais.
  - **R40:** tem ponta 0,40 (ISO) e conicidade de 0,06 nos primeiros milímetros apicais.
  - **R50:** ponta 0,50 (ISO) e conicidade de 0,05 nos três primeiros milímetros.

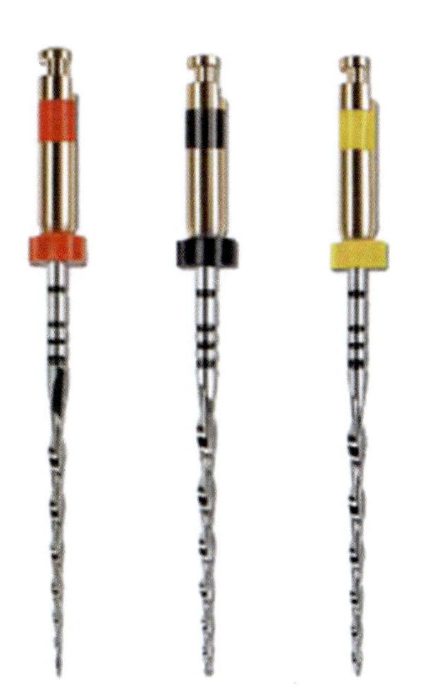

▶ **Figura 19.12** Limas Reciproc® R25, R40 e R50.

O instrumento Reciproc® tem secção transversal em formato de S e ponta inativa, sendo confeccionado com a liga M-Wire®, um tratamento térmico especial na liga convencional de NiTi que aumenta a resistência à fadiga cíclica e confere maior flexibilidade quando comparado ao NiTi convencional. As limas apesentam conicidade regressiva de D0 a D16, promovendo alargamento apical com pouco desgaste na região cervical do dente. Os instrumentos são oferecidos em *blisters* estéreis e devem ser descartados apos uso único, evitando fratura e contaminação cruzada (http://www. vdw-dental.com/en/products/reciprocating-preparation/reciproc.html).

Zuolo e cols. (2013)[85] compararam a eficiência do movimento reciprocante e rotatório contínuo com a técnica manual na remoção de guta-percha, utilizando os sistemas Reciproc® e o Mtwo retratamento®, e concluíram que a técnica reciprocante mostrou-se mais rápida para remoção de guta-percha e cimento.

- **Sistema Wave One®** (Dentsply Maillefer, Ballaigues, Suíça): composto por três instrumentos:
  - **WaveOne Small®:** ponta 21 e conicidade de 6% em toda a extensão de sua parte ativa.
  - **WaveOne Primary®:** ponta 25 e conicidade 8% de D1 a D3, que vai reduzindo gradativamente de D4 a D16 até o final da parte ativa.
  - **WaveOne Large®:** ponta 40 e conicidade de 8% de D1 a D3, que vai regredindo gradativamente de D4 a D16 até o término da parte ativa.

Todos os instrumentos do sistema têm ponta não cortante e formato triangular convexo modificado de D1 a D8 e triangular convexo de D9 a D16. Esse *design* melhora a flexibilidade dos instrumentos, ao passo que a variação das espirais ao longo da lima confere maior segurança durante o preparo do canal. Também são instrumentos de uso único.

## Técnicas de obturação termoplastificadas

Manobras técnicas para aquecimento da guta-percha, estabelecendo o conceito de obturação tridimensional do sistema de canais, foram popularizadas por Schilder (1967).[88] Nessa técnica, a guta-percha é condensada verticalmente, gerando uma força hidráulica que viabiliza o preenchimento de canais laterais e irregularidades, mas se constitui em procedimento de difícil execução e exige longo tempo de trabalho.

Surgiram, então, unidades de aquecimento de guta-percha, facilitando as manobras e diminuindo o tempo de trabalho, como o Continuos Wave of Obturation® (ondas contínuas de obturação), técnicas de termocompactação de MacSpadden, injeção de guta-percha aquecida e carregadores de guta-percha termoplastificados.[89,90]

Técnicas que utilizam guta-percha termoplastificada têm promovido melhor adaptação da massa obturadora às paredes dos canais e maior número de canais laterais e ramificações obturados.[91,92]

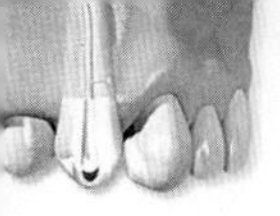



No entanto, a maioria dos estudos são *in vitro* e, segundo Peng e cols. (2007),[93] em revisão sistemática da literatura em que compararam as técnicas que utilizam guta-percha termoplastificada e condensação lateral, extravasamentos estão mais associados ao uso de guta-percha termoplastificada, não existindo diferenças entre as técnicas em relação à dor pós-operatória, à qualidade da obturação e ao índice de sucesso. Assim, a escolha da técnica de obturação é pessoal, e o especialista em endodontia deve conhecer e dominar diferentes técnicas de obturação.

## DIAGNÓSTICO POR IMAGEM

As imagens obtidas por meio de radiografias são essenciais para diagnóstico, planejamento, execução e proservação do tratamento endodôntico. As tecnologias também sofreram avanços na área da radiologia e incluem filmes radiográficos *insight* ultrarrápidos, radiografias digitais e tomografias computadorizadas *cone beam* (TCCB).

As radiografias digitais consistem em excelente recurso tecnológico e apresentam algumas vantagens em relação às imagens convencionais, como redução da radiação, evitam erros de procedimentos de revelação e armazenagem, possibilitam a manipulação das imagens, melhorando a visualização de detalhes, e facilitam a comunicação com o paciente. Podem ser obtidas de modo direto, através de sensores rígidos, ou indiretos, por meio das películas de fósforo.

As radiografias convencionais periapicais, sejam elas digitais ou não, reproduzem apenas uma imagem bidimensional de um objeto tridimensional, resultando em distorções e sobreposições. Em contrapartida, a introdução das TCCB proporcionou a visualização da anatomia dental em três dimensões, além de possibilitar a manipulação das imagens e sua reconstrução em vários ângulos.[94,95]

## PROTOCOLOS DE TRATAMENTO

### Desobturação de guta-percha

A guta-percha, associada a algum tipo de cimento, é o material frequentemente usado para obturação do sistema de canais. Sua ampla utilização se deve a suas propriedades físico-químicas adequadas, como ter a vantagem de ser passível de remoção do interior do sistema de canais quando necessário.[1]

A remoção completa desse material dos canais inadequadamente preparados e obturados exige empenho, cuidados e tempo de trabalho. No entanto, é essencial para que os instrumentos e as substâncias irrigadoras possam alcançar toda a extensão do sistema de canais, promovendo limpeza e desinfecção adequadas.

A efetividade na remoção depende de sua adaptação às paredes dos canais, da anatomia dental e da presença de acidentes de procedimento, como degraus e desvios.

O uso de algum tipo de magnificação e iluminação, preferencialmente mediante o emprego do microscópio clínico operatório, em conjunto com insertos específicos de ultrassom, tem se mostrado muito útil nos casos de desobturação de guta-percha e cimento do interior dos canais, deixando-os mais limpos e livres de debris.[96]

A guta-percha pode ser removida do interior do sistema de canais com a utilização do calor ou solventes, ou mecanicamente, com o uso de instrumentos manuais, rotatórios e ultrassom, empregando-se diversas técnicas propostas na literatura.[97,98] Vale lembrar que a literatura é unânime em ressaltar que não existe um protocolo de tratamento capaz de remover totalmente a guta-percha e o cimento das paredes radiculares; portanto, deve ser feito um esforço no sentido de combinar técnicas e materiais com o objetivo de eliminar a maior quantidade possível de material obturador do canal, qualificando dessa maneira a limpeza e a desinfecção.

A seguir, será descrito um protocolo para remoção de guta-percha e repreparo dos canais utilizando limas manuais tipo K, instrumentos rotatórios utilizados com o conceito *crow-down* e insertos de ultrassom trabalhando em campo magnificado com emprego de microscópio clínico operatório.[1]

#### *Protocolo de tratamento Endogroup[1]*

Após obtidos a cavidade de acesso adequado e a localização dos canais, um inserto liso ou diamantado de ultrassom deve ser posicionado nos 2 ou 3 primeiros milímetros abaixo da entrada dos canais, seguido de intensa irrigação com hipoclorito de sódio e agitação ultrassônica.

Na sequência empregam-se brocas de Gates-Glidden #2 ou #3, dependendo da anatomia do canal, em baixa rotação no micromotor elétrico, para remoção do material obturador na porção do terço cervical do canal. Esses instrumentos promovem a remoção efetiva da guta-percha em razão de seu *design*, ação mecânica e geração de calor, podendo também auxiliar a remoção das interferências posicionadas na entrada dos canais, melhorando o acesso ao forame apical.

Os canais devem ser explorados com lima manual tipo K #10-40, na tentativa de remover o material obturador remanescente nas paredes dos canais. Deve-se irrigar frequentemente.

Após a limpeza do terço cervical, o objetivo é penetrar a massa obturadora em sentido apical, em incrementos pequenos, até a proximidade do terço apical, com instrumentos manuais ou rotatórios. Podem ser utilizadas as limas Protaper Retratamento® D3 a D1 ou as limas R25 do sistema Reciproc®, ou qualquer outro instrumento preferido pelo operador. O importante é a limpeza constante dos canais e a adoção de movimentos suaves, prevenindo acidentes (Figura 19.13).

O trabalho no terço apical pode ser precedido do uso de pequena quantidade de solvente, se necessário. Entretanto, sempre iniciamos a exploração da porção apical sem o uso de solventes. Caso não seja possível, é necessária a utilização de solvente para facilitar a remoção do material no terço apical, prevenindo o risco de desvios e perfurações.

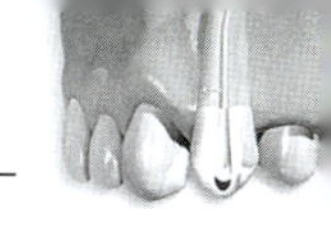

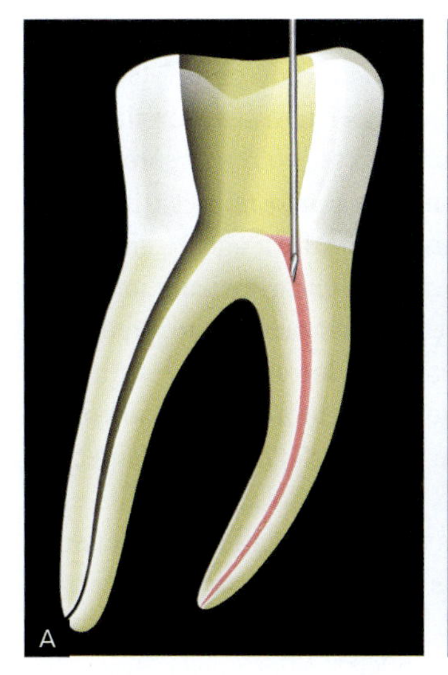


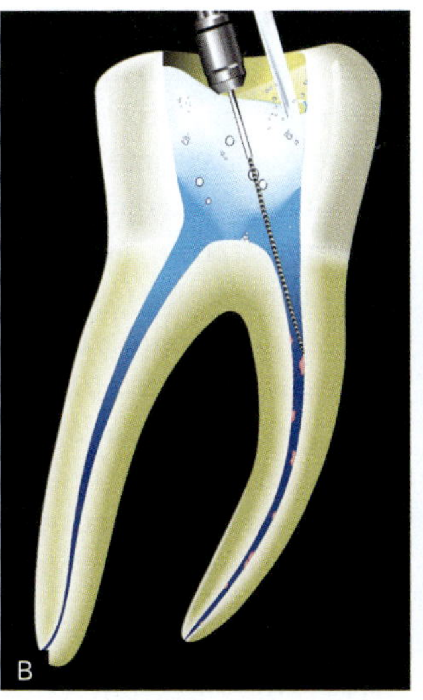


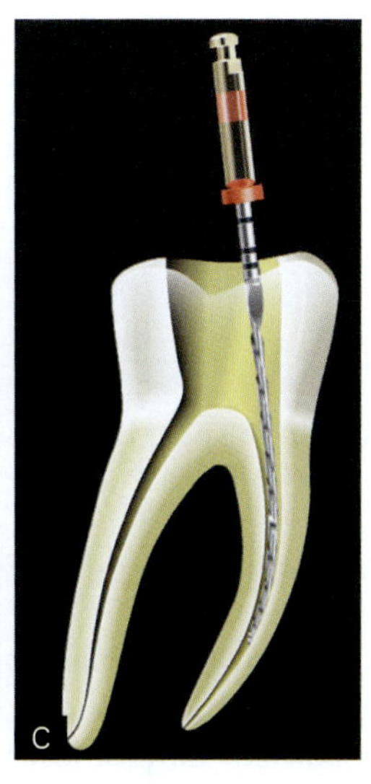


▶ **Figura 19.13** Protocolo de retratamento. **A** Brocas de GG 2 removendo guta-percha no terço cervical. **B** Irrigação ultrassônica passiva com NaOCl 2,5%. **C** Lima Reciproc R25® no terço médio.

Vários solventes têm sido propostos, como clorofórmio, xilol, eucaliptol ou óleo de laranja. Todos apresentam toxicidade, a qual toxicidade está diretamente relacionada com sua efetividade. Além disso, o uso de grande volume pode acarretar paredes dentinárias mais sujas, pois a massa obturadora é forçada para as irregularidades dentinárias, e maior extrusão de debris para a região perirradicular.[99-101]

Por isso, após penetração na massa obturadora localizada no terço apical, o solvente deve ser neutralizado com substância irrigadora. Procede-se então à desobturação mecanicamente com a utilização das limas manuais ou rotatórias para auxiliar a remoção do material obturador. Em seguida, procede-se à odontometria e ao repreparo do sistema de canais.

Durante todo o procedimento de desobturação os canais são irrigados com hipoclorito de sódio a 2,5%, associado a irrigação ultrassônica passiva (IUP), seguidos da irrigação final com EDTA e soro fisiológico. Soro fisiológico também pode ser usado durante todo o preparo de canais com o objetivo de remoção mecânica de debris.

Com relação ao repreparo dos canais, podem ser considerados dois pontos principais:

- **Limite apical do preparo:** tópico controverso, ainda gera muita discussão entre as diferentes escolas e filosofias de tratamento. Uma corrente preconiza localizar o forame apical e recuar aproximadamente 1mm, mantendo limas de preparo e material obturador confinados nos limites do canal, ao passo que outra corrente de pesquisadores e profissionais preconiza o preparo em forame zero, acompanhado ou não de alargamento foraminal e obturação posicionada a menos de 1 ou 2mm do limite de instrumentação.[75,102-104]
- **Diâmetro final do repreparo:** Baugh & Wallace[105] avaliaram os estudos sobre o diâmetro inicial dos canais – entre 0,20 e 0,70mm, dependendo do grupamento analisado – e a presença de bactérias na região apical, verificando a existência de forte consenso de que preparos apicais mais largos produzem maior redução de bactérias e debris, quando comparados a preparos apicais mais conservadores. Em casos de periodontite apical, em que reconhecidamente pode ser observada a presença de bactérias na porção apical,[17] o alargamento do forame apical melhora a limpeza e aumenta o potencial de irrigação, sendo indicado por vários autores e amplamente praticado na clínica (Figura 19.14).[106-109]

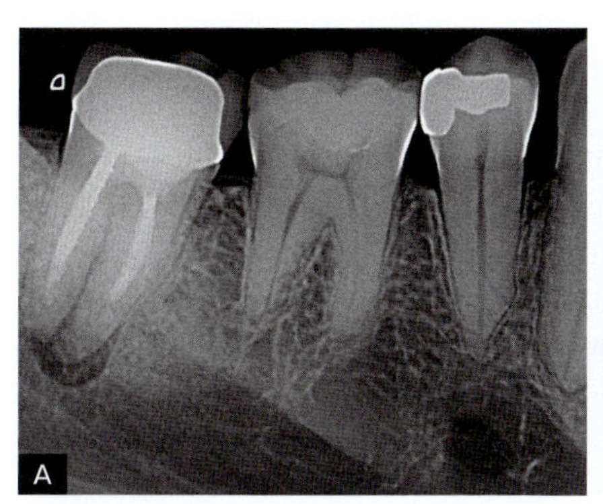


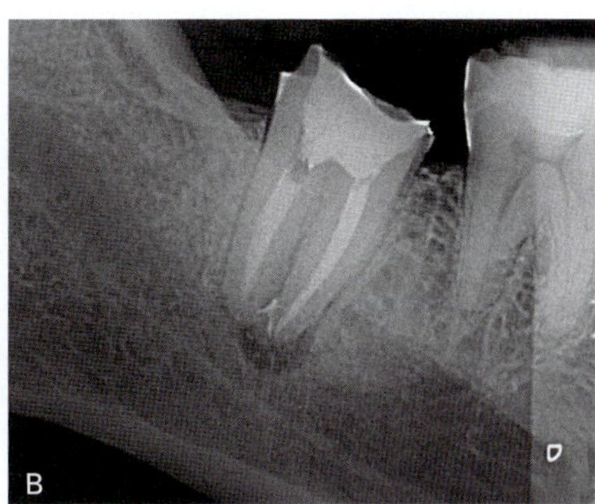


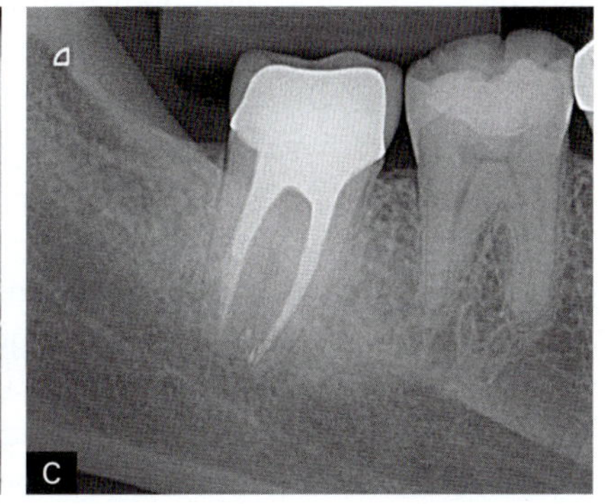


▶ **Figura 19.14** Dente 47 – retratamento. **A** Radiografia inicial mostrando lesão. **B** Após retratamento, nota-se alargamento apical. **C** Controle de 12 meses com cura completa.

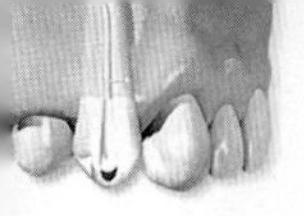

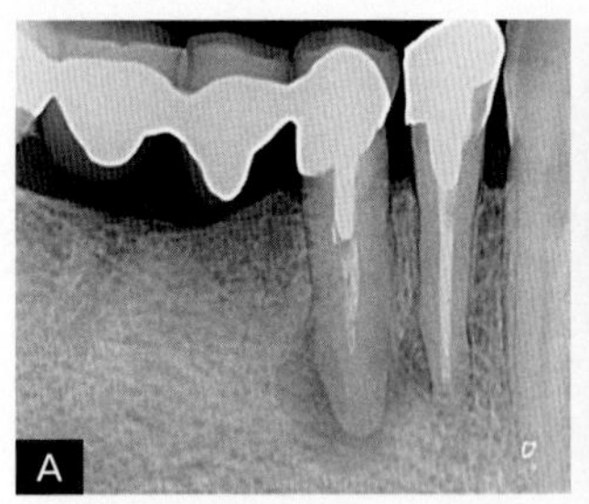


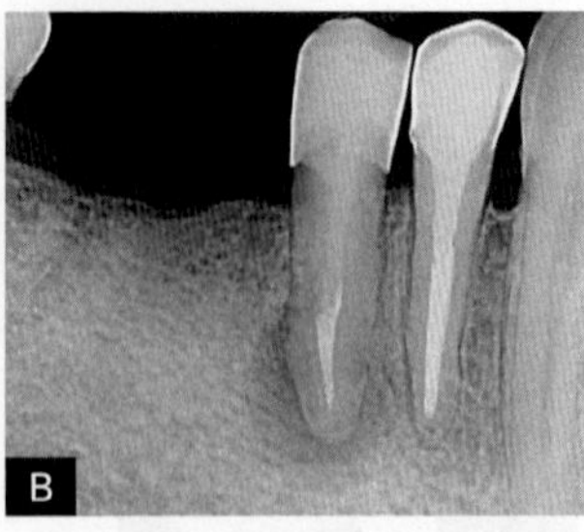


▶ **Figura 19.15** Caso clínico. **A** Dentes 44 e 45 com indicação para retratamento (ambos apresentam lesões). **B** Dente 45 com aumento da lesão apical (neste caso, o forame apical não foi localizado) e dente 44 com regressão da lesão.

Portanto, em casos de reintervenção, uma lima final de diâmetro entre 0,40 e 0,80mm deve ser utilizada nos diferentes grupamentos dentais com o objetivo de promover limpeza e desinfecção adequadas da porção apical do canal, especialmente em casos de lesões apicais.[1] Também podem ser utilizadas limas rotatórias com conicidade progressiva na porção apical para finalizar o repreparo de canais.

Finalmente, com o objetivo de controlar o acúmulo de debris na porção apical do preparo, os autores realizam a patência do forame descrita por Buchanan,[110] que consiste em utilizar uma lima manual de aço inox tipo K de pequeno calibre (10/15), movendo-a passivamente além da constrição apical sem produzir ampliação. Esse procedimento é realizado durante toda a fase de preparo do terço apical, após a confirmação do comprimento de trabalho, reduzindo o potencial de formação de *plug* infectado de debris dentinários na zona apical e melhorando os procedimentos de irrigação (Figura 19.15).

## Remoção de retentores intrarradiculares

Em alguns casos de reintervenção, o acesso ao sistema de canais estará bloqueado pela presença de algum tipo de retentor intrarradicular. Em seu estudo, Abbott (1994)[111] observou que, de 2.000 pacientes encaminhados a um especialista em endodontia, 9,4% necessitavam da remoção de algum tipo de pino. A grande polêmica sobre a remoção de retentores está no risco iminente de fratura vertical da raiz, principalmente em casos de pinos calibrosos em raízes achatadas e delgadas, levando alguns profissionais a optarem por intervenções cirúrgicas ou até avulsão do elemento. De acordo com Abbott (2002),[112] a fratura vertical da raiz não é uma ocorrência comum durante a remoção de retentores, e a presença de retentor intrarradicular por si só não deve ser considerada indicação para intervenção cirúrgica.

Entretanto, pinos volumosos e longos, instalados em dentes com perda óssea lateral, são os que apresentam pior prognóstico e frequentemente já estão associados a fratura vertical da raiz (FVR). Exames de tomografia computadorizada volumétrica de pequeno volume podem ser utilizados na tentativa de confirmação da linha de fratura, nos casos em que sinais e sintomas patognomônicos foram observados na rotina de diagnóstico. Os fatores que influenciam a remoção de retentores são: tipo – metálico fundido ou pré-fabricado; formato – cônico ou paralelo; superfície: lisa, serrilhada ou rosqueada; volume – estreito ou largo; comprimento – curto ou longo; material – ligas nobres e não nobres, titânio ou fibras (carbono, quartzo, zircônia, vidro); agente cimentante – cimentos de fosfato de zinco, policarboxilato, ionômero de vidro ou resinas; adaptação – mal ou bem adaptados em relação à espessura do cimento fixador utilizado.[1]

Basicamente, a remoção de retentores intrarradiculares pode ser realizada mediante a utilização de pinças especiais, conhecidas como saca-pino, desgaste do retentor com utilização de brocas ou com auxílio de unidades de ultrassom. Os sistemas mecânicos que utilizam pinças de apreensão, como M&V® (Trigona Ind. Com. Produtos Odontológicos Ltda., Rio Claro, SP), Masseran Kit® (Micromega, Besançon, França), Eggler Post Remover® (Automation-Vertriebs-Gesellschatt, Alemanha), Gonon Post Remover® (EFDM, Bourge, França), Post Removal System – PRS Kit® (Sybron Endo, Orange, CA, EUA) e outros, por trabalharem por meio de um sistema de apreensão e tração do retentor, podem produzir forças excessivas e ocasionar fratura radicular.

A utilização de brocas carbide, vídea e transmetais de pescoço longo e tamanhos reduzidos (1/2, 1 e 2) está indicada para os casos em que ocorreu a fratura do pino, a porção do núcleo está ausente ou quando o uso do ultrassom não foi capaz de promover a remoção do pino. A magnificação com auxílio de lupas e fotóforos e microscópio clínico operatório com aumentos entre 5× e 12,5× está indicada para minimizar o risco de acidentes. Unidades de ultrassom piezoelétricas são utilizadas com o objetivo de aplicação de energia mediante o uso de diversos tipos de insertos ao núcleo do retentor, causando assim microfraturas no cimento, de modo a permitir que este seja removido do canal.[113-116] A grande vantagem da aplicação dessa tecnologia baseia-se na possibilidade de ser utilizada em todos os dentes com perda mínima de estrutura dental e redução da ocorrência de perfurações e fraturas de raiz (Figura 19.16).[114,116,117]

Plotino e cols. (2007)[118] atestam que a utilização de unidades que produzem efeito piezoelétrico é a mais indicada quando se busca a remoção de retentores intrarradiculares de maneira atraumática, rápida e com pouca dissipação de calor. Os insertos mais utilizados para remoção são representados pelas pontas rombas, calibrosas, utilizadas em potências entre 90% e 100% e aplicadas diretamente na superfície do retentor, gerando grande vibração. Os insertos de periodontia, um pouco mais delgados, que trabalham com potência média entre 50% e 80%, podem ser utilizados quando se deseja aplicar grande quantidade de vibração em determinado ponto. Já os insertos de endodontia, com pontas mais estreitas e delgadas, que trabalham com potências baixas, entre 10% e 40%, estão indicados com a finalidade de promover o desgaste da linha de cimento entre o retentor e o remanescente dental.

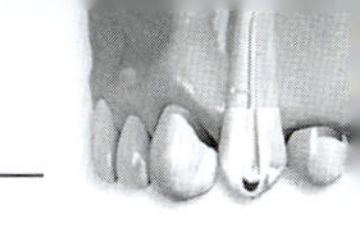

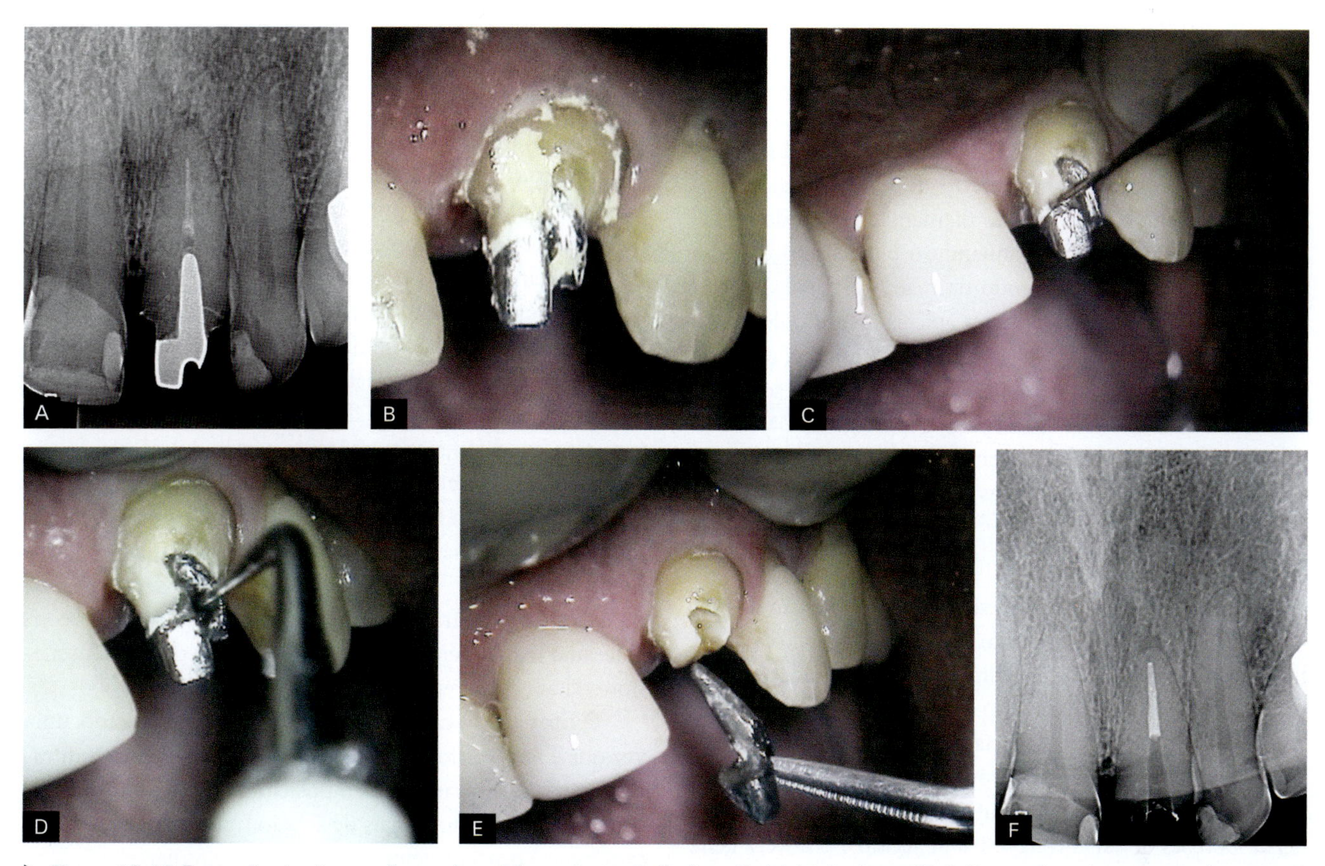

▶ **Figura 19.16** Remoção de pino conforme descrição no texto. **A** Radiografia inicial do dente 21. **B** Fotografia após remoção da coroa. **C** Remoção do cimento entre pino e dente. **D** Aplicação de energia ultrassônica na região do trespasse. **E** Pino deslocado. **F** Radiografia final após retratamento.

## *Técnicas de remoção de retentores intrarradiculares*

### Remoção de retentores metálicos fundidos – Técnica Endogroup[1]

Antes da remoção de retentores fundidos, restaurações, coroas protéticas ou provisórios devem ser removidos completamente. Em geral, o procedimento se inicia com uma broca carbide 1557 ou transmetal tronco-cônica, que é utilizada para diminuir o volume inicial do núcleo até a visualização da linha de cimento. Um inserto de endodontia de ponta delgada, trabalhando em baixa frequência, promove o desgaste do cimento ao redor do núcleo sem tocar em estrutura dentinária.

A seguir, para dentes anteriores realiza-se um transpasse do núcleo no sentido vestibuloplatino (V/P) ou vestibulolingual (V/L) com broca esférica de pequeno diâmetro 1 ou 2. Um inserto de ultrassom de periodontia ou endodontia, em geral de tamanho mediano ou mais calibroso, com frequência mais elevada, é então aplicado ao redor do núcleo ou atravessando o orifício criado, gerando uma vibração no núcleo em sentido oclusal. Essa energia é então repassada para o pino, promovendo o cisalhamento do cimento e o deslocamento e a retirada do retentor.

Para dentes posteriores é realizado o mesmo procedimento de diminuição do volume inicial do núcleo. Entretanto, em seguida é necessário o corte do núcleo no sentido V/L em dentes inferiores e mesiodisal (M/D) em superiores com broca transmetal tronco-cônica ou carbide 1557 até a visualização do assoalho.

Em seguida, realiza-se uma canaleta ou apoio no núcleo mesial em inferiores e vestibular em superiores. Insertos de periodontia estão indicados para uso na canaleta confeccionada, trabalhando em altas frequências, de modo a promover vibração e a consequente remoção do retentor. Concluída a retirada da parte mesial do núcleo, o mesmo procedimento é realizado para se obter o deslocamento da porção distal em dentes inferiores e da palatina em dentes superiores.

### Remoção de retentores metálicos pré-fabricados – Técnica Endogroup[1]

Deve-se remover o núcleo de preenchimento com brocas esféricas ou tronco-cônicas diamantadas. Desgasta-se o agente cimentante com pontas diamantadas de ultrassom, evitando tocar nas paredes do canal. Aplica-se inserto de periodontia ou endodontia, promovendo vibração lateral na tentativa de desalojar o pino do interior do canal. Em alguns casos, utiliza-se a chave do sistema em movimento anti-horário de maneira suave, evitando o emprego de forças excessivas que possam ocasionar fratura vertical da raiz.

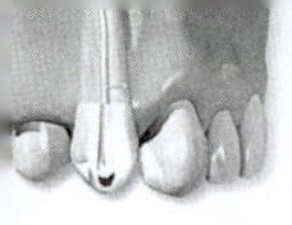



### Remoção de retentores de fibra de vidro – Técnica Endogroup[1]

Deve-se remover o núcleo de preenchimento com brocas esféricas ou tronco-cônicas diamantadas e observar a presença de cimento resinoso e dentina com colorações diferentes. Desgasta-se o cimento com inserto de ultrassom de endodontia. Trabalha-se com inserto diamantado de endodontia, tocando no retentor, acompanhando o paralelismo entre as fibras que vão se desprendendo da matriz original. Repete-se o procedimento até as porções apicais com o objetivo de remover o retentor. A irrigação deve ser constante, a fim de impedir o aquecimento do dente. Em alguns casos, seguindo as recomendações do fabricante, brocas de largo ou Gates-Glidden podem ser utilizadas no centro do retentor, promovendo a desintegração parcial das fibras (Figura 19.17).

## Remoção de obstruções metálicas

Atualmente, o material de escolha para obturação dos canais radiculares é a guta-percha, associada a cimento. Apesar disso, algumas obstruções metálicas das mais variadas origens podem estar presentes dentro do canal, como brocas, lentulos, condensadores digitais, compactadores de McSpadden, carregadores de guta-percha, pinos provisórios, fragmentos de amálgama ou cone de prata, entre outros. Essas obstruções podem deixar porções de canal com restos de tecido e provocar falha do tratamento.[1]

Antes do início do protocolo de remoção, deve-se proceder à avaliação do caso e observar os fatores que influenciam a remoção, como tipo de fragmento (material), *design*/tamanho/diâmetro do fragmento, posição que o fragmento ocupa no canal e a anatomia do canal.[119-122]

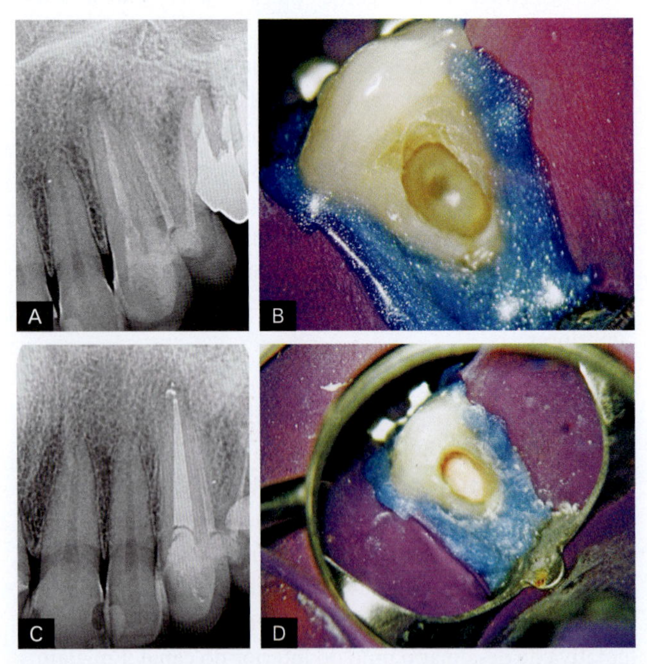


▶ **Figura 19.17** Remoção de pino de fibra de vidro. **A** Radiografia inicial do dente 23. **B** Fotografia com pino em posição logo após acesso. **C** Radiografia final após retratamento. **D** Fotografia após remoção do retentor.

Quanto ao tipo de material, o cone de prata é mais friável do que o de NiTi e o de aço inox; portanto, o inserto de ultrassom deve trabalhar em potência mais baixa, pois pode fragmentar ainda mais o cone de prata. Apesar de o inserto de ultrassom trabalhar em baixa potência, nesse procedimento, quanto maior a potência transmitida, maior a chance de deslocamento. O aumento da potência pode ocasionar a fratura do inserto.[1]

No que diz respeito ao *design* do instrumento, os instrumentos rotatórios ocupam maior porção no diâmetro do canal, não deixando espaço lateral entre a obstrução metálica e a parede do canal, o que dificulta a remoção. Além disso, fraturam em pequenas porções na região apical, sendo sua remoção mais difícil do que a da lima manual.[123]

Em relação ao tamanho do fragmento, os instrumentos maiores parecem ser mais de remoção fácil do que os instrumentos menores.[121]

A posição do fragmento metálico também deve ser considerada. Instrumentos abaixo da curvatura da raiz têm menores chances de remoção.[120]

O formato do canal é outro fator a ser considerado, uma vez que é necessário um espaço entre o instrumento fraturado e a parede do canal para o posicionamento do inserto de ultrassom. Portanto, canais de secção transversal oval facilitam mais o procedimento do que canais circulares.[1]

Vários sistemas foram desenvolvidos para remoção de instrumentos de dentro dos canais, como Masseran kit® (Micromega, França), Endo Extractor/Meisenger Meitrac® (Hager & Meisinger Gmbh, Alemanha), IRS: Instrument Removal System® (Dentsply Tulsa Dental - EUA) SIR: Separated Instrument retrieval System® (Vita Dental Products, EUA) e Cancelier Extractor Kit® (SybronEndo, EUA). De maneira geral, esses sistemas desgastam grande quantidade de dentina ao redor do fragmento para promover sua apreensão e podem causar perfurações ou fraturas.[1]

### Técnica para remoção de obstruções metálicas – Técnica Endogroup[1]

O protocolo de remoção a ser apresentado consiste na técnica descrita por Ruddle em 2004,[113] com ligeiras alterações. Segue o princípio do deslocamento: um inserto de ultrassom deve tocar na obstrução metálica, transmitindo energia ultrassônica, e promover sua movimentação para fora do canal e, consequentemente, a remoção. Para a realização desse procedimento é necessária boa visualização do campo operatório, o que é proporcionado pelo microscópio operatório, através da magnificação e iluminação.

Os insertos de ultrassom utilizados nesse procedimento são delicados e normalmente trabalhados em potência de até 30%. O protocolo para remoção de obstruções metálicas deve obedecer aos seguintes passos: visualização do fragmento, exposição da porção cervical do fragmento através de pequenos desgastes em dentina e seu deslocamento para remoção.

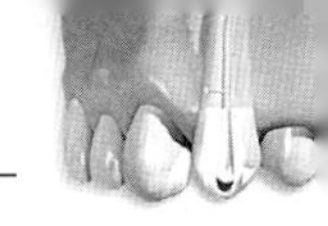

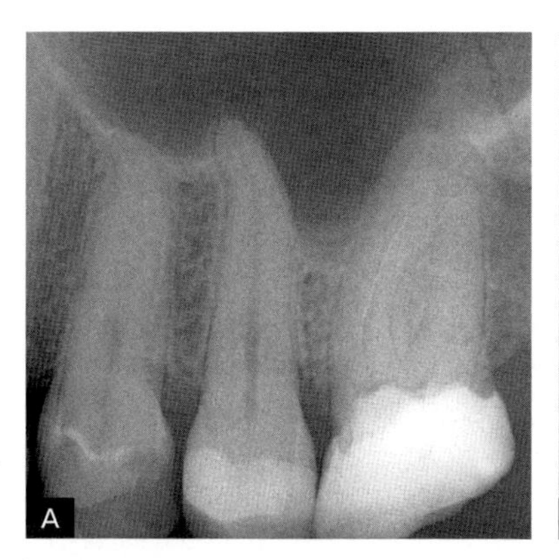
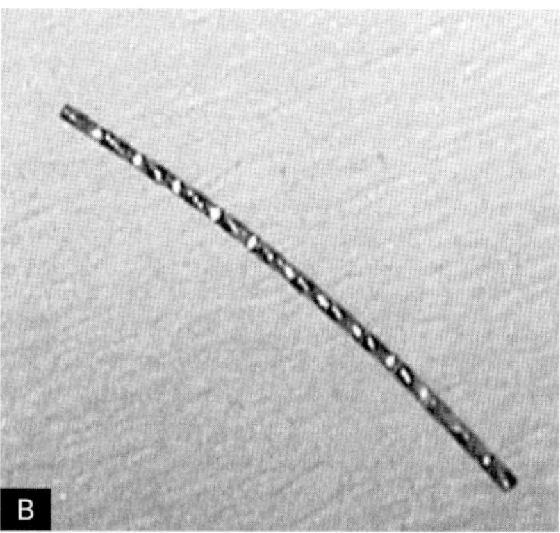
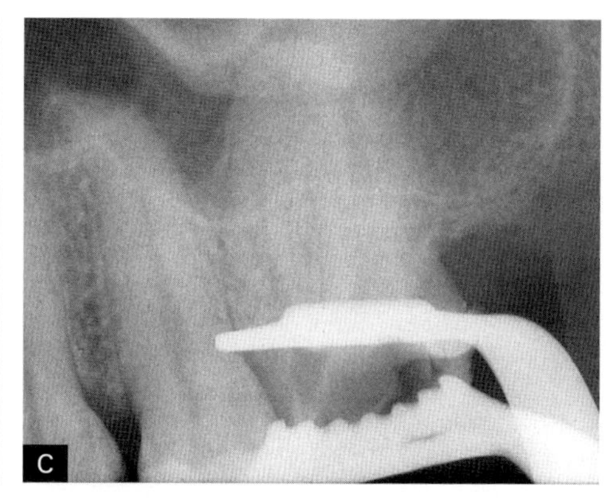

▶ **Figura 19.18** Remoção de lima fraturada conforme descrição no texto. **A** Dente 26 com lima fraturada no canal mesiovestibular. **B** Lima removida. **C** Radiografia após remoção do instrumento.

A visualização do fragmento é alcançada com acesso coronário, seguido do alargamento cervical, que pode ser realizado com brocas de Gates-Glidden, insertos de ultrassom, instrumentos rotatórios ou reciprocantes, de acordo com a escolha do operador. Os próximos passos consistem em liberação do fragmento da parede do canal, onde está preso, e seu deslocamento, que deve ser realizado com inserto de ultrassom delgado (Figura 19.18).

## CONSIDERAÇÕES FINAIS

Segundo Ng e cols. (2007),[124] o índice de sucesso do tratamento endodôntico pode variar de 31% a 100%, devido aos mais variados fatores. Dentre eles, podem ser citados o critério de avaliação, o tempo de controle, o nível de qualificação do profissional e o ano da publicação, o que pode influenciar esses resultados contrastantes.

Nos casos de retratamento, algumas situações, como acidentes que alteraram a anatomia dental no primeiro tratamento, podem complicar o procedimento de reintervenção, dificultando sua realização e por vezes comprometendo o sucesso dessa modalidade terapêutica.[49]

A porcentagem de sucesso é alta nos casos de retratamento, devendo ser a primeira modalidade de tratamento a ser indicada nos casos de falha do tratamento anterior. No entanto, o alto índice de sucesso está vinculado à retomada do canal, preservando a anatomia original. Na maioria das vezes não é possível avaliar em que condição a morfologia do canal se encontra até que ele seja manipulado, o que pode ser chamado de diagnóstico exploratório. Essa etapa deve ser esclarecida ao paciente, que deve dar seu consentimento. A partir dos resultados obtidos, são estabelecidas as opções de tratamento.[1]

## Referências


1. Zuolo ML, Kherlakian D, Mello Jr. JE, Carvalho MCC, Fagundes MIRC. Reintervenção em endodontia. 2. ed. São Paulo: Santos-GEN, 2012.
2. Siqueira Jr. JF. Aetiology of root canal treatment failure: why well-treated teeth can fail. Int Endod J 2001; 34(1): 1-10.
3. Nair PNR. On the causes of persistente apical peridontists: a review. Int Endod J 2006; 39:249-81.
4. Friedman S, Mor C. The sucess therapy: healing and functionality. J Calif Dent J 2004; 32(6):493-503.
5. Lin LM, Pascon EA, Skribner J, Gaengler P, Langeland K. Clinical, radiographic, and histopathological study of endodontic treatment failures. Oral Sur Oral Med Oral Pathol 1991; 71:603-11.
6. Nair PN, Henry S, Cano V, Vera J. Microbial status of apical root canal system of human mandibular first molars with primary apical periodontitis after one visit endodontic treatment. Oral Surg Oral Med Oral Pathol 2005; 99(2):231-52.
7. Stuart CH, Schwartz SA, Beeson TJ, Owatz CB. Enterococcus faecalis: Its role in root canal treatment failure and current concepts in retreatment. J Endodo 2006; 32(2):93-8.
8. Molander A, Reit C, Dahlen G, Kvist T. Microbiological status of root-filled teeth with apical periodontitis. Int Endodontic J 1998; 31:1-7.
9. Sundqvist G, Figdor D, Persson S, Sjogren U. Microbiologic analysis of teeth with failed endodontic treatment and the outcome of conservative retreatment. Oral Surg Oral Med Oral Pathol 1998; 85(1):86-93.
10. Pinheiro ET, Gomes PB, Ferraz CC, Souza EL, Teixeira FB, Souza-Filho FJ. Microorganisms from canals of root-filled with periapical lesions. Int Endodontic J 2003; 36(1):1-11.
11. Siqueira Jr JF, Rôcas IN. Polymerase chain reaction-based analysis of microorganisms associated with failed endodontic tretament. Oral Surg Oral Med Oral Pathol 2004; 97:85-94.
12. Fouad AF, Zerella J, Barry J, Spängberg LS. Molecular detection of enterococcus species in root canals of therapy-resistant endodontic infections. Oral Surg Oral Med Oral Pathol 2005; 99(1):112-8.
13. Siqueira Jr. JF, Lopes HP. Mechanisms of antimicrobial activity of calcium hydroxide: a critical review. Int Endodontic J 1999; 32(5):361-9.
14. Lopes HP, Siqueira Jr. JF. Endodontia – Biologia e técnica. 2. ed. Rio de Janeiro: Guanabara Koogan, 2004.
15. Nair PNR. Light and electron microscopic studies of root canal flora and periapical lesions. J Endodon 1987; 13:29-39.
16. Nair PNR, Sjögren U, Figdor D et al. Persistent periapical radioluscencies of root-filled human teeth, failed endodontic treatments, and periapical scars. Oral Surg Oral Med Oral Pathol 1999; 87(5):617-27.
17. Ricucci D, Siqueira Jr. JF. Biofilms and apical periodontitis: study of prevalence and association with clinical and histolpathologic findings. J Endod 2010; 36(8):1277-88.
18. Siqueira JF, Rôças IN, Ricucci D. Biofilms in endodontic infection. Endodontic Topics 2012; 22:33-49.
19. Noiri Y, Ehara A, Kawahara T, Takemura N,Ebisu S. Participation of bacterial biofilms in refractory and chronic periapical periodontitis. J Endodon 2002; 28(10):679-83.

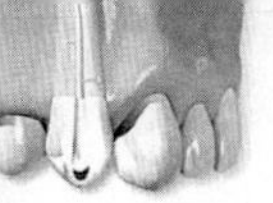




20. Leonardo MR, Rossi MA, Silva LAB, Ito IY, Bonifácio KC. EM evaluation of bacterial biofilm and microorganisms on the apical external root surface of human teeth. J Endodon 2002; 28(12):815-8.
21. Siqueira JF Jr, Rôças IN. Polymerase chain reaction detection of Propionibacterium propionicus and Actinomyces radicidentis in primary and persistent endodontic infections. Oral Surg Oral Med Oral Pathol Oral Radiol Endod 2003; 96(2):215-22.
22. Nair PNR, Sjögren U, Sudqvist G.Cholesterol crystais as an etiological factor in non-resolving chronic inflammation: an experimental study in guinea pigs. Eur J Oral Scl 1998; 106(2pt1):644-50.
23. Koppang HS, Koppang R, Solheim T, Aarnes H, Stolen SO. Cellulose fibers from endodontic paper points as an etiological factor in postendodontic periapical granulomas and cysts. J Endodon 1989; 15(8):369-72.
24. Nair PNR, Sjogren U, Krey G, Sundqvist G. Therapy-resistant foreign body giant cell granuloma at the periapex of a root-filled human tooth. J Endodon 1990; 16(12):589-95.
25. Bender IB, Seltzer S, Soltanoff W. Endodontic Success: a reappraisal of criteria. I and II. Oral Surg Oral Med Oral Pathol 1966; 22(6):780-802.
26. Cotton TP, Geisler TM, Holden DT, Schwartz SA, Schidler WG. Endodontic applications of cone-beam volumetric tomography. J Endodon 2007; 33(9):1121-32.
27. Molven O, Halse A, Grung B. Incomplete healing (scar tissue) after periapical surgeryradiographic findings 8 to 12 years after treatment. J Endodon 1996; 22(5):264.
28. Fristad I, Molven O, Halse A. Nonsurgically retreated root filled teeth – radiographic findings 20-27 years. Int Endodontic J 2004; 37(1):12-8.
29. Halse A, Molven O. Increased width of the apical periodontal membrane space in endodontically treated may represent favourable healing. Int Endodontic J 2004; 37(8):552-60.
30. Molven O, Halse A, Fristad D, MacDonald-Jankowski D. Periapical changes following root-canal treatment observed 20-27 years postoperatively. Int Endodontic J 2002; 35(9):784-90.
31. Wu MK, Dummer PMH, Wesselink PR. Consequences of and strategies to deal with residual post-treatment root canal infection. Int Endodontic J 2006; 39:343-56.
32. Tyndall DA, Kohltfarber H. Application of cone beam volumetric tomography endodontics. Australian Dental J 2012; 57(1):72-81.
33. Ball RL, Barbizam JV, Cohenca N. Intraoperative endodontic applications od cone-beam computed tomography. J Endod 2013; 39(4):548-57.
34. Cohenca N, Simon JH, Roges R et al. Clinica indications for digital imaging in dento alveolar trauma: part 1 – traumatic injuries. Dent Traumatol 2007; 23:95-104.
35. Patel S. The use of cone beam computed tomography in the conservative management of dens invaginatus: a case report. Int Endod J 2010; 43:707-13
36. Estrela et al. Accuracy of cone beam computed tomography and panoramic and periapical radiography for detection of periodontitis. J Endod. 2008; 34(3):273-9.
37. Huumonen S, Orstavik D. Radiological aspects of apical periodontitis. Endodontic Topics 2002; 1:3-25.
38. Ricucci D, Bergenholtz G. Bacterial status in root-filled teth exposed to the oral environment by loss of restoration and fracture or caries – a histobacteriological study of treated cases. In Endod J 2003; 36:787-802.
39. Barthel CR, Zimmer S, Trope M. Relationship of radiologic and histologic signs of inflammation in human root-filled teeth. J Endodon 2004; 30(2):75-9.
40. Dammaschke T, Steven D, Kaup M, Reiner KR. Log-term survival of root-canal-treated teeth: a retrospective study over 10 years. J Endodon 2003; 638-443.
41. Imura N, Pinheiro ET, Gomes BPFA, Zaia AA, Ferraz CCR, Souza-Filho FJ. The outcome of endodontic treatment: a retrospective study of 200 cases performed by a specialist. J Endodon 2007; 33(11):1278-82.
42. Walton R, Michelich R, Smith G. The histophatogenesis of vertical root fractures. J Endod 1984; 10(2):48-56.
43. Zuolo ML, Mello Junior JE, Reggiani D. Sinais e sintomas clínicos associados à fratura vertical da raiz (FVR): relato de 203 casos. Revista da Associação Paulista de Cirurgiões Dentista 2009; 63(4):288-93.
44. PaiK S, Sechrist C, Torabinejad M. Levels of evidence for the outcome of endodontic retreatment. J Endod 2004; 30(11):745-50.
45. Caplan DJ, Kolker J, Rivera M et al. Relationship between number of proximal contacts and survival of root canal treated. Int Endod J 2002; 35(2):193-9.
46. Aquilino SA, Caplan DJ. Relationship between crown placement and the survival of endodontically treated teeth. J Prosthetic Dentistry 2002; 87(3):256-3.
47. Mindiola MJ, Michel AK, Sami C, Jones JJ, Lalumandier JA, Nelson SS. Endodontic treatment in an American Indian population: a 10-year retrospective study. J Endodon 2006; 32(9): 828-32.
48. Orstavik D, Qvist V, Stoltze K. A multivariate analysis on the outcome of endodontic treatment. European Journal of Oral Sciences 2004; 112: 224-30.
49. Gorni FG, Gagliani MM. The outcome of endodontic retreatment: a 2-yr follow-up. J Endod 2004; 30(1):1-4.
50. Stassen IGK, Hommez GMG, De Bruyn H, De Moor RJG. The relation between apical periodontitis and root-filled teeth in patients with periodontal treatment need. Int Endod J 2006; 39:299-308.
51. Sjogren U, Hagglund B, Sundqvist G, Wing K. Factors affecting the long-term results of endodontic treatment. J Endod 1990; 16(10):498-504.
52. Ehnevid H, Jansson L, Lindskog S, Blomlöf L. Periodontal healing in teeth with periapical lesions. A clinical retrospective study. J Clin Periodontol 1993; 20(4):254-8.
53. Jansson LE, Ehnevid H. The influence of endodontic infection on periodontal status in mandibular molars. J Period 1998; 69(12):1392-6.
54. West. J. Endodontic Update. J Restor Dent 2006; 18(5):280-300.
55. Kim, S. Microscopes in endodontics. The Dental Clinics of North Am 1997; 41(3):391-632.
56. Apotheker H, Jako GJ. A microscope for use in dentistry. J Microsurg 1981; 3:7-10.
57. Carr GB, Murgel CA. The use of the operating microscope in endodontics. Dent Clin North Am 2010; 54(2):191-214.
58. Kim S, Baek S. The microscope and endodontics. Dent Clin North Am 2004; 48(1):11-8.
59. Iqbal MK. Nonsurgical ultrasonic endodontic instruments. Dent Clin N Am 2004; 48:19-34.
60. Bahcall JK, Olsen FK. Integrating ultrasonic tips into the endodontic treatment armamentarium. Dent Today 2007; 26(5):120-3.
61. Gu L, Kim JR, Ling J, Choi KK, Pashley DH, Tay FR. Review of contemporary irrigant agitation techniques and devices. J Endond 2009; 35(6).
62. Van der Sluis LWM, Verluis M, Wesselink PR. Passive ultrasonic irrigation of the root canal: a review of the literature. Inter Endod J 2007; 40:415-26.
63. Jiang LM, Verhaagen B, Versluis M, Largedijk J, Wesselink P, Van der sluis. The influence of ultrasonic intensity on the cleaning efficacy of passive ultrasonic irrigation. J Endod 2011; 37(5):688-92.
64. Mozo S, Lena C, Forner L. Review of ultrasonic irrigation in endodontics: increasing action of irrigating solutions. Med Oral Patol Oral Cir Bucal May 1; 2012(3):512-6.
65. Haidet J, Reader A, Beck M, Meyers W. An in vitro comparison of the step back technique versus a step back/ultrasonic in human mandibular molars. J Endod 1989; 15(5):195-9.
66. Gutarts R, Nusstein J, Reader A, Beck M. In vivo debridement efficacy of ultrasonic irrigation following hand-rotary instrumentation in human mandibular molars. J Endod 2005; 31(3):166-70.
67. Ruddle CJ. Hydrodynamic desinfection: Tsunami endodontics. Dent Today 2007; 26(5):110-7.

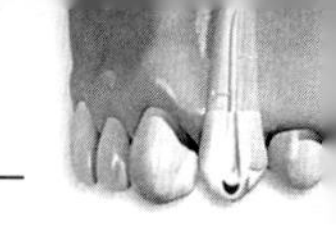


68. Schoeffel GJ. The EndoVac method of endodontic irrigation, safety first. Dent Today 2007; 26:92-6.
69. Schoeffel GJ. The EndoVac method of endodontic irrigation, Part 3: System components and their interation. Dent Today 2008; 27:108-11.
70. Nielsen BA, Baumgartner C. Comparison of the EndoVac system to needle irrigation of root canals. J Endod 2000; 33(5):611-5.
71. Metzger Z, Teperovich E, Zary R, Cohen R, Hof R. The self-adjusting file (SAF). Part 1: respecting the root canal anatomy – a new concept of endodontic files and its implementation. J Endod 2010a; 36(4):679-90.
72. Metzger Z, Zary R, Cohen R, Teperovich E, Paqué F. The quality of root canal preparation and root canal obturation in canals treated with rotary versus Self Adjusting Files: a three-dimensional micro-computed tomographic study. J Endod 2010b; 36(9):1569-73.
73. Metzger Z, Cohen R, Zary R, Teperovich E, Paqué F, Hulsmann M. The Self-Adjusting File (SAF). Part 3: removal of debris and smear layer – a scanning electron microscope study. J Endod 2010c; 36(4):697-02.
74. Alves FR, Almeida BM, Neves MA, Rôças IN, Siqueira Jr. JF. Time-dependent antibacterial effects of the self-adjusting file used with two sodium hypochlorite concentrations. J Endod 2011; 37(10):1451-5.
75. Wu MK, Wesselink PR, Walton RE. Apical terminus location of root canal treatment procedures. OralSurg Oral Med Oral Pathol 2000; 89(1):99-103.
76. Nekoofar MA, Ghandi MM, Hayes JJ, Dummer PMH. The fundamental operating principles of electronic root canal length measurement devices. Int Endod J 2006; 39:595-609.
77. Shabahang S, Goon W, Gluskin A. An in vivo evaluation of root ZX electronic apex locator. J Endod 1996; 22(11):616-8.
78. ElAyouti A, Weiger R, Löst C. The ability of root ZX apex locator to reduce the frequency of overestimated radiographic working length. J Endod 2002; 28(2):116-9.
79. Ruddle CJ. Current concepts for preparing the root canal system. Dent Today 2001; 20:76-83.
80. Peters OA, Peters CI. Cleaning and shaping of the root canal system. In: Cohen S, Hargreaves KM (eds.) Pathways of the pulp. 9. ed. St. Louis, MO: Mosby Inc, 2006:305.
81. Ferraz CC, Gomes NV, Gomes BP, Zaia AA, Teixeira FB, Souza-Filho FJ. Apical extrusion of debris and irrigants using two hand and three engine-driven. International Endodontic Journal 2001; 34(5):354-8.
82. Kuhn WG, Carnes Jr DL, Clement DJ, Walker WA. Effect of tip design of nickel-titanium and stainless-steel files on root canal preparation. Jounal of Endodontics 1997; 23(12):735-8.
83. Unal GÇ, Kaya BU, Taç AG, Keçeci AD. A comparison of the efficacy of conventional and new retreatment instruments to remove gutta-percha in curved root canals. An ex vivo study. Int Endod J 2009; 42:344-50.
84. Mollo A, Botti G, Goldoni N et al. Efficacy of two NiTi systems and hand files for removing gutta-percha from root canals. Int Endod 2012; J 45:1-6.
85. Zuolo AS, Mello JE, Cunha RS, Zuolo ML, Bueno CES. Efficacy of reciprocant anda rotary techniques for removing filling material during root canal retreatment. Int Endod J 2013; 46:947-53.
86. Yared G. Canals preparation using only one NiTi rotary instrument: preliminary observations. Int Endod J 2008; 41: 339-44.
87. Yared G. Canals preparation using only one reciprocating instrument without prior handfiling: A new concept VDW000300 Rev. 0/13.01.11 (www.reciproc.com)
88. Schilder H. Filling root canals in three dimensions. J Endod 2006; (4):281-90.
89. Buchanan LS. The continuous wave of condensation technique: Centered condensation with warm gutta-percha in 12 seconds. Dent Today 1996; 15:60-7.
90. Tagger M, Tamse A, Katz A, Korzen BH. Evaluation of the apical seal produced by a hybrid root canal filling method combining lateral condensation and thermatic compaction. J Endod 1984; 10:299-303.
91. Bowman CJ, Baumgartner JC. Gutta-percha obturation of lateral grooves and depressions. J Endod 2002; 28:220-3.
92. Weller RN, Kimborough WF, Anderson RW. A comparison of thermoplastic obturation techniques: Adaptation to the canal walls. J Endod 1997; 23:703-6.
93. Li Peng, Ling Ye, Hong Tan, Xuedong Zhou. Outcome of root canal obturation by warm gutta-percha versus cold lateral condensation: A meta-analysis. J Endod 2007; 33:106-9.
94. White S, Phaoa MJ. Radiologia oral – fundamentos e interpretações – White Pharaoh. 5. ed. Rio de Janeiro: Elsevier, 2006.
95. Patel S, Horner K. The use of cone beam computed tomography in endodontics. Int Endod J 2009; 42:755-6.
96. Mello Jr, Cunha RS, Bueno CES, Zuolo ML. Retreatment efficacy of gutta-percha removal using a clinical microscope and ultrasonic instruments: Part I – an ex vivo study. Oral Med Oral Pathol Oral Radiol Endod 2009; 108:e59-e62.
97. Chong BS, Pitt Ford. Endodontic retreatment 2: methods. Dent UP Date 1996b; 23(9):384-7.
98. Mandel E, Friedman S. Endodontic retreatment: a rational approach to root canal reinstrumentation. J Endod 1992; 18(11):565-69.
99. Kaplowitz G. Evaluation of the ability of essential oils to dissolve gutta-percha. J Endodon 1991; 17(9):448-9.
100. Uemura M, Hata G, Toda T, Weine FS. Effectiveness of eucalyptol and d-limone as gutta-percha solvents. J Endod 1997; 23(12):739-41.
101. Hunter KR, Doblecki W, Pelleu Jr. G. Halothane and Eucaliptol as alternatives to choroform for softening gutta-percha. J Endod 1991; 17(7):310-2.
102. Ricucci D. Apical limit of root canal instrumentation and obturation, part 1 – Literature review. Int Endod J 1998; 31:384-93.
103. Ricucci D, Langeland K. Apical limit of root canal instrumentation and obturation, part 2. A histological study. Int Endod J 1998; 31:394-409.
104. Leal Silva CJN, Menajed K, Ajuz N, Monteiro MRFP, Coutinho-Filho TS. Postoperative pain after foraminal enlargement in anterior teeth with necrosis and apical periodontitis: A prospective and randomized clinical trial. J Endod Feb 2013; 39(2):173-6.
105. Baugh D, Wallace J. The role of apical instrumentation in root canal treatment: A review of the literature. J Endod 2005; 31(5):333-40.
106. Souza-Filho FJ, Benatti O, Almeida OP. Influence of the enlargement of the apical forâmen in periapical repair of contamined teeth of dog. Oral Surg Oral Med Oral Pathol 1987; 64:480-4.
107. Card SJ, Sigurdsson A, Orstavik D, Trope M. The effevtiveness of increased apical enlargement in reducing intracanal bactéria. J Endod 2002; 28:779-83.
108. Albrecht LJ, Baumgartner JC, Marshall JG. Evaluation of apical debris removal using various sizes and tapers of profile Gt files. J Endod 2004; 30(6):425-8.
109. Fornari VJ, Silva-Sousa YTC, Vanni JR, Pécora JD, Versiani MA, Sousa-Neto MD. Histological evaluation of the effectiveness of increased apical enlargement for cleaning the apical third of curved canals. Int Endod J 2010; 43:988-94.
110. Buchanan LS. Management of the curved root canal. CDA 1989; 17(6):40-7.
111. Abbott PV. Analysis of a referral based endodontic practice. Part 2: Treatment provided. J Endod 1994; 20:253-7.
112. Abbott PV. Incidence of root fractures and methods used for post removal. Int Endod J 2002; 35:63-7.
113. Ruddle CJ. Nonsurgical retreatment. J Endod 2004; 30(12): 827-45.
114. Altshul JH, Marshall G, Morgan LA, Baumgartner JC. Comparison of dentinal crack incidence and of post removal time resulting from post removal by ultrasonic or mechanical force. J Endod 1997; 23:683-6.
115. Buoncristiani J, Seto Bradley G, Caputo Angelo A. Evaluation of Ultrasonic and Sonic instruments for intraradicular Post Removal. J Endod 1994; 20:486-9.
116. Smith BJ. Removal of fractured posts using ultrasonic vibration: An in vivo study. J Endod 2001; 27:632-4.

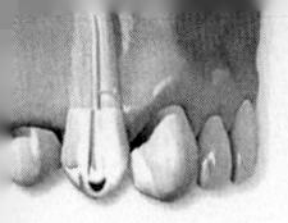



117. Gaffney JL, Lehman JW, Miles MJ. Expanded use of the ultrasonic scaler. J Endod 1981; 7:228-9.
118. Plotino G, Pameijer CH, Maria Grande N, Somma F. Ultrasonics in endodontics: A review of the literature. J Endod 2007; 33: 81-95.
119. Iqbal MK, Rafailov H, Kratchman SI, Karabucak B. A comparison of three methods for preparing centered platforms around separated instruments in curved canals. J Endod 2006; 32(1):48-51.
120. Shen Y, Peng B, Cheung G. Factors associated with the removal of fractured niti instruments from root canal systems. Oral Surg Oral Med Oral Path Oral Rad Endod 2004; 98(5):605-10.
121. Hülsmann M, Schinkel I. Influence of several factors on the success or failure of removal of fractured instruments from the root canal. Endod Dent Traumatol 1999; 15:252-8.
122. Lumley PJ, Adams N, Tomson P. Root canal retreatment. Dental Update 2006; 33(9):518-20.
123. Ward JR, Parashos P, Messer HH: Evaluation of an ultrasonic technique to remove fractured rotary nickel-titanium endodontic instruments from root canals: clinical cases. J Endod 2003; 29(11):764-7.
124. Ng YL, Mann V, Rahbaran S, Lewsey J, Gulabivala K. Outcome of primary root canal treatment: systematic review of the literature – Part 1. Effects of study characteristics on probability of sucess. Int Endod J 2007; 921-39.

20

# Restauração de Dentes Tratados Endodonticamente

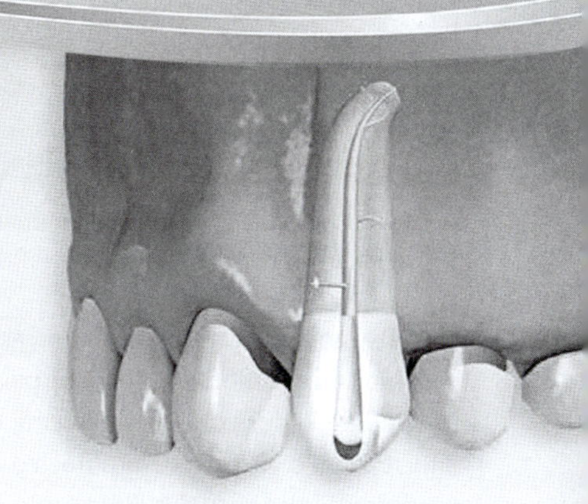

Ana Regina Cervantes Dias
Katia Regina Hostílio Cervantes Dias
Raphael Vieira Monte Alto

## INTRODUÇÃO

Os dentes tratados endodonticamente costumam apresentar reduzido volume de tecido dental remanescente, seja por cárie, fratura, restaurações prévias, seja pela própria remoção de tecido dentinário durante a terapia endodôntica.

O tratamento endodôntico promove alterações estruturais nos dentes, como desidratação, diminuição da resiliência e perda de sensibilidade a contatos oclusais extensos. Esses fatores devem ser levados em consideração no momento do tratamento restaurador. Os objetivos da reconstrução são restabelecer a resistência adequada do núcleo a forças horizontais e axiais e devolver forma e função, seguindo princípios estéticos e funcionais.[1]

O pensamento tradicional de que pinos fortalecem os dentes é obsoleto.[2-4] O principal motivo para a utilização de retentores intrarradiculares é promover retenção e reforço da porção coronária através da transmissão de forças.[5,6]

A odontologia moderna objetiva a preservação da vitalidade pulpar, devendo a colocação de um pino no conduto radicular ser a última opção terapêutica para dentes extensamente destruídos.[7]

A presença de restaurações não adesivas extensas e a ausência de remanescente dentinário são os principais fatores associados à fratura dental. Assim, o mais importante para a proteção de um dente tratado endodonticamente e a prevenção de fratura é a proteção de cúspides, para diminuir sua deflexão, e a utilização de técnicas adesivas, que reforçam o remanescente.

Na tomada de decisão quanto ao tipo de reconstrução mais indicado para um dente endodonticamente tratado, deve-se atentar para as seguintes considerações biológicas:

## CONSIDERAÇÕES BIOLÓGICAS

### Posição do dente, oclusão e função

A posição do dente influencia a seleção da técnica e do material restaurador. Dentes anteriores recebem mais forças horizontais, que tendem a separar a coroa da raiz. Nesse caso, a retenção intrarradicular é mais importante e também mais exigida (Figura 20.1).

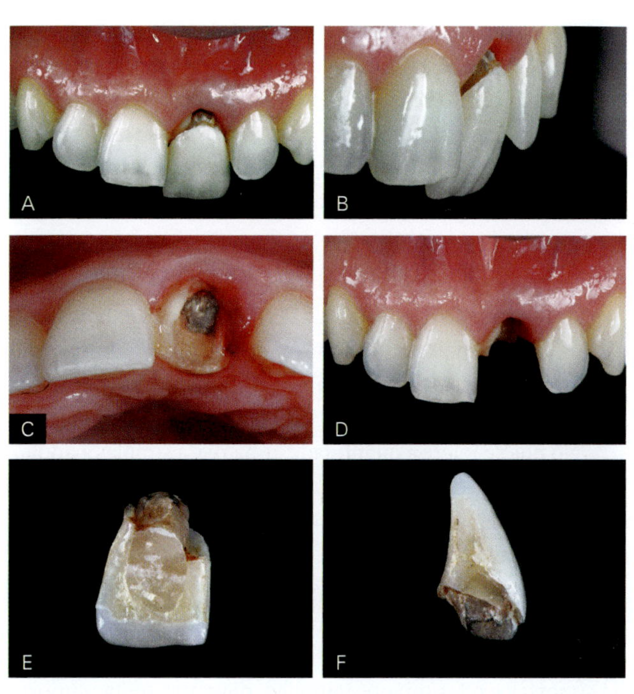


▶ **Figura 20.1A** e **B** Dente anterior com fratura provocada por forças horizontais. **C** e **D** Remanescente dental após a remoção do fragmento. **E** e **F** Vistas palatina e mesial do fragmento.

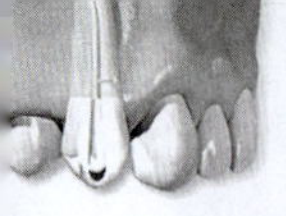



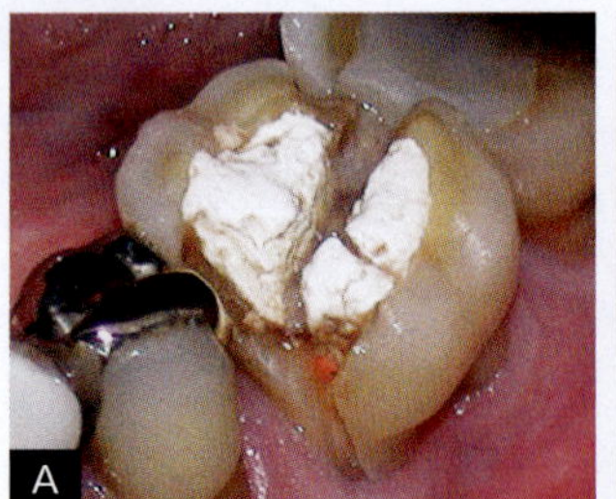


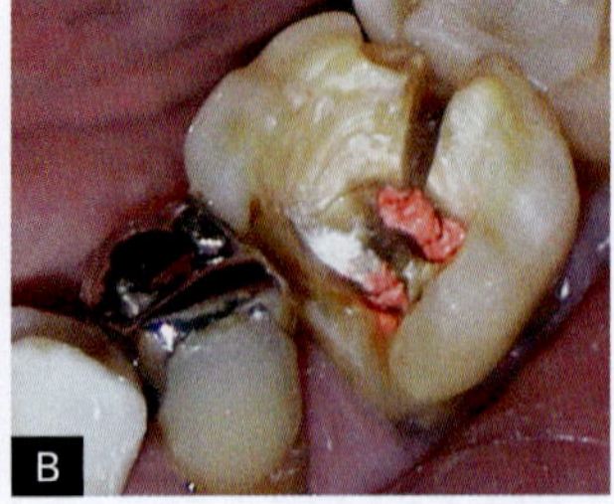


▶ **Figura 20.2A** Molar com fratura provocada por forças verticais. **B** Fratura radicular evidenciada após remoção do curativo.

Os molares recebem mais forças verticais, que tendem a separar a face vestibular da lingual/palatina. Em dentes extensamente destruídos com remanescente coronário, costumam ser suficientes a colocação de um núcleo de prenchimento adesivo e a proteção das cúspides. Entretanto, em dentes sem remanescente coronário suficiente, o pino retém o núcleo de preenchimento. Além disso, estabiliza raízes desprotegidas, prevenindo fraturas pela bifurcação (Figura 20.2).

Os pré-molares, por receberem tanto forças horizontais como verticais e oblíquas, constituem o grupo de dentes que, além de pinos, mais necessita do recobrimento de cúspides.

A oclusão deve ser levada em consideração na escolha do tratamento restaurador de um dente endodonticamente tratado. Dentes que apresentam antagonistas com restaurações deverão ser preferencialmente restaurados com o mesmo tipo de material, de modo a evitar desgaste prematuro e sobrecarga exagerada. Por outro lado, dentes sem antagonista ou com antagonista em prótese removível recebem menor carga oclusal e, consequentemente, é menor a preocupação quanto à necessidade de pinos e/ou recobrimento de cúpides.

Pacientes que apresentam deformidades esqueléticas ou problemas oclusais graves precisam receber atenção especial no momento da restauração de um dente extensamente destruído. Nos casos em que poucos dentes recebem toda a força de uma arcada, um retentor intrarradicular se faz necessário. O mesmo é válido para o dente que sofre desoclusão de guia ou que serve como pilar de alguma prótese.

## Quantidade de estrutura dental remanescente

A quantidade e a qualidade do remanescente dentinário são os fatores mais importantes e ditam o tipo de material restaurador a ser utilizado em um dente endodonticamente tratado.[1]

No que se refere à quantidade, uma regra simples a adotar é a da quantidade de faces perdidas. Caso as paredes remanescentes estejam em número igual ou superior às ausentes, a colocação de pino não será necessária. Em outras palavras: "o que saiu deve ser igual ou menor do que o que ficou."

Entretanto, não basta ter a estrutura: deve haver ainda qualidade e estética. Para que um remanescente seja capaz de suportar e reter uma restauração, deve apresentar suporte dentinário de no mínimo 1,5mm de espessura (medido com o especímetro), ausência de trincas em esmalte e estética.[1]

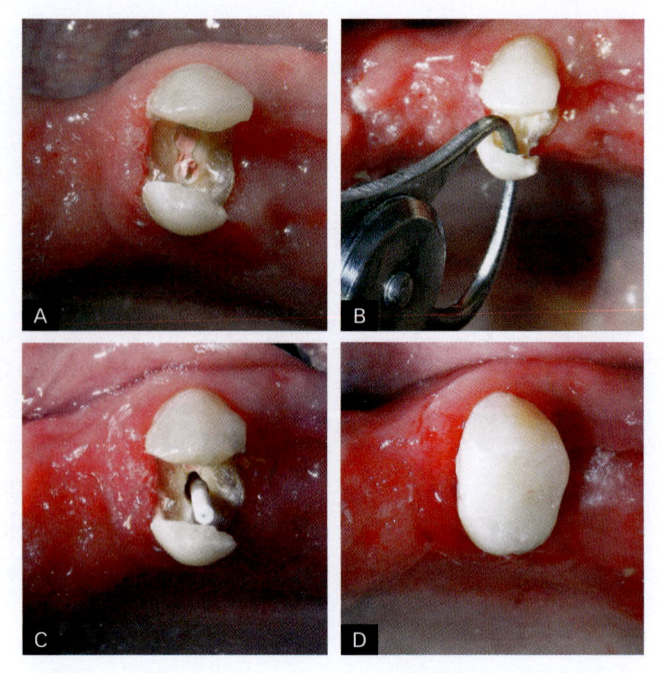


▶ **Figura 20.3A** Pré-molar tratado endodonticamente. **B** Medição da espessura do remanescente coronário com especímetro. **C** Instalação de um pino, uma vez que o remanescente apresentava espessura inferior a 1,5mm e ausência de dentes contíguos. **D** Núcleo de preenchimento em resina composta. Dente apto a receber restauração indireta.

Caso contrário, o remanescente permanece, mas não pode ser levado em consideração para retenção da restauração futura (Figura 20.3).

É importante a avaliação da forma e do comprimento das raízes, pois canais atrésicos ou dilacerados contraindicam a restauração com pino, mesmo que recomendada. A avaliação radiográfica é mandatória. O tratamento endodôntico deve mostrar-se adequado com o canal adequadamente selado e sem lesão periapical.[8] O exame radiográfico também auxilia a visualização do suporte periodontal. Dentes com pequeno suporte periodontal têm prognóstico duvidoso não só do ponto de vista periodontal como restaurador.

Caso o dente que sofreu tratamento endodôntico precise de restauração do tipo coroa total, outro fator a ser considerado consiste na contenção cervical, também conhecida como férula ou ferulização, que corresponde a um preparo da restauração indireta 2mm mais apical do que o limite do núcleo/ dente.[1] A contenção deve, sempre que possível, envolver o remanescente dentário em 360°. Esse abraçamento cervical da porção coronária aumenta a resistência às cargas dinâmicas e diminui o esforço no limite núcleo/dente.[9]

A maioria das falhas por fratura ou deslocamento dos pinos pré-fabricados advém da ausência de ferulização. Em outras palavras, remanescentes tipo "resto radicular" não têm bom prognóstico quanto à longevidade do sistema pino/dente/restauração. Nessa situação, convém proceder à cirurgia periodontal de aumento de coroa clínica para aquisição da férula. Em dente anterior, a solução para obtenção de contenção cervical conta ainda com tracionamento ortodôntico (Figura 20.4).

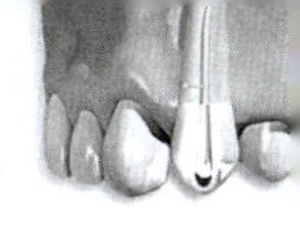

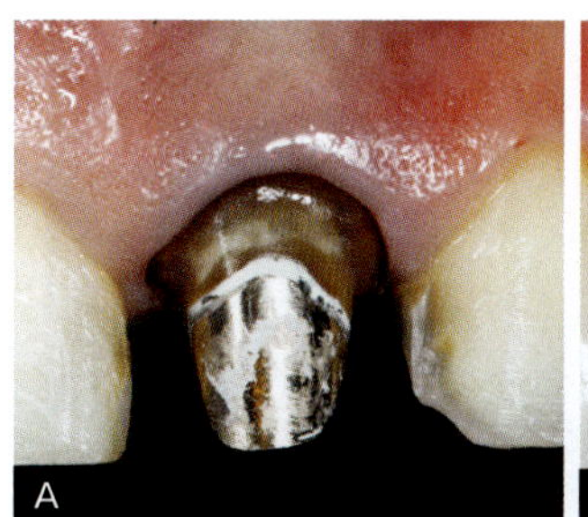


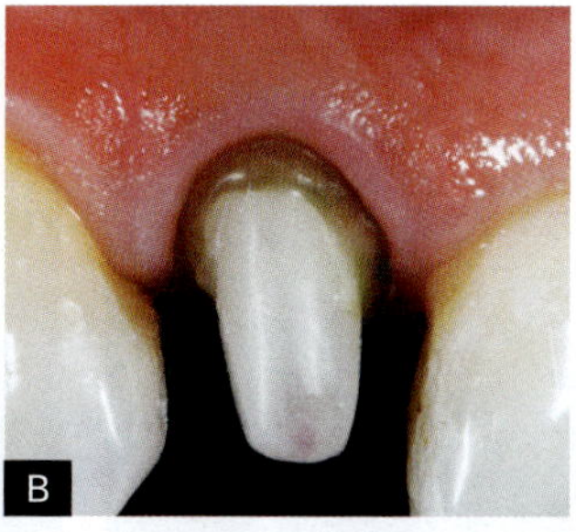


▶ **Figura 20.4A** Ausência de férula: pior prognóstico. **B** Férula em toda a circunferência do remanescente: melhor prognóstico.

Caso não seja possível a contenção cervical, deve-se optar por um sistema retentor intracanal do tipo monobloco (núcleos metálicos fundidos, pinos personalizados em cerômero ou, ainda, modelados em fibra de vidro).

A proteção de cúspides e um núcleo de preenchimento com material adesivo costumam ser suficientes para restauração de dentes posteriores tratados endodonticamente, desde que não estejam extensamente destruídos.[10]

## NÚCLEOS DE PREENCHIMENTO

Com frequência, os dentes tratados endodonticamente exibem pouco remanescente dentinário graças ao processo carioso e ao acesso endodôntico. Nessa situação, convém iniciar a restauração com núcleos de preenchimento, que possibilitam o futuro preparo cavitário com todas as características de estabilidade e retenção.

Os núcleos de preenchimento também são indicados para reconstrução de grandes destruições coronárias internas e socavamento do esmalte, funcionando como uma dentina artificial. Economizam estrutura durante o preparo e podem ser utilizados com ou sem retentores intrarradiculares ou intradentinários em dentes vitais e não vitais.

Atualmente, são preferidos os materiais adesivos (resinas ou cimentos ionoméricos), que fortalecem o remanescente dental, além de não influírem na cor da restauração final. As resinas compostas estão indicadas para dentes que receberão restaurações indiretas, enquanto o cimento de ionômero de vidro está mais indicado para dentes que serão restaurados de maneira direta, especialmente os modificados por resina (híbridos), que permitem preparo imediato.

Existem vários sistemas reforçados com resina específicos para preenchimento. Alguns contam inclusive com a adição de partículas metálicas com o objetivo de aumentar a resistência do material. Geralmente de polimerização dual ou autopolimerizáveis, possibilitam a inserção em incremento único, o que reduz o tempo clínico e a tensão de contração de polimerização.

Apesar disso, resinas fotopolimerizáveis podem ser utilizadas com a mesma finalidade, desde que se respeitem a técnica incremental e o fator C de configuração cavitária. Nesse caso, os incrementos deverão ser de no máximo 2mm, cada um não unindo mais do que duas paredes.

## RETENTORES INTRARRADICULARES

Quando um dente se encontra com grande percentual de destruição, com trincas no esmalte, remanescente sem estética, ou ainda se será pilar de uma prótese fixa ou removível, o núcleo de preenchimento não costuma ser suficiente para reter a restauração protética ou reforçar a porção coronária. Nesses casos está indicado o uso de pinos intrarradiculares. Outras indicações e limitações estão listadas no Quadro 20.1.

Atualmente, o mercado odontológico dispõe de diversas alternativas restauradoras, tanto pré-fabricadas como personalizadas; precedidas ou não de uma etapa laboratorial.[6] Os principais sistemas e suas características estão listados no Quadro 20.2 e ilustrados na Figura 20.5.

Idealmente, os pinos devem ser biocompatíveis, de uso fácil, resistentes à corrosão e estéticos. Devem ainda preservar dentina radicular e evitar grandes tensões na raiz. É importante que o pino apresente boa relação custo-benefício e é essencial que se una química/mecanicamente ao material restaurador e/ou de preenchimento.

▶ **Quadro 20.1** Indicações e limitações dos pinos

| Indicações |
|---|
| Dentes anteriores/pré-molares com menos de 50% de coroa clínica remanescente<br>Dentes anteriores com tratamento endodôntico com acesso que fragilizou o remanescente dental<br>Destruição coronal extensa<br>Prevenção de fraturas pela bifurcação<br>Dentes que sofrem forças horizontais, de cisalhamento ou de compressão intensas e concentradas (pilares, desoclusão de guia) |
| **Limitações** |
| Ausência de suporte ósseo adequado<br>Ausência de férula<br>Limitações endodônticas (raízes dilaceradas ou curtas) |

▶ **Quadro 20.2** Classificação e características dos pinos

| Característica | Classificação |
|---|---|
| Forma | Paralelo/cilíndrico (maior retenção, risco de perfuração)<br>Cônico (anatomia semelhante ao conduto)<br>Dupla conicidade (adaptação e retenção) |
| Superfície | Lisa (menor retenção)<br>Rugosa, serrilhada (maior retenção)<br>Rosqueada (rosqueamento pode gerar trincas) |
| Material | Metal: aço inoxidável (resistência); titânio (biocompatibilidade) Cerâmica: óxido de zircônio; dissilicato de lítio (estética e rigidez)<br>Fibras: carbono (estética inferior), vidro (estética), quartzo (estética e resistência) |
| Técnica | Personalizado: modelado em cerômero, resina (resiliência, estética), fundido em metal, cerâmica (rigidez, adaptação)<br>Pré-fabricado: metal, cerâmica, fibras |

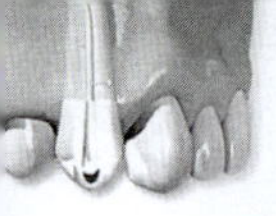



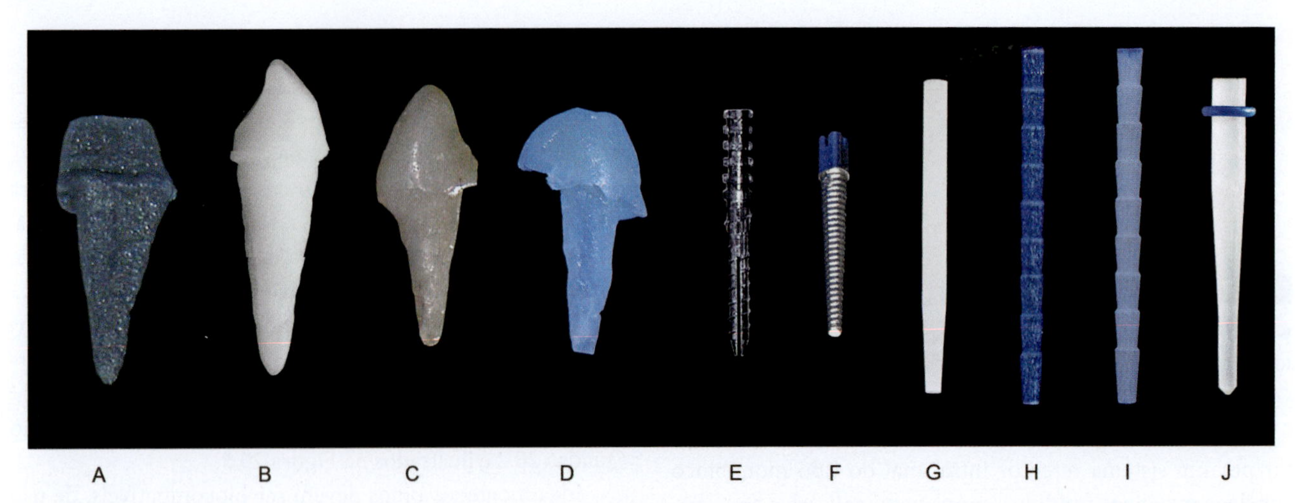


▶ **Figura 20.5** Principais tipos de retentores intrarradiculares. **A** Núcleo metálico fundido. **B** Núcleo cerâmico fundido. **C** Núcleo em cerômero. **D** Pino modelado em resina composta. **E** Pino pré-fabricado de titânio (Flexi-Post®/EDS). **F** Pino pré-fabricado em aço inoxidável (Reforpost Aço®/Angelus). **G** Pino cerâmico pré-fabricado (Cosmopost®/Ivoclar Vivadent). **H** Pino pré-fabricado de fibra de carbono (Reforpost Carbono®/Angelus). **I** Pino de fibra de vidro (Reforpost®/Angelus). **J** Pino pré-fabricado em fibra de quartzo (D. T. Light-Post®/RTD).

## Retentores intrarradiculares personalizados

Os pinos podem ser personalizados em metal, cerâmica, cerômero ou resina composta direta. Nesses sistemas há a formação de um monobloco restaurador, onde núcleo e pino fazem parte da mesma estrutura.

A maioria dos pinos personalizados é confeccionada pela técnica indireta, necessitando moldagem ou modelagem do conduto radicular, além de um laboratório de prótese, à exceção dos núcleos em cerômero, que só exigem moldagem e, eventualmente, um laboratório de prótese, e os modelados em resina composta, confeccionados pela técnica direta.

Dentre os sistemas personalizados, a forma mais tradicional de retentor intrarradicular é o núcleo metálico fundido, o qual, de estética inferior, exige uma etapa laboratorial e é passível de sofrer corrosão.[11-13] Já os sistemas personalizados fundidos em cerâmica de dióxido de zircônio ou dissilicato de lítio têm estética avançada. A injeção de cerâmica ao redor do pino aumenta a adaptação e a retenção, porém tornou o procedimento complexo e dispendioso.[14-16]

Os núcleos fundidos, tanto em metal como em cerâmica, têm radiopacidade e excelente adaptação. No entanto, a inconveniência do elevado módulo de elasticidade desses materiais contribui para a concentração de tensões e o aumento do risco de fratura radicular do tipo desfavorável (quando o remanescente não pode ser aproveitado).

Os sistemas de pinos personalizados em cerômero e modelados com resina demonstram capacidade de adaptação e resiliência semelhante à dentina, o que diminui o risco de fratura radicular desfavorável. Todavia, necessitam de um conduto radicular expulsivo, assim como os núcleos fundidos, o que, muitas vezes, demanda desgaste da estrutura dental, o que pode enfraquecê-la.[17]

Os pinos personalizados de fibra de vidro contêm fibras de vidro embebidas em matriz polimérica polimerizada ou não e podem sofrer desgaste e/ou adição de fibras e/ou resina de modo a melhorar sua adaptação ao conduto radicular.

Atualmente, os sistemas de fibra de vidro personalizados ou pré-fabricados são os mais indicados para restauração de dentes tratados endodonticamente e extensamente destruídos.

## Retentores intrarradiculares pré-fabricados

Os pinos pré-fabricados encontram-se disponíveis em uma variedade de composições (fibras de vidro e/ou carbono, metal ou cerâmica) e morfologias (rosqueados, lisos, com retenções, cônicos, paralelos e de dupla conicidade). As técnicas de uso são continuamente simplificadas, e os sistemas tornam-se mais retentivos e menos danosos a cada dia.[18] A classificação e as características dos pinos pré-fabricados estão listadas no Quadro 20.2 e exemplos de cada sistema estão ilustrados na Figura 20.5.

Os sistemas pré-fabricados conservam o remanescente e tornam o tratamento fácil e rápido, sem custo laboratorial. Além disso, são estéticos, mesmo os metálicos ou de fibra de carbono, uma vez que são envolvidos pela resina de preenchimento.

Atualmente, os sistemas rígidos metálicos ou cerâmicos são preteridos em relação aos retentores flexíveis em fibra, associados a resinas epóxicas e eventualmente compostas, que apresentam características mais próximas às da dentina.[19,20]

Os pinos pré-fabricados flexíveis de fibra de vidro se destacam entre os sistemas pré-fabricados e são os mais utilizados na atualidade. Sua composição, baseada em fibras de vidro envolvidas em matriz de resina, oferece biocompatibilidade, resiliência, estética, ausência de corrosão e propriedades mecânicas semelhantes às da dentina.[21]

Esses pinos encontram-se disponíveis em diversos *kits* compostos por retentores de diferentes formatos e diâmetros,

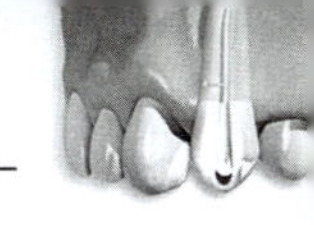

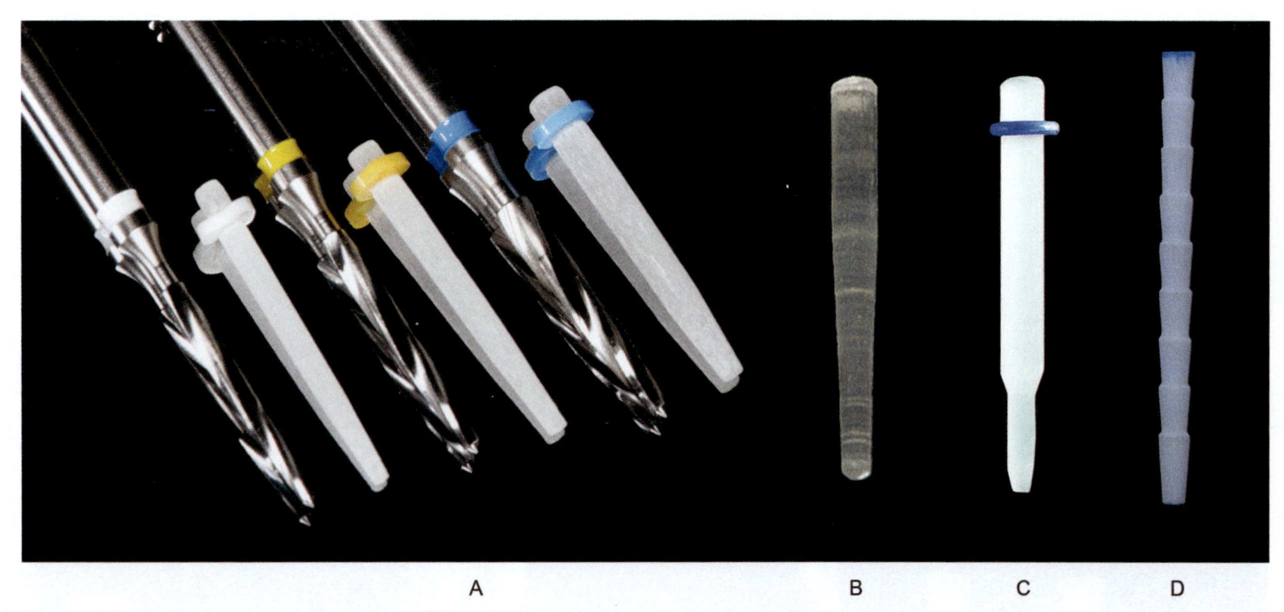

A B C D

▶ **Figura 20.6A** *Kit* de pinos de fibra (Exacto®/Angelus). Observe os diferentes diâmetros dos pinos e das brocas conformadoras de canal correspondentes. **B** Pino de fibra de vidro cônico (White-Post®/FGM). **C** Pino de fibra de vidro de dupla conicidade (Light-Post®/RTD). **D** Pino de fibra de vidro paralelo (Reforpost®/Angelus).

que se adaptam à maior parte dos formatos das raízes[10] (Figura 20.6*A*). Quando cimentados por meio de procedimentos adesivos, impedem o enfraquecimento das raízes causado pelo rosqueamento dos pinos ativos.[22] Além disso, em caso de fratura, a probabilidade de esta ser favorável (com recuperação e reaproveitamento do remanescente) é maior em comparação aos núcleos fundidos.

A composição e a configuração dos sistemas de pinos de fibra de vidro sofrem evolução constante com a finalidade de aumentar a resistência e a adaptação do pino às paredes do conduto radicular.[23]

Os pinos devem se adaptar, da melhor maneira possível, às paredes do conduto radicular. Como o conduto radicular tem formato cônico, o ideal é que o pino também tenha esse formato. No entanto, pinos cônicos apresentam menor retenção quando comparados aos cilíndricos.[24] Além disso, nem sempre a conicidade padrão fornecida pelo fabricante corresponde à conicidade individualizada de cada dente. Com o objetivo de resolver esse impasse, a indústria odontológica desenvolveu pinos de conicidade dupla.[25] Mesmo assim, por se tratar de um sistema pré-fabricado, sua adaptação nem sempre é perfeita (Figura 20.6*C*).

Quando os pinos pré-fabricados são utilizados em dentes com condutos alargados, costuma haver um espaço excessivo entre o pino e as paredes do conduto radicular. Nesses casos, o aumento demasiado na espessura do cimento diminui a retenção do pino e reduz a resistência à fratura das raízes.[16]

A adaptação da anatomia endodôntica ao pino pode ser perigosa do ponto de vista biomecânico, visto que a possibilidade de fratura radicular aumenta à medida que o tecido dentário remanescente é removido.[26] Como o elo mais fraco no sistema dente/retentor intrarradicular é a parede radicular, são desejáveis seu reforço e proteção.[3] É preferível a adaptação do pino à anatomia do conduto radicular[10,27] do que a adaptação da anatomia endodôntica ao pino.[24,28]

Os fabricantes de pinos pré-fabricados recomendam o desgaste do conduto radicular, adaptando o conduto ao pino selecionado. Dependendo da anatomia radicular, essa manobra pode pôr em risco a integridade do remanescente dentário, aumentando o risco de fratura em virtude da concentração de tensões em pontos enfraquecidos, além de haver a possibilidade de perfuração da raiz durante o preparo do conduto radicular.[28,29]

Nesse contexto, para melhorar a adaptação do pino de fibra de vidro ao conduto radicular, são propostas as alternativas descritas no Quadro 20.3 e exemplificadas na Figura 20.7.

## PROTOCOLOS CLÍNICOS PARA O USO DE PINOS DE FIBRA

Como ressaltado previamente, a seleção do sistema de retenção intrarradicular depende de inúmeros fatores. Além disso, a decisão final é subjetiva, fundamentada na experiência profissional, bem como na filosofia de trabalho. A fim de nortear a maneira mais adequada de execução desse procedimento, seguem alguns critérios de eleição:

- **Pinos pré-fabricados diretos:** para dentes com bom remanescente coronal, que serão restaurados com restaurações diretas ou próteses unitárias e que apresentam eixo protético coincidente com o longo eixo dental (Figura 20.5*E* a *J*).
- **Pinos personalizados modelados:** para dentes com pouco remanescente coronal e maior expulsividade radicular, que receberão restaurações diretas ou próteses unitárias e que apresentam eixo protético coincidente com o longo eixo dental (Figura 20.5*C* e *D*).

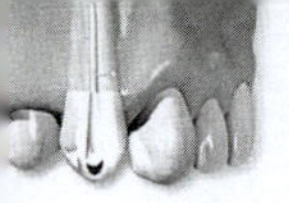



▶ **Quadro 20.3** Propostas para aumentar a adaptação do pino ao conduto

| Técnica | Características |
|---|---|
| Pino acessório em fibra de vidro | Aumenta o volume de fibra dentro do conduto e diminui a quantidade de agente cimentante[30] |
| Pino rosqueável em fibra de vidro | Canaleta interna permite rosqueamento com segurança; pode ser cimentado da maneira convencional[31] |
| Pino de fibra de vidro elíptico | Instrumentação ultrassônica preserva a estrutura dental remanescente, especialmente em canais ovais[32] |
| Pino de fibras adaptáveis | Fibras de vidro impregnadas por resina não polimerizada; maior assentamento dentro do conduto. Pode ser cortado, afinado e condensado dentro do conduto radicular, só se tornando rígido após fotopolimerização[33] |
| Modelagem do pino com resina composta | Melhor adaptação do pino ao conduto radicular. Indicado para condutos expulsivos e alargados[17] |
| Adaptação do pino ao conduto pelo desgaste do pino | O desgaste axial da porção apical do pino aumenta a adaptação ao conduto radicular e preserva a estrutura dental[26] |

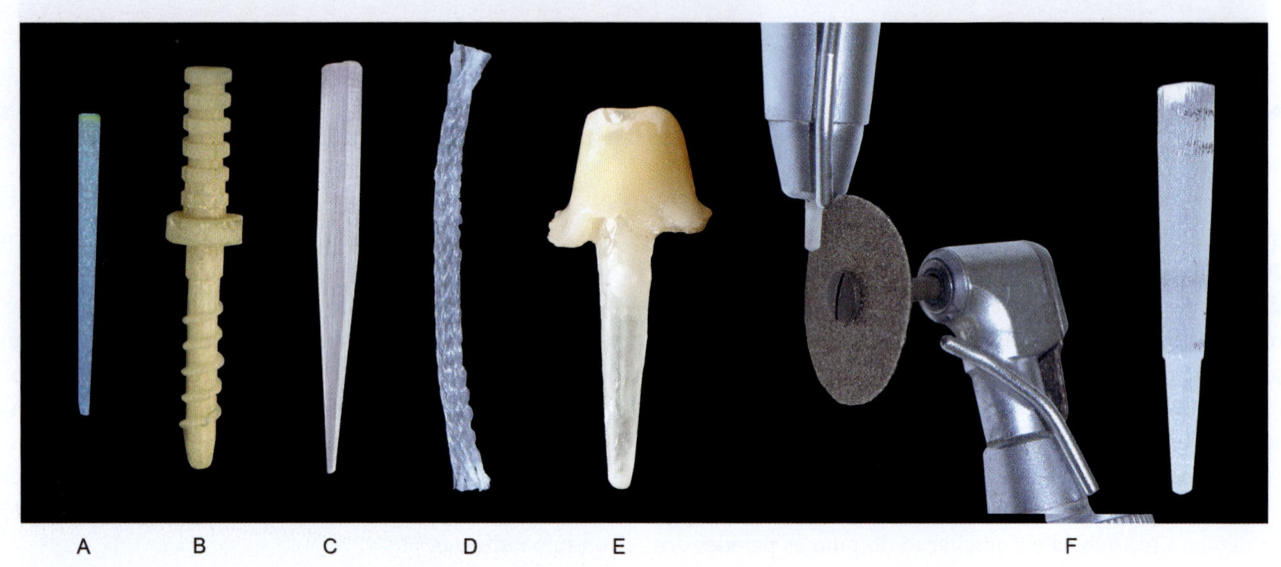


▶ **Figura 20.7** Propostas para melhorar a adaptação do pino ao conduto. **A** Pinos acessórios (Reforpin®/Angelus). **B** Pino de fibra rosqueável (Flexi Fiber®/EDS). **C** Pino elíptico (Ellipson-Post®/RTD). **D** Fibras adaptáveis (Interlig®/Angelus). **E** Pino modelado por acréscimo com resina composta. **F** Pino modelado por desgaste com disco de papel.

- **Pinos personalizados fundidos:** para dentes com pouco remanescente coronal, que serão pilares de próteses parciais fixas e/ou que apresentam eixo protético diferente do longo eixo dental (Figura 20.5*A* e *B*).

Independentemente do tipo de sistema, é essencial, em primeiro lugar, o exame radiográfico do elemento a ser restaurado, para que se possam observar a qualidade do tratamento endodôntico, a anatomia radicular e a situação periapical. Casos duvidosos podem se beneficiar das técnicas de tomografia computadorizada tipo *cone beam*. Os exames radiográficos e tomográficos também auxiliam o diagnóstico da situação periodontal e da quantidade e qualidade do suporte ósseo.

O profissional deve procurar usar pinos com o maior comprimento possível. A profundidade de desobstrução deve obedecer aos princípios de retenção, ou seja, o comprimento do pino deve ocupar dois terços da raiz sustentada por osso.[30] O pino deve ter, no mínimo, comprimento igual ao da coroa e o menor diâmetro possível, sempre respeitando a anatomia radicular e o selamento apical de guta-percha de, no mínimo, 4mm.

Após aferição da medida do conduto, com o auxílio de sondas periodontais ou limas endodônticas, associadas a réguas milimetradas, inicia-se a desobstrução com calcador de ponta romba aquecido, de tamanho compatível com o canal (Kerr 9, 10 e 11; Paiva 2, 3 e 4) ou brocas tipo Largo. O cursor é muito importante, assim como o isolamento do campo operatório.

Ao chegar ao comprimento indicado, o profissional promove outra tomada radiográfica para conferir a qualidade da desobstrução e detectar possíveis resíduos de guta-percha nas paredes do canal. Estes podem ser removidos com instrumentos aquecidos, brocas tipo Largo, ou com as brocas conformadoras de canal oferecidas pelos fabricantes dos pinos.

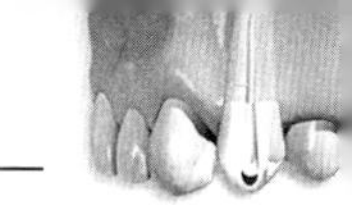

## Pinos diretos de fibra de vidro

Após a desobstrução, o profissional escolhe o pino pré-fabricado que melhor se adapta às paredes do conduto e promove outra tomada radiográfica para conferir o assentamento do pino.

Caso o pino não se tenha assentado, podemos seguir dois caminhos: (1) conformação do conduto com brocas específicas para o sistema ou (2) desgastes podem ser produzidos na porção apical do pino com discos de papel de granulação média. Desgastes demasiados do remanescente radicular devem ser evitados.

Em seguida, corta-se o pino na altura desejada com uma ponta diamantada em alta rotação, sob refrigeração ar/água. Para a confecção do corte, deve-se ter em mente que um núcleo de preenchimento será confeccionado e deverá estar apoiado no pino. Além disso, o pino não pode ficar exposto ao meio oral, sob risco de degradação das fibras.

O tratamento superficial do pino é realizado com desengorduração da superfície com álcool e/ou ácido fosfórico e aplicação de silano. A cimentação dos pinos de fibra deve ser feita com cimentos resinosos autopolimerizáveis ou de presa dual. Em caso de uso dos cimentos resinosos convencionais (precisam de condicionamento ácido e sistema adesivo), o conduto é condicionado com ácido fosfórico a 37% durante 15 segundos, seguido de lavagem e secagem com cones de papel absorvente. Em seguida, aplica-se um sistema adesivo dual de acordo com as instruções do fabricante.

Os cimentos resinosos autocondicionantes dispensam o condicionamento ácido, ao passo que os resinosos autoadesivos dispensam tanto o condicionamento ácido como o sistema adesivo. Esses sistemas reduzem os passos clínicos, facilitam a técnica e diminuem os riscos de erro. Cada sistema contém uma instrução de uso, que deve ser respeitada.

O cimento resinoso é manipulado e aplicado dentro do conduto com auxílio de pontas aplicadoras tipo agulhada. A broca de Lentulo é uma opção mais arriscada, pois o cimento pode tomar presa precocemente.

Insere-se o pino no conduto, removem-se os excessos de cimento e procede-se à fotopolimerização segundo as recomendações do fabricante. Procede-se, então, à tomada radiográfica final e, caso esteja tudo dentro do previsto, o pino estará pronto para receber um núcleo de preenchimento em resina.

O caso clínico mostrado na Figura 20.8 ilustra o passo a passo para instalação de retentores diretos em fibra de vidro em bateria labial superior.

## Pinos modelados de fibra de vidro

Caso se opte pela utilização de pinos personalizados em cerômero, após a desobstrução do conduto deve-se moldá-lo com silicone de bases pesada e leve com auxílio de um suporte canal. O suporte intracanal sustenta o material de moldagem e evita sua deformação durante o vazamento do gesso. O modelo é vazado com gesso tipo IV e enviado ao laboratório de prótese (Figura 20.9).

Esse tipo de pino pode ser cimentado com cimentos resinosos ou ionoméricos. Em se tratando dos cimentos ionoméricos, o condicionamento do conduto é realizado com ácido poliacrílico a 10% por 10 segundos, seguido de lavagem e secagem com pontas de papel absorvente.

Em caso de uso de pinos modelados diretamente, o conduto sofrerá modelagem após desobstrução. Para isso escolhe-se o pino de fibra de vidro pré-fabricado mais adequado, e o canal é isolado com gel hidrossolúvel. O pino de fibra é limpo com álcool, silanizado, e recebe uma camada de sistema adesivo, que é fotoativado por 20 segundos. Uma resina composta de alta viscosidade é manipulada em forma de cone sobre o pino e o conjunto inserido no conduto.

Após fotopolimerização por 5 segundos, o pino é retirado e é efetuada uma fotopolimerização extraoral por 1 minuto com o objetivo de complementar a fotopolimerização da resina composta. Testa-se a adaptação do pino modelado.

Remove-se o isolante do conduto e do pino, os quais são preparados para a sequência adesiva indicada pelo agente cimentante, resinoso ou ionomérico.

O caso clínico mostrado na Figura 20.10 ilustra o passo a passo para instalação de retentores modelados de maneira direta em fibra de vidro no dente 21.

## Pinos fundidos

Caso se opte pela utilização de pinos fundidos, após a desobstrução do conduto o profissional deve optar pela modelagem ou moldagem do conduto.

A modelagem está indicada para os casos de núcleos metálicos fundidos e é realizada de maneira direta com resina acrílica e suporte intracanal. O conduto é lubrificado e a resina fluida é inserida no conduto com auxílio de pontas aplicadoras agulhadas ou um pincel. O suporte intracanal é colocado e o material de modelagem é removido e recolocado até a presa da resina com o cuidado de evitar sua aderência às paredes do conduto. Todos os ajustes, tais como espaço interoclusal e para guias funcionais, estabilidade e retenção do núcleo, são executados nessa etapa. A modelagem é enviada ao laboratório de prótese dentro de um recipiente seco.

A moldagem está indicada para núcleos metálicos ou cerâmicos e é realizada com elastômeros e suporte intracanal. O material de consistência fluida é inserido no conduto com seringas agulhadas, seguido do suporte intracanal.

O material de moldagem de consistência pesada é inserido na moldeira e, após a presa, o molde é removido da boca e o modelo é vazado com gesso tipo IV e enviado ao laboratório de prótese.

Em se tratando de núcleos metálicos fundidos, a preferência recai sobre as ligas nobres, como ouro tipo 4 (ADA) ou

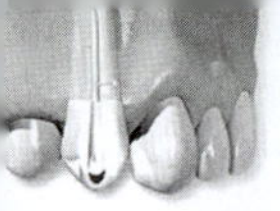

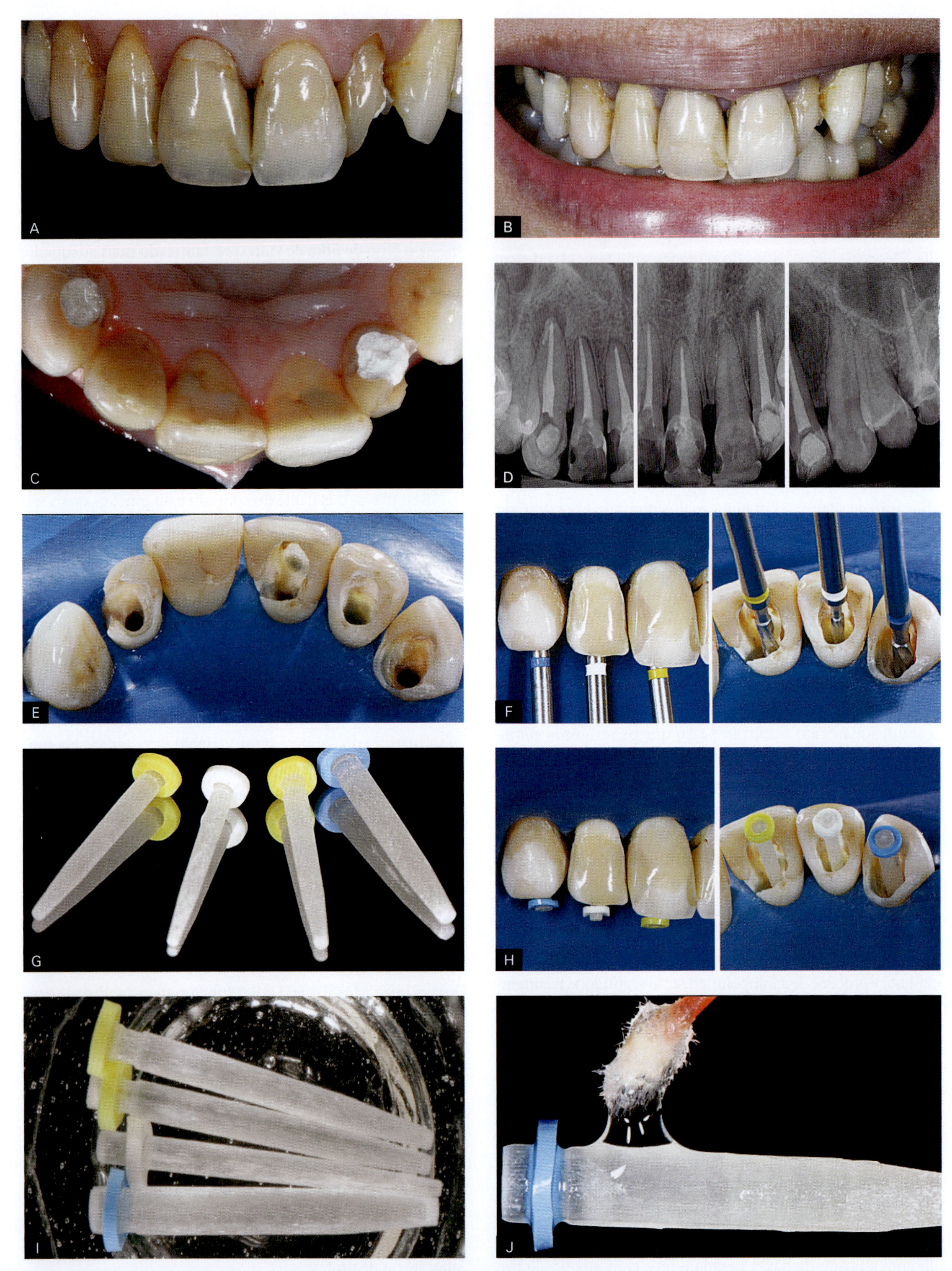

▶ **Figura 20.8** Caso clínico que demonstra a sequência de instalação de pinos diretos de fibra de vidro. **A** Caso clínico inicial. **B** Sorriso inicial. **C** Vista palatina do caso inicial. **D** Radiografias. **E** Acesso aos condutos. **F** Preparo dos condutos. **G** Pinos selecionados. **H** Prova dos pinos. **I** Limpeza dos pinos com álcool. **J** Silanização dos pinos (*continua*).

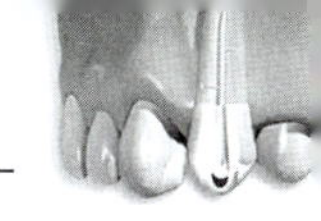

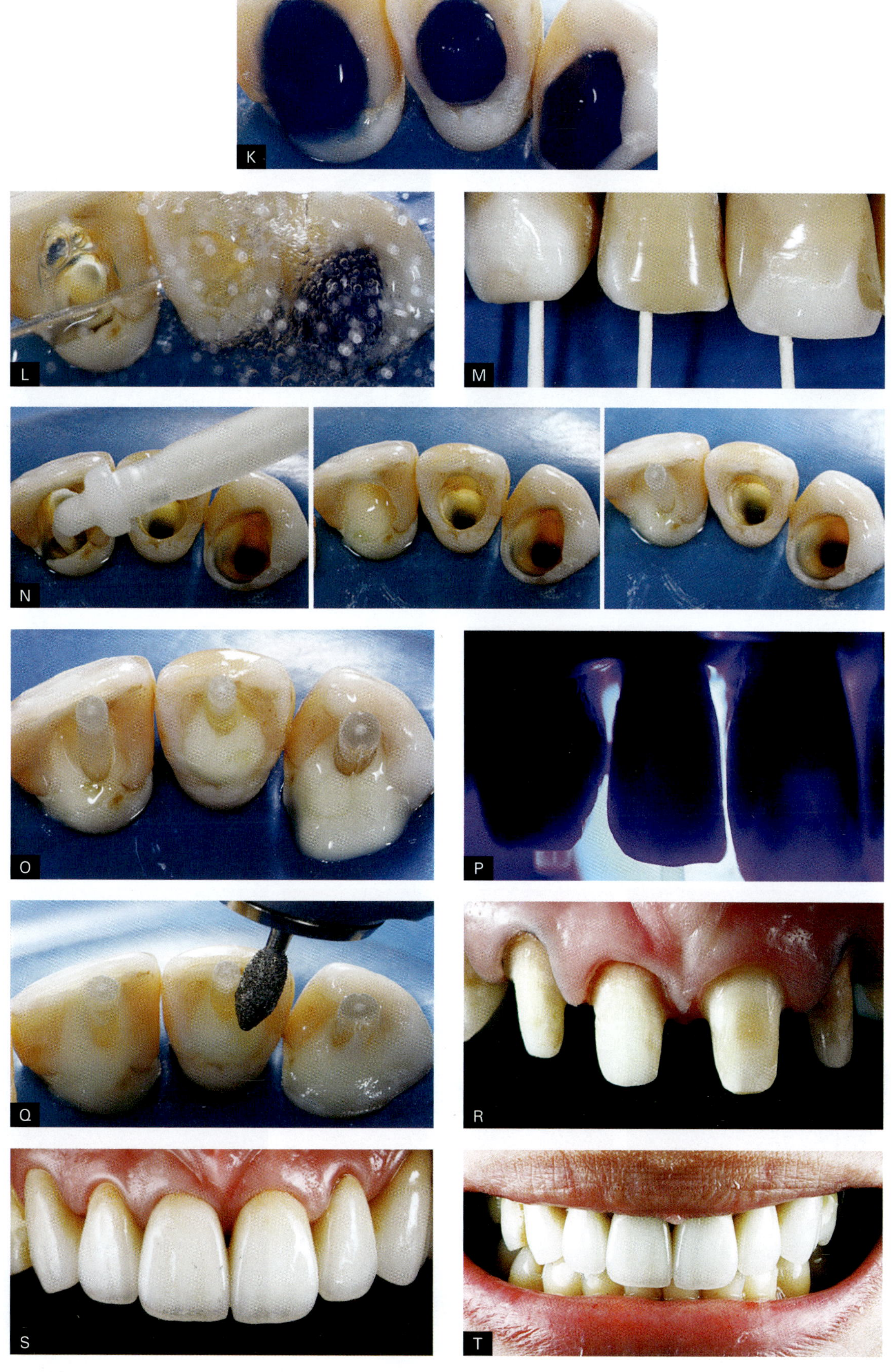

▶ **Figura 20.8** (*Continuação*) **K** Condicionamento ácido dos condutos. **L** Lavagem dos condutos. **M** Secagem com pontas de papel absorvente. **N** Aplicação do sistema adesivo e cimento resinoso. **O** Inserção dos pinos. **P** Fotopolimerização. **Q** Corte dos pinos. **R** Preparo para coroa total. **S** Coroas cerâmicas instaladas. **T** Sorriso do caso concluído.

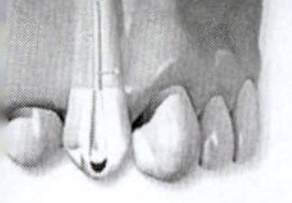

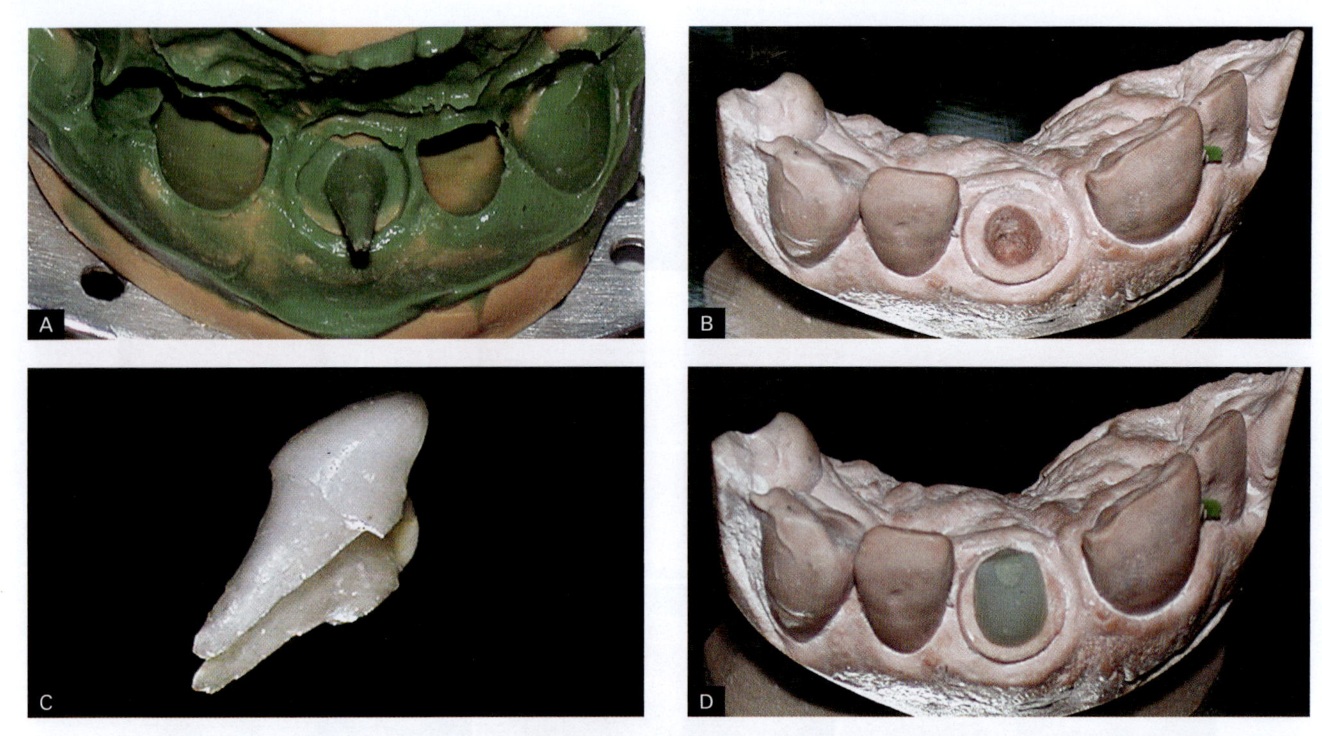

▶ **Figura 20.9** Pino em cerômero e fibra de vidro. **A** Moldagem do conduto com silicone de adição. **B** Modelo em gesso. **C** Núcleo personalizado em cerômero e pino de fibra de vidro. **D** Núcleo de cerômero instalado no modelo.

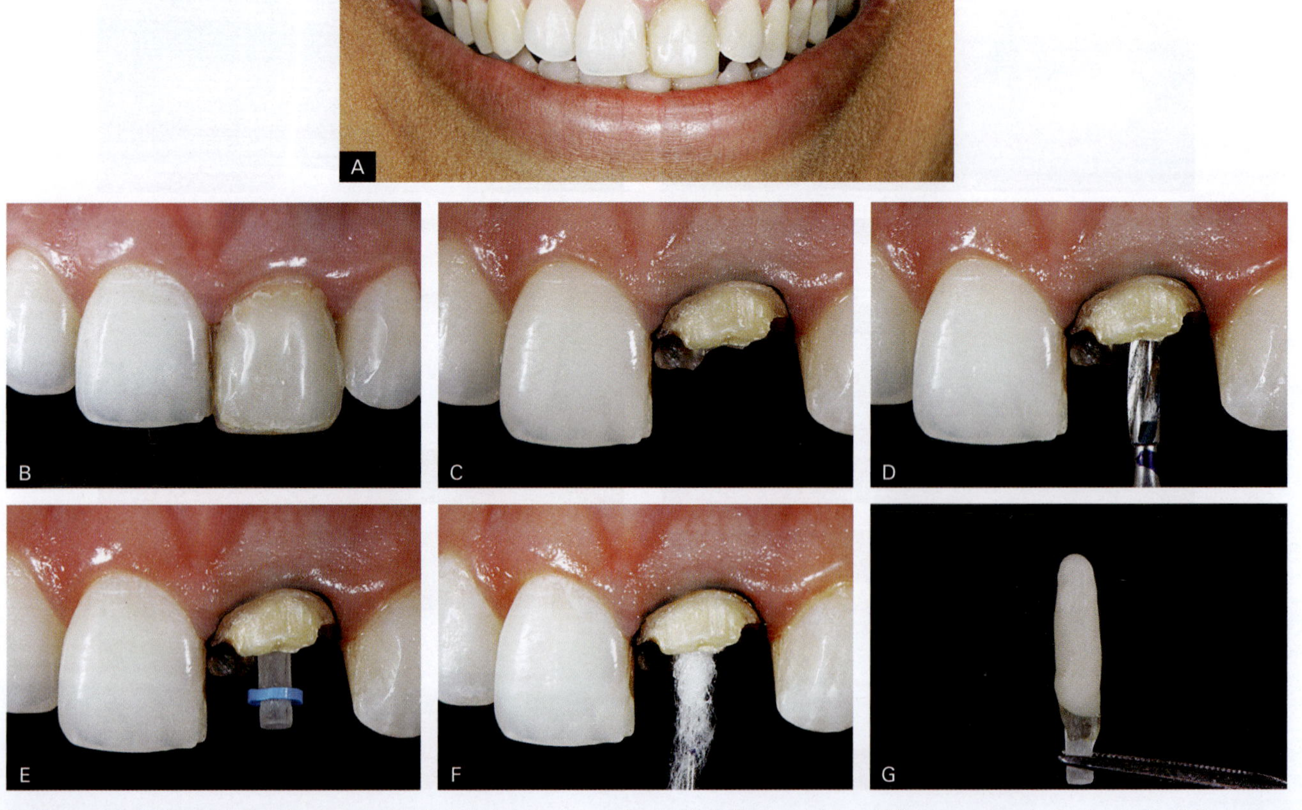

▶ **Figura 20.10** Caso clínico de pino modelado (técnica direta) no dente 21. **A** Sorriso inicial. **B** Vista aproximada do dente 21. **C** Remanescente dental. **D** Preparo do conduto. **E** Prova do pino. **F** Lubrificação do conduto. **G** Após limpeza e silanização, o pino recebe uma camada de resina composta fotopolimerizável (*continua*).

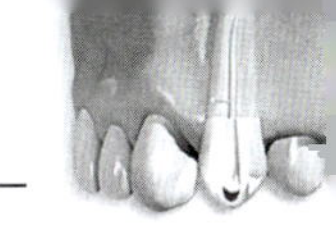

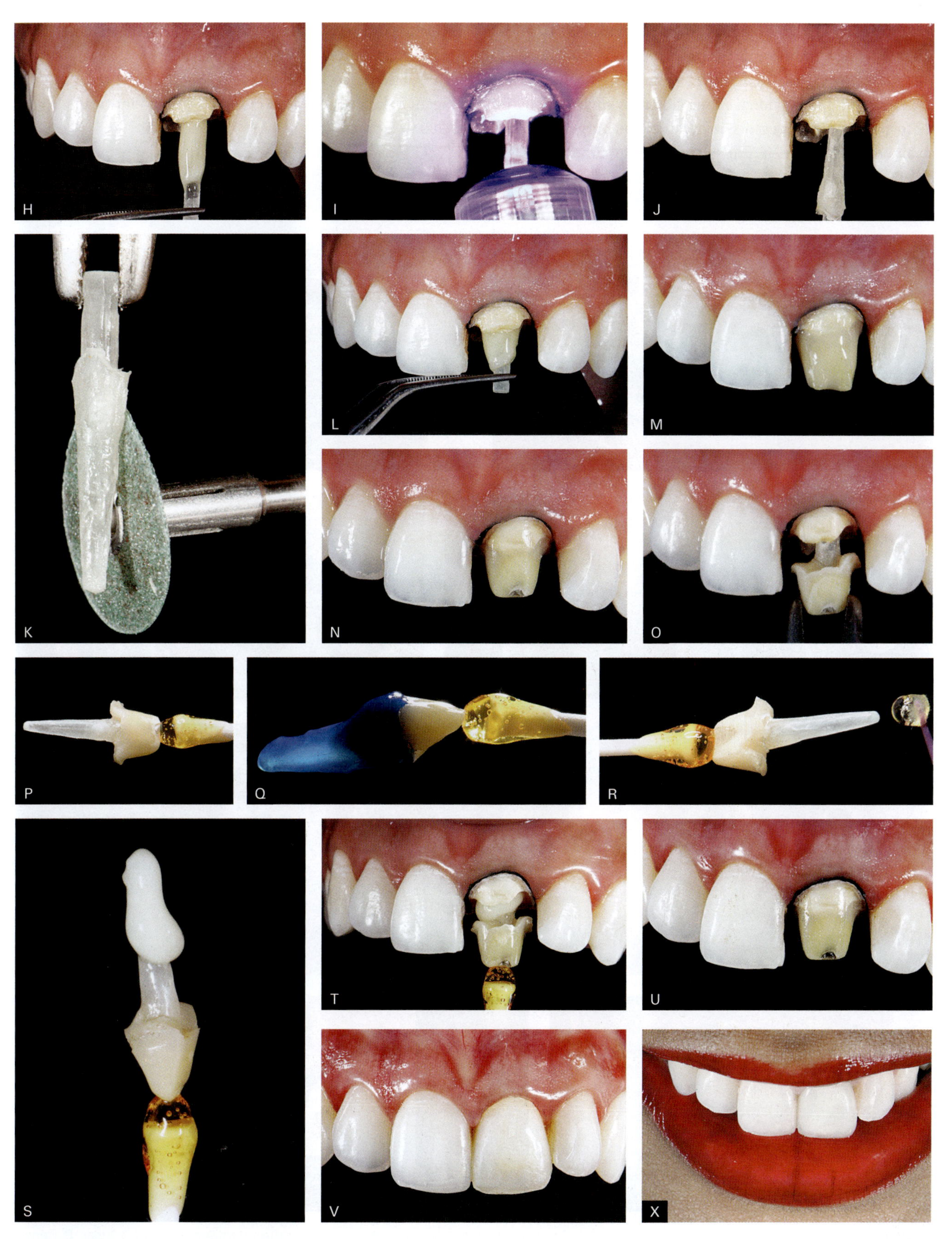

▶ **Figura 20.10** (*Continuação*) **H** Modelagem do conduto. **I** Fotopolimerização inicial por 5 segundos. **J** Remoção do pino modelado para fotopolimerização adicional por 60 segundos. **K** Ajustes no pino. **L** Prova do pino modelado. **M** Construção do núcleo coronário com resina composta fotopolimerizável. **N** Preparo do núcleo. **O** Remoção do pino. **P** Pino modelado. **Q** Limpeza do pino com ácido fosfórico. **R** Silanização do pino. **S** Cimento resinoso aplicado no pino. **T** Cimentação do pino. **U** Pino cimentado. **V** Coroa cerâmica cimentada. **X** Caso concluído.

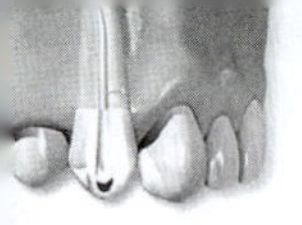



prata-paládio. Já para os pinos cerâmicos fundidos são preferidos sistemas cerâmicos de cerâmica prensada injetada.

Após prova e ajuste do núcleo fundido, este é cimentado de modo convencional (com cimentos ionoméricos ou de fosfato de zinco), caso seja metálico, ou cimentado adesivamente, se cerâmico. Em se tratando do cimento fosfato de zinco, o canal deve ser previamente limpo com EDTA e irrigado com soro, seguido de lavagem e secagem com cones de papel absorvente.

O caso clínico apresentado na Figura 20.11 ilustra a moldagem pela técnica mista, em que a porção intracanal é modelada e a porção coronária é moldada.

O Quadro 20.4 resume o protocolo da instalação de retentores intrarradiculares.

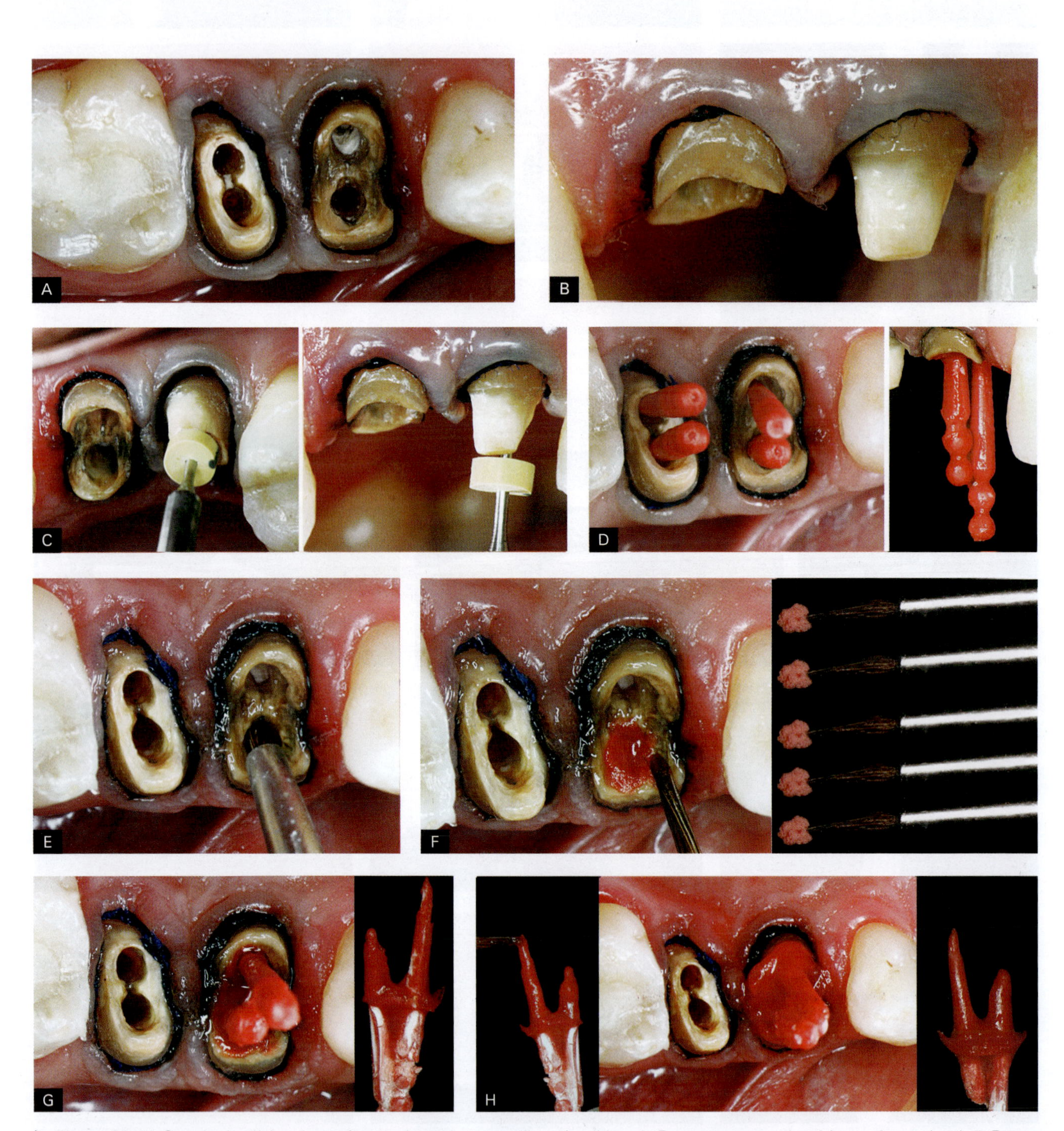


▶ **Figura 20.11** Sequência clínica de confecção de núcleos metálicos fundidos. **A** Remanescentes dentários – vista oclusal. **B** Remanescentes dentários – vista vestibular. **C** Desobstrução dos condutos. **D** Prova dos suportes intracanais. **E** Lubrificação dos condutos. **F** Aplicação de resina acrílica com auxílio de pincel. **G** Inserção dos suportes intracanal e conduto modelado. **H** Confecção do núcleo coronário (*continua*).

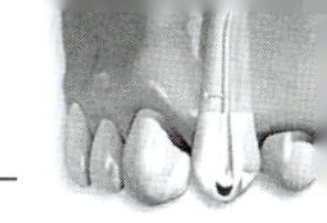

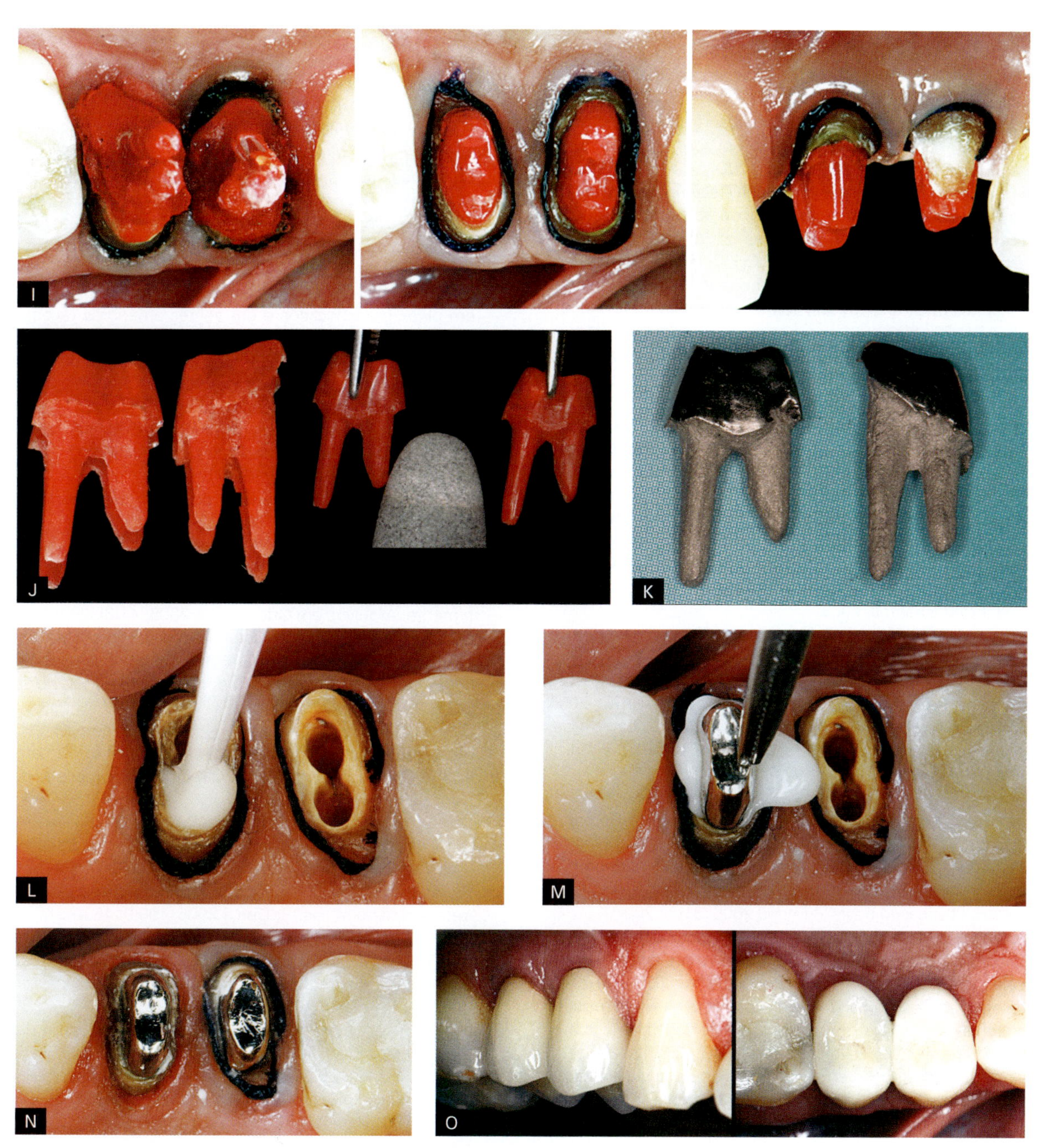


▶ **Figura 20.11** (*Continuação*) **I** Porção coronária modelada. **J** Acabamento dos núcleos. **K** Núcleos fundidos. **L** Inserção do agente cimentante. **M** Cimentação dos núcleos. **N** Núcleos cimentados. **O** Coroas cerâmicas cimentadas.

▶ **Quadro 20.4** Resumo do protocolo dos pinos

| Radiografia inicial e isolamento do campo operatório (de preferência absoluto)<br>Remoção da guta-percha: com calcador de ponta romba aquecido ou com brocas tipo Largo. Não se deve esquecer de usar o cursor<br>Área de ancoragem: pré-molar – raiz vestibular; molar superior – raiz palatina; molar inferior – raiz distal |
|---|
| **Pinos diretos**<br>Preparar o canal com brocas do *kit* do pino; escolher e provar o pino; inserir o cimento resinoso com pontas agulhadas; cortar o pino (antes ou após a cimentação); núcleo de preenchimento em resina composta |
| **Pinos modelados**<br>Preparar o canal com brocas do *kit* do pino; escolher e provar o pino; lubrificar o conduto e modelar o pino com resina composta fotopolimerizável; remover o lubrificante, pincelar o cimento resinoso ou ionomérico no pino e introduzir suavemente; cortar o pino (antes ou após a cimentação); núcleo de preenchimento em resina composta |
| **Pinos fundidos**<br>Moldar ou modelar (lubrificar o conduto) com retentor intracanal; enviar ao laboratório de prótese; escolher a liga metálica ou cerâmica; provar o pino; pincelar o cimento ionomérico ou fosfato de zinco no pino e introduzir suavemente |

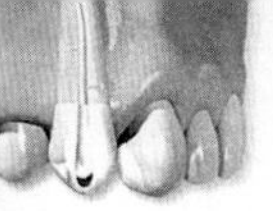



## Referências

1. Bergenholtz G, Bindslev PH, Reit C. Endodontia. Rio de Janeiro: Guanabara Koogan, 2006.
2. Muller-Bolla M, Borg C, Lupi-Pegurier L, Laplanche O, Leforestier E. Root canal posts for the restoration of root filled teeth (Cochrane Review). The Cochrane Library 2007; 4:2-19.
3. Muniz L, Mathias P, Teixeira L et al. Reabilitação estética em dentes tratados endodonticamente: pinos de fibra e possibilidades clínicas conservadoras. São Paulo: Santos, 2010.
4. Plotino G, Grande NM CH, Pameijer CH, Somma F. Influence of surface remodelling using burs on the macro and micro surface morphology of anatomically formed fibre posts. Int Endod J 2008; 41(4):345-55.
5. Cohen BI, Pagnillo MK, Newman I, Musikant BL, Deutsch AS. Retention of a core material supported by three post head designs. J Prosthet Dent 2000; 83(6):624-8.
6. Baratieri LN, Monteiro Jr. S, Andrada MAC et al. Odontologia restauradora fundamentos e possibilidades. São Paulo (SP): Livraria Santos, 2002.
7. Bijelic J, Garoushi S, Vallittu PK, Lassila LVJ. Fracture load of tooth restored with fiber post and experimental short fiber composite. Open Dent J 2011; 5:58-65.
8. Garone Netto N, Carvalho RCR, Russo EMA, Sobral MAP, Luz MAAC. Dentística restauradora. Restaurações diretas. São Paulo (SP): Livraria Santos, 2003.
9. Stankiewicz NR, Wilson PR. The ferrule effect: a literature review. Int Endod J 2002; 35(7):575-81.
10. Conceição EN, Masoti A, Dillenurg A et al. Restaurações estéticas: compósitos, cerâmicas e implantes. São Paulo (SP): Artmed, 2005.
11. Liu P, Deng XL, Wang XZ. Use of a CAD/CAM fabricated glass fiber post and core to restore fractured anterior teeth: a clinical report. J Prosthet Dent 2010; 103(6):330-3.
12. Boudrias P, Sakkal S, Petrova Y. Anatomical post design meets quartz fiber technology: rationale and case report. Compend Contin Educ Dent 2001; 22(4):337-48.
13. Galhano GA, Valandro LF, de Melo RM, Scotti R, Bottino MA. Evaluation of the flexural strength of carbon fiber-, quartz fiber-, and glass fiber-based posts. J Endod 2005; 31(3): 209-11.
14. Maccari PC, Conceição EN, Nunes MF. Fracture resistance of endodontically treated teeth restored with three different prefabricated esthetic posts. J Esthet Restor Dent 2003; 15(1):25-31.
15. Padmanabhan PA. comparative evaluation of the fracture resistance of three different pre-fabricated posts in endodontically treated teeth: an in vitro study. J Conserv Dent 2010; 13(3):124-8.
16. Heilmich MN. Retenção em canais amplos de núcleos confeccionados por diferentes técnicas com pinos fibro resinosos[tese]. Rio de Janeiro: Faculdade de Odontologia, Universidade do Estado do Rio de Janeiro, 2011.
17. Clavijo VGR. Avaliação da resistência à fratura de raízes fragilizadas reabilitadas por diferentes técnicas de construção de núcleos intra-radiculares [dissertação]. Araraquara: Faculdade de Odontologia, Universidade Estadual Paulista, 2007.
18. Burgess JO, Robbins JW, Summit JB. Pinos intracanais, pinos e núcleos. Dent Advis 1995; 2(1):2-8.
19. Boschian Pest L, Cavalli G, Bertani P, Gagliani M. Adhesive post--endodontic restorations with fiber posts: push-out tests and SEM observations. Dent Mater 2002; 18(8):596-602.
20. Maccari PC, Cosme DC, Oshima HM, Burnett Jr. LH, Shinkai RS. Fracture strength of endodontically treated teeth with flared root canals and restored with different post systems. J Esthet Restor Dent 2007; 19(1):30-6.
21. Ulbrich NL. Avaliação biomecânica da distribuição de tensões em pinos pré-fabricados e em dentes anteriores reconstruídos com diferentes retentores intrarradiculares analisados pelo método dos elementos finitos [tese]. Curitiba: Setor de Tecnologia, Universidade Federal do Paraná, 2005.
22. Vichi A, Grandini S, Davidson CL, Ferrari M. An SEM evaluation of several adhesive systems used for bonding fiber posts under clinical conditions. Dent Mater 2002; 18(7):495-502.
23. Grandini S, Sapio S, Goracci C, Monticelli F, Ferrari M. A one step procedure for luting glass fibre posts: an SEM evaluation. Int Endod J 2004; 37(10):679-86.
24. Shillinburg HT, Kessler JC. Restauração protética dos dentes tratados endodonticamente. São Paulo(SP): Quintessence, 1987.
25. Feuser L, Araújo E, Andrada MAC. Pinos de fibra: escolha corretamente. Arquivos em Odontologia 2005; 41(3):255-62.
26. Dias ARC. Avaliação da customização por desgaste de pinos pré-fabricados de fibra de vidro [tese]. Rio de Janeiro: Faculdade de Odontologia, Universidade do Estado do Rio de Janeiro, 2012.
27. Grande NM, Plotino G, Ioppolo P, Bedini R, Pameijer CH, Somma F. The effect of custom adaptation and span-diameter ratio on the flexural properties of fiber-reinforced composite posts. J Dent 2009; 37(5):383-9.
28. Souza EM, Pappen FG, Leonardi DP, Flores VO, Berbert FLCV. O papel da anatomia radicular na colocação de pinos pré-fabricados: uma visão endodôntica. Rev Gaúch Odontol 2007; 55(1):77-82.
29. Ricketts DNJ, Tait CME, Higgins AJ. Tooth preparation for post -retained restorations. Br Den J 2005; 198(8):463-71.
30. Alto RVM, dos Santos GB, Lima RSMS, Poskus LT, da Silva EM, de Miranda MS. Restauração de dentes tratados endodonticamente com pino de fibra de vidro e acessório em canais amplos. Clin Int J Braz Dent 2009; 5(1):60-8.
31. Helvey GA. Active fiber-based post-supported lithium disilicate restoration: a case study. Inside Dentistry 2009; 5(8):54-60.
32. Coniglio I, Magni E, Cantoro A, Goracci C, Ferrari M. Push-out bond strength of circular and oval-shaped fiber posts. Clin Oral Invest 2010; 15(5):667-72.
33. Hatta M, Shinya A, Vallittu PK, Shinya A, Lassila LV.. High volume individual fibre post versus low volume fibre post: the fracture load of the restored tooth. J Dent 2011; 39(1):65-71.

21

# Cirurgia Parendodôntica

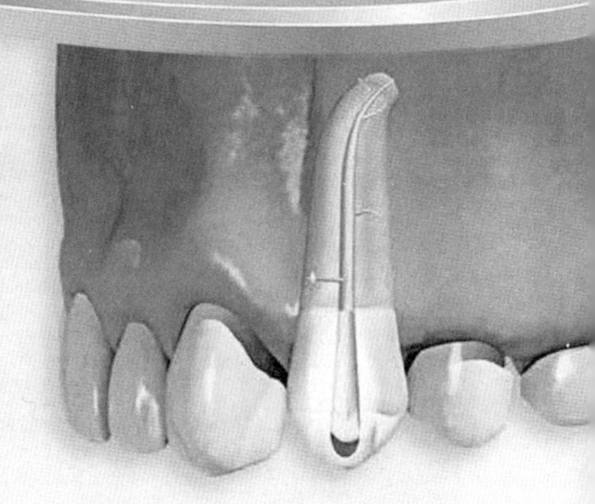

Clovis Monteiro Bramante
Alexandre Silva Bramante
Ivaldo Gomes de Moraes
Marco Antônio Húngaro Duarte

## INTRODUÇÃO

A cirurgia parendodôntica é o procedimento cirúrgico que visa à resolução de problemas originados pelo tratamento endodôntico ou que não foram por ele solucionados. Assim, pode-se lançar mão da cirurgia em casos de perfuração, extravasamento de material obturador, fratura de instrumento ou quando uma lesão não regride após o tratamento endodôntico.

A expressão *cirurgia parendodôntica* surgiu quando o professor Alceu Berbert e um dos autores deste capítulo, Clovis Monteiro Bramante, foram convidados pelos professores Ruy Hizatugu e Luis Valdrighi, em 1974, para escrever o capítulo de cirurgia em seu livro *Endodontia, Considerações Biológicas e Aplicação Clínica*. Na procura de um termo que exprimisse corretamente o significado da cirurgia, tiveram a felicidade de contatar o professor Yuri Kuttler, do México e, após diversas considerações, decidiram pela denominação cirurgia parendodôntica, ou seja, cirurgias relacionadas com problemas originados do canal, não importando se em nível apical, lateral ou de furca. As expressões cirurgia apical, cirurgia periapical, cirurgia endodôntica, cirurgia perirradicular e cirurgia do periápice foram abandonadas. Segundo Kuttler (1961), o parendodonto é constituído pela região periapical, zona perirradicular e regiões vizinhas, para as quais se estendem as complicações endodônticas.

Durante muito tempo, a cirurgia parendodôntica foi realizada pelo cirurgião bucomaxilofacial, e os procedimentos se resumiam, basicamente, a curetagem e apicectomia com obturação retrógrada com amálgama, o que nem sempre levava a um resultado favorável.

Pode-se dizer que a cirurgia parendodôntica passou por duas importantes eras: a tradicional e a moderna. Algumas modificações ocorreram na era moderna, como pode ser visto no Quadro 21.1.

Avaliando 71 pacientes, dos quais 35 foram submetidos à cirurgia tradicional e 36 à moderna, Tsesis e cols. (2006) constataram que o índice de sucesso foi de 44,2% na tradicional e de 91,1% na moderna. Kim & Kratchman (2006), também avaliando os dois procedimentos cirúrgicos, salientaram a diferença nas taxas de sucesso (40% × 96,8%) em favor da cirurgia moderna. Assim, se considerarmos que o índice de sucesso no tratamento endodôntico é de 90%, e se

▶ **Quadro 21.1** Mudanças da cirurgia tradicional para a moderna

| Cirurgia tradicional | Cirurgia moderna |
|---|---|
| Sem uso da tomografia | Com uso da tomografia |
| Incisão horizontal em nível de papila | Incisão horizontal em nível de gengiva inserida |
| Ostectomia com broca | Ostectomia com cinzel ou ultrassom |
| Apicectomia em bisel em relação ao eixo radicular | Apicectomia perpendicular ao eixo radicular |
| Cavidade retrógrada realizada com broca | Cavidade retrógrada realizada com ultrassom |
| Obturação retrógrada com amálgama | Obturação retrógrada com EBA ou MTA |
| Sem uso da terapia fotodinâmica | Com uso da terapia fotodinâmica |
| Sem uso de material osteopreenchedor | Com uso de material osteopreenchedor |
| Sem uso de membrana | Com uso de membrana |
| Sutura com material não reabsorvível | Sutura com material reabsorvível |
| Sem uso de microscópio | Com uso de microscópio |

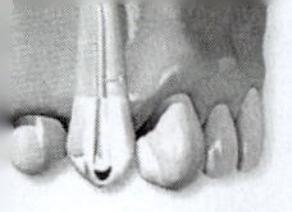

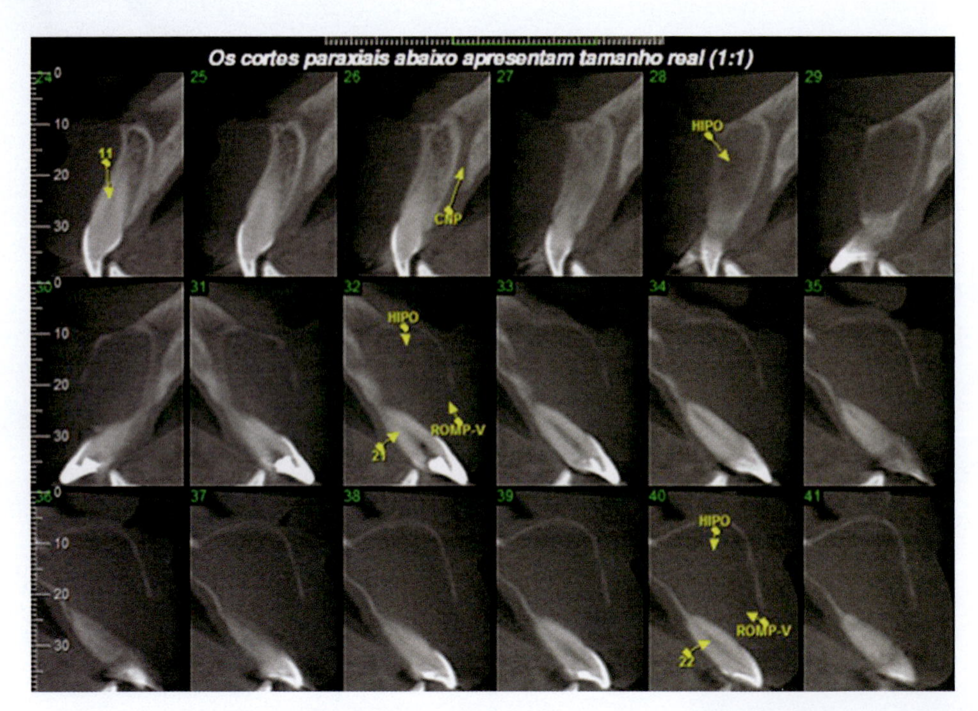


▶ **Figura 21.1** Imagem tomográfica em cortes sagitais mostrando a extensão da patologia (cisto) nos sentidos vestibulopalatino e apicocervical.

os 10% restantes forem submetidos a tratamento cirúrgico, de acordo com os recursos modernos, é possível alcançar um índice de sucesso de 99%. Portanto, observando as causas determinantes do insucesso, poucos serão os dentes extraídos por falta de opção de tratamento.

Antes da definição pela realização da cirurgia, é muito importante uma análise profunda, fundamentada em exames clínicos e radiográficos, verificando inicialmente a possibilidade de retratamento e esgotando todos os recursos da endodontia. Ao se optar pelo tratamento cirúrgico, deve-se analisar a possibilidade de sua realização, bem como sua indicação e limitações. A cirurgia parendodôntica não é uma cirurgia de urgência, podendo ser considerada uma cirurgia elitista, para a qual é importante que todas as condições inerentes ao paciente, ao dente e ao próprio operador estejam favoráveis, diminuindo assim problemas durante sua realização.

Entre as modificações introduzidas na cirurgia, destacam-se:

## TOMOGRAFIA COMPUTADORIZADA

Além da avaliação clínica completa do paciente, a radiografia periapical, com suas variações técnicas, a radiografia oclusal e a panorâmica são importantes para completar o diagnóstico e promover um planejamento adequado. Todavia, quando se trata de reabsorção interna ou externa, perfurações ou patologias periapicais, é fundamental a utilização da tomografia computadorizada. Essa técnica fornece imagem tridimensional (3D) da área, analisada em três planos distintos: axial, sagital e coronal, propiciando avaliação pormenorizada da patologia, sua localização e extensão, proporcionando mais segurança ao planejamento cirúrgico (Figuras 21.1 e 21.2). Os cortes sagitais e axiais fornecem imagens que não são oferecidas pelas radiografias convencionais.

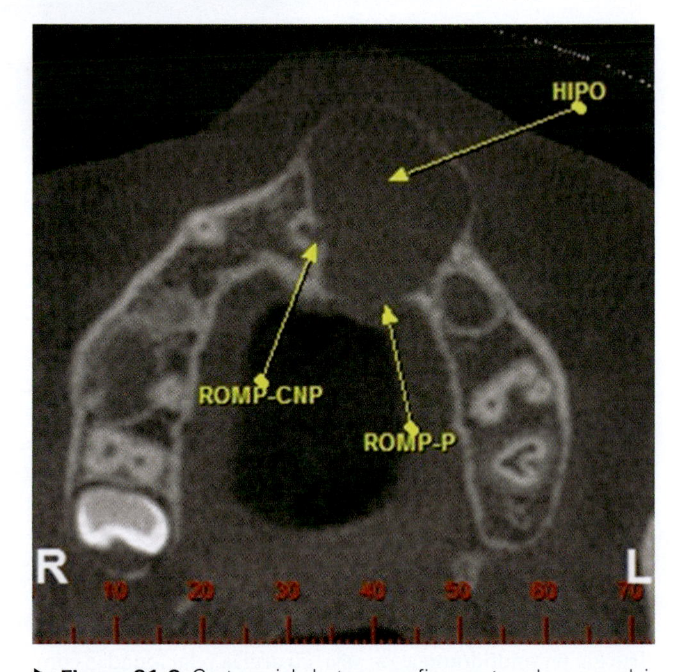


▶ **Figura 21.2** Corte axial da tomografia mostrando o envolvimento das corticais ósseas vestibular e palatina.

## INCISÃO HORIZONTAL EM GENGIVA INSERIDA

A incisão é a primeira manobra do procedimento cirúrgico, e de sua correta realização dependerá a cicatrização. Ela é constituída de uma incisão horizontal e uma ou duas verticais. A horizontal pode ser feita em papila ou em gengiva inserida. A realizada em papila apresenta uma série de inconvenientes, como dificuldade de realização, dificuldade na divulsão, dificuldade na sutura, dificuldade de higienização por parte do paciente, cicatrização mais lenta e, mais importante, a possibilidade de recessão gengival. Os estudos de von Arx e cols., Sunde e cols., Velvart e cols., Kramper e cols.

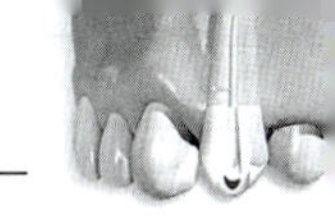

e Del Fabro e cols. mostraram que as incisões no nível da papila ocasionaram mais recessões gengivais do que aquelas em gengiva inserida.

Dois fatores que determinam o local da incisão horizontal são o nível em que se encontra a patologia e a extensão da cavidade cirúrgica que será aberta para realização da cirurgia, pois, se estiverem em nível cervical, não será possível realizar a incisão na gengiva inserida, sendo necessário realizá-la na papila, mesmo correndo o risco de recessão gengival. Nesse caso, a alternativa é fazer a incisão na papila, porém sem removê-la da área interdental, ou seja, preservando-a, como tem sido recomendado por Velvart e cols. e Von Arx e cols. (Figura 21.3). No entanto, para que isso seja possível, é importante que a papila esteja saudável, sem apresentar processo inflamatório. A manutenção da papila, além de facilitar a sutura, serve de base para a cicatrização, evitando a ocorrência de recessão gengival.

Entre as incisões utilizadas na cirurgia parendodôntica estão as realizadas em gengiva inserida, como as de Portland, Wassmund e de Ochsenbein & Luebke (Figura 21.4), e as de papila, como as de Neuman e Neuman & Novak (Figura 21.5).

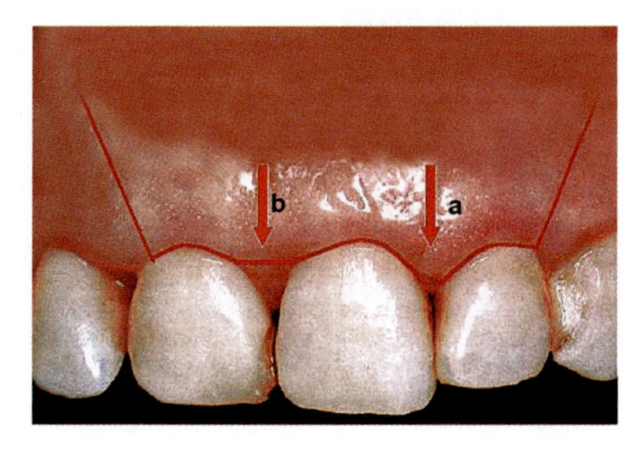


▶ **Figura 21.3** Incisão horizontal em nível de papila: remoção da papila (*a*); manutenção da papila (*b*).

As incisões em que se utilizam dois traçados verticais (Ochsenbein & Luebke; Wassmund, Neuman & Novak) devem ser as de eleição por favorecerem o manuseio do retalho. Quando a cirurgia é realizada na região palatina, a incisão indicada é a linear, em formato de arco, nas regiões anterior ou posterior, e pode ser feita no nível da gengiva inserida ou da papila, dependendo da localização da lesão (Figura 21.6).

## OSTECTOMIA COM CINZEL OU ULTRASSOM

A ostectomia é considerada a manobra mais difícil do acesso cirúrgico, sendo muito importante a localização correta do ápice ou do local da cirurgia para não se incorrer em erro no procedimento. Durante muito tempo a ostectomia foi realizada com brocas, em baixa ou alta rotação. O perigo é iminente, principalmente nos dentes superiores, tanto anteriores como posteriores, e nos dentes anteriores inferiores, em virtude da proximidade das raízes com a cortical óssea vestibular, podendo ocasionar perfurações ou desgaste das raízes (Figura 21.7). Para definição do local correto da ostectomia, pode-se lançar mão de radiografia com algum elemento de contraste colocado sobre a região a ser operada.

A utilização de cinzéis manuais, como o triangular de Luccas, Ochsenbein 1, Mini Ochsenbein e Weldstaedt (Figura 21.8), promove uma ostectomia mais segura. Reserva-se o uso de brocas para os casos de dentes posteriores inferiores cujas raízes se encontram distantes da cortical óssea (Figura 21.9) e por se tratar de uma cortical espessa e de ostectomia difícil de ser realizada manualmente. Outra opção consiste no uso do ultrassom cirúrgico, o que deve ser feito com cuidado, de modo a não lesionar as raízes dos dentes da área em que se está realizando a ostectomia (Figura 21.10).

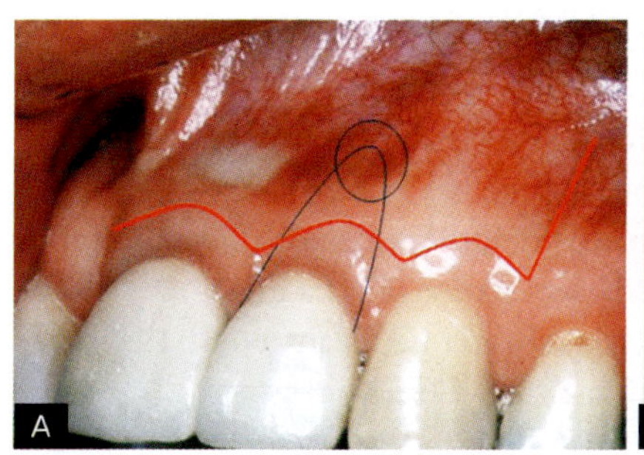


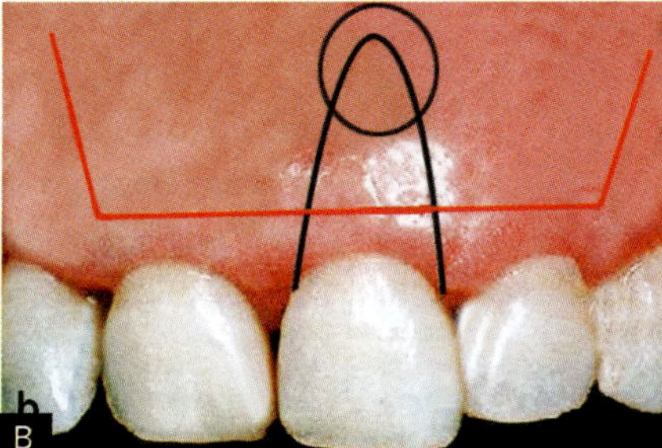


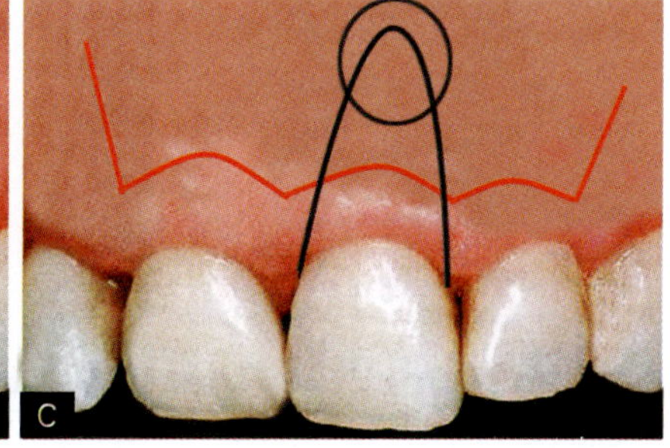


▶ **Figura 21.4** Incisões com o traçado horizontal realizado em gengiva inserida. **A** Portland. **B** Wassmund. **C** Ochsenbein & Luebke.

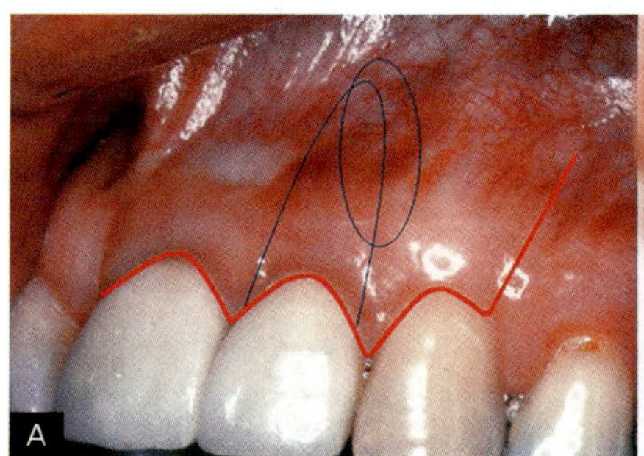


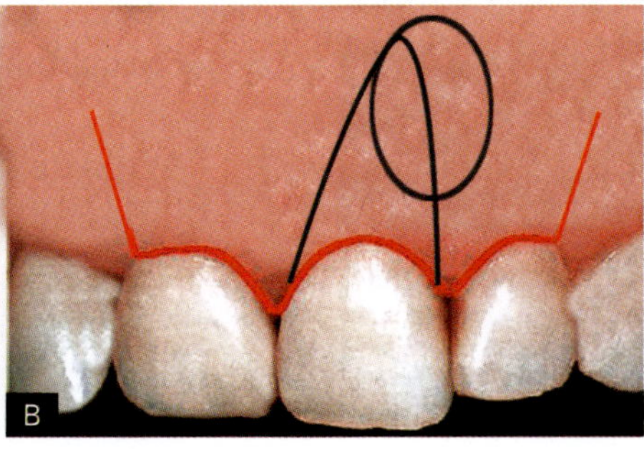


▶ **Figura 21.5** Incisões com o traçado horizontal realizado em papila: Neuman (**A**); Neuman & Novak (**B**).

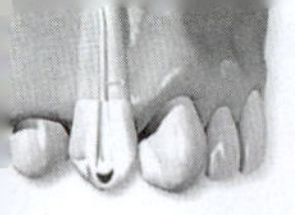



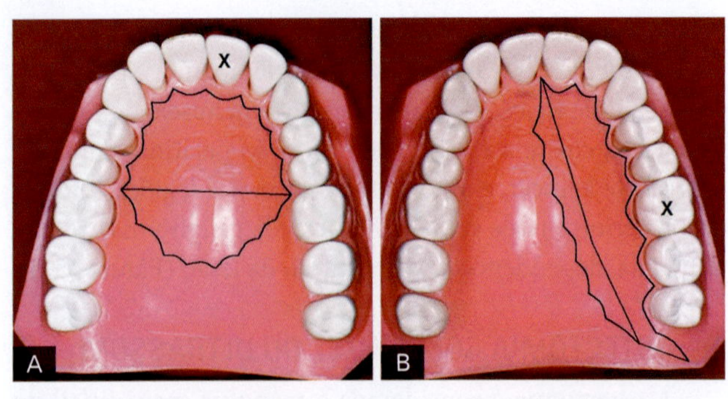


▶ **Figura 21.6** Incisão linear no palato. **A** Para cirurgia nos dentes anteriores. **B** Para dentes posteriores.

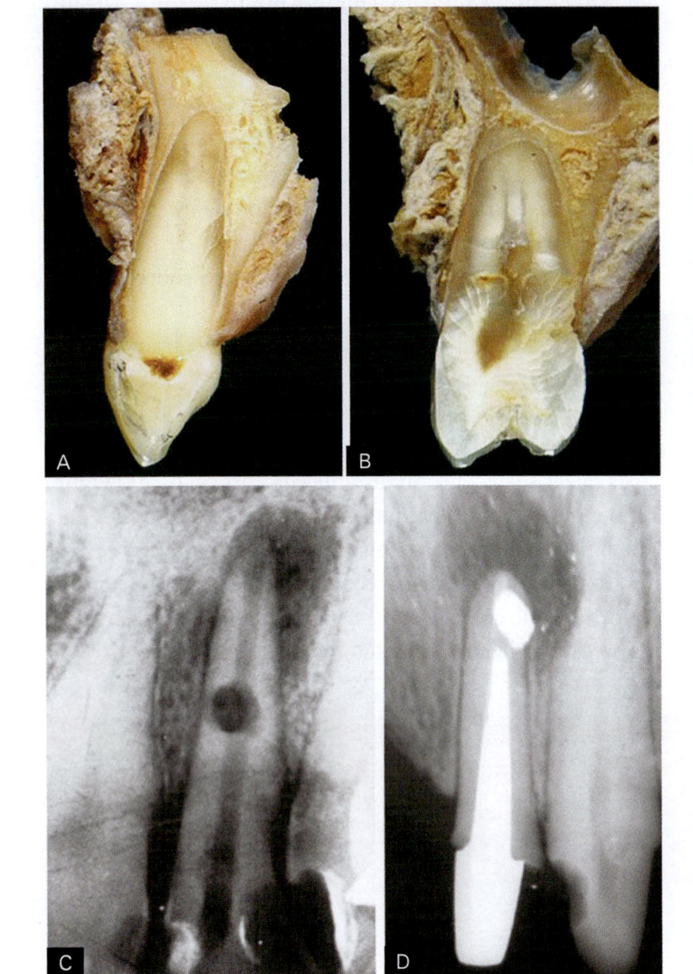


▶ **Figura 21.7A** a **D** Proximidade das raízes dos dentes superiores com a cortical óssea vestibular e acidentes (perfuração e desgaste da raiz) na ostectomia realizada com broca.

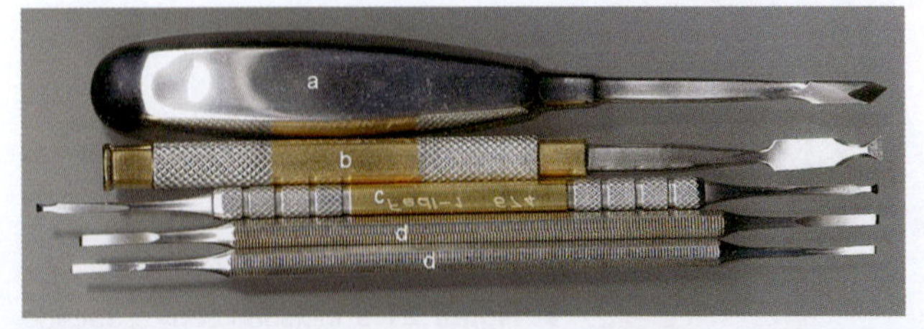


▶ **Figura 21.8** Cinzéis manuais para ostectomia: triangular de Luccas (*a*); Ochsenbein 1 (*b*); mini-Ochsenbein (*c*); Weldstaedt (*d*).

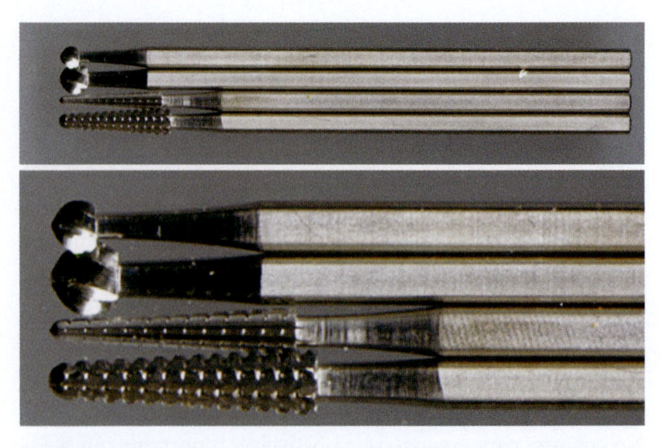

▶ **Figura 21.9** Brocas cirúrgicas esféricas e tronco-cônicas para ostectomia.

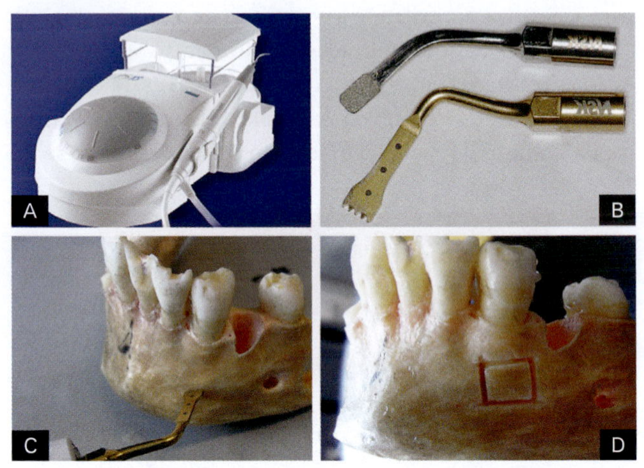


▶ **Figura 21.10** Ultrassom cirúrgico. **A** Aparelho. **B** Insertos. **C** Modo de ação. **D** Ostectomia realizada com ultrassom.

## APICECTOMIA PERPENDICULAR AO LONGO DO EIXO RADICULAR

Em virtude da dificuldade de observação do ápice e da luz do canal e do preparo da cavidade apical, geralmente feito com broca, a apicectomia era realizada em bisel, o que ocasionava perda muito grande da extensão da raiz e exposição de muitos túbulos dentinários (Figura 21.11), fatores que podem comprometer a cirurgia (Gilheany et al., 1998; Tidmarsh & Arrowsmith, 1989). Com os recursos disponíveis na atualidade, como ultrassom, microespelho e microscópio cirúrgico, é possível visualizar e trabalhar na extremidade da raiz, executando o corte perpendicular ao eixo radicular e preservando, assim, a maior estrutura possível e expondo menor quantidade de túbulos dentinários.

## CAVIDADE RETRÓGRADA REALIZADA COM ULTRASSOM

A maior dificuldade para realização da obturação retrógrada consiste no preparo da cavidade apical, que deve, entre outros requisitos, seguir o eixo do canal, ser profundo, envolver a anatomia do canal, ser regular e oferecer retenção.

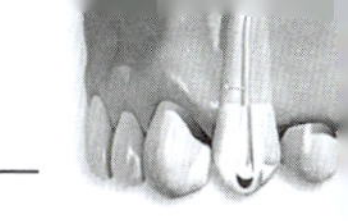

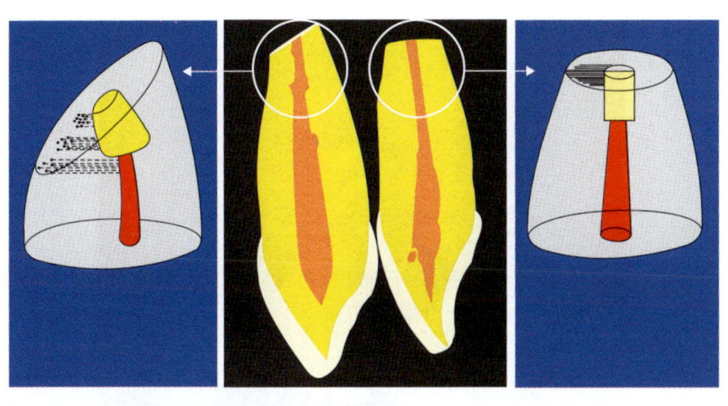

▶ **Figura 21.11** Apicetomia em bisel e perpendicular ao eixo radicular. O corte em bisel determina maior corte da raiz e maior número de túbulos dentinários expostos.

Esses requisitos são difíceis de alcançar se as cavidades forem feitas com brocas. Com o advento do ultrassom, esse procedimento tornou-se mais fácil, mesmo em dentes posteriores. No comércio encontram-se disponíveis insertos (pontas) de diversos formatos (Gnatus, Satelec, Trinity, CVDentus, Dabi etc.), devendo o profissional observar o tipo de aparelho de ultrassom para adquirir os insertos compatíveis. O uso do ultrassom torna o procedimento mais fácil, menos estressante para o profissional e o paciente e, acima de tudo, oferece preparos que preenchem os requisitos anteriormente citados (Figura 21.12).

## OBTURAÇÃO RETRÓGRADA COM MTA OU EBA

O amálgama foi, durante muito tempo, o material mais empregado nas obturações retrógradas e, lamentavelmente, ainda hoje algumas cirurgias são realizadas com ele. Entre seus inconvenientes destacam-se a expansão tardia, a corrosão e a liberação de íons metálicos, ocasionando tatuagens e insucesso a longo prazo. Por muito tempo, diversas tentativas foram feitas para substituí-lo por outros materiais, sem sucesso.

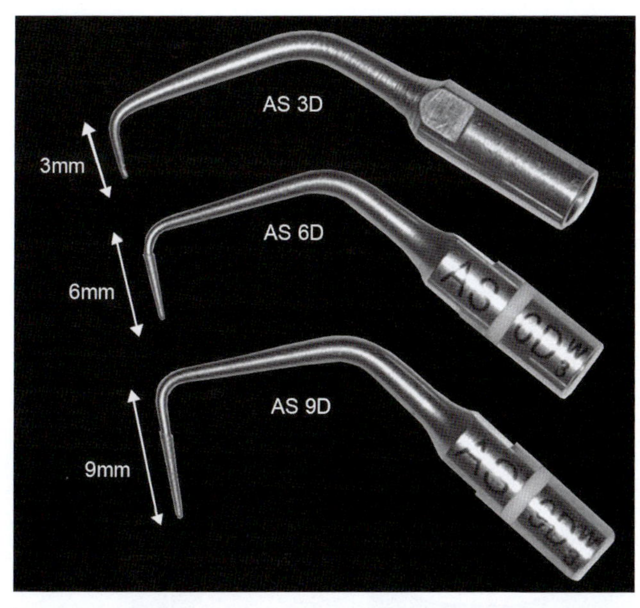


▶ **Figura 21.12** Insertos Satelec® para preparo apical com ultrassom.

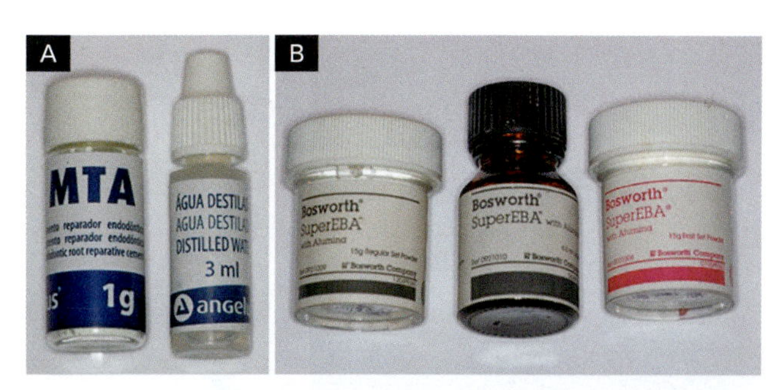


▶ **Figura 21.13** MTA (agregado trióxido mineral) (**A**) e EBA (Cimento ZOE com ácido etoxibenzoico) (**B**).

De alguns anos para cá, a escolha dos materiais para obturação retrógrada tem recaído sobre o cimento EBA (cimento de óxido de zinco e eugenol com ácido etoxibenzoico) e, mais recentemente, o MTA (Agregado Trióxido Mineral) (Figura 21.13). O MTA tem alcançado resultados bastante favoráveis, apesar de exigir mais cuidados em sua utilização. Deve ser manipulado em consistência nem muito espessa nem muito fluida, de modo a possibilitar sua inserção na retrocavidade. Uma vez colocado na cavidade, não se deve efetuar irrigação, a qual eliminará todo o material da cavidade. Assim, a colocação do MTA na cavidade deve constituir a última etapa do procedimento cirúrgico no dente. Outra opção consiste no uso do EBA (Super EBA®), um cimento à base de óxido de zinco e eugenol modificado que contém, em sua formulação, o ácido etoxibenzoico, que lhe confere tempo de presa curto e boa aderência às paredes da retrocavidade, além de boa compatibilidade biológica. Existe ainda a possibilidade de associação de materiais, como EBA com MTA e Sealapex® com MTA, entre outras.

## TERAPIA FOTODINÂMICA

Esse procedimento, realizado com auxílio terapêutico do *laser*, passou a ser utilizado na cirurgia parendodôntica com finalidades distintas, como descontaminação da superfície radicular, descontaminação da cavidade cirúrgica, no pós-operatório, auxiliando o processo de reparo, e em casos de parestesia. Quando o dente a ser operado apresenta perda da cortical óssea vestibular, a superfície radicular está contaminada e portanto, após o procedimento cirúrgico, tornam-se importantes a raspagem de toda a raiz, o ataque com ácido fosfórico a 50% durante 1 minuto, a irrigação com soro fisiológico e, posteriormente, a aplicação de terapia fotodinâmica. O corante usado é o azul de metileno a 0,001%, aplicado sobre a superfície radicular para que, depois de 3 a 5 minutos, seja aplicado o *laser*. O mesmo procedimento é realizado quando a cavidade cirúrgica se apresenta contaminada (Figura 21.14).

Terminada a sutura, toda a área da incisão também pode ser irradiada com o *laser*, o que propiciará uma cicatrização mais rápida e melhor (Figura 21.15). Esse procedimento pode ser repetido de duas a três vezes na semana.

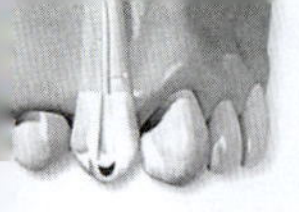



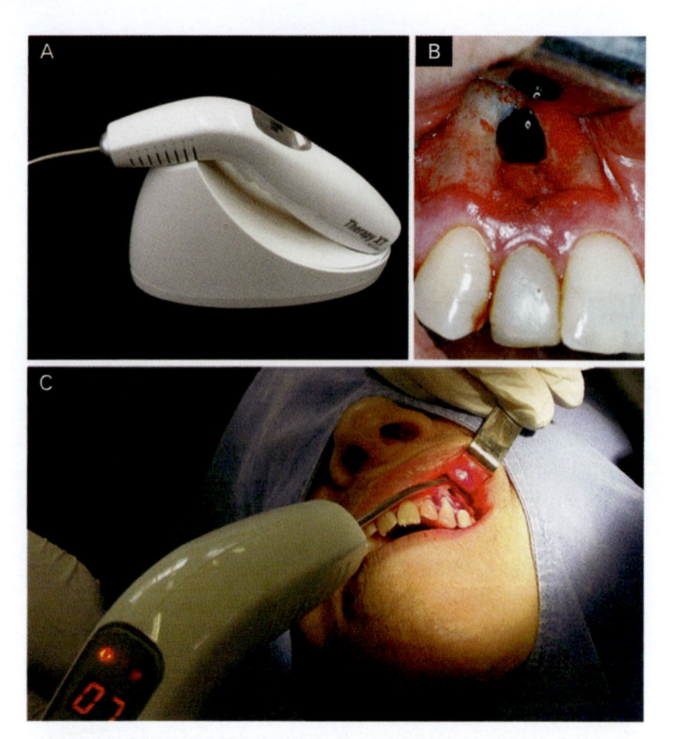

▶ **Figura 21.14A** a **C** *Laser* terapêutico e sua aplicação na cavidade cirúrgica.

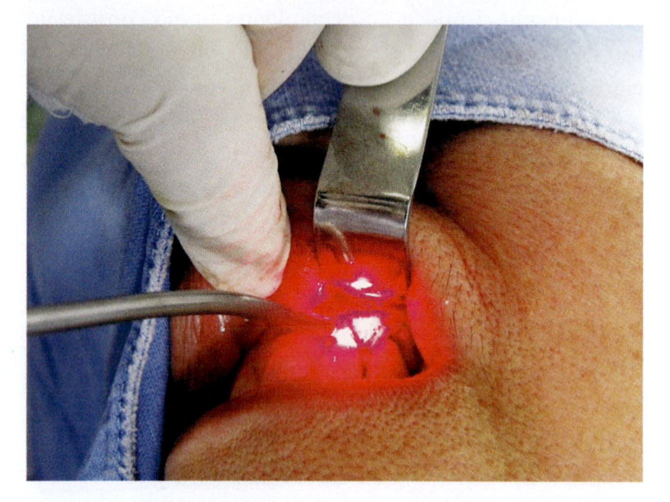

▶ **Figura 21.15** Aplicação do *laser* sobre a área da incisão.

## MATERIAL OSTEOPREENCHEDOR

Em casos de grandes cavidades cirúrgicas, o coágulo sanguíneo pode sofrer desorganização, comprometendo todo o processo de neoformação óssea. Também são sensíveis a proliferação e a penetração de tecido conjuntivo na cavidade, atrasando ou mesmo impedindo que o osso que está sendo formado ocupe toda a cavidade. O uso de material osteopreenchedor diminui essa possibilidade. Entre os materiais osteopreenchedores destacam-se hidroxiapatita, osso liofilizado, colágeno e sulfato de cálcio. Esses materiais devem ser biocompatíveis e reabsorvíveis, de modo a não competirem com a formação óssea. O sulfato de cálcio é uma boa alternativa por ser de fácil aquisição, manipulação e introdução, reabsorvível e apresentar pH alcalino, o que dificulta sua contaminação.

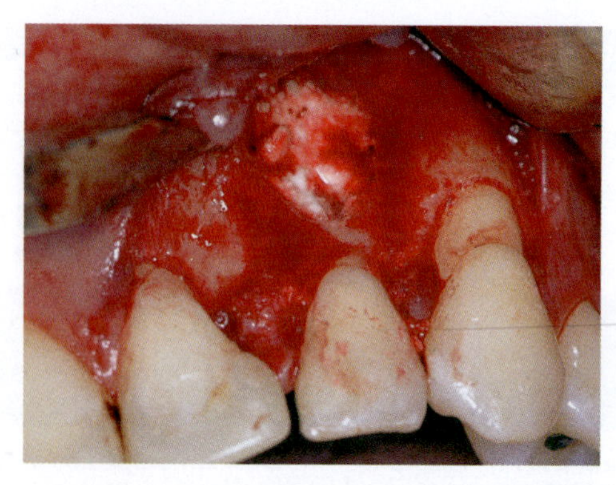

▶ **Figura 21.16** Cavidade cirúrgica preenchida com sulfato de cálcio.

Misturado com soro fisiológico, para sua utilização é levado à cavidade cirúrgica e comprimido suavemente por meio de gaze (Figura 21.16).

## USO DE MEMBRANA

O uso de membrana também se constitui em opção quando se procura evitar a proliferação de tecido conjuntivo dentro da cavidade cirúrgica. Reabsorvível, pode ser encontrada a membrana confeccionada de poliglactina 910 (Vicryl®) ou de osso liofilizado. Inicialmente, a membrana é hidratada, mediante imersão em soro fisiológico, e depois recortada com tesoura, de acordo com o tamanho e o formato da cavidade onde será usada. Deverá ficar apoiada em osso, ocluindo completamente a cavidade (Figura 21.17).

Pode-se associar, também, o material osteopreenchedor e a membrana.

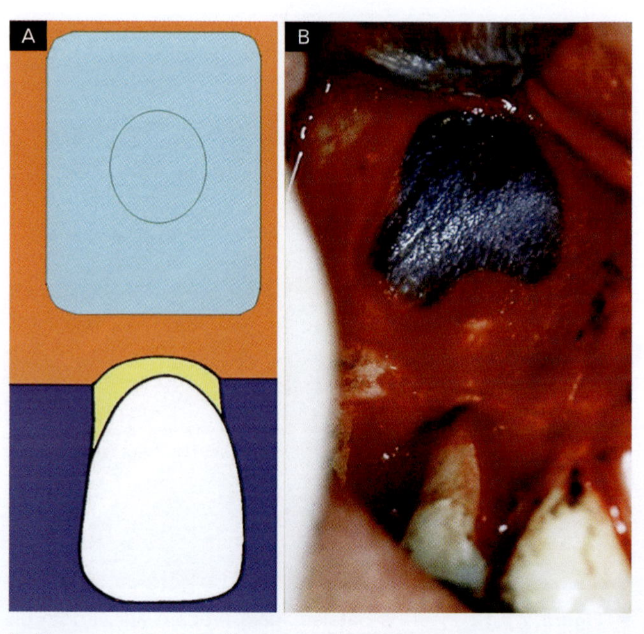

▶ **Figura 21.17A** e **B** Uso de membrana na cirurgia parendodôntica.

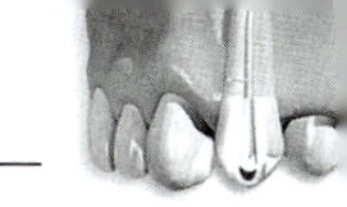

## SUTURA COM MATERIAL REABSORVÍVEL

Manobra final do ato cirúrgico, a realização correta da sutura é fundamental para o processo do reparo da ferida cirúrgica. Durante algum tempo as suturas eram realizadas com fio categute, de origem animal, reabsorvível, e com fios não reabsorvíveis (seda, algodão, náilon etc.), os quais, em função de sua composição, apresentavam maior possibilidade de manter inflamado o local onde eram inseridos. Com o surgimento de fios absorvíveis sintéticos (acido poliglicólico – Dexon® e poliglactina 910 – Vicryl®), as suturas passaram a oferecer resultados mais favoráveis, independentemente do tempo de permanência no local. É importante que o profissional saiba escolher o material de sutura. As informações sobre as características da agulha e do fio de sutura estão anotadas no envelope que as contém, bastando apenas interpretá-las (Figura 21.18).

Novos tipos de sutura foram introduzidos nos procedimentos cirúrgicos, devendo ser evitada a sutura contínua, pelo risco que apresenta, uma vez que se uma parte se romper, todo o restante estará comprometido. Entre as suturas utilizadas estão a sutura simples, a contenção, a transpapilar, a justaposição e a sutura de reposição, as quais podem ser utilizadas isoladamente ou combinadas (Figura 21.19). O importante é que a sutura promova um fechamento adequado da ferida cirúrgica, o que se traduz em melhor e mais rápida cicatrização.

## MICROSCÓPIO

A incorporação do microscópio nos procedimentos endodônticos possibilitou uma nova visão dos tratamentos, principalmente o cirúrgico, uma vez que, devido às ampliações permitidas e à sua iluminação, muitos detalhes que antes passavam despercebidos são hoje mais claramente visualizados. Assim, é possível observar melhor a anatomia do canal em nível apical e a presença de istmos, canais extras, microfraturas e o formato das cavidades apicais, tornando a cirurgia mais confiável (Figura 21.20).

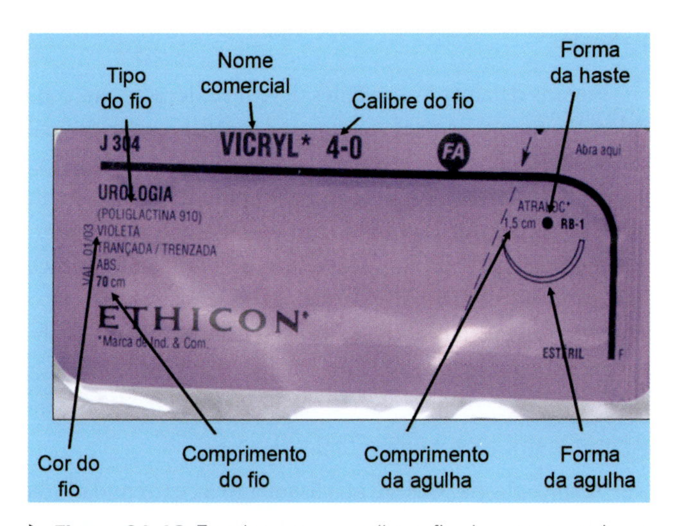


▶ **Figura 21.18** Envelope com agulha e fio de sutura, onde se observam todas as informações sobre eles.

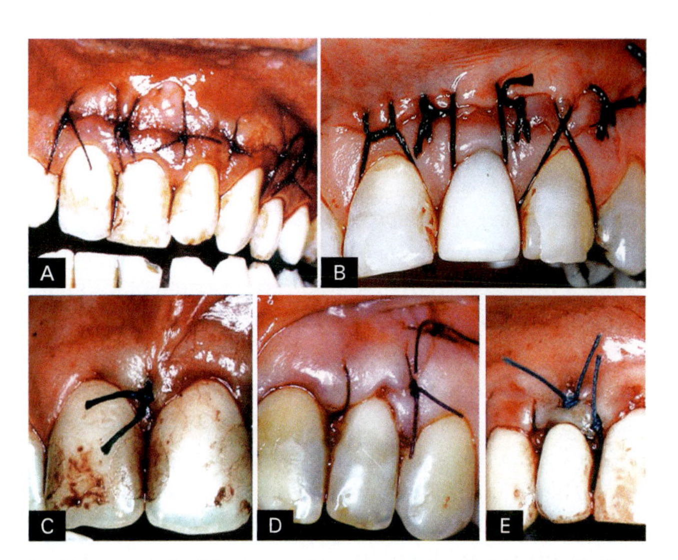


▶ **Figura 21.19** Diferentes tipos de sutura. **A** Simples. **B** Contenção. **C** Transpapilar. **D** Justaposição. **E** Reposição.

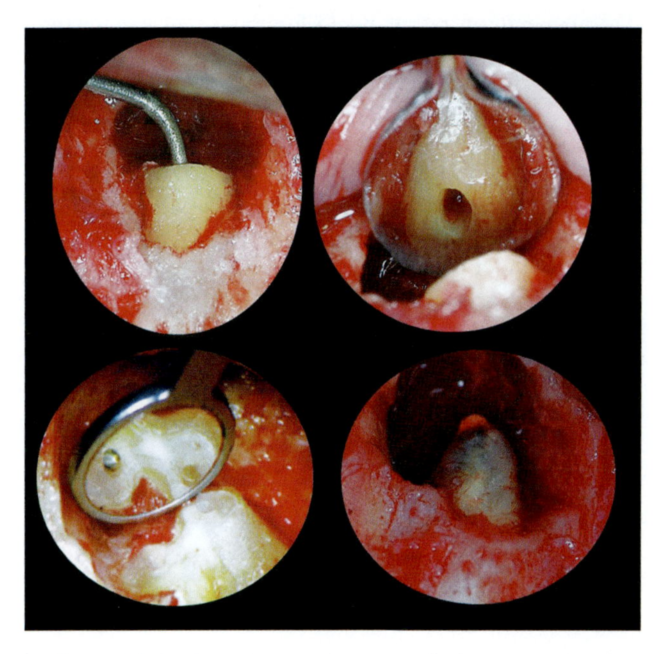

▶ **Figura 21.20** A imagem pode ser ampliada com o microscópio, possibilitando melhor visualização da região apical.

## MODALIDADES CIRÚRGICAS

Diversas modalidades cirúrgicas podem ser empregadas, devendo o profissional avaliar a mais indicada para resolver o problema que se apresenta no momento. Essas modalidades são as seguintes:

- Curetagem perirradicular.
- Cirurgia com obturação simultânea do canal.
- Apicoplastia e apicectomia.
- Obturação retrógrada.
- Retroinstrumentação com retro-obturação associada a obturação retrógrada.
- Cirurgia dos cistos.
- Odontossecção e rizectomia.

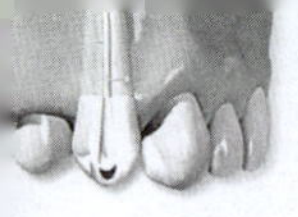



Antes de se optar pela modalidade cirúrgica, é importante avaliar suas limitações ou contraindicações, entre as quais se destacam a qualidade da obturação do canal, o nível de perda óssea cervical, o comprimento da raiz e o acesso à área.

Se a obturação do canal estiver deficiente, de nada adiantarão a curetagem e a apicectomia. É preciso escolher uma modalidade que promova o fechamento do canal via apical, como a obturação retrógrada ou retroinstrumentação com retro-obturação associada a obturação retrógrada. Em caso de perda óssea cervical, ou quando o comprimento da raiz é muito curto, todo procedimento que implicar no corte do ápice da raiz poderá comprometer a estabilidade do dente. O acesso à área deve ser considerado, uma vez que uma cirurgia em dente anterior é muito mais fácil do que em posterior e o lado vestibular facilita o acesso, o que não ocorre com o lado palatino. Este último fator é em grande parte dependente da habilidade do profissional.

Além disso, é importante avaliar se todas as alternativas de tratamento ou retratamento foram cogitadas, e, quando não houver mais possibilidade de intervenção via canal, a cirurgia estará indicada.

## Curetagem perirradicular

Modalidade mais simples, faz parte de todos os demais tipos de cirurgias. Consiste na remoção de corpos estranhos (cimento obturador, guta-percha, cone de prata, instrumento fraturado) presentes na região periapical, prejudicando o reparo, ou em casos de patologias que não regrediram com o tratamento endodôntico (Figura 21.21).

A técnica consiste em:

a. Anestesia
b. Incisão
c. Divulsão
d. Ostectomia
e. Curetagem da loja cirúrgica ou de corpos estranhos
f. Curetagem retrorradicular
g. Radiografia transoperatória
h. Sutura

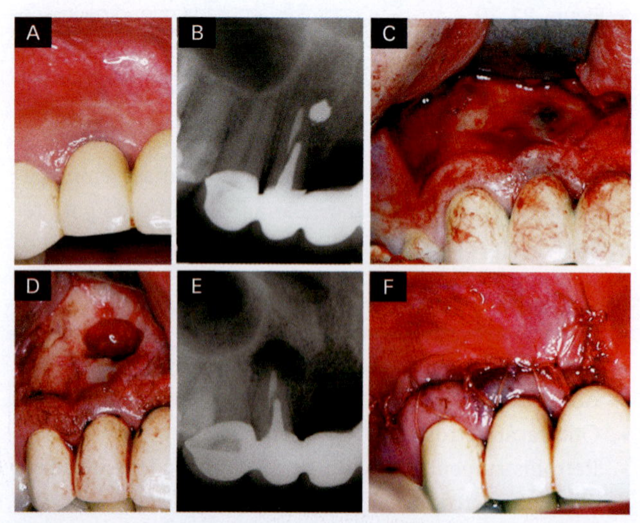


▶ **Figura 21.21A** a **F** Curetagem perirradicular para remoção de corpo estranho.

Deve-se ter cuidado especial com a curetagem da área retrorradicular, pois, muitas vezes, corpos estranhos ou mesmo lesões patológicas podem estar nessa região e não ser visualizados, deixando de ser eliminados. Para essa manobra, as curetas de Gracey números 5/6, 7/8, 11/12 e 13/14 adquirem importância fundamental.

Também é conveniente proceder a uma plastia apical por meio das limas apicais de Bramante com o objetivo de eliminar eventuais erosões, as quais nem sempre são visíveis a olho nu.

A radiografia transoperatória, realizada antes da sutura, é importante para confirmar se o procedimento cirúrgico foi executado corretamente.

## Cirurgia com obturação simultânea do canal

Nessa modalidade, o canal é obturado durante o procedimento cirúrgico. A cirurgia está indicada quando não se consegue secar o canal ou quando não é possível manter o dente fechado com a medicação em virtude das recidivas de dor. Deve-se considerar que a instrumentação do canal já foi efetuada e não se encontram presentes as condições exigidas para sua obturação.

A técnica consiste em:

a. Anestesia
b. Incisão
c. Divulsão
d. Ostectomia
e. Curetagem da loja cirúrgica
f. Curetagem retrorradicular
g. Término do preparo do canal
h. Seleção do cone de guta-percha
i. Obturação do canal
j. Acabamento da obturação
k. Radiografia transoperatória
l. Sutura

Alguns detalhes importantes devem ser levados em consideração no que se refere a essa modalidade: o preparo final do canal deve incluir a passagem do instrumento pelo ápice, procurando uniformizar o forame; durante a cirurgia, convém irrigar o canal com soro fisiológico e usar técnica de obturação de canal mais rápida (McSpadden ou híbrida de Tagger). Essa modalidade cirúrgica é a mais confiável, uma vez que o profissional tem controle tanto da parte cirúrgica como da obturação do canal (Figura 21.22).

## Apicoplastia e/ou apicectomia

A apicoplastia consiste no alisamento da extremidade da raiz, ao passo que a apicectomia consiste em corte e remoção do ápice. A apicoplastia está indicada quando a raiz apre-

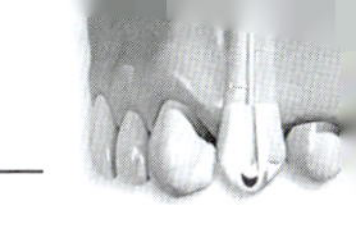

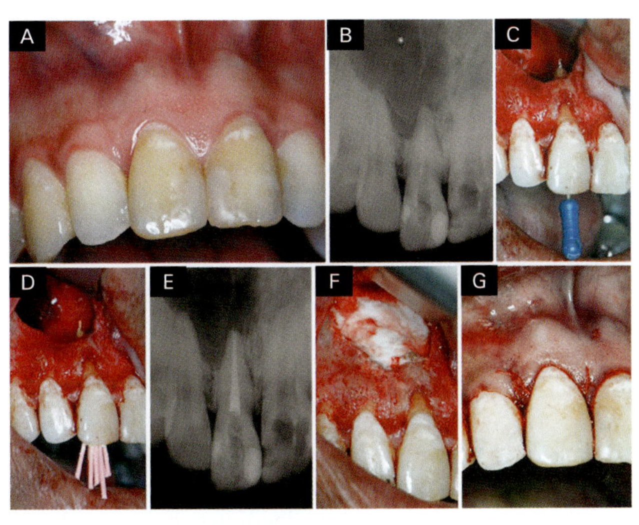


▶ **Figura 21.22A** a **G** Cirurgia com obturação simultânea do canal.

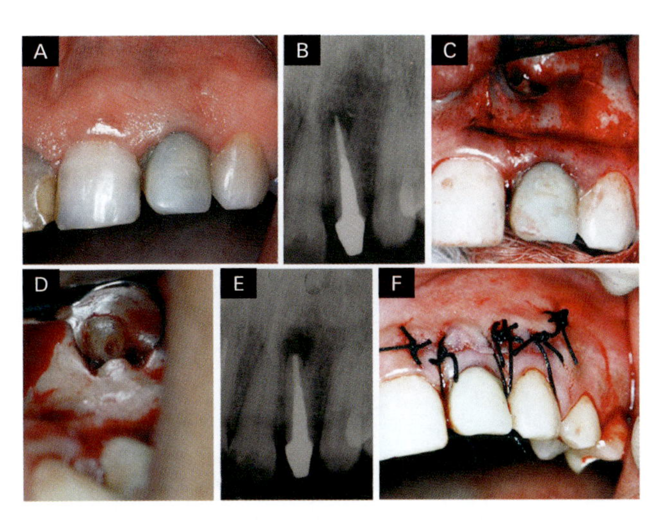


▶ **Figura 21.23A** a **F** Apicectomia realizada no incisivo lateral superior esquerdo.

senta reabsorção discreta e o alisamento é feito por meio de limas apicais (lima Bramante). Já a apicectomia está indicada em casos de reabsorções maiores, instrumentos fraturados, desvio de instrumentação ou perfurações localizadas em nível apical.

A técnica da apicectomia consiste em:

a. Anestesia
b. Incisão
c. Divulsão
d. Ostectomia
e. Curetagem da loja cirúrgica
f. Curetagem retrorradicular
g. Corte da raiz
h. Plastia apical
i. Radiografia transoperatória
j. Sutura

Na apicectomia, durante o corte da raiz, devem ser observados os seguintes detalhes: cortar o mínimo possível; cortar perpendicularmente ao eixo radicular; cortar o mais regularmente possível e irrigar com soro fisiológico durante o corte.

O corte deve ser feito com broca tronco-cônica, de calibre compatível com o volume da raiz a ser cortada, de preferência em peça reta, para maiores visualização e definição do plano de corte, trespassando completamente a raiz de vestibular para lingual. Após o corte, tanto a superfície cortada como as arestas do corte devem ser alisadas com a lima apical, procurando devolver à raiz o formato original do ápice. Se a obturação ficar no nível do corte, a guta-percha deve ser plastificada e condensada para o interior do canal, ficando 1mm aquém desse nível (Figura 21.23).

## Obturação retrógrada

A obturação retrógrada consiste no preparo de uma cavidade apical, envolvendo a luz do canal e seu preenchimento com material retro-obturador. Trata-se de uma técnica com muitos detalhes e, se um deles for negligenciado, o tratamento poderá fracassar. Está indicada quando é impossível o acesso ao ápice radicular via canal, como é o caso de dentes com prótese a pino.

A cavidade apical ideal é aquela que preenche os seguintes requisitos: ser profunda, seguir o eixo do canal, envolver sua anatomia, ser regular e oferecer retenção. Durante muito tempo, como a cavidade apical era realizada com brocas e dificilmente preenchia esses requisitos, o tratamento esteve fadado ao insucesso. Com o advento do ultrassom, pontas especiais foram desenvolvidas para essa manobra, permitindo o preenchimento de muitos desses requisitos (Figura 21.12).

A técnica consiste em:

a. Anestesia
b. Incisão
c. Divulsão
d. Ostectomia
e. Curetagem da loja cirúrgica
f. Curetagem retrorradicular
g. Corte da raiz
h. Preparo da cavidade apical
i. Selamento da cavidade
j. Radiografia transoperatória
k. Sutura

Para o preparo da cavidade apical, o primeiro passo, de fundamental importância, consiste na localização do(s) canal(is), o que pode ser feito com os exploradores de Bernabé. A cavidade é confeccionada com o ultrassom, de modo que a ponta ultrassônica penetre a maior extensão possível, irrigada com soro fisiológico, seca com cone de papel absorvente e selada com MTA ou EBA (Figura 21.24). É muito importante o correto preenchimento da cavidade com o material, uma vez que disso dependerá o sucesso do tratamento.

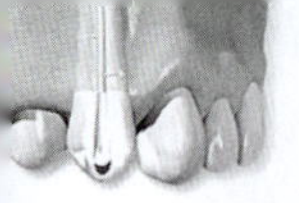

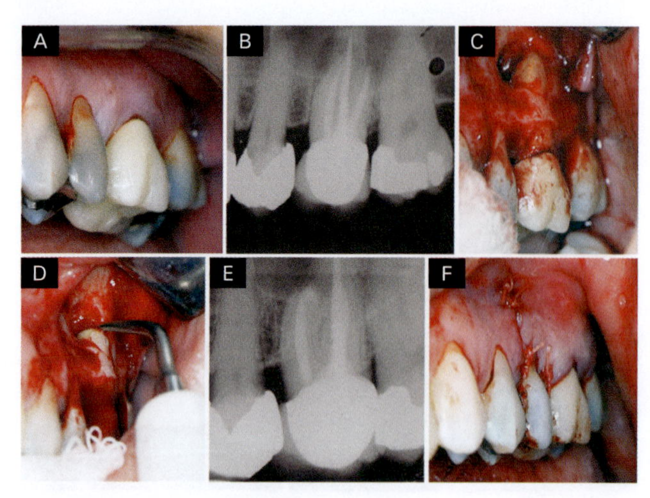

▶ **Figura 21.24A** a **F** Obturação retrógrada na raiz mesiovestibular do dente 26. Cavidade apical sendo confeccionada com ultrassom.

## Retroinstrumentação com retro-obturação associada a obturação retrógrada

Na obturação retrógrada, alguns detalhes podem escapar do controle do cirurgião, como limpeza em extensão do canal, quantidade de material selador, além da possibilidade de que algum canal lateral não seja envolvido pela obturação retrógrada. Por isso, a modalidade de retroinstrumentação com retro-obturação associada a obturação retrógrada é a que oferece melhor resultado.

Essa modalidade consiste na instrumentação do canal com lima do tipo K, na maior extensão possível, presa a um porta-agulha, até atingir um calibre que possibilite a obturação com guta-percha e cimento. Durante a instrumentação, o canal é irrigado, via apical, com soro fisiológico. Após a instrumentação, o canal é seco com cone de papel absorvente e, então, obturado usando guta-percha e cimento. Na sequência, procede-se à condensação vertical da obturação com condensadores aquecidos, retirando-se parte da obturação e deixando um segmento apical do canal vazio, na extensão de 1mm. Na área correspondente ao segmento vazio, prepara-se a retrocavidade com o ultrassom e obtura-se com cimento MTA ou EBA (Figura 21.25). Esse duplo selamento propicia melhor resultado do que a obturação retrógrada isoladamente.

A técnica consiste em:

a. Anestesia
b. Incisão
c. Divulsão
d. Ostectomia
e. Curetagem da loja cirúrgica
f. Curetagem retrorradicular
g. Preparo do canal com lima tipo K via apical
h. Seleção do cone de guta-percha
i. Obturação do canal com cone de guta-percha e cimento
j. Remoção de parte da obturação apical
k. Preparo da retrocavidade
l. Colocação do MTA ou EBA na retrocavidade
m. Radiografia transoperatória
n. Sutura

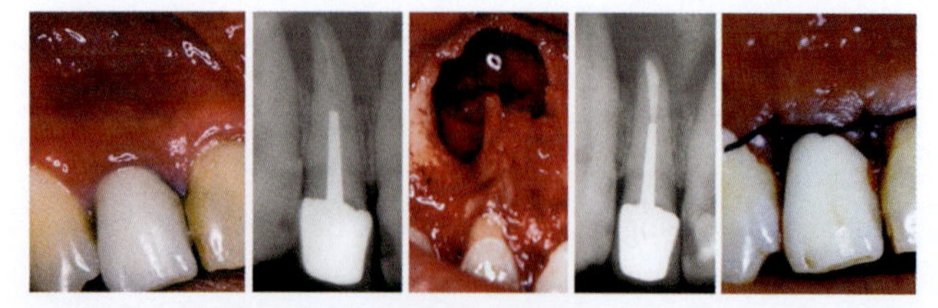

▶ **Figura 21.25** Sequência clínica da retroinstrumentação com retro-obturação associada a obturação retrógrada.

## Cirurgia dos cistos

Os cistos radiculares são patologias que geralmente não regridem com o tratamento endodôntico, necessitando remoção cirúrgica. Dependendo do tamanho do cisto, das estruturas anatômicas envolvidas e da quantidade de osso destruído, pode-se optar por sua enucleação, descompressão ou marsupialização.

A enucleação, sempre que possível, deve ser a primeira escolha, pois a lesão é removida totalmente durante o ato cirúrgico (Figura 21.26).

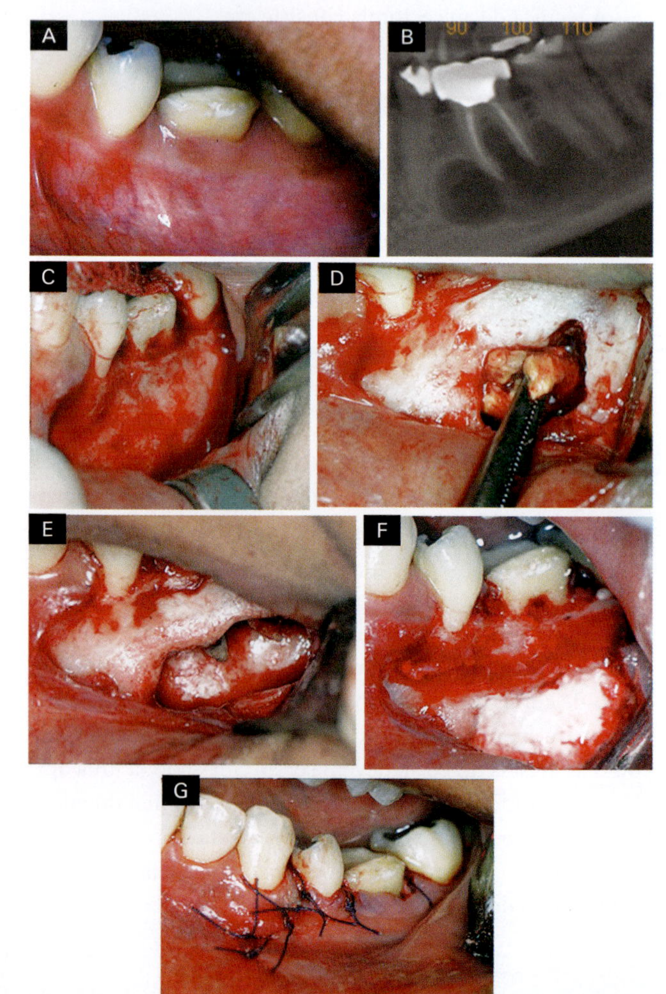

▶ **Figura 21.26A** a **G** Enucleação do cisto radicular no primeiro molar inferior esquerdo.

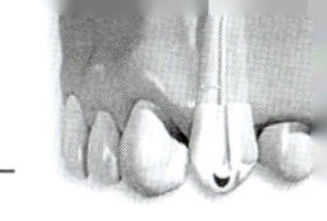

Na descompressão, por meio de dispositivos especiais, procura-se descomprimir a lesão de modo que ela possa ir diminuindo gradualmente até atingir um tamanho que permita sua posterior enucleação de maneira mais conservadora (Figura 21.27).

A marsupialização consiste em transformar a cavidade cística em uma cavidade acessória da boca, provocando a diminuição do cisto para que, posteriormente, ele possa ser enucleado sem comprometer as estruturas anatômicas (Figura 21.28).

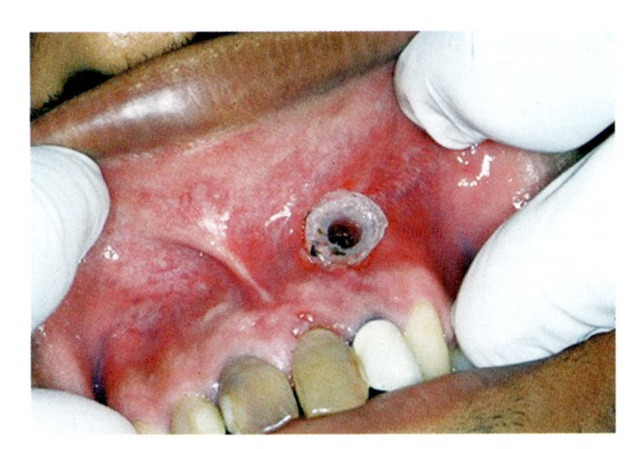

▶ **Figura 21.27** Dispositivo em formato de carretel para descompressão de cisto radicular.

## Odontossecção e rizectomia

Essas modalidades cirúrgicas estão indicadas quando uma das raízes de dentes multirradiculados está comprometida por reabsorção interna ou externa, fratura vertical ou transversal, perfurações, cáries, perdas ósseas acentuadas etc.

Na odontossecção (Figura 21.29), o dente é cortado ao meio (coroa e raiz) e separado em duas partes. As duas hemipartes podem ser mantidas separadas ou pode ser removida a que está comprometida. Pode ser executada tanto em molar superior como em inferior.

Na rizectomia (Figura 21.30), a raiz comprometida é cortada em nível cervical, mantendo intacta a coroa do dente. Está indicada quando o dente envolvido faz parte de uma prótese fixa e é importante manter sua coroa intacta.

Essas modalidades são muito utilizadas na periodontia e na endodontia para a resolução de problemas endodônticos.

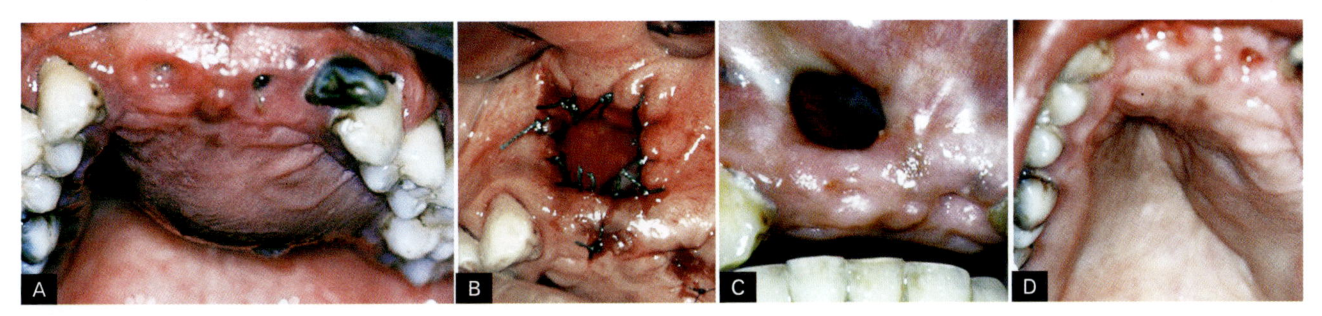


▶ **Figura 21.28A** a **D** Marsupialização com sutura das bordas da membrana cística com a mucosa oral tornando a cavidade cística uma cavidade acessória da boca para diminuição do volume do cisto.

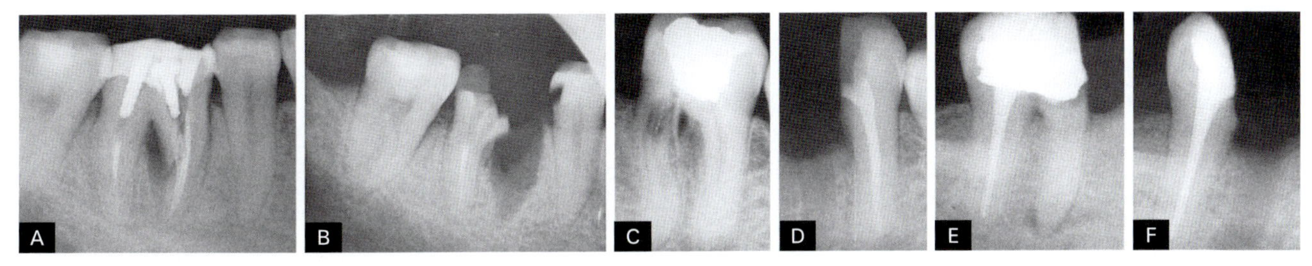


▶ **Figura 21.29A** a **F** Odontossecção com remoção da hemiparte mesial (coroa e raiz) dos molares inferiores.

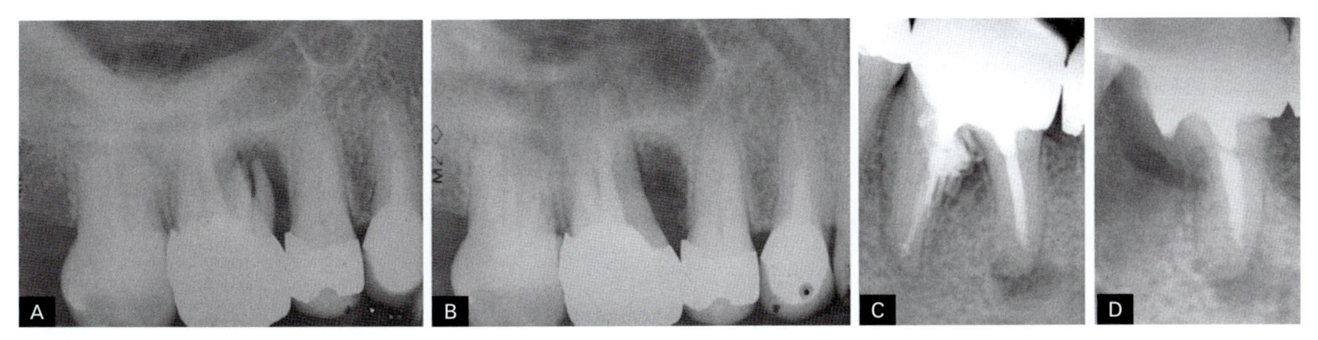


▶ **Figura 21.30A** a **D** Rizectomia no molar superior, removendo a raiz mesiovestibular comprometida pela fratura vertical; no molar inferior, remoção da raiz mesial comprometida pela reabsorção. As coroas foram preservadas em ambos os casos.

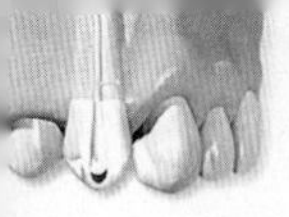



## Referências


Arens DE, Torabinejad M, Chivian N, Rubinstein R, Practical lessons in endodontic surgery. Quintessence Publishing Co, Inc. Illinois, USA, 1998.

Bernardes RA, Zapata RO, Azevedo BC. Aplicações da tomografia computadorizada em feixe cônico em endodontia. In: Fregnani E, Hizatugu R (eds.) Endodontia – uma visão contemporânea. São Paulo (SP): Livraria Editora Santos, 2012:21.

Bramante CM, Berbert A. Cirurgia parendodôntica. São Paulo (SP): Livraria Editora Santos, 2000.

Bramante CM, Moraes IG, Bramante AS. O emprego do agregado trióxido mineral (MTA) na endodontia. In: Leonardo MR, Leonardo RT (eds.). Endodontia – Conceitos biológicos e recursos tecnológicos. São Paulo (SP): Editora Artes Médicas Ltda. 2009:353-86.

Camargo JMP, Braga T. O uso de biomateriais nas microcirurgias parendodônticas. In: Fregnani E, Hizatugu R (eds.) Endodontia – uma visão contemporânea. São Paulo (SP): Livraria Editora Santos, 2012:619.

Chiapasco M. Procedimentos de cirurgia oral considerando a anatomia. São Paulo (SP): Livraria Editora Santos, 2010.

Christiansen R, Kirkevage LL, Bindslev PH, Wenzel A. Patient disconfort following periapical surgery. Oral Med Oral Path, Oral Radiol Endod 2008; 105:245-50.

Garcez AS, Nunez SC. Aspecto de interesse clinico das aplicações da terapia fotodinâmica. In Fregnani E, Hizatugu R (eds.) Endodontia – uma visão contemporânea. São Paulo (SP): Livraria Editora Santos, 2012:35.

Del Fabbro M, Taschieri S, Weinstein R. Quality of life after microscopic periradicular surgery using two different incision techniques: a randomized clinical study. Int Endod 2009; 42:300-67.

Gilheany PA, Figdor D, Tyas MJ. Apical dentin permeability and microleakage associated with root end resection and retrograde filling. J Endod 1998; 20(1):222-6.

Gutmann JL, Harrison JW. Surgical endodontics. Cambridge, USA: Blackwell Scientific Publications Inc. 1991.

Hering FLO, Gabor S, Rosenberg D. Bases técnicas e teóricas de fios e sutura. São Paulo (SP): Livraria Roca, 1993.

Hizatugu R, Valdrighi L. Endodontia – Considerações biológicas e aplicação clínica. Piracicaba (SP): Editora Aloisi, 1974:252-301.

Kim S, Kratchman S. Modern endodontic surgery concepts and practice: a review. J Endod 2006; 32:601-23.

Kuttler Y. Endodoncia practica. México: Editora ALPHA, DF, 1961.

Mello JB, Mello GPS. Laser em odontologia. São Paulo (SP): Livraria Editora Santos Ltda, 2001.

Nuñez SC, Ribeiro MS, Garcez AS. Terapia fotodinâmica antimicrobiana na odontologia. Rio de Janeiro (RJ): Elsevier Editora Ltda, 2013.

Pereira LAP, Cardoso RJA. O uso associado do ultrassom e da microscopia operatória em endodontia. In. Fregnani E, Hizatugu R (eds.) Endodontia – uma visão contemporânea. São Paulo (SP): Livraria Editora Santos, 2012:519.

Silverstein LH, Christensen GJ, Garber DA, Meffert RM, Quiñones CR. Principios de sutura em odontologia – Guia completo para fechamento cirúrgico. São Paulo (SP): Livraria Editora Santos, 2003.

Tsesis I, Rosen E, Schartz D, Fuss Z. Retrospective evaluation of surgical endodontic treatment. Tradicional versus modern technique. J Endod 2006; 32 (5):412-6.

Tidmarsh BC, Arrowsmith MG. Dentinal tubules at the root ends of apicected teeth: a scaning electron microscopic study. Int Endod J 1989; 22(4):184-9.

Velvart P. Papilla base incision: a new approach to recession-free healing of the interdental papilla after endodontic surgery. Int Endod J 2002; 35:453-60.

Velvart P, Ubner-Zimmermann U, Ebner JP. Comparison of long-term papilla healing following sulcular full thickness flap and papilla base flap in endodontic surgery. Int Endod J 2004; 37:687-93.

Velvart P, Ubner-Zimmermann U, Ebner JP. Papilla healing following sulcular full thickness flap in endodontic surgery. Oral Surg Oral Med Oral Pathol Oral Radiol Endod 2004; 98:365-9.

Von Arx T, Salvi GE, Janner S, Jensen SS. Gingival recession following apical surgery in the esthetic zone: A clinical study with 70 cases. Eur J Esth Dentistry 2009; 4(1):28-45.

Von Arx T, Vinzens-Majaniemi T, Burgin W, Jensen SS. Changes of periodontal parameters following apical surgery: a prospective clinical study three incision techniques. Int Endod J 2007; 40:959-6.

22

# Traumatismos Dentários e Endodontia

Fernanda Freitas Lins
Inês de Fátima Azevedo Jacintho Inojosa
Thiago Farias Rocha Lima
Adriana de Jesus Soares

## INTRODUÇÃO

O traumatismo dentário é considerado uma situação emergencial e o atendimento deve ser realizado imediatamente. Quando sua causa estiver relacionada com acidentes que comprometam a vida do paciente, o atendimento médico deverá ser priorizado. Entretanto, quando não há risco de morte, o atendimento inicial pode ser realizado no consultório odontológico. O cirurgião-dentista precisa estar apto para conduzir a situação clínica do ponto de vista terapêutico e emocional, pois o paciente apresenta-se psicologicamente comprometido e com dor. A definição do plano de tratamento será possível somente após a realização de anamnese adequada e análise criteriosa das estruturas dentárias por meio do exame clínico e radiográfico.[1-3]

O diagnóstico precoce, a prevenção e o tratamento das sequelas pulpares e perirradiculares comuns aos traumatismos nem sempre se constituem em tarefa fácil e de conhecimento clínico. Diante disso, este capítulo objetiva orientar e atualizar o profissional sobre as atuais e principais condutas diagnósticas, preventivas e terapêuticas em suas repercussões diretas ou indiretas aos tecidos pulpares e perirradiculares, geralmente presentes no momento da lesão ou algum tempo após a ocorrência de lesões aos tecidos dentários e/ou de sustentação.

## EXAME INICIAL

### Anamnese[4,5]

O objetivo da anamnese é fornecer ao cirurgião-dentista informações relevantes para elaboração de um diagnóstico correto. As principais informações que devem ser coletadas durante a anamnese são:

- **Nome do paciente, idade, sexo, endereço e telefone:** nos casos de pacientes infantis, as perguntas devem ser dirigidas ao responsável pela criança ou adolescente para que nenhuma informação errada seja coletada. Entretanto, se o paciente for adulto e não conseguir fornecer a informação desejada, deve-se desconfiar de um possível envolvimento cerebral e o médico deverá ser consultado. Além disso, é importante que o dentista tenha posse das informações pessoais do paciente para o caso de ser necessário um contato posterior.
- **Condição sistêmica do paciente:** um breve histórico médico é essencial para fornecer informações sobre várias disfunções (reações alérgicas e doenças sistêmicas). Essas condições podem influenciar o tratamento emergencial, assim como o tratamento posterior. Além disso, é importante perguntar ao paciente sobre o uso de medicamentos, evitando interações medicamentosas nas situações em que será necessária prescrição farmacológica.
- **Imunização:** deve-se estar atento à imunização do paciente, principalmente nos casos de reimplantes dentários. A imunização contra o tétano é realizada por meio da vacina tríplice (difteria, coqueluche e tétano). Caso o paciente não esteja em dia com essa vacina, será necessário encaminhá-lo ao posto de saúde.
- **Verificar histórico de traumatismo dentário anterior:** vários pacientes podem ter sofrido traumatismos repetidos em seus dentes. Isso pode influenciar os testes de sensibilidade pulpar e a capacidade de recuperação da polpa e do periodonto. Além disso, episódios repetidos de trauma em um mesmo dente podem justificar a presença de lesões extensas e reabsorções radiculares visualizadas no exame radiográfico.

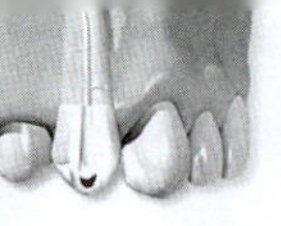



## Anamnese específica[5]

Para determinação do histórico de traumatismo dentário, o cirurgião-dentista deve realizar três perguntas fundamentais:

- **Como ocorreu o trauma?** Determina a etiologia do traumatismo, o que pode ajudar o cirurgião-dentista a definir o tipo de trauma e a gravidade do problema.
- **Onde ocorreu o trauma?** Determina o local onde ocorreu o traumatismo e sugere o grau de contaminação do ambiente. A decisão quanto à prescrição de antibióticos pode ser definida em função desta pergunta.
- **Quando ocorreu o trauma?** O tempo decorrido entre a ocorrência do traumatismo e a procura por tratamento influencia significativamente o prognóstico do caso.

## Exame clínico

O exame clínico deve ser subjetivo e objetivo. No exame subjetivo, deve ser verificada a presença de sintomatologia. No objetivo, o cirurgião-dentista deve utilizar todos os recursos semiotécnicos disponíveis para a conclusão do diagnóstico. Deve ser realizada uma análise criteriosa da face, dos tecidos moles e dos dentes.[4]

Durante o exame clínico, o profissional deve estar atento a sinais e sintomas como cefaleia, amnésia, confusão mental, sangramento pelo nariz e reações da pupila ao refletor. Essas características podem indicar um possível traumatismo craniano, que deve ser tratado imediatamente.[4,5]

### *Exame facial*

Antes do exame clínico intraoral é necessário um exame geral do paciente. As estruturas faciais devem ser observadas, procurando detectar assimetrias e deslocamentos, que podem estar relacionados com fraturas ósseas de maxila e mandíbula. Essas fraturas estão associadas a edema, hematoma e alterações na oclusão. O paciente também costuma relatar dor à palpação durante a manipulação dos fragmentos e durante a fala e a mastigação. A linha média também deve ser observada e o paciente estimulado a realizar abertura e fechamento dos maxilares para verificar a ocorrência de lesões na articulação temporomandibular (ATM).[5]

### *Exame dos tecidos moles*

Os objetivos do exame dos tecidos moles são determinar a extensão da lesão tecidual e identificar objetos estranhos nas feridas. Nos casos de fraturas coronárias e avulsões, o fragmento dentário e o dente podem ter penetrado em algum tecido. Por isso, lábios, bochechas, gengivas, palato, língua e assoalho bucal devem ser examinados visual e radiograficamente.[4,5]

### *Exame dos dentes e tecidos de suporte*

Após o traumatismo, a visualização das estruturas dentárias é dificultada pela presença de sangue. Portanto, antes da avaliação, é necessário realizar a limpeza da área com água ou

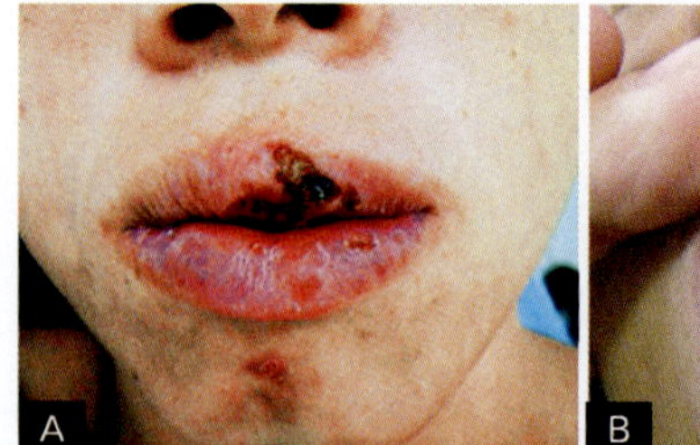


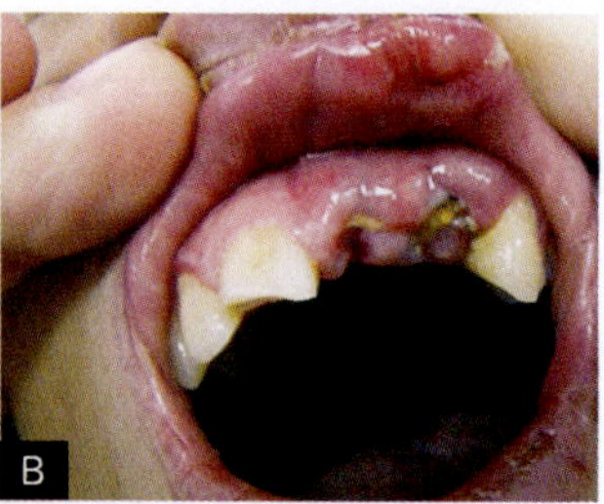


▶ **Figura 22.1A** e **B** Exame clínico extra e intraoral 15 dias após o acidente que provocou o trauma revela edema de lábio, lesão de tecidos moles e duros e avulsão dos elementos dentários 21 e 22. (Imagens gentilmente cedidas pela Profª Maria Tereza Pedrosa de Albuquerque – FITS/AL.)

soro fisiológico. Durante a inspeção intraoral, deve-se observar a presença de trincas, fraturas coronárias e deslocamentos dentários. O profissional deve estar atento também à presença de tumefações e fístulas[5] (Figura 22.1).

Os testes pulpares e perirradiculares são essenciais para avaliação inicial e posterior acompanhamento do dente traumatizado e sua estrutura de suporte. Um diagnóstico preciso serve como base para a intervenção terapêutica e ajuda a assegurar que a destruição das estruturas dentárias será minimizada e sua função recuperada.[1]

O dente traumatizado muitas vezes sofre parestesia como resultado da lesão, podendo levar até 9 meses para reversão dessa resposta neurológica.[2] Da mesma maneira, dentes que respondem positivamente aos testes de sensibilidade pulpar (térmico e elétrico) logo após o trauma podem posteriormente sofrer necrose pulpar, revelando então a importância do acompanhamento dos casos.[1]

A primeira avaliação da sensibilidade pulpar deve ser realizada tão logo seja possível, desde que não seja no atendimento imediato ao trauma, já que o paciente sofreu um considerável trauma físico e psicológico (Figura 22.2). Em dentes com formação radicular completa, após luxações e alguns tipos de fraturas, uma resposta negativa aos testes de sensibilidade pulpar que dure mais de 3 meses é considerada forte indicativo de necrose pulpar. Nos dentes com rizogênese incompleta, com ápices abertos com diâmetros maiores que 1mm, devido à capacidade de revascularização pulpar, recomenda-se a continuação do acompanhamento do caso.[3]

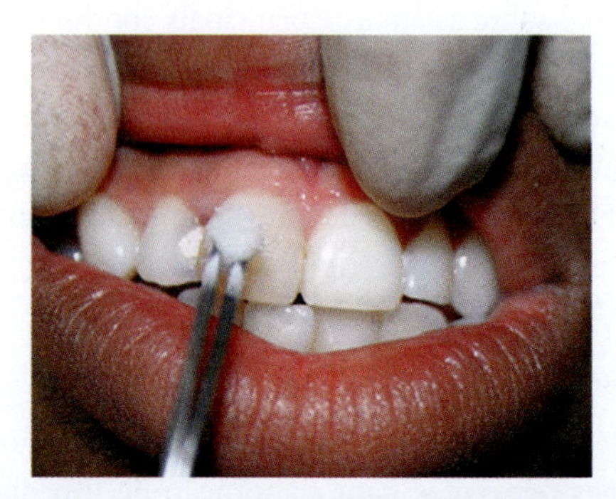

▶ **Figura 22.2** Teste térmico do frio com o gás refrigerante Endofrost – Roeko® para avaliação da sensibilidade pulpar em dente traumatizado.

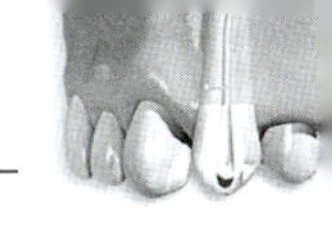

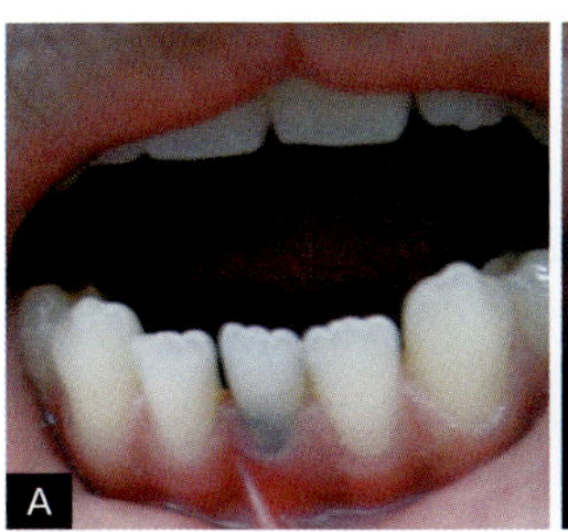
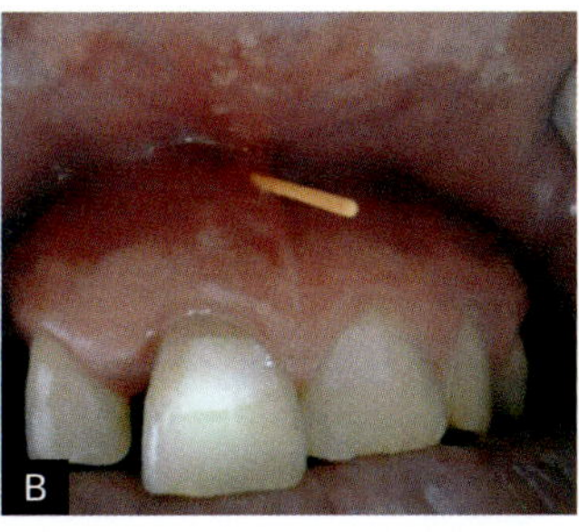

▶ **Figura 22.3** Coroa acinzentada no elemento dentário 32 (**A**) e presença de fístula na região do elemento dentário 11 (**B**) sugerem necrose pulpar, havendo necessidade de teste de sensibilidade e exame radiográfico para auxiliar o diagnóstico.

Em geral, o risco de necrose pulpar aumenta com a progressão da formação radicular e a gravidade crescente da luxação.[4] Deve-se ainda ficar atento a dentes traumatizados com obliteração pulpar, que podem responder negativamente aos testes de sensibilidade mesmo com a polpa apresentando vitalidade.

Os testes perirradiculares incluem: mobilidade, percussão vertical, percussão horizontal e palpação. O objetivo desses testes imediatamente após o traumatismo dentário é, principalmente, avaliar o grau de lesão no dente e no periodonto. Espera-se que o dente seja sensível à manipulação inicialmente, sendo a persistência ou a recorrência de sensibilidade no período pós-trauma indicativas da necessidade do tratamento da patologia.[5]

A presença de sintomas clínicos agudos, como dor e edema, logo após o traumatismo dentário é pouco frequente; entretanto, uma alteração cromática na coroa dental para rosa ou avermelhada pode ser vista em 2 a 3 dias após o traumatismo, indicando um sangramento pulpar que pode ser revertido em até 2 a 3 semanas.[6] Já uma alteração cromática que não é revertida, geralmente cinza, indica necrose pulpar com provável infecção bacteriana.[7]

Os testes devem ser utilizados apenas como auxiliares, em conjunto com as observações clínicas (alteração cromática, fístula, edema etc.) e radiográficas (espessamento do ligamento periodontal, radiolucência periapical e reabsorções radiculares) para se chegar ao diagnóstico, estabelecendo um plano de tratamento adequado[1] (Figura 22.3).

## CLASSIFICAÇÃO DOS TRAUMATISMOS DENTÁRIOS

Segundo a Organização Mundial da Saúde, as lesões dentárias por trauma podem ser classificadas da seguinte maneira:

A. Traumatismos que acometem os tecidos duros do dente:
  1. Trinca de esmalte.
  2. Fratura de esmalte.
  3. Fratura de esmalte e dentina.
  4. Fratura de esmalte e dentina com exposição pulpar.
  5. Fratura coronorradicular.
  6. Fratura radicular.

B. Traumatismos que acometem os tecidos de sustentação do dente:
  1. Concussão.
  2. Subluxação.
  3. Luxação lateral.
  4. Luxação intrusiva.
  5. Luxação extrusiva.
  6. Avulsão.

## PROTOCOLO DE ATENDIMENTO AOS TRAUMATISMOS DENTÁRIOS

A Associação Internacional de Traumatismos Dentários (IADT na sigla em inglês) publicou em 2012 um protocolo atualizado sobre o manejo clínico dos diferentes tipos de traumatismo. As orientações fornecidas neste capítulo são baseadas nesse protocolo.[3]

### Traumatismos que acometem os tecidos duros dentários

#### *Trinca de esmalte*

A trinca de esmalte apresenta-se como fratura incompleta, sem perda de estrutura dentária.[4,5] Ao exame visual, nota-se uma linha vertical ou horizontal (Figura 22.4). O paciente não relata dor aos testes perirradiculares, o teste de sensibilidade geralmente é positivo, e não há alteração de mobilidade dentária. Seu diagnóstico é facilitado quando a transiluminação é realizada. Esse método consiste na aplicação de um feixe luminoso intenso de lingual para vestibular. Radiograficamente, não é possível verificar a presença de trinca.[3]

##### Tratamento

As trincas de esmalte raramente ocasionarão sequelas pulpares; no entanto, como podem servir de vias para invasão microbiana do sistema de canais radiculares, o selamento do esmalte com resina fluida parece ser altamente benéfico para prevenir infecções posteriores originadas dessas áreas.[8] A atual diretriz de tratamento da IADT recomenda o selamento com resina composta apenas das trincas mais extensas para prevenir o manchamento do esmalte, não sendo necessário acompanhamento.[3]

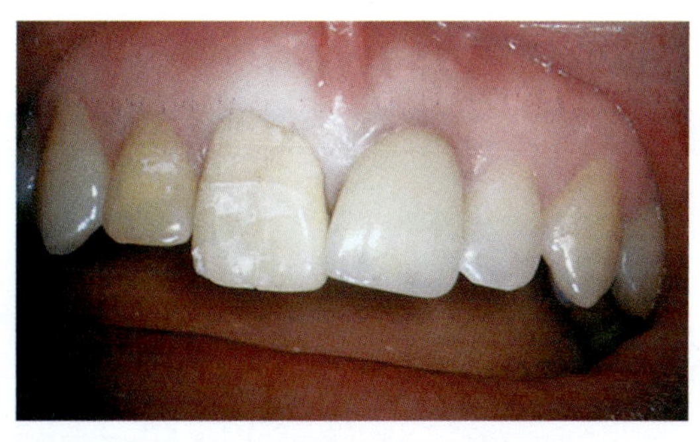

▶ **Figura 22.4** Trinca horizontal no terço médio da coroa do elemento dentário 11 e vertical no terço distal da coroa do elemento dentário 12, decorrente de traumatismo dentário.

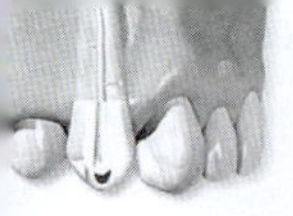



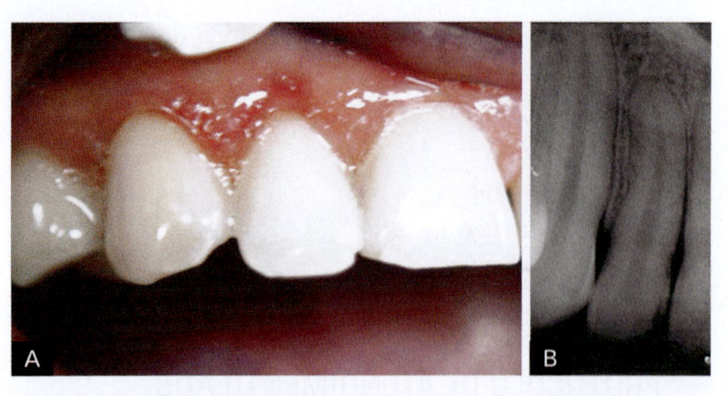

▶ **Figura 22.5** Aspecto clínico (**A**) e radiográfico (**B**) de fratura de esmalte no elemento dentário 12.

### *Fratura de esmalte*

Nesse tipo de trauma, verifica-se perda de estrutura dental confinada ao esmalte. Em geral, o paciente não relata dor aos testes perirradiculares, o teste de sensibilidade é positivo, e não há alteração de mobilidade. No exame radiográfico, a fratura de esmalte é visível na radiografia[3] (Figura 22.5).

#### Tratamento

O prognóstico pulpar é bastante favorável, sendo observada necrose em aproximadamente 1,7% dos casos.[9] Se o fragmento estiver disponível, indica-se a colagem, devendo o fragmento ser armazenado em água ou solução fisiológica para evitar manchamento coronário pelo ressecamento. Caso contrário, recomenda-se o emprego de resina para devolver o contorno ou restaurar a área perdida.

O acompanhamento deverá ocorrer entre 6 e 8 semanas e 1 ano após o trauma. Em caso de necrose, realiza-se terapia endodôntica apropriada ao estágio de desenvolvimento radicular.[3]

### *Fratura de esmalte e dentina*

Nessa fratura, observa-se perda de estrutura dentária, envolvendo esmalte e dentina. Ao exame clínico, o paciente geralmente não relata dor aos testes perirradiculares, e o teste de sensibilidade é positivo. O dente apresenta-se com mobilidade normal. A fratura de esmalte e dentina é visualizada na radiografia, e esse exame aponta a distância entre a linha de fratura e a polpa coronária (Figura 22.6). Recomenda-se radiografia dos tecidos moles para avaliar se a fratura não se encontra nesses tecidos.[3-5]

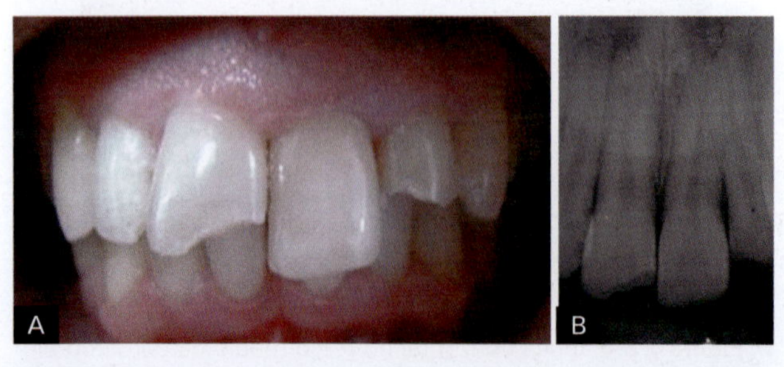

▶ **Figura 22.6** Aspecto clínico (**A**) e radiográfico (**B**) de fratura de esmalte e dentina nos elementos dentários 11 e 22.

#### Tratamento

Uma fratura de esmalte e dentina expõe quantidade considerável de túbulos dentinários, cujos números variam de 15.000 (na junção esmalte-dentina) a 45.000 (próximo à polpa) por milímetros quadrados.[10] Estudos *in vivo* demonstraram invasão bacteriana dos túbulos dentro de 1 semana de exposição[11] e, dentre as complicações, a necrose pulpar varia de 1% a 6%.[12] Assim, a vedação adequada de dentina exposta é crucial pois, quando deixada sem tratamento, a invasão dos túbulos dentinários pelos microrganismos pode superar os mecanismos de defesa do complexo dentinopulpar, ocorrendo infecção da polpa e do sistema de canal radicular.[13]

Ademais, a falta de proteção dentinária possibilita invasão microbiana via túbulos dentinários muito mais facilmente em dentes jovens com poucos anos de função e submetidos a poucas agressões, cujos túbulos são amplos e mais permeáveis do que em dentes maduros, que apresentam túbulos com diâmetros reduzidos ou, até mesmo, esclerosados e mais impermeáveis à difusão microbiana.

O tratamento das fraturas de esmalte-dentina é realizado com sucesso com a utilização de adesivos dentinários e resinas compostas (Figura 22.7). A colagem do fragmento, se disponível, é o tratamento de escolha (Figura 22.8). Em caso de atraso no tratamento com suspeita de lesão de luxação é aconselhável proporcionar selamento provisório da dentina exposta com cimento de ionômero de vidro e monitorar o estado da polpa. O uso de base de hidróxido de cálcio não é

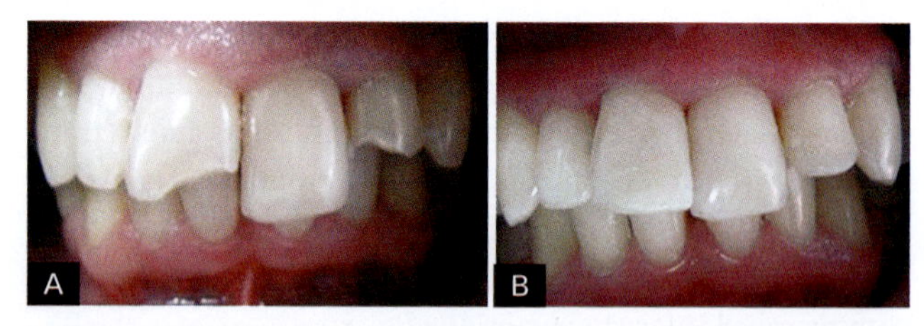

▶ **Figura 22.7** Fraturas de esmalte e dentina dos elementos dentários 11 e 22 decorrentes de trauma (**A**). Reconstrução das áreas fraturadas com resina composta (**B**).

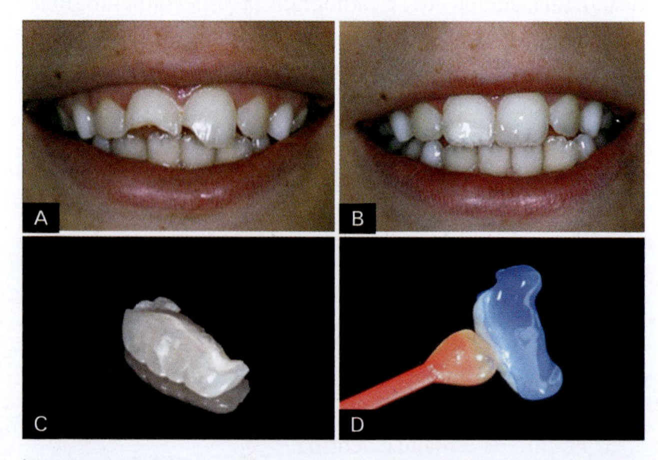

▶ **Figura 22.8A** e **D** Fratura de esmalte e dentina dos elementos dentários 11 e 21. Colagem de fragmento realizado no 11 e restauração com resina composta no 21. (Imagens gentilmente cedidas pelo Dr. Daniel Brandão Vilela Holanda – Maceió/AL.)

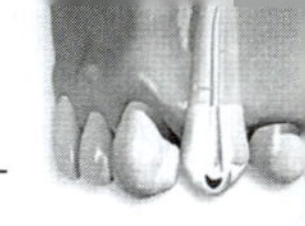

▶ **Quadro 22.1** Fraturas coronárias sem exposição pulpar

| Achados clínicos |
|---|
| Fratura de esmalte ou de esmalte e dentina sem exposição pulpar<br>Apresentam, em geral, teste de sensibilidade pulpar positivo e ausência de mobilidade e de dor à percussão<br>Se houver dor, avaliar a presença de luxação ou fratura radicular |
| **Achados radiográficos** |
| Visível perda das estruturas envolvidas<br>Realizar radiografias periapical, oclusal e com diferentes angulações para descartar luxação ou fratura radicular<br>Radiografar lábios ou bochechas lacerados para pesquisar fragmentos dentários ou corpo estranho |
| **Tratamento** |
| Se o fragmento do dente estiver disponível, fazer a colagem do fragmento<br>Em caso de urgência, proteger provisoriamente a dentina exposta com material como ionômero de vidro ou restaurar usando resina e sistemas adesivos<br>Em casos de espessura dentinária < 0,5mm, indicam-se proteção pulpar indireta com hidróxido de cálcio e restauração |

necessariamente obrigatório, exceto nas condições que envolvam uma fina camada de dentina exposta (< 0,5mm).[3]

O acompanhamento radiográfico e clínico deverá ocorrer entre 6 e 8 semanas e 1 ano após o trauma. Em caso de inflamação pulpar ou necrose, realiza-se terapia endodôntica apropriada ao estágio de desenvolvimento radicular.[3]

No Quadro 22.1 encontra-se o resumo das considerações da IADT[3] em relação aos achados clínicos e radiográficos e ao tratamento dos casos de fraturas de coroa sem envolvimento pulpar.

### *Fratura de esmalte e dentina com exposição pulpar*

Verifica-se perda de estrutura dental, envolvendo esmalte e dentina, com exposição da polpa coronária (Figura 22.9). Ao exame clínico, o paciente geralmente não relata dor aos testes perirradiculares, e o teste de sensibilidade é positivo. O dente apresenta-se com mobilidade normal, e é possível verificar a fratura radiograficamente. Recomenda-se uma radiografia dos tecidos moles para avaliar se a fratura não se encontra nesses tecidos.[3]

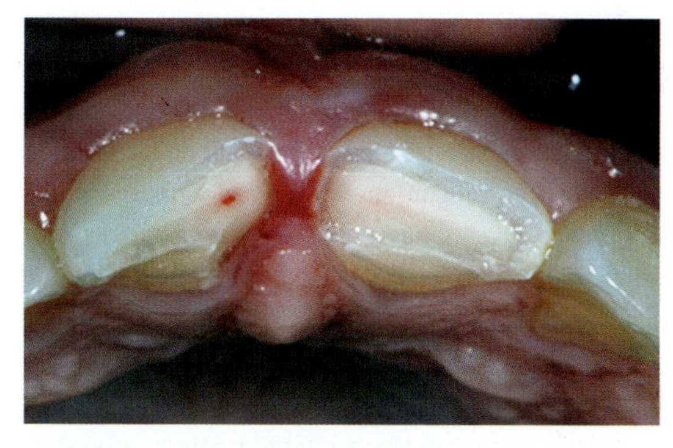

▶ **Figura 22.9** Aspecto clínico de fratura de esmalte e dentina com exposição pulpar do elemento dentário 11. (Imagem gentilmente cedida pelo Dr. Daniel Brandão Vilela Holanda – Maceió/AL.)

#### Tratamento

As fraturas coronárias com exposição pulpar devem ser tratadas com urgência e com o máximo de cuidado para que seja preservada a vitalidade pulpar, especialmente em pacientes jovens e com dentes em desenvolvimento. As abordagens terapêuticas para tratamento de polpas expostas por trauma incluem capeamento pulpar, pulpotomia parcial, pulpotomia cervical e pulpectomia.

Até recentemente, a escolha de um desses tipos de tratamento era fundamentalmente determinada pelo tamanho da exposição da polpa, pela maturidade do dente lesionado, pelo tempo decorrido, pelo grau de contaminação e pela estrutura dental remanescente.[14,15] No entanto, as diretrizes atuais da IADT[3] recomendam capeamento pulpar e pulpotomia parcial sem qualquer menção sobre tamanho da exposição da polpa, tempo decorrido e estágio de desenvolvimento e maturidade radicular.

O tamanho da exposição pulpar traumática tem relativamente menos importância no prognóstico,[16] sendo demonstrado que uma polpa saudável tem grande capacidade de sobreviver, desde que protegida das bactérias, independentemente da quantidade de tecido exposto.[17]

Em relação ao nível de desenvolvimento radicular, as terapias de polpas vitais não são necessariamente restritas a dentes em desenvolvimento. Em qualquer dente, independentemente do estágio de desenvolvimento e maturidade, a polpa pode ser preservada após exposição traumática ou acidental, se estiver saudável. Ademais, mesmo que radiograficamente o forame apical apareça fechado, um dente jovem e ainda em desenvolvimento tem pouca espessura radicular e ainda precisa se desenvolver. Desse modo, no exame radiográfico, não se deve olhar apenas para a região apical da raiz, mas também para a região cervical e as paredes dentinárias, pois a falta de atenção poderá resultar em falso diagnóstico quanto ao nível de maturidade do dente, deixando paredes dentinárias finas, o que aumenta o risco de fraturas cervicais[17] (Figura 22.10).

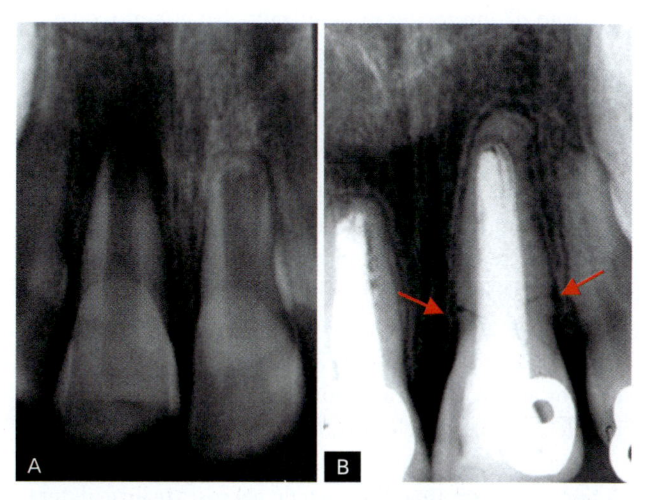


▶ **Figura 22.10A** e **B** Fratura radicular decorrente da pouca espessura dentinária cervical em caso de necrose pulpar submetido a apicificação.

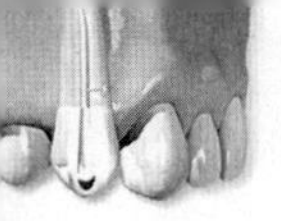



O tempo decorrido desde o acidente era um fator considerado antes da escolha do tipo de tratamento para polpas expostas por trauma em virtude da suspeita de risco de contaminação em profundidade do tecido pulpar exposto por causa da demora no tratamento. A indicação terapêutica para os atendimentos com mais de 48 horas de exposição pulpar consistia em terapia do canal radicular ou pulpotomia cervical. No entanto, esses procedimentos promovem a remoção desnecessária de tecido vital e produtivo, que poderia ser preservado, conforme demonstrado no estudo em que a inflamação das polpas de macacos expostas mecanicamente e deixadas sem tratamento por até 168 horas (7 dias) ficou limitada a 2 a 3mm da polpa coronária.[18] Assim, a quantidade e a profundidade de tecido pulpar vital a ser removido devem ser determinadas pela avaliação clínica do sangramento da polpa coronária, o qual deve ser controlado dentro de 3 a 5 minutos sob pressão com uma bolinha de algodão embebida em soro fisiológico ou outras soluções.[17] Na ausência ou em caso de excesso de sangramento, ou quando o sangramento se apresenta de cor escura, deve-se considerar um estado pulpar insalubre, necessitando de um procedimento mais invasivo.[19]

Diante dessas considerações, é possivelmente seguro afirmar que as principais preocupações, ao se executar uma terapia de polpa vital, são a estrutura dental remanescente e a prevenção da infecção.[17,20] Um selamento de excelência nas interfaces material capeador/superfície dentária e restauração/superfície dentária irá auxiliar o sucesso do tratamento por prevenir os efeitos deletérios da microinfiltração sobre a polpa dentária.

O hidróxido de cálcio é bastante pesquisado e indicado clinicamente na terapia de polpas vitais. No entanto, o mineral de trióxido agregado (MTA) também tem sido investigado como material indutor de tecido duro no tratamento de polpas vitais.[21] Os dois materiais apresentam semelhanças, como excelente propriedade antimicrobiana, devido à alta alcalinidade (pH = 12,5), e capacidade de induzir a formação de um tecido mineralizado. No entanto, quando se emprega o MTA, a ponte de tecido duro é formada mais rapidamente, além de apresentar menos defeitos, como as inclusões vasculares.[22] Ademais, provavelmente devido a uma ligação física entre o MTA e a dentina (uma camada de hidroxiapatita é criada como união), observa-se elevada resistência à infiltração bacteriana com esse material.[23] Como a atividade reparadora da polpa ocorre mais prontamente sob materiais capeadores que impedem a infiltração microbiana, este fato favorece a utilização do MTA. Com base no acúmulo de evidências, o MTA pode ser considerado um sucessor adequado para o hidróxido de cálcio em uma variedade de situações clínicas.[21] O acompanhamento clínico e radiográfico também deverá ocorrer entre 6 e 8 semanas e 1 ano após o trauma. Em caso de necrose, realiza-se terapia endodôntica apropriada ao estágio de desenvolvimento radicular.[3]

▶ **Quadro 22.2** Fraturas coronárias com exposição pulpar

| Dados clínicos |
|---|
| Fratura de dentina e esmalte com exposição pulpar<br>Polpa exposta sensível ao estímulo, ausência de mobilidade e dor à percussão<br>Se houve dor, avaliar a presença de luxação ou fratura radicular |
| **Dados radiográficos** |
| Perda visível das estruturas envolvidas<br>Radiografias: periapical, oclusal e com diferentes angulações para descartar luxação ou fratura radicular<br>Radiografar lábios ou bochecha liberados para pesquisar fragmentos dentários ou corpo estranho |
| **Tratamento** |
| Em pacientes jovens com dentes incompletamente formados, é vantajoso preservar a vitalidade pulpar, realizando capeamento ou pulpotomia parcial. Esse tratamento também é o de escolha em pacientes jovens com dentes completamente formados<br>O hidróxido de cálcio e o MTA são materiais adequados para esses procedimentos<br>Em pacientes com raízes completamente formadas, o tratamento endodôntico deve ser o de escolha, embora os tratamentos conservadores também possam ser realizados<br>Se o fragmento do dente estiver disponível, proceder à sua colagem<br>Um tratamento definitivo da coroa fraturada poderá ser realizado com materiais restauradores apropriados |

No Quadro 22.2 encontra-se o resumo das considerações da IADT[3] em relação aos achados clínicos e radiográficos e ao tratamento dos casos de fraturas de coroa com envolvimento pulpar.

### *Fratura coronorradicular*

A fratura que compreende esmalte, dentina e cemento é definida como fratura da coroa-raiz, sendo classificada em simples (sem exposição da polpa) e complicada (com exposição pulpar). Há pouca informação disponível em relação ao prognóstico pulpar nesse tipo de trauma. A maior parte dos dados está relacionada com a sobrevivência dos dentes após os diferentes procedimentos de tratamento.

Clinicamente, nota-se que a fratura geralmente se estende abaixo da margem gengival. O paciente relata dor à percussão e o teste de sensibilidade é positivo. Verifica-se mobilidade acentuada do fragmento coronário. Nos casos de fraturas vestibulopalatinas, apenas a porção incisal da fratura pode ser visualizada radiograficamente. Fraturas proximais normalmente são observadas nesse exame. Recomendam-se várias tomadas radiográficas para a verificação de linhas de fraturas na raiz[3] (Figura 22.11).

#### Tratamento

No atendimento emergencial, recomenda-se a estabilização do fragmento até a definição de um plano de tratamento definitivo. O nível e a posição da linha de fratura e a quanti-

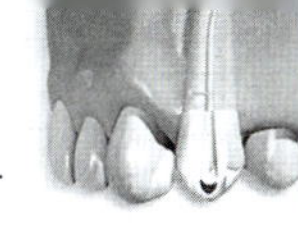

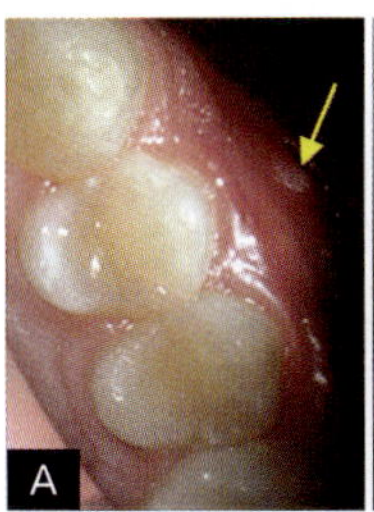

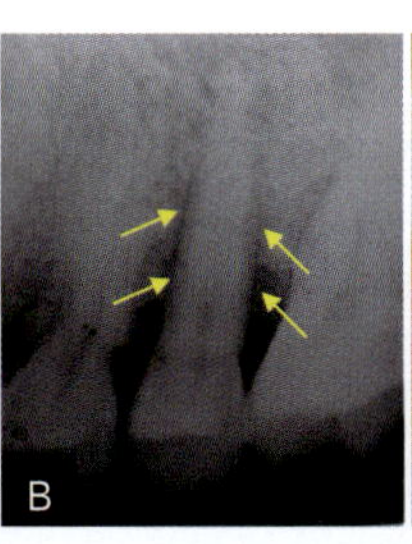

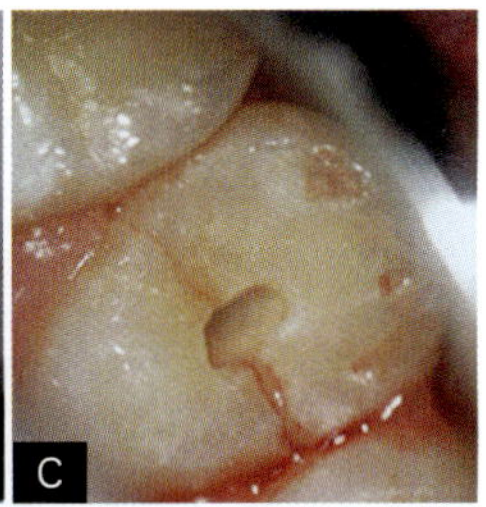


▶ **Figura 22.11** Aspecto clínico de fratura coronorradicular no dente 15 com presença de edema na mucosa vestibular e dor à percussão (**A** – *seta amarela*). Radiograficamente, nota-se radiolucidez nas faces mesial e distal dos terços cervical e médio da raiz do dente 15 (**B** – *setas amarelas*). Extensão da fratura com envolvimento de mesial para distal e mobilidade das partes, sendo indicada extração para colocação de implante (**C**).

dade de raiz remanescente determinam o tipo de tratamento posterior. As fraturas coronorradiculares exigem um envolvimento multidisciplinar, incluindo cirurgia oral, endodontia, ortodontia, pediatria, periodontia e prótese. A seguir encontram-se descritas algumas opções de tratamento:[4,5]

- Remoção do fragmento e exposição cirúrgica da fratura subgengival (gengivectomia e/ou osteotomia da crista alveolar). Após a cicatrização gengival o dente poderá ser restaurado.
- Remoção do fragmento e extrusão ortodôntica: o fragmento coronário é estabilizado e o tratamento endodôntico é realizado. Realiza-se a extrusão ortodôntica e, posteriormente, remove-se o fragmento, realiza-se a cirurgia periodontal e restaura-se o dente.
- Remoção do fragmento e extrusão cirúrgica: o fragmento coronário é removido e o dente é extruído cirurgicamente. Realiza-se a estabilização do fragmento apical com suturas ou contenção flexível. Após 4 semanas, remove-se a contenção e realizam-se a endodontia e a restauração.
- Exodontia dos fragmentos: fraturas subgengivais extensas, onde não há possibilidade de restauração do elemento.

No Quadro 22.3 encontra-se o resumo das considerações da IADT[3] em relação aos achados clínicos e radiográficos e ao tratamento dos casos de fraturas coronorradiculares.

### *Fratura radicular*

A fratura radicular envolve cemento, dentina e polpa. O dente geralmente se apresenta deslocado, ligeiramente extruído, com sangramento gengival na maioria dos casos.[24] O paciente relata dor à percussão, e o teste de sensibilidade pode ser negativo nas primeiras semanas. Para observação da fratura radicular na radiografia são necessárias várias tomadas radiográficas. Verifica-se uma linha radiolúcida entre os fragmentos[3] (Figura 22.12).

#### Tratamento

O tratamento recomendado para as fraturas radiculares consiste na reposição dos fragmentos e na estabilização por

▶ **Quadro 22.3** Fraturas coronorradiculares

| Achados clínicos | |
|---|---|
| Fratura que envolve esmalte, dentina, cemento, com perda de estrutura dental, com ou sem exposição pulpar<br>Fratura coronária subgengival<br>Na ausência de exposição da polpa, o teste de sensibilidade normalmente é positivo para o fragmento dentário apical<br>Mobilidade dentária e dor à percussão presentes | |
| **Achados radiográficos** | |
| Extensão apical da fratura normalmente não é visível<br>Radiografias periapical, oclusal e com diferentes angulações são necessárias para detectar linhas de fraturas na raiz | |
| **Tratamento** | |
| **De emergência** | **Não emergencial** |
| Estabilizar o fragmento do dente com mobilidade até planejar tratamento definitivo<br>Quando houver exposição pulpar e o dente for imaturo ou jovem, realizar pulpotomia parcial. Em dentes completamente formados, o tratamento endodôntico poderá ser realizado | Remover fragmento coronorradicular e restaurar acima do nível gengival<br>Remover fragmento coronorradicular, realizar gengivectomia com ou sem osteotomia e osteoplastia, tratar o canal e restaurar com retentor intrarradicular<br>Remover fragmento coronário, tratar o canal, extruir ortodonticamente a raiz e restaurar com retentor intrarradicular<br>Remover fragmento fraturado com mobilidade e reposicionar cirurgicamente o fragmento radicular em posição mais coronária<br>Sepultar a raiz<br>Indicar extração |

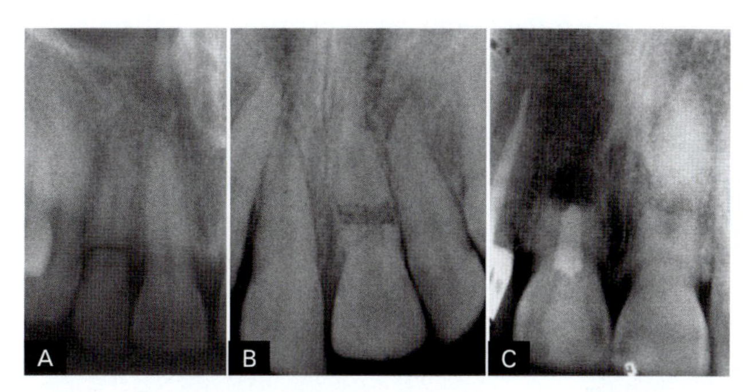


▶ **Figura 22.12A** Aspecto radiográfico de fratura radicular no terço cervical do elemento dentário 12. **B** Fratura radicular no terço cervical do elemento dentário 21 com deposição de tecido conjuntivo entre os fragmentos. **C** Elemento dentário 21 com fratura radicular no terço médio e deposição de tecido conjuntivo entre os fragmentos.

meio de contenção flexível por 4 semanas. Se a fratura estiver localizada no terço cervical, a estabilização poderá ser estendida por 4 meses.[3]

A obliteração do canal radicular é a sequela mais comum, com uma taxa de 69%,[24] enquanto necrose ocorre em cerca de 20% dos casos[25] (Figura 22.12). Em fratura radicular horizontal, a polpa poderá sofrer estiramento ou rom-

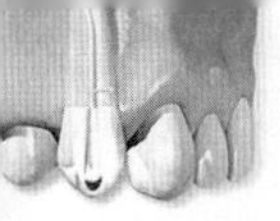



pimento. Na ausência de infecção, se o tecido pulpar permanecer intacto, a resposta será similar a uma exposição pulpar com formação de barreira de tecido duro unindo os dois fragmentos, demonstrada radiograficamente pelo íntimo contato dos fragmentos. Se o tecido pulpar foi rompido, o reparo pulpar será realizado por um processo de revascularização. Durante a revascularização, as células periodontais podem formar uma união entre os fragmentos com deposição de tecido conjuntivo, demonstrada radiograficamente como uma estreita linha radiolúcida entre os fragmentos com bordas arredondadas, ou podem formar uma união por meio da interposição de osso e tecido conjuntivo, quando os fragmentos estão muito separados, demonstrada radiograficamente pela presença de uma ponte óssea entre eles. Em caso de invasão bacteriana, haverá necrose pulpar com interposição de tecido de granulação entre os fragmentos, demonstrada radiograficamente como aumento e/ou desenvolvimento de radiolucidez na linha de fratura.

Deve-se monitorar clínica e radiograficamente a cicatrização por um período mínimo de 1 ano para avaliação da condição pulpar, lembrando que a ausência de resposta aos testes de sensibilidade como um dado isolado pode ser um falso resultado, particularmente nos primeiros 3 meses após o trauma. Se durante o acompanhamento radiográfico for observada reabsorção no interior do canal radicular na linha de fratura, isso representa um estágio da cicatrização subsequente ao dano após o trauma, que não necessita tratamento, apesar de exigir acompanhamento. No entanto, se for observada reabsorção óssea na linha de fratura, este é um indicador de necrose pulpar, geralmente do fragmento coronário, exigindo terapia do canal apenas desse segmento da raiz, pois o fragmento apical permanece vital em aproximadamente 99% dos casos (Figura 22.13). Caso ocorra necrose do fragmento apical, indica-se remoção cirúrgica desse fragmento.[3]

No Quadro 22.4 encontra-se o resumo das considerações da IADT[3] em relação aos achados clínicos e radiográficos e ao tratamento dos casos de fraturas coronorradiculares.

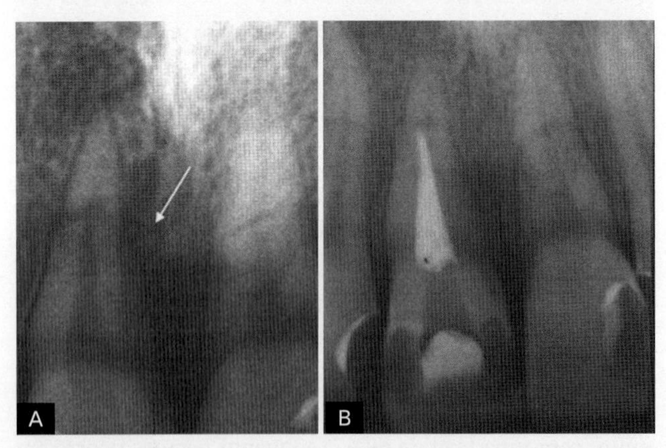


▶ **Figura 22.13A** Radiolucidez na linha de fratura indicando necrose pulpar. **B** Tratamento endodôntico do fragmento coronário em razão de o fragmento apical não apresentar lesão.

▶ **Quadro 22.4** Fraturas radiculares

| Achados clínicos |
|---|
| O fragmento coronário pode estar móvel ou deslocado<br>O dente pode estar sensível à percussão<br>O teste de sensibilidade inicialmente pode apresentar resultados negativos, indicando dano pulpar transitório ou permanente; é recomendável o monitoramento da condição pulpar<br>Pode ocorrer mudança transitória na cor da coroa (vermelha ou cinza) |
| **Achados radiográficos** |
| A fratura envolve a raiz do dente e está no plano horizontal ou diagonal<br>As fraturas que estão no plano horizontal podem geralmente ser detectadas por filmes periapicais, quando os feixes centrais de raios-X formam um ângulo de 90 graus com a linha de fratura do dente. Isso é mais comum em fraturas localizadas no terço cervical<br>Se o plano da fratura é mais diagonal, o que é mais comum nas fraturas no terço apical, uma visão oclusal ou com angulações horizontais variadas tem maior probabilidade de demonstrar a fratura, incluindo as localizadas no terço médio |
| **Tratamento** |
| Se deslocado, reposicionar o segmento coronário o mais rápido possível.<br>Radiografar para verificar a adaptação<br>Estabilizar o dente com um *splint* flexível por 4 semanas<br>Se a fratura radicular estiver próximo à área cervical do dente, a estabilização é benéfica por período bem mais longo (> 4 meses)<br>É aconselhável monitorar a cicatrização por um período mínimo de 1 ano para avaliar a condição pulpar<br>Se ocorrer necrose pulpar, o tratamento endodôntico do segmento coronário até a linha de fratura está indicado para preservação do dente |

## Traumatismos que acometem os tecidos de suporte do dente

### *Concussão e subluxação*

A concussão é uma lesão das estruturas de suporte do dente, porém sem deslocamento ou mobilidade. Na subluxação verificam-se mobilidade acentuada e sangramento gengival, que ocorre como resultado do trauma às fibras do ligamento periodontal (Figura 22.14). Nenhuma alteração radiográfica é visualizada após esses traumatismos.[3-5]

#### Tratamento

A frequência de necrose pulpar em dentes permanentes acometidos por concussão e subluxação é de 3% e 6%, respectivamente.[26] A obliteração do canal pulpar ocorre em 3% a 11% dos casos, dependendo do estágio de desenvolvimento radicular.[27] Diante de processo de calcificação, sem evidência de necrose pulpar, não se faz necessário intervir endodonticamente.[28] Traumatismos que causam pequenas lesões nos tecidos de sustentação, como concussão e subluxação, podem determinar apenas reabsorções radiculares inflamatórias transitórias.[29-31]

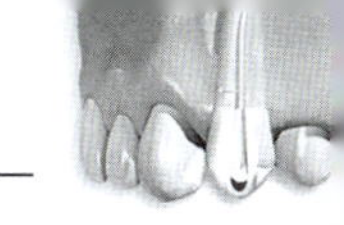

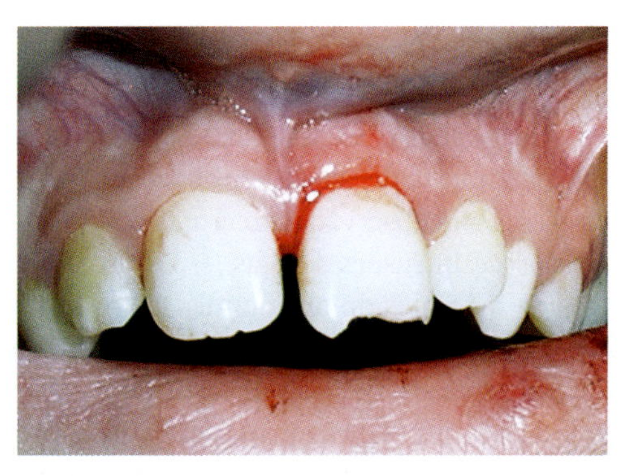

▶ **Figura 22.14** Aspecto clínico do sangramento sulcular na subluxação do elemento dentário 21, associado a fratura coronária do mesmo elemento. (Imagem gentilmente cedida pelo Prof. José Ricardo Mikami – IDENT/AL.)

Para esses tipos de traumatismo preconiza-se apenas proservação para monitoramento da saúde periodontal e pulpar.[32] Além disso, em dente sem formação radicular completa, o prognóstico será ainda melhor.[33] Como as chances de sequelas são pequenas, a IADT recomenda, para os casos de concussão, apenas acompanhamento clínico e radiográfico de 4, 6 a 8 semanas e 1 ano; já para os de subluxação, como os testes de sensibilidade podem ser negativos, indicando inicialmente um dano pulpar transitório, deve-se realizar monitoramento da polpa até que haja resposta pulpar positiva, com acompanhamento clinicorradiográfico em 2, 4, 6 a 8 semanas, 6 meses e 1 ano.[3]

Nos Quadros 22.5 e 22.6 encontram-se os resumos das considerações da IADT[3] em relação aos achados clínicos e radiográficos e aos tratamentos de casos de concussão e subluxação, respectivamente.

### *Luxação extrusiva*

Nesse tipo de trauma ocorre deslocamento parcial do dente para fora do alvéolo.[4,5] Clinicamente, verifica-se que o dente apresenta-se ligeiramente extruído e com mobilidade acentuada (Figura 22.15*A*). O paciente costuma relatar dor à percussão, e o teste de sensibilidade é negativo nas primeiras semanas. No exame radiográfico verifica-se espessamento do ligamento periodontal como resultado do deslocamento do dente no alvéolo[3] (Figura 22.15*B*).

▶ **Quadro 22.5** Concussão

| Achados clínicos |
|---|
| O dente é sensível quando se toca ou bate nele; não sofre deslocamento e não tem mobilidade aumentada<br>Os testes de sensibilidade provavelmente fornecerão respostas positivas |
| **Achados radiográficos** |
| Ausência de anormalidades radiográficas |
| **Tratamento** |
| Não é necessário tratamento<br>Monitorar a condição pulpar por 1 ano, no mínimo |

▶ **Quadro 22.6** Subluxação

| Achados clínicos |
|---|
| O dente é sensível a toque e batida e tem mobilidade aumentada; não sofreu deslocamento<br>Pode ser observado sangramento gengival<br>O teste de sensibilidade pode ser inicialmente negativo, indicando dano pulpar transitório<br>Monitorar a resposta pulpar até o diagnóstico pulpar definitivo |
| **Achados radiográficos** |
| Anormalidades radiográficas não são geralmente encontradas |
| **Tratamento** |
| *Splint* flexível por 2 semanas pode ser usado para estabilizar o dente, trazendo conforto ao paciente, caso ele sinta necessidade |

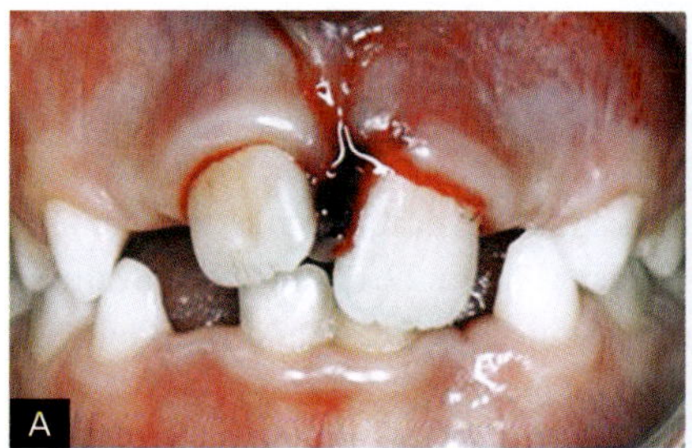

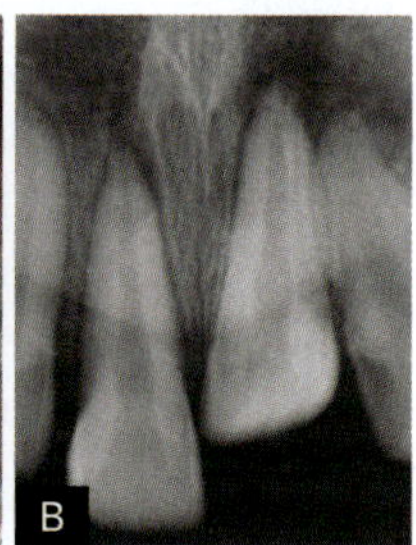

▶ **Figura 22.15A** Aspecto clínico de extrusão no elemento dentário 21. (Imagem gentilmente cedida pelo Serviço de Atendimento aos Traumatismos Dentários da FOP-UNICAMP.) **B** Aspecto radiográfico de extrusão no elemento dentário 11. Nota-se o espaço radiolúcido próximo ao ápice, resultante do deslocamento do dente no alvéolo. (Imagem gentilmente cedida pelo Prof. José Ricardo Mikami – IDENT/AL.)

#### Tratamento

O tratamento inicial consiste no reposicionamento do dente no alvéolo com leve pressão digital e em sua estabilização por meio de contenção flexível por 2 semanas[3] (Figura 22.16).

A necrose pulpar acomete 26% dos casos de extrusão, e as reabsorções radiculares, de modo geral, são raramente encontradas nesse tipo de traumatismo dentário, tendo a luxação extrusiva um ótimo prognóstico.[26,34] Nos dentes

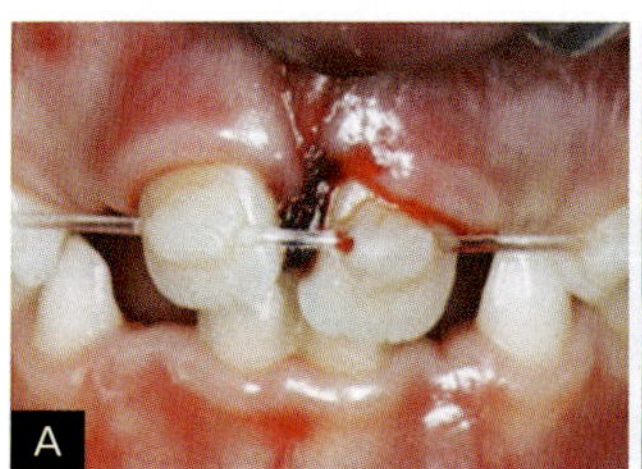

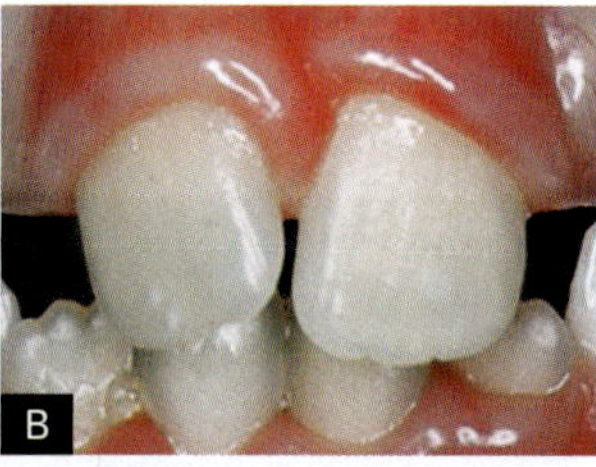

▶ **Figura 22.16A** Elemento dentário 21 da Figura 20.15*A* foi reposicionado e estabilizado com contenção flexível (fio de náilon e resina). O reposicionamento foi realizado 40 minutos após o trauma e o coágulo formado no alvéolo dificultou o reposicionamento total do dente. **B** Aspecto clínico 15 dias após remoção da contenção. (Imagens gentilmente cedidas pelo Serviço de Atendimento aos Traumatismos Dentários da FOP-UNICAMP.)

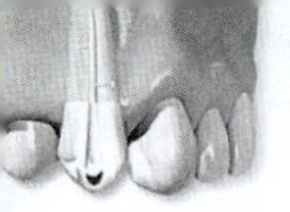



com rizogênese incompleta, a prevalência de necrose pulpar é ainda menor, ocorrendo obliteração em mais de 50% dos casos e indicando vitalidade pulpar.[35] Só se deve intervir endodonticamente se houver sinais de necrose ou início de reabsorção radicular inflamatória externa. O acompanhamento clínico e radiográfico deve ser realizado em 2, 4, 6 a 8 semanas, 6 meses, 12 meses e anualmente, durante 5 anos.[3]

### *Luxação lateral*

O dente apresenta-se deslocado para mesial, distal, vestibular ou lingual com fratura do processo alveolar. Não há mobilidade, pois geralmente o dente está preso ao osso. Por isso, ao se realizar à percussão, verifica-se um som metálico. O teste de sensibilidade geralmente é negativo nas primeiras semanas.[3]

#### Tratamento

O tratamento inicial consiste no reposicionamento do dente no alvéolo e em sua estabilização por meio de contenção flexível por 4 semanas (Figura 22.17). Quando fraturas marginais ósseas forem verificadas, a contenção poderá ser mantida por mais 3 a 4 semanas.[3]

Nesse tipo de traumatismo, a necrose acomete 58% dos casos, e nos dentes com ápice aberto a obliteração está frequente em quase 70% dos casos.[26,35] As reabsorções radiculares mais encontradas são as inflamatórias transitórias ou superficiais, em 26% dos casos, e as inflamatórias progressivas externas, em apenas 3% dos casos.[34] Só se deve intervir endodonticamente se houver sinais de necrose ou início de reabsorção radicular inflamatória externa. O acompanhamento clínico e radiográfico também deve ser realizado em 2, 4, 6 a 8 semanas, 6 meses, 12 meses e anualmente, durante 5 anos.[3]

### *Luxação intrusiva*

Em caso de luxação intrusiva, o dente apresenta-se deslocado axialmente no interior do osso alveolar.[4,5] Não há mobilidade e nota-se um som metálico à percussão. O teste de sensibilidade geralmente é negativo. No exame radiográfico, o dente apresenta-se deslocado apicalmente com desaparecimento parcial do espaço do ligamento periodontal.[3]

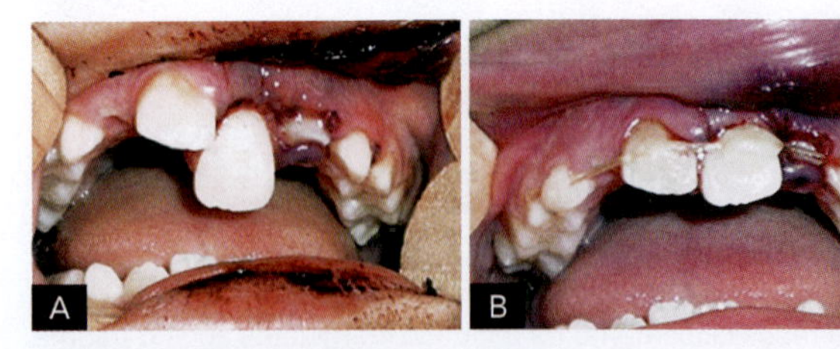

▶ **Figura 22.17A** Aspecto clínico de luxação lateral no elemento dentário 21. **B** Contenção flexível com fio de náilon e resina após reposicionamento do dente no alvéolo. (Imagens gentilmente cedidas pelo Prof. José Ricardo Mikami – IDENT/AL.)

#### Tratamento

O tratamento inicial das luxações intrusivas depende diretamente do estágio de rizogênese do dente. Nos dentes com rizogênese incompleta, deve-se aguardar a reerupção espontânea. Caso não seja observada a reerupção em até 4 semanas, nos casos de intrusões severas (> 7mm), o reposicionamento pode ser realizado ortodôntica ou cirurgicamente. Nos dentes com rizogênese completa, a reerupção espontânea deve ser aguardada apenas nos casos de intrusões leves (até 3mm). Se nenhuma movimentação ocorrer entre 2 e 4 semanas, realiza-se o tracionamento ortodôntico. Nas intrusões severas (> 7mm), recomenda-se tracionamento cirúrgico (Figura 22.18). Após o reposicionamento, a contenção flexível deve permanecer por um período de 4 a 8 semanas.[3]

A intrusão é um tipo de deslocamento dentário que apresenta um dos piores prognósticos, perdendo apenas para a avulsão. Para Faria e cols.,[36] a luxação intrusiva corresponde a somente 3% de todas as lesões em dentes permanentes. A necrose pulpar ocorre em quase 100% dos dentes permanentes maduros; por isso, o tratamento endodôntico deve ser iniciado em até 2 a 3 semanas após o trauma. Em dentes com rizogênese incompleta, a prevalência de necrose pulpar situa-se entre 63% e 68%, devendo-se aguardar antes de intervir endodonticamente.[26,34,36,37] Nesse tipo de traumatismo, a reabsorção radicular inflamatória externa progressiva ocorre em 38% dos casos e a reabsorção radicular por substituição, em 24%, devendo ser realizado tratamento endodôntico para paralisação da reabsorção inflamatória, principalmente porque, em dentes com formação radicular completa, a necrose quase sempre irá ocorrer.[34,36,37] Assim como nas luxações extrusiva e lateral, o acompanhamento clínico e radiográfico deve ser realizado em 2, 4, 6 a 8 semanas, 6 meses, 12 meses e anualmente, durante 5 anos.[3]

Nos Quadros 22.7 a 22.9 encontram-se os resumos das considerações da IADT[3] em relação aos achados clínicos e radiográficos e aos tratamentos de casos de luxações extrusiva, lateral e intrusiva, respectivamente.

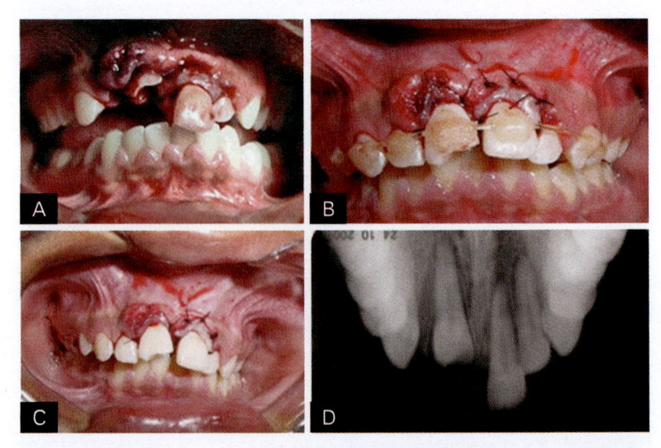

▶ **Figura 22.18A** Aspecto clínico de intrusão severa no elemento dentário 11. **B** Reposicionamento cirúrgico do dente intruído e sutura das lacerações. **C** Contenção flexível com fio de náilon e resina. **D** Aspecto radiográfico da intrusão. (Imagens gentilmente cedidas pelo Prof. José Ricardo Mikami – IDENT/AL.)

▶ **Quadro 22.7** Luxação extrusiva

| Achados clínicos |
|---|
| O dente parece alongado e demonstra mobilidade excessiva<br>Os testes de sensibilidade provavelmente serão negativos |
| **Achados radiográficos** |
| Aumento ou espessamento do ligamento periodontal apical |
| **Tratamento** |
| Reposicionar delicadamente o dente no alvéolo. Estabilizar por 2 semanas usando *splint* flexível<br>Em dentes maduros onde a necrose pulpar é antecipada ou na presença de sinais ou sintomas que demonstrem necrose pulpar de dentes maduros ou imaturos, está indicado tratamento endodôntico |

▶ **Quadro 22.8** Luxação lateral

| Achados clínicos |
|---|
| Dente deslocado, geralmente para palatino/lingual ou vestibular<br>Ausência de mobilidade e som metálico (anquilose) à percussão<br>Os testes de sensibilidade provavelmente serão negativos |
| **Achados radiográficos** |
| O espaço do ligamento periodontal aumentado é mais bem observado em exposições excêntricas ou oclusais |
| **Tratamento** |
| Reposicionar o dente com fórceps para soltá-lo do local preso ao osso e reposicionar gentilmente em seu local de origem<br>Estabilizar o dente por 4 semanas usando *splint* flexível<br>Monitorar o estado pulpar. Se necrosar, está indicado tratamento endodôntico para prevenir reabsorção radicular |

▶ **Quadro 22.9** Luxação intrusiva

| Achados clínicos |
|---|
| O dente está deslocado axialmente no osso alveolar<br>Ele está imóvel e, à percussão, pode produzir um som metálico (anquilose)<br>Os testes de sensibilidade provavelmente serão negativos |
| **Achados radiográficos** |
| Ausência do espaço do ligamento periodontal em determinada área radicular ou em toda a raiz<br>A junção cemento-esmalte está localizada mais apicalmente do que no dente vizinho não traumatizado |
| **Tratamento** |
| 1. **Dentes com formação radicular incompleta:** esperar reposicionamento espontâneo. Se nenhum movimento for notado em pouco tempo ou se a intrusão for > 7mm, indica-se reposicionamento ortodôntico ou cirúrgico<br>2. **Dentes com formação radicular completa:** esperar reposicionamento espontâneo se a intrusão for < 3mm. Se não ocorrer após 2 a 4 semanas, reposiciona-se ortodôntica ou cirurgicamente antes que ocorra anquilose. Em caso de intrusão de 3 a 7mm, reposiciona-se ortodôntica ou cirurgicamente e > 7mm, cirurgicamente<br>A polpa provavelmente estará necrosada e o tratamento endodôntico deverá ser iniciado de 2 a 3 semanas após reposicionar, obturando provisoriamente com $Ca(OH)_2$<br>Estabilizar o dente por 4 a 8 semanas, usando *splint* flexível |

### *Avulsão*

A avulsão consiste no deslocamento total do dente para fora do alvéolo. De todos os tipos de traumatismo dentário, a avulsão é o que causa mais danos aos tecidos dentários e aos tecidos de suporte, representando cerca de 10% dos casos.[38] Clínica e radiograficamente, o alvéolo apresenta-se vazio ou preenchido por coágulo[4,5] (Figura 22.19).

De acordo com as diretrizes da IADT,[39] os pacientes que terão o dente reimplantado, independentemente do estágio de desenvolvimento radicular, deverão ser medicados com antibióticos e vacinados, além de receber instruções quanto aos cuidados pós-operatórios. A tetraciclina é o antibiótico de primeira escolha, sendo usada por 7 dias, na dose apropriada para idade e peso do paciente. No entanto, o risco de escurecimento do dente permanente deve ser considerado antes da administração de tetraciclina a pacientes jovens (em muitos países, a tetraciclina não é recomendada em pessoas com menos de 12 anos de idade).

Assim, em pacientes jovens, como alternativa ao uso da tetraciclina, podem ser prescritas a fenoximetil penicilina ou a amoxicilina em dose apropriada à idade e ao peso. Se houve contato do dente avulsionado com terra, e se o paciente não foi devidamente vacinado contra tétano na infância ou se foi vacinado há mais de 10 anos, pode e deve receber a vacina. Conforme o caso, pode haver também a necessidade de administração de soro antitetânico ou imunoglobulina antitetância humana.

Em relação às instruções pós-operatórias, é importante orientar o paciente a ingerir dieta líquida e pastosa por 2 semanas, realizar escovação dentária com escova de cerdas extramacias após cada refeição e fazer bochecho com clorexidina 0,12% duas vezes ao dia por 1 semana para evitar acúmulo de placa bacteriana na região, ocasionando o impedimento ou retardo no reparo dos tecidos.

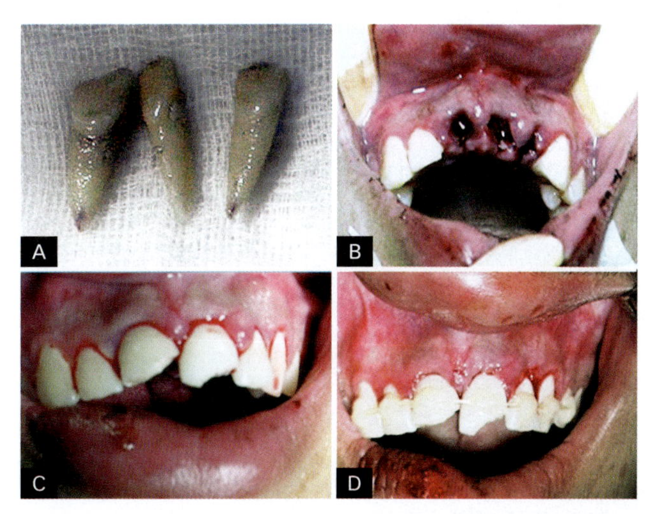


▶ **Figura 22.19A** a **D** Avulsão e reimplantes dos elementos dentários 11, 21 e 22, seguidos de contenção flexível com fio de náilon e resina, englobando dois dentes de cada lado aos dentes traumatizados. (Imagens gentilmente cedidas pelo Prof. José Ricardo Mikami – IDENT/AL).

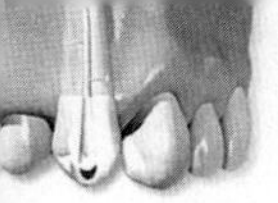



Os tratamentos propostos atualmente pela IADT[39] para as diferentes situações clínicas de reimplante em função do estágio de desenvolvimento radicular encontram-se descritos nos Quadros 22.10 a 22.15.

Em casos de reimplante do dente avulsionado ocorrem reações biológicas significativas no ligamento periodontal, o que determina consequentemente o prognóstico do dente avulsionado.[40]

▶ **Quadro 22.10** Reimplante de dente maduro: situação clínica 1[39]

| **Dente reimplantado antes da chegada ao cirurgião-dentista** |
|---|
| Limpar a região com soro fisiológico ou clorexidina<br>Não extrair o dente<br>Suturar se houver lacerações gengivais e verificar a posição do dente reimplantado tanto clínica como radiograficamente<br>Aplicar contenção flexível por 2 semanas<br>Iniciar o tratamento endodôntico em 7 a 10 dias após o reimplante e antes de remover o *splint*. Usar $Ca(OH)_2$ por 30 dias como medicação intracanal, obturar o canal e acompanhar |

▶ **Quadro 22.11** Reimplante de dente maduro: situação clínica 2[39]

| **Dente em meio ideal (leite, soro, saliva) ou com tempo extraoral a seco < 1 hora** |
|---|
| Se estiver contaminado, lavar a superfície radicular e o forame com soro fisiológico e colocar o dente no soro. Anestesiar o local e remover o coágulo do alvéolo mediante lavagem com soro<br>Examinar o osso alveolar. Se houver fratura, fazer a reposição com instrumento adequado. Reposicionar o dente no alvéolo vagarosamente com suave pressão digital. Suturar lacerações gengivais<br>Verificar a posição do dente reimplantado clínica e radiograficamente<br>Aplicar *splint* flexível por 2 semanas<br>Iniciar o tratamento endodôntico em 7 a 10 dias após o reimplante e antes de remover o *splint*. Usar $Ca(OH)_2$ como medicação intracanal por 30 dias, obturar o canal e acompanhar |

▶ **Quadro 22.12** Reimplante de dente maduro: situação clínica 3[39]

| **O dente encontra-se seco e com mais de 1 hora extraoral** |
|---|
| A demora no reimplante tem prognóstico pobre a longo prazo, pois o ligamento periodontal irá necrosar e não haverá cicatrização<br>O objetivo desse reimplante é a anquilose. Em pacientes com menos de 15 anos de idade, quando ocorre anquilose e a coroa apresenta infraoclusão > 1mm, recomenda-se remover a coroa e deixar a raiz para manter o contorno do alvéolo (decoronação)<br>Reimplante: remover todo o tecido mole necrosado com gaze<br>Anestesiar o local e remover o coágulo do alvéolo mediante lavagem com soro<br>Examinar o osso alveolar. Se houver fratura, fazer a reposição com instrumento adequado<br>Colocar o dente imerso em solução de fluoreto de sódio a 2% por 20 minutos<br>Reposicionar o dente no alvéolo vagarosamente com suave pressão digital. Suturar lacerações gengivais. Verificar a posição do dente reimplantado clínica e radiograficamente<br>Aplicar *splint* flexível por 4 semanas<br>O tratamento endodôntico pode ser realizado antes do reimplante ou 7 a 10 dias depois, como nas outras situações<br>Acompanhar |

▶ **Quadro 22.13** Reimplante de dente imaturo: situação clínica 1[39]

| **Reimplante antes da chegada ao cirurgião-dentista** |
|---|
| Limpar a região com soro fisiológico ou clorexidina<br>Não extrair o dente<br>Suturar se houver lacerações gengivais e verificar a posição do dente reimplantado tanto clínica como radiograficamente<br>Aplicar *splint* flexível por 2 semanas<br>O objetivo de reimplante de dentes imaturos é a revascularização da polpa<br>Acompanhar semanalmente e, se não ocorrer, iniciar o tratamento endodôntico e acompanhar |

▶ **Quadro 22.14** Reimplante de dente imaturo: situação clínica 2[39]

| **Armazenado em meio ideal ou com tempo extraoral a seco < 1 hora** |
|---|
| Lavar a superfície radicular e o forame com soro fisiológico e colocar o dente no soro<br>Remover o coágulo do alvéolo mediante lavagem com soro.<br>Se possível, cobrir a raiz com minociclina ou doxiciclina 1mg por 20mL de solução salina por 5 minutos antes de reimplantar o dente<br>Examinar o osso alveolar. Se houver fratura, fazer a reposição<br>Reposicionar o dente no alvéolo vagarosamente com suave pressão digital. Suturar lacerações gengivais<br>Verificar a posição do dente reimplantado clínica e radiograficamente<br>Aplicar *splint* flexível por 2 semanas<br>O objetivo do reimplante de dentes imaturos é a revascularização da polpa. Se não ocorrer, iniciar o tratamento endodôntico e acompanhar |

▶ **Quadro 22.15** Reimplante de dente imaturo: situação clínica 3[39]

| **O dente encontra-se seco e com tempo extraoral > 1 hora** |
|---|
| O ligamento periodontal irá necrosar e não haverá cicatrização<br>Os objetivos desse reimplante são a anquilose e a reabsorção radicular por substituição<br>É importante reconhecer a necessidade de tratamentos futuros, levando em conta a ocorrência da anquilose e seu efeito sobre o desenvolvimento do processo alveolar<br>Quando ocorre anquilose e a coroa apresenta infraoclusão > 1mm, recomenda-se remover a coroa e deixar a raiz para manter o contorno do alvéolo (decoronação)<br><br>**Reimplante**<br>Remover tecido mole necrosado com gaze<br>Anestesiar o local e remover o coágulo do alvéolo, lavando com soro<br>Examinar o osso alveolar<br>Se houver fratura, reposicionar com instrumento adequado<br>Colocar o dente imerso em solução de fluoreto de sódio a 2% por 20 minutos, se possível<br>O tratamento endodôntico deve ser realizado antes ou após o reimplante tardio<br>Reposicionar o dente no alvéolo, com suave pressão digital.<br>Suturar lacerações gengivais<br>Verificar a posição do dente reimplantado clínica e radiograficamente<br>Aplicar *splint* flexível por 4 semanas e acompanhar |

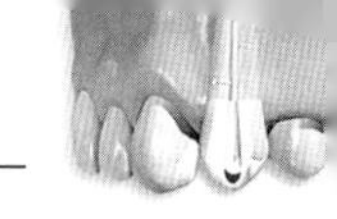

Em dentes com rizogênese incompleta, onde o terço apical da raiz ainda não está formado, podem ocorrer revascularização e reinervação do feixe vasculonervoso. Segundo Lopes e cols.,[40] a revascularização ocorre entre 24 e 48 horas após o trauma e a reinervação, após 40 dias. Andreasen & Andreasen[34] afirmam, entretanto, que a revascularização inicia-se 4 dias após o trauma evoluindo 0,5mm/dia. Assim, 14 dias após o trauma haverá 7mm de tecido revascularizado; 24 dias depois, 12mm; 30 dias depois, 15mm; e depois de 40 dias, 20mm de revascularização. Entretanto, mesmo sob condições controladas, a revascularização da polpa em dentes parcialmente desenvolvidos poderá não ocorrer, levando ao desenvolvimento de necrose pulpar, o que aumenta o risco de infecção relacionada com a reabsorção radicular inflamatória, necessitando de tratamento endodôntico.[42-44] A reabsorção radicular inflamatória progressiva externa parece ser mais rápida e mais intensa nos dentes com formação radicular incompleta, o que implica a necessidade de acompanhamento radiográfico rigoroso.[45]

Para dentes com formação radicular completa, onde o diâmetro foraminal impede a revascularização, o tratamento endodôntico deve ser iniciado em até 1 a 2 semanas após o reimplante, evitando novos danos ao ligamento periodontal pelos procedimentos endodônticos e prevenindo a reabsorção radicular inflamatória externa.[42-44]

A reabsorção transitória ocorre em dentes avulsionados reimplantados apenas quando o dano ao ligamento periodontal não é grande e a inflamação não é excessiva. Assim, logo haverá a cicatrização com formação de novo ligamento periodontal e camada de cemento.[40]

No entanto, as duas maiores sequelas causadas por falhas no reimplante são a reabsorção radicular inflamatória externa e a reabsorção radicular por substituição.[46-48] O dano irreversível ocasionado ao ligamento periodontal em dentes avulsionados é consequência do tempo em que o dente fica fora do alvéolo. A velocidade do processo de reabsorção radicular por substituição vai depender, além do tempo extra-alveolar, de fatores como o meio de estocagem do dente, a presença de contaminação bacteriana intracanal, o tipo e a duração da contenção utilizada e a qualidade do tratamento de urgência.[37,49] O processo de reabsorção substitutiva pode ser revertido se menos de 20% da superfície estiverem envolvidos, mas esse processo pode evoluir, se a lesão é maior, até a substituição total da raiz por osso.[48,50] Até o presente momento não existe tratamento para esse tipo de reabsorção, porém, como a reabsorção radicular inflamatória externa também pode ocorrer, é necessário o uso de medicação intracanal para preveni-la ou paralisá-la.

A reabsorção radicular inflamatória cervical externa também está normalmente associada aos dentes reimplantados e anquilosados, porém, como a polpa não tem nenhuma influência nesse tipo de reabsorção, o tratamento endodôntico só será realizado quando existir comunicação com a cavidade pulpar. Quando não há essa comunicação, o tratamento consiste na exposição cirúrgica da lesão, removendo todo o tecido de granulação e restaurando a área reabsorvida.[31,37,50]

O acompanhamento clínico e radiográfico de dentes reimplantados deve ser frequente, realizado uma vez por semana durante o primeiro mês, principalmente em dentes com rizogênese incompleta, e em 1, 3, 6 e 12 meses depois do acidente e, em seguida, anualmente.[51]

## TERAPIAS ENDODÔNTICAS NO MANEJO DE DENTES TRAUMATIZADOS

### Terapias endodônticas conservadoras

Objetivam a proteção do tecido pulpar sadio exposto acidentalmente ou a remoção do tecido pulpar irreversivelmente alterado, mantendo um tecido pulpar subjacente com características clínicas de normalidade para obtenção do reparo. Estão indicadas para dentes jovens imaturos e maduros com inflamação ou necrose pulpar parcial, consistindo em capeamento pulpar, pulpotomia parcial e pulpotomia cervical ou profunda.

#### *Capeamento pulpar*

Está indicado para exposições traumáticas pequenas e recentes. A superfície da fratura e a polpa exposta são lavadas com soro fisiológico e, cessado o sangramento, a polpa é coberta com o material à base de hidróxido de cálcio ou MTA, sendo restaurada a coroa.[4] As taxas de sucesso variam de 81% a 88%.[51,52]

#### *Pulpotomia parcial*

Também conhecida como curetagem pulpar, está indicada para os casos de exposição pulpar traumática mais extensa com inflamação ou necrose superficial da polpa coronária. A porção da polpa que se encontra alterada é removida até o nível de uma polpa coronária clinicamente sadia, a qual será coberta por curativo à base de hidróxido de cálcio ou MTA, seguida de restauração coronária.[4] As taxas de sucesso variam de 94% a 96%.[51,52]

#### *Pulpotomia cervical ou profunda*

Está indicada para os casos de exposição pulpar traumática com inflamação ou necrose da polpa coronária ou de parte da polpa radicular. Ao se observar tecido pulpar necrótico ou vascularização deficiente no local da exposição em dentes imaturos, o corte da polpa deverá ser realizado onde haja tecido com características de normalidade para receber o material capeador, seja na altura cervical, seja mais profundamente, no interior do canal.[4] As taxas de sucesso variam de 72% a 79%[53] (Figura 22.20).

As principais vantagens da pulpotomia parcial em relação à cervical estão no menor traumatismo à polpa e na aposição fisiológica de dentina na área crítica cervical do dente. A técnica empregada durante as pulpotomias é outro fator que contribui para o sucesso, devendo ser evitadas brocas de baixa rotação ou instrumentos manuais, como curetas, pois o dano por eles causado é maior do que o da própria exposi-

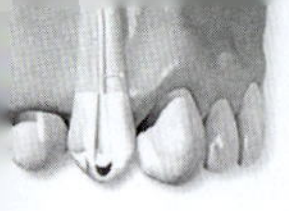

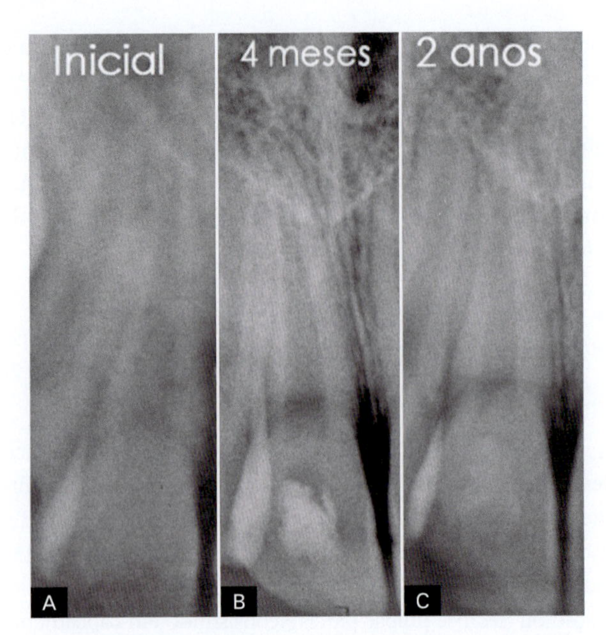


▶ **Figura 22.20A** a **C** Pulpotomia em fratura coronária com exposição pulpar. O paciente retornou para restauração somente 4 meses após o procedimento e 2 anos depois sofreu nova fratura coronária. Apesar disso, a polpa continua vital, havendo fechamento da luz do canal.

ção. Quando são utilizadas pontas diamantadas ou brocas de aço de alta rotação, a lesão do tecido subjacente é mínima.[4,54]

## Terapias endodônticas radicais

Objetivam a remoção total da polpa que se encontra irreversivelmente inflamada ou necrosada em sua extensão, sendo representadas pelos procedimentos de pulpectomia, apicificação e revascularização.

### *Pulpectomia*

Consiste em remoção total da polpa, seguida de instrumentação, medicação e obturação do canal. Está indicada para dentes maduros portadores de reabsorções radiculares ocasionadas ou agravadas por inflamação ou necrose pulpar (Figura 22.21). As diretrizes atuais da IADT recomendam, em virtude de suas ótimas propriedades biológicas, o uso do hidróxido de cálcio como medicação intracanal por 30 dias, porém sem nenhuma especificação quanto ao veículo a ser utilizado.[3,39] Andersson e cols.[39] recomendam que, na avulsão, o tratamento endodôntico de dentes com rizogênese incompleta com tempo extra-alveolar maior que 1 hora e a seco seja realizado antes do reimplante com o dente na mão. Entretanto, não existem vantagens para essa antecipação ou desvantagens se o tratamento endodôntico for realizado em até 2 semanas após o reimplante, como se recomenda para os dentes com formação radicular completa na mesma situação, já que a demora no reimplante tem prognóstico pobre a longo prazo, pois o ligamento periodontal irá necrosar e não haverá cicatrização. Além disso, o tratamento endodôntico com o dente fora do alvéolo retarda ainda mais o reimplante no momento em que o traumatizado está visivelmente abalado e ansioso. O objetivo desse reimplante, em dentes com rizogênese completa ou incompleta, consiste em anquilose e reabsorção radicular por substituição. É importante reconhecer a necessidade de tratamentos futuros, levando em consideração a ocorrência da anquilose e seu efeito sobre o desenvolvimento do processo alveolar. Quando ocorre anquilose e a coroa está com infraoclusão > 1mm , recomenda-se a remoção da coroa, deixando a raiz para manter o contorno do alvéolo (decoronação).[39]

### *Apicificação*

Em dentes imaturos que sofreram necrose indica-se a apicificação, ou seja, essa modalidade de terapia endodôntica objetiva a deposição de tecido duro na região apical após instrumentação e medicação antimicrobiana do canal, geralmente à base de hidróxido de cálcio com veículo aquoso ou viscoso, o qual é removido após 3 a 7 dias para colocação de tampão apical de aproximadamente 3mm com material indutor de tecido mineralizado, como pasta de hidróxido de cálcio consistente e de baixa solubilização, que pode ser obtido com veículo oleoso, ou MTA, sendo o restante do canal obturado de maneira convencional, seguido da restauração da coroa dental[55,56] (Figura 22.22).

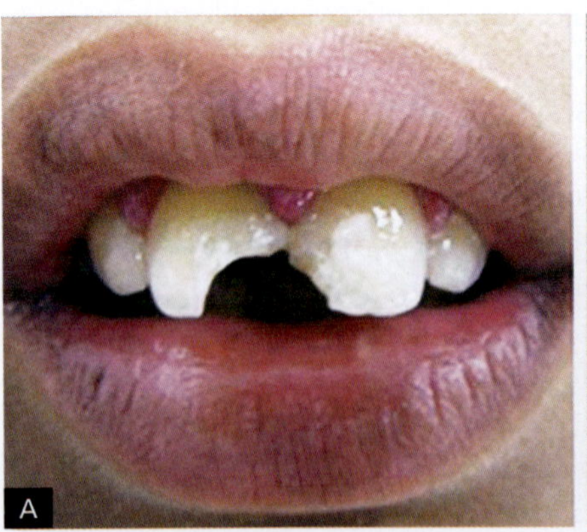


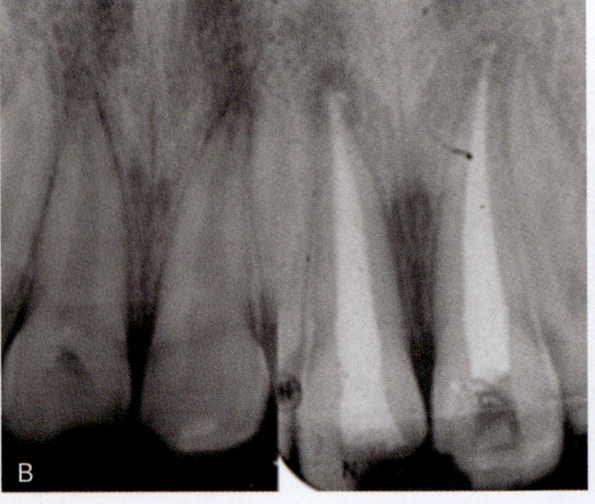


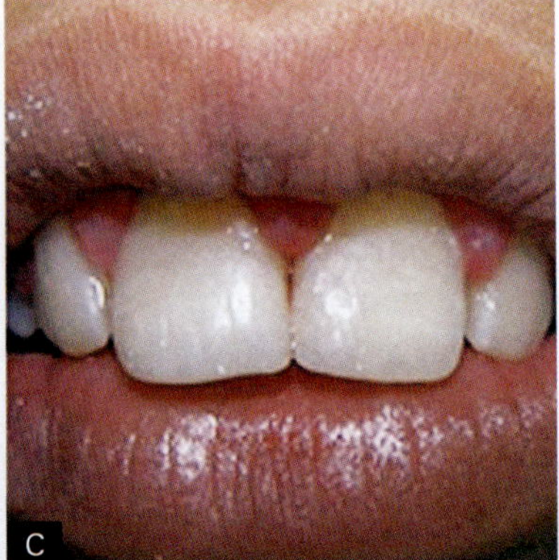


▶ **Figura 22.21A** a **C** Necrose pulpar decorrente de fratura coronária, sendo realizados o tratamento endodôntico e a restauração dos elementos dentários 11 e 21.

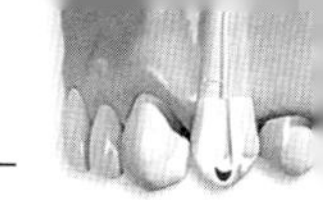

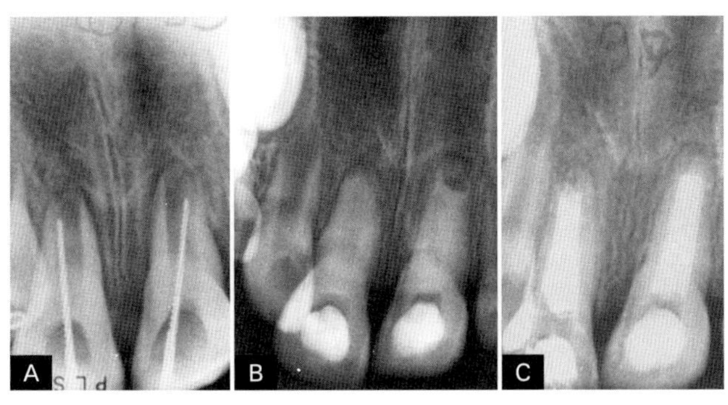

▶ **Figura 22.22A** a **C** A apicificação com pasta de hidróxido de cálcio para tratamento de necrose pulpar nos elementos dentários 11 e 21 com rizogênese incompleta possibilitou fechamento apical radicular com tecido mineralizado.

### *Revascularização*

Essa opção de tratamento vem sendo bastante comentada e estudada atualmente por se tratar de procedimento que visa estimular o término do desenvolvimento radicular em dentes necrosados com rizogênese incompleta, possibilitando o espessamento das paredes do canal radicular, o que não acontece na apicificação convencional. Seu mecanismo supostamente envolve o estímulo à penetração de tecido perirradicular no interior do canal, possibilitando o reparo e a revascularização dos tecidos, a qual consiste na desinfecção do sistema de canais radiculares, seguida da indução de sangramento da região periapical, que irá preencher o canal radicular com coágulo sanguíneo e células indiferenciadas, induzindo a formação de tecido novo. O dente é então selado com MTA na porção cervical da raiz, seguido da restauração coronária[57] (Figura 22.23).

Entretanto, até o presente momento apenas relatos de casos foram publicados na literatura, ainda não havendo um protocolo definido. São necessários estudos clínicos controlados para aumentar o nível de evidência dessa nova modalidade na terapia endodôntica, visando à obtenção de resultados melhores e mais previsíveis.[58]

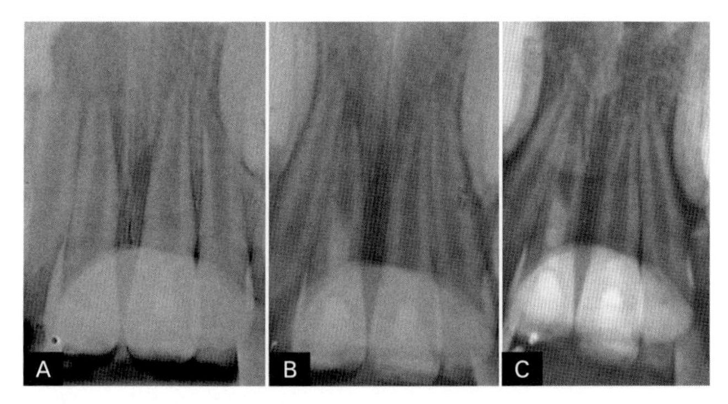

▶ **Figura 22.23A** Elemento dentário 11 com necrose pulpar e rizogênese incompleta submetido a revascularização. **B** Revascularização e selamento com MTA no terço radicular cervical. **C** Controle após 19 meses. (Imagens gentilmente cedidas pelo Serviço de Atendimento aos Traumatismos Dentários da FOP-UNICAMP.)

## CONSIDERAÇÕES FINAIS

Nos últimos anos, evoluiu-se bastante na busca de manobras clinicocirúrgicas que minimizem as sequelas sofridas pelos pacientes portadores de traumatismos dentários, sendo de fundamental importância a qualidade dos tratamentos de urgência e de acompanhamento para que sejam obtidos resultados mais satisfatórios, limitando sobremaneira o surgimento das alterações pulpares e perirradiculares provenientes dos traumatismos dentários que, se diagnosticados e tratados a tempo, poderão evitar a perda do elemento dental.

## Referências


1. Levin LG. Pulp and perirradicular testing. J Endod 2013; 39(3S): S13-S19.
2. Gopikrishna V, Tinagupta K, Kandaswamy D. Comparison of electrical, thermal and pulse oximetry methods for assessing pulp vitality in recently traumatized teeth. J Endod 2007; 33:531-5.
3. DiAngelis AJ, Andreasen JO, Ebeleseder KA et al. International Association of Dental Traumatology guidelines for the management of traumatic dental injuries: 1. Fractures and luxations of permanent teeth. Dental Traumatol 2012; 28:2-12.
4. Cvek M. Abordagem endodôntica dos dentes traumatizados. In: Andreasen JO, Andreasen FM (eds.) Texto e atlas colorido de traumatismo dental. 3. ed. São Paulo (SP): Artmed, 2001:517-85.
5. Andreasen JO. Traumatic dental injuries: a manual. 3rd ed. Chichester, West Sussex (United Kingdom): Wiley-Blackwell, 2011.
6. Andreasen FM. Transient apical breakdown and its relation to color and sensitivity changes after luxation injuries to teeth. Endod Dent Traumatol 1986; 2:9-19.
7. Andreasen FM. Pulpal healing after luxation injuries and root fracture in the permanent dentition. Endod Dent Traumatol 1989; 5:11-31.
8. Love RM. Bacterial penetration of the root canal of intact incisor teeth after a simulated traumatic injury. Endod Dental Traumatol 1996; 12:289-93.
9. Ravn JJ. Follow-up study of permanent incisors with enamel fractures as a result of an acute trauma. Scand J Dent Res 1981; 89:213-7.
10. Garberoglio R, Brannstrom M. Scanning electron microscopic investigation of human dentinal tubules. Arch Oral Biol 1976; 21:355-62.
11. Olgart L, Brannstrom M, Johnson G. Invasion of bacteria into dentinal tubules. Experiments in vivo and in vitro. Acta Odontol Scand 1974; 32:61-70.
12. Andreasen FM, Andreasen JO. Crown fractures. In: Andreasen JO, Andreasen FM (eds.) Textbook and color atlas of traumatic injuries to the teeth. 3. ed. Copenhagen: Munksgaard, 1994:219-56.
13. Love RM, Jenkinson HF. Invasion of dentinal tubules by oral bacteria. Crit Rev Oral Biol Med 2002; 13:171-83.
14. de Blanco LP. Treatment of crown fractures with pulp exposure. Oral Surg Oral Med Oral Pathol Oral Radiol Endod 1996; 82:564-8.
15. Baghdadi ZD. Crown fractures: new concepts, materials, and techniques. Compend Contin Educ Dent 2000; 21:831-6.
16. Bakland LK, Andreasen JO. Dental traumatology: essential diagnosis and treatment planning. Endod Topics 2004; 7:14-34.
17. Bakland LK. Revisiting traumatic pulpal exposure: materials, management principles, and techniques. Dent Clin North Am 2009; 53:661-73.
18. Cvek M, Cleaton-Jones PE, Austin JC, Andreasen JO. Pulp reactions to exposure after experimental crown fractures or grinding in adult monkeys. J Endod 1982; 8:391-7.
19. Bogen G, Chandler NP. Pulp preservation in immature permanent teeth. Endod Topics 2012; 23:131-52.
20. Cox CF, Bergenholtz G, Heys DR, Syed SA, Fitzgerald M, Heys RJ. Pulp capping of dental pulp mechanically exposed to oral microflora: a 1-2 year observation of wound healing in the monkey. J Oral Pathol 1985; 14:156-68.

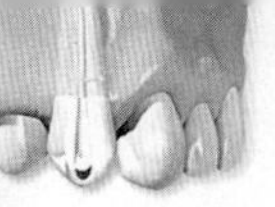




21. Parirokh M, Torabinejad M. Mineral trioxide aggregate: acomprehensive literature review – Part III: clinical applications, drawbacks, and mechanism of action. J Endod 2010; 36:400-13.
22. Nair PN, Duncan HF, Pitt Ford TR, Luder HU. Histological, ultrastructural and quantitative investigations on the response of healthy human pulps to experimental capping with mineral trioxide aggregate: a randomized controlled trial. Int Endod J 2008; 41:128-50.
23. Sarkar NK, Caicedo R, Ritwik P, Moiseyeva R, Kawashima I. Physicochemical basis of the biologic properties of mineral trioxide aggregate. J Endod 2005; 31:97-100.
24. Andreasen FM, Andreasen JO. Root fractures. In: Andreasen JO, Andreasen FM (eds.) Textbook and color atlas of traumatic injuries to the teeth. 3rd ed. Copenhagen: Munksgaard, 1994:301-14.
25. Cvek M, Tsilingaridis G, Andreasen JO. Survival of 534 incisors after intra-alveolar root fracture in patients aged 7-17 years. Dent Traumatol 2008; 24:379-87.
26. Andreasen FM, Pedersen BV. Prognosis of luxated permanent teeth – the development of pulp necrosis. Endod Dent Traumatol 1985; 1(6):207-20.
27. de Cleen M. Obliteration of pulp canal space after concussion and subluxation: endodontic considerations. Quintessence Int 2002; 33(9):661-9.
28. Amir FA, Gutmann JL, Whiterspoon DE. Calcific metamorphosis: a challenge in endodontic diagnosis and treatment. Quintessence Int 2001; 32(6):447-55.
29. Soares IJ. Etiologia das reabsorções dentárias. In: Cardoso RJA, Gonçalves EAN (eds.) Endodontia – Trauma. São Paulo (SP): Artes Medicas, 2002:409-23.
30. Andreasen JO, Andreasen FM, Skeike A, Hjorting-Hansen E, Schwartz O. Effect of treatment delay upon pulp and periodontal healing of traumatic dental injuries – a review article. Dent Traumatol 2002; 18:116-28.
31. Lopes HP, Rôças IN, Siqueira Jr JF. Reabsorções dentárias. In: Lopes HP, Siqueira Jr JF (eds.) Endodontia – Biologia e técnica. 3. ed. Rio de Janeiro (RJ): Guanabara Koogan, 2010:851-76.
32. Ellis III E. Traumatismo dentoalveolar e de tecidos moles. In: Peterson CJ, Ellis III E, Hupp JR, Tucker MR (eds.) Cirurgia oral e maxilofacial contemporânea. 3. ed. Rio de Janeiro (RJ): Guanabara Koogan, 2000:550-74.
33. Cortes MIS, Bastos JL. Tratamento das urgências em traumatismo dentário. In: Cardoso RJA, Gonçalves EAN (eds.) Endodontia – Trauma. São Paulo (SP): Artes Médicas, 2002:391-408.
34. Andreasen JO, Andreasen FM. Fundamentos de traumatismo dental: guia de tratamento passo a passo. 3. ed. Porto Alegre (RS): Artmed, 2001.
35. Andreasen FM, Yu Z, Thomsen BL, Anderson PK. Occurrence of pulpal canal obliteration after luxation injuries in the permanent dentition. Endod Dent Traumatol 1987; 3(3):103-15.
36. Faria G, Silva RAB, Fiori-Júnior M, Nelson-Filho P. Re-eruption of traumatically intruded mature permanent incisor: case report. Dent Traumatol 2004; 20(4):229-32.
37. Silva SR. Agindo a tempo nas reabsorções dentárias. Rev Assoc Paul Cir Dent 2005; 59(1):7-19.
38. Lage-Marques JL, Silva JRS, Prokopowitsch I. Traumatismo dental – Avulsion – Nuevos conceptos. Rev Fola Oral 1995; 1(2):68-72.
39. Andersson L, Andreasen JO, Day P et al. International Association of Dental Traumatology guidelines for the management of traumatic dental injuries: 2. Avulsion of permanent teeth. Dent Traumatol 2012; 28:88-96.
40. Trope M. Clinical management of the avulsed tooth. Dent Clin North Am 1995; 39(1):93-112.
41. Lopes HP, Siqueira Jr JF, Neves MAS, Estrela C. Tratamento endodôntico em dentes com rizogênese incompleta. In: Lopes HP, Siqueira Jr JF (eds.) Endodontia – Biologia e técnica. 3. ed. Rio de Janeiro(RJ): Guanabara Koogan, 2010:877-90.
42. Flores MT, Andreasen JO, Bakland LK. Guidelines for the evaluation and management of traumatic dental injuries. Dent Traumatol 2001; 17:193-6.
43. Bakland LK. Dental trauma guidelines. Pediatr Dent 2013; 35(2): 106-8.
44. Barrett EJ, Kenny DJ. Avulsed permanent teeth: a review of the literature and treatment guidelines. Endod Dent Traumatol 1997; 13:153-63.
45. Consolaro A. Reabsorções dentárias nas especialidades clínicas. 3. ed. Maringá (PR): Dental Press, 2012.
46. Batista A. Quando um dente está condenado. In: Cardoso RJA, Gonçalves EAN (eds.) Endodontia – Trauma. São Paulo (SP): Artes Médicas, 2002:307-22.
47. Martin MP, Pileggi RA. A quantitative analysis of propolis: a promissing new storage media following avulsion. Dent Traumatol 2004; 20(2):85-9.
48. Schjott M, Andreasen JO. Endogaim does not progressive root resorption after replantation of avulsed teeth: a clinical study. Dent Traumatol 2005; 21:46-50.
49. Sigurdsson A, Trope M, Chivian N. O papel da endodontia após o traumatismo dentário. In: Hargreaves KM, Cohen S (eds.) Caminhos da polpa. 10. ed. Rio de Janeiro (RJ): Elsevier, 2011:565-97.
50. Fuss ZVI, Tsesis I, Shaul LIN. Root resorption – diagnosis, classification and treatment choices based on stimulation factors. Dent Traumatol 2003; 19(4):175-82.
51. Fuks AB, Bielak S, Chosak A. Clinical and radiographic assessment of direct pulp capping and pulpotomy in young permanent teeth. Pediatr Dent 1982; 4:240-4.
52. Ravn JJ. Follow-up study of permanent incisors with complicated crown fractures after acute trauma. Scand J Dent Res 1982; 90:363-72.
53. Gelbier MJ, Winter GB. Traumatized incisors treated by vital pulpotomy: a retrospective study. Braz Dent J 1988; 164:319-23.
54. Bimstein E, Chen S, Fuks AB. Histologic evaluation of the effect of different cutting techniques on pulpotomized teeth. Am J Dent 1989; 2:151-5.
55. Berger CR, Lima L Possagno R. Tratamento endodôntico em dentes permanentes como rizogênese incompleta, utilizando hidróxido de cálcio com veículo oleoso. Ver Bras Odontol 2001; 58:95-8.
56. Siqueira Jr, Lopes H, Elias C. Obturação dos canais radiculares In: Lopes H, Siqueira Jr. (eds.) Endodontia – biologia e técnica. 3. ed. Rio de Janeiro (RJ): Guanabara Koogan, 2010:641-90.
57. Shah N, Logani A, Bhaskar U, Aggarwal V. Efficacy of revascularization to induce apexification/apexogensis in infected, nonvital, immature teeth: a pilot clinical study. J Endod 2008; 34(8):919-25.
58. Diogenes A, Henry MA, Teixeira FB, Hargreaves KM. An update on clinical regenerative endodontics. Endod Topics 2013; 28:2-23.

23

# Clareamento Dental: A Arte de Iluminar o Sorriso

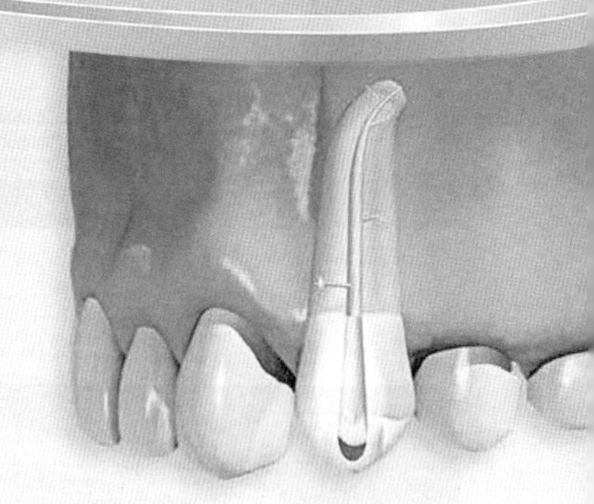


Dayse Amaral
Eduardo Vargas
Livia Rodrigues de Menezes
Paulo Ricardo Barros de Campos


## INTRODUÇÃO

Clarear os dentes ou buscar cores mais claras no sorriso é, hoje, um padrão de estética que atinge todas as culturas e todos os segmentos sociais. Enfim, o clareamento dentário consiste no encontro de um desejo contemporâneo com a odontologia atual traduzida em estética e rejuvenescimento, e não mais em dor e mutilação.

O clareamento dentário é um tratamento minimamente invasivo e bastante conservador. À medida que as patologias bucais vão sendo prevenidas mediante o maior acesso à informação das populações, é de esperar que a odontologia, aliada aos perfis de estética, encontre no clareamento dental um capítulo e grandes possibilidades de tratamentos que, dentro de qualquer clínica odontológica, passam a ser obrigação e necessidade ante a difusão e a procura pelo público.

Quem não trabalha, não conhece e não acredita no clareamento dentário, perde oportunidades e possibilidades.

## HISTÓRICO

Desde o século XIX o ser humano busca clarear seus dentes, e a odontologia tentava, por meio de diversos produtos (por exemplo, ácido oxálico[1] e cloro[2]) e técnicas, a obtenção de clareamento dental seguro e não invasivo.[3]

Somente na década de 1980 o clareamento caseiro surgiu como resposta aos anseios antigos da população. O peróxido de carbamida, até então conhecido como antisséptico bucal, aparece como produto clareador capaz de alterar a cor dos dentes para tons bem mais claros.[4]

Mesmo sendo um procedimento com somente 30 anos de investigação científica, já se dispõe de dados e evidências suficientes para considerá-lo seguro, viável e sem efeitos colaterais permanentes que levem à perda ou ao risco de perda dos dentes em geral.

## SUBSTÂNCIAS CLAREADORAS

São poucas as técnicas odontológicas padronizadas em termos mundiais. O clareamento dental é uma delas. A substância mais utilizada no clareamento dental é o *peróxido de hidrogênio* em diferentes concentrações, seguido pelo *peróxido de carbamida*, que é decomposto em peróxido de hidrogênio e, por isso, representa uma versão desse mesmo composto na proporção 1:3.[5] Portanto, se pensarmos em clareamento dental, devemos entender que em diferentes concentrações estaremos sempre utilizando o peróxido de hidrogênio (Figuras 23.1 e 23.2).

## INDICAÇÕES

Toda e qualquer pessoa pode ser candidata ao clareamento dental, desde que sejam observadas algumas características. O clareamento dental está indicado para:

- Jovens com erupção completada (segundos molares) e oclusão já estável.
- Adultos com dentição natural escurecida pelo envelhecimento ou geneticamente amarelada.
- Jovens, adultos ou idosos que queiram alterar a cor de seus dentes naturais para futura colocação de próteses, restaurações ou implantes.
- Portadores de alteração da cor dos dentes por uso de medicação (por exemplo, flúor e tetraciclinas), traumatismo dentário (hemoglobina) e outras condições sistêmicas que podem provocar manchas intrínsecas.
- Finalização de tratamento ortodôntico.

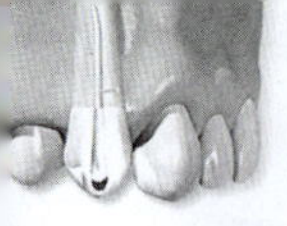



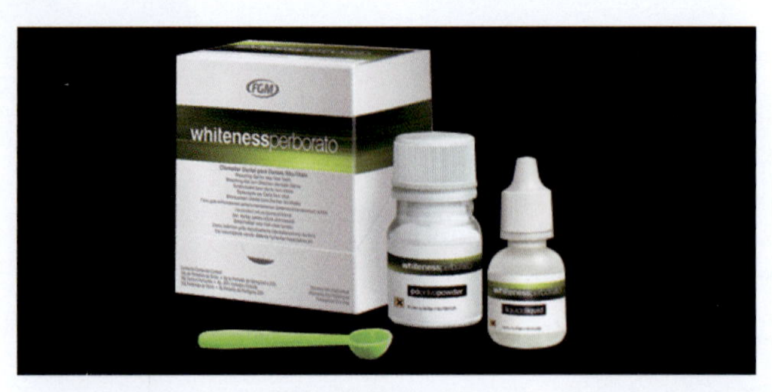


▶ **Figura 23.1** Perborato (FGM, Brasil) – peróxido de hidrogênio e perborato de sódio. Clareamento não vital.

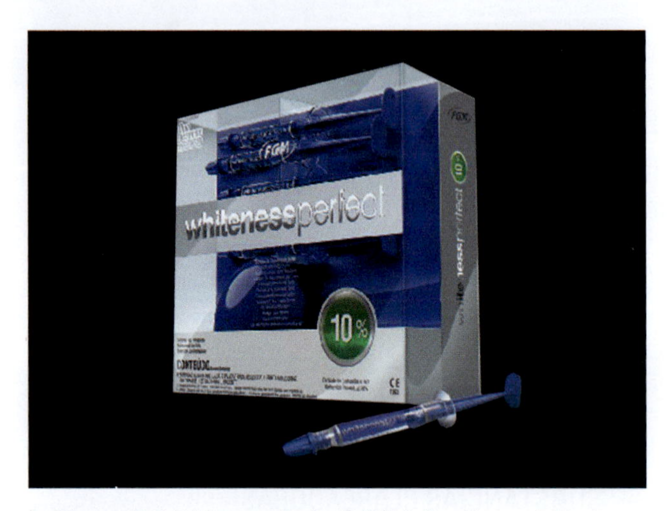


▶ **Figura 23.2** Whiteness Perfect® (FGM, Brasil) – peróxido de carbamida a 10%. Clareamento vital caseiro.

## TIPOS DE MANCHA

Deve ser entendido que tanto o escurecimento como a descoloração dentária podem ser determinados por manchas intrínsecas (presentes no interior da estrutura dentária) ou extrínsecas (depósitos de substâncias na superfície do esmalte). As manchas extrínsecas costumam ser confundidas com as intrínsecas. As mais comuns são provocadas pelo fumo (alcatrão e nicotina), corantes alimentares, colutórios e enxaguatórios bucais (clorexidina) etc. O modo de interação desses pigmentos com a superfície dental tem duas explicações: enquanto alguns autores defendem que essas substâncias pigmentantes possam reagir com a película adquirida para formar camadas mais espessas de pigmentos que se fixam à superfície dentária,[6,7] outros determinam que a fixação desses pigmentos se dá apenas por meio de interações químicas, sem que realmente ocorra uma reação;[8] além disso, destaca-se que a presença do biofilme influencia de maneira direta essa pigmentação.[9] Desse modo, o tratamento, nesse caso, irá exigir necessariamente uma etapa de profilaxia e supressão do produto pigmentante ou redução de seu consumo.

As manchas intrínsecas são as manchas que recebem indicação de clareamento dentário e estão dispostas no interior da estrutura dentinária, sendo moléculas de alto peso molecular, denominadas *cromóforos*. Os cromóforos absorvem luz e impedem a reflexão, dando aos dentes uma coloração mais escura. O manchamento intrínseco pode ter origem em fatores congênitos e adquiridos.

Os fatores congênitos correlacionam-se com malformações dentárias que promovem alteração na cor dos elementos dentários, seja por sua pigmentação, seja pela alteração da passagem de luz por sua estrutura. Destacam-se como exemplos típicos dessa classe de fatores: hipoplasia do esmalte, dentinogênese imperfeita, amelogênese imperfeita e pigmentação por eritroblastose fetal, entre outros (Figura 23.3).[10]

Os fatores adquiridos consistem em pigmentações por agentes externos que chegam ao interior da estrutura dentária, com destaque para a ocasionada por medicamentos[11,12] e por traumautismos dentários.[10] Entre os medicamentos destaca-se, principalmente, a ação do flúor e da tetraciclina sobre os tecidos dentários em formação (Figura 23.4). No caso das tetraciclinas, essa alteração está relacionada especialmente com sua interação com o cálcio da estrutura dentária.[11] O flúor, por sua vez, não tem seu mecanismo completamente elucidado, mas está ligado à interferência causada por esse composto na atividade dos ameloblastos durante o período de secreção do esmalte.[12]

A pigmentação decorrente de traumatismo dentário, por sua vez, tem origem no extravasamento de sangue do complexo pulpar para o interior da coroa dentária. Essa área de acúmulo de sangue torna possível que as hemácias se depositem no tecido dentário e, com o decorrer do tempo, possam gradativamente sofrer decomposição de sua estrutura, culminando com a formação de sulfeto férrico.[10] Entre os principais problemas relacionados com o sulfeto férrico está o fato de ser um composto escuro, de baixa solubilidade em saliva, capaz de penetrar nos canalículos e alterar a coloração dos elementos dentários.

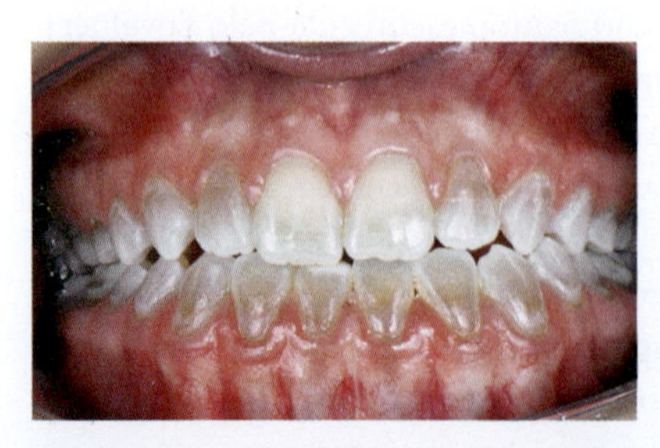

▶ **Figura 23.3** Amelogênese imperfeita.

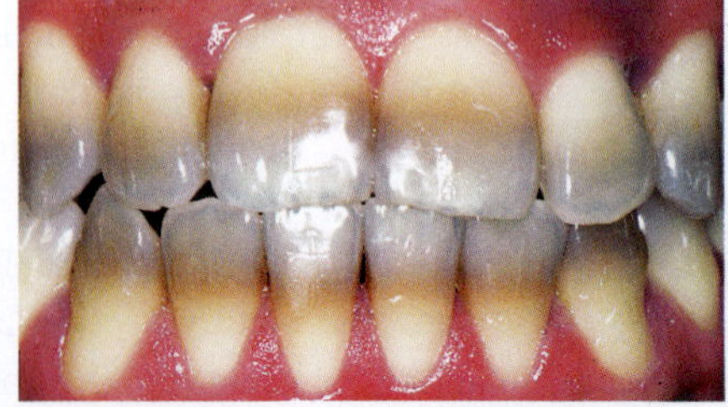

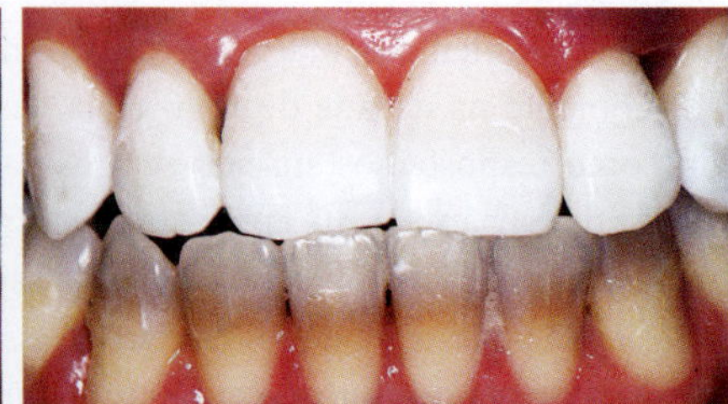

▶ **Figura 23.4** Escurecimento por medicamento (tetraciclina) (**A**) e após clareamento na arcada superior (**B**).

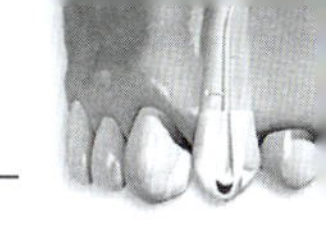

## MECANISMO DE AÇÃO

Mesmo em diferentes concentrações e protocolos, os peróxidos liberam radicais de oxigênio reativos que, devido a seu baixo peso molecular e à permeabilidade do esmalte dentário, penetram no dente, chegando à dentina, onde se encontra a maioria dos cromóforos. Mediante o processo de oxirredução ou oxidação, o oxigênio reativo quebra cadeias de cromóforos, de alto peso molecular e escuras, pois absorvem luz, e as transformam em cadeias menores, geralmente incolores, por não absorverem luz.[13,14] Além disso, durante esse processo, essas cadeias de pigmentos são convertidas em componentes hidrofílicos, liberando-os na saliva com o passar do tempo.[13]

A velocidade de difusão dos peróxidos depende de alguns fatores, como espessura do tecido exposto, concentração do produto, permeabilidade dos tecidos, pH salivar e dieta, entre outros. Costuma-se encontrar diferentes velocidades de difusão, em diferentes indivíduos, utilizando os mesmos protocolos ou produtos nas mesmas concentrações. Esse fenômeno deve ser sempre lembrado ao ser iniciado o clareamento dental, desfazendo a expectativa de tempo imposta pelos clientes.

## USO DE DESSENSIBILIZANTES ASSOCIADOS AO CLAREAMENTO

Outro ponto muito discutido atualmente diz respeito às associações dos dessensibilizantes com o tratamento clareador, seja na própria composição do gel, em pastas dentais, seja em formulações tradicionais. Existem muitas dúvidas quanto à redução dos efeitos da sensibilidade, bem como questões acerca da redução do potencial do clareamento.

Muitos estudos tentam evidenciar as vantagens e desvantagens dessa prática. O emprego de agentes dessensibilizantes à base de fluoretos[15] (Figura 23.5) e nitrato de potássio[16] previamente ao clareamento caseiro e no consultório, bem como o uso de pastas dentais com os mais variados componentes de base e de géis contendo dessensibilizantes incorporados em suas formulações, ainda produz resultados controversos.

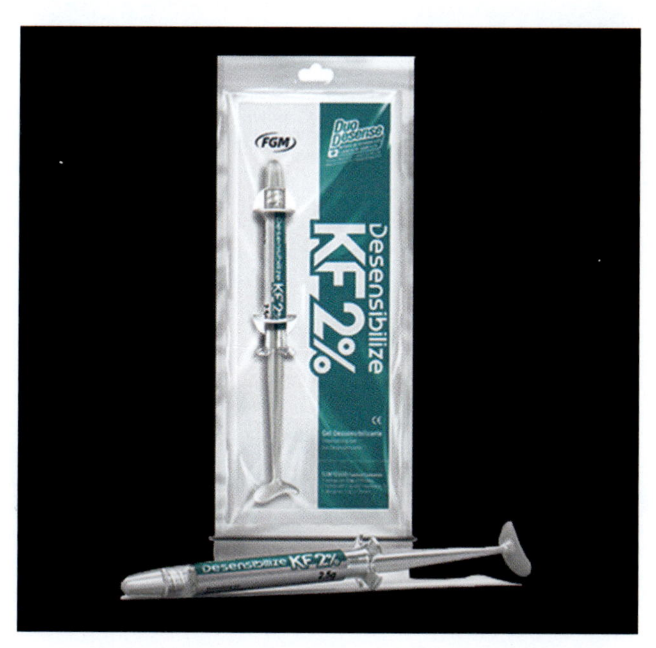


▶ **Figura 23.5** Desensibilize 2%® (FGM, Brasil).

Os estudos são mais homogêneos quanto à eficácia do clareamento, com a grande maioria demonstrando que o uso desses compostos não afeta a capacidade clareadora dos géis utilizados tanto em consultório como na técnica caseira. No entanto, sua atuação quanto ao alívio da sensibilidade permanece não completamente elucidada. Por exemplo, enquanto alguns estudos demonstram redução significativa da sensibilidade com o uso prévio de dessensibilizantes à base de fluoretos[15] e nitrato de potássio[16,17] e géis contendo fosfato de cálcio combinado com fluoretos,[18,19] outros não encontraram resultados satisfatórios quanto à redução de sensibilidade com esses mesmos compostos.[20,21]

Mesmo que contraditórios, os resultados indicam a possibilidade de uso dos dessensibilizantes na prática clínica para redução da incidência de sensibilidade no clareamento, sendo necessários mais estudos para que possam ser estabelecidos novos protocolos nessa área.

## PROTOCOLOS DE CLAREAMENTO

É importante lembrar que a variante do clareamento dental não é o produto, e sim o cliente. Dessa maneira, os protocolos clínicos não devem divergir quanto à técnica de utilização dos peróxidos, mas na maneira como são buscados diferentes protocolos de atendimento para diferentes perfis de clientes.

### Tipos de clareamento

Didaticamente, o clareamento dentário pode ser dividido em dois tipos:

- **Clareamento não vital:**
  - Para dentes desvitalizados.
  - Só atua internamente na estrutura dentinária, no interior da câmara pulpar e adjacências.
  - Produto utilizado: peróxido de hidrogênio + perborato de sódio.
- **Clareamento vital:**
  - Para dentes com vitalidade pulpar.
  - Atua na superfície de esmalte e dentina.
  - Pode ser dividido em clareamento em consultório (ou ambulatorial) e clareamento caseiro (ou domiciliar, ou técnica da moldeira).
  - Produto utilizado: peróxido de hidrogênio ou peróxido de carbamida.
- **Técnica mista.**

#### *Clareamento não vital (Figura 23.6)*

##### Considerações clínicas

Para que seja alcançada a uniformidade de cor é obrigatório que, com o protocolo de clareamento não vital, o cliente proceda ao clareamento vital em consultório ou caseiro.

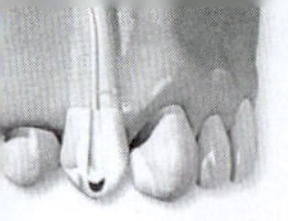

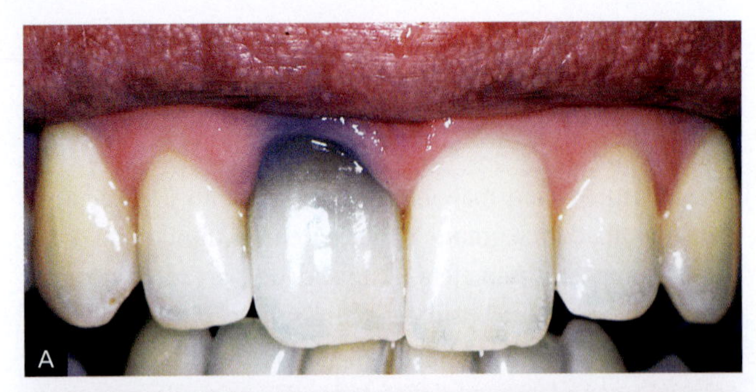

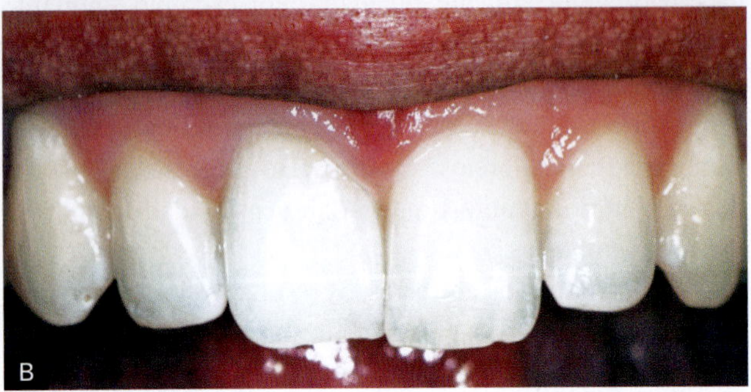

▶ **Figuras 23.6A** e **B** Clareamento não vital.

Na maioria dos casos de clareamento não vital, não é possível controlar o nível de "branqueamento", e é muito comum o dente não vital mais escuro, ao término do tratamento, ficar mais claro que os demais, justificando o protocolo duplo.

#### Passo a passo do clareamento não vital

1. Radiografia para verificar tratamento endodôntico adequado e estado do ligamento periodontal.
2. Registro da cor do dente a ser clareado com escala de cor ou fotografia.
3. Abertura da câmara pulpar, removendo material restaurador e material endodôntico.
4. Remover de 2 a 3mm do material obturador do conduto radicular e proceder ao selamento cervical com aproximadamente 1mm de cimento fosfato de zinco. O selamento deverá estar 1 a 2mm abaixo da margem cervical.
5. Proceder ao condicionamento com ácido fosfórico a 37% no interior da câmara pulpar e no esmalte cavossuperficial da abertura palatina.
6. Preparar uma pasta de peróxido de hidrogênio a 35% ou 20% com perborato de sódio.
7. Aplicar a mistura no interior da câmara pulpar e colocar uma pequena bolinha de algodão sobre o material clareador (barreira).
8. Passar adesivo dentinário no algodão e no cavossuperficial (não polimerizar).
9. Selar a cavidade com resina composta (polimerizar o conjunto adesivo + resina).
10. Verificar a oclusão do paciente em máxima intercuspidação habitual (MIH), protrusão e lateralidade, pois o contato prematuro ou interferências podem fraturar o dente ou remover a resina.
11. Avaliar o caso entre 7 e 15 dias; se necessário, repetir as aplicações sempre em 7 a 15 dias.
12. Repetir quantas vezes for necessário e iniciar o protocolo da técnica mista.

### *Clareamento vital caseiro (Figura 23.7)*

#### Considerações clínicas

1. Anamnese minuciosa para que sejam conhecidos os hábitos e o cotidiano do cliente.
2. Exame clínico e radiográfico detalhado.
3. Tratamento prévio de cáries, restaurações deficientes doenças periodontais e periapicoapatias.
4. Tratamento prévio de áreas com sensibilidade (abfrações/erosões).

#### Passo a passo do clareamento vital caseiro

1. Moldagem das duas arcadas com alginato e moldeiras que ultrapassem a linha mucogengival e copiem todos os dentes.
2. Vazar com gesso tipo III (preferencialmente).
3. Após 2 horas, recortar o modelo de gesso, nivelando a base e removendo todos os excessos.
4. Não há necessidade de alívio nos modelos (na face vestibular dos dentes).
5. Colocar o modelo e a placa de acetato ou vinil-silano na plastificadora e aquecê-la. Quando a placa começar a abaular e descer próximo ao modelo, acionar o vácuo e abaixar rapidamente.
6. Após o resfriamento do modelo, iniciar o recorte 3mm acima da margem gengival de todos os dentes.

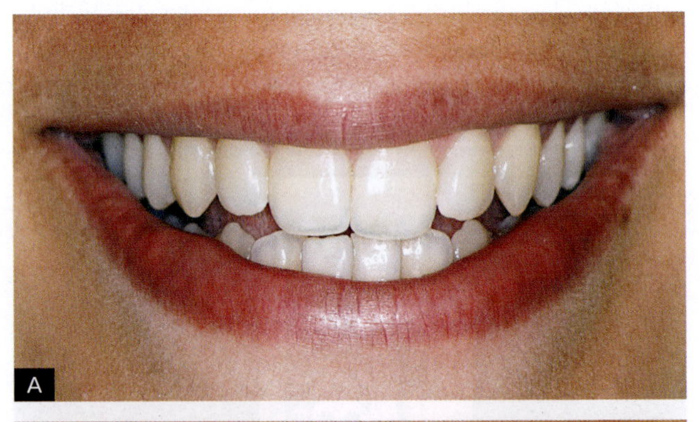

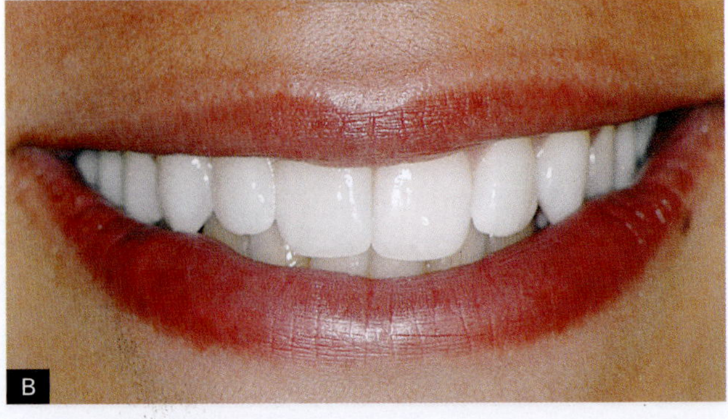

▶ **Figura 23.7A** e **B** Clareamento caseiro.

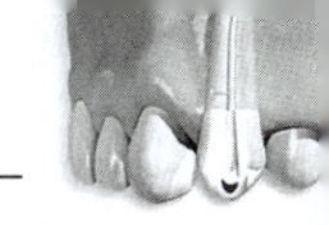

7. Retirar a moldeira do modelo e acertar as bordas com uma tesoura bem afiada, abaixando em 1mm a altura da moldeira.
8. Escolha do protocolo e do produto com o cliente (conhecendo previamente seu perfil).
9. Instruções ao paciente sobre a quantidade, a localização e o uso do gel clareador. Instruir sobre como armazenar o produto, manutenção e uso das moldeiras e esclarecer as dúvidas em geral.
10. Marcar o retorno com data pré-selecionada, pois o clareamento caseiro necessita supervisão, controle e orientações constantes.

### Clareamento caseiro – Vários perfis de clientes

Para aumentar a margem de sucesso, alcançando um número maior de pessoas que desejam submeter-se ao procedimento de clareamento dental, o protocolo de clareamento deve ser escolhido depois de conhecido o perfil do cliente, seus hábitos e estilo de vida (por exemplo, se trabalha fora, seu poder aquisitivo, seus hábitos de alimentação, se tem vida social ativa etc.):

- **Protocolo diurno:**
  - Peróxido de carbamida 4 horas ou
  - Peróxido de hidrogênio 1 hora

  } Várias concentrações
- **Protocolo noturno:** peróxido de carbamida de 6 a 8 horas (várias concentrações).
- **Protocolo misto:**
  - Peróxido de carbamida à noite, de 6 a 8 horas +
  - Peróxido de hidrogênio durante o dia por 1 hora

  } Várias concentrações

É importante lembrar que o clareamento caseiro pode agradar a todos os tipos de clientes sem deixar margem para insucesso ou dificuldade quanto ao encontro da cor mais clara dos dentes. Depende do profissional estabelecer um vínculo de controle e supervisão do clareamento, orientando e incentivando o uso, minimizando a sensibilidade e esclarecendo as dúvidas (o trabalho do dentista pode ser comparado ao de um técnico diante de um atleta; nesse caso, o cliente).

O profissional deve conhecer o cliente e escolher a cor de acordo com seu perfil, combinando produtos, protocolos e concentrações a fim de alcançar a melhor maneira de obter sucesso. Deve ser lembrado que, em todos os casos de clareamento dental, o perfil do cliente determina o sucesso, e a chave para isso consiste em manter-se muito mais atento ao cliente do que ao produto, o que possibilitará alcançar excelentes resultados.

Nas concentrações de 10%, 16% e 22%, os peróxidos de carbamida são produtos de custo mais baixo do que os peróxidos de hidrogênio para uso caseiro. Por outro lado, os peróxidos de carbamida, independentemente de sua concentração, liberam oxigênio mais lentamente quando comparados ao peróxido de hidrogênio (Figuras 23.8 a 23.10).

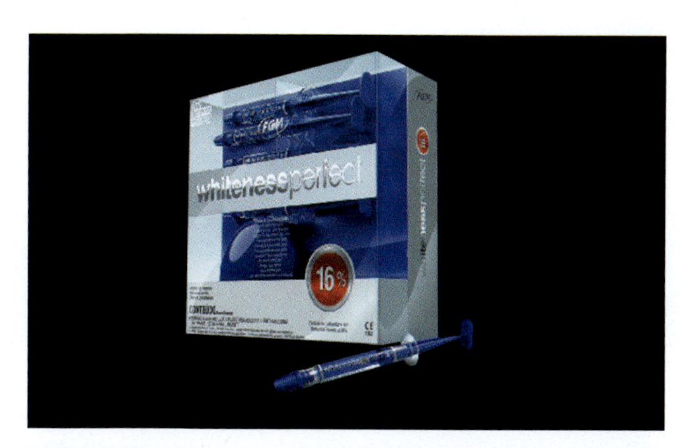


▶ **Figura 23.8** Whiteness Perfect 16%® (FGM, Brasil) – Peróxido de carbamida.

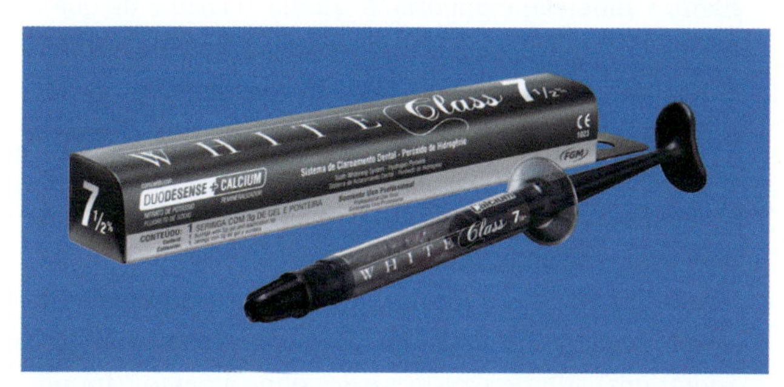


▶ **Figura 23.9** White Class 7%® (FGM, Brasil) – Peróxido de hidrogênio.

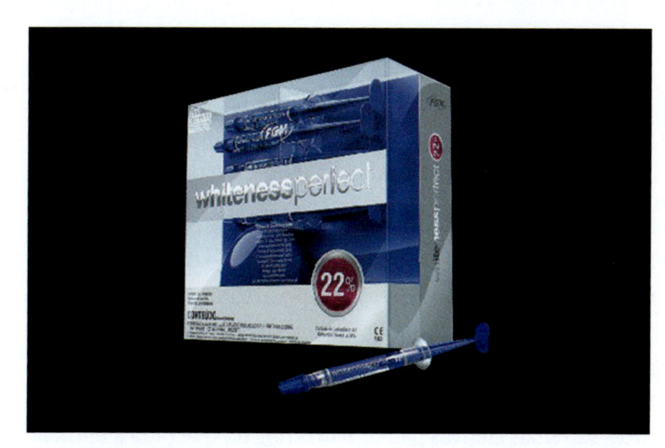


▶ **Figura 23.10** Whiteness Perfect 22%® (FGM, Brasil) – Peróxido de carbamida.

O clareamento caseiro deve ser iniciado em concentração menor (10%) e, quando não há sensibilidade, a concentração pode ser aumentada. Quanto maior a concentração, mais rápido o resultado. Contudo, mesmo que o cliente não possa usar um peróxido de concentração maior (em razão da sensibilidade, do poder aquisitivo ou por outras impossibilidades), qualquer tipo de peróxido chega ao mesmo resultado, variando somente o tempo para isso.

Os protocolos noturnos devem permanecer somente com peróxido de carbamida a 10% ou 16%. Os clientes com escurecimento dos dentes em virtude do uso de tetraciclinas devem iniciar e terminar o tratamento com protocolo noturno ou diurno com peróxido de carbamida a 22%.

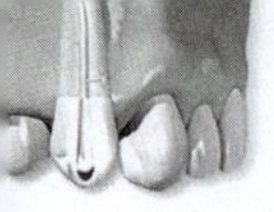



Na presença de desconforto ou sensibilidade, o cliente deve retornar ao consultório, onde devem ser estabelecidos alguns critérios de avaliação da sensibilidade. Não se deve interromper o clareamento. Devem ser conhecidas as causas da sensibilidade, atuando sobre elas com assertividade.

### Clareamento vital em consultório

#### *Considerações clínicas*

- **Exame clínico inicial e radiográfico:** nessa etapa, restaurações deficientes, abfrações ou erosões com sensibilidade, cáries, doenças periodontais e patologias periapicais devem ser tratadas previamente e/ou anotadas para evitar o fracasso do tratamento.
- **Efeito Cinderela:** é importante alertar o cliente de que o resultado obtido por meio dessa técnica apresenta um efeito denominado "Cinderela", ou "falso clareamento", devido à desidratação excessiva dos tecidos dentários e, após a reidratação, o efeito real do clareamento parece diminuir. Desse modo, para essa técnica é sugerido um protocolo de pelo menos algumas sessões.
- **Sensibilidade:** nessa técnica, é possível o surgimento de sensibilidade trans e pós-operatória. O profissional deve adotar uma atitude assertiva e de conhecimento para minimizar e/ou eliminar o efeito.
- **Uso ou não de luz:** a associação de luzes (LED ou *lasers*) tem como objetivo encurtar o tempo de sessão clínica de clareamento e potencializar os resultados. Contudo, a utilização de luz, independentemente da fonte, aumenta a temperatura dos tecidos e, consequentemente, a temperatura pulpar, o que se traduz em aumento da sensibilidade.

É importante levar em consideração esses fatores, já que as luzes não indicam ganho efetivo de tempo ou aceleração da liberação do oxigênio contido nos peróxidos. As sessões em consultório com e sem luz alcançam os mesmos resultados clínicos, observando-se somente maior sensibilidade pós-operatória quando se utiliza luz nas sessões. A conclusão é que as luzes são mais efetivas para o *marketing* do que para a eficácia clínica.

#### *Associação de técnicas*

Uma vez o cliente esteja familiarizado com o clareamento em consultório, pode-se tentar apresentar-lhe o protocolo de clareamento caseiro, para que sejam obtidos estabilidade de cor, resultados mais previsíveis e maior durabilidade do clareamento.

#### *Passo a passo do clareamento vital em consultório*

1. Registro da cor inicial (escala de cor, registro fotográfico etc.).
2. Afastamento labial com abridor de boca próprio com abaixador de língua (Figura 23.11).
3. Colocação de barreira gengival (Figura 23.12).

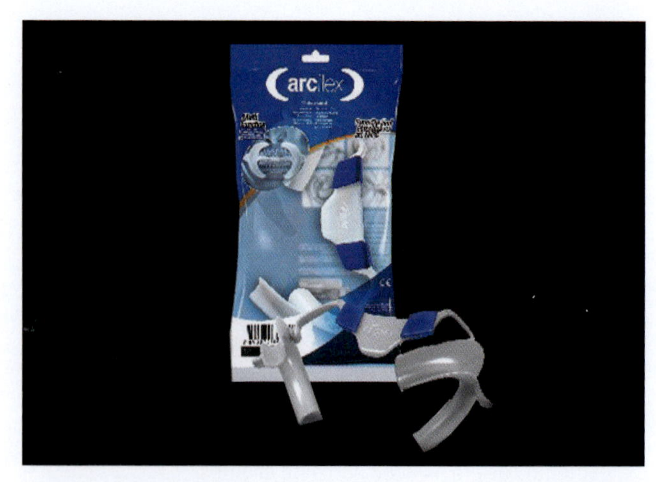


▶ **Figura 23.11** Arc Flex® (FGM, Brasil) – Abridor de boca com proteção para a língua.

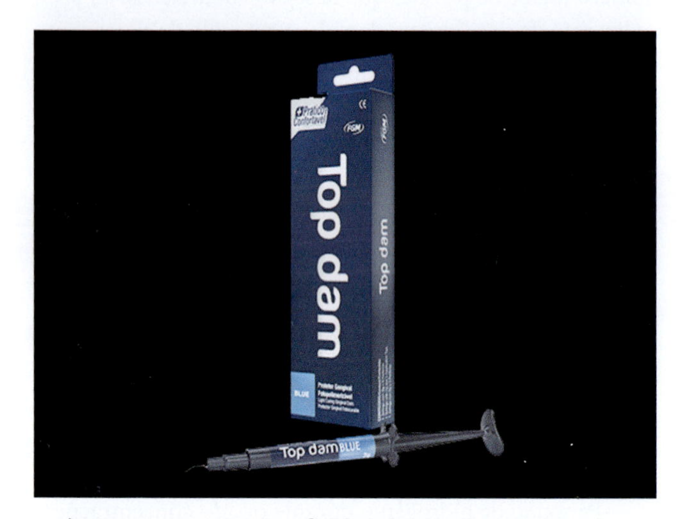


▶ **Figura 23.12** Top Dam® (FGM, Brasil) – Barreira gengival.

A. O sulco gengival deve estar bem seco para a inserção da barreira.
B. Devem ser preferidas barreiras de cores escuras, pois o contraste é mais um fator para eliminação de falhas na proteção gengival.
C. Polimerizam-se, no máximo, dois dentes de cada vez. Quanto maior o incremento ou o número de dentes polimerizados, maior a contração de polimerização. Deve ser lembrado que barreiras gengivais são resinas que se contraem quando polimerizadas e, portanto, se desprendem dos tecidos dentários e periodontais.

4. Mistura-se o peróxido na proporção indicada pelo fabricante e aplica-se uma camada sobre as estruturas dentárias previamente protegidas na inserção periodontal (Figura 23.13).
5. O tempo médio de cada aplicação é de 45 minutos.
6. É comum a formação de bolhas com a liberação do peróxido. O produto aplicado na superfície dos dentes deve ser mexido para desfazer as bolhas e aumentar a área de contato.
7. Não se deve trocar o produto durante a sessão. O momento de maior liberação de oxigênio ocorre entre 20 e

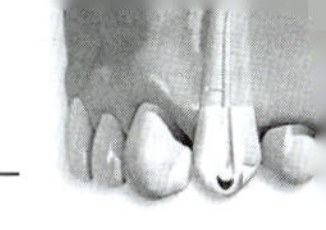

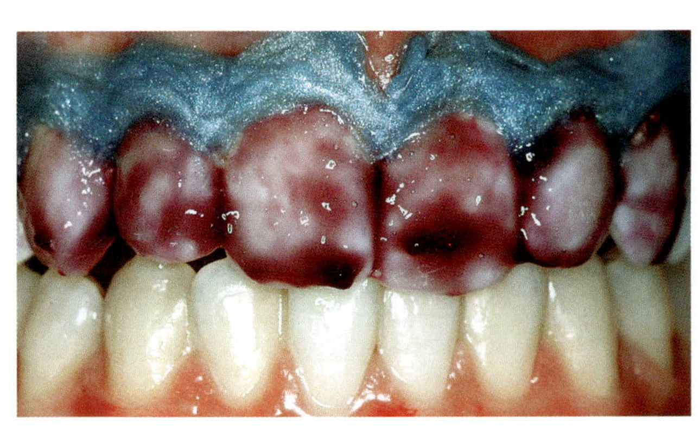

▶ **Figura 23.13** Clareamento no consultório com peróxido de hidrogênio.

30 minutos da ativação (mistura) do peróxido. Portanto, a troca se mostra desnecessária e até prejudicial.

8. Remove-se o produto e lava-se abundantemente.
9. Repete-se o protocolo, em média, uma vez a cada semana.
10. Repete-se o protocolo até que seja alcançado o resultado desejado. A variável de resultados com essa técnica deve ser minimizada, orientando o cliente quanto a uma média de cinco a 10 aplicações para a obtenção do resultado esperado.
11. Registra-se a cor ao final da sessão clínica.

### *Técnica mista*

#### Técnica mista: clareamento não vital + clareamento vital caseiro e/ou em consultório

Já na anamnese e no planejamento do caso, o cliente deve ser orientado quanto ao tratamento e ao clareamento de todos os dentes das arcadas, sendo esta a única maneira de garantir a uniformidade de cor em todos os elementos dentários.

Utiliza-se o clareamento vital caseiro e/ou de consultório em toda a arcada dentária com o objetivo de igualar a cor de todos os dentes vitais e não vitais:

- **Clareamento vital caseiro:** entregar moldeira de acetato ou silicone + peróxido de carbamida de 10% a 25% e/ou peróxido de hidrogênio de 4% a 10% (escolhendo o protocolo desejado).
- **Clareamento vital no consultório:** remover a restauração palatina, a barreira de algodão e todo o material clareador e colocar o peróxido de hidrogênio de 20% a 35% dentro e fora da câmara pulpar do dente não vital e na face vestibular de todos os dentes vitais.

*Obs. 1:* podem ser utilizadas as duas técnicas ou apenas uma delas.

*Obs. 2:* caso não se obtenham resultados, deve-se verificar se o selamento está na profundidade adequada e se todo o material restaurador do interior da câmara pulpar foi removido, os quais, se não foram feitos da maneira correta, prejudicarão o clareamento dental no final.

*Obs. 3:* concluído o tratamento clareador, recomenda-se aguardar, no mínimo, 7 dias para realizar a restauração final com ou sem uso de pino intracanal.

## Sensibilidade com o clareamento dental

1. Deve-se conhecer a causa da sensibilidade após anamnese criteriosa.
2. Deve-se regular melhor o tempo de uso:
   a. Se noturno:
      - Quantas horas de sono?
         - "Acorde depois de 6 horas de sono e retire a moldeira" ou
         - "Acorde depois de 4 horas de sono e retire a moldeira".
   b. Se diurno:
      - Se está utilizando por 4 horas, deve diminuir para 3 horas.
      - Se está utilizando por mais de 4 horas, deve diminuir para 3 horas.
   c. Se mista: 4 horas de peróxido de carbamida durante a noite e meia hora (30 minutos) de peróxido de hidrogênio durante o dia.
3. Deve-se regular a concentração: deve-se diminuir a concentração, pois o peróxido de carbamida se encontra disponível nas concentrações de 10%, 16% e 22%, além de peróxido de hidrogênio nas concentrações de 4%, 6%, 7,5% e 10%. Existem muitas maneiras de combinar os protocolos em diferentes concentrações. Devem ser anotadas todas as mudanças na ficha clínica e por escrito para o cliente, pois o clareamento *não deve ser estático*. Pode-se, até mesmo, atuar com diferentes concentrações em diferentes arcadas ou clarear separadamente uma arcada de cada vez, porém, neste protocolo especificamente, sugere-se começar pela arcada superior, a qual comanda o sorriso e é menos sensível.
4. Deve-se regular a quantidade: é comum os clientes aumentarem o volume de gotas por dente, esperando alcançar resultados mais rápidos.
5. Uso de dessensibilizantes: antes ou depois do clareamento dental em consultório ou caseiro, as indústrias têm recomendado o uso de seus produtos na tentativa de diminuir os efeitos colaterais dos peróxidos nos tecidos moles. Substâncias dessensibilizantes, normalmente à base de nitrato de potássio, flúor e cloreto de estrôncio, são as mais recomendadas e utilizadas. Contudo, é bom lembrar ao cliente que em todo procedimento, principalmente estético, é necessária uma boa dose de sacrifício, disciplina, abstinência, desconforto e dor, tudo em nome do rejuvenescimento e do belo.
6. Uso de medicamentos sistêmicos: recomenda-se instruir o cliente quanto ao uso de analgésicos no início do processo, caso a sensibilidade permaneça com o uso dos peróxidos nas mais baixas concentrações, sem interromper o protocolo. Deve ser lembrado que a sensibilidade, à medida que os tecidos subjacentes e os tecidos moles vão sendo saturados pelos peróxidos, vai diminuindo até desaparecer. Portanto, a interrupção do clareamento implica o aumento

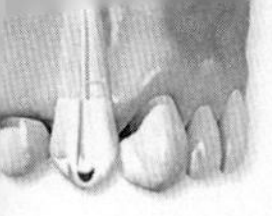



do tempo de sensibilidade e desconforto. Palavras de apoio e incentivo do profissional, com assertividade, otimismo e confiança, vão orientar melhor o cliente, que suportará o desconforto por confiar e saber que seu dentista está atento e "sabe o que faz". Um profissional seguro jamais pediria a seu cliente para interromper um protocolo que ele mesmo propôs.

7. Cremes dentais dessensibilizantes e clareadores, fitas clareadoras, entre outros, atuam com mais efeito de *marketing* do que profissional.

## Referências


1. Latimer JS. Notes from Discussions of the Society of Dental Surgeons in the City of New York. Philadelphia: SS White Dental Manufacturing Company, 1868.
2. Boaventura JMC, Roberto AR, de Lima JPM, Padovani GC, Brisighello LC, de Andrade MF. Clareamento para dentes despolpados: revisão de literatura e considerações. Rev Odotol Univ Cid São Paulo 2012; 24(2):114-22.
3. de Souza Costa CA, Huck C. Efeitos citotóxicos e biocompatibilidade de agenes clareadores usados na odontologia: uma revisão de literatura. Revista Odontológica do Brasil Central 2010; 15(39).
4. Sulieman M, Addy M, Macdonald E, Rees JS. The bleaching depth of a 35% hydrogen peroxide based in-office product: a study in vitro. Journal of Dentistry 2005; 33(1):33-40.
5. Xue J, Zhang Z. Preparation and characterization of calcium--shellac spheres as a carrier of carbamide peroxide. Journal of Microencapsulation, 2008; 25(8):523-30.
6. Sheen S, Banfield N, Addy M. The effect of unstimulated and stimulated whole saliva on extrinsic staining in vitro – a developmental method. Journal of Dentistry, 2002; 30(7):365-9.
7. Proctor GB, Pramanik R, Carpenter GH, Rees GD. Salivary proteins interact with dietary constituents to modulate tooth staining. Journal of Dental Research, 2005; 84(1):73-8.
8. Hattab FN, Qudeimat MA, Alrimawi HS. Dental discoloration: an overview. Journal of Esthetic and Restorative Dentistry 1999; 11(6):291-310.
9. Nathoo SA. The chemistry and mechanisms of extrinsic and intrinsic discoloration. The Journal of the American Dental Association 1997; 128(Suppl):6S-10S.
10. Watts A, Addy M. Tooth discolouration and staining: Tooth discolouration and staining: a review of the literature. British Dental Journal, 2001; 190(6):309-16.
11. Lacerda INDL, Guimarães RP, Pompeu JGF, Menezes Filho PF, Vicente da Silva CH. Manchamento dentário por tetraciclina: Como ocorre? Revista da Faculdade de Odontologia de Lins 2012; 21(2):41-6.
12. Mehta DN, Shah J. Reversal of dental fluorosis: A clinical study. Journal of Natural Science, Biology, and Medicine 2013; 4(1):138.
13. Francci C, Marson FC, Briso ALF, Gomes MN. Clareamento dental: técnicas e conceitos atuais:[revisão]; Dental bleaching: current concepts and techniques:[review]. Rev Assoc Paul Cir Dent 2010; 64(1, n. esp):78-89.
14. García-Godoy F, Dodge WW, Donohue M, O'Quinn JA. Composite resin bond strength after enamel bleaching Operative Dentistry 1993; 18(4):144-7, apud Kaya AD, Türkün M, Arici M. Reversal of compromised bonding in bleached enamel using antioxidant gel. Operative Dentistry 2008; 33(4):441-7.
15. Armênio RV, Fitarelli F, Armênio MF, Demarco FF, Reis A, Loguercio AD. The effect of fluoride gel use on bleaching sensitivity – A double-blind randomized controlled clinical trial. The Journal of the American Dental Association, 2008; 139(5):592-7.
16. Tay LY, Kose C, Loguercio AD, Reis A. Assessing the effect of a desensitizing agent used before in-office tooth bleaching. The Journal of the American Dental Association, 2009; 140(10): 1245-51.
17. Kose C, Reis A, Baratieri LN, Loguercio AD. Clinical effects of at-home bleaching along with desensitizing agent application. American Journal of Dentistry 2011; 24(6):379.
18. Grobler SR, Majeed A, Moola MH, Rossouw RJ, van Wyk Kotze T. In vivo spectrophotometric assessment of the tooth whitening effectiveness of nite white 10% with amorphous calcium phosphate, potassium nitrate and fluoride, over a 6-month period. The Open Dentistry Journal 2011; 5:18.
19. Navarra CO, Reda B, Diolosà M et al. The effects of two 10% carbamide peroxide nightguard bleaching agents, with and without desensitizer, on enamel and sensitivity: an in vivo study. Int J Dent Hyg 2013 May; 12(2):115-20.
20. Cerqueira RRD, Hofstaetter FL, Rezende M et al. Efeito do uso de agente dessensibilizante na efetividade do clareamento e na sensibilidade dental. Revista da Associação Paulista de Cirurgiões Dentistas 2013; 67(1):64-7.
21. Matis BA, Cochran MA, Eckert GJ, Matis JI. In vivo study of two carbamide peroxide gels with different desensitizing agents. Operative Dentistry, 2007; 32(6):549-55.

24

# Protocolo de Revascularização Pulpar como Proposta Terapêutica em Dentes Imaturos

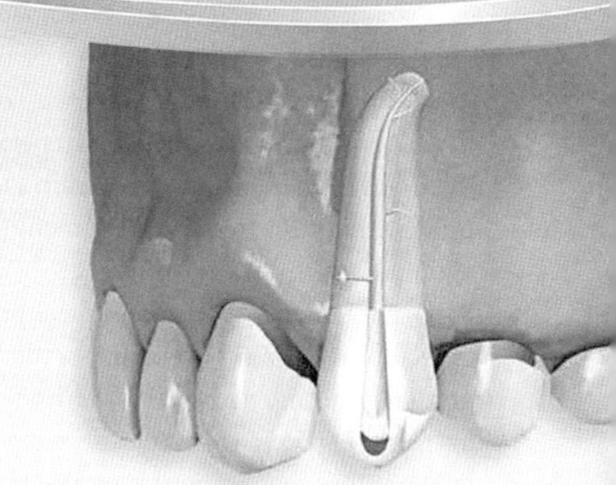

Adriana de Jesus Soares
Brenda Paula Figueiredo de Almeida Gomes
Andréa Cardoso Pereira
Ana Carolina Correia Laurindo de Cerqueira Neto
Alexandre Augusto Zaia

## INTRODUÇÃO

O tratamento da necrose pulpar e da patologia periapical representa uma série de desafios quando os dentes envolvidos apresentam rizogênese incompleta. A limpeza mecânica com instrumentos que removem dentina é dificultada por poder enfraquecer ainda mais as paredes já finas do canal radicular. Embora os procedimentos endodônticos contemporâneos demonstrem alto índice de sucesso clínico, o sistema de canais radiculares é obturado com materiais sintéticos que impedem a regeneração de um complexo polpa-dentina funcional.[1] A obturação sem estender o material até os tecidos periapicais é desafiadora mesmo para os clínicos mais experientes, e a grande abertura apical, que às vezes pode apresentar configuração divergente, não fornece o batente mecânico necessário para confinar o material obturador.[2] O tratamento tradicional preconizado envolve a aplicação, por períodos prolongados, de medicação à base de hidróxido de cálcio com o objetivo de induzir a apicificação e a formação de uma barreira apical de tecido mineralizado.[3] Essa técnica foi inicialmente descrita por Frank[4] e ratificada por Heithersay.[5]

Entretanto, é contínua a necessidade de desenvolvimento de novas alternativas terapêuticas com bases biológicas que ofereçam potencial para a formação contínua de tecido mineralizado em dentes permanentes com necrose pulpar e desenvolvimento radicular incompleto.[6] Estudos recentes demonstram que o tratamento regenerativo em dentes imaturos, portadores de necrose pulpar e patologias periapicais, pode promover revascularização ou regeneração e tem o potencial de permitir a continuação do desenvolvimento radicular e, por conseguinte, pode oferecer uma abordagem terapêutica alternativa para o tratamento de dentes permanentes imaturos com estrutura comprometida.[7] Há mais de uma década, Iwaya e cols. (2001)[8] mostraram que o desenvolvimento radicular contínuo e o fechamento apical em um dente imaturo com necrose pulpar seriam possíveis quando a desinfecção do canal radicular fosse alcançada. Mais tarde, Banchs & Trope (2004)[9] descreveram um novo protocolo, denominado revascularização, para o tratamento de dentes permanentes imaturos com periodontite apical.

## CONCEITOS DE REGENERAÇÃO PULPAR × REVASCULARIZAÇÃO PULPAR

### Regeneração pulpar

A medicina regenerativa é promissora para restauração de tecidos e órgãos danificados por doença, traumas, neoplasias e deformidades congênitas. Essa nova ciência talvez possa ser definida como a combinação de células, engenharia de materiais e fatores bioquímicos apropriados para melhorar ou substituir funções biológicas com o objetivo de promover avanços na área da medicina.[1] A endodontia regenerativa surgiu como alternativa promissora que se enquadra no tratamento de dentes não vitais.[10] Na regeneração pulpar estuda-se o desenvolvimento de um novo tecido pulpar *in vitro* a partir de células indiferenciadas estimuladas por fatores de crescimento com o objetivo de regenerar o tecido pulpar perdido.[10-12] Entretanto, vários estudos sobre regeneração desenvolveram células pulpares a partir de células mesenquimais indiferenciadas de várias origens, mas ainda não está claro como estimular adequadamente a diferenciação dessas células em odontoblastos no interior do canal radicular nem como manter a vascularização desse tecido.[13]

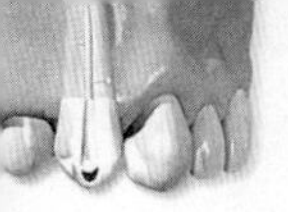



### Revascularização pulpar

A revascularização pulpar pode ser definida como a invaginação de células indiferenciadas da região apical de dentes de pacientes jovens com ápice aberto.[11]

Estudos como o de Benatti e cols. (1985)[14] e Souza-Filho e cols. (1987),[15] realizados em animais, avaliaram a invaginação do tecido conjuntivo do ligamento periodontal para o interior dos canais radiculares e verificaram que os tecidos formados são semelhantes ao tecido do ligamento periodontal, conforme demonstrado em outros estudos.[16-21] As observações indicam que o alargamento do forame apical possibilita o crescimento de tecido conjuntivo nos canais radiculares, o que é importante para promover a revascularização pulpar, caracterizando, nessa região, a formação de tecido cementoide. Estudos da literatura sugerem que o novo tecido não é tecido pulpar.[18]

Os protocolos de revascularização incluem a desinfecção do sistema de canais radiculares, seguida da indução de sangramento da região periapical, que irá preencher o canal radicular com coágulo sanguíneo e células indiferenciadas, induzindo assim a formação de novo tecido. O dente é então selado com Agregado Trióxido Mineral (MTA) na porção cervical da raiz e coronalmente com materiais restauradores (Shah et al., 2008). Existem várias vantagens da revascularização, como tempo de tratamento mais curto e número reduzido de consultas. A obturação do canal radicular não é necessária, como acontece na apicificação induzida por hidróxido de cálcio e, por isso, o risco de fratura radicular durante a condensação lateral é diminuído. No entanto, sua maior vantagem é alcançar o desenvolvimento contínuo da raiz como resultado do reforço das paredes dentinárias laterais com a deposição de tecido duro.[22]

## COMO ACONTECE O MECANISMO DE AÇÃO DA REVASCULARIZAÇÃO PULPAR?

A revascularização ocorre mais previsivelmente quando o ápice radiográfico mostra abertura maior do que 1,1 a 1,5mm em dentes com rizogênese incompleta e necrose pulpar.[10]

Há na literatura algumas sugestões e controvérsias com relação ao mecanismo de ação da revascularização. É possível que algumas células vitais da polpa permaneçam na extremidade apical do canal radicular.[9] Essas células podem proliferar na matriz recém-formada e se diferenciam em odontoblastos sob a influência das células da bainha epitelial de Hertwig, que são bastante resistentes à destruição, mesmo na presença de inflamação.[23] Os odontoblastos recém-formados podem se estabelecer na dentina atubular no terço apical da raiz, causando a apicigênese (alongamento da raiz), bem como nas paredes dentinárias laterais do canal radicular, reforçando e fortalecendo a raiz.[22]

O segundo mecanismo possível de desenvolvimento continuado das raízes pode ser decorrente de células-tronco multipotentes de polpa dentária, que estão presentes nos dentes permanentes e podem ser encontrados em abundância em dentes imaturos. Essas células podem aderir às paredes internas do canal radicular e se diferenciar em odontoblastos que, por sua vez, irão depositar dentina, aumentando assim a espessura das paredes dentinárias e concluindo o processo de formação do ápice radicular.[24]

O terceiro mecanismo poderia ser atribuído à presença de células-tronco no ligamento periodontal que podem proliferar-se, crescer na extremidade apical e dentro do canal radicular e depositar tecido duro tanto na extremidade apical como nas paredes laterais da raiz. Apoia essa hipótese a evidência da presença de cemento e fibras de Sharpey nos tecidos recém-formados.[20,25]

O quarto mecanismo pode ser atribuído às células-tronco da papila apical ou da medula óssea. A instrumentação para além dos limites do canal radicular para induzir o sangramento também pode transplantar células-tronco mesenquimais a partir do osso até o lúmen do canal. Essas células têm a capacidade de proliferação extensiva. Estudos de transplantação têm demonstrado que as células-tronco humanas a partir da medula óssea podem formar osso ou dentina *in vivo*.[26,27]

Outro mecanismo possível poderia ser a coagulação do sangue em si, sendo uma fonte rica de fatores de crescimento, o que pode desempenhar um papel importante na revascularização. Entre esses fatores de crescimento estão o derivado de plaquetas, o fator de crescimento vascular, o fator de crescimento endotelial, os fatores derivados de plaquetas de crescimento e o fator de crescimento de tecido, que poderiam estimular a diferenciação, o crescimento e a maturação de fibroblastos, odontoblastos e cementoblastos das células mesenquimais indiferenciadas e imaturas da recém-formada matriz tecidual.[28]

## SEQUÊNCIA DAS ETAPAS PARA O PROCEDIMENTO CLÍNICO NA REVASCULARIZAÇÃO PULPAR

### Descontaminação passiva – Substâncias químicas auxiliares utilizadas

As substâncias químicas auxiliares mais utilizadas atualmente são o hipoclorito de sódio (NaOCl) e a clorexidina líquida a 0,12% (CHX), sendo a primeira a de maior aceitação mundial.[29] De acordo com a literatura, o NaOCl apresenta propriedades antimicrobianas contra os principais patógenos endodônticos,[30] podendo ser utilizado no tratamento endodôntico convencional em concentrações que variam de 0,5% a 6%. Na terapia de revascularização pulpar, os relatos de caso têm demonstrado o emprego dessa substância em concentrações variadas, sendo mais comum sua utilização em concentrações elevadas, de 2,5% a 6%, o que promove resultados clínicos satisfatórios.[31] Com relação à clorexidina, os relatos de revascularização têm utilizado esse irrigante nas concentrações de 2%[32,33] e 0,12%.[34] Apesar das propriedades antimicrobianas satisfatórias, essas substâncias não são biocompatíveis, podendo inviabilizar as células-tronco presentes no tecido pulpar e impedir sua adesão à superfície dentinária intrarradicular.[35]

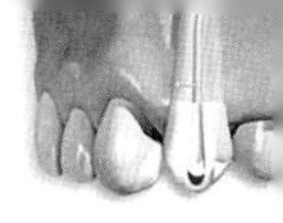

Além das substâncias químicas auxiliares, faz-se necessário também o uso de agentes quelantes para a remoção da *smear layer.* Estudos defendem o uso do EDTA como solução irrigadora final, pois, por se tratar de um agente quelante, promove a descalcificação da superfície de dentina radicular e expõe suas fibras de colágeno.[36]

## Medicação intracanal (pasta tripla antibiótica × hidróxido de cálcio)

O processo de revascularização pulpar é mais favorável em ambiente livre de bactérias.[37] Assim, é necessário que o sistema de canais radiculares seja devidamente limpo e desinfectado. A infecção presente nos sistemas de canais radiculares é polimicrobiana, sendo improvável que apenas um antibiótico seja eficaz contra esses microrganismos para tornar o ambiente estéril.[38]

### *Pasta tripla antibiótica*

Uma combinação tripla de antibiótico formada por ciprofloxacina, metronidazol e minociclina foi criada com intuito de ser suficientemente potente para erradicar bactérias da dentina infectada e promover o reparo dos tecidos apicais. A partir de estudos e casos clínicos sobre revascularização, essa combinação passou a ser empregada como padrão-ouro de medicação intracanal.[39] O medicamento consiste na mistura de três partes iguais dos antibióticos com solução salina estéril para adquirir consistência pastosa.[32]

Embora vários estudos tenham considerado biocompatível a combinação da pasta tripla antibiótica,[40] um estudo alertou que poderia ser potencialmente citotóxica.[18] Gomes-Filho e cols. (2012) avaliaram o efeito da medicação com a pasta tripla antibiótica e o hidróxido de cálcio em tecido subcutâneo de ratos, em diferentes períodos de tempo, verificando que ambos são biocompatíveis nos diferentes períodos examinados.[40]

### *Hidróxido de cálcio ($Ca(OH)_2$)*

Considerando as limitações da utilização dessa pasta, os pesquisadores começaram a testar alternativas de medicações com propriedades antimicrobianas para conseguir obter a desinfecção do sistema de canais radiculares. O hidróxido de cálcio é utilizado tradicionalmente nos casos de apicificação,[41] além de ser bastante utilizado como medicação intracanal na rotina endodôntica em virtude de sua propriedade antimicrobiana.[42] Com isso, recentemente seu uso tem sido pesquisado nos casos de revascularização pulpar, sendo observado sucesso clínico e radiográfico.[43,45]

Avaliando essas duas medicações, Bose e cols. (2009)[43] mostraram que tanto o hidróxido de cálcio como a pasta tripla antibiótica, quando utilizados como medicação intracanal, foram eficazes em auxiliar o desenvolvimento do complexo dentinopulpar. Esses resultados foram observados quando a inserção do hidróxido de cálcio ficou limitada ao terço cervical do canal radicular.

### *Associação de hidróxido de cálcio e clorexidina gel a 2%*

Uma nova proposta de medicação intracanal em casos de revascularização consiste na associação de hidróxido de cálcio e clorexidina gel a 2%.

Soares e cols. (2013) relataram o caso clínico de um incisivo central superior em que a associação foi utilizada e durante o período de acompanhamento foram observados deposição de tecido mineralizado nas paredes do canal radicular e fechamento apical. A tomografia computadorizada *cone-beam* foi realizada no período de 2 anos após a conclusão do caso, e as imagens não mostraram calcificação do canal radicular. Novas pesquisas com essa associação estão em andamento no Departamento de Endodontia da Faculdade de Odontologia de Piracicaba – FOP-UNICAMP.

### *Scaffold* (coágulo sanguíneo)

O *scaffold* é um componente essencial para revascularização pulpar. Para atuar como *scaffold* o material deve possibilitar a aderência, proliferação e diferenciação das células que irão se desenvolver.[46] Considerando a revascularização pulpar, o *scaffold* ideal deveria também possibilitar vascularização e inervação adequadas ao tecido pulpar.[11]

Um protocolo para utilização de um coágulo de sangue estável, que pode atuar como andaime na revascularização de dentes imaturos infectados, tem sido sugerido por vários autores.[7,9,31,32,47-51] O pressuposto é que, pela indução do sangramento no canal descontaminado, pode ser estabelecido um coágulo de sangue estável que não vá servir apenas como andaime, mas também proporcionar fatores que estimulam o seu crescimento celular e a diferenciação dessas células em odontoblastos.[2]

## Selamento no terço cervical com agregado trióxido mineral (MTA)

O último passo da terapia de revascularização envolve o selamento cervical do canal radicular. Esse selamento deverá ser feito por meio do emprego de uma substância biocompatível capaz de selar adequadamente o terço cervical do canal radicular, mesmo na presença de umidade. O material mais utilizado tem sido o MTA, em virtude de sua boa capacidade seladora, impedindo a recontaminação do canal radicular.[46] A maioria dos relatos de caso da literatura demonstrou sucesso da terapia de revascularização selada com MTA.[7,22,32,52-54] A colocação do MTA vai depender de determinadas circunstâncias, como o grau de desenvolvimento radicular, ou seja, quanto mais desenvolvida a raiz, mais apicalmente o MTA deverá ser colocado. Além disso, o local onde se estabelece o coágulo de sangue pode ter influência sobre a colocação do MTA. Idealmente, a extremidade coronal do MTA deve ser inserida de 1 a 2mm abaixo da junção cemento-esmalte.[34]

Estudos também sugerem a colocação de uma barreira reabsorvível para servir como matriz para o MTA. Essa barreira pode ser representada pelo CollaPlug® ou CollaCote®.[34]

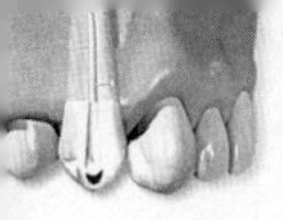



### Características do tecido neoformado na revascularização pulpar

A natureza dos tecidos formados em canais radiculares após a revascularização pulpar foi descrita histologicamente como tecido mineralizado semelhante a cemento, osso e ligamento periodontal em vários estudos em animais.[19,28,38,55] Já a natureza do tecido formado nos canais radiculares de dentes humanos revascularizados foi relatada recentemente.[56-58]

Portanto, embora não haja evidência histológica convincente indicando que ocorra revascularização pulpar verdadeira dentro do espaço do canal de dentes com rizogênese incompleta, necrosados, com ou sem periodontite apical, o reparo da polpa com um tecido vital é preferível à sua substituição por biomateriais, pois possibilita o desenvolvimento radicular continuado em comprimento e espessura, melhorando o prognóstico desses dentes pelo fortalecimento fisiológico das paredes dos canais radiculares.[38,58]

## NOVAS PERSPECTIVAS: REVASCULARIZAÇÃO PULPAR EM ÁPICE COMPLETO

A indicação e o âmbito dos procedimentos endodônticos de revascularização estão atualmente limitados aos dentes imaturos, mas devem ser estendidos aos dentes completamente formados como alternativa ao tratamento endodôntico convencional. Do ponto de vista da engenharia de tecidos, a regeneração de dentes maduros oferece as seguintes vantagens:

- A reconstituição neurovascular do sistema de canais radiculares mediante a regeneração da polpa irá fornecer tecidos pulpares com um sistema imunitário que vai funcionar como a primeira linha de defesa contra a infecção microbiana.
- O ganho da função nervosa em tecidos regenerados poderá fornecer um sistema de alarme durante a lesão aos tecidos e proteger a polpa de danos adicionais.

O processo de reparo e crescimento de tecido conjuntivo já foi evidenciado por Souza-Filho e cols. (1987),[15] sugerindo que o diâmetro do forame apical é um fator determinante para a reparação tecidual em casos de necrose pulpar.

No entanto, caminhos apicais mais estreitos para a migração de células-tronco, aliados à maior dificuldade na desinfecção de canais radiculares de dentes completamente formados, consistem em limitações para esse tipo de tratamento.[59]

## PROTOCOLOS CLÍNICOS

Considerando que a revascularização pulpar é um tema de grande interesse clínico, a literatura tem relatado uma variedade de protocolos de tratamento. Um levantamento dessa diversidade encontra-se ilustrado no Quadro 24.1, que relaciona o tipo de experimento, a substância utilizada na descontaminação, o tipo de medicação intracanal e o período de utilização, a presença ou não do coágulo sanguíneo, o material utilizado nos selamentos cervical e coronário e o número de controles.

### Sequência do procedimento de revascularização pulpar como proposta terapêutica em dentes imaturos (Serviço de Atendimento aos Traumatismos Dentários – FOP-UNICAMP)

- Estabelecimento do comprimento aparente do canal radicular por meio de radiografia periapical.
- Anestesia.
- Abertura de acesso convencional.
- Isolamento absoluto com dique de borracha.
- Protocolo de descontaminação: preenchimento do canal radicular com clorexidina gel a 2% (Endogel - Farmácia de Manipulação Essencial Farma Ltda., Itapetininga, SP, Brasil) e irrigação lenta e cuidadosa com solução salina estéril nos terços cervical e médio do canal.
- Secagem do canal radicular com pontas de papel absorvente.
- Preenchimento do canal radicular com medicação intracanal associando clorexidina gel a 2% com o hidróxido de cálcio p.a., inserida nos terços cervical e médio do canal radicular com espiral de lentulo.
- Selamento coronário com coltosol e resina composta.
- Manutenção da medicação pelo período de 21 dias.
- Na segunda sessão, reabertura do acesso e isolamento absoluto com dique de borracha.
- Preenchimento do canal radicular com clorexidina gel a 2% e irrigação com solução salina estéril para remoção da medicação intracanal.
- Irrigação com 3mL de EDTA por 3 minutos e irrigação final com solução salina estéril.
- Estímulo ao sangramento no interior do canal radicular com uma lima tipo K #30 para formação de coágulo (1 a 2mm além do comprimento real do canal).
- **Selamento cervical e coronário:**
  - Inserção de matriz colágena (CollaCote - Zimmer Dental, Carlsbad, CA, EUA) servindo como anteparo; posteriormente, inserção da pasta obturadora (hidróxido de cálcio, clorexidina gel a 2% e óxido de zinco, na proporção de 2:1:3) ou MTA no terço cervical do canal radicular com condensadores verticais "medium".
  - Selamento coronário com coltosol e resina composta.
  - Acompanhamento aos 3, 6, 9, 12, 16 e 24 meses com exames clínicos e radiográficos para verificar se houve aumento do comprimento do canal radicular ou da espessura das paredes dentinárias, fechamento apical, reparo da lesão periapical e remissão dos sinais e/ou sintomas clínicos.

As Figuras 24.1 e 24.2 apresentam os controles radiográficos e a sequência da técnica sugerida para revascularização pulpar como proposta terapêutica em dentes com rizogênese incompleta e necrose pulpar.

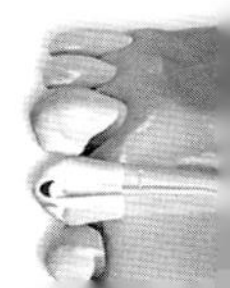

▶ **Quadro 24.1** Descrição de diferentes tipos de técnicas terapêuticas na revascularização pulpar relatados na literatura

| Autor | Tipo de experimento | Substância química auxiliar | Medicação intracanal | Período da medicação | Presença de coágulo | Selamento cervical e coronário | Controle |
|---|---|---|---|---|---|---|---|
| Iwaya et al., 2001 | Relato de caso clínico | NaOCl 5% + peróxido de hidrogênio 3% | Metronidazol + ciprofloxacino | 15 meses | Não | Vitapex® (hidróxido de cálcio) + ionômero de vidro | 30 meses |
| Banchs & Trope, 2004 | Relato de caso clínico | 20mL NaOCl 5,25% + 10mL CHX 0,12% | Metronidazol + ciprofloxacino + minociclina | 26 dias | Sim | MTA + resina composta | 24 meses |
| Windley et al., 2005 | Pesquisa – Estudo em cães | 10mL NaOCl 1,25% + 10mL de solução salina + 2mL de tiossulfato de sódio 5% + 10mL de solução salina | Metronidazol + ciprofloxacino + minociclina | 2 semanas | Não | IRM | 3 meses (eutanásia) |
| Thibodeau & Trope, 2007 | Relato de caso clínico | NaOCl 1,25%<br>10mL de água estéril | Metronidazol + ciprofloxacino + cefaclor | 11 semanas | Sim | MTA + resina composta | 12 meses |
| Thibodeau et al., 2007 | Pesquisa – Estudo em cães | 10mL NaOCl 1,25%<br>10mL solução salina | Metronidazol + ciprofloxacino + minociclina | 4 semanas | Sim | Colágeno tipo I + MTA + amálgama ou IRM | 3 meses (eutanásia) |
| Cotti et al., 2008 | Relato de caso clínico | NaOCl 5,25% + peróxido de hidrogênio 3% | Hidróxido de cálcio | 1 semana | Sim | MTA + resina composta | 30 meses |
| Shah et al., 2008 | Pesquisa clínica | Peróxido de hidrogênio 3% + NaOCl 2,5% | Formocresol | Não relatado | Sim | Ionômero de vidro | 6 a 3,5 meses |
| Ding et al., 2009 | Pesquisa clínica | 20mL NaOCl 5,25% | Metronidazol + ciprofloxacino + minociclina | 1 semana | Sim | MTA + resina composta | 18 meses |
| Reynolds et al., 2009 | Relato de caso clínico | 20mL NaOCl 6%<br>5mL solução salina 20mL CHX 2% | Metronidazol + ciprofloxacino + minociclina | 34 dias | Sim | MTA + resina composta | 18 meses |
| Shin et al., 2009 | Relato de caso (sessão única) | 20mL NaOCl 6%<br>5mL solução salina 20mL CHX 2% | Ausente | Ausente | Sim | MTA + resina composta | 19 meses |
| Kim et al., 2010 | Relato de caso clínico | NaOCl 3% | Metronidazol + ciprofloxacino + minociclina | 6 semanas | Sim | MTA + ionômero de vidro + resina composta | 8 meses |
| Silva et al., 2010 | Pesquisa – Estudo em case | Grupo 1: 10mL NaOCl 2,5% + solução salina<br>Grupo 2: 10mL NaOCl 2,5% + solução salina | Grupo 1: ausente<br>Grupo 2: metronidazol + ciprofloxacino + minociclina | Grupo 1: ausente<br>Grupo 2: 14 dias | Sim | MTA + amálgama | 3 meses (eutanásia) |
| Wang et al., 2010 | Pesquisa – Estudo em cães | 10mL NaOCl 1,25%<br>10mL solução salina | Metronidazol + ciprofloxacino + minociclina | Não relata | Sim | Colágeno tipo I + MTA + amálgama | 3 meses |

(Continua)

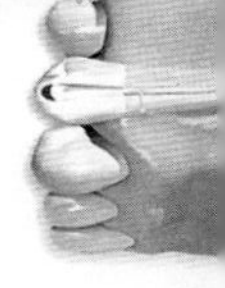





▶ **Quadro 24.1** Descrição de diferentes tipos de técnicas terapêuticas na revascularização pulpar relatados na literatura (*continuação*)

| Autor | Tipo de experimento | Substância química auxiliar | Medicação intracanal | Período da medicação | Presença de coágulo | Selamento cervical e coronário | Controle |
|---|---|---|---|---|---|---|---|
| Iwaya et al., 2011 | Relato de caso clínico | NaOCl 5% + peróxido de hidrogênio 3% | Calcipex® (hidróxido de cálcio) | 13 semanas | Sim | Vitapex® (hidróxido de cálcio) + guta-percha + resina composta | 30 meses |
| Cehreli et al., 2011 | Pesquisa clínica | 10mL NaOCl 2,5% | Hidróxido de cálcio + água | 3 semanas | Sim | MTA + resina composta | 12 meses |
| Trevino et al., 2011 | Pesquisa *in vitro* | Grupo 1: EDTA<br>Grupo 2: NaOCl + EDTA Grupo 3: EDTA + CHX<br>Grupo 4: NaOCl + EDTA + IPA + CHX | – | – | Sim: PRP | – | – |
| Lenzi & Trope, 2012 | Relato de caso clínico | 10mL NaOCl 2,5% + solução de antibióticos (minociclina, ciprofloxacino e metronidazol) | Metronidazol + ciprofloxacino + minociclina | 35 dias | Sim | MTA + resina composta | 24 meses |
| Chen et al., 2013 | Relato de caso clínico | 20mL NaOCl 3% + 10mL solução salina estéril + 10mL clorexidina | Metronidazol + ciprofloxacino + minociclina | 30 dias | Sim | MTA + ionômero de vidro | 12 meses |
| Soares et al., 2013 | Relato de caso clínico | Clorexidina gel 2% e soro fisiológico | Hidróxido de cálcio + clorexidina gel 2% | 21 dias | Sim | MTA + Coltosol® + resina composta | 24 meses |
| Paryani & Kim, 2013 | Relato de 2 casos clínicos – rizogênese completa | NaOCl 5,25% | Hidróxido de cálcio no primeiro caso e ciprofloxacino no segundo | 7 dias no primeiro caso e 22 dias no segundo | Sim | MTA + ionômero de vidro | 15 meses no primeiro caso e 18 meses no segundo |
| Nagata et al., 2015 | Relato de caso clínico | NaOCl 6% + soro fisiológico + clorexidina 2% | Hidróxido de cálcio + clorexidina gel 2% | 21 dias | Sim | MTA + Coltosol® + resina composta | 16 meses |

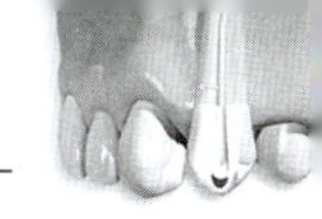

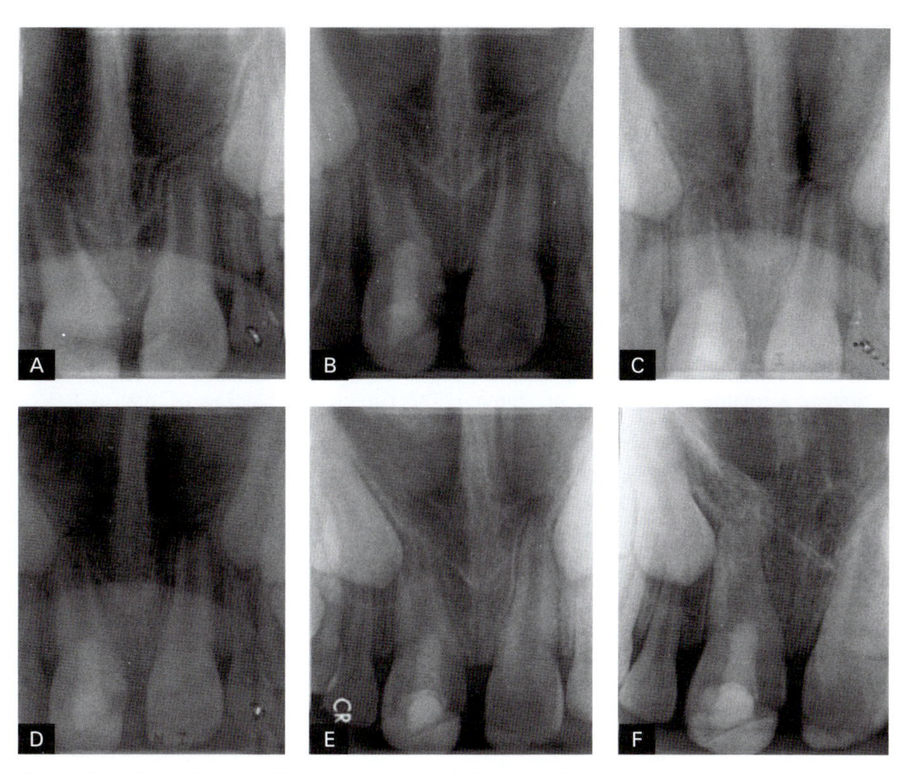

▶ **Figura 24.1** Controles radiográficos do procedimento de revascularização pulpar. **A** e **B** Radiografia inicial e após 1 mês de controle. **C** e **D** Controles em 3 e 6 meses. **E** e **F** Controles em 12 e 18 meses, caracterizando aumento da espessura das paredes do canal radicular e o fechamento apical. (Serviço de Atendimento aos Traumatismos Dentários da Faculdade de Odontologia de Piracicaba – FOP-UNICAMP – Área de Endodontia.)

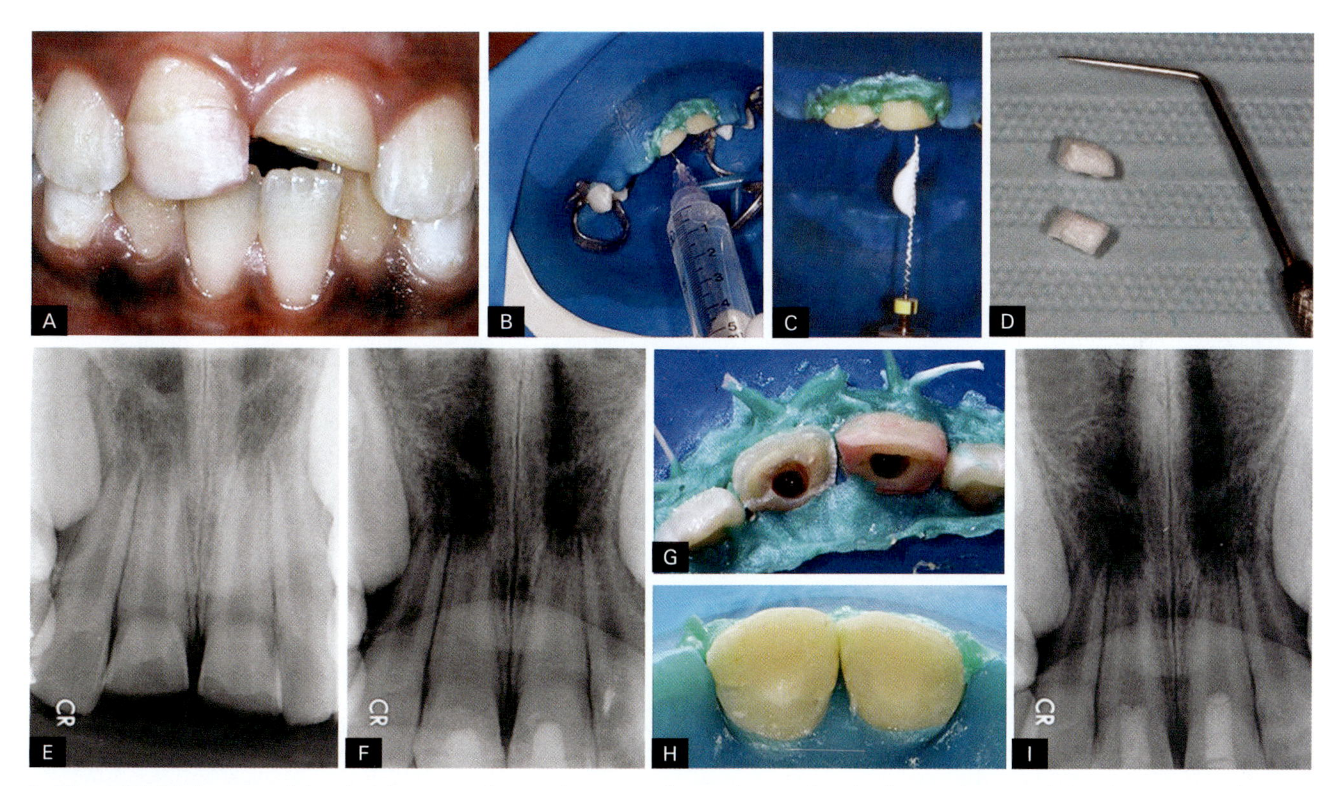

▶ **Figura 24.2A** Aspecto clínico: incisivos centrais superiores com fratura de esmalte, dentina e polpa associada a luxação extrusiva com presença de necrose pulpar. **B** Realização da primeira sessão de revascularização pulpar – descontaminação passiva do canal radicular. **C** Inserção da medicação intracanal (hidróxido de cálcio + clorexidina gel a 2%) por 21 dias. **D** Membrana de colágeno (CollaCote®). **E** e **F** Imagens radiográficas inicial e após a medicação intracanal (primeira sessão). **G** Após 21 dias, estímulo à formação do coágulo com lima manual #35K. **H** Selamento cervical com a esponja de colágeno, já descrita em **D**, inserção da pasta obturadora (hidróxido de cálcio, clorexidina gel a 2% e óxido de zinco na proporção de 2:1:2) e restauração final com coltosol e resina composta. **I** Radiografia final após a segunda sessão. (Serviço de Atendimentos aos Traumatismos Dentários da Faculdade de Odontologia de Piracicaba – FOP-UNICAMP – Área de Endodontia.)

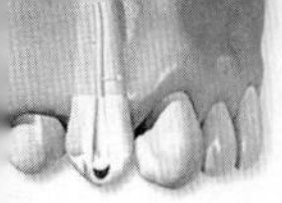



## Agradecimentos

Agradecimentos especiais à Prof[a] Dr[a] Juliana Nagata e a Jaqueline Mafra Lazzari, mestranda em Clínica Odontológica, Área de Endodontia, FOP-UNICAMP, pela colaboração neste capítulo.

## Referências

1. Murray PE, Garcia-Godoy F, Hargreaves KM. Regenerative endodontics: a review of current status and a call for action. J Endod 2007; 33(4):377-90.
2. Wigler R, Kaufman AY, Lin S, Steinbock N, Hazan-Molina H, Torneck CD. Revascularization: a treatment for permanent teeth with necrotic pulp and incomplete root development. J Endod 2013; 39(3):319-26.
3. Rafter M. Apexification: a review. Dent Traumatol 2005; 21(1):1-8.
4. Frank AL. Therapy for the divergent pulpless tooth by continued apical formation. J Am Dent Association 1966; 72(1):87-93.
5. Heithersay GS. Stimulation of root formation in incompletely developed pulpless teeth. Oral Surg Oral Med Oral Pathol 1970; 29(4):620-30.
6. Hargreaves KM, Giesler T, Henry M, Wang Y. Regeneration potential of the young permanent tooth: what does the future hold? J Endod 2008; 34(7):S51-6.
7. Cehreli ZC, Isbitiren B, Sara S, Erbas G. Regenerative endodontic treatment (revascularization) of immature necrotic molars medicated with calcium hydroxide: a case series. J Endod 2011; 37(9):1327-30.
8. Iwaya SI, Ikawa M, Kubota M. Revascularization of an immature permanent tooth with apical periodontitis and sinus tract. Dent Traumatol 2001; 17(4):185-7.
9. Banchs F, Trope M. Revascularization of immature permanent teeth with apical periodontitis: new treatment protocol? J Endod 2004; 30(4):196-200.
10. Bansal R, Bansal R. Regenerative endodontics: a state of the art. Indian J Dent Res 2011; 22(1):122-31.
11. Zhang W, Yelick PC. Vital pulp therapy-current progress of dental pulp regeneration and revascularization. Int J Dent 2010; 28:1-9.
12. Neha K, Kansal R, Garg P, Joshi R, Garg D, Grover HS. Management of immature teeth by dentin-pulp regeneration: a recent approach. Med Oral Patol Oral Cir Bucal 2011; 16(7):e997-1004.
13. Shi S, Gronthos S. Perivascular niche of postnatal mesenchymal stem cells in human bone marrow and dental pulp. J Bone Miner Res 2003; 18(4):696-704.
14. Benatti O, Valdrighi L, Biral RR, Pupo J. A histological study of the effect of diameter enlargement of the apical portion of the root canal. J Endod 1985; 11(10):428-34.
15. Souza Filho FJ, Benatti O, Almeida OP. Influence of the enlargement of the apical foramen in periapical repair of contaminated teeth of dogs. Oral Surg Oral Med Oral Pathol 1987; 64(4):480-4.
16. Huang GT. Pulp and dentin tissue engineering and regeneration: current progress. Regen Med 2009; 4(5):697-707.
17. Huang GTJ, Sonoyama W, Liu Y, Liu H, Wang S, Shi S. The hidden treasure in apical papilla: the potential role in pulp/dentin regeneration and bioroot engineering. J Endod 2008; 34(6):645-51.
18. Wang X, Thibodeau B, Trope M, Lin LM, Huang GT. Histologic characterization of regenerated tissues in canal space after the revitalization/revascularization procedure of immature dog teeth with apical periodontitis. J Endod 2010; 36(1):56-63.
19. Yamauchi N, Nagaoka H, Yamauchi S, Teixeira FB, Miguez P, Yamauchi M. Immunohistological characterization of newly formed tissues after regenerative procedure in immature dog teeth. J Endod 2011; 37(12):1636-41.
20. Nevins A, Wrobel W, Valachovic R, Finkelstein F. Hard tissue induction into pulpless open-apex teeth using collagen-calcium phosphate gel. J Endod 1977: 3(11):431-3.
21. Nevins AJ, Finkelstein F, Laport R, Borden BG. Induction of hard tissue into pulpless permanent teeth. J Endod 1978; 4(3):76-81.
22. Shah N, Logani A, Bhaskar U, Aggarwal V. Efficacy of revascularization to induce apexification/apexogensis in infected, nonvital, immature teeth: a pilot clinical study. J Endod 2008; 34(8):919-25.
23. Saad AY. Calcium hydroxide and apexogenesis. Oral Surg Oral Med Oral Pathol 1988; 66(4):499-501.
24. Gronthos S, Brahim J, Li W et al. Stem cell properties of human dental pulp stem cells. J Dent Res 2002; 81(8):531-5.
25. Lieberman J, Trowbridge H. Apical closure of non vital permanent incisor teeth where no treatment was performed: case report. J Endod 1983; 9(6):257-60.
26. Krebsbach P, Kuznetsov SA, Satomura K, Emmons RV, Rowe DW, Robey PG. Bone formation in vivo: comparison of osteogenesis by transplanted mouse and human marrow stromal fibroblasts. Transplantation 1997; 63(8):1059-69.
27. Gronthos S, Mankani M, Brahim J, Robey PG, Shi S. Postnatal human dental pulp stem cells (DPSCs) in vitro and in vivo. Proc Natl Acad Sci USA 2000; 97(25):13625-30.
28. Wang Q, Lin XJ, Lin ZY, Liu GX, Shan XL. Expression of vascular endothelial growth factor in dental pulp of immature and mature permanent teeth in human. Shanghai Kou Qiang Yi Zue 2007; 16(3):285-9.
29. Clarkson RM, Moule AJ. Sodium hypochlorite and its use as an endodontic irrigant. Aust Dent J 1998; 43(4):250-6.
30. Bystrom A, Sundqvist G. The antibacterial action of sodium hypochlorite and EDTA in 60 cases of endodontic therapy. Int Endod J 1985; 18(1):35-40.
31. Nosrat A, Seifi A, Asgary S. Regenerative endodontic treatment (revascularization) for necrotic immature permanent molars: a review and report of two cases with a new biomaterial. J Endod 2011; 37(4):562-7.
32. Reynolds K, Johnson JD, Cohenca N. Pulp revascularization of necrotic bilateral bicuspids using a modified novel technique to eliminate potential coronal discolouration: a case report. Int Endod J 2009; 42(1):84-92.
33. Shin SY, Albert JS, Mortman RE. One step pulp revascularization treatment of an immature permanent tooth with chronic apical abscess: a case report. Int Endod J 2009; 42(12):1118-26.
34. Petrino JA, Boda KK, Shambarger S, Bowles WR, McClanahan SB. Challenges in regenerative endodontics: a case series. J Endod 2010; 36(3): 536-41.
35. Ring KC, Murray PE, Namerow KN, Kuttler S, Garcia-Godoy F. The comparison of the effect of endodontic irrigation on cell adherence to root canal dentin. J Endod 2008; 34(12):1474-9.
36. Galler KM, D'Souza RN. Tissue engineering approaches for regenerative dentistry. Regen Med 2011; 6(1):111-24.
37. Turkistani J, Hanno A. Recent trends in the management of dento alveolar traumatic injuries to primary and young permanent teeth. Dent Traumatology 2011; 27(1):46-54.
38. Thibodeau B, Teixeira F, Yamauchi M, Caplan DJ, Trope M. Pulp revascularization of immature dog teeth with apical periodontitis. J Endod 2007; 33(6):680-9.
39. Hoshino E, Kurihara-Ando N, Sato I et al. In-vitro antibacterial susceptibility of bacteria taken from infected root dentine to a mixture of ciprofloxacin, metronidazole and minocycline. Int Endod J 1996; 29(2):125-30.
40. Gomes-Filho JE, Duarte PCT, Oliveira CB et al. Tissue reaction to a triantibiotic paste used for endodontic tissue self-regeneration of nonvital immature permanent teeth. J Endod 2012; 38(1):91-4.
41. Cvek M. Treatment of non-vital permanent incisors with calcium hydroxide. I. Follow-up of periapical repair and apical closure of immature roots. Odontol Revy 1972; 23(1):27-44.
42. Chueh LH, Huang GTJ. Immature teeth with periradicular periodontitis or abscess undergoing apexogenesis: a paradigm shift. J Endod 2006; 32(12):1205-13.
43. Bose R, Nummikoski P, Hargreaves K. A retrospective evaluation of radiographic outcomes in immature teeth with necrotic root canal systems treated with regenerative endodontic procedures. J Endod 2009; 35(10):1343-9.
44. Iwaya S, Ikawa M, Kubota M. Revascularization of an immature permanent tooth with periradicular abscess after luxation. Dental Traumatolo 2011; 27(1):55-8.

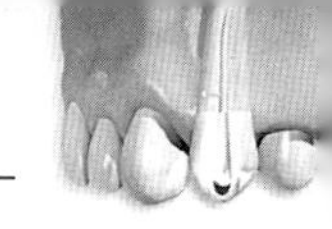


45. Soares AJ, Lins FF, Nagata JY et al. Pulp revascularization after root canal decontamination with calcium hydroxide and 2% chlorhexidine gel. J Endod 2013; 39(3):417-20.
46. Nagata JY. Avaliação de dentes traumatizados com rizogênese incompleta submetidos a duas propostas de revascularização pulpar [tese]. Piracicaba: Faculdade de Odontologia, Universidade Estadual de Campinas, 2013.
47. Ostby BN. The role of the blood clot in endodontic therapy an experimental histologic study. Acta Odont Scand 1961; 19:324-53.
48. Thibodeau B, Trope M. Pulp revascularization of a necrotic infected immature permanent tooth: case report and review of the literature. Pediatr Dent 2007; 29(1):47-50.
49. Lovelace TW, Henry MA, Hargreaves KM, Diogenes A. Evaluation of the delivery of mesenchymal stem cells into the root canal space of necrotic immature teeth after clinical regenerative endodontic procedure. J Endod 2011; 37(2):133-8.
50. Jung IY, Lee SJ, Hargreaves KM. Biologically based treatment of immature permanent teeth with pulpal necrosis: a case series. J Endod 2008; 34(7):876-87.
51. Aggarwal V, Miglani S, Singla M. Conventional apexification and revascularization induced maturogenesis of two non-vital, immature teeth in same patient: 24 months follow up of a case. J Conserv Dent 2012; 15(1):68-72.
52. Kim JH, Kim Y, Shin SJ, Park JW, Jung Y. Tooth discoloration of immature permanent incisor associated with triple antibiotic therapy: a case report. J Endod 2010; 36(6):1086-91.
53. Lenzi R, Trope M. Revitalization procedures in two traumatized incisors with different biological outcomes. J Endod 2012; 38(3):411-4.
54. Chen X, Bao ZF, Liu Y, Liu M, Jin XQ, Xue XB. Regenerative endodontic treatment of an immature permanent tooth at an early stage of root development: a case report. J Endod 2013;39(5): 719-22.
55. Silva LA, Nelson Filho P, Bezerra da Silva RA et al. Revascularization and periapical repair after endodontic treatment using apical negative pressure irrigation versus conventional irrigation plus triantibiotic intracanal dressing in dogs' teeth with apical periodontitis. Oral Surg Oral Med Oral Pathol Oral Radiol Endod. 2010; 109(5):779-87.
56. Shimizu E, Jong G, Partridge N, Rosenberg PA. Histologia observation of a human immature permanent tooth with irreversible pulpitis after revascularization/regeneration procedure. J Endod 2012; 38(9):1293-7.
57. Torabinejad M, Faras H. A clinical and histological report of a tooth with an open apex treated with regenerative endodontics using platelet-rich plasma. J Endod 2012; 38(6):864-8.
58. Martin G, Ricucci D, Gibbs J, Lin LM. Histological findings of revascularized/revitalized immature permanent molar with apical periodontits using platelet-rich plasma. J Endod 2013; 39(1):138-44.
59. Paryani K, Kim SG. Regenerative endodontic treatment of permanent teeth after completion of root development: a report of 2 cases. J Endod 2013; 39(7):929-34.
60. Windley W, Teixeira F, Levin L, Sigurdsson A, Trope M. Disinfection of immature teeth with a triple antibiotic paste. J Endod 2005; 31(6):439-43.
61. Cotti E, Mereu M, Lusso D. Regenerative treatment of an immature, traumatized tooth with apical periodontitis: report of a case. J Endod 2008; 34(5):611-6.
62. Ding RY, Cheung GS, Chen J, Yin XZ, Wang QQ, Zhang CF. Pulp revascularization of immature teeth with apical periodontitis: a clinical study. J Endod 2009; 35(5):745-9.
63. Trevino EG, Patwardhan AN, Henry MA et al. Effect of irrigants on the survival of human stem cells of the apical papilla in a platelet-rich plasma scaffold in human root tips. J Endod 2011; 37(8):1109-15.
64. Nagata JY, Rocha-Lima TF, Gomes BP et al. Pulp revascularization for imature replanted teeth: a case report. Aust dent J 2015; 60(3):416-20.

# 25

# Inter-Relação da Periodontia com a Endodontia: Diagnóstico Diferencial e Plano de Tratamento

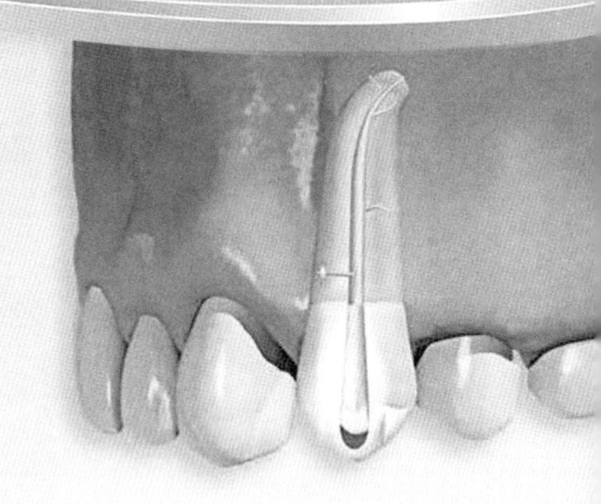

Joel Alves

## INTRODUÇÃO

O periodonto é constituído pelo conjunto de tecidos de proteção e sustentação do órgão dentário. Esses tecidos guardam uma completa interdependência anatômica e fisiológica. As funções do periodonto são: inserir os dentes nos tecidos ósseos dos maxilares; manutenção da homeostase mediante a separação entre o meio externo e o interno devido à presença do epitélio juncional; manutenção da integridade da superfície da mucosa mastigatória da cavidade oral; e atenuação e distribuição das forças mastigatórias. As quatro estruturas histológicas que formam o periodonto são: gengiva, ligamento periodontal, cemento e osso alveolar.

A gengiva forma o periodonto de proteção. Sua função é revestir o periodonto de inserção, protegendo-o das agressões exteriores. O periodonto de inserção é formado por cemento, osso alveolar e ligamento periodontal. O cemento e o osso alveolar são tecidos mineralizados pelos quais as fibras do ligamento periodontal fixam o dente ao esqueleto ósseo (Figura 25.1). O periodonto de inserção guarda especial ligação com o endodonto, pois, além da mesma origem embrionária (ectomesênquima cefálico), há também ligação física através dos canalículos dentinários, dos sistemas de canais radiculares e das reabsorções dentais. Daí a importância do conhecimento por parte do endodontista dos princípios referentes à especialidade periodontia, mormente quanto a exame periodontal, diagnóstico e plano de tratamento. Aproximadamente 80% das dores odontológicas são de origem endodôntica. Esta informação auxilia muito o diagnóstico diferencial da origem das lesões.

## EXAME PERIODONTAL

O exame clínico é dividido didaticamente em duas partes: o exame físico e a anamnese. No exame físico são analisados os sinais mediante a utilização de quatro dos cinco sentidos do cirurgião-dentista. Utiliza-se não somente a visão, como alguns acreditam, mas também tato, olfato e audição. Os sintomas são relatados pelo paciente em anamnese dirigida.

O principal objetivo do exame clínico é facilitar o diagnóstico. A palavra diagnóstico vem do grego (*dia* = luz, *gnose* = conhecimento). Logo, diagnosticar é trazer à luz o conhecimento. Isso é feito a partir da obtenção de informações sobre a doença, como identificação do tipo, extensão, distribuição e gravidade. É necessário trazer à luz o conhecimento acerca do processo patológico para então prevenir recidivas e determinar o prognóstico, que consiste na previsão da duração, do curso da doença e de como ela vai responder ao tratamento.

O exame bucal de todos os pacientes deve ter rotineiramente um componente periodontal com os seguintes objetivos: obtenção de informações para estabelecimento de diagnóstico precoce de doença periodontal e diagnóstico diferencial com problemas endodônticos e para decidir tratar a doença ou encaminhar o paciente ao periodontista. O exame periodontal deve ser sistemático, começando na região dos molares, na maxila, e seguindo pela arcada. É importante detectar os primeiros sinais de doença gengival e periodontal. Por meio do exame periodontal é avaliado o nível atual de controle de placa do paciente, identificadas as condições locais que poderiam propiciar a colonização de bactérias periodontopatogênicas e verificadas as necessidades e táticas cirúrgicas. Avaliam-se: largura da faixa de mucosa ceratinizada (Figura 25.2*A*), presença de recessões (Figura 25.2*B*), relacionamento com tecidos dentários e próteses (Figura 25.3), textura, cor, presença e quantidade de fluido gengival, supuração, sangramento (Figura 25.4), ulceração e inchaço.

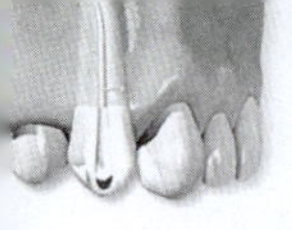

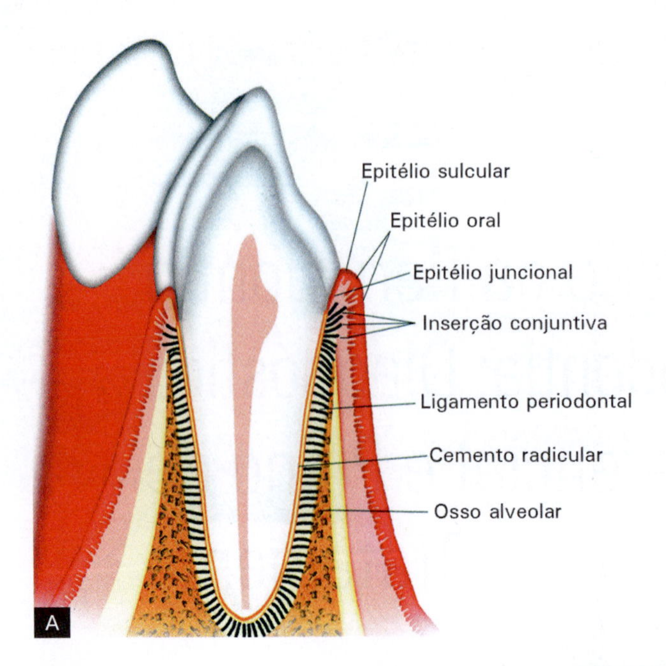


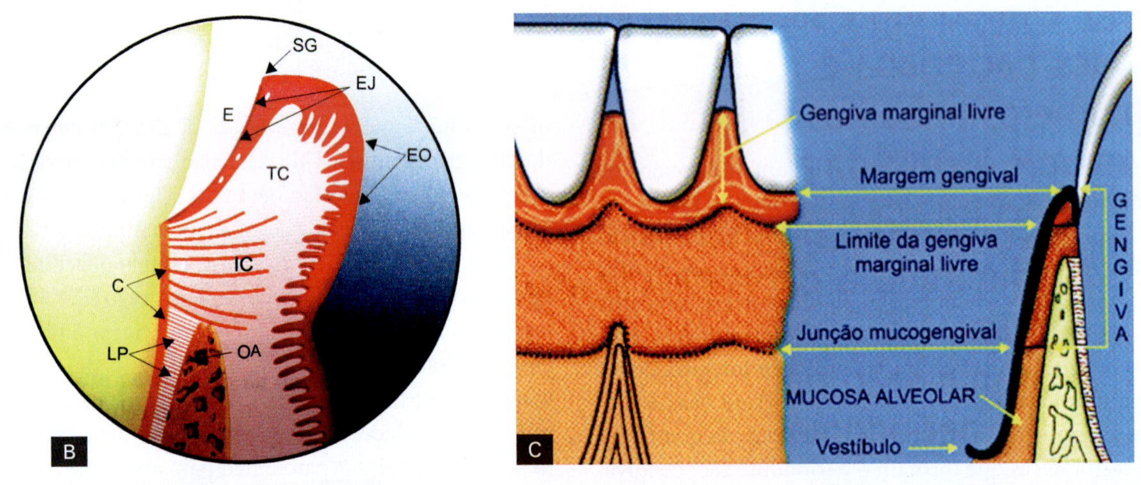


▶ **Figura 25.1A** Representação esquemática dos tecidos periodontais. (Adaptada de Walter Machado, 2003.) **B** No detalhe: esmalte (E); cemento (C); ligamento periodontal (LP); tecido conjuntivo (TC); inserção conjuntiva (IC); epitélio oral (EO); osso alveolar (OA); epitélio juncional (EJ); sulco gengival (SG). **C** Esquema demonstrando a relação entre a gengiva livre, a gengiva inserida e a mucosa alveolar.

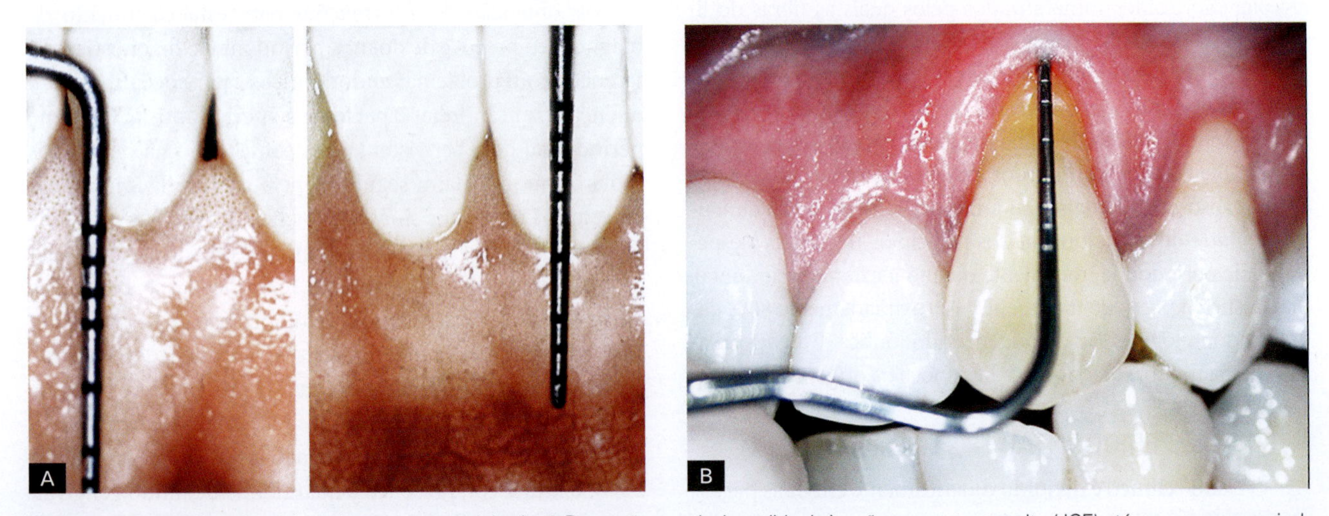


▶ **Figura 25.2A** Diferentes faixas de mucosa ceratinizada. **B** Recessão gengival medida da junção cemento-esmalte (JCE) até a margem gengival.

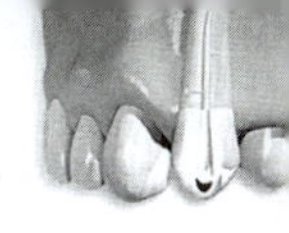

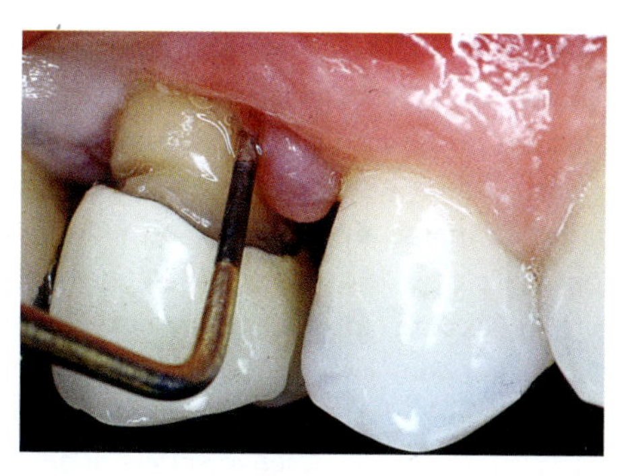

▶ **Figura 25.3** A sonda periodontal estabelece relações entre a gengiva e o dente e entre a gengiva e as próteses. Observe o crescimento exofítico em bolsa periodontal.

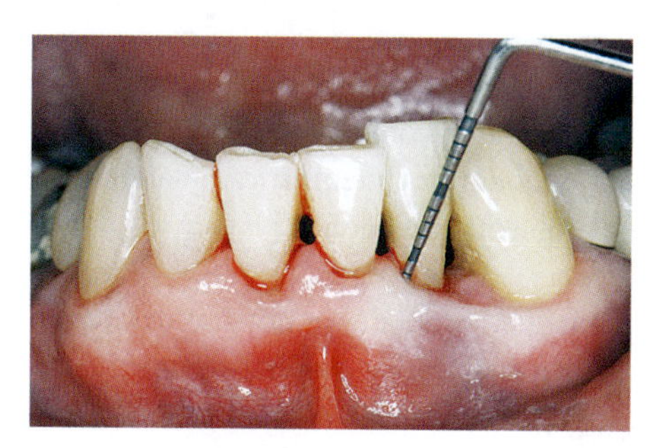

▶ **Figura 25.4** Sondagem periodontal. Observe o sangramento após a passagem da sonda.

## RECONHECIMENTO DA INFLAMAÇÃO GENGIVAL

A inflamação é uma resposta tecidual protetora e reparadora do organismo a agentes agressores inespecíficos. Quando os patógenos periodontais organizam-se em biofilme subgengival ou quando há invasão do espaço biológico, o hospedeiro desenvolve uma resposta inflamatória gengival que pode ser observada clinicamente. A cor vermelha é principalmente decorrente do aumento do suprimento sanguíneo no local inflamado. O aumento gengival edematoso é causado por acúmulo de fluidos no tecido conjuntivo gengival inflamado. O fluido gengival é constituído principalmente do plasma que emergiu dos vasos sanguíneos com o aumento da permeabilidade ocasionado pela inflamação local. Os tecidos gengivais inflamados sangram à sondagem porque o revestimento epitelial gengival pode apresentar microulcerações.

## SONDAGEM PERIODONTAL

A sonda periodontal é a ferramenta mais amplamente utilizada para o diagnóstico clínico da periodontite e das lesões de origem endodôntica (Figura 25.5). Inventada por G. V. Black em 1911, até hoje mantém as mesmas características básicas. Sondagem significa introduzir uma sonda periodontal calibrada paralelamente ao longo do eixo do dente.

A sonda periodontal tem a função de verificar: (1) a presença ou ausência de bolsas periodontais (Figura 25.6) e/ou fístulas de origem endodôntica (Figura 25.7); (2) a perda de inserção conjuntiva decorrente da doença periodontal (Figura 25.8) ou por problemas de ordem anatômica ou trau-

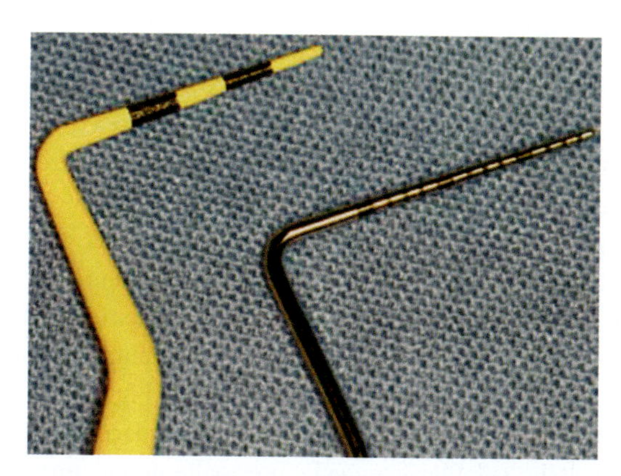

▶ **Figura 25.5** Diferentes tipos de sondas: à esquerda, sonda Marquis-12mm de teflon; à direita, sonda UNC-15mm de metal. A carga de sondagem é em torno de 0,25N ou 25 gramas.

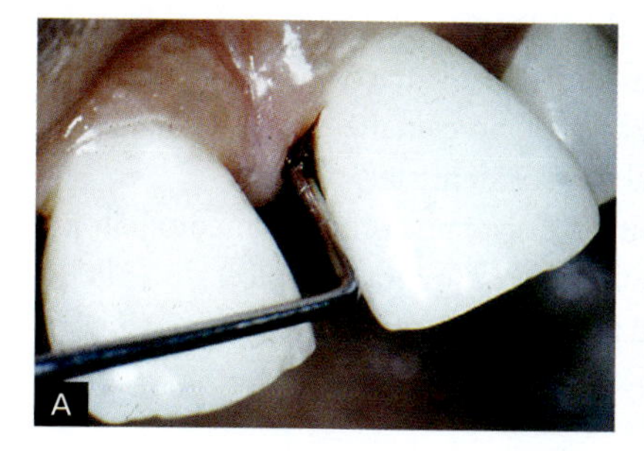


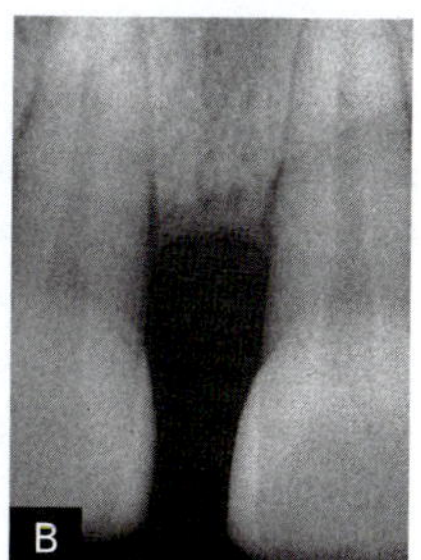


▶ **Figura 25.6A** Bolsa de 10mm em torno dos incisivos centrais de adolescente, caracterizando periodontite agressiva. **B** Radiografia do mesmo paciente. Observe as perdas ósseas proximais, compatíveis com periodontite.

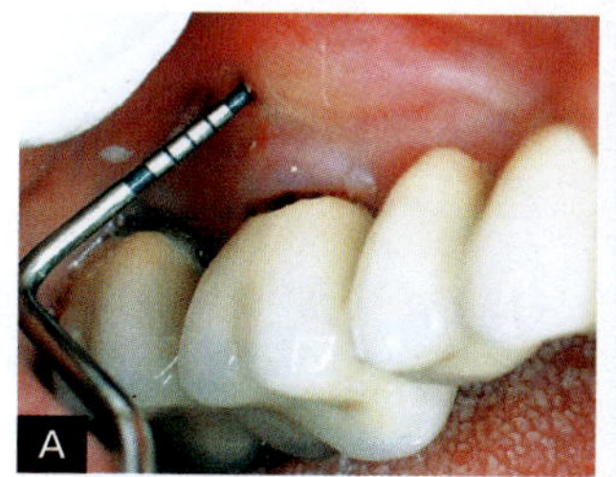


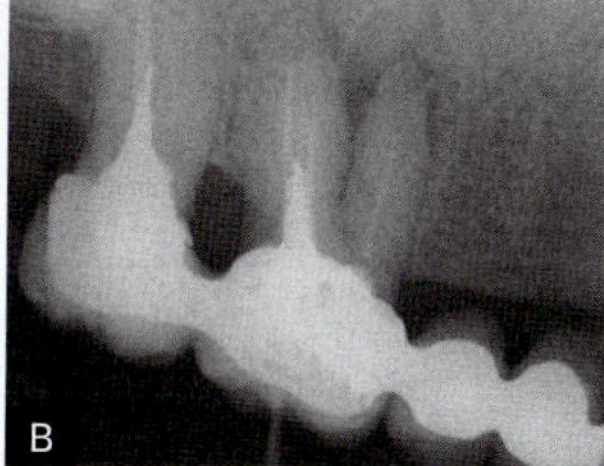


▶ **Figura 25.7A** Fístula de origem endodôntica ou por necrose pulpar por problemas de tratamento ou por fratura radicular. **B** Radiografia do mesmo paciente mostrando imagem compatível com a obturação incompleta dos canais e as cristas ósseas proximais em local habitual.

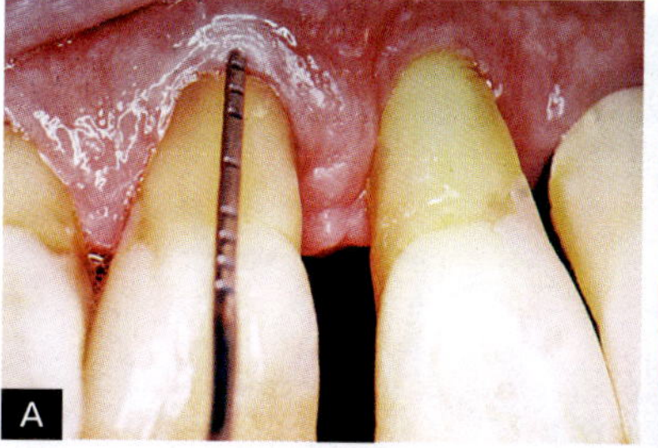


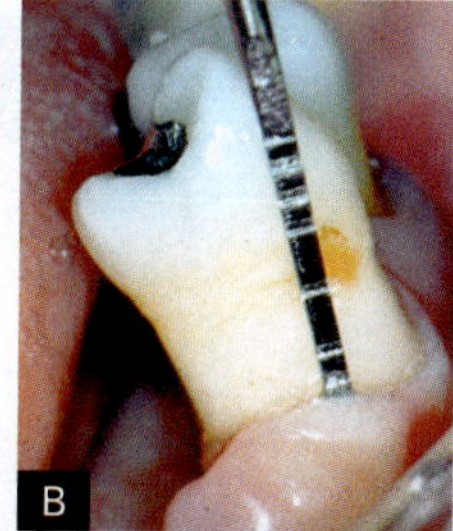


▶ **Figura 25.8A** Perda da inserção conjuntiva, no caso de 7mm, é caracterizada pela medida da distância entre a junção cemento-esmalte (JCE) e o fundo da bolsa ou sulco. **B** Apesar da grande perda da inserção conjuntiva, causada pela periodontite, o dente é mantido, pois faz oclusão com prótese total dentossuportada.

mática (Figura 25.9); (3) a presença de cálculos subgengivais; (4) envolvimentos de furca (Figura 25.10); (5) a distância entre o término do preparo protético e a crista óssea.

A sonda periodontal deve ser levada circunferencialmente em torno da superfície dental, registrando o ponto mais profundo em cada uma das seis faces dentais: distovestibular, mediovestibular, mesiovestibular, distolingual, mediolingual e mesiolingual. A sondagem deve ser feita de maneira contínua. A sonda deve "caminhar" dentro do sulco/bolsa, avaliando a anatomia da perda óssea (Figura 25.11).

O sulco gengival histológico, que é um espaço virtual entre o epitélio sulcular gengival e o esmalte dental, apresenta variação de 0,5 a 1mm, porém as medidas de profundidade de sulco gengival clínico, que consistem na soma desse espaço virtual ao comprimento do epitélio juncional, variam de 0,5 a 3mm em estado sadio. Conclui-se que a sonda pode penetrar o epitélio juncional em situações clínicas normais, pois este está apenas aderido ao esmalte dental. O sulco clínico é a medida usual para os dentistas.

A bolsa periodontal consiste no aprofundamento patológico do sulco gengival devido à migração apical do epitélio juncional em razão da perda da inserção conjuntiva (Figura 25.12). As bolsas periodontais são fruto da resposta do hospedeiro ao desafio microbiano, produzindo alterações inflamatórias nos tecidos gengivais que levam a aumento da profundidade do sulco clínico gengival. A medida de profundidade da bolsa se faz da margem gengival até o fundo da bolsa. A bolsa periodontal e a perda da inserção conjuntiva são fatores clínicos primordiais para o diagnóstico da periodontite.

Deve-se avaliar com a sonda toda a circunferência dental, pois bolsas periodontais ou fístulas de origem endodôntica (Figura 25.13) podem se desenvolver em quaisquer pontos ao redor do dente. Em geral, as periodontites causam primariamente perdas ósseas interproximais nas regiões dos primeiros molares e incisivos centrais, sendo esses achados importantes para o diagnóstico diferencial entre lesões de origem periodontal e endodôntica. Os clínicos experientes classificam as periodontites como "doença periodontal" e as lesões com origem endodôntica, traumática, anatômica, entre outras, como "problema periodontal". Isso auxilia muito o diagnóstico diferencial. Uma pergunta simples – trata-se de doença ou problema periodontal? – é um grande divisor de águas para o acerto do diagnóstico e o estabelecimento do plano de tratamento.

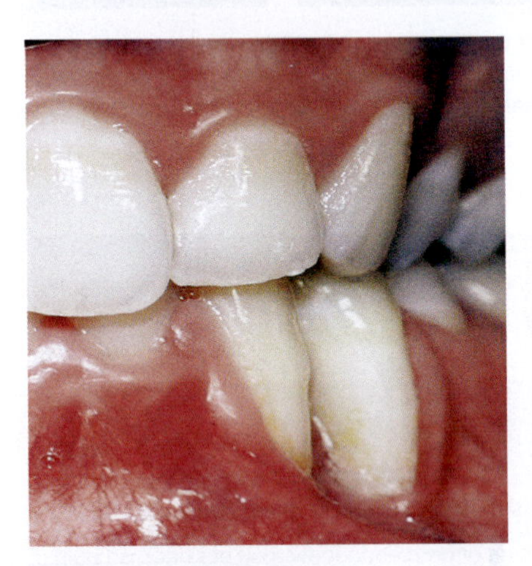

▶ **Figura 25.9** Perda de inserção conjuntiva por questões ortodônticas.

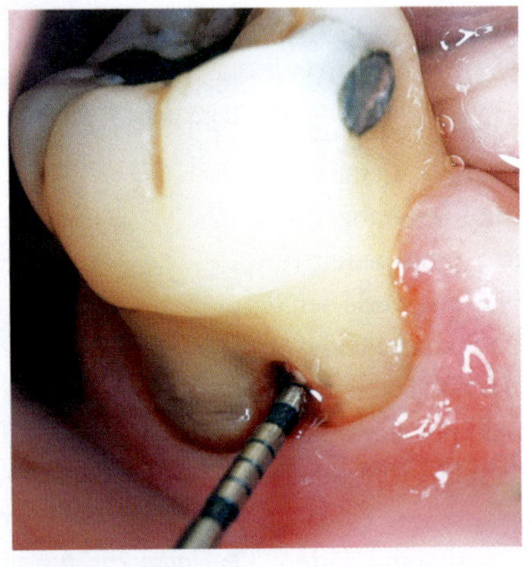

▶ **Figura 25.10** Envolvimento da furca, no caso de 9mm, pode ser verificado com a sonda periodontal.

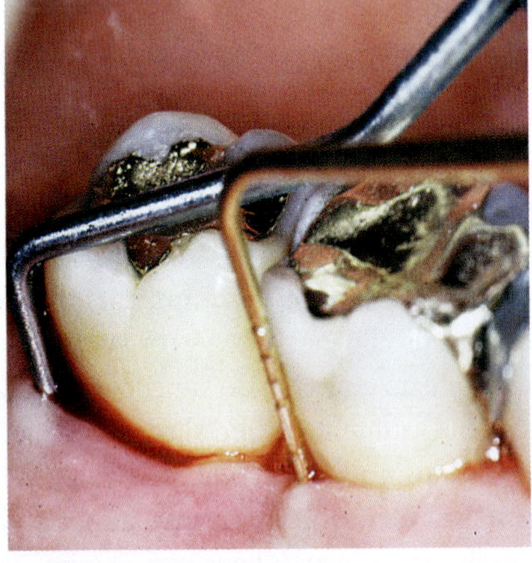

▶ **Figura 25.11** A sonda deve correr por dentro do sulco ou da bolsa. Na face distolingual do dente 37, a sonda penetrou mais de 10mm.

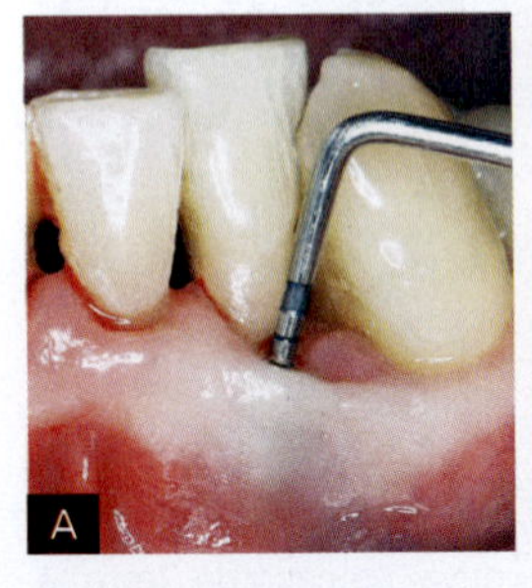


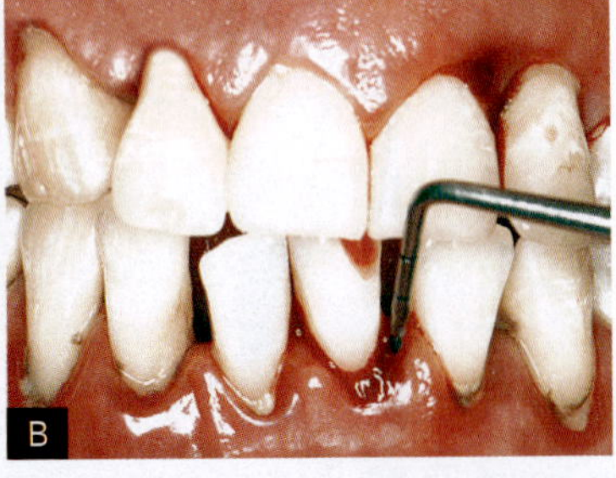


▶ **Figura 25.12A** A bolsa periodontal, no caso de 12mm, é fruto da resposta do hospedeiro ao desafio microbiano. **B** A resposta inflamatória é de tal magnitude que leva à destruição tecidual, a qual geralmente se inicia em incisivos centrais e primeiros molares.

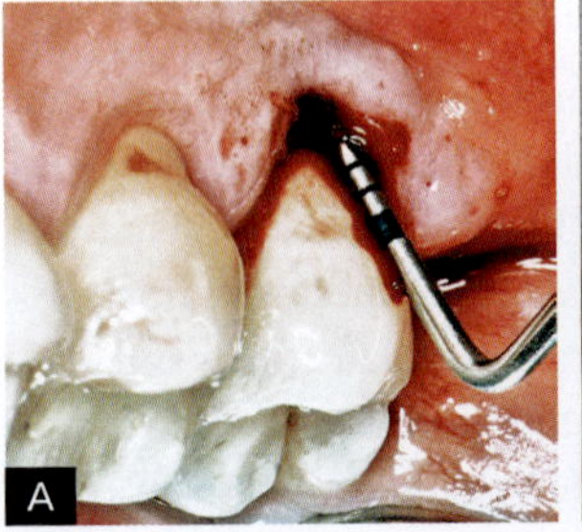


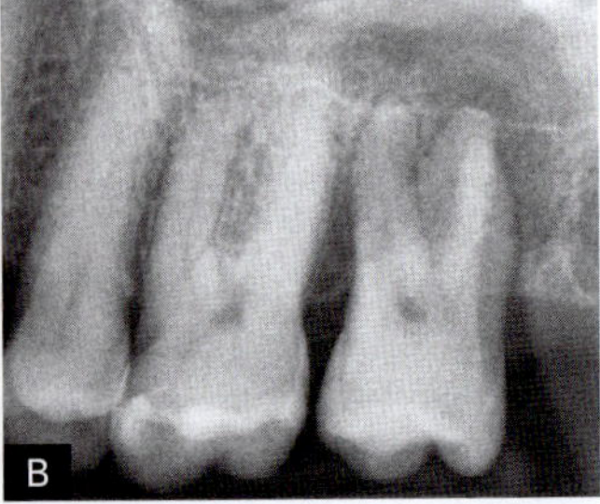


▶ **Figura 25.13A** Fístula de origem endodôntica, através do sulco gengival, causada por necrose pulpar. A sonda periodontal aprofundou-se apenas na face vestibular. **B** Radiografia periapical. Observe as cristas ósseas proximais em seu local habitual e a imagem de lesão periapical.

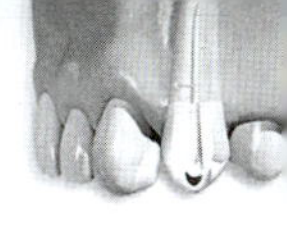

## AVALIAÇÃO CLÍNICA DOS DANOS ÀS ESTRUTURAS PERIODONTAIS

As bolsas podem ser classificadas da seguinte maneira:

1. **Bolsa gengival** (hiperplasia gengival, pseudobolsa, bolsa relativa ou falsa bolsa): formada pelo aumento gengival, sem destruição dos tecidos periodontais de suporte. Não há migração apical do epitélio juncional nem perda da inserção conjuntiva (Figura 25.14).
2. **Bolsa periodontal** (bolsa absoluta ou bolsa verdadeira): esse tipo de bolsa ocorre com a destruição dos tecidos periodontais de suporte. Ocorre a migração do epitélio juncional (Figura 25.15).

Não se observam bolsas periodontais na radiografia porque elas têm uma parede de tecido mole. De acordo com o relacionamento do fundo da bolsa com a crista óssea, pode-se observar:

- **Bolsa periodontal supraóssea:** o fundo da bolsa encontra-se coronariamente à crista óssea. Normalmente, é encontrada quando a profundidade da bolsa é semelhante em vários dentes adjacentes. O periodonto apresentava originalmente cristas ósseas interdentais delgadas. O osso assemelha-se a um platô (Figura 25.16*A*). Em geral, está associada a periodontos delgados. As perdas ósseas horizontais geralmente estão em torno de grupos de dentes e são associadas a bolsas supraósseas. Os incisivos inferiores são os dentes mais afetados.
- **Bolsa periodontal infraóssea:** o fundo da bolsa encontra-se apicalmente à crista óssea. Normalmente, é encontrada quando a destruição periodontal foi mais rápida em um dente do que no adjacente, como ocorre em periodontites agressivas localizadas (Figura 25.16*B*). Às vezes, esse tipo de bolsa está associado às cristas ósseas interdentais espessas (Figura 25.17). As perdas ósseas verticais estão associadas a bolsas infraósseas.

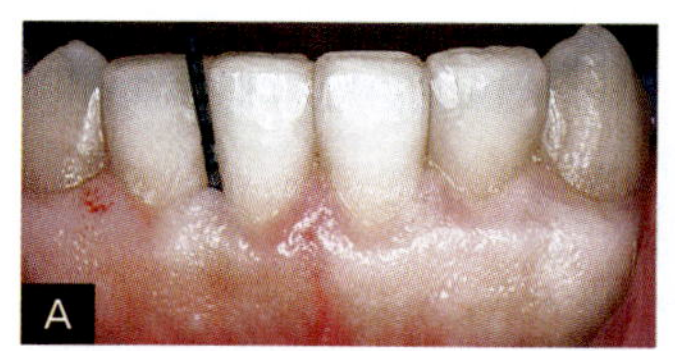


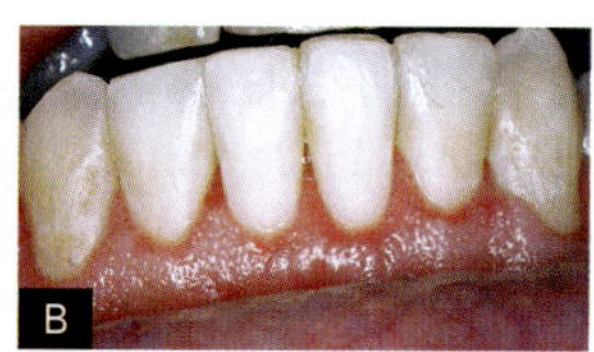


▶ **Figura 25.14A** Hiperplasia gengival. Não há perdas de inserção conjuntiva. **B** Mesmo caso após gengivectomia.

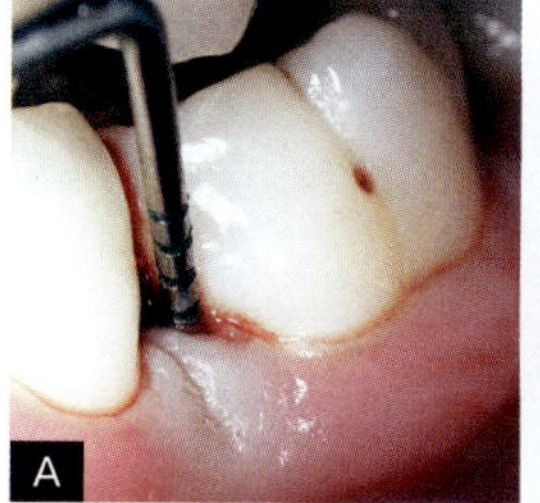


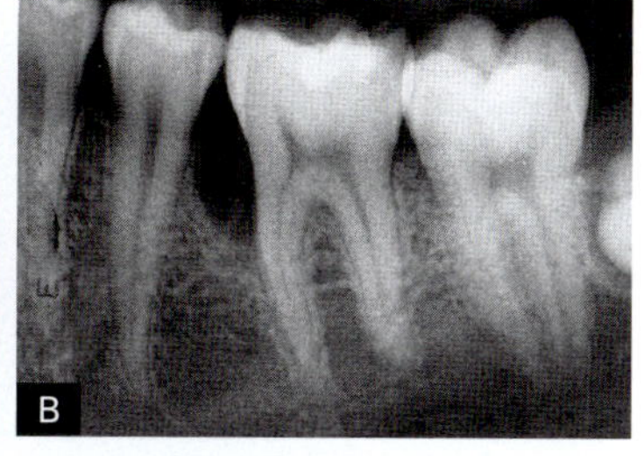


▶ **Figura 25.15A** Bolsa periodontal. **B** Radiografia revelando imagem sugestiva de perda óssea na mesial do molar compatível com periodontite agressiva localizada.

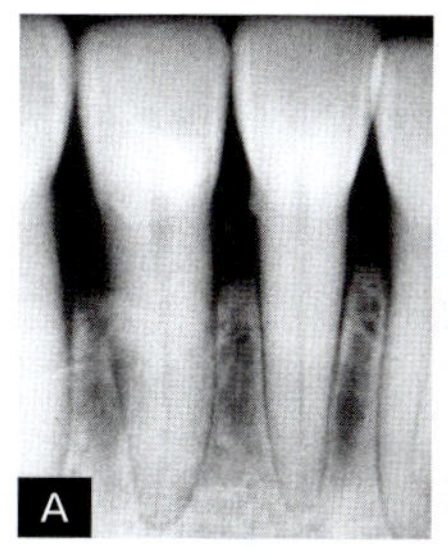


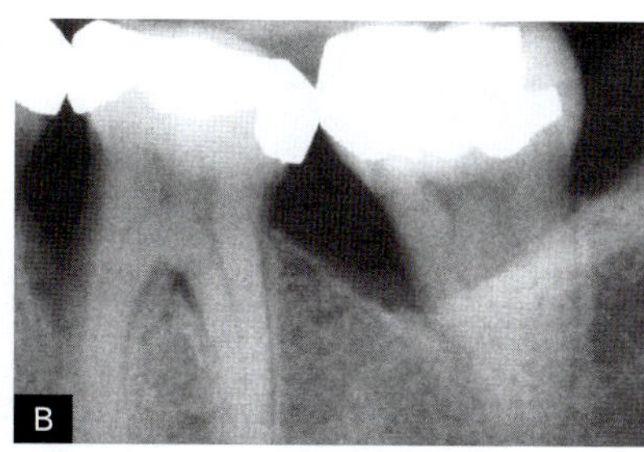


▶ **Figura 25.16A** Na radiografia, as cristas ósseas proximais podem apresentar imagem compatível com alturas semelhantes. Este fato caracteriza perdas ósseas horizontais, que podem estar associadas a bolsas supraósseas. **B** Na radiografia, as cristas ósseas proximais podem apresentar imagem como um ângulo agudo com a raiz dental. Este fato pode caracterizar perda óssea vertical, que pode estar associada a bolsas infraósseas.

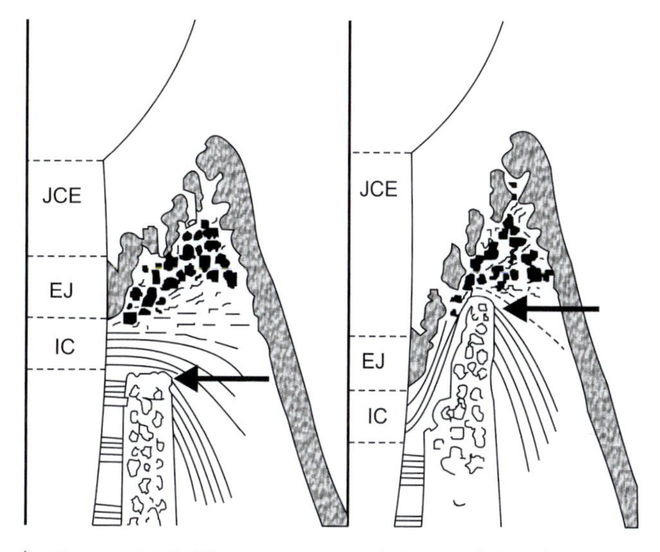


▶ **Figura 25.17** Diferenças entre as bolsas periodontais supra e infraósseas.

**Importante:** na saúde, e mesmo na presença de bolsas periodontais tanto supra como infraósseas, o selamento biológico e a homeostase estão preservados pela presença do epitélio juncional e pela inserção conjuntiva.

A perda da inserção conjuntiva é caracterizada pela medida da distância entre a junção cemento-esmalte (JCE) e o fundo da bolsa. A inserção conjuntiva deveria estar no nível da JCE, mas foi destruída pela doença periodontal, pela inflamação causada pelo trauma mecânico ou pela invasão do espaço biológico. Como a JCE é um parâmetro fixo, é adotada como base para a medida da perda da inserção conjuntiva. A margem gengival está sujeita a mudanças de posição, por exemplo, com a inflamação ou com a recessão. A margem gengival pode estar vários milímetros distante da JCE. Quando a margem gengival coincide com a JCE, as medidas da profundidade da bolsa e da perda de inserção são as mesmas. Quando a margem gengival estiver localizada apicalmente à JCE, a perda de inserção será maior do que a profundidade da bolsa, resultando em recessão gengival (Figura 25.18).

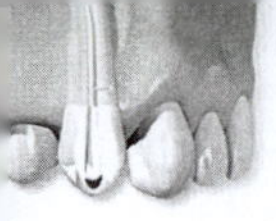



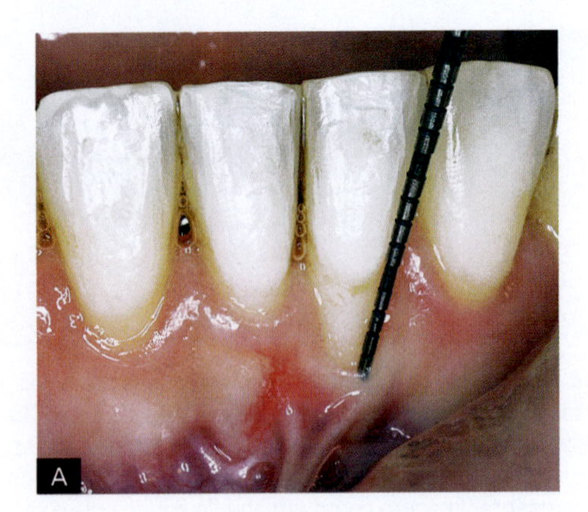


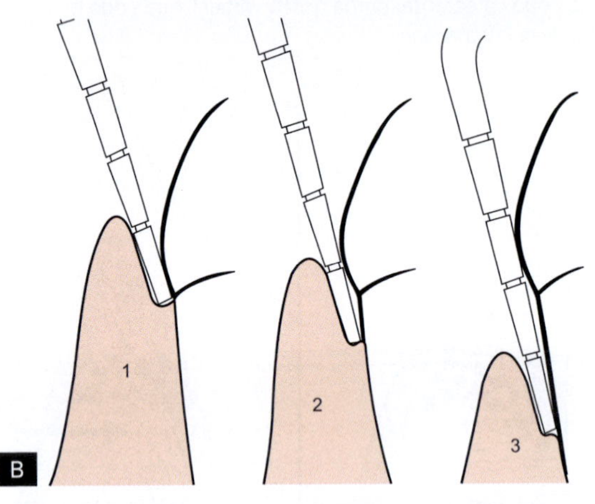


▶ **Figura 25.18A** Quando a margem está localizada apicalmente à JCE, observa-se recessão gengival. Observe a influência direta das bridas musculares como causa de recessão. **B** Mesmas profundidades de bolsa e diferentes perdas de inserção. Em 1, sem perda de inserção – melhor prognóstico. Em 2, pequena perda de inserção – prognóstico razoável. Em 3, grande perda de inserção – prognóstico pior.

O envolvimento da furca causa dois problemas adicionais importantes: (1) dificuldade de acesso à área da furca para raspagem e alisamento radicular; e (2) falta de acesso à área da furca para remoção da placa bacteriana pelo paciente. A avaliação do envolvimento da furca é feita nas direções vertical e horizontal. Na direção vertical utiliza-se a sonda periodontal. Na direção horizontal podem ser usadas tanto a sonda periodontal como a sonda de Nabers 2. Horizontalmente, o envolvimento da furca pode ser classificado em:

- **Classe I:** perda horizontal dos tecidos de suporte não excedendo um terço da largura vestibulolingual do dente (Figura 25.19*A*).
- **Classe II:** perda horizontal dos tecidos de suporte excedendo um terço da largura vestibulolingual do dente, mas não envolvendo totalmente a área da furca.
- **Classe III:** destruição horizontal dos tecidos de suporte por toda a extensão da área da furca, de maneira que o instrumento possa ser passado entre as raízes de vestibular para lingual.

O envolvimento de furca pode ser de origem: (1) periodontal, causada pela perda da inserção conjuntiva nas periodontites; (2) anatômica, como, por exemplo, pérolas de esmalte, freios e bridas; ou (3) endodôntica, causada por fístula pela necrose pulpar. O diagnóstico diferencial é estabelecido por meio dos seguintes parâmetros clínico-radiográficos:

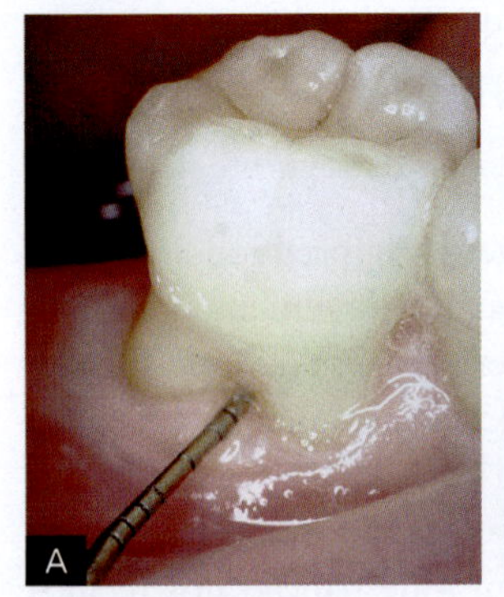


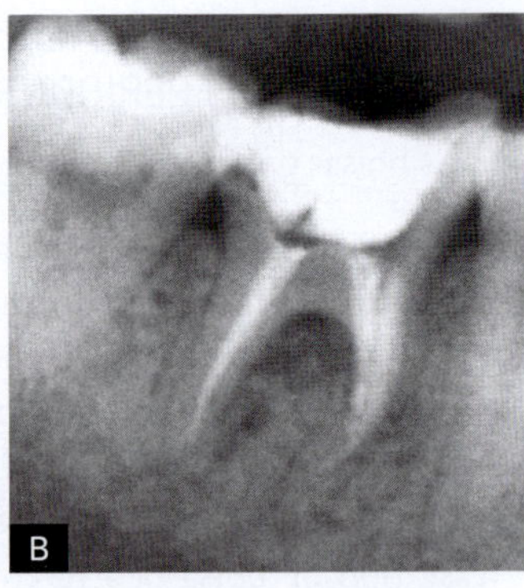


▶ **Figura 25.19A** Envolvimento de furca classe I em virtude da perda da inserção conjuntiva causada pela periodontite. **B** Cristas ósseas proximais coronárias ao envolvimento de furca. Não há periodontite. Necrose com presença de canal cavo inter-radicular.

1. Se cristas ósseas proximais na radiografia estiverem apicais ao envolvimento da furca, pode ser caracterizada a origem periodontal.
2. Necrose pulpar – sinal patognomônico para a origem endodôntica (Figura 25.19*B*).
3. Se cristas ósseas proximais na radiografia estiverem coronárias ao envolvimento da furca e houver vitalidade pulpar – traumatismo oclusal (efeito apenas radiográfico, não clínico), defeito anatômico (pérolas de esmalte) ou fratura dental.
4. Pode haver a conjunção de parâmetros (Figura 25.20).

> **Importante:** diagnosticar a origem do problema de furca (se endodôntica ou periodontal) é de capital importância para a determinação do tipo de tratamento e do prognóstico. O envolvimento de furca de origem endodôntica tem melhor prognóstico e tratamento mais fácil do que o de origem periodontal.

A mobilidade dental é um fenômeno comum, pois o dente se articula com o esqueleto ósseo por uma articulação denominada gonfose. A mobilidade dental é avaliada em movimento dentário vestibulolingual, tomando-se o dente entre os cabos de dois instrumentos de exame (espelhos, por

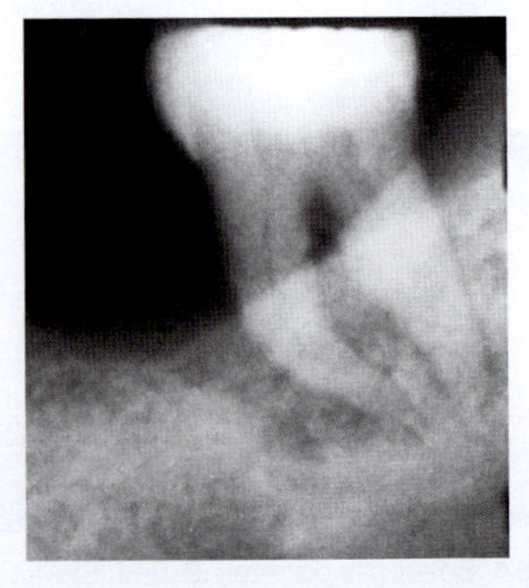

▶ **Figura 25.20** Envolvimento de furca. Há periodontite e necrose pulpar.

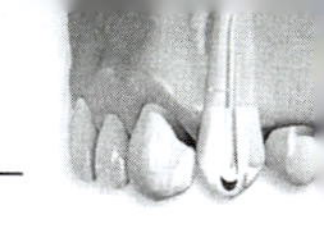

exemplo) ou entre o cabo de um instrumento e a polpa digital do dedo indicador (devido à excelente propriocepção digital). É de suma importância que a mobilidade dental seja registrada como parte de um exame periodontal completo. As principais causas do aumento da mobilidade dental são traumatismo oclusal e perda de suporte alveolar subsequente às infecções periodontais. Além disso, a hipermobilidade dental tem grande significado no prognóstico do elemento dentário. A mobilidade dental pode ser classificada em:

- **Grau 1:** mobilidade da coroa do dente de 0,2 a 1mm no sentido horizontal.
- **Grau 2:** mobilidade da coroa dentária excedendo 1mm no sentido horizontal.
- **Grau 3:** mobilidade da coroa do dente nos sentidos horizontal e vertical (intrusiva).

> **Importante:** a presença de facetas de desgaste, a mobilidade dental progressiva e o alargamento do espaço do ligamento periodontal na radiografia são sinais patognomônicos de traumatismo oclusal. Esses achados servem como parâmetro para avaliação da viabilidade do uso de próteses fixas provisórias antes da confecção de próteses fixas definitivas.

## DEFEITOS ÓSSEOS

A destruição óssea causada pela periodontite ou por lesões endodônticas (Figuras 25.21 a 25.24) nem sempre segue padrões perfeitos. Em torno de um dente ou grupo de dentes podem ser encontradas grandes destruições ósseas horizontais e verticais. As perdas ósseas verticais podem deixar paredes ósseas remanescentes em torno das faces dentais. O número de paredes ósseas remanescentes em torno de uma face dental dá nome ao defeito ósseo. Assim, os defeitos ósseos periodontais podem ser de uma, duas ou três paredes. Além desses defeitos, existe o defeito ósseo em formato de taça (do inglês *cup*) onde não há paredes ósseas remanescentes, levando a um prognóstico extremamente desfavorável (Figura 25.25).

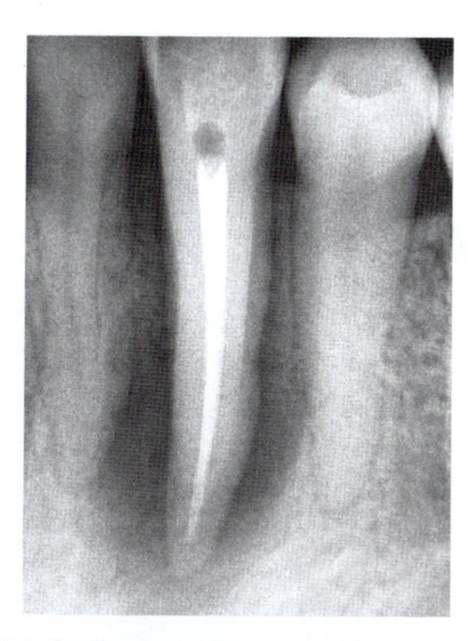

▶ **Figura 25.21** O elemento dentário apresentou necrose pulpar por mais de 5 anos sem tratamento. Observe cristas ósseas proximais íntegras. Não há periodontite. Radiografia realizada após o término do tratamento endodôntico.

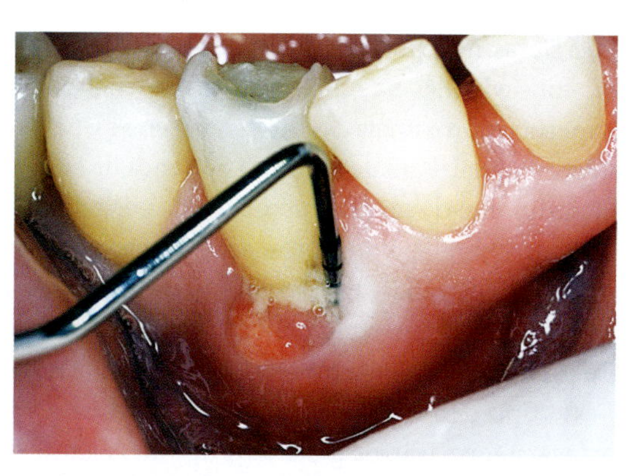

▶ **Figura 25.22** Sondagem vestibular do elemento dental mostrado na Figura 25.21. Observe fístula com mais de 12mm.

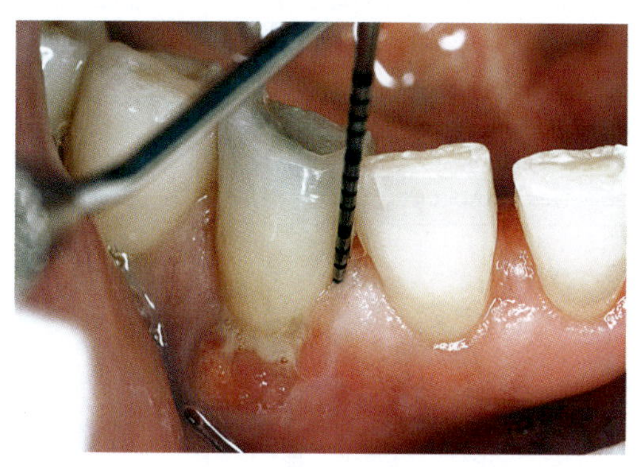

▶ **Figura 25.23** Sondagem mesial com menos de 3mm – cristas proximais íntegras.

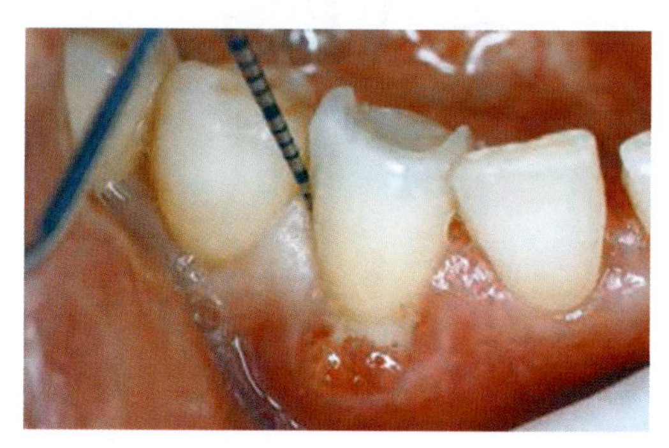

▶ **Figura 25.24** Sondagem distal com menos de 3mm. Apesar das cristas íntegras, o prognóstico não é bom em razão do tempo de necrose sem tratamento.

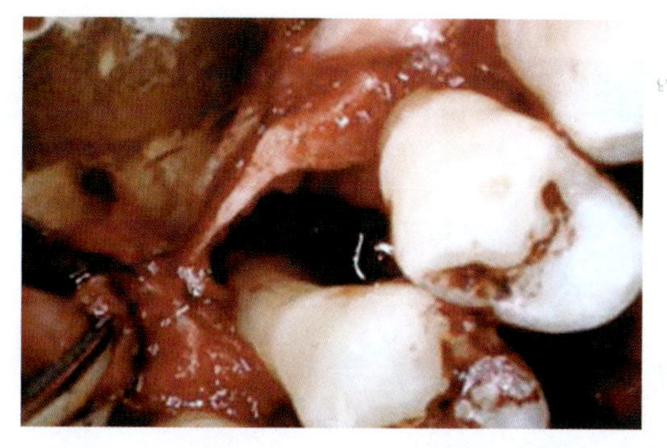

▶ **Figura 25.25** Retalho cirúrgico demonstrando defeito ósseo *cup* na face mesial de pré-molar superior, originado de fratura longitudinal. Note que as cristas ósseas estão em altura normal nos dentes contíguos.

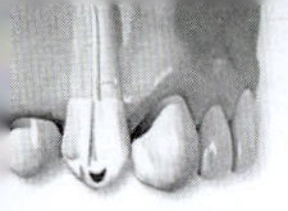

As crateras interproximais são defeitos ósseos. Consistem em concavidades na crista óssea interdental, limitadas pelas superfícies proximais das raízes adjacentes e pelos ossos vestibular e lingual. Para detecção da presença de crateras interdentais durante o exame clínico, a sonda periodontal deve ser inclinada obliquamente em relação às superfícies vestibular e lingual, de modo a explorar o ponto mais profundo da bolsa periodontal na região interproximal. A inserção da sonda periodontal somente no sentido vertical pode não detectar esse tipo de lesão (Figura 25.26). As crateras ósseas podem levar à formação de crateras gengivais (Figura 25.27). A gengiva demonstra alteração em seu aspecto morfológico; onde deveria ser côncava, está convexa, o que dificulta o controle de placa por parte do paciente (Figura 25.28).

**Importante:** os defeitos ósseos de três paredes têm maior probabilidade de resolução do que os de uma parede apenas ou *cup*. Mais osso remanescente significa maior possibilidade de células ósseas viáveis invadirem o defeito, preenchendo-o com osso.

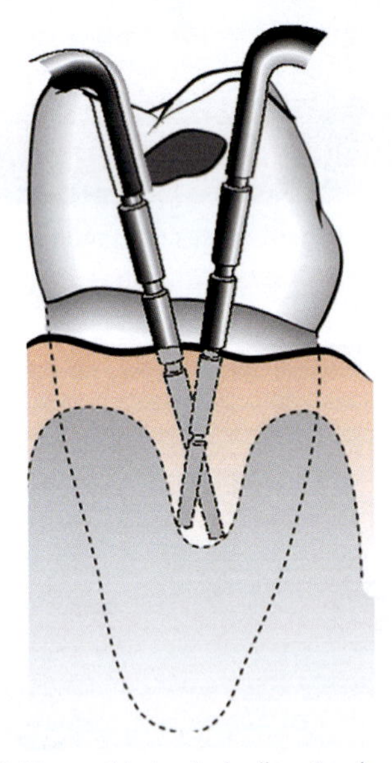

▶ **Figura 25.26** Necessidade de inclinação da sonda periodontal para regiões interproximais na detecção de crateras ósseas interproximais.

O seio maxilar é uma entidade anatômica que deve ser considerada no diagnóstico radiológico, em seus aspectos relacionados com a proximidade das raízes, em sua morfologia e na detecção de uma comunicação bucossinusal. No caso específico das comunicações bucossinusais, detectadas pelo exame clínico, principalmente pela manobra de Valsalva, devemos muitas vezes nos valer de artifícios técnicos para sua real constatação por meio do exame radiográfico. Em inúmeras ocasiões, as raízes estão tão próximas do seio, que uma alteração periodontal ou endodôntica pode levar à sua contaminação por contiguidade. Muitas vezes essa proximidade limita um procedimento cirúrgico.

Com frequência, o seio maxilar apresenta-se pneumatizado com uma morfologia segmentar acompanhando a forma radicular ou projeções entre as raízes dos dentes presentes na área (Figura 25.29). A pneumatização do seio maxilar pode ter importância clínica, pois pode haver drenagem de exsudato do seio maxilar via sulco gengival ou parassulcular.

A zona periapical é uma região fundamental no diagnóstico radiográfico em periodontia. Como as imagens das lesões da zona periapical são muito semelhantes às lesões periodontais, o diagnóstico diferencial entre elas só pode ser feito clinicamente. O tratamento endodôntico prévio e a condição em que se apresenta esse tratamento devem ser avaliados durante a análise radiográfica.

**Importante:** as radiografias não mostram as atividades celulares atuais, nem destrutivas, nem reparadoras, mas os efeitos destas, no passado, sobre os tecidos mineralizados, ou seja, já aconteceu.

A necrose pulpar pode levar à drenagem do exsudato inflamatório pelo espaço do ligamento periodontal até a margem gengival. Quando não há comprometimento de periodontite associada, estamos diante de uma fístula de origem endodôntica (Figura 25.30). Na necrose pulpar, a existência de canais laterais, nem sempre bem evidenciados nas radiografias, pode dificultar o diagnóstico periodontal, dada a

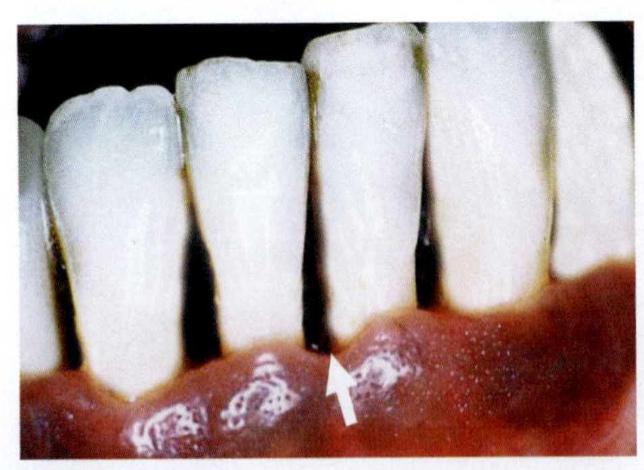

▶ **Figura 25.27** Crateras gengivais. Onde a gengiva deveria mostrar seu aspecto convexo, mostra-se côncava (*seta*).

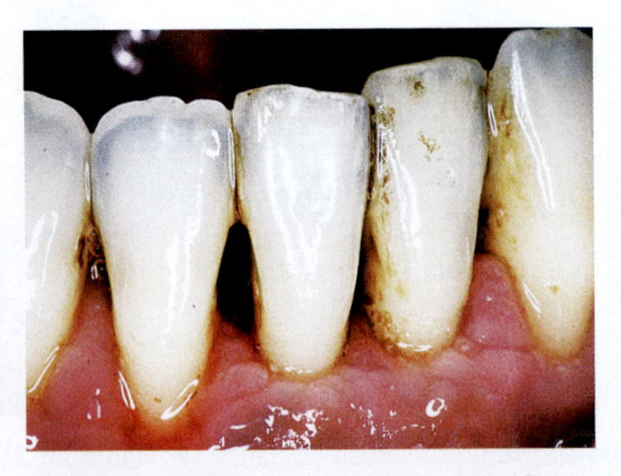

▶ **Figura 25.28** Mesma paciente da Figura 25.27 após tratamento periodontal não cirúrgico. Note o novo contorno da gengiva e das papilas.

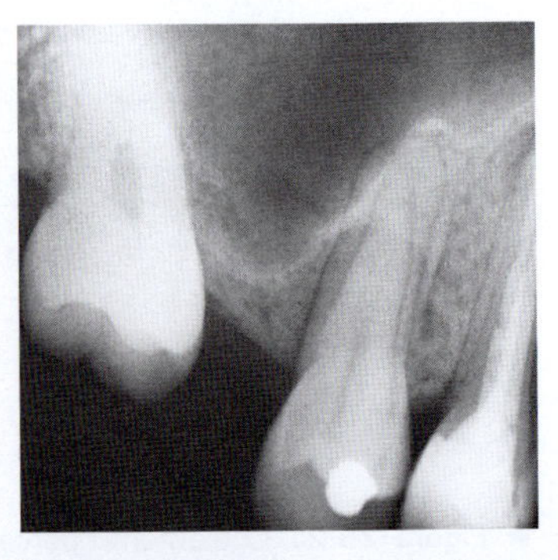

▶ **Figura 25.29** Pneumatização do seio maxilar.

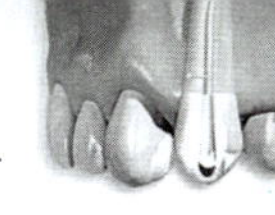

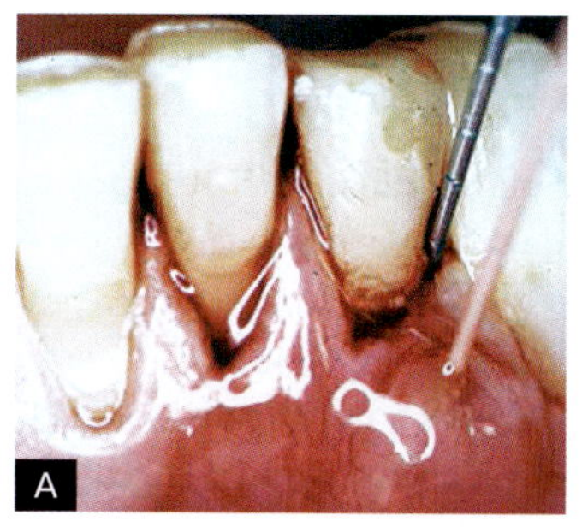

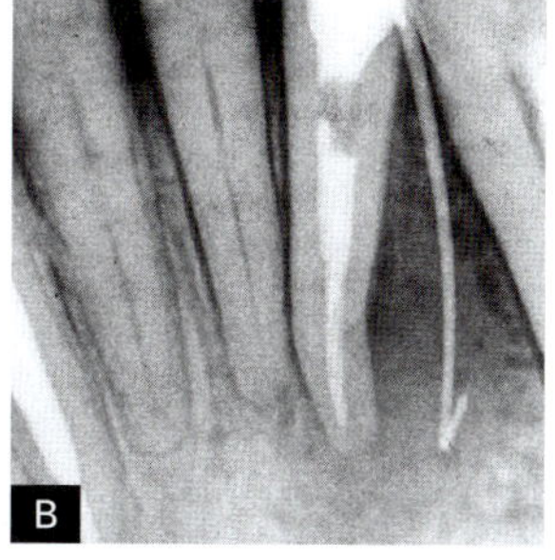

▶ **Figura 25.30A** Drenagem de lesão endodôntica via parassulcular. A sonda periodontal demonstra que não há bolsas periodontais, e o cone de guta-percha serve como rastreador da fístula. **B**. Radiografia periapical do caso.

coincidência de sua presença com a profundidade da sondagem detectada clinicamente. Também se avalia seu comportamento biológico em função da normalidade dos tecidos periodontais circunvizinhos, o nível do preparo, sua extensão etc. Isso se deve ao fato de algumas situações endodônticas poderem complicar ou confundir o diagnóstico inicial de um caso, como nas trepanações laterais (Figura 25.31*A* e *B*), fraturas radiculares longitudinais (Figura 25.31*C* e *D*), extravasamentos apicais etc. A presença de lesões nessa área pode por si só evidenciar complicações no diagnóstico, pois inúmeras vezes há drenagem do exsudato inflamatório através do sulco ou parassulcular, envolvendo parte dos tecidos do periodonto.

**Importante:** não se deve confundir uma fístula de lesão endodôntica drenando pelo periodonto com uma bolsa associada à periodontite. A fístula pode ser produto de fratura dental, necrose pulpar ou problemas relacionados com o tratamento endodôntico, como perfurações ou fissuras. Normalmente, a bolsa periodontal também existe no dente contralateral, mas a fístula não. A fístula pode se apresentar isoladamente em paciente sem doença periodontal, mas a bolsa periodontal não.

O Quadro 25.1 sintetiza os eventos clínicos e radiográficos periodôntico-pulpares no diagnóstico e no tratamento das duas especialidades.

Até o momento foram observados eventos clínicos e radiográficos de origem endodôntica ou periodontal. A síndrome endoperiodontal (lesão combinada ou endoperiodontal verdadeira) é uma condição raríssima que deve ser considerada no exame radiográfico, dada a ampla intimidade entre os tecidos periodontais e a polpa dental. A origem desse envolvimento deve ser tanto periodontal como de ordem endodôntica, ao mesmo tempo. A fístula endodôntica e a bolsa periodontal profunda se encontram no tempo e no espaço (Figura 25.33). O diagnóstico é completado pelo exame clínico e radiográfico com sondagem

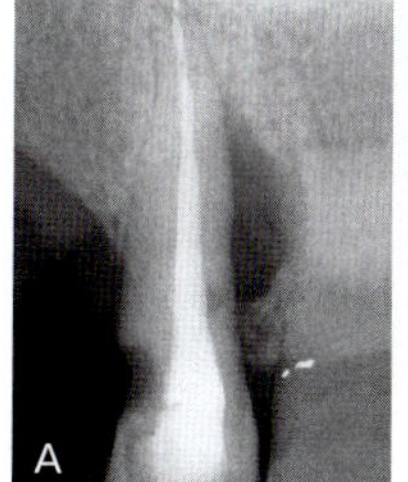

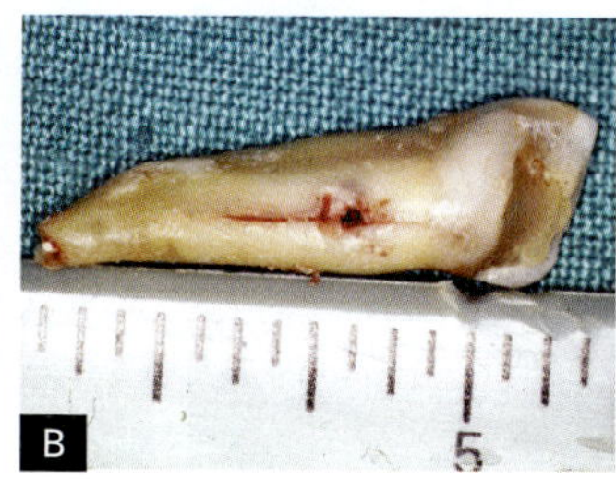

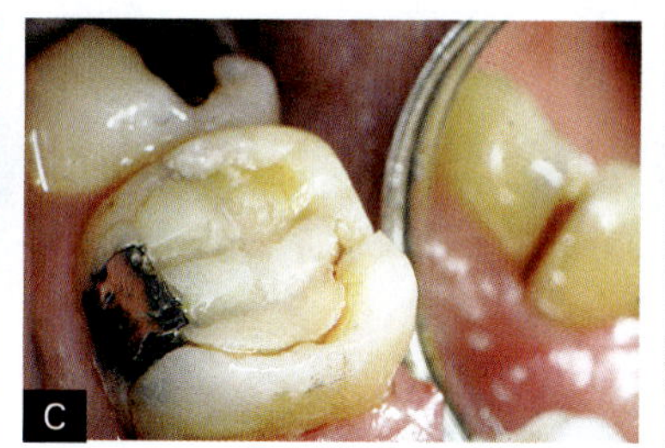

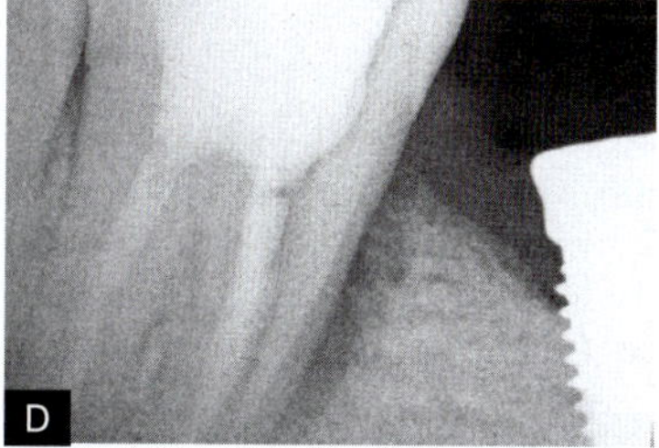

▶ **Figura 25.31** Algumas situações endodônticas podem complicar ou confundir o diagnóstico inicial de um caso, pois a radiografia não é tridimensional. **B** Após exodontia do elemento mostrado em **A** foram observadas perfuração e fissura radicular. **C** Fratura longitudinal em dente com extensas restaurações em resina composta e amálgama. **D** Radiografia periapical do elemento mostrado em **C**.

▶ **Quadro 25.1** Resumo dos eventos clínicos e radiográficos periodontopulpares na doença e no tratamento

| Relação tecidual endodonto-periodonto | | | |
|---|---|---|---|
| **Influências da(o)** | **Evento** | **Consequências** | **Sinais/sintomas** |
| Polpa sobre periodonto (Figura 25.30) | Polpa vital: pulpite | Nenhuma | Dor |
| | Polpa não vital: necrose | Lesão lateral<br>Fístula sulcular ou parassulcular | Dor e tumefação<br>Cristas ósseas íntegras |
| Tratamento endodôntico sobre periodonto (Figura 25.31) | Perfuração radicular Fratura radicular vertical | Fístula sulcular ou parassulcular | Dor e tumefação<br>Cristas ósseas íntegras |
| Periodontite sobre a polpa (Figura 25.32) | Raramente produz alterações patológicas significativas na polpa | Nenhuma | Mobilidade<br>Cristas ósseas comprometidas |
| Tratamento periodontal sobre a polpa | Raspagem e alisamento radiculares<br>Ressecção radicular | Nenhuma | Sensibilidade pulpar leve |

Fonte: baseado em Lindhe, 2010.

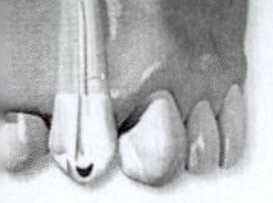

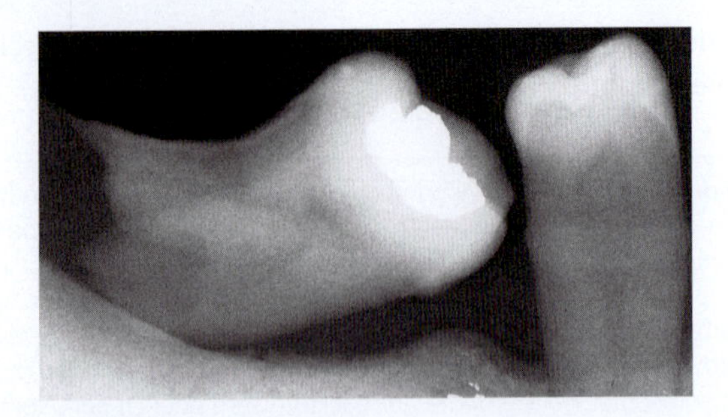

▶ **Figura 25.32** Raríssima condição em que um molar apresentou rompimento do feixe vasculonervoso endodôntico em razão da destruição causada por periodontite.

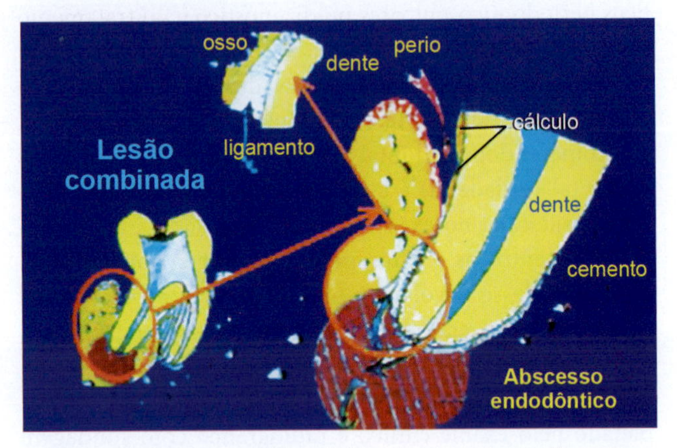


▶ **Figura 25.33** Esquema demonstrando a raríssima lesão endoperiodontal verdadeira, onde a bolsa periodontal profunda se encontra no mesmo tempo da formação de abscesso endodôntico.

periodontal e verificação da condição pulpar. As características dessa síndrome são:

- Dor.
- Bolsas periodontais profundas.
- Necrose pulpar.
- Perdas ósseas acentuadas.
- Grande mobilidade às vezes.

O Quadro 25.2 demonstra o quanto o diagnóstico diferencial das diversas lesões de origem endodôntica ou periodontal, ou ambas as origens, é importante para a determinação das estratégias de tratamento e o estabelecimento do prognóstico. Como o prognóstico pode variar conforme a evolução do tratamento, informações cruciais para a determinação prognóstica devem ser observadas, como, por exemplo:

- **Dentes com sistema de canais radiculares expostos ao meio bucal:** o biofilme pode se desenvolver dentro do sistema de canais apicalmente, saindo pelo forame para o processo alveolar contíguo (Figura 25.34). Isso pode ocorrer com canais previamente obturados – percolação – ou não.
- **Tempo de necrose pulpar sem tratamento:** em alguns casos, a partir de 6 meses de necrose sem tratamento, a destruição dos tecidos de suporte pode se tornar irreversível (Figura 25.35).

▶ **Quadro 25.2** Resumo das estratégias de tratamento periodontopulpares com base na causa das lesões e nas condições da polpa

| Causa | Condição da polpa | Tratamento |
|---|---|---|
| Endodôntica | Polpa não vital | Endodôntico |
| Periodontal | Polpa vital | Periodontal |
| Endodôntica/ periodontal | Polpa não vital | Canais são tratados em primeiro lugar. Depois, realiza-se o tratamento periodontal |

Fonte: baseado em Lindhe, 2010.

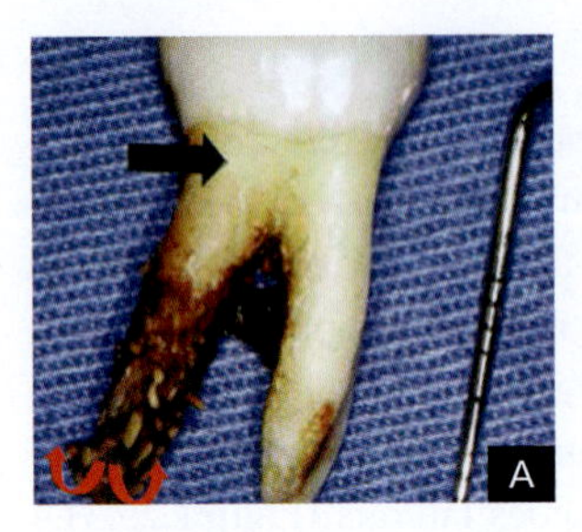


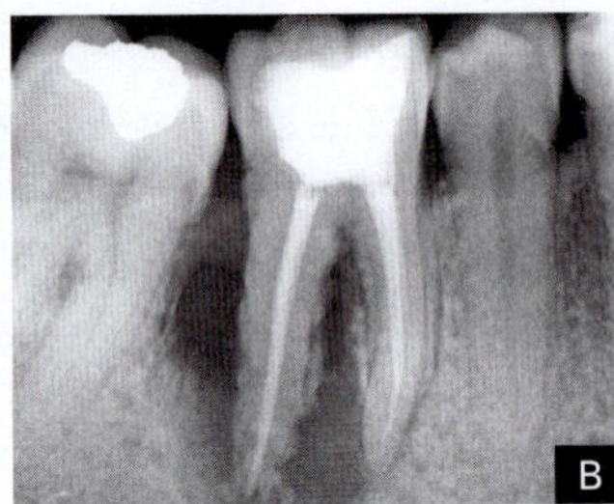


▶ **Figura 25.34A** O biofilme evoluiu de dentro do sistema de canais radiculares para apical (*setas vermelhas*). Diferentemente da periodontite clássica, não há perdas ósseas proximais. **B** Radiografia demonstrando cristas ósseas no nível da JCE e enorme destruição óssea ao redor da raiz distal. Péssimo prognóstico.

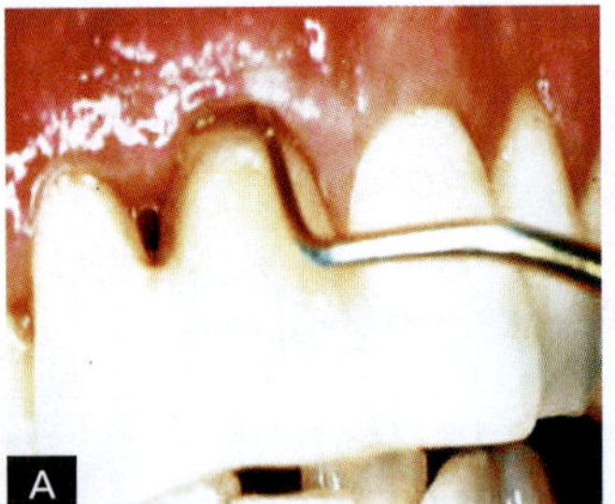


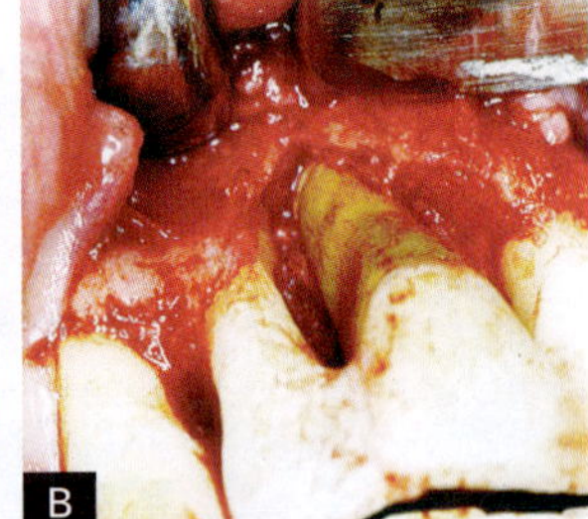


▶ **Figura 25.35A** Fístula de origem endodôntica no elemento 11. Necrose pulpar há mais de 5 anos. Profundidade de sondagem normal nos dentes contíguos não há doença periodontal. Há um problema que levará à perda dental. **B** Retalho aberto do caso demonstrando padrão de perda óssea em torno da raiz do elemento 11 com necrose pulpar.

## Bibliografia

Andrade Junior ACC, Andrade MRTC, Machado WAS, Fischer RG. Estudo in vitro da abrasividade de dentifrícios. Rev Odont Univ São Paulo jul./set. 1998; 12(3):231-6.

Burnette EW. Limitations of roetgenograms in periodontal diagnosis. J Periodontol may 1971; 42(5):293-6.

Carranza Jr FA, Newman MG. Periodontia clínica. 8. ed. Rio de Janeiro: Guanabara Koogan, 1997:832.

Consolaro A. Reabsorções dentárias nas especialidades clínicas. Maringá: Dental press, 2002. 447p.

Egelberg J, Badersten A. Exame periodontal. São Paulo: Santos Editora, 1995. 84p.

Egreja AMC, Machado WAS, Alves J. Sorriso gengival: relato de um caso clínico. Rev Científica da Odontoclínica Central do Exército, Rio de Janeiro, 2001; 5:40-1.

Glickman I. Clinical periodontology. 4. ed. Philadelphia: Saunders, 1972:481-522.

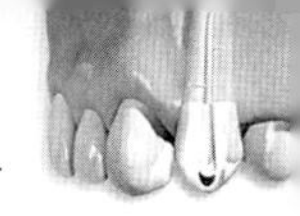


Guedes AML, Polonia S, Pereira de Sá PR. Princípios geométricos da formação da imagem radiográfica aplicados ao estudo comparativo das técnicas da bissetora e paralelismo. Cone longo e curto. Periodontia abr./set. 1992; 1(1):48-51.

Lang NP, Hill RW. Radiographs in periodontics. J Clin Periodontol feb. 1977; 4(1):16-28.

Lascala NT, Moussali NH. Periodontia clínica II. São Paulo: Artes Médicas, 1989.

Lascala CA, de Freitas A. Aplicação dos recursos radiológicos no estudo das alterações periodontais: uma revisão bibliográfica. Rev Fac Odont FZL jul./dez 1989; 1(2):115-24.

Lindhe J. Clinical periodontology and implant dentistry. 5. ed. Blackwell-Munskgaard, 2010. 1.321p.

Lopes HP, Siqueira Jr. JF. Endodontia: biologia e técnica. 3. ed. Rio de Janeiro: Guanabara Koogan, 2010. 968p.

Machado WAS et al. Análise "in situ" da formação da placa bacteriana em diferentes materiais restauradores. RBO 1997; 54(6):362-7.

Machado WAS. Periodontia clínica. 2. ed., Rio de Janeiro: Medsi, 2003; 186 p.

Medeiros RA, Machado WAS, Alves J, Kahn S. Recessões gengivais em faces vestibulares de dentes anteriores. Rev. Científica da Odontoclínica Central do Exército 2000; 4:15-7.

Pasquinelli KL. Periodontal plastic surgery. CDA Journal ago. 1999; 27(8):597-610.

Wuehrman AH, Manson Hing LR. Dental radiology. 2. ed. St. Louis: Mosby, 1969:88-111.

# 26

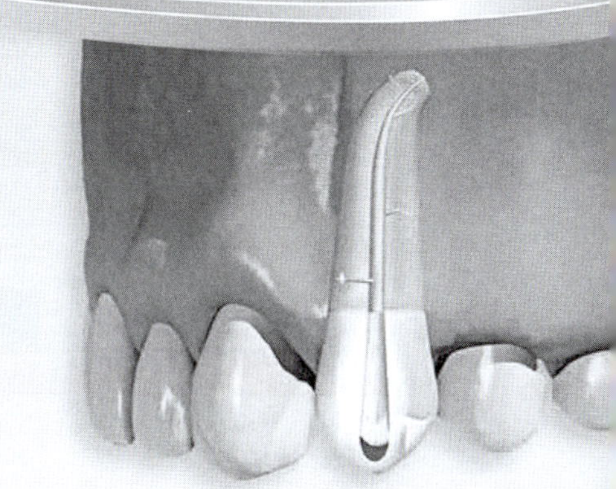

# Odontogeriatria: Aspectos de Interesse para o Endodontista

Maíra do Prado
Ricardo Ferreira
João Luiz Bittencourt de Abreu
Nedi Soledade Rocha

## INTRODUÇÃO

A odontogeriatria, especialidade odontológica voltada para o cuidado dos idosos, foi criada em 2001 e reconhecida pelo Conselho Federal de Odontologia em 2002. Embora seja uma especialidade relativamente nova, a atenção especial aos idosos é objeto de estudo desde a década de 1950.

De acordo com o Estatuto do Idoso (Brasil, 2003), é classificado como idoso o grupo de pessoas com 60 anos ou mais de idade. Dados recentes do Instituto Brasileiro de Geografia e Estatística (IBGE, 2013) mostram que a distribuição populacional por idade vem apontando para a tendência de envelhecimento da estrutura etária no país (Figura 26.1). De acordo com a projeção de população mais recente, no grupo de idosos o aumento na participação relativa passará de 13,8% em 2020 para 33,7% em 2060, ou seja, um aumento de 20 pontos percentuais. O grupo de idosos de 60 anos ou mais será maior que o de crianças de até 14 anos de idade em 2030, e em 2055 a participação de idosos na população total será maior que a de crianças e jovens de até 29 anos de idade.

A Pesquisa Nacional de Saúde Bucal 2010 (SB Brasil, 2010) analisou a situação bucal da população brasileira. Comparando os achados dessa pesquisa com os de 2003 (Figura 26.2), observou-se que, no que diz respeito aos adultos e idosos, a redução nos índides de ataque de cárie foi menos significativa por conta do caráter cumulativo das sequelas da doença. Entre os idosos de 65 a 74 anos de idade, o CPO

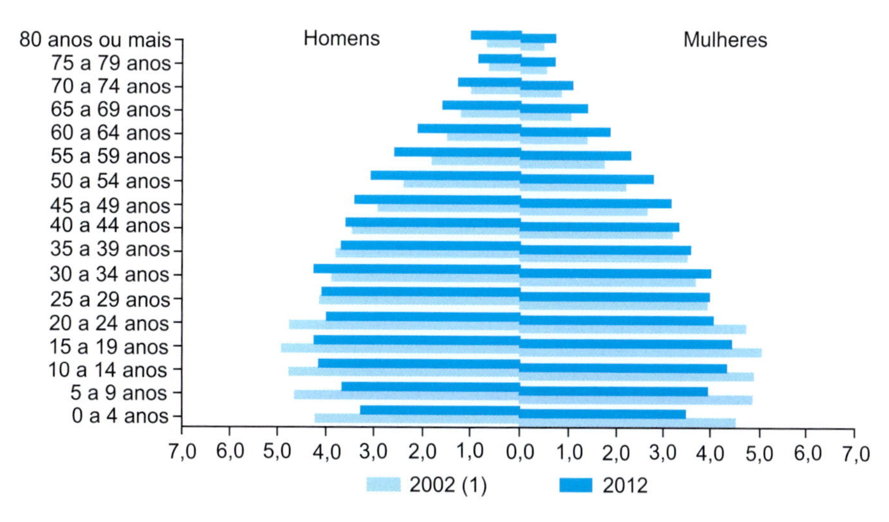


▶ **Figura 26.1** Gráfico mostrando a distribuição percentual da população brasileira por sexo, segundo o grupo de idade – 2002/2012. (IBGE – Pesquisa Nacional por Amostra de Domicílios.)

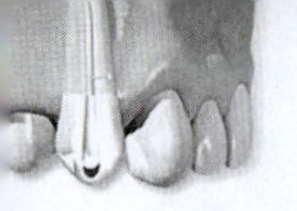

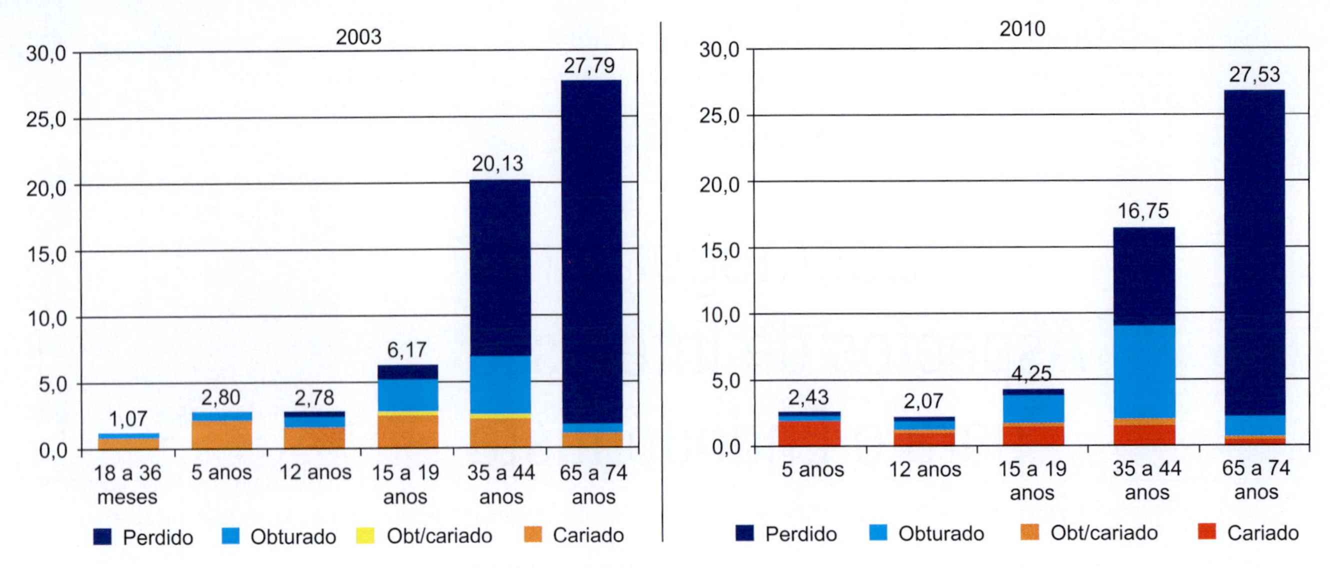


▶ **Figura 26.2** Médias de CPO/ceo e proporções de componentes segundo a idade no Brasil. (Fonte: SB Brasil, 2003, 2010.)

(índice de dentes cariados, perdidos e obturados) praticamente não se alterou, ficando em 27,5 em 2010, enquanto em 2003 a média era de 27,8, com a maioria correspondendo ao componente "extraído". Analisando os resultados para o grupo de 35 a 44 anos, observou-se que o CPO caiu de 20,1 para 16,7 – um declínio de 17%. Observou-se que os componentes "cariado" e "perdido" caíram mais acentuadamente, enquanto o componente "obturado" cresceu em termos relativos. O componente "perdido" caiu de 13,23 para 7,48, enquanto o componente "obturado" cresceu de 4,22 para 7,33 (aumento de 73,7%). Isso significa que a população adulta de 35 a 44 anos, ao longo dos últimos 7 anos, vem apresentando menor ataque de cárie e está tendo, também, maior acesso a serviços odontológicos para restaurações dentárias. Isso representa uma importantíssima inversão de tendência registrada no país: os procedimentos de extrações dentárias vêm cedendo espaço aos tratamentos restauradores.

Com o crescimento da população idosa e o aumento da necessidade de procedimentos restauradores, entre eles o tratamento/retratamento endodôntico, o endodontista terá de se atualizar e obter conhecimentos para atender a essa crescente faixa da população.

É necessário ter em mente duas situações em relação aos idosos. Estes podem ser relativamente saudáveis, isto é, funcionalmente independentes, ou ainda, devido à presença de problemas complexos, podem ser funcionalmente dependentes. Os primeiros são atendidos no consultório, ao passo que os últimos são atendidos em ambiente domiciliar ou hospitalar.

Uma anamnese criteriosa, associada a conhecimentos científicos sobre as condições sistêmicas que o paciente possa vir apresentar e o conhecimento de alterações fisiológicas decorrentes da idade, será essencial para o prognóstico do caso.

O presente capítulo abordará a história médica associada a condições sistêmicas comuns ao envelhecimento, a história odontológica relacionada com alterações bucais e, por fim, algumas manobras utilizadas para facilitar o atendimento endodôntico aos pacientes idosos.

## ALTERAÇÕES SISTÊMICAS COMUNS NA TERCEIRA IDADE

### *Diabetes mellitus*

O *diabetes mellitus* (DM) consiste em um grupo de doenças metabólicas caracterizadas, principalmente, pelo aumento excessivo da quantidade de glicose no sangue (hiperglicemia), o que geralmente ocorre por conta da deficiência na produção de insulina pelo organismo, ou pela presença em menor quantidade de receptores de glicose nas células do corpo.

A insulina é um hormônio que regula a glicose no sangue em uma concentração normal entre 70 e 110mg/dL. A concentração sérica de glicose no diabetes torna-se demasiadamente elevada na hiperglicemia (glicemia em jejum $\geq$ 126mg/ dL e ocasional $\geq$ 200mg/dL) e baixa na hipoglicemia (jejum ou ocasional $<$ 70mg/dL). Essas altas e baixas concentrações séricas de glicose são um efeito comum do diabetes descontrolado e ao longo do tempo podem ocasionar danos sérios a muitos dos sistemas do corpo, especialmente aos nervos e vasos sanguíneos. Os principais sintomas da DM são polidipsia, poliúria, polifagia e perda de peso (Carneiro Neto et al., 2012). A DM divide-se em dois grupos: *diabetes mellitus* tipo 1 (DM1), quando o pâncreas não consegue produzir insulina essencial à sobrevivência (esse tipo de diabetes se desenvolve mais frequentemente em crianças e adolescentes, porém tem sido mais observado em fases posteriores, correspondendo a 10% de todos os portadores), e *diabetes mellitus* tipo 2 (DM2), resultante da inabilidade do organismo para responder apropriadamente à ação da insulina produzida pelo pâncreas. Esse tipo é mais comum e responsável por cerca de 90% de todos os casos de diabetes no mundo. Ocorre mais frequentemente em adultos, mas também tem sido observado em adolescentes (Brandão et al., 2011; Ortiz & Zanetti, 2001).

Dentre as principais manifestações bucais e aspectos dentais dos pacientes com diabetes estão xerostomia, glossodinia, ardor na língua, eritema e distúrbios de gustação. A DM leva a aumento da acidez do meio bucal, aumento da viscosidade e diminuição do fluxo salivar, os quais são fatores de risco para cárie. Apesar das restrições quanto ao consumo de açúcar e da secreção deficiente de imunoglobulinas na saliva, esses pacientes têm a mesma suscetibilidade à cárie e doenças relacionadas com a placa dentária dos indivíduos normais. O maior conteúdo de glicose e cálcio na saliva favorece o aumento na quantidade de cálculos e fatores irritantes nos tecidos. A doença periodontal é a manifestação odontológica mais comum, estando presente em 75% desses pacientes (De Sousa et al., 2003).

Em relação ao atendimento ao paciente diabético, sempre que possível, o horário de atendimento deve respeitar o intervalo das refeições, evitando que o paciente fique longo período de tempo sem se alimentar, o que pode acarretar crises de hipoglicemia. Faz-se, de preferência, o atendimento após o café da manhã. O estresse deve ser evitado, e o atendimento deve ser realizado em sessões curtas.

Em relação ao uso de anestésicos locais, de acordo com os conhecimentos atuais sobre a epinefrina, sabe-se que ela apresenta um efeito farmacológico oposto ao da insulina, sendo possível que o paciente diabético descompensado ou instável se mostre vulnerável aos efeitos desse hormônio. Portanto, o uso de vasoconstritores do grupo das catecolaminas (epinefrina, norepinefrina e neocoberfina) deve ser evitado nesse tipo de paciente. Recomenda-se o emprego de solução anestésica que contenha felipressina, como a prilocaína a 3% (Carneiro Neto et al., 2012).

Em relação à prescrição medicamentosa, alguns anti-inflamatórios não esteroides (AINE), como o ácido acetilsalicílico (AAS), podem competir com os hipoglicemiantes orais pelos mesmos sítios de ligação com proteínas plasmáticas, deslocando-as e impedindo a ligação destas. Assim, esses hipoglicemiantes podem ter seu efeito potencializado, ocasionando um quadro de hipoglicemia. Portanto, quando houver necessidade de prescrição de AINE para um paciente diabético, deve-se, inicialmente, trocar informações com o médico que atende o paciente. Os anti-inflamatórios mais indicados para pacientes diabéticos são benzidamina e diclofenaco. Dipirona e paracetamol são os analgésicos mais indicados em caso de dor ou desconforto de intensidade leve. Em pacientes com a doença controlada, quando há a necessidade de procedimentos mais invasivos com formação de edema e sintomatologia dolorosa mais intensa, fármacos como betametasona ou dexametasona em dose única de 4mg, em adultos, podem ser utilizados com segurança. No que concerne aos antibióticos, a prescrição deve ser feita nos tratamentos odontológicos que possam provocar bacteriemia significativa, em casos de infecções orais, extrações e antes de qualquer procedimento cirúrgico. Os mais indicados são as penicilinas ou cefalosporinas e, em casos de pacientes alérgicos, a eritromicina (Carneiro Neto et al., 2012).

Em relação às complicações durante o tratamento odontológico, uma emergência comum durante o atendimento nesses pacientes é a hipoglicemia, situação em que a glicemia no sangue cai < 45mg/dL, acompanhada de sinais e sintomas que, quando reconhecidos, devem ser imediatamente tratados, fazendo com que o paciente ingira açúcar puro, água com açúcar, balas, chocolate etc. Os sinais e sintomas podem ser de dois tipos básicos: adrenérgicos (desmaio, fraqueza, palidez, nervosismo, suor frio, irritabilidade, fome, palpitações e ansiedade) e neuroglicopênicos (visão turva, diplopia, sonolência, dor de cabeça, perda de concentração, paralisia, distúrbios da memória, confusão mental, falta de coordenação motora, disfunção sensorial, podendo também chegar à manifestação de convulsões e estados de coma). No caso de perda de consciência, a administração de 2cc de glicose a 20% EV geralmente reverte o quadro.

Os pacientes hiperglicêmicos com glicemias > 400mg/dL devem ser encaminhados ao médico.

## Hipertensão arterial

A hipertensão arterial (HA) é definida como doença assintomática, caracterizada pela elevação anormal da pressão arterial (PA), com pressão sistólica ≥ 140mmHg e diastólica ≥ 90mmHg, em indivíduos que não estão fazendo uso de medicação anti-hipertensiva (Quadro 26.1).

O tipo mais comum de hipertensão, abrangendo cerca de 90% dos casos, é a primária (idiopática). Entretanto, pacientes podem ser acometidos por hipertensão secundária, decorrente de doenças renais (hipertensão renovascular), hipertireoidismo, feocromocitoma, coarctação da aorta e pré-eclâmpsia, entre outras doenças (Roque Neto et al., 2009).

O tratamento para hipertensão arterial consiste em restrição ao uso de sal, perda de peso, prática de exercícios físicos e tratamento farmacológico com inibidores da enzima de conversão de angiotensina (captopril, enalapril, ramipril e lisinopril), bloqueadores dos receptores de angiotensina II (losertana e candesartana), diuréticos (hidroclorotiazida e furosemida), bloqueadores do canal de cálcio (nifedipina e

▶ **Quadro 26.1** Relação entre pressão arterial sistólica (PAS) e diastólica (PAD)

| PAS (mmHg) | PAD (mmHg) | Classificação |
|---|---|---|
| < 120 | < 80 | Ótima |
| < 130 | < 85 | Normal |
| 130 a 139 | 85 a 89 | Normal limítrofe ou normal alta |
| 140 a 159 | 90 a 99 | Hipertensão leve |
| 160 a 179 | 100 a 109 | Hipertensão moderada |
| > 180 | > 110 | Hipertensão grave |

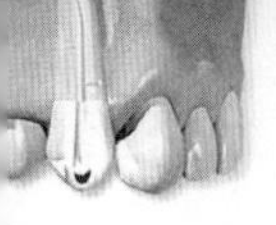



anlodipina), betabloqueadores (propanolol, carvedilol e atenolol), alfa-agonistas de ação central (metildopa e clonidina) e vasodilatadores diretos (hidralazina e minoxidil) (Roque Neto et al., 2009). Uma anamnese criteriosa, em que todos os medicamentos usados pelo paciente devem ser listados, é de extrema importância, pois os medicamentos utilizados pelo paciente fornecerão uma ideia da gravidade da hipertensão.

Antes do início do tratamento, mesmo para aqueles pacientes controlados, é necessária a aferição da PA. É importante ressaltar que em pacientes com pressão sistólica > 160mmHg as chances de acidente vascular encefálico são quatro vezes maiores e pacientes com pressão diastólica > 95mmHg têm duas vezes mais chances de apresentar problemas nas artérias coronárias (Hall, 1992).

Em relação ao tratamento odontológico, antes do início de tratamentos mais invasivos, é aconselhável conversar com o médico do paciente e solicitar um parecer. Em relação à anestesia, deve-se evitar a utilização de anestésico com vasoconstritores ou utilizá-los em menor quantidade. A anestesia deve ser feita de maneira lenta e gradual. A utilização de ansiolíticos durante procedimentos mais prolongados irá reduzir o estresse do paciente e auxiliar o controle da PA. Ao término do atendimento, o paciente deve ser sentado na cadeira e aguardar cerca de 1 a 2 minutos para então levantar-se.

É importante lembrar que os medicamentos utilizados pelo paciente para controle da PA podem interferir no tratamento odontológico. Por exemplo, o uso de diuréticos pode causar desidratação e hipoglicemia; alfa-agonista de ação central pode causar sonolência, boca seca e hipotensão postural; betabloqueadores podem causar hipotensão, bradicardia, broncoespasmo grave e hipoglicemia; inibidores da enzima de conversão da angiotensina podem causar hiperglicemia, disfunção renal e hipotensão; bloqueadores do canal de cálcio podem causar hipotensão e bradicardia (Roque Neto et al., 2009).

A Figura 26.3 apresenta as condições dos pacientes e a conduta diante das diferentes condições.

## Cardiopatias

As cardiopatias englobam uma série de enfermidades, como arritmia, insuficiência cardíaca congestiva, angina do peito, infarto do miocárdio, bradicardia e endocardite bacteriana.

### *Arritmia*

Um distúrbio do ritmo normal do coração é denominado arritmia, anormalidade que tem origem nos átrios (arritmia atrial) ou nos ventrículos (arritmia ventricular). As arritmias podem ser assintomáticas, descobertas em exames de rotina, ou o paciente pode apresentar sintomas que variam de palpitação a síncope. Quando significativas, as arritmias aumentam o risco de angina, infarto do miocárdio, insuficiência cardíaca congestiva (ICC), crises passageiras de isquemia e acidentes vasculares encefálicos (Teixeira et al., 2008).

As arritmias podem ser exacerbadas pelo estresse e pela ansiedade que ocorrem durante o atendimento odontológico. Por isso, sempre que possível, os procedimentos demorados devem ser distribuídos em várias consultas de curta duração, e técnicas auxiliares de sedação devem ser consideradas (Little, 2000; Rhodus & Little, 2003).

Uma anamnese detalhada é de fundamental importância, visto que pacientes portadores de arritmias podem fazer uso de medicamentos como anticoagulante oral (varfarina) e antiarrítmico (amiodarona).

Em relação aos anestésicos locais, deve-se tomar cuidado com o uso de lidocaína, visto que esse anestésico é um potente antiarrítmico e pode causar bradicardia, hipotensão, depressão respiratória e parada cardíaca em assistolia (Roque Neto et al., 2009).

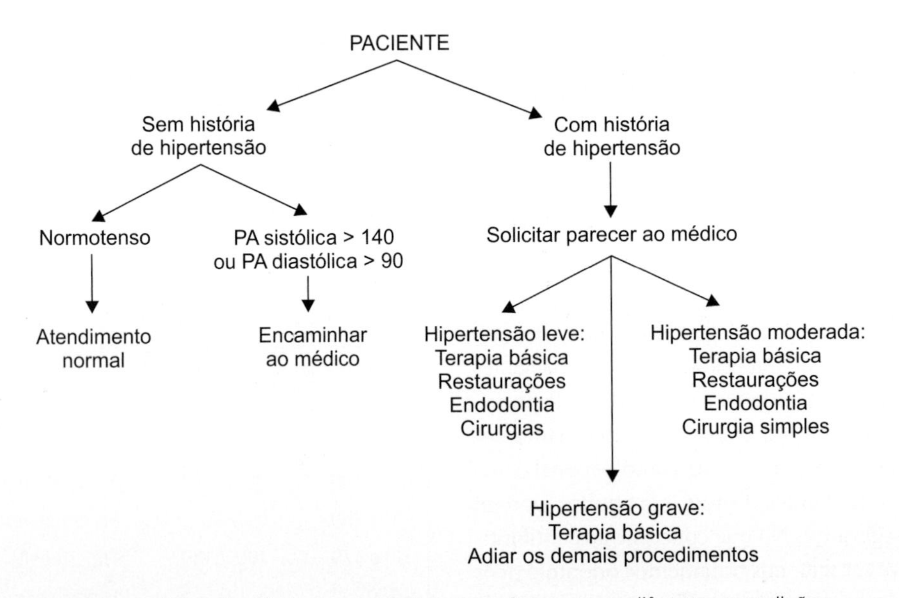


▶ **Figura 26.3** Condição dos pacientes e conduta ante as diferentes condições.

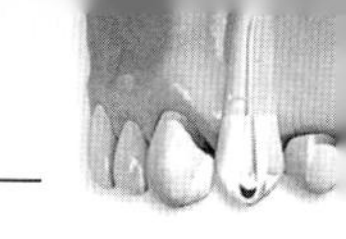

### *Insuficiência cardíaca congestiva*

A ICC resulta da incapacidade do coração em fornecer suprimento adequado de oxigênio para atender às demandas metabólicas do organismo e está associada a vários fatores complicadores. Quanto mais fatores o paciente apresentar, mais sério o comprometimento e maior o risco durante o tratamento odontológico. Em geral, esse tratamento deve ser conduzido de modo a reduzir o estresse ao mínimo necessário (consultas mais curtas, sedação complementar). Nos casos de risco elevado, os procedimentos deverão ser executados com sedação e em ambiente hospitalar (Teixeira et al., 2008).

Como os pacientes com ICC podem apresentar congestão pulmonar e dispneia, deve ser evitada a posição supina da cadeira. Quanto menor a inclinação da cadeira, maior será o conforto do paciente.

Em virtude do uso de anticoagulante oral (varfarina) e antiagregante plaquetário (AAS) para o tratamento de ICC, esses pacientes são mais propensos a apresentar hemorragia durante cirurgias odontológicas. É importante ressaltar ainda que, durante o tratamento, deve-se acompanhar o pulso e a PA do paciente, suspendendo o atendimento em caso de alguma anormalidade (frequência cardíaca [FC] < 60 ou > 120bpm; PA > 160 × 90mmHg ou < 100 × 60mmHg) (Roque Neto et al., 2009).

### *Angina do peito*

A angina consiste em uma dor no peito resultante de redução parcial e reversível da demanda de oxigênio no músculo cardíaco, geralmente devido à obstrução das artérias coronárias. Ocorre em 60% dos pacientes com estenose aórtica, e em metade desses casos está associada a coronariopatia obstrutiva. A dor não costuma ser bem localizada, podendo ocorrer no centro do peito, nas costas, no pescoço, no queixo ou nos ombros. O paciente com angina aguda demonstra sinais de ansiedade e é incapaz de indicar exatamente o local da dor. A angina estável costuma ser de curta duração (menos de 5 minutos) e é aliviada depois da remoção do fator desencadeante. Caso a dor não alivie ou progrida, ou a angina aconteça em situação de repouso, será denominada angina instável, que pode ser precursora do infarto (Teixeira et al., 2008).

### *Infarto do miocárdio*

O infarto do miocárdio é consequência de isquemia prolongada no músculo cardíaco (falta de aporte sanguíneo que resulta em necrose). O paciente com crise de infarto costuma apresentar dor semelhante à da angina do peito. Em geral, a dor do infarto está associada à parte interna do peito, e o paciente pode apresentar náuseas e vômitos (Margaix Muñoz et al., 2008).

Antes de qualquer tratamento odontológico, o paciente que sofreu infarto recente deve ser cuidadosamente avaliado. Procedimentos odontológicos devem ser adiados por pelo menos 6 meses e, idealmente, por mais de 1 ano após o infarto (Teixeira et al., 2008).

Uma anamnese detalhada, relacionando os medicamentos de uso do paciente, é de extrema importância. Esses pacientes apresentam risco maior de hemorragia devido ao uso de antiagregante plaquetário e risco maior de hipotensão postural em virtude do uso de betabloqueadores, inibidores da enzima de conversão da angiotensina e bloqueadores do canal de cálcio (Roque Neto et al., 2009).

### *Bradicardia*

Caracteriza-se por uma frequência de pulso < 60bpm em adulto em repouso. Os pacientes com bradicardia podem estar totalmente assintomáticos ou apresentar sintomas que variam da tontura à síncope fraca, sendo tratados mediante a colocação de marca-passo (Teixeira et al., 2008).

Cuidados devem ser tomados no momento da utilização de aparelhos eletrônicos capazes de influenciar o funcionamento do marca-passo. Não é aconselhável o uso de aparelhos que criam corrente eletromagnética, como medidores eletrônicos do canal radicular (localizador apical), aparelhos de ultrassom e bisturis elétricos, pois podem causar supressão do marca-passo, resultando em parada cardíaca (Chapman & Penkeyman, 2002).

### *Endocardite bacteriana*

Infecção grave das válvulas cardíacas ou das superfícies endoteliais do coração, a endocardite bacteriana é causada por uma série de condições clínicas predisponentes que provocaram danos às válvulas cardíacas, as quais podem resultar de patologias, como febre reumática, lesões valvulares adquiridas, superfícies cardíacas ásperas produzidas pelo jato de sangue que passa por meio de lesões cardíacas congênitas, prótese nas válvulas cardíacas ou, até mesmo, endocardite bacteriana anterior.

As intervenções odontológicas constituem uma das causas principais de bacteriemia transitória. As bactérias presentes na circulação sanguínea podem colonizar válvulas danificadas ou anormais, resultando em endocardite bacteriana. Os riscos de bacteriemia de origem bucal parecem depender de duas variáveis importantes: a extensão do traumatismo aos tecidos moles e o grau da doença inflamatória local preexistente. Portanto, em qualquer procedimento odontológico com risco em pacientes com comprometimento cardiovascular e sangramento, deve ser avaliada a necessidade de profilaxia com antibióticos em pacientes suscetíveis ao desenvolvimento de endocardite bacteriana (Teixeira et al., 2008). Apesar do relato de bacteriemias decorrentes de intervenções odontológicas, as bacteriemias aleatórias resultantes da exposição durante as atividades diárias são o principal fator de risco para o desenvolvimento de endocardite bacteriana (Journal of American Dental Association, 2008).

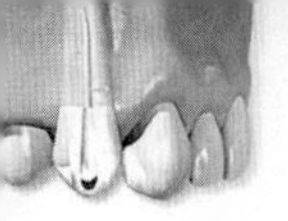



Em relação ao atendimento odontológico, alguns cuidados são necessários para os pacientes portadores de cardiopatia. A antibioticoteraia profilática (Quadro 26.2) deve ser instituída em algumas situações de alto risco, como mostrado no Quadro 26.3, e somente em procedimentos que envolvam manipulação de tecido gengival e da região periapical do dente ou perfuração da mucosa (Journal of American Dental Association, 2008).

Em relação ao uso de anestésicos locais, sua aplicação deverá ser feita de maneira lenta e gradual, após aspiração inicial, evitando-se injeções intravasculares. É importante um contato prévio com o médico do paciente, relatando o tipo de anestésico que será utilizado e os benefícios do uso de anestésicos locais com vasoconstritores, assim como a dose a ser utilizada. O uso de vasoconstritores promove aumento da duração da anestesia, aumento da profundidade da anestesia, redução da toxicidade do anestésico local, utilização de volumes menores da solução anestésica e diminuição do sangramento em procedimentos cirúrgicos.

▶ **Quadro 26.2** Regimes de antibioticoterapia profilática em adultos (Journal of American Dental Association, 2008)

| Situação | Agente | Regime: dose única 30 a 60 minutos antes do procedimento |
|---|---|---|
| Paciente não alérgico | Amoxicilina | 2,0g VO |
| Paciente alérgico à penicilina | Cefalexina | 2,0g VO |
| | Clindamicina | 600mg VO |
| | Azitromicina ou claritromicina | 500mg VO |
| Paciente incapaz de tomar a medicação oral | Ampicilina ou | 2,0g EV ou IM |
| | Cefazolina ou cefadroxil | 1,0g EV ou IM |
| Paciente alérgico à penicilina e incapaz de tomar a medicação oral | Clindamicina | 600mg EV |
| | Cefazolina ou cefadroxil | 1,0g IM |

▶ **Quadro 26.3** Condições cardíacas associadas a risco maior de desenvolvimento de endocardite bacteriana (Journal of American Dental Association, 2008)

| |
|---|
| Válvula cardíaca ou material para reparo de válvula cardíaca |
| Endocardite bacteriana prévia |
| Doença cardíaca congênita (DCC): |
| DCC cianótica não tratada, incluindo manobras paliativas |
| Defeito cardíaco congênito completamente reparado com material ou dispositivo protético ou por intervenção com cateter durante os 6 primeiros meses após o procedimento |
| DCC reparada e com defeitos residuais no local ou adjacentes ao local de um dispositivo ou encaixe protético (que inibe a endotelialização) |
| Receptores de transplante cardíaco que desenvolveram valvulopatia cardíaca |

Métodos farmacológicos de controle da ansiedade podem ser úteis para alívio do estresse nesses pacientes. Dentre os medicamentos e as doses indicadas para esse fim destacam-se: 5 a 10mg para o diazepam, 1 a 2mg para o lorazepam e 0,5 a 0,75mg para o alprazolam. O protocolo recomenda uma dose única do benzodiazepínico de escolha, administrada VO de 30 a 45 minutos antes do atendimento, com exceção do lorazepam, que deve ser tomado com 2 horas de antecedência. Entretanto, antes da administração do medicamento, é importante conversar com o médico do paciente (de Barros et al., 2011).

## Artrite reumatoide

Essa enfermidade costuma se instalar por volta dos 40 anos de idade, mas pode se iniciar em qualquer idade. Acomete principalmente mulheres caucasianas. Uma teoria para explicar sua patogenia é que se trata de um mecanismo autoimune. O envolvimento das articulações é simétrico, podendo ser afetadas as pequenas articulações, como as de pés e mãos, assim como as de ombro, cotovelo, punho, quadris e joelhos e a articulação temporomandibular. Em graus mais graves, pode-se observar deformação articular, causando fusão óssea ou ancilose. Outros sintomas frequentes nesses pacientes são enfraquecimento ou atrofia muscular, perda de peso, fadiga, febre, mal-estar, insônia e anemia, entre outros (Melo, 2005).

As consultas odontológicas devem ser de curta duração, preferencialmente no final da tarde, uma vez que ao longo do dia ocorre redução do enrijecimento dos músculos e das articulações. Deve-se estar atento ao acometimento da ATM pela enfermidade, o que dificultaria manter a boca aberta.

Em relação ao uso de medicações, pacientes com artrite reumatoide geralmente fazem uso de salicilato, em forma de AAS ou salicilato de sódio, o que pode ocasionar um tempo de sangramento elevado, causando hemorragia. Também costumam usar corticoides, como cortisona e prednisona, que, quando utilizados por tempo prolongado (> 2 anos), podem promover supressão da suprarrenal adrenocortical. O uso de penicilina e AINE pode causar estomatites. A ciclosporina pode causar hiperplasia gengival e envolvimento da ATM. Antes do início do tratamento odontológico é aconselhável um contato com o médico do paciente para entender as necessidades e condições sistêmicas envolvidas (Melo, 2005).

De acordo com a American Dental Association (1997), nos casos de atendimento odontológico invasivo, recomenda-se antibioticoterapia profilática para pacientes com artrite reumatoide grave ou que tiveram articulações substituídas por próteses.

## Síndrome de Sjögren

A síndrome de Sjögren é uma doença autoimune que acomete, principalmente, mulheres idosas, embora possa ser observada em outras idades. Trata-se de uma doença

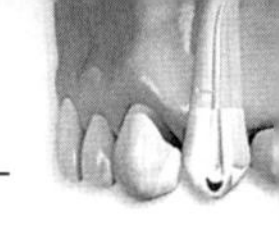

inflamatória crônica das glândulas exócrinas com grande abrangência no envolvimento extraglandular. Pode envolver glândulas salivares e lacrimais, assim como glândulas dos sistemas respiratório, gastrointestinal, vagina e pele. Podem ocorrer manifestações extraglandulares envolvendo articulações, fígado, rim e sistema nervoso (Melo, 2005).

A principal manifestação bucal associada à síndrome é a xerostomia, que pode ocasionar aumento da suscetibilidade à cárie e infecções bucais. Podem ser encontradas outras alterações, como língua fissurada, atrofia papilar, mucosa oral vermelha e sensível e queilite angular, uma tumefação difusa e firme das glândulas salivares e que aumenta durante o curso da doença (Neville, 1995).

## Mal de Parkinson

O mal de Parkinson é uma doença cerebral degenerativa e lentamente progressiva que acarreta tremores, rigidez muscular, problemas na deglutição, salivação excessiva e tremor na boca. Pacientes com mal de Parkinson são mentalmente normais.

Os sintomas podem ser amenizados com o uso de fármacos como a dopamina. Entretanto, devido ao uso dos medicamentos para controle da doença, podem ocorrer hipossalivação e xerostomia. Dentre os cuidados durante o atendimento, deve-se ter em mente que esses pacientes apresentam tremor nos músculos da mastigação e da língua, dificultando o tratamento (Melo, 2005).

## Mal de Alzheimer

O mal de Alzheimer ataca de maneira gradativa as células do cérebro, causando perda de memória, confusão mental e mudança de comportamento, até extirpar qualquer vestígio de vida intelectual. Nos estágios mais avançados, o indivíduo pode perder a capacidade de andar, falar e, até mesmo, engolir alimentos.

Em relação aos cuidados odontológicos, esses pacientes devem ser acompanhados desde o estágio inicial da doença, realizando-se os procedimentos odontológicos nessa fase para que nos estágios intermediários e avançados sejam necessários apenas acompanhamento e prevenção, visto que já nos estágios intermediários da doença o paciente apresenta dificuldade de expressão de linguagem, principalmente em relação à dor. As consultas devem ser realizadas preferencialmente no início da manhã ou à tarde, durando em média 30 minutos, com o acompanhamento de um familiar ou cuidador. Em consultas prolongadas, o paciente pode se tornar cansado e irritadiço (Ship, 1992).

## Insuficiência renal

Ao tratar de um paciente com deficiência ou falência nos rins, deve-se dar atenção a alguns cuidados importantes a serem tomados e aspectos a serem observados.

A administração de fármacos deve ser bem cautelosa, sendo mais segura a escolha de medicamentos não metabolizados nos rins.

Indivíduos com doença renal crônica (DRC) podem apresentar gengivite, palidez da mucosa e perda da demarcação na linha mucogengival (Opatry, 1997). Alguns diuréticos utilizados no tratamento da DRC podem causar xerostomia (Porter et al., 2004), aumentando o risco de cárie e doença periodontal.

Outro aspecto que deve ser lembrado é o fato de pacientes com doenças renais apresentarem a tendência ou negligenciar as medidas de prevenção oral, aumentando assim o risco de doenças como cárie, gengivite e periodontite.

Quando a insuficiência renal atinge um grau mais avançado e normalmente o paciente é submetido à hemodiálise, é comum a necessidade de transplante de rim. Nesse estágio, o paciente pode apresentar, além das condições salientadas previamente, problemas como odor urêmico, mudanças no paladar e estomatites (Kho et al., 1999). Se o paciente será submetido a transplante renal, deve ser lembrado que seu sistema imunológico ficará comprometido. Assim, deve-se eliminar todo e qualquer tipo de infecção bucal, como, por exemplo, uma lesão endodôntica periapical, que serviria de porta de entrada de microrganismos na corrente sanguínea. Logo após o transplante renal, a manifestação oral mais comum é a hiperplasia gengival em virtude do uso de bloqueadores dos canais de cálcio e imunossupressores (Friskopp & Klintmalm, 1986). O fármaco mais utilizado é a ciclosporina. Outras manifestações podem surgir, como infecções oportunistas (p. ex., candidíase, herpes simples, língua saburrosa e leucoplasia pilosa).

Procedimentos odontológicos eletivos devem ser evitados logo após o transplante renal. O contato com o médico é necessário, uma vez que apenas após sua liberação e a garantia de não rejeição do transplante é que o tratamento odontológico poderá ser iniciado.

## Pacientes com câncer

Um dos principais aspectos a serem observados no paciente oncológico diz respeito às alterações bucais causadas por dois principais tratamentos do câncer: a rádio e a quimioterapia. É comum a presença de xerostomia em razão da menor produção de saliva, provocada pelas alterações nas glândulas salivares. A diminuição de saliva depende da dose de radiação utilizada e da quantidade de glândulas no local irradiado (Liu et al., 1990).

Cáries de radiação podem ocorrer de maneira direta, devido à diminuição da capacidade dos odontoblastos de produzir dentina terciária ou reparadora, ou indireta, em virtude da hipossalivação. Esse processo ocorre de maneira rápida e geralmente está localizado na região de colo dental (Joyston-Bechal & London, 1992). O tratamento com radiação pode causar ainda osteorradionecrose. Essa condição tem a exo-

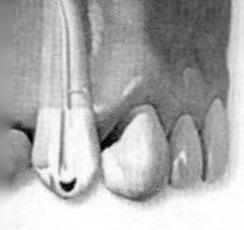



dontia como principal fator associado e se dá pela diminuição de vasos sanguíneos e da ação de odontoblastos, o que torna o tecido ósseo mais suscetível a infecções (Whitmyer, 1997).

Devido à químio e à radioterapia, é comum esses pacientes apresentarem mucosite. Essa patologia pode vir a impedir o paciente de se alimentar e, até mesmo, de falar. Para acelerar o processo de reparo e cicatrização dessa patologia, tem sido utilizado o tratamento com *laser*.

### Influência do uso de bisfosfonatos na cavidade oral

Medicamentos da família dos bisfosfonatos são comumente utilizados no fim da segunda e no início da terceira idade como prevenção e tratamento da osteoporose. Um dos mais utilizados é o alendronato de sódio, sobretudo em mulheres após a menopausa. Outros muito utilizados, por exemplo, no tratamento de câncer no tecido ósseo, são o pamidronato e o zoledronato.

Deve-se ter grande preocupação com o risco de necrose óssea nos usuários desse tipo de medicamento, sobretudo em procedimentos como extração dentária e instalação de implantes osseointegrados. Esse risco é sempre maior na mandíbula do que na maxila, por conta de sua menor vascularização. Além disso, devido à alta toxicidade dos bisfosfonatos e à indução de apoptose de células ceratinócitas, podem ocorrer ulcerações na mucosa (aftas).

## ALTERAÇÕES NAS ESTRUTURAS BUCAIS

### Saliva

O volume de saliva secretado e a concentração de seus constituintes reduzem com a idade. Isso se deve à atrofia que se estabelece com a idade, envolvendo não apenas as células secretoras, como também os ductos. Fibroses nas estruturas glandulares são também achados comuns em pacientes idosos (Rocha, 2007).

Além disso, o uso de medicamentos para controle de doenças crônicas reduz o fluxo salivar. A redução do fluxo salivar aumenta os riscos de ocorrência de lesões cariosas, reduz a lubrificação dos tecidos orais e afeta a mobilidade da língua. Condições como mau hálito e xerostomia (sensação de boca seca) são consequências comuns da hipossalivação.

É importante lembrar que, além da redução salivar fisiológica, problemas comuns em idosos, como sialolitos nos ductos submandibulares, doenças autoimunes, radiação proveniente de tratamento antineoplásico, uso de medicamentos antidepressivos, anti-hipertensivos, diuréticos e DM, também contribuem para a redução do fluxo salivar (Lucena et al., 2010).

### Alterações periodontais

Com o avanço da idade, a gengiva retrai e perde aderência ao cemento, expondo parte da superfície radicular. A estrutura do tecido gengival clinicamente saudável não mostra alterações no epitélio relacionadas com a idade. Entretanto, a submucosa demonstra redução na celularidade com aumento da textura do tecido fibroso (Carranza, 1990).

A retração gengival, seja fisiológica, por bactérias ou por trauma – estresse oclusal ou escovação –, pode ser acompanhada de mobilidade dentinária. Esta é decorrente da perda óssea por reabsorção que acontece fisiologicamente com o envelhecimento e pode ser exacerbada pela presença de biofilme, se os cuidados necessários de higiene oral não forem adotados pelo paciente geriátrico (Carranza, 1990).

O tipo de periodontite que acomete o idoso, na grande maioria dos casos, é a crônica, a qual ocorre de maneira lenta, podendo ser localizada ou generalizada, e seu tratamento é mais complicado do que no paciente adulto ou jovem. Essa dificuldade se dá principalmente por três fatores: menor abundância de células, dificultando a cicatrização, menor quantidade de saliva, diminuindo a eficácia contra o biofilme, e presença de doenças sistêmicas que exacerbam ou modificam o biofilme (Kaurish et al., 1997).

### Alterações no complexo amelodentinário

O esmalte sofre alterações significativas com a idade, como aumento na concentração de fluoretos e nitrogênio, o que pode comprometer a adesão dos materiais restauradores.

Outra modificação frequentemente observada se dá no formato dos dentes em razão de desgaste, tendo como principais causas atrição, abfração, erosão e abrasão, geralmente envolvendo ao menos dois desses fatores.

Finalmente, podem ser observadas alterações em relação à cor dos dentes, devido a mudanças como menor espessura de esmalte, qualidade da dentina (por deposição de dentina secundária/terciária), pigmentação dentária, cárie, corrosão e deterioração de materiais restauradores, tratamento endodôntico e higienização deficiente (Rocha, 2007).

### Alterações no complexo dentinopulpar

A deposição fisiológica de dentina que ocorre durante todo o período de vitalidade pulpar provoca diminuição da câmara pulpar e estreitamento dos canais radiculares. O volume do canal e da câmara pulpar é inversamente proporcional à idade: à medida que a idade avança, o diâmetro da câmara pulpar e do canal radicular diminui. Isso ocorre porque a formação de dentina, que ocorre durante toda a vida, pode resultar em obliteração quase completa da polpa e por causa da dentina reparadora resultante dos procedimentos restauradores, trauma, atrição e cárie recorrente (Figura 26.4).

Os túbulos dentinários sofrem alterações com a idade, pois há também calcificação progressiva na dentina periférica, nas junções amelodentinária e dentina-cemento, progredindo em direção à polpa e aos espaços interglobulares. Há ainda redução na permeabilidade dos túbulos dentinários, o que ocasiona aumento do limiar de sensibilidade à dor devido ao menor fluxo em seu interior (Comark, 1999).

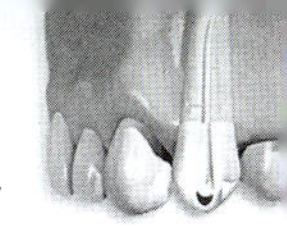

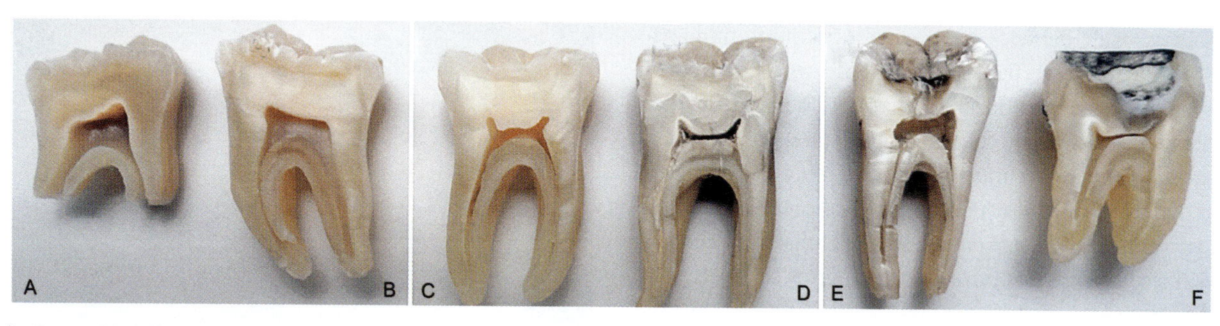


▶ **Figura 26.4** Estreitamento da câmara pulpar com a idade (**A** a **D**) em resposta a lesão cariosa (**E**) e procedimento restaurador (**F**).

Com o envelhecimento, a polpa dentária apresenta-se fibrótica com diminuição de sua celularidade e câmara pulpar reduzida. Ocorrem redução do número e da qualidade dos vasos sanguíneos e diminuição na atividade vascular, tornando-a mais suscetível a dano irreversível, o que contraindica tratamentos conservadores. Há também redução no número de fibras nervosas e, consequentemente, alto limiar de reação à dor; essa redução faz com que haja respostas alteradas a estímulos do ambiente e testes de sensibilidade (Frare et al., 1997; Werner et al., 1998).

Em relação à região apical, em virtude da contínua deposição de cemento secundário ao longo dos anos, observa-se maior porcentagem de delta apical em pacientes idosos, quando comparados a pacientes adultos jovens. Estudo clássico de Salles Cunha mostra percentual de 16,6% em pacientes de 15 a 30 anos, de 26,3% em pacientes entre 30 e 45 anos e de cerca 50% em pacientes com mais de 45 anos de idade. Além disso, com a idade, ocorre aumento não apenas do número, mas do comprimento dessas ramificações (Salles Cunha, 1954).

## MANOBRAS UTILIZADAS PARA FACILITAR O ATENDIMENTO ENDODÔNTICO A PACIENTES IDOSOS

O atendimento ao paciente idoso é muitas vezes semelhante ao do adulto. Entretanto, são necessários conhecimento teórico e manobras específicas para auxiliar aqueles casos que diferem do convencional.

### Métodos auxiliares de diagnóstico

Dentre os métodos auxiliares de diagnóstico utilizados no tratamento endodôntico incluem-se os testes de transiluminação e de sensibilidade pulpar e o exame radiográfico.

#### *Teste de transiluminação*

O teste de transiluminação e o uso de corantes são adotados para detecção de fraturas e fissuras. Entretanto, em pacientes idosos, esses testes têm importância relativa, visto que dentes mais velhos tendem a apresentar algum tipo de fratura ou fissura.

#### *Teste de sensibilidade pulpar*

Os testes de sensibilidade pulpar (ao frio e ao calor) em pacientes idosos podem demonstrar respostas diferentes, geralmente reduzidas, em comparação aos pacientes jovens. Isso se deve ao fato de menor número de ramificações nervosas estar presente em polpas mais velhas, associado à presença de alterações degenerativas da polpa devido à mineralização do nervo e de sua bainha.

Em relação aos testes elétricos, estes têm valor limitado em pacientes idosos, além de não serem recomendados em pacientes que fazem uso de marca-passo.

O teste de cavidade, assim como os outros testes citados, apresenta valor limitado em virtude da inervação reduzida da dentina, fazendo com que a resposta só ocorra mediante exposição pulpar.

#### *Exames de imagem*

As indicações e técnicas utilizadas para o exame radiográfico não costumam diferir daquelas referentes aos pacientes adultos.

As radiografias de diagnóstico, geralmente periapicais, devem, sempre que possível, ser realizadas com a utilização de posicionadores. Um aumento no tempo de exposição pode ser necessário nos casos em que se observa a presença de tórus. Radiografias *bite-wings* podem ser úteis na determinação das dimensões da câmara pulpar.

Embora poucas diferenças sejam relatadas em relação à técnica radiográfica propriamente dita, uma análise mais criteriosa deve ser feita quanto aos achados. Alterações nas dimensões e presença de calcificações ou nódulos pulpares na câmara pulpar, assim como no canal radicular, devem ser avaliadas. É importante que a radiografia seja criteriosamente avaliada da região coronária até a apical, verificando-se ainda o posicionamento do dente na arcada.

A tomografia computadorizada *cone beam* pode ser utilizada como auxiliar no diagnóstico e na localização e caracterização do grau ou nível de calcificação dos canais.

### Manobras utilizadas no atendimento endodôntico

#### *Isolamento absoluto*

Sempre que possível, deve-se realizar isolamento do dente que será tratado; entretanto, em alguns casos, esse recurso não é possível e não seria o mais indicado em outros.

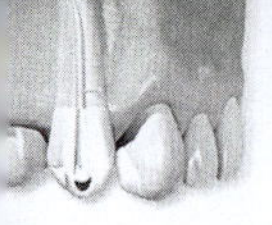

Em casos de dentes extensamente destruídos, onde não há estrutura necessária para o posicionamento do grampo, ou ainda de dentes acometidos por doença periodontal, deve ser considerado o isolamento de múltiplos dentes. Outra indicação para isolamento de múltiplos dentes se dá nos casos em que o dente a ser tratado encontra-se calcificado, pois a colocação do grampo no dente em questão dificultaria a visualização do instrumentos nos primeiros milímetros cervicais.

Em pacientes com doenças obstrutivas crônicas, que induz falta de ar e necessidade de respiração bucal, técnicas especiais de isolamento devem ser consideradas.

## Acesso

O acesso adequado e a identificação dos canais são os aspectos mais desafiadores do tratamento endodôntico em pacientes idosos. Pode-se observar desde redução concêntrica e linear do volume da câmara pulpar e canais radiculares até a completa obstrução da entrada do canal ou de todo o canal propriamente dito.

O uso do microscópio clínico facilitará a visualização tanto pela ampliação como pela maior iluminação. Na ausência do microscópio, lupas de aumento podem ser úteis para facilitar a visualização.

Outro equipamento de extrema valia para localização de canais calcificados é o ultrassom, cujas pontas de diferentes formatos, específicos para endodontia, auxiliarão a remoção da dentina que se encontra recobrindo o canal radicular. A linha *rostrum canallis*, associada às modificações na dentina (Quadro 26.4) auxiliará a localização do canal (Figuras 26.5 e 26.6).

Outro recurso que auxilia a localização dos canais consiste no uso de corantes, como o azul de metileno ou o evidenciador de placa, utilizado em periodontia. A solução deve ser colocada na câmara pulpar e permanecer por 3 minutos para em seguida ser removida. O corante pode permanecer em pontos específicos, sugerindo a entrada dos canais. Ademais, a solução de hipoclorito de sódio pode auxiliar a localização de canais em caso de polpa viva em razão da formação de bolhas na região da entrada do canal.

▶ **Quadro 26.4** Diferenças entre dentina normal e calcificada (Araújo et al., 2013)

| Dentina normal | Dentina calcificada |
|---|---|
| Assoalho radicular com aparência lisa e regular | Assoalho radicular com aspecto rugoso e irregular |
| Ausência de nódulos pulpares ou nódulos isolados | Nódulos pulpares com coloração amarelada, translúcidos, com aparência vítrea |
| A coloração da dentina do assoalho e a dos canais são semelhantes | Coloração da dentina mais esbranquiçada, preenchendo os espaços dos sulcos no assoalho ou todo o interior do canal |
| Câmara pulpar e canal radicular visíveis radiograficamente | Câmara pulpar e canal radicular pouco visíveis ou invisíveis radiograficamente |

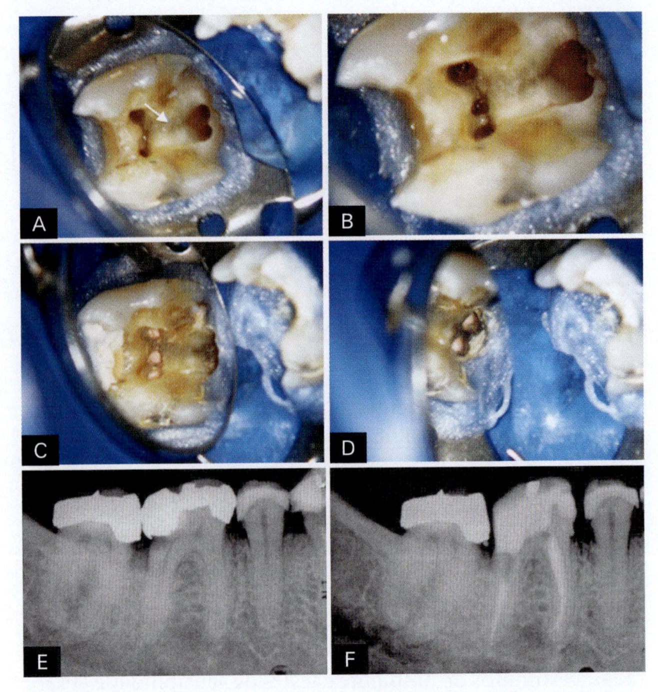

▶ **Figura 26.5** Caso clínico (dente 46): **A** e **B** Localização dos canais e da linha *rostrum canallis* (*seta*). **C** e **D** Obturação dos canais. **E** e **F** Radiografias inicial e final.

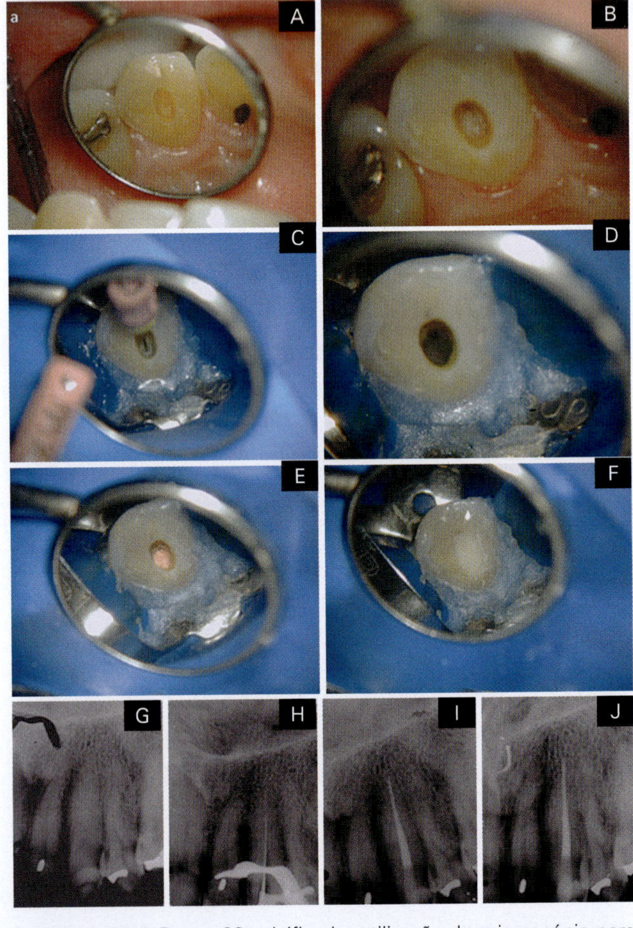

▶ **Figura 26.6** Dente 23 calcificado: utilização do microscópio para localização do canal e demais etapas do tratamento (**A** a **F**). Em **A** e **B**, observa-se diferença na coloração da dentina. Radiografias inicial (**G**), odontometria (**H**), final (**I**) e proservação de 1 ano (**J**).

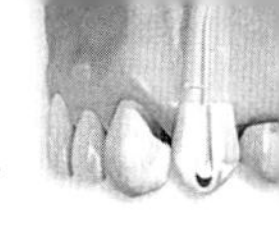

### *Preparo químico-mecânico*

Independentemente da técnica utilizada para preparo, alguns pontos são considerados essenciais para o sucesso do tratamento a longo prazo, como determinação da patência, utilização de substância química auxiliar ativa, uso de medicação intracanal, quando necessário, e remoção de *smear layer*.

O acesso a todo o comprimento do canal, pelo instrumento e irrigante, é de extrema importância para o sucesso a longo prazo, por garantir a máxima limpeza e desinfecção do sistema de canais radiculares. Independentemente da técnica de preparo e dos instrumentos utilizados, todo o comprimento do canal (patência) deve ser atingido.

A utilização de substância química auxiliar ativa, como, por exemplo, hipoclorito de sódio, auxiliará a limpeza e desinfecção não apenas do canal principal, mas também daquelas áreas inacessíveis ao instrumento.

Sempre que possível e indicado, o dente deve ser obturado em sessão única. Entretanto, em algumas situações, como preparo não concluído, presença de exsudato, sintomatologia dolorosa, entre outras, deve-se empregar medicação intracanal entre as sessões. Diferentes medicações são propostas e, em virtude dos resultados positivos, indica-se a utilização de hidróxido de cálcio associado a soro, clorexidina gel a 2% ou paramonoclorofenol canforado – PMCC (pasta HPG – $Ca(OH)_2$ + PMCC + glicerina). Pode-se utilizar ainda a clorexidina gel isolada, preenchendo todo o canal, ou ainda a parte já preparada deste.

### *Obturação*

Independentemente da técnica de obturação escolhida, o importante é que esta preencha todo o sistema de canais radiculares.

Nessa fase, não existem diferenças entre o paciente idoso e os demais. É importante salientar que, terminada a obturação, o dente deverá ser imediatamente restaurado e um acompanhamento do caso deverá ser realizado, a fim de se observarem o reparo e a ausência de sinais e sintomas clínicos.

## CONSIDERAÇÕES FINAIS

O objetivo final do tratamento endodôntico no paciente idoso não difere dos demais. Objetiva-se, biologicamente, o reparo perirradicular e, clinicamente, garantir a ausência de sinais e sintomas clínicos.

Entretanto, para alcançar esses objetivos será necessária atenção especial a esses pacientes, tendo em vista a possibilidade de apresentarem alterações sistêmicas, assim como alterações dentárias fisiológicas, devido ao envelhecimento.

É obrigação do cirurgião-dentista que atende essa faixa etária da população manter-se atento e acumular conhecimento sobre suas necessidades específicas.

### Referências


1. American Dental Association. Antibiotic prophylaxis for dental patients with total point replacements. J Am Dent Assoc 1997; 130:689-98.
2. American Heart Association. Prevention of infective endocarditis: Guidelines from the American Heart Association. J Am Dent Assoc 2008; 139.
3. Araujo MCP, Gusman HCDS, Risso PA. Dentes com canais atrésicos: Como tratar? In: Alencar MJS (ed.) Odontologia integrada na terceira idade. São Paulo: Santos, 2013:67-84.
4. Branco FP, Volpato MC, de Andrade ED. Profilaxia da endocardite bacteriana na clínica odontológica – O que mudou nos últimos anos? R Periodontia Setembro 2007; 17(3):23-9.
5. Brandão DFLMO, Silva APG, Penteado LAM. Relação bidirecional entre a doença periodontal e a diabetes mellitus. Odontol Clin-Cient 2011; 10(2):117-20.
6. Carneiro Neto JN, Beltrame M, Souza IFA, de Andrade JM, da Silva JAL, Quintela KL. O paciente diabético e suas implicações para conduta odontológica. Rev Dent on line 2012; 11(23):11-8.
7. Chapman PJ, Penkeyman HW. Successful defibrillation of a dental patient in cardiac arrest. Aust Dent J 2002; 47(2):176-7.
8. Dajani AS, Taubert KA, Wilson W et al. Prevention of bacterial endocardites: recommendations by the American Heart Association. Clin Infect Dis 1997; 25(6):1448-58.
9. de Barros MNF, Gaujac C, Trento C, de Andrade MCV. Tratamento de pacientes cardiopatas na clínica odontológica. Rev Saúde Pesq 2011; 4(1):109-14.
10. de Sousa RR, Castro RD, Monteiro CH, da Silva SC, Nunes AB. O paciente odontológico portador de diabetes mellitus: uma revisão de literatura. Pesq Bras Odontoped Clin Integr 2003; 3(2):71-7.
11. Dunstan CR, Felsenberg D, Seibel MJ. Therapy insight: the risks and benefits of bisphosphonates for the treatment of tumor-induced bone disease. Nat Clin Pract Oncol 2007; 4(1):42-55.
12. Gondim LAM, Araújo CRF, Ferreira MAF, Medeiros AMC, Maciel SSSV, Tabosa FL. Manifestações estomatológicas em receptores de transplante renal: uma revisão sistemática. Rev AMRIGS 2009; 53(1):16-21.
13. Hall MB. Perioperative cardiovascular evaluation. Oral Maxillofac Surg Clin N Am 1992; 4(3):577-90.
14. Kho HS, Lee SW, Chung SC, Kim YK. Oral manifestations and salivary flow rate, pH, and buffer capacity in patients with end-stage renal diseaseundergoing hemodialysis. Oral Surg Oral Med Oral Pathol Oral Radiol Endod 1999; 88(3):316-9.
15. Little JW. The impact on dentistry of recent advances in the management of hypertension. Oral Surg Oral Med Oral Pathol Oral Radiol Endod 2000; 90(5):591-9.
16. Lopes MA, Coletta RD, Alves FA, Abbade N, Rossi Jr A. Reconhecendo e controlando os efeitos colaterais da radioterapia. Rev APCD 1998; 52(3):56-60.
17. Margaix Muñoz M, Jiménez Soriano Y, Poveda Roda R, Sarrión G. Cardiovascular diseases in dental practice. Practical considerations. Med Oral Patol Oral Cir Bucal 2008; 13(5):296-302.
18. Melo HSA. Doenças comuns na terceira idade. In: Melo HSA (ed.) Odontogeriatria. São Paulo: Santos, 2005:49-68.
19. Newton CW, Coil JM. Efeitos da idade e da saúde sistêmica sobre a endodontia. In: Hargreaves K, Cohen S (eds.) Caminhos da polpa. Rio de Janeiro: Elsevier, 2011:776-806.
20. Odvina CV, Zerwekh JE, Rao DS, Maalouf N, Gottschalk FA, Pak CY. Severely suppressed bone turnover: a potential complication of alendronate therapy. J Clin Endocrinol Metab 2005; 90(3):1294-301.
21. Ortiz MCA, Zanetti ML. Levantamento dos fatores de risco para diabetes mellitus tipo 2 em uma instituição de ensino superior. Rev. Latino-am Enfermagem 2001; 9(3):58-63.
22. Pedron IG, Torrezani A, Aburad A, Utumi ER, Silva LPN, Adde CA. A conduta em pacientes transplantados renais: proposta de protocolo clínico-periodontal. Perionews 2008; 2(4): 277-82.
23. Rhodus NL, Little JW. Dental management of the patient with cardiac arrhythmias: an update. Oral Surg Oral Med Oral Pathol Oral Radiol Endod 2003; 96(6):659-68.
24. Rhodus NL, Little JW. Dental management of the renal transplant patient. Compend Contin Educ Dent 1993; 14:518-32.

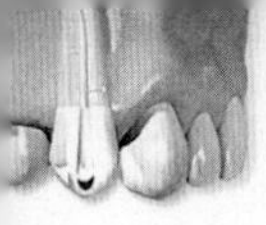



25. Roberts HW, Mitnisky EF. Cardiac risk stratification for postmyocardial infarction dental patients. Oral Surg Oral Med Oral Pathol Oral Radiol Endod 2001; 91:676-81.
26. Rocha NSM. Odontogeriatria no modelo da promoção de saúde. In: Pro-odonto Prevenção. Rio Grande do Sul: Artmed 2007:143-83.
27. Roque Neto A, Canosa H, Vendola MCC. Doenças crônicas e sistêmicas do envelhecimento – repercussões bucais. In: Vendola MCC, Roque Neto A (eds.) Bases clínicas em odontogeriatria. São Paulo: Santos, 2009:149-72.
28. Salles Cunha EM. Os delta apicais em relação à idade. AO 1954; 9:9-16.
29. SB Brasil, 2003. Condições de Saúde Bucal da População Brasileira 2002-2003. Brasília, DF, 2004.
30. SB Brasil. Pesquisa Nacional de Saúde Bucal. Base de dados relativa perfil epidemiológico de saúde bucal brasileira. Ministério da Saúde SAS/SVS/Departamento de Atenção Básica Coordenação Nacional de Saúde Bucal, 2010.
31. Ship JA. Bucal health of patients with Alzheimer's disease. J Am Dent Assoc 1992; 69:1216-21.
32. Silvestre F, Miralles L, Tamarit C, Gascon R. Dental management of the patient with ischemic heart disease: an update. Med Oral 2002; 7(3):222-30.

27

# Inter-Relação da Endodontia com a Ortodontia: Evidências para a Prática Clínica

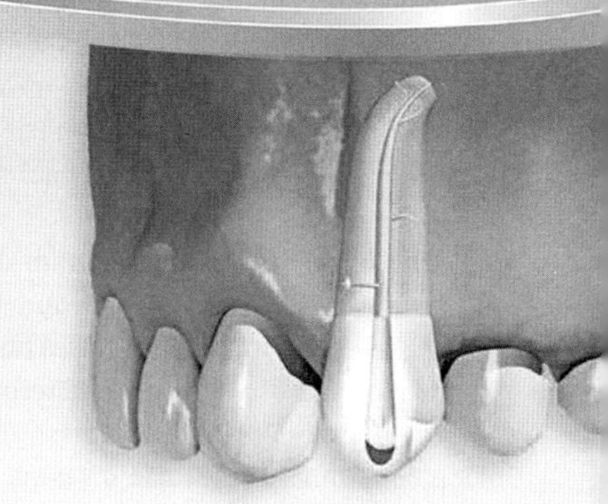

Juliana Melo da Silva Brandão
Gustavo Antonio Martins Brandão

## INTRODUÇÃO

A odontologia contemporânea tem buscado uma maior integração entre as especialidades clínicas, visando fornecer tratamentos que maximizem os resultados, preservando as características de normalidade da dentição humana, para maiores previsibilidade e longevidade do tratamento, almejando resultados adequados do ponto de vista funcional e estético. Desse modo, devido ao número elevado de pacientes que buscam espontaneamente tratamento ortodôntico, é imprescindível o conhecimento dos temas controversos envolvidos na relação concisa entre a endodontia e a ortodontia. Os diversos temas integrados direcionam-se aos efeitos do tratamento ortodôntico sobre a polpa, ao manejo clínico dos dentes que necessitam tratamento endodôntico e ortodôntico integrado e à relação entre a ortodontia e o potencial de reabsorção radicular durante a movimentação dentária, seja em dentes vitais, seja em despolpados.

Nas últimas décadas, o avanço técnico-científico da ortodontia foi notável, e diferentes técnicas e materiais vêm sendo propostos com o objetivo de aprimorar os resultados do tratamento ortodôntico. No entanto, inerente ao processo de movimentação dentária, observam-se alguns efeitos adversos correlacionados com a técnica de aplicação de forças ortodônticas. Dentre os efeitos adversos relatados, a reabsorção radicular,[1] a deposição de dentina secundária[1] e alterações celulares, vasculares e neurais[2] têm sido alvo de investigações.

Os mecanismos que envolvem o processo de movimentação dentária, bem como os efeitos adversos resultantes da aplicação de forças ortodônticas, não estão completamente elucidados e suscitam inúmeras controvérsias. Desse modo, o efeito colateral indesejado da movimentação ortodôntica, em especial a correlação existente entre a aplicação de forças ortodônticas e a endodontia, continua a ser uma questão que precisa ser investigada com base em evidências científicas pertinentes.

Dentre os efeitos iatrogênicos, têm sido relatadas desde alterações em gengiva, polpa, ligamento periodontal e osso alveolar que podem ser caracterizadas como resposta inflamatória inicial até reabsorções radiculares, formação de dentina secundária e necrose pulpar. Essas alterações estão intimamente relacionadas ou são até originadas por alterações microcirculatórias. A avaliação das alterações vasculares na gengiva, na polpa e no ligamento periodontal torna-se, então, de suma importância.[3]

O objetivo deste capítulo é a discussão das divergências existentes na literatura, apresentando subsídios para nortear as decisões de planejamento do tratamento integrado com base nas evidências com maior grau de relevância científica disponíveis.

## ALTERAÇÕES PULPARES DURANTE A MOVIMENTAÇÃO ORTODÔNTICA

Por décadas, a relação existente entre a movimentação ortodôntica e as possíveis alterações vasculares associadas ao estado de suprimento sanguíneo pulpar vem sendo descrita na literatura. Os primeiros trabalhos relatam que dentes submetidos a movimentação ortodôntica podem apresentar compressão dos vasos sanguíneos na porção apical e, consequentemente, diminuição do fluxo pulpar.[4] Em 1999, Hamilton & Guttman[5] defenderam que a movimentação ortodôntica poderia causar reações degenerativas e/ou inflamatórias

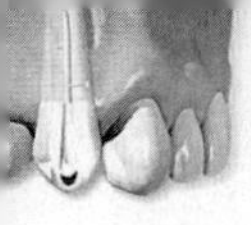



na polpa dentária. Os autores sugeriram que o movimento dentário poderia afetar o sistema neurovascular pulpar, liberando neurotransmissores específicos (neuropeptídeos) e influenciando tanto o fluxo sanguíneo como o metabolismo celular.

Os parâmetros mais comumente empregados nas investigações de resposta do tecido pulpar às forças ortodônticas envolvem medições da vascularização pulpar e alterações do fluxo sanguíneo.[6]

Diferentes metodologias foram descritas para a avaliação de alterações pulpares ante movimentações ortodônticas, dentre elas estudos com cortes histológicos,[7] observação direta por microscópio,[8] taxa de respiração tecidual[9] e injeção de microesferas fluorescentes.[2] A fluxometria por *laser* Doppler é uma técnica não invasiva, não oferece riscos aos pacientes e favorece uma avaliação em tempo real do fluxo, velocidade e concentração das hemácias, tornando possível a análise da dinâmica do fluxo sanguíneo microvascular.[10]

Trabalhos com cortes histológicos foram realizados em dentes submetidos a tratamento ortodôntico no intuito de avaliar alterações vasculares no tecido pulpar. Observaram-se pequenos distúrbios circulatórios, capilares dilatados e diapedese de eritrócitos, sugerindo aumento da pressão vascular.[11] Após movimentos de intrusão com forças de 0,3 a 2,5N, foram detectadas alterações vasculares na porção coronal, vacuolização da membrana odontoblástica e estase vascular pulpar.[12] A aplicação de movimentos de corpo e torque pode alterar o suprimento sanguíneo pulpar, promover ligeira vasoconstrição e diminuir a quantidade de fibroblastos e aumentar a de fibras colágenas e de células inflamatórias.[7] Forças de extrusão de 0,75N não produziram alterações inflamatórias significativas ou mudanças patológicas no tecido pulpar.[13]

Utilizando microesferas fluorescentes detectou-se, após aplicação de forças ortodônticas, aumento do fluxo sanguíneo decorrente do aumento da atividade celular durante o processo de aposição e reabsorção inerente à movimentação ortodôntica.[14] Esse processo tende a normalizar-se 21 dias após suspensão da força aplicada.[2]

Forças intrusivas contínuas entre 0,75 e 4,5N não são capazes de modificar de maneira significativa o fluxo pulpar.[15] Os resultados dos trabalhos que avaliam o fluxo pulpar ainda são conflitantes. Outro estudo, avaliando forças intrusivas e extrusivas de 2N, detectou redução do fluxo sanguíneo pulpar durante o movimento de intrusão, sem alterações significativas no fluxo pulpar durante o movimento de extrusão.[16] A redução do fluxo sanguíneo 32 minutos após aplicação de forças de retração foi constatada, mas nos momentos posteriores investigados, 24 e 48 horas depois, o fluxo aumentou, permanecendo acima do valor inicial (antes da aplicação da força) retornando aos valores iniciais em 72 horas.[4] Outros autores confirmam achados anteriores, em que há redução do fluxo sanguíneo após aplicação de forças intrusivas de 0,5 a 5N.[17]

Ao compararem forças intrusivas contínuas com forças intermitentes, nas magnitudes de 0,5N, 1N e 2N, os autores observaram redução significativa do fluxo sanguíneo pulpar durante a aplicação das forças e retorno ao nível basal depois de cessadas as forças, tanto as contínuas como as intermitentes.[18]

Os estudos apontam, em sua grande maioria, para redução do fluxo pulpar imediatamente após a aplicação das forças ortodônticas, atribuindo esse fato à possível compressão do sistema vascular da região apical.[4] Eles são unânimes em afirmar que a condição vascular se normaliza após a interrupção das forças aplicadas.

A movimentação dentária pode causar estimulação dos vasos sanguíneos[19] e ativação do sistema vascular. A magnitude da força não precisa ser excessiva, e mesmo pequenas forças de curta duração, de cerca de 4 horas, podem ser suficientes para evocar respostas celulares.

Santamaria Jr. e cols. (2006)[6] avaliaram alterações vasculares durante o período inicial do movimento dentário. Um aumento significativo da densidade e do volume dos vasos sanguíneos do tecido pulpar foi observado após 6 horas de movimentação dentária, aumentando de 7,2% a 10,2% em comparação com o controle. O aumento no volume vascular pode ser atribuído a um processo inflamatório inicial provocado pela força aplicada sobre o dente, conduzindo à vasodilatação, com acúmulo de eritrócitos e leucócitos na luz dos vasos. A avaliação dos períodos subsequentes de movimentação dentária apresentou diminuição no volume vascular de 8,3% (em 24 horas) e 8,1% (em 72 horas), tendendo a revelar valores semelhantes aos controles. Assim, pode-se supor que o aumento do volume e da densidade vascular nas primeiras 6 horas foi provavelmente desencadeado pela vasodilatação que ocorre normalmente nos estágios iniciais de processos inflamatórios e de reparo de tecidos. O retorno vascular aos níveis normais demonstra a capacidade de adaptação do tecido pulpar e a ausência de congestão vascular durante o período de aplicação da força. A diminuição do fluxo sanguíneo pode estar relacionada com o estado de vitalidade do tecido pulpar, o qual é rodeado por paredes rígidas e recebe o fornecimento de sangue, principalmente a partir do forame.[20]

Portanto, a idade do paciente, a presença de canais radiculares acessórios que atingem o tecido pulpar e o tipo de movimento ortodôntico aplicado podem influenciar a reação do tecido pulpar. O movimento dentário provoca alterações pulpares teciduais compatíveis com processo inflamatório, as quais são reversíveis se a agressão não ultrapassa o limite de tolerância do tecido.[6]

## INFLUÊNCIA DA MOVIMENTAÇÃO ORTODÔNTICA NO PROCESSO DE REPARO DE DENTES COM LESÃO PERIAPICAL

Ainda existem muitos questionamentos quanto à movimentação ortodôntica de dentes que estão em fase de reparo

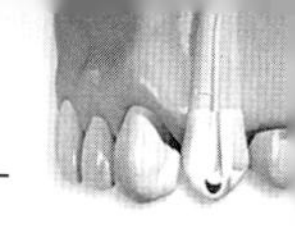

de lesões periapicais. Sabe-se que a movimentação ortodôntica em dentes despolpados é possível,[21-23] porém alguns aspectos precisam ser discutidos em relação aos casos tratados endodonticamente, com presença de lesão periapical, que serão ou estão submetidos à força ortodôntica. Alguns autores acreditam que dentes não vitais são mais sensíveis à reabsorção radicular,[22,23] enquanto outros não observaram diferenças significativas.[24,25] Algumas pesquisas ressaltam ainda que dentes vitais são mais suscetíveis à reabsorção radicular, em comparação com os despolpados.[26,27]

A região periapical de dentes com periodontite apical apresenta maior concentração de endotoxina bacteriana[28] e presença de infiltrado inflamatório, podendo ocorrer quadros de reabsorção óssea e radicular.[29,30] Alguns autores acreditam que a presença desses fatores, aliada à movimentação ortodôntica, pode contribuir para aumento da reação inflamatória e da reabsorção radicular[24] com provável interferência no processo de cicatrização.

Autores avaliaram o processo de reparo de dentes de cães com periodontite apical e tratamento endodôntico submetidos ou não a movimentação ortodôntica leve e contínua.[31] Constataram que, independentemente da movimentação ortodôntica, o processo de reparo foi estabelecido com diminuição da dimensão da lesão periapical e ligamento periodontal bem organizado, apresentando espessura próxima à normal na maioria dos casos. Além disso, as áreas de reabsorção radicular foram reparadas por cemento neoformado em todos os casos. Por esses motivos, pode-se afirmar que a movimentação ortodôntica de dentes com lesões periapicais crônicas pode ocasionar pequeno atraso no processo de cicatrização, mas não impedi-lo.

O tipo e a intensidade da movimentação ortodôntica e o protocolo de tratamento endodôntico realizado são fatores capazes de influenciar o processo e a velocidade de reparo periapical.[31]

Não há consenso na literatura quanto ao melhor tipo de movimento dentário para preservação das estruturas do ligamento periodontal. Villa e cols. (2005)[1] observaram que forças de intrusão podem provocar reabsorção radicular externa no terço médio, em 76,4% dos casos, e no terço apical, em 76,5%. Capelozza Filho & Silva Filho (1998)[32] acreditam que as forças intermitentes produzem melhores condições de reparo do que a força contínua, devido ao tempo necessário para reparo do ligamento periodontal. No entanto, Owman-Moll e cols. (1995)[33] observaram que a aplicação de força contínua é mais eficaz e não altera significativamente a estrutura radicular.

Fatores ligados ao protocolo da técnica endodôntica empregada podem contribuir com o processo de reparo periapical em dentes movimentados ortodonticamente. Esses fatores são: alargamento do forame apical,[34] utilização de medicação à base de hidróxido de cálcio, quando necessário,[35,36] sobreobturação[37] e emprego de cimento contendo hidróxido de cálcio na composição.[38]

Alguns estudos clínicos demonstraram a ação do hidróxido de cálcio no controle e reparo de reabsorções radiculares externas[39-41] e da reabsorção causada por movimentação ortodôntica.[25] O processo de reparo da reabsorção pode se dever a dois fatores: o pH alcalino, que neutraliza os produtos ácidos do ambiente, e a ativação da fosfatase alcalina.[31]

A partir da literatura levantada, compreende-se que o processo de reparo das lesões periapicais crônicas pode ser mais rápido nos casos que não recebem movimentação ortodôntica. No entanto, o movimento ortodôntico não impede o processo de reparo pós-tratamento endodôntico de dentes com lesões periapicais.

## REABSORÇÕES DENTÁRIAS E SUAS RELAÇÕES COM O TRATAMENTO ORTODÔNTICO

As reabsorções radiculares são caracterizadas como processo patológico que provoca encurtamento da raiz dentária. Embora esta seja uma condição geralmente assintomática, um erro no diagnóstico pode resultar em sinais que variam de mobilidade dentária até perda do dente, se não diagnosticada e tratada precocemente.[42] No que se refere à sua relação com o tratamento ortodôntico, as reabsorções radiculares têm sido alvo de discussões e controvérsias na literatura científica. A base dessa discussão está centrada na etiologia multifatorial das reabsorções, o que pode tornar complexa a interpretação dos dados disponíveis na literatura científica, dificultando o manejo clínico.

Weltman e cols. (2010),[43] em uma revisão sistemática sobre a reabsorção radicular associada à movimentação ortodôntica, sugerem que existem evidências de que o tratamento ortodôntico provoca aumento da incidência e da gravidade da reabsorção radicular e de que as forças pesadas podem ser particularmente prejudiciais. Estudos histológicos relataram a ocorrência de mais de 90% de reabsorção radicular inflamatória induzida em dentes submetidos à movimentação ortodôntica.[12,44,45] Percentuais mais baixos são encontrados em estudos que utilizam técnicas radiográficas. Outros autores relataram a ocorrência de reabsorção apical em 15% dos casos antes do tratamento e em 73% após o tratamento.[46,47] Na maioria dos casos, a perda da estrutura radicular foi mínima e clinicamente insignificante.

Lee e cols. (2003)[48] destacaram que muitos clínicos gerais e outros profissionais especialistas acreditam que as reabsorções radiculares são evitáveis e que o ortodontista é responsável quando esta ocorre durante o tratamento ortodôntico. Desse modo, torna-se preponderante o conhecimento dos fatores relacionados com o tratamento ortodôntico que contribuem para as reabsorções, visando minimizar os fatores prejudiciais. Sob a égide da odontologia baseada em evidências, é imperativo que os especialistas estejam embasados nas melhores evidências disponíveis para a tomada de decisões, visando minimizar os riscos e a gravidade das reabsorções radiculares em pacientes submetidos à movi-

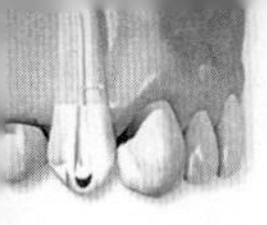



mentação dentária, bem como estejam aptos a adotar condutas clínicas adequadas, visando a um prognóstico apropriado nos pacientes que apresentarem reabsorção radicular como resultado da movimentação ortodôntica.

É primordial compreender que, para inferir sobre os fatores etiológicos que podem estar envolvidos em um quadro clínico de reabsorção radicular, é necessária uma anamnese completa e detalhada, resgatando a história odontológica anterior, tratamentos prévios, acidentes, doenças associadas, vícios e outros detalhes relevantes para a patogênese, mas nem sempre lembrados pelos pacientes e identificados por ortodontistas.[49]

## ETIOPATOGENIA DA REABSORÇÃO RADICULAR ASSOCIADA À MOVIMENTAÇÃO ORTODÔNTICA

Os fatores etiológicos relacionados com as reabsorções radiculares são complexos e multifatoriais. Segundo a literatura disponível, as reabsorções apicais resultam de uma combinação de variabilidade individual biológica, predisposição genética e efeito dos fatores mecânicos envolvidos na terapia ortodôntica, porém, até o presente momento, ainda não se sabe como os fatores relacionados com o tratamento ortodôntico influenciam as reabsorções radiculares.[43] As reabsorções são indesejáveis, pois podem afetar a longo prazo a viabilidade da dentição, e a literatura aponta que pacientes em tratamento ortodôntico estão mais propensos a manifestar um grave encurtamento apical.[50,51] Fatores relacionados com o paciente, como predisposição genética, e fatores externos, incluindo trauma, também estão associados ao aumento das reabsorções radiculares.[52,53]

Considerando a abordagem etiológica multifatorial, diversos fatores são apontados na literatura para explicar a ocorrência das reabsorções radiculares. O Quadro 27.1 descreve os principais fatores de risco relacionados com os pacientes frequentemente descritos na literatura.

As reabsorções dentárias patológicas são classificadas em inflamatória e por substituição. A reabsorção inflamatória decorre de um agente agressor, que leva à lesão externa e/ou interna. A reabsorção por substituição é consequência de uma anquilose alvéolo-dentária prévia, em que danos irreversíveis ao ligamento promovem a ligação direta do cemento ao osso alveolar.[54]

**▶ Quadro 27.1** Fatores de risco individuais para reabsorção radicular

| | |
|---|---|
| História prévia de reabsorções radiculares | Gravidade e tipo de má oclusão |
| Morfologia e comprimento das raízes e anormalidades do desenvolvimento | Traumatismo prévio |
| Influências genéticas | Alcoolismo crônico |
| Proximidade das raízes da cortical óssea | Tratamento endodôntico |
| Densidade óssea alveolar | Fatores sistêmicos: Medicamentos, Deficiências hormonais, Hipotireoidismo, Hipopituitarismo |
| Idade do paciente | |
| Sexo | |

As reabsorções inflamatórias externas são divididas em cervical, lateral e apical. A reabsorção radicular apical externa caracteriza-se por encurtamento radicular e diminuição do periodonto de sustentação e resulta de lesões periapicais, traumatismo dentário, reimplantes, movimento dentário induzido, traumatismo oclusal e bruxismo. Essa reabsorção é um dos mais comuns e indesejáveis efeitos colaterais da movimentação dentária ortodôntica. Consolaro (2005)[54] reforça que a reabsorção radicular na movimentação ortodôntica decorre dos procedimentos mecânicos sobre os tecidos, os quais induzem estresse e inflamação, cujos mediadores ativam os mecanismos genéticos para que a reabsorção ocorra, sem que isso caracterize o processo como hereditário.

Na movimentação dentária induzida, os cementoblastos podem sofrer lise quando a força aplicada sobre o dente comprimiu de tal modo os vasos do ligamento periodontal naquela região que as células entraram em necrose ou migraram. Dessa maneira, a superfície radicular, desprotegida pela ausência dos cementoblastos, pode ser ocupada por osteoblastos oriundos do osso vizinho, os quais se organizam em unidades osteorremodeladoras, iniciando a reabsorção radicular associada à movimentação ortodôntica. A reabsorção dentária relacionada com o movimento ortodôntico é classificada como reabsorção inflamatória.[55]

## DIAGNÓSTICO DAS REABSORÇÕES RADICULARES

Como as reabsorções radiculares consistem em condições clínicas assintomáticas, imagens radiográficas constituem a melhor maneira de se estabelecer um diagnóstico precoce.[56] Consolaro (2007)[57] destaca que as radiografias panorâmicas, como são mais conhecidas as ortopantomografias, não são indicadas para diagnóstico de reabsorções dentárias. Quando detectadas nessas radiografias, trata-se de casos avançados de reabsorção com grande perda de estrutura dentária. As reabsorções pequenas e médias não são detectáveis nas radiografias panorâmicas. Essas afirmações inferem que as radiografias panorâmicas nas documentações ortodônticas têm sérias limitações na avaliação inicialmente necessária para o diagnóstico ortodôntico. Segundo o autor, as radiografias periapicais são as mais indicadas para diagnóstico de alterações como fraturas radiculares, calcificações pulpares, metamorfose cálcica da polpa, cárie, periapicopatias e outras alterações exclusivas dos dentes, incluindo as reabsorções. Em outras palavras, no planejamento ortodôntico deve-se incluir a análise minuciosa de radiografias periapicais de todos os dentes. O objetivo é diagnosticar alterações dentárias preexistentes não detectáveis pelas radio-

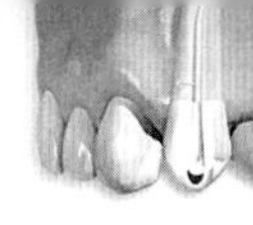

grafias panorâmicas e, assim, evitar complicações durante o tratamento ortodôntico.

Uma precaução adicional seria a utilização de radiografias de controle obtidas 6 ou 12 meses após o tratamento ortodôntico.[43,58] As radiografias digitais e as técnicas de subtração radiográfica podem ser utilizadas para detecção de reabsorções apicais < 0,5mm e linguais ≥ 1mm.[59] Com o advento das tomografias computadorizadas volumétricas, estas emergem como potente auxiliar no diagnóstico das reabsorções radiculares. Dudic e cols. (2009)[60] demonstraram que a reabsorção radicular apical após movimentação ortodôntica é subestimada quando avaliada por meio de radiografias panorâmicas, que são utilizadas tradicionalmente no diagnóstico ortodôntico. Os autores sugerem que as tomografias podem ser um recurso diagnóstico complementar útil a ser aplicado quando é necessário tomar uma decisão sobre a continuação do tratamento ortodôntico ou a modificação do planejamento inicial em razão da reabsorção radicular ortodonticamente induzida.

Desse modo, pode-se inferir que a tomografia computadorizada volumétrica é, atualmente, o recurso de diagnóstico padrão-ouro para avaliação das reabsorções radiculares oriundas da movimentação ortodôntica devido à possibilidade de seu diagnóstico tridimensional (3D), bem como para a localização precisa do grau de comprometimento radicular, considerando também o nível de inserção óssea. A tomografia computadorizada volumétrica também oferece a oportunidade de avaliação da espessura óssea vestibular e lingual, incluindo as deiscências e fenestrações. A tomografia computadorizada volumétrica torna possível distinguir se a reabsorção é interna ou externa, se do tipo inflamatória ou por substituição e se a anquilose dentoalveolar está presente ou se já evoluiu para reabsorção por substituição.[61,62]

A Figura 27.1 mostra o exame tomográfico de um paciente do sexo feminino, de 29 anos, que apresentou quadro de reabsorção radicular durante o tratamento ortodôntico. O exame tomográfico é de grande importância para diagnóstico, controle da evolução e visualização da previsibilidade em se continuar ou não com o tratamento ortodôntico.

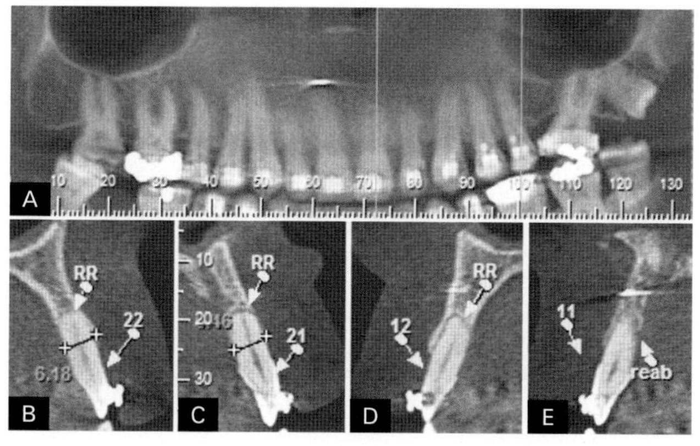


▶ **Figura 27.1A** a **E** Tomografia computadorizada em corte panorâmico e cortes paraxiais em tamanho 1:1 utilizados para avaliar a extensão das reabsorções radiculares associadas à movimentação ortodôntica.

▶ **Quadro 27.2** Descrição dos fatores de risco para reabsorção radicular relacionados com o tratamento ortodôntico

| | |
|---|---|
| Duração do tratamento | Método de aplicação de força (contínua × intermitente) |
| Magnitude da força aplicada | Aparatologia |
| Quantidade de deslocamento apical | Técnica ortodôntica |

## FATORES RELACIONADOS COM O TRATAMENTO ORTODÔNTICO

A movimentação dentária ortodôntica é baseada na força induzida para o ligamento periodontal e a remodelação óssea alveolar.[63] Dessa maneira, as forças ortodônticas representam um agente físico capaz de induzir uma reação inflamatória no periodonto.[64] A força ideal para a movimentação dentária representa um equilíbrio fisiológico entre a movimentação dentária e a adaptação óssea.[65] Esse estudo também afirmou que, caso esse limite de força ótima seja ultrapassado, ocorrerá reabsorção radicular. Estudos clássicos, como o de Schwarz (1932),[66] um dos precursores no estudo da biologia do movimento dentário, já advogavam que o nível de força ideal para movimentação dentária estaria entre 7 e 26g/cm². Esse estudo também afirmou que, caso esse limite de força ótima seja ultrapassado, ocorrerá reabsorção radicular.

Do ponto de vista biológico, para que a movimentação dentária ortodonticamente induzida ocorra, é necessária necrose do ligamento periodontal no lado de pressão, com a formação de uma zona livre de células hialinas. Esse acontecimento é seguido por reabsorção osteoclástica do osso alveolar vizinho e aposição óssea pelos osteoblastos do lado da tensão.[63]

A literatura científica tem apresentado uma série de estudos que revelam aspectos que podem estar relacionados com a indução das reabsorções radiculares durante o tratamento ortodôntico, como descrito no Quadro 27.2.

## INFERÊNCIAS PARA A PRÁTICA CLÍNICA E PROGNÓSTICO

Desde que a anamnese, o exame clínico e o diagnóstico sejam precisos, o planejamento corretamente idealizado e o tratamento adequadamente aplicado, as reabsorções radiculares poderão ser consideradas como custo biológico do tratamento, e não como iatrogenia.[55] Alguns autores têm defendido que os resultados estéticos e funcionais obtidos justificam os riscos.[67]

Alguns autores ressaltam que, dependendo da magnitude das reabsorções radiculares, estas podem comprometer a capacidade funcional dos dentes afetados, todavia, como o processo de reabsorção radicular durante o tratamento ortodôntico é geralmente suave, ele costuma ser interrompido quando a força é removida.[55] Apajalahti & Peltola (2007)[68] concluíram, em seu estudo retrospectivo sobre reabsorções radiculares após o tratamento ortodôntico, que um tratamento de longa duração com aparelho ortodôntico fixo aumenta o risco de reabsorções graves. Nos pacientes nos quais

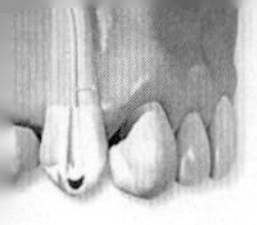



o tratamento é prolongado, recomenda-se acompanhamento radiográfico semestral.

Uma metanálise foi conduzida para investigar o efeito da reabsorção radicular de dentes tratados endodonticamente em relação aos dentes vitais que foram submetidos a tratamento ortodôntico.[69] Os autores concluíram que, após o tratamento ortodôntico, dentes tratados endodonticamente apresentaram reabsorções radiculares relativamente menores, comparados a dentes com polpas vitais. Desse modo, a movimentação ortodôntica de dentes tratados endodonticamente deve ser considerada um procedimento clínico relativamente seguro.

Weltman e cols. (2010)[43] avaliaram a reabsorção radicular como desfecho para pacientes submetidos à movimentação ortodôntica. Os resultados visaram fornecer a melhor evidência disponível para a tomada de decisões clínicas de modo a minimizar os riscos e a gravidade das reabsorções radiculares. As evidências encontradas sugerem que o tratamento ortodôntico provoca aumento da incidência e da gravidade das reabsorções radiculares, e as forças pesadas podem ser particularmente prejudiciais. Reabsorção radicular inflamatória ortodonticamente induzida não é afetada pela sequência de arcos ortodônticos utilizados, o tipo de prescrição e a autoligação. Traumatismo anterior e a morfologia dos dentes são fatores causais improváveis. Existe a evidência de que uma pausa de 2 a 3 meses durante o tratamento diminui as chances de reabsorção radicular total. Os resultados não foram conclusivos quanto ao manejo clínico das reabsorções radiculares, mas existem evidências que embasam o uso de forças leves, especialmente na intrusão de incisivos.

## Referências


1. Villa PA, Oberti G, Moncada CA et al. Pulp-dentine complex changes and root resorption during intrusive orthodontic tooth movement in patients prescribed nabumetone. J Endod 2005; 31(1):61-6.
2. Vandevska-Radunovic V, Kristiansen AB, Heyeraas KJ, Kvinnsland S. Changes in blood circulation in teeth and supporting tissues incident to experimental tooth movement. Eur J Orthod 1994; 16(5):361-9.
3. Salles AWR. Estudo da microcirculaçao na polpa dentária durante a movimentação ortodôntica via técnica laser doppler [tese]. São Paulo: Instituto de Pesquisas Energéticas e Nucleares, Universidade de São Paulo, 2006.
4. McDonald F, Pitt Ford TR. Blood flow changes in permanent maxillary canines during retraction. Eur J Orthod 1994; 16(1):1-9.
5. Hamilton RS, Gutmann JL. Endodontic-orthodontic relationships: a review of integrated treatment planning challenges. Int Endod J 1999; 32(5):343-60.
6. Santamaria Jr M, Milagres D, Stuani AS, Stuani MB, Ruellas AC. Initial changes in pulpal microvasculature during orthodontic tooth movement: a stereological study. Eur J Orthod 2006; 28(3):217-20.
7. Anstendig HS, Kronman JH. A histologic study of pulpal reaction to orthodontic tooth movement in dogs. Angle Orthod 1972; 42(1):50-5.
8. Guevara MJ, McClugage Jr SG. Effects of intrusive forces upon the microvasculature of the dental pulp. Angle Orthod 1980; 50(2):129-34.
9. Unsterseher RE, Nieberg LG, Weimer AD, Dyer JK. The response of human pulpal tissue after orthodontic force application. Am J Orthod Dentofacial Orthop 1987; 92(3):220-4.
10. Clough GF, Boutsiouki P, Church MK, Michel CC. Effects of blood flow on the in vivo recovery of a small diffusible molecule by microdialysis in human skin. J Pharmacol Exp Ther 2002; 302(2):681-6.
11. Oppenheim A. Human tissue response to orthodontic intervention of short and long duration. Am J Orthodontics 1942; 28(5):263-301.
12. Stenvik A, Mjör IA. Pulp and dentine reactions to experimental tooth intrusion. A histologic study of the initial changes. Am J Orthod 1970 Apr; 57(4):370-85.
13. Sübay RK, Kaya H, Tarim B, Sübay A, Cox CF. Response of human pulpal tissue to orthodontic extrusive applications. J Endod 2001; 27(8):508-11.
14. Kvinnsland S, Heyeraas K, Ofjord ES. Effect of experimental tooth movement on periodontal and pulpal blood flow. Eur J Orthod 1989; 11(3):200-5.
15. Barwick PJ, Ramsay DS. Effect of brief intrusive force on human pulpal blood flow. Am J Orthod Dentofacial Orthop 1996; 110(3):273-9.
16. Brodin P, Linge L, Aars H. Instant assessment of pulpal blood flow after orthodontic force application. J Orofac Orthop 1996; 57(5):306-9.
17. Ikawa M, Fujiwara M, Horiuchi H, Shimauchi H. The effect of short-term tooth intrusion on human pulpal blood flow measured by laser Doppler flowmetry. Arch Oral Biol 2001; 46(9):781-7.
18. Sano Y, Ikawa M, Sugawara J, Horiuchi H, Mitani H. The effect of continuous intrusive force on human pulpal blood flow. Eur J Orthod 2002; 24(2):159-66.
19. Derringer KA, Linden RW. Angiogenic growth factors released in human dental pulp following orthodontic force. Arch Oral Biol 2003; 48(4):285-91.
20. Cohen S, Burns RC. Caminhos da polpa. 7. ed. Rio de Janeiro: Guanabara Koogan, 2000.
21. Drysdale C, Gibbs SL, Ford TR. Orthodontic management of root-filled teeth. Br J Orthod 1996;^23(3):255-60.
22. Mah R, Holland GR, Pehowich E. Periapical changes after orthodontic movement of root-filled ferret canines. J Endod 1996; 22(6):298-303.
23. Komorowski R. Orthodontic forced eruption and endodontic treatment. Ont Dent 1997; 74(10):20-1.
24. Huettner RJ, Young RW. The movability of vital and devitalized teeth in the Macacus rhesus monkey. Oral Surg Oral Med Oral Pathol 1955; 8(2):189-97.
25. Mattison GD, Delivanis HP, Delivanis PD, Johns PI. Orthodontic root resorption of vital and endodontically treated teeth. J Endod 1984; 10(8):354-8.
26. Spurrier SW, Hall SH, Joondeph DR, Shapiro PA, Riedel RA. A comparison of apical root resorption during orthodontic treatment in endodontically treated and vital teeth. Am J Orthod Dentofacial Orthop 1990; 97(2):130-4.
27. Gruendeman GW, Weine FS, Janik JM. Combined orthodontic-endodontic therapy: case report of orthodontic movement of a recalcified lateral incisor. J Endod 1994; 20(5):258-62.
28. Schein B, Schilder H. Endotoxin content in endodontically involved teeth. J Endod 2006 Apr; 32(4):293-5.
29. Holland R, Valle GF, Taintor JF, Ingle JI. Influence of bony resorption on endodontic treatment. Oral Surg Oral Med Oral Pathol 1983; 55(2):191-203.
30. Souza V, Bernabé PFE, Holland R, Nery MJ, Mello W, Otoboni Filho JA. Tratamento não-cirúrgico de dentes com lesões periapicais. Rev Bras Odontol 1989; 46:39-46.
31. de Souza RS, Gandini LG Jr, de Souza V, Holland R, Dezan Jr E. Influence of orthodontic dental movement on the healing process of teeth with periapical lesions. J Endod 2006; 32(2):115-9.

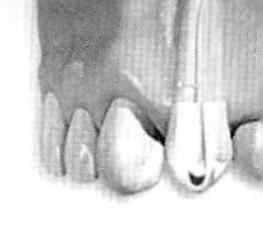

32. Capelozza Filho L, Silva Filho OG. Reabsorção radicular na clínica ortodôntica: atitudes para uma conduta preventiva. Rev Dental-Press de Ortodontia e Ortopedia Facial 1998; 3:104-26.
33. Owman-Moll P, Kurol J, Lundgren D. Continuous versus interrupted continuous orthodontic force related to early tooth movement and root resorption. Angle Orthod 1995; 65(6):395-401.
34. Holland R, Nery MJ, de Mello W, de Souza V, Bernabé PF, Otoboni Filho JA. Root canal treatment with calcium hydroxide. II. Effect of instrumentation beyond the apices. Oral Surg Oral Med Oral Pathol 1979; 47(1):93-6.
35. Holland R, Nery MJ, de Mello W, de Souza V, Bernabé PF, Otoboni Filho JA. Root canal treatment with calcium hydroxide. I. Effect of overfilling and refilling. Oral Surg Oral Med Oral Pathol 1979; 47(1):87-92.
36. de Souza RS, de Souza V, Holland R, Gomes-Filho JE, Murata SS, Sonoda CK. Effect of calcium hydroxide-based materials on periapical tissue healing and orthodontic root resorption of endodontically treated teeth in dogs. Dent Traumatol 2009; 25(2):213-8.
37. Holland R, Souza V, Nery MJ, Bernabé PF, Mello W, Otoboni Filho JA. Overfilling and refilling monkey's pulpless teeth. J Can Dent Assoc 1980; 46(6):387-90.
38. Holland R, Otoboni Filho JA, de Souza V, Nery MJ, Bernabé PF, Dezan Jr E. A comparison of one versus two appointment endodontic therapy in dogs' teeth with apical periodontitis. J Endod 2003; 29(2):121-4.
39. Heithersay GS. Calcium hydroxide in the treatment of pulpless teeth with associated pathology. J Br Endod Soc 1975; 8(2):74-93.
40. Stewart GG. Calcium hydroxide-induced root healing. J Am Dent Assoc 1975; 90(4):793-800.
41. Burke JH. Reversal of external root resorption. J Endod 1976; 2(3):87-8.
42. Ahangari Z, Nasser M, Mahdian M, Fedorowicz Z, Marchesan MA. Interventions for the management of external root resorption. Cochrane Database Syst Rev 2010 Jun; 16(6):CD008003.
43. Weltman B, Vig KW, Fields HW, Shanker S, Kaizar EE. Root resorption associated with orthodontic tooth movement: a systematic review. Am J Orthod Dentofacial Orthop 2010 Apr; 137(4):462-76.
44. Harry MR, Sims MR. Root resorption in bicuspid intrusion. A scanning electron microscope study. Angle Orthod 1982 Jul; 52(3):235-58.
45. McLaughlin KD. Quantitative determination of root resorption during orthodontic treatment [abstract]. Am J Orthod Feb 1964; 50(2):143.
46. Lupi JE, Handelman CS, Sadowsky C. Prevalence and severity of apical root resorption and alveolar bone loss in orthodontically treated adults. Am J Orthod Dentofacial Orthop 1996; 109:28-37.
47. Linge L, Linge BO. Patient characteristics and treatment variables associated with apical root resorption during orthodontic treatment. Am J Orthod Dentofacial Orthop 1991 Jan; 99(1):35-43.
48. Lee KS, Straja SR, Tuncay OC. Perceived long-term prognosis of teeth with orthodontically resorbed roots. Orthod Craniofac Res 2003 Aug; 6(3):177-91.
49. Marques LS, Martins-Júnior PA, Ramos-Jorge M, Paiva SM. Root resorption. In: Bourzgui F (ed.) Orthodontics: an evidence-based approach, orthodontics – Basic aspects and clinical considerations. Disponível em: http://www.intechopen.com/books/orthodontics-basic-aspects-and-clinical-considerations/root-resorption-inorthodontics-an-evidence-based-approach.
50. Harris EF, Kineret SE, Tolley EA. A heritable component for external apical root resorption in patients treated orthodontically. Am J Orthod Dentofacial Orthop 1997 Mar; 111(3):301-9.
51. Killiany DM. Root resorption caused by orthodontic treatment: an evidence-based review of literature. Semin Orthod 1999 Jun; 5(2):128-33.
52. Al-Qawasmi RA, Hartsfield Jr JK, Everett ET et al. Genetic predisposition to external apical root resorption. Am J Orthod Dentofacial Orthop 2003 Mar; 123(3):242-52.
53. Harris EF, Robinson QC, Woods MA. An analysis of causes of apical root resorption in patients not treated orthodontically. Quintessence Int 1993 Jun; 24(6):417-28.
54. Consolaro A. Reabsorções dentárias nas especialidades clínicas. Maringá: Dental Press, 2002. 448p.
55. Consolaro A, Consolaro MF. A reabsorção radicular ortodôntica é inflamatória, os fenôminos geneticamente gerenciados, mas não é herediatariamente transmitida: sobre os receptores P2X7 e CP-23. Rev Dent Press Ortoden Ortop Facial [Internet] 2009 Aug; 14(4):25-32.Cited 2016 Apr 12.
56. Eraso FE, Parks ET, Roberts WE, Hohlt WF, Ofner S. Density value means in the evaluation of external apical root resorption: an in vitro study for early detection in orthodontic case simulations. Dentomaxillofac Radiol 2007 Mar; 36 (3):130-7.
57. Consolaro A. Radiografias periapicais prévias ao tratamento ortodôntico. R Dental Press Ortodon Ortop Facial 2007; 12(4):4-16.
58. Artun J, Van, Hullenaar R, Doppel D, Kuijpers-Jagtman AM. Identification of orthodontic patients at risk of severe apical root resorption. Am J Orthod Dentofacial Orthop 2009; 135(4):448-55.
59. Ono E, Medici Filho E, Faig Leite H, Tanaka JL, De Moraes ME, De Melo Castilho JC. Evaluation of simulated external root resorptions with digital radiography and digital subtraction radiography. Am J Orthod Dentofacial Orthop 2011; 139(3):324-33.
60. Dudic A, Giannopoulou C, Leuzinger M, Kiliaridis S. Detection of apical root resorption after orthodontic treatment by using panoramic radiography and cone-beam computed tomography of superhigh resolution. Am J Orthod Dentofacial Orthop 2009; 135:434-7.
61. Cohenca N, Simon JH, Mathur A, Malfaz JM. Clinical indications for digital imaging in dento-alveolar trauma. Part 2: root resorption. Dent Traumatol 2007; 23(2):105-13.
62. Danforth RA, Dus I, Mah, J. 3D volume imaging for dentistry: a new dimension. J Calif Dent Assoc 2003; 31(11):817-23.
63. Abuabara A. Biomechanical aspects of external root resorption in orthodontic therapy. Med Oral Patol Oral Cir Bucal 2007 Dec 1; 12(8):E610-3.
64. Giannopoulou C, Dudic A, Montet X, Kiliaridis S, Mombelli A. Periodontal parameters and cervical root resorption during orthodontic tooth movement. J Clin Periodontol 2008 Jun; 35(6):501-6.
65. Paetyangkul A, Türk T, Elekda -Türk S, Jones AS, Petocz P, Darendeliler MA. Physical properties of root cementum: part 14. The amount of root resorption after force application for 12 weeks on maxillary and mandibular premolars: a microcomputed-tomography study. Am J Orthod Dentofacial Orthop 2009; 136(4):492.e1-9.
66. Schwarz AM. Tissue changes incidental to orthodontic tooth movement. Int J Orthod 1932; 18:331-52.
67. Brezniak N, Wasserstein A. Root resorption after orthodontic treatment: Part 1. Literature review. Am J Orthod Dentofacial Orthop 1993 Jan; 103(1):62-6. Review.
68. Apajalahti S, Peltola JS. Apical root resorption after orthodontic treatment – a retrospective study. Eur J Orthod 2007; 29(4):408-12.
69. Ioannidou-Marathiotou I, Zafeiriadis AA, Papadopoulos MA. Root resorption of endodontically treated teeth following orthodontic treatment: a meta-analysis. Clin Oral Investig 2013; 17(7):1733-44.

28

# Endodontia de Dentes Decíduos: Pulpectomia*

Laura Guimarães Primo
Rogerio Gleiser
Roberta Barcelos
Patrícia Nivoloni Tannure

## INTRODUÇÃO

A cárie dentária tem sofrido redução em sua prevalência, mas continua afetando muitas crianças no Brasil e no mundo. O mesmo ocorre quando se trata de traumatismo na dentição decídua.[1] Essas situações contribuem para o número expressivo de dentes com comprometimento pulpar que necessitam tratamento para que permaneçam na arcada até o momento de sua completa esfoliação.

Durante muitos anos, o tratamento endodôntico de dentes decíduos mostrou-se diferente do de dentes permanentes.[2] Recentemente, as pesquisas e inovações nos materiais têm aproximado as terapias de ambas as dentições. Entretanto, quando se trata de dentes decíduos, o sucesso da pulpectomia pode ser dificultado em função de certas peculiaridades.

Deve-se atentar para as características inerentes à dentição decídua e aos pacientes infantis. Destacam-se a morfologia peculiar dos canais radiculares dos dentes decíduos, a presença dos canais acessórios, a proximidade com o sucessor permanente e o processo de reabsorção fisiológica que, às vezes, tornam a pulpectomia difícil ou, muitas vezes, inexequível.[3] Além disso, devem ser considerados outros fatores relacionados com o próprio paciente, como comportamento, saúde geral, imaturidade da criança para relatar os sintomas, idade dental e adesão dos responsáveis ao tratamento.[4]

Os profissionais que se dedicam à endodontia e ao atendimento de crianças precisam compreender como realizar esse tratamento, que carece tanto de domínio no manejo do paciente infantil como de conhecimento técnico. Desse modo, este capítulo tem por objetivo descrever critérios específicos para a seleção dos dentes candidatos à técnica e as terapias atuais de pulpectomia em dentes decíduos e apontar caminhos para as novas modalidades de tratamento.

## DIAGNÓSTICO DA CONDIÇÃO PULPAR

A análise correta da condição pulpar em crianças consiste em um procedimento complexo. No entanto, alguns métodos podem auxiliar o diagnóstico, indicando a conduta correta a ser adotada. A seguir serão descritas técnicas de diagnóstico para seleção de dentes decíduos para pulpectomia.

### Condição física do paciente

Nesse momento, deve-se avaliar se não há contraindicação, sob o ponto de vista sistêmico, à pulpectomia. Em uma criança saudável, a pequena quantidade de microrganismos e toxinas provenientes da infecção pulpar é controlada pelo próprio organismo. Já em crianças portadoras de condições que propiciem o aparecimento de endocardite bacteriana subaguda, ou naquelas com nefrite, leucemia, tumores, neutropenia idiopática cíclica ou qualquer condição que leve à depressão da contagem de granulócitos e leucócitos polimorfonucleares, há a possibilidade de infecção aguda e agravamento do quadro clínico em função do insucesso da pulpectomia. Portanto, elas não devem ser submetidas a essa terapia.[5,6]

*A Associação Brasileira de Odontopediatria emprega a expressão *tratamento endodôntico* para se referir a esse tratamento por se assemelhar à nomenclatura utilizada para o tratamento de dentes permanentes. No entanto, na literatura internacional, as Academias Americana e Britânica empregam o termo *pulpectomia* rotineiramente para se referir tanto às biopulpectomias como às necropulpectomias. Assim, optamos por empregar o termo *pulpectomia*.

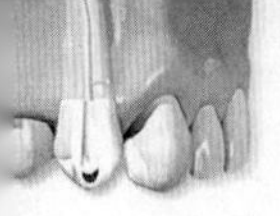



### História da dor

Apesar de se tratar de um sintoma subjetivo, a história da dor é o passo inicial no processo de diagnóstico da condição pulpar. Entretanto, ela não é um dado tão confiável em crianças quanto em adultos,[7] uma vez que crianças muito pequenas podem não ser capazes de fornecer informações sobre dor e porque a degeneração pulpar em dentes decíduos não é acompanhada claramente por sintomatologia definida, sendo comuns mudanças inflamatórias evoluírem da sensibilidade pulpar para a necrose sem sintomatologia.[2,6] O profissional deverá questionar se a dor é espontânea ou provocada. No caso do tratamento endodôntico de dentes decíduos, a dor espontânea será a mais significativa. Na maioria das vezes ela ocorre à noite, é geralmente constante e é indicativa de dano pulpar avançado, sendo recomendada a pulpectomia.

### Avaliação de sinais e sintomas clínicos

Nesse momento será realizada a avaliação visual e tátil do dente decíduo a fim de identificar sinais e sintomas clínicos de alteração pulpar. Avaliam-se o dente, para observação de lesões de cárie profundas e fraturas com exposição do tecido pulpar, e a condição gengival, analisando a cor e a presença de fístula, edema ou ulcerações. A hemorragia pulpar não controlada após pulpotomia indica inflamação pulpar irreversível. Já lesão cariosa profunda, restaurações extensas ou traumatismos dentários associados a fístula, abscesso gengival ou exsudato nos canais radiculares são indicativos de necrose pulpar. Nessas situações, a pulpectomia está indicada.

A mobilidade dentária deve ser examinada com cautela, comparando-se o dente afetado ao contralateral e à cronologia de esfoliação daquele elemento, a fim de diferenciar a reabsorção fisiológica da patológica. Em alguns casos, a mobilidade patológica pode estar relacionada com comprometimento periodontal associado à condição pulpar.[6]

### Interpretação radiográfica

O exame radiográfico é fundamental para o diagnóstico, fornecendo informações importantes quanto ao padrão de desenvolvimento da lesão de cárie, sua relação com a polpa, presença de reabsorção nas regiões de furca e/ou periapicais e alterações perirradiculares e periapicais, como espessamento do ligamento periodontal ou rarefação no periápice e na região de furca. Entretanto, existem dificuldades técnicas para obtenção e interpretação de boas radiografias que possibilitem a visualização adequada do ápice, que muitas vezes está em processo de reabsorção radicular fisiológica.[4]

### Teste de sensibilidade pulpar

A aplicação de testes de sensibilidade pulpar em crianças, cuja sensação poderá ocasionar dor, pode produzir respostas provenientes de receptores periodontais de suporte. Além disso, a percepção da dor nesses pacientes dependerá tanto da capacidade cognitiva como da experiência de dor vivida anteriormente, o que limita a interpretação. Portanto, algumas vezes podem ocorrer resultados falso-positivos.[8] Em crianças, considera-se a história de dor, como mencionado anteriormente. Além disso, o emprego desses testes pode alterar negativamente o comportamento durante o tratamento. Assim, os testes térmicos e/ou elétricos têm validade restrita em odontopediatria e, portanto, são contraindicados.[8]

Diante do exposto, será importante a associação de métodos para obtenção do diagnóstico da condição pulpar e, quando indicado, recomendação de pulpectomia.

## PULPECTOMIA

Define-se como pulpectomia de dentes decíduos o procedimento que remove todo o tecido pulpar inflamado ou necrótico por meio de desbridamento, alargamento e desinfecção dos canais radiculares e, em seguida, realiza-se a obturação dos condutos com pasta reabsorvível.[3,9] As indicações e contraindicações desse procedimento encontram-se listadas no Quadro 28.1.

Antes da descrição do protocolo clínico da pulpectomia em dentes decíduos propriamente dito, serão considerados aspectos microbiológicos do tecido pulpar dos dentes decíduos.

### Infecção dos canais radiculares em dentes decíduos

Os microrganismos têm sido considerados a principal causa de alterações pulpares e perirradiculares em dentes acometidos pela doença cárie ou traumatismo dentoalveolar.[12] A composição da microbiota envolvida nessas alterações em dentes decíduos varia consideravelmente, caracteri-

▶ **Quadro 28.1** Indicações e contraindicações para pulpectomia de dentes decíduos[6,7,10,11]

| Indicações | Contraindicações |
|---|---|
| Dentes decíduos apresentando lesões cariosas ou restaurações defeituosas associadas a sinais ou sintomas de pulpite irreversível | Dentes cujo tamanho da coroa dentária remanescente não permita isolamento absoluto e/ou posteriormente restauração adequada |
| Exposições pulpares em decorrência de lesões de cárie ou traumatismos em que o tecido pulpar radicular, após a remoção da polpa coronária, apresente sangramento acentuado, que não cessa após alguns minutos, sangue com coloração alterada ou tecido pulpar liquefeito | Dentes decíduos com evidência radiográfica de metamorfose calcificante ou perfuração de soalho da câmara pulpar<br>Reabsorção óssea envolvendo a cripta do permanente |
| Reabsorção radicular interna | Alveólise |
| Dentes decíduos com evidência de necrose pulpar | Pacientes imunocomprometidos ou com risco de endocardite infecciosa |

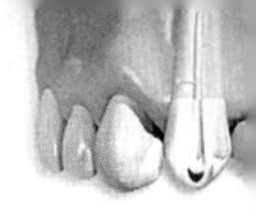

zando-se como infecções mistas de etiologia polimicrobiana, com predomínio de anaeróbios,[13-17] análoga à microbiota encontrada em dentes permanentes.[18] Outros microrganismos frequentemente observados são os bacilos produtores de pigmentos negros e as bactérias facultativas gram-negativas.[16] As espécies mais encontradas são: *Streptococcus* spp,[14,19] *Treponema denticola*,[13,16] *Enterococcus faecalis*,[13,20] *Porphyromonas gengivalis*[13] e *Streptococcus intermedius*.[13,16,21] Outras espécies identificadas, porém com menos frequência, são: *Lactobacillus plantarum*,[20] *Lactobacillus rhamnosus*,[20] *Johnsonella*,[20] *Campylobacter*,[16] *Atopobium rimae*, *Staphylococcus* spp[20] e *Prevotella* spp.[21]

Apesar de fungos e vírus já terem sido observados em canais radiculares infectados de dentes permanentes, as bactérias ainda são os patógenos mais frequentemente associados à etiologia das infecções endodônticas primárias.[22] Entretanto, a *Candida albicans* já foi encontrada em canais radiculares de dentes decíduos.[23]

Merece destaque a alta prevalência, em torno de 90%, de bactérias gram-negativas em dentes decíduos. Esses microrganismos têm papel importante na etiologia das lesões periapicais, pois, além de altamente virulentos, apresentam lipopolissacarídeos bacterianos (LPS) em sua membrana externa. Essa endotoxina é responsável por efeitos indesejáveis, como reação inflamatória e reabsorção óssea na região apical, favorecendo o estabelecimento e a progressão da lesão periapical[24,25] e comprometendo o sucesso da terapia.

O *Enterecoccus faecalis* tem sido apontado como de importância significativa na microbiologia endodôntica. Apesar da baixa frequência em infecções primárias de dentes permanentes, mudanças nas condições ambientais dos canais que ocorrem durante o tratamento favorecem sua presença,[26] a qual está associada a infecções de difícil resolução e ao insucesso após o tratamento endodôntico.[27,28] Contudo, em dentes decíduos com infecção endodôntica primária, o *E. faecalis* tem sido encontrado em frequência que varia de 3,2%[29] a 20%.[13,20,30] Considerando essa prevalência em dentes decíduos e a conhecida resistência ao tratamento e a agentes antimicrobianos,[31] o tratamento endodôntico deve incluir o uso de fármacos capazes de atuar sobre esse microrganismo.

Destaca-se a presença de bactérias, mesmo em dentes decíduos sem necrose pulpar ou radiolucidez periapical. Ruviere e cols.[16] observaram que 95% dos dentes decíduos com inflamação pulpar irreversível apresentavam bactérias, sendo o *Campylobacter rectus* a espécie mais prevalente (87%). Embora o número de bactérias encontradas em dentes com necrose e radiolucidez apical tenha sido significativamente maior do que em dentes com inflamação pulpar irreversível,[16] essas observações demonstram que, mesmo em casos considerados como de vitalidade pulpar, é mandatório o controle da infecção.

Em dentes decíduos com necrose pulpar e radiolucidez periapical, observou-se a presença de bactérias no interior dos túbulos dentinários das paredes do canal, alcançando a superfície externa da raiz nas áreas de reabsorções radiculares próprias da rizólise.[32,33] Essas características assumem importância peculiar, pois, caso as bactérias permaneçam viáveis após tratamento endodôntico, podem infectar os tecidos perirradiculares durante a reabsorção radicular fisiológica. Clinicamente, observa-se que o prognóstico da pulpectomia é inferior em elementos com radiolucidez periapical pré-operatória.[34] Assim, os principais fatores associados ao insucesso da terapia, em dentes decíduos, são as reabsorções radiculares extensas, associadas à presença de alteração periapical e à manutenção de detritos e microrganismos. Desse modo, no planejamento da pulpectomia de um dente decíduo infectado, deve-se atentar para redução e eliminação dos patógenos diante da complexa morfologia dos canais e dos processos de reabsorção radicular.

## Protocolo clínico para tratamento de dentes decíduos

Decisões clínicas durante o tratamento deveriam, sempre que possível, ser tomadas com base em evidências científicas e nos anseios do paciente e/ou de sua família. O protocolo descrito neste capítulo provém de publicações baseadas em pesquisas laboratoriais e clínicas[34-40] realizadas na Disciplina de Odontopediatria da Faculdade de Odontologia da Universidade Federal do Rio de Janeiro (UFRJ). Deve-se ressaltar que não existe consenso na literatura mundial quanto à técnica endodôntica propriamente dita, às soluções irrigadoras e às pastas obturadoras utilizadas em dentes decíduos. Entretanto, as publicações que norteiam esse protocolo têm sido bem aceitas pela comunidade científica, inclusive com estudos considerados no topo da pirâmide de evidência, como revisões sistemáticas e metanálises, passando por ensaios clínicos randomizados e outros desenhos de estudos.

A sequência clínica para tratamento endodôntico de dentes decíduos consiste em:

- **Anestesia local:** o anestésico de primeira escolha em odontopediatria é a lidocaína a 2% com epinefrina a 1:100.000.[41] Os procedimentos serão realizados com mais eficiência se a criança estiver confortável e livre de dor. O anestésico local previne o desconforto associado à inserção do grampo do isolamento absoluto, à amarria dental e ao corte de estrutura dental.[42] Assim, ainda que o dente apresente necrose pulpar, a anestesia local deverá ser realizada.
- **Isolamento absoluto:** o isolamento absoluto é indispensável no tratamento endodôntico de dentes decíduos, pois confere segurança, evitando a deglutição de agentes irrigantes e a contaminação dos canais, bem como rapidez no procedimento clínico.
- **Acesso à câmara pulpar:** preferencialmente, é realizado com ponta diamantada esférica compatível com o tamanho da coroa dentária e complementado com broca tronco-cônica de aço carbide com extremidade inativa.

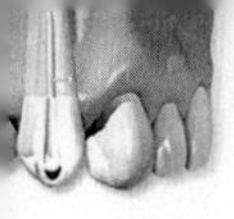



- **Irrigação da câmara pulpar:** realizada com 5mL de soro fisiológico a 0,9% com aspiração simultânea.
- **Estabelecimento do comprimento de trabalho de instrumentação (CTI):** o localizador apical pode ser utilizado, nesse momento, para definição da odontometria. Objetiva-se reduzir a exposição do paciente infantil à radiação e o tempo de trabalho clínico.[43] Ressalte-se que os localizadores apicais foram introduzidos recentemente na odontopediatria e alguns autores são favoráveis à sua associação aos métodos radiográficos.[44] Na ausência de localizadores eletrônicos apicais, utiliza-se a radiografia periapical inicial. Nessa radiografia, o comprimento radicular total até o ápice radiográfico deve ser medido e reduzido em 1mm para determinação do CTI.
- **Preparo químico-mecânico:** pode ser realizado por meio de limas manuais ou instrumentos rotatórios,[3] utilizando-se o CTI previamente estabelecido. A técnica manual é a mais utilizada. Recomenda-se o uso de limas tipo Kerr com movimento de alargamento programado, que combina avanço apical, rotação e tração.[34] A primeira lima deve ser aquela que melhor se adapte ao conduto, devendo ser seguida pelas duas subsequentes da série. A cada troca de lima, irriga-se o canal com 5mL de hipoclorito de sódio a 2,5%. Dentes anteriores devem ser instrumentados a partir da lima 45. Já em dentes posteriores, a lima 35 deve ser, no mínimo, a última a ser utilizada para que a obturação com a espiral de Lentulo possa ser realizada de maneira adequada.[45,46] Os sistemas rotatórios mecanizados foram introduzidos recentemente na endodontia de dentes decíduos e têm apresentado bons resultados.[47] A instrumentação por meio desse sistema foi considerada de fácil realização, capaz de modelar os terços cervical e médio e, principalmente, preservar a área apical, onde ocorre o processo de rizólise.[47]
- **Irrigação final:** recomenda-se a irrigação com 10mL de ácido cítrico a 6%, seguidos por soro fisiológico a 0,9%, com aspiração simultânea.[34,35] A remoção da *smear layer* através da irrigação com ácido cítrico tem se destacado em relação ao EDTA em razão da baixa toxicidade, do baixo custo, do menor tempo de irrigação[48] e da eficácia semelhante.[49] Tratamentos endodônticos realizados com a remoção dessa camada apresentaram resultados favoráveis e significativamente superiores, quando comparados àqueles sem remoção, em especial nos casos considerados de difícil resolução, como necrose pulpar, com sintomatologia clínica ou radiolucidez inter-radicular pré-operatória.[34]
- **Medicação intracanal:** recomenda-se a colocação de um penso de algodão umedecido com paramonoclorofenol canforado (PMCFC) na câmara pulpar, em tratamentos realizados em duas consultas. Indicam-se dois tempos clínicos nos casos em que são necessárias consultas breves, como, por exemplo, em crianças pouco colaboradoras. A irrigação com soro fisiológico a 0,9% deve acontecer novamente na consulta seguinte, após a reabertura do dente, antes da obturação dos condutos.
- **Secagem dos condutos:** utilizam-se cones de papel absorventes estéreis.
- **Obturação dos condutos radiculares:** no Quadro 28.2 são apresentadas as opções de pastas obturadoras para canais radiculares de dentes decíduos e seu modo de utilização. As mais usadas são as pastas à base de óxido de zinco e eugenol, hidróxido de cálcio e iodoformadas. A espiral de Lentulo dois números menor que a última lima utilizada é o método recomendado para obturação dos condutos.[46]
- **Selamento das entradas dos canais e restauração provisória:** a entrada dos canais e o assoalho da câmara pulpar devem ser vedados com guta-percha plastificada ou cimento de hidróxido de cálcio. Em seguida, realiza-se restauração provisória com cimento de ionômero de vidro convencional ou fotopolimerizável.
- **Radiografia final:** utiliza-se posicionador radiográfico para padronizar as imagens e possibilitar a comparação da evolução do tratamento.
- **Restauração definitiva:** utiliza-se resina composta ou coroa de aço para restauração, que pode ser realizada imediatamente após a obturação dos canais ou na consulta seguinte. A manutenção de elementos com restaurações provisórias contribui para o insucesso dos tratamentos endodônticos.[50] A restauração do elemento deve primar pelo vedamento correto da cavidade, evitando a contaminação a partir de infiltração bacteriana, que constitui uma das principais causas de insucesso do tratamento.[51]
- **Acompanhamento do tratamento:** a avaliação clínica e radiográfica deve ocorrer no primeiro mês, com 3, 6 e 12 meses e sucessivamente, em intervalos semestrais, até a erupção do sucessor permanente. Dentes que apresentarem evidências clínicas e radiográficas de regressão da infecção serão considerados um resultado bem-sucedido. Os casos em que persistirem ou se agravarem os sinais e sintomas clínicos e/ou radiográficos, ou quando esses se manifestarem em pacientes assintomáticos, inicialmente serão considerados insucesso e esses elementos serão extraídos.[35] Em casos de insucesso, deve ser avaliada a indicação de um aparelho mantenedor de espaço.

Entre os estudos realizados para o estabelecimento do protocolo anteriormente descrito, os pesquisadores também buscaram determinar os fatores associados ao fracasso das terapias. Ao avaliarem dentes extraídos devido ao insucesso das pulpectomias, observaram a presença de substratos de tecido necrosado e bactérias nos canais, revelando a incompletude dos procedimentos de desinfecção. Assim, destaca-se que as limitações no procedimento de limpeza dos canais impostas pelas irregularidades morfológicas criadas pelas reabsorções externas e/ou inflamatória contribuem para o fracasso da terapia.[52]

## OUTRAS TÉCNICAS

Nas pulpectomias de dentes decíduos, grande ênfase tem sido direcionada à escolha do material obturador dos

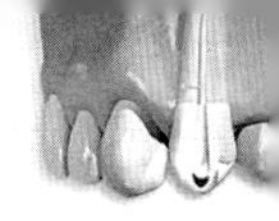

canais radiculares. Um material obturador ideal deveria conter as seguintes propriedades: ser bactericida, anti-inflamatório, inerte ao tecido periapical, reabsorvível, biocompatível, radiopaco, não alterar a coloração do dente e apresentar facilidade de inserção e de remoção, se necessário.[3] Pode-se acrescentar, ainda, a disponibilidade no mercado brasileiro. Em dentes decíduos, as pastas obturadoras são classificadas em três grandes grupos principais: as pastas à base de óxido de zinco e eugenol, iodofórmio ou hidróxido de cálcio ($Ca[OH]_2$). Pode-se incluir ainda um grupo de pastas mistas que associam dois ou três desses materiais. A pasta de óxido de zinco e eugenol (OZE), primeiro material indicado para obturação dos canais radiculares,[53] continua sendo largamente usada em odontopediatria.[54] Contudo, não apresenta potencial bactericida tão elevado como o das pastas iodoformadas[55,56] ou dos materiais à base de $CaOH_2$, cuja frequência de uso tem aumentado.[54,57]

O Quadro 28.2 apresenta a descrição de várias pastas indicadas para obturação dos canais radiculares, o nome comercial e o modo de utilização. O interesse em materiais alternativos à pasta de OZE vem crescendo devido aos bons resultados clínicos e radiográficos apresentados nos estudos, como pode ser observado no quadro. Contudo, os resultados de duas revisões sistemáticas demonstraram que não há superioridade dos materiais à base de iodofórmio e/ou hidróxido de cálcio em relação à pasta de OZE.[58,59]

▶ **Quadro 28.2** Materiais obturadores para canais radiculares de dentes decíduos

| Grupo (à base de) | Nome do produto (fabricante) | Composição | Características da técnica | Desempenho* |
|---|---|---|---|---|
| Óxido de zinco e eugenol | Pasta OZE (não disponibilizada comercialmente pronta) | Pó: óxido de zinco<br>Líquido: eugenol | Após preparo químico-mecânico, a pasta é inserida nos canais com auxílio da espiral de Lentulo ou de limas tipo K de pequeno diâmetro (15 ou 20) e condensada com calcadores verticais<br>A pasta é manipulada em consistência leve, até que forme um fio de 1cm, quando levantado com a espátula da placa de vidro[60] | 78,5% a 100%[10,34,60] |
| Hidróxido de cálcio | Calcicur® (Voco, Alemanha) | $Ca(OH)_2$ (45,0%) | Disponibilizada em seringa individual pronta para uso | 80%[10] |
| | Calen® (SSWhite, Brasil) | $Ca(OH)_2$. Excipiente: óxido de zinco, colofônia e PEG 40 | Disponibilizada em tubetes prontos para uso. Para inserção nos canais deve ser utilizada seringa endodôntica ML de êmbolo rosqueável, do mesmo fabricante, com auxílio de agulha descartável 27G – longa<br>Para conferir melhor radiopacidade, a pasta pode ser espessada com hidróxido de cálcio P.A.[61] ou pó do óxido de zinco, na proporção de 1:1[62] Quando espessada, pode ser levada aos canais por meio de limas tipo K de pequeno diâmetro (15 ou 20) e condensada com calcadores[62] | 73,5%[61] |
| | Sealapex™ (SybronEndo, EUA) | $Ca(OH)_2$ | A pasta é disponibilizada em duas seringas, uma a base e a outra o catalisador. Após a mistura em proporções iguais, é levada ao interior dos canais com auxílio de espiral de Lentulo | 90% a 92,3%[10,63] |
| | Pasta L&C (Dentsply, Brasil) | Pó: hidróxido de cálcio P.A. (2g), carbonato de bismuto (1g) e colofônia (0,05g)<br>Líquido: azeite de oliva puro | Após preparo químico-mecânico, é inserida nos canais radiculares. A entrada dos canais deve ser protegida com cimento de hidróxido de cálcio, seguida da restauração provisória ou definitiva | 97%[64] |
| Iodofórmio | Pasta Guedes--Pinto (não disponibilizada comercialmente pronta) | Iodofórmio + PMCFC + Rifocort® | A técnica original prevê instrumentação com limas e limpeza química com gotejamento de líquido de Dakin sobre Endo-PTC e Tergentol-Furacin e tratamento em sessão única. Para obturação, a pasta é manipulada incorporando os componentes em proporções visualmente iguais e inserida nos canais com espiral de Lentulo ou limas de pequeno calibre. A pasta não é encontrada pronta para uso e deve ser manipulada no momento de utilização<br>O Rifocort® não se encontra disponível para comercialização. Orienta-se que seja manipulado em farmácias de manipulação, para cada 1g da pomada tenham-se acetato de prednisolona (5mg), rifamicina SV sódica (1,5mg) e pomada Carbowax® (10g)[65] | 81,8% a 97,8%[66,67] |

*(Continua)*

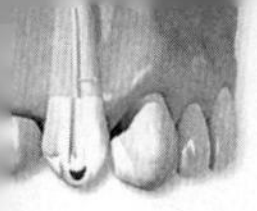



▶ **Quadro 28.2** Materiais obturadores para canais radiculares de dentes decíduos (*continuação*)

| Grupo (à base de) | Nome do produto (fabricante) | Composição | Características da técnica | Desempenho* |
|---|---|---|---|---|
| Iodofórmio (*continuação*) | Pasta Kri (Pharmachemie, Suíça) | P-clorofenol (2,0%), cânfora (4,8%), mentol (1,2%) e iodofórmio (80,8%) | Inserida nos canais com auxílio de uma espiral de Lentulo | 79% a 95%[68,69] |
| | Pasta Maisto (não disponibilizada comercialmente pronta) | Iodofórmio (42g), óxido de zinco (14g), timol (2g), clorofenol canforado (3cc) e lanolina (0,5g) | Inserida nos canais com auxílio de uma espiral de Lentulo | 93%[70] |
| Mistas | Vitapex (Diadent, Canadá) | Iodofórmio (40,4%), hidróxido de cálcio (30,3%), silicone (22,4%) e substâncias inertes (6,9%) | Disponibilizada pronta para uso em seringa com pontas individuais. De acordo com o fabricante, atualmente o produto é chamado Diapex®** | 89% a 100%[11,71] |
| | Metapex™ (Meta Biomed Co Ltd, Coreia) | Iodofórmio + $Ca(OH)_2$ | Disponibilizada pronta para uso em seringa com pontas individuais | 90,5% a 100%[72,73] |
| | Endoflass F.S. (Sanlor & Cia. S. en C.S., Colômbia) | Pó: tri-iodometano iodo dibutil orto-cresol (40,6%), óxido de zinco (56,5%), hidróxido de cálcio (1,07%) e sulfato de bário (1,63%)<br>Líquido: eugenol e PMCFC | A pasta é manipulada em consistência leve, de modo a formar um fio de 1cm quando levantado com a espátula da placa de vidro. Levada aos canais com espiral de Lentulo | 70% a 93%[51,73,74] |
| | RCFill (Prime Dental Products Pvt. Ltd) | Pó: óxido de zinco, iodofórmio Líquido: eugenol | A pasta é manipulada em consistência leve, de modo a formar um fio de 1cm quando levantado com a espátula da placa de vidro. Levada aos canais com espiral de Lentulo | 84,7%[75] |
| Outras pastas | 3Mix (não disponibilizada comercialmente pronta) | Metronidazol (Flagyl®, Sanofi-Aventis, Tailândia), ciprofloxacina (Ciprobay®, Bayer, Alemanha) e minociclina (Minocin®, Wyeth, China) | Esta pasta é utilizada sem preparo mecânico prévio, em uma técnica denominada Terapia de Esterilização da Lesão e Reparo Tecidual (do inglês *Lesion Sterilization and Tissue Repair Therapy* – LSTR) ou Tratamento Endodôntico sem Instrumentação (do inglês *Non Instrumental Endodontic Treatment* – NIET)<br>Remover o revestimento entérico dos comprimidos dos antibióticos e, em seguida, triturá-los utilizando gral e pistilo em cerâmica. Adicionar a mesma quantidade de cada fármaco em pó (1: 1: 1) ao macrogol e ao propilenoglicol para formar uma pasta. O material não utilizado deve ser descartado após 1 hora de preparo.<br>Após acesso e limpeza da câmara pulpar com hipoclorito de sódio a 2,5%, a mistura é colocada na entrada dos condutos e sobre a câmara pulpar. | 76%[76,77] |
| | CTZ (não disponibilizada comercialmente pronta) | Cloranfenicol, tetraciclina, e óxido de zinco e eugenol | Após a remoção de todo o conteúdo da câmara pulpar, localização e dilatação da entrada dos canais, com limas de pequeno diâmetro, realiza-se irrigação dos canais com Tergentol® ou líquido de Dakin, nos casos de polpa necrosada, ou água de cal, para os casos de polpa vital e aplicação da pasta CTZ sobre o assoalho da câmara pulpar, exercendo pressão para que penetre nos canais. No ato operatório, deve-se adicionar eugenol à pasta | 80,1% a 98%[78,79] |

*Sucesso percentual, considerando critérios clínicos e/ou radiográficos apresentados nos estudos.
**www.diadent.com/Articles/a2.htm

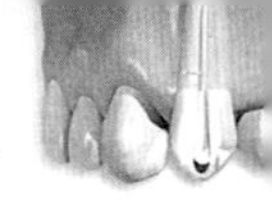

## Consequências do tratamento endodôntico dos dentes decíduos

Estudos clínicos com acompanhamento a longo prazo têm relatado alterações relacionadas com o processo de esfoliação do dente decíduo submetido ao tratamento, bem como sobre seu sucessor permanente.[34-36,80] A seguir, serão descritas as principais alterações observadas.

### *Esfoliação alterada e retenção prolongada*

Dentes decíduos submetidos à terapia pulpar podem apresentar alteração em seu processo de esfoliação. Na maioria das vezes, os elementos são perdidos precocemente,[81] devido à reabsorção acelerada de suas raízes ante um processo infeccioso de baixa intensidade e assintomático, decorrente do insucesso da terapia endodôntica. Os dentes afetados nesses casos apresentam reabsorção radicular incompleta e patológica. Nessas situações, é necessário considerar a manutenção do espaço.

Outro efeito comum é a tendência de os dentes decíduos tratados com sucesso sofrerem retenção prolongada. Essa condição pode interferir na erupção normal dos dentes permanentes sucessores.[82,83] Esses dentes devem ser comparados com a cronologia da erupção do dente permanente contralateral, caso este não tenha sido tratado endodonticamente, e, se a esfoliação natural não ocorrer, a exodontia está recomendada.

A utilização da pasta de OZE como material obturador de canais de dentes decíduos pode estar associada a retenção prolongada do decíduo, desvios no curso de erupção ou, ainda, erupção ectópica de sucessores permanentes.[11,83-85] São comuns, também, relatos da retenção da pasta de OZE na região periapical por longo período de tempo, mesmo após a erupção do permanente sucessor.[11,83,86] Essa retenção pode ser explicada pela presença dos íons zinco que, além de citotóxicos, interferem no processo inflamatório por meio da redução da fagocitose dos macrófagos e da interferência na membrana dos lisossomos.[87] Como até o momento existem poucos estudos com acompanhamento de longo prazo sobre o impacto desses materiais no processo de rizólise dos dentes decíduos,[11,50,71] tanto a pasta de OZE como as demais precisam ser mais bem avaliadas.[58]

### *Erupção ectópica do sucessor permanente*

Apenas alguns estudos descrevem o efeito do tratamento endodôntico em sucessores permanentes,[11,83-86] porque envolvem acompanhamento de longo tempo, que são dispendiosos e dependentes do comparecimento periódico dos sujeitos da pesquisa. Tannure e cols,[80,83] em avaliações de longo prazo com acompanhamento periódico por radiografia periapical, observaram deflexão no trajeto dos sucessores permanentes, de modo que os dentes tratados foram extraídos no momento correto. Por esse motivo, a frequência da erupção ectópica dos dentes sucessores foi menor[80,83] do que a encontrada na literatura.[82] Coll & Sadrian[85] relataram 21,6% dos pré-molares em erupção ectópica e 20% de incisivos permanentes em mordida cruzada anterior após pulpectomia nos decíduos antecessores, reafirmando assim que o principal fator associado à erupção ectópica foi a presença da pasta de OZE não reabsorvida. Pode-se presumir que, se um dente em erupção encontra um obstáculo em seu caminho, ele pode ser desviado, levando à erupção ectópica.[83]

### *Hipoplasias no sucessor permanente*

Outro efeito adverso que pode ser presenciado em dentes permanentes após o tratamento endodôntico de decíduos são as alterações na estrutura do esmalte.[85] Turner[88] foi o primeiro a descrever a hipoplasia do tipo localizada, quando notou defeitos no esmalte de dois pré-molares e os relacionou com a infecção apical nos molares decíduos mais próximos, recebendo o nome de "dente de Turner".[89]

Os ameloblastos dos germes dentais em desenvolvimento são extremamente sensíveis a estímulos externos, e muitos fatores podem promover alterações no desenvolvimento do esmalte. As hipoplasias e opacidades do esmalte na dentição permanente podem estar associadas à infecção periapical em dentes decíduos[50,90] ou podem ser decorrentes de traumatismos na dentição decídua.[91] Vale ressaltar que o tratamento endodôntico nesses elementos está indicado quando apresentam pelo menos dois terços das raízes intactos, sugerindo infecção leve, o que minimiza o risco de alterações no esmalte nos sucessores.[80] Tannure e cols.[80] observaram opacidades em somente 10,6% dos incisivos sucessores permanentes e nenhum caso com defeito hipoplásico, resultados inferiores aos 18,7% relatados em outros estudos.[82,85]

Aparentemente, os defeitos no esmalte resultam da infecção perirradicular preexistente na área, ocorrendo, portanto, antes da realização do tratamento endodôntico e não sendo decorrentes do procedimento propriamente dito.[35,50,80,82,85] Ademais, a incidência de defeitos de esmalte nos dentes sucessores aumenta conforme a maior quantidade pré-operatória de reabsorção da raiz do dente decíduo, uma vez que essa reabsorção indica infecção perirradicular preexistente.[85] Assim, a observância das indicações para pulpectomia evita efeitos adversos sobre a formação dos sucessores, uma vez que dentes com mais de um terço de reabsorção radicular não recebem indicação para a terapia.[35]

Pode-se concluir que o tratamento endodôntico em dentes decíduos é efetivo na manutenção de dentes com alterações pulpares irreversíveis. Contudo, avaliações clínicas e radiográficas periódicas são essenciais para verificar a reabsorção radicular e da pasta de obturação de modo a evitar retenção prolongada e qualquer má oclusão posterior. Estudos adicionais são necessários para que sejam conhecidos os melhores materiais obturadores para esses elementos.

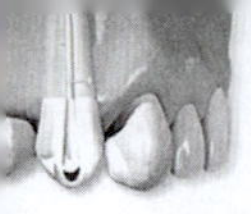



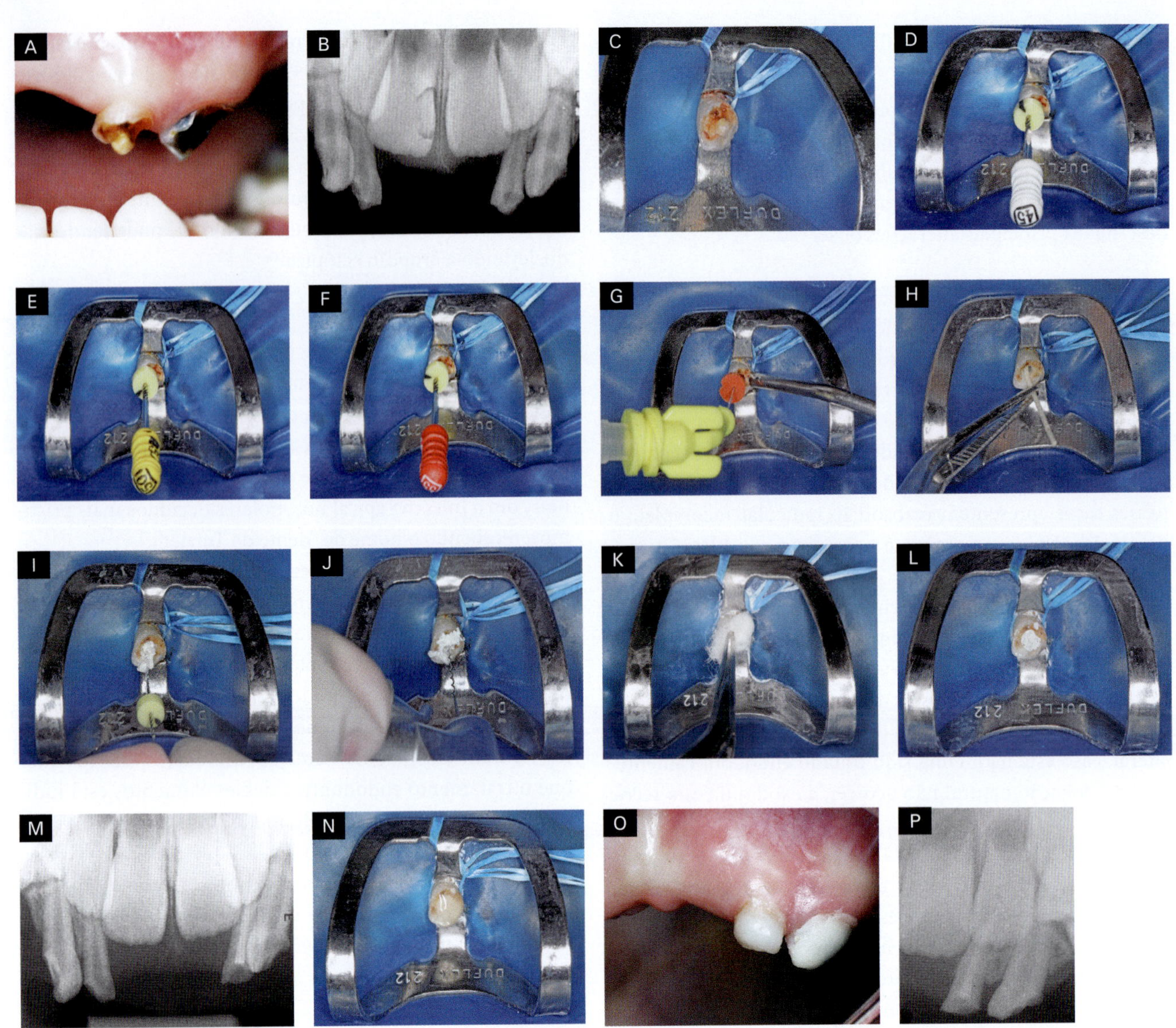


▶ **Figura 28.1** Sequência clínica da pulpectomia no elemento 62 realizada pela Dra. Maysa Lannes Duarte (mestranda do Programa de Pós-Graduação em Odontologia da UFF/Nova Friburgo). (**A**) Aspecto clínico frontal dos elementos 62 e 63, evidenciando elementos com lesão de cárie e grande destruição coronária. (**B**) Radiografia periapical da região, mostrando destruição coronária, ausência de lesão periapical e comprimento radicular adequado para a realização da pulpectomia. (**C**) Isolamento absoluto, após anestesia local. (**D**) Removeu-se o tecido cariado e realizou-se o acesso à câmara pulpar com ponta diamantada esférica compatível com o tamanho da coroa do elemento decíduo. Irrigou-se a câmara pulpar com 5mL de soro fisiológico a 0,9%, com aspiração simultânea. Após a determinação da odontometria, iniciou-se o preparo químico-mecânico do canal radicular com o avanço apical das limas endodônticas tipo K com movimento de alargamento programado, que combina avanço apical, rotação e tração do instrumento em sentido horário e direção coronária, atingindo todas as paredes do canal. A primeira lima utilizada foi aquela cujo calibre melhor se acoplou ao forame apical, no caso, a #45. (**E**) seguida da lima tipo K #50. (**F**) e da lima tipo K #55. OBS.: dentes anteriores decíduos dever ser instrumentados, no mínimo, até a lima #45, pois apresentam canais bem amplos. Para os dentes posteriores, cujos canais são mais finos, a lima #35 deveria ser, no mínimo, a última a ser utilizada para propiciar a adequada obturação com a espiral de Lentulo. Cada lima deve ser submetida a 20 incursões antes de ser substituída por outra. (**G**) A irrigação foi realizada com a ponta NaviTip® amarela 30G. A cada troca de lima, irrigou-se com 5mL de hipoclorito de sódio a 2,5% durante 30 segundos. Após a última troca de lima e irrigação com hipoclorito de sódio a 2,5%, irrigou-se com 5mL de ácido cítrico a 6% e 5mL soro fisiológico para a remoção da *smear layer*. (**H**) Realizou-se a secagem dos condutos com cones de papel absorvente estéreis, até que o último saísse seco do conduto. (**I**) A obturação do canal foi realizada do seguinte modo: inicialmente, levou-se a pasta de Guedes-Pinto para o interior do canal com auxílio de uma lima K #25. (**J**) Em seguida, empregou-se a espiral de Lentulo para promover a adaptação da pasta às paredes do canal. (**K**) Realizou-se pressão com um penso de algodão para finalizar a condensação da pasta no interior do canal. (**L**) A entrada do canal foi selada com guta-percha aquecida para posterior confecção da restauração final. (**M**) Radiografia final na mesma consulta, evidenciando completo preenchimento do canal radicular. (**N**) Restauração provisória com cimento de ionômero de vidro convencional. (**O**) Restauração final em resina composta realizada 7 dias após a obturação do canal. (**P**) Radiografia de acompanhamento 6 meses após a finalização do tratamento.

## Referências


1. Paiva SM, Martins CC, Pordeus IA. Epidemiologia dos principais problemas bucais da infância. In: Maia LC, Primo L (eds.) Odontologia integrada na infância. Rio de Janeiro: Santos, 2012:1-10.
2. Ranly DM, Garcia-Godoy F. Current and potential pulp therapies for primary and young permanent teeth. J Dent 2000; 28(3): 153-61.
3. AAPD. American Academy on Pediatric Dentistry Clinical Affairs Committee-Pulp Therapy Subcommittee. Guideline on pulp therapy for primary and young permanent teeth. Pediatr Dent 20122013; 34(6):222-9.
4. Dummett Jr. CO, Kopel HM. Pediatric endodontics. In: Ingle JI, Bakland LK (eds.) Endodontics. Hamilton: BC Decker Inc., 2002:861-902.
5. Souza IPR, Castro GF, Barcelos R. Protocolo de atendimento odontológico ao paciente pediátrico infectado pelo HIV. In: Souza IPR, Castro GF (eds.) Abordagem odontológica da criança infectado pelo HIV. São Paulo: Santos, 2008:127-39.
6. McDonald RE, Avery DR, Dean JA. Tratamento de lesão cariosa profunda, exposição pulpar vital e dentes desvitalizados. In: Dean JA, Avery DR, McDonald RE (eds.) McDonald e Avery odontopediatria para crianças e adolescentes. Rio de Janeiro: Elsevier, 2011:340-62.
7. Primo LG, Vieira BHOM, Barcelos R, Tannure PN, Gleiser R. Terapia pulpar em dentes decíduos. In: Maia LC, Primo L (eds.) Odontologia integrada na infância. Rio de Janeiro: Santos, 2012:237-50.
8. Gopikrishna V, Pradeep G, Venkateshbabu N. Assessment of pulp vitality: a review. Int J Paediatr Dent 2009; 19(1):3-15.
9. Rodd HD, Waterhouse PJ, Fuks AB, Fayle SA, Moffat MA. Pulp therapy for primary molars. Int J Paediatr Dent 2006; 16 Suppl 1:15-23.
10. Ozalp N, Saroglu I, Sonmez H. Evaluation of various root canal filling materials in primary molar pulpectomies: an in vivo study. Am J Dent 2005; 18(6):347-50.
11. Trairatvorakul C, Chunlasikaiwan S. Success of pulpectomy with zinc oxide-eugenol vs calcium hydroxide/iodoform paste in primary molars: a clinical study. Pediatr Dent 2008; 30(4):303-8.
12. Siqueira Jr. JF, Rocas IN. Bacterial pathogenesis and mediators in apical periodontitis. Braz Dent J 2007; 18(4):267-80.
13. Cogulu D, Uzel A, Oncag O, Eronat C. PCR-based identification of selected pathogens associated with endodontic infections in deciduous and permanent teeth. Oral Surg Oral Med Oral Pathol Oral Radiol Endod 2008; 106(3):443-9.
14. da Silva LA, Nelson-Filho P, Faria G, de Souza-Gugelmin MC, Ito IY. Bacterial profile in primary teeth with necrotic pulp and periapical lesions. Braz Dent J 2006; 17(2):144-8.
15. Faria G, Nelson-Filho P, Silva LAB, Souza-Gugelmin MCM, Ito IY. Dentes decíduos com lesão periapical: microbiota, eficácia do preparo biomecânico e do curativo de demora. Pesqui Odontol Bras 2001; 15(Supl I [resumo B175]):152-12.
16. Ruviere DB, Leonardo MR, da Silva LA, Ito IY, Nelson-Filho P. Assessment of the microbiota in root canals of human primary teeth by checkerboard DNA-DNA hybridization. J Dent Child 2007; 74(2):118-23.
17. Sato T, Hoshino E, Uematsu H, Noda T. In vitro antimicrobial susceptibility to combinations of drugs on bacteria from carious and endodontic lesions of human deciduous teeth. Oral Microbiol Immunol 1993; 8(3):172-6.
18. Siqueira Jr. JF, Rocas IN, Debelian GJ et al. Profiling of root canal bacterial communities associated with chronic apical periodontitis from Brazilian and Norwegian subjects. J Endod 2008; 34(12):1457-61.
19. Silva LAB, Nelson-Filho P, Faria G, Souza-Gugelmin MCMd, Ito IY. Bacterial profile in primary teeth with necrotic pulp and periapical lesions. Braz Dent J 2006; 17(2):144-8.
20. Paula VAC. Avaliação da comunidade microbiana, com ênfase para a espécie Enterococcus faecalis, em dentes decíduos com necrose pulpar através de técnicas fenotípicas e moleculares. [Tese]. Rio de Janeiro: Departamento de Odontopediatria e Ortodontia, Universidade Federal do Rio de Janeiro, 2012.
21. Tavares WLF, Neves de Brito LC, Teles RP et al. Microbiota of deciduous endodontic infections analysed by MDA and Checkerboard DNA-DNA hybridization. Int Endod J 2011; 44(3):225-35.
22. Siqueira Jr. JF, Sen BH. Fungi in endodontic infections. Oral Surg Oral Med Oral Pathol Oral Radiol Endod 2004; 97(5):632-41.
23. Akdeniz BG, Koparal E, Sen BH, Ates M, Denizci AA. Prevalence of Candida albicans in oral cavities and root canals of children. ASDC J Dent Child 2002; 69(3):289-92.
24. Nelson-Filho P, Leonardo MR, Silva LA, Assed S. Radiographic evaluation of the effect of endotoxin (LPS) plus calcium hydroxide on apical and periapical tissues of dogs. J Endod 2002; 28(10):694-6.
25. Silva L, Nelson-Filho P, Leonardo MR, Rossi MA, Pansani CA. Effect of calcium hydroxide on bacterial endotoxin in vivo. J Endod 2002; 28(2):94-8.
26. Molander A, Reit C, Dahlen G. Microbiological evaluation of clindamycin as a root canal dressing in teeth with apical periodontitis. Int Endod J 1990; 23(2):113-8.
27. Sundqvist G, Figdor D, Persson S, Sjogren U. Microbiologic analysis of teeth with failed endodontic treatment and the outcome of conservative re-treatment. Oral Surg Oral Med Oral Pathol Oral Radiol Endod 1998; 85(1):86-93.
28. Siqueira Jr. JF, Rocas IN. Polymerase chain reaction-based analysis of microorganisms associated with failed endodontic treatment. Oral Surg Oral Med Oral Pathol Oral Radiol Endod 2004; 97(1):85-94.
29. Tavares WL, Neves de Brito LC, Teles RP et al. Microbiota of deciduous endodontic infections analysed by MDA and Checkerboard DNA-DNA hybridization. Int Endod J 2011; 44(3):225-35.
30. Cogulu D, Uzel A, Oncag O, Aksoy SC, Eronat C. Detection of Enterococcus faecalis in necrotic teeth root canals by culture and polymerase chain reaction methods. Eur J Dent 2007; 1(4):216-21.
31. Dahlen G, Samuelsson W, Molander A, Reit C. Identification and antimicrobial susceptibility of enterococci isolated from the root canal. Oral Microbiol Immunol 2000; 15(5):309-12.
32. Bolan M, Rocha MJ. Histopathologic study of physiological and pathological resorptions in human primary teeth. Oral Surg Oral Med Oral Pathol Oral Radiol Endod 2007; 104(5):680-5.
33. Andia-Merlin RY, Arana-Chaves VE. Resorption root surfaces of primary molar teeth extracted by chronic pulpitis and interadicular lesion observed by scanning electron microscopy. J Dent Res 1995; 74(3):810.
34. Barcelos R, Tannure PN, Gleiser R, Luiz RR, Primo LG. The influence of smear layer removal on primary tooth pulpectomy outcome: a 24-month, double-blind, randomized, and controlled clinical trial evaluation. Int J Paediatr Dent 2012; 22(5): 369-81.
35. Tannure PN, Azevedo CP, Barcelos R, Gleiser R, Primo L. Long-term outcomes of primary tooth pulpectomy with and without smear layer removal: a randomized split-mouth clinical trial. Pediatr Dent 2011; 33(4):546-50.
36. Tannure PN, Fidalgo TK, Barcelos R, Primo LG, Maia LC. Analysis of root canal treated primary incisor after trauma: two year outcomes. J Clin Pediatr Dent 2012; 36(3):257-62.
37. Fidalgo TK, Barcelos R, Petrópolis DB, Rocha-Azevedo B, Primo L, Silva-Filho FC. Citotoxidade de diferentes concentrações de hipoclorito de sódio sobre osteoblastos humanos. RGO 2009; 57(3):317-321.
38. Fidalgo TK, Barcelos R, Portela MB, Soares RM, Gleiser R, Silva-Filho FC. Inhibitory activity of root canal irrigants against Candida albicans, Enterococcus faecalis and Staphylococcus aureus. Braz Oral Res 2010; 24(4):406-12.
39. Guimarães LF, Fidalgo TK, Menezes GC, Primo LG, Costa e Silva-Filho F. Effects of citric acid on cultured human osteoblastic cells. Oral Surg Oral Med Oral Pathol Oral Radiol Endod 2010; 110(5):665-9.

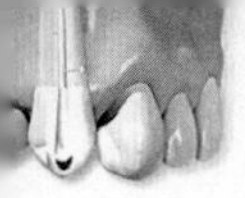



40. Primo L. Avaliação da efetividade de soluções irrigadoras na remoção da "smear layer" radicular de dentes decíduos anteriores. [Tese]. São Paulo: Faculdade de Odontologia, Universidade de São Paulo, 2000.
41. Maia LC, Pierro VSS, Castro GF. Anestesia local em odontopediatria. In: Maia LC, Primo LG (eds.) Odontologia integrada na infância. Rio de Janeiro: Santos, 2012:50-7.
42. McDonald RE, Avery DR, Dean JA, Jones JE. Anestesia local e controle da dor para a criança e adolescente. In: Dean JA, Avery DR, McDonald RE (eds.) McDonald e Avery Odontopediatria para crianças e adolescentes. Rio de Janeiro: Elsevier, 2011:237-48.
43. Leonardo MR, da Silva LA, Nelson-Filho P, da Silva RA, Lucisano MP. Ex vivo accuracy of an apex locator using digital signal processing in primary teeth. Pediatr Dent 2009; 31(4):320-2.
44. Santos LM, Araújo JM, Reis JIL, Tenório MDH. Determinação eletrônica do comprimento do canal radicular em molares decíduos. Pesq Bras Odontoped Clin Integr 2009; 9(2):193-7.
45. Crespo S, Cortes O, Garcia C, Perez L. Comparison between rotary and manual instrumentation in primary teeth. J Clin Pediatr Dent 2008; 32(4):295-8.
46. Bawazir OA, Salama FS. Clinical evaluation of root canal obturation methods in primary teeth. Pediatr Dent 2006; 28(1): 39-47.
47. Mello-Moura AC, Borelli T, Matos R, Bonini GC, Moura-Netto C. Como podemos otimizar a endodontia em dentes decíduos? Relato de caso. Rev Assoc Paul Cir Dent 2013; 67(1): 50-5.
48. Malheiros CF, Marques MM, Gavini G. In vitro evaluation of the cytotoxic effects of acid solutions used as canal irrigants. J Endod 2005; 31(10):746-8.
49. Pitoni CM, Figueiredo MC, Araujo FB, Souza MA. Ethylenediaminetetraacetic acid and citric acid solutions for smear layer removal in primary tooth root canals. J Dent Child (Chic) 2011; 78(3):131-7.
50. Moskovitz M, Yahav D, Tickotsky N, Holan G. Long-term follow up of root canal treated primary molars. Int J Paediatr Dent 2010; 20(3):207-13.
51. Moskovitz M, Sammara E, Holan G. Success rate of root canal treatment in primary molars. J Dent 2005; 33(1):41-7.
52. Tannure PN, Barcelos R, Portela MB, Gleiser R, Primo LG. Histopathologic and SEM analysis of primary teeth with pulpectomy failure. Oral Surg Oral Med Oral Pathol Oral Radiol Endod 2009; 108(1):e29-33.
53. Sweet CA. Procedure for treatment of exposed and pulpless deciduous teeth. J Am Dent Assoc 1930; 17:1150-5.
54. Dunston B, Coll JA. A survey of primary tooth pulp therapy as taught in US dental schools and practiced by diplomates of the American Board Of Pediatric Dentistry. Pediatr Dent 2008; 30(1):42-8.
55. Tchaou WS, Turng BF, Minah GE, Coll JA. In vitro inhibition of bacteria from root canals of primary teeth by various dental materials. Pediatr Dent 1995; 17(5):351-5.
56. Tchaou WS, Turng BF, Minah GE, Coll JA. Inhibition of pure cultures of oral bacteria by root canal filling materials. Pediatr Dent 1996; 18(7):444-9.
57. Kramer PF, Faraco-Júnior IM, Feldens CA. Estado atual da terapia pulpar nas universidades brasileiras – pulpotomia e pulpectomia em dentes decíduos. J Bras Odontoped Odonto Bebê 2000; 3(3):222-33.
58. Barcelos R, Santos MAP, Primo L, Luiz RR, Maia LC. ZOE paste pulpectomies outcome in primary teeth: a systematic review. J Clin Ped Dent 2011; 35(3):241-8.
59. Barja-Fidalgo F, Moutinho-Ribeiro M, Oliveira MA, de Oliveira BH. A systematic review of root canal filling materials for deciduous teeth: is there an alternative for zinc oxide-eugenol? ISRN Dent 2011; 3:67:318:1-7.
60. Mani SA, Chawla HS, Tewari A, Goyal A. Evaluation of calcium hydroxide and zinc oxide eugenol as root canal filling materials in primary teeth. ASDC J Dent Child 2000; 67(2):142-7, 83.
61. Coser RM, Gondim JO, Aparecida Giro EM. Evaluation of 2 endodontic techniques used to treat human primary molars with furcation radiolucency area: A 48-month radiographic study. Quintessence Int 2008; 39(7):549-57.
62. Silva LAB, Leonardo MR, Nelson-Filho P. Tratamento endodôntico de dentes decíduos portadores de necrose pulpar e lesão periapical crônica (Necropulpectomia II). In: Assed S (ed.) Odontopediatria: bases científicas para a prática clínica. São Paulo: Artes Médicas, 2005:675-740.
63. Sari S, Okte Z. Success rate of Sealapex in root canal treatment for primary teeth: 3-year follow-up. Oral Surg Oral Med Oral Pathol Oral Radiol Endod 2008; 105(4):e93-6.
64. Massara MLA, Tavares WLF, Noronha JC, Feitosa-Henriques LC, Ribeiro-Sobrinho AP. A eficácia do hidróxido de cálcio no tratamento endodôntico de decíduos: seis anos de avaliação. Pesq Bras Odontoped Clin Integr 2010; 12(2):155-9.
65. Oliveira LFB, Martins AMEBL, Oliveira MP, Mello-Moura AC. Tratamento pulpar em dentes decíduos com lesões de cárie extensa. In: Imparato JC (ed.) Odontopediatria baseada em evidências científicas. São Paulo: Santos, 2010:111-37.
66. Puppin-Rontani RM, Peters CF, Worliczeck AM. Tratamento endodôntico de dentes decíduos com necrose pulpar. [Pulpectomy in primary teeth: a clinical investigation]. Rev Assoc Paul Cir Dent 1994; 48(4):1235-8.
67. Guedes-Pinto AC, Paiva JG, Bozzola JR. Tratamento endodôntico de dentes decíduos com polpa mortificada. Rev Assoc Paul Cir Dent 1981; 35(3):240-5.
68. Rifkin A. A simple, effective, safe technique for the root canal treatment of abscessed primary teeth. ASDC J Dent Child 1980; 47(6):435-41.
69. Holan G, Fuks AB. A comparison of pulpectomies using ZOE and KRI paste in primary molars: a retrospective study. Pediatr Dent 1993; 15(6):403-7.
70. Reddy VV, Fernandes. Clinical and radiological evaluation of zinc oxide-eugenol and Maisto's paste as obturating materials in infected primary teeth – nine months study. J Indian Soc Pedod Prev Dent 1996; 14(2):39-44.
71. Mortazavi M, Mesbahi M. Comparison of zinc oxide and eugenol, and Vitapex for root canal treatment of necrotic primary teeth. Int J Paediatr Dent 2004; 14(6):417-24.
72. Gupta S, Das G. Clinical and radiographic evaluation of zinc oxide eugenol and metapex in root canal treatment of primary teeth. J Indian Soc Pedod Prev Dent 2011; 29(3):222-8.
73. Subramaniam P, Gilhotra K. Endoflas, zinc oxide eugenol and metapex as root canal filling materials in primary molars – a comparative clinical study. J Clin Pediatr Dent 2011; 35(4): 365-9.
74. Fuks AB, Eidelman E, Pauker N. Root fillings with Endoflas in primary teeth: a retrospective study. J Clin Pediatr Dent 2002; 27(1):41-5.
75. Ramar K, Mungara J. Clinical and radiographic evaluation of pulpectomies using three root canal filling materials: an in-vivo study. J Indian Soc Pedod Prev Dent 2010; 28(1):25-9.
76. Takushige T, Cruz EV, Asgor Moral A, Hoshino E. Endodontic treatment of primary teeth using a combination of antibacterial drugs. Int Endod J 2004; 37(2):132-8.
77. Nakornchai S, Banditsing P, Visetratana N. Clinical evaluation of 3Mix and Vitapex as treatment options for pulpally involved primary molars. Int J Paediatr Dent 2010; 20(3):214-21.
78. Denari W. É possível tratar dentes decíduos com fístula sem instrumentação dos condutos. Rev Assoc Paul Cir Dent 1996; 50(2):186-7.
79. Nascimento PBL, Fonseca AI, Colares V, Rosenblatt A. Endodontia de decíduos: utilização da pasta "CTZ". Rev Fac Odontol Pernambuco 1997; 15(1/2):17-21.
80. Tannure PN, Barcelos R, Gotze GR, Azevedo AC, Gleiser R, Primo LG. Pulpectomias com remoção de *smear-layer* em dentes decíduos anteriores: cinco anos de acompanhamento. Pesq Bras Odontoped Clin Integr 2011; 11(2):251-6.

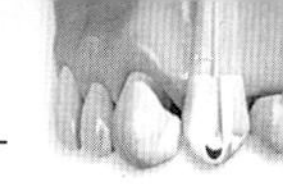


81. Vantine FF, Carvalho PL, Candelária LFA. Estudo dos fatores que alteram a cronologia de erupção dentária. SOTAU Rev Virtual Odontol 2007; 1(3):18-23.
82. Sadrian R, Coll JA. A long-term followup on the retention rate of zinc oxide eugenol filler after primary tooth pulpectomy. Pediatr Dent 1993; 15(4):249-53.
83. Tannure PN, Fidalgo TK, Barcelos R, Gleiser R, Primo LG. Ectopic eruption of permanent incisors after predecessor pulpectomy: five cases. Gen Dent 2012; 59(4):e162-7.
84. Primosch RE, Ahmadi A, Setzer B, Guelmann M. A retrospective assessment of zinc oxide-eugenol pulpectomies in vital maxillary primary incisors successfully restored with composite resin crowns. Pediatr Dent 2005; 27(6):470-7.
85. Coll JA, Sadrian R. Predicting pulpectomy success and its relationship to exfoliation and succedaneous dentition. Pediatr Dent 1996; 18(1):57-63.
86. Nivoloni Tannure P, Barcelos R, Farinhas JA, GuimarãesPrimo L. ZOE paste retained in gingival mucosa after primary teeth pulpectomy. Eur J Paediatr Dent 2010; 11(2):101-2.
87. Meryon SD, Jakeman KJ. The effects in vitro of zinc released from dental restorative materials. Int Endod J 1985; 18(3): 191-8.
88. Turner JG. Two cases of hypoplasia of enamel. Proc R Soc Med 1912; 5(Odontol Sect):73-6.
89. Bauer WH. Effect of periapical processes of deciduous teeth on the buds of permanent teeth; pathological-clinical study. Am J Orthod Oral Surg 1946; 32:232-41.
90. Broadbent JM, Thomson WM, Williams SM. Does caries in primary teeth predict enamel defects in permanent teeth? A longitudinal study. J Dent Res 2005; 84(3):260-4.
91. do Espirito Santo Jacomo DR, Campos V. Prevalence of sequelae in the permanent anterior teeth after trauma in their predecessors: a longitudinal study of 8 years. Dent Traumatol 2009; 25(3):300-4.

# 29

# Manejo no Tratamento Endodôntico em Pacientes com Necessidades Especiais

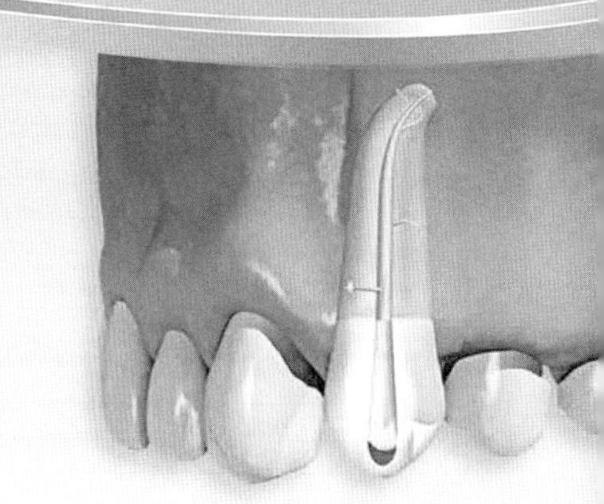

Bruna Lavinas Sayed Picciani
Bruna Michalski dos Santos
Geneci de Oliveira Costa
Geraldo de Oliveira Silva-Júnior
Helene dos Santos Carvalho Pereira
Vanessa de Carla Batista dos Santos

## INTRODUÇÃO

Os pacientes com necessidades especiais (PNE) apresentam determinados desvios dos padrões de normalidade, identificáveis ou não, necessitando de atenção e abordagens especiais por um certo período de sua vida ou indefinidamente.[1]

Das muitas classificações utilizadas para definir esses pacientes, neste capítulo será adotada a da *International Association of Dentistry Handicapped* (IADH), descrita no Quadro 29.1.[1]

Em 2011, a Organização Mundial da Saúde (OMS) estimou em mais de um milhão o número de pessoas que apresentam algum tipo de deficiência, com 2% a 4% apresentando incapacidades acentuadas.[2]

No Brasil, segundo o Instituto Brasileiro de Geografia e Estatística (IBGE, 2010) existem 45,6 milhões de PNE, ou seja, 23,9% da população brasileira apresentam algum tipo de deficiência.[3]

▶ **Quadro 29.1** Classificação em categoria dos PNE segundo a Associação Internacional de Odontologia para Pacientes com Necessidades Especiais (IADH)

| | |
|---|---|
| 1 | Desvios da inteligência |
| 2 | Defeitos físicos |
| 3 | Defeitos congênitos |
| 4 | Desvios comportamentais |
| 5 | Desvios psíquicos |
| 6 | Deficiências sensoriais e de áudio/comunicação |
| 7 | Doenças sistêmicas crônicas |
| 8 | Doenças endocrinometabólicas |
| 9 | Desvios sociais |
| 10 | Estados fisiológicos especiais |

O atendimento odontológico aos PNE pode apresentar algumas peculiaridades, as quais podem ser detectadas na primeira consulta mediante minuciosa anamnese, exame físico, solicitação de exames complementares e parecer médico (Figura 29.1).[4]

O planejamento endodôntico individualizado, levando em consideração as particularidades e limitações de cada paciente e de seus familiares, possibilita a obtenção de melhores resultados.[5,6] O tratamento endodôntico poderá ser realizado em ambiente ambulatorial ou hospitalar sob anestesia geral, dependendo das condições gerais, comportamentais e orais dos pacientes.[7]

Além do conhecimento científico e técnico, é essencial que o profissional que prestará atendimento aos PNE desenvolva características como paciência, amor, respeito, humanitarismo e interdisciplinaridade. A família deve ser sempre levada em consideração, pois é muito afetada pelo nascimento de uma criança especial, devendo ser estabelecida previamente uma relação de confiança e afeto entre o profissional e o paciente/família (Figura 29.2).[8]

No contexto dos PNE, a endodontia é uma especialidade frequentemente solicitada, apresentando as mesmas indicações e contraindicações universais; no entanto, é necessário apenas avaliar a condição geral e comportamental para que o tratamento tenha sucesso.

Com intuito de facilitar o entendimento do leitor, neste capítulo dividimos didaticamente os PNE em três grupos, de modo a possibilitar uma melhor abordagem durante o tratamento endodôntico. Vale ressaltar que um único paciente pode ser inserido em mais de um grupo, dependendo de seu comportamento e do estágio da doença (Figura 29.3).

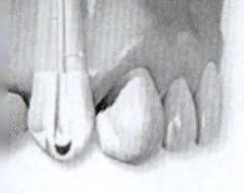



ABO ASSOCIAÇÃO BRASILEIRA DE ODONTOLOGIA – SEÇÃO RIO DE JANEIRO

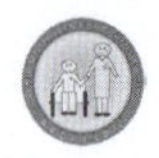

CENTRO ODONTOLÓGICO PARA PACIENTES ESPECIAIS

AO MÉDICO

Solicito avaliação médica do paciente ______________________ bem como diagnóstico, medicação em uso e se houver cuidados especiais que devem ser tomados para realização do tratamento odontológico.

Informações adicionais: ______________________

______________________

______________________

Data: ___/___/___

______________________
Cirurgião-Dentista

PARECER MÉDICO

______________________

______________________

______________________

______________________

Data: ___/___/___

______________________
Médico

▶ **Figura 29.1** Modelo de solicitação de parecer médico.

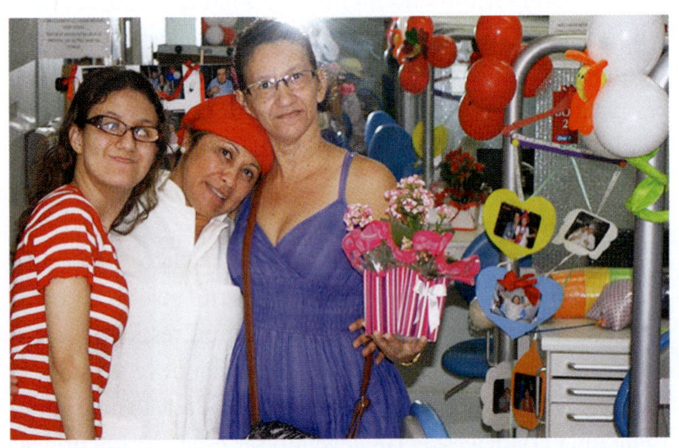

▶ **Figura 29.2** Interação do profissional com a família.

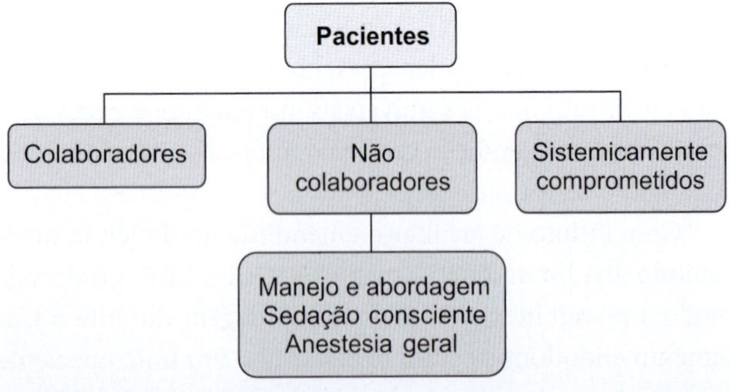


▶ **Figura 29.3** Representação esquemática da divisão dos PNE em três grupos para tratamento endodôntico.

## PACIENTES COLABORADORES

O paciente colaborador é aquele que irá cooperar durante o atendimento endodôntico sem a necessidade de métodos adicionais, como contenção ou sedação.[7]

As condições orais do PNE são determinantes para a indicação do tratamento endodôntico, devendo ser avaliados fatores como higiene oral e dieta.[7]

Em alguns casos, o diagnóstico endodôntico é dificultado pela incapacidade de expressão do paciente, impossibilitando o uso de métodos como testes de sensibilidade e percussão e limitando-se aos exames clínico e radiográfico.[8]

A primeira consulta é muito importante para o diagnóstico e planejamento do tratamento, tendo como finalidades conhecer o paciente e sua família, estabelecer um relacionamento positivo, fornecer as orientações iniciais e identificar o grau de cooperação do paciente. A anamnese deve ser realizada pelo profissional junto aos responsáveis e deve abranger histórias médica e odontológica, alteração salivar, dieta, higiene oral, alteração muscular e hábitos (Figura 29.4).[7] A solicitação de exames complementares e o parecer do médico são fundamentais para a complementação da avaliação do paciente.

O tratamento endodôntico de PNE não difere do empregado em pacientes sem necessidades especiais, mas alguns fatores devem ser levados em consideração, como controle da dor e da ansiedade e redução do tempo das consultas.

O controle da ansiedade está diretamente relacionado com o controle da dor, que é obtido por meio de anestesia local eficiente, realizada de maneira indolor, devendo o profissional ter o domínio da técnica. Os anestésicos de longa duração devem ser evitados devido à possibilidade de mordedura ou mastigação dos tecidos moles, sendo essencial advertir o responsável.[9]

O uso de novos sistemas tem grande importância para a redução do tempo de atendimento, como o localizador apical e instrumentos acionados a motor.[10] O localizador apical consiste em um método preciso para determinação da odontometria,[8,11] além de possibilitar a redução do tempo de trabalho (Figura 29.5).[12] O uso de instrumentos acionados a motor também reduz o tempo de trabalho para aproximadamente 15 minutos, tornando-se praticamente indispensável no tratamento de PNE (Figura 29.6).[7]

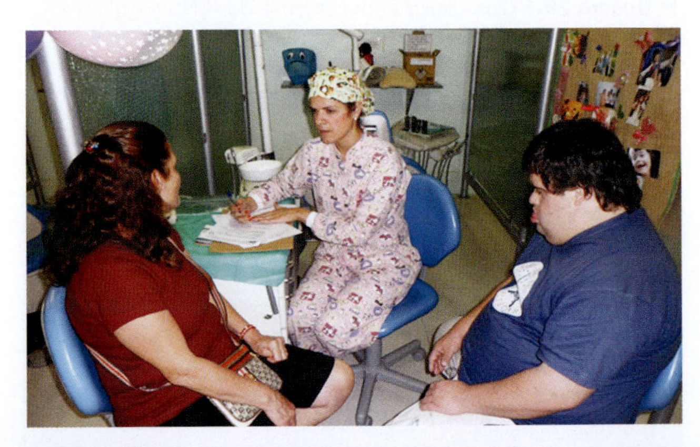

▶ **Figura 29.4** Profissional realizando anamnese com o binômio família-paciente.

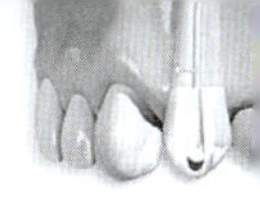

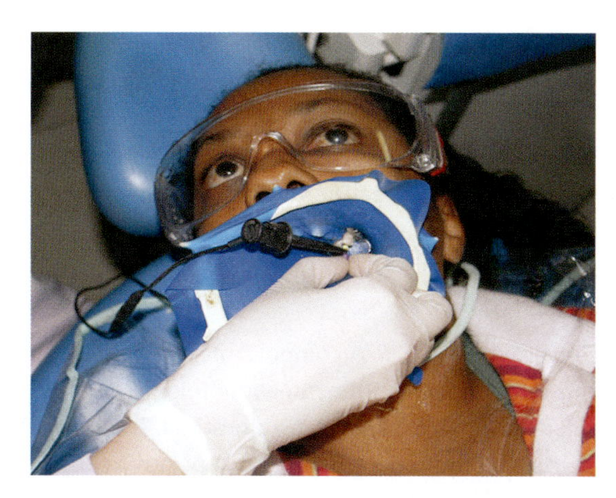

▶ **Figura 29.5** Uso do localizador apical em paciente portador de síndrome de Down.

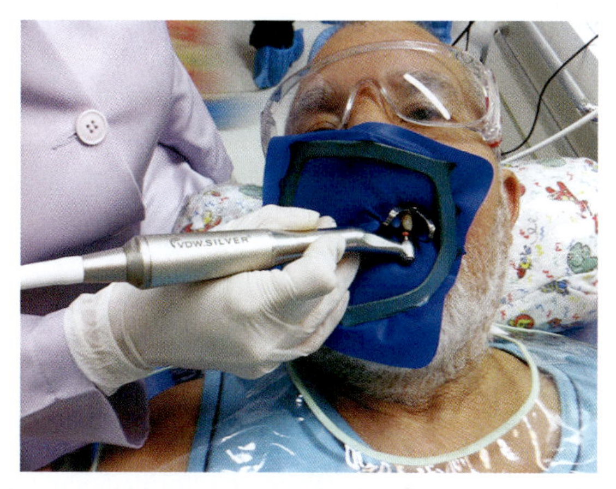


▶ **Figura 29.6** Tratamento endodôntico com motor rotatório em paciente hipertenso.

Os PNE colaboradores podem receber o tratamento endodôntico desde que o profissional avalie minuciosamente, de maneira individualizada, cada um deles, conheça as condições gerais e orais, acolha a família/paciente com carinho e atenção e utilize recursos e técnicas que facilitem o atendimento.

## PACIENTES NÃO COLABORADORES

O atendimento endodôntico aos PNE não colaboradores difere dos PNE que colaboram pelos seguintes aspectos: abordagem do paciente e da família, obtenção de informações quanto à condição sistêmica, oral e comportamental do paciente e planejamento e execução do tratamento endodôntico. A partir dessa avaliação, o profissional pode definir se o tratamento poderá ser realizado em ambiente ambulatorial ou hospitalar sob anestesia geral.[7]

As diversas formas de alterações comportamentais ligadas ao medo e à ansiedade dificultam o atendimento odontológico ambulatorial, devendo ser controladas antes da intervenção endodôntica.[7] O ambiente em que esses pacientes serão recebidos favorece seu comportamento durante o atendimento, devendo ser diferenciado com a utilização de objetos decorativos que atraiam a atenção do paciente, reduzindo o medo e a ansiedade (Figura 29.7*A* a *C*). A não utilização de jaleco branco resulta em melhor aceitação do paciente (Figura 29.7*D*). Alguns pacientes, como portadores de hiperatividade, autismo, problemas sensoriais (deficiência auditiva, visual e de fala) e deficientes mentais, devido à dificuldade de entendimento, não colaboram para a realização do atendimento.[7]

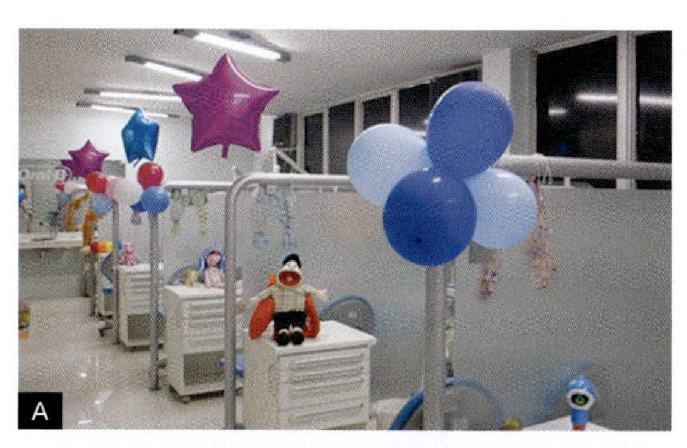


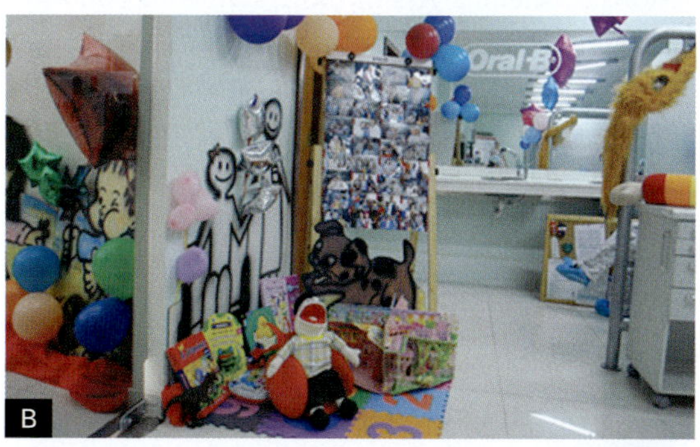


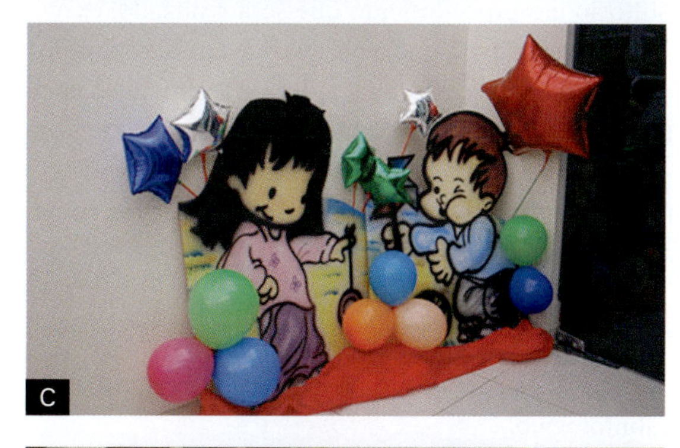


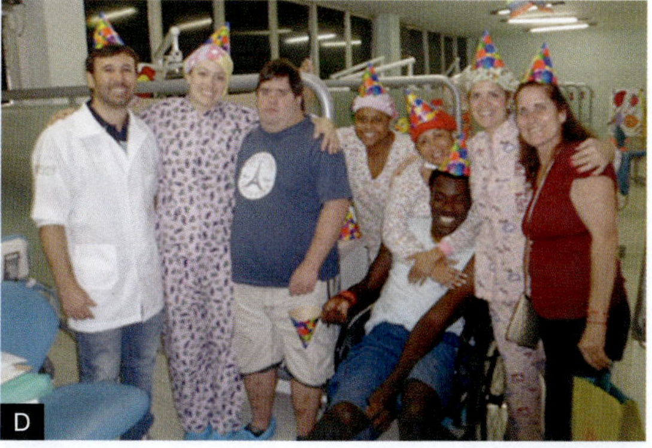


▶ **Figura 29.7A** a **C** Consultório odontológico modificado para atendimento ao paciente com necessidades especiais. **D** Dentistas e auxiliares utilizando roupa colorida para atendimento ao paciente com necessidades especiais. Modificação da roupa de atendimento para melhorar o contato com o paciente com necessidades especiais.

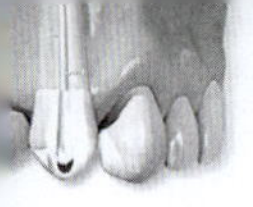



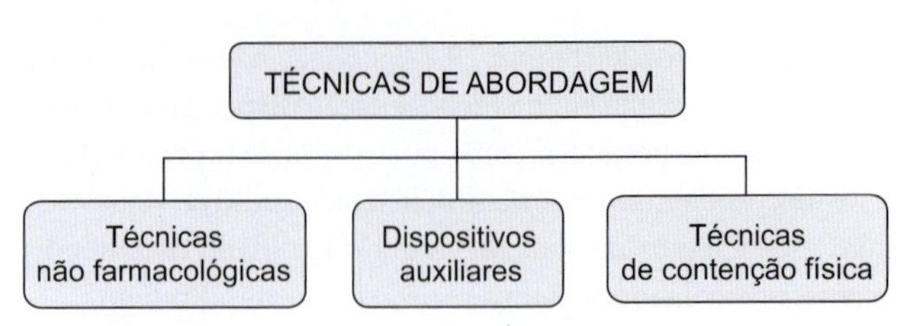


▶ **Figura 29.8** Representação esquemática da divisão das técnicas de abordagem em três grupos.

As técnicas de abordagem e os dispositivos auxiliares são utilizados na tentativa de superar as dificuldades de relacionamento entre o profissional e o paciente,[7,13] tendo indicações precisas e individuais[13] (Figura 29.8).

Em virtude da dificuldade de entendimento desses pacientes, o uso de técnicas de abordagem específicas tem por objetivos a comunicação e a compreensão por parte do profissional/paciente.[7] Assim, no tratamento endodôntico deve-se tentar transmitir informações por meio de gestos e palavras e se utilizar dos mesmos recursos para se comunicar com os PNE. As técnicas de abordagem não farmacológicas utilizadas no condicionamento dos PNE são: falar, mostrar e fazer, reforço positivo, controle da voz, distração e modelagem.[7,13]

## Falar, mostrar e fazer

Consistem em apresentar e demonstrar os elementos do consultório e o procedimento que será realizado, executando-o em seguida, para que o paciente se familiarize com a situação.[7,13] Essa técnica deve ser aplicada assim que o paciente entra no consultório e continuar durante todo o atendimento.[7] A forma de utilização da técnica varia de acordo com o grau de entendimento e a idade do paciente, bem como seu comportamento (Figura 29.9).

### *Vantagens*

- Familiarização com o ambiente, a equipe e o instrumental odontológico.
- Redução do medo e da ansiedade.
- A técnica pode ser utilizada em crianças de pouca idade.

### *Desvantagens*

- Tempo gasto para a realização do condicionamento.
- Grau de entendimento do paciente.

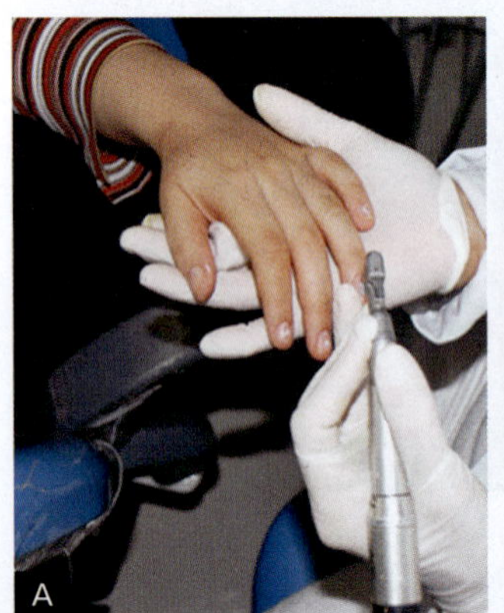


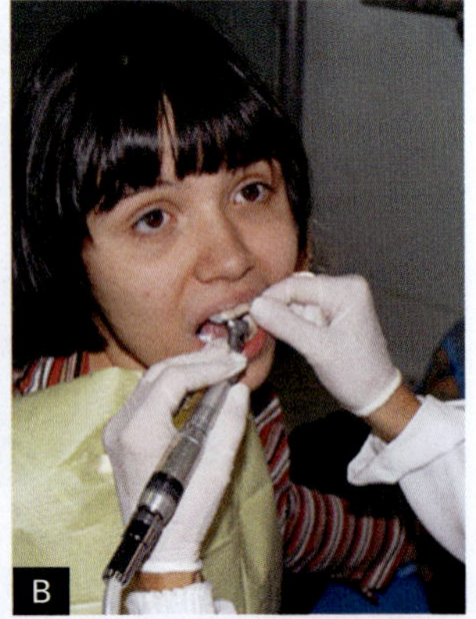


▶ **Figura 29.9** Técnica de abordagem: falar, mostrar e fazer: **A** Procedimento a ser realizado. **B** Procedimento na boca do paciente.

## Reforço positivo

Consiste em elogiar o comportamento colaborador do paciente durante o atendimento odontológico, motivando sua repetição e aumentando sua autoestima.[13] Segundo Moraes & Pessotti, um estímulo de reforço positivo consiste em algo "desejável" ou "agradável" que se segue imediatamente a um comportamento específico e aumenta a probabilidade desse comportamento.[14] Existem diversas formas de reforço positivo, como um sorriso e frases e palavras do tipo "muito bem", "seu dente está ficando lindo", "parabéns" e "nota dez". Esse reforço deve ser dado mesmo quando o paciente responde apenas a uma das instruções e deve prosseguir durante todo o tratamento.[7,13]

## Controle da voz

Essa técnica consiste na alteração de volume, tom e ritmo utilizados para influenciar o comportamento do paciente. Depois de obtida a atenção do paciente, o dentista deve fazer sua voz retornar ao normal. Os objetivos são chamar a atenção do paciente, desencorajar comportamentos indesejáveis e estabelecer autoridade durante a consulta.[7]

### *Vantagens*

- Pode ser utilizado em casos de pacientes não cooperativos e desatentos.
- Pouca idade.

### *Desvantagens*

- A não aceitação da técnica pelo responsável.
- Pacientes com deficiência auditiva.

## Distração

Esse recurso é usado para tirar a atenção do paciente do procedimento e dirigi-la para algo de que ele goste ou conheça, como programas de televisão ou filmes, músicas ou histórias. Essa técnica é muito utilizada durante a anestesia. O profissional deve conhecer as preferências do paciente/acompanhante para utilizá-las durante o atendimento (Figura 29.10).[7]

## Modelagem

Consiste no aprendizado pela observação, quando um paciente apreensivo e com medo observa outro paciente já condicionado sendo tratado, com intuito de adquirir novo

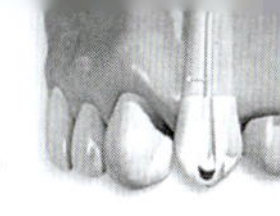

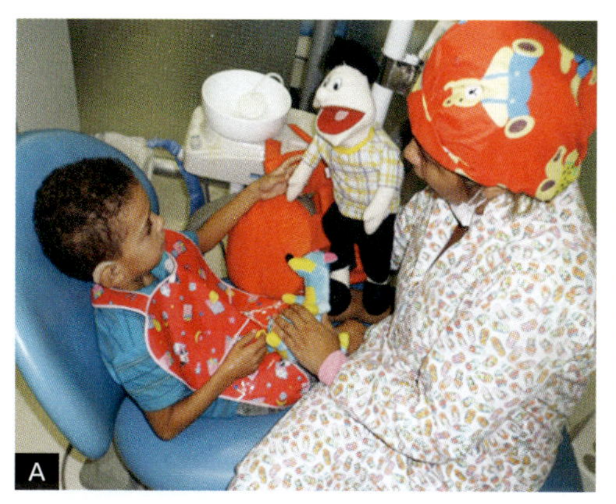

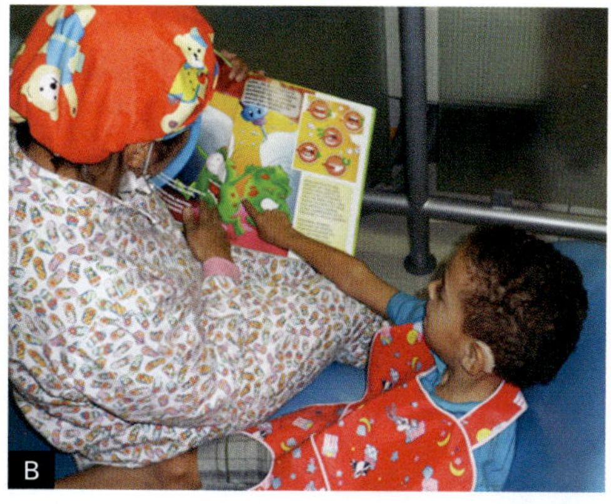

▶ **Figura 29.10** Técnica de abordagem: distração. **A** Distração do paciente com o uso de fantoche. **B** Uso de livro de história.

comportamento durante o atendimento. O modelo a ser utilizado pode ser ao vivo ou através de vídeos, fotos ou *slides*.[7]

### *Indicação*

- Pode ser utilizada em pacientes com medo.

### *Contraindicação*

- Pacientes que já passaram por experiências odontológicas desagradáveis.

## Dispositivos de ajuda

Utilizados para facilitar o atendimento odontológico ambulatorial, fazem parte das técnicas de gerenciamento comportamental.[14,15] São usados dispositivos como abridores de boca,[7,13,16] "calça da vovó",[13] almofada para apoio da cabeça e rolos de espuma.

### *Abridores de boca*

São dispositivos utilizados para manter aberta a boca de pacientes que apresentam movimentos involuntários ou distúrbios neuropsicomotores e que resistem a abrir a boca. Têm como vantagens sua fácil utilização e evitar acidentes durante a utilização dos instrumentos odontológicos, proporcionando maiores segurança, estabilidade e conforto para o paciente.[7] Apresentam como desvantagem a aceitação do paciente e de seu responsável. Podem ser de borracha (Abritec®),[13] madeira (Biggi®[13] e abridor confeccionado com várias espátulas de madeira),[7] metal (Molt®), plástico (confeccionado com várias espátulas ou boca de garrafa),[7] ou rolha de garrafa inserida em luva de procedimento (Figura 29.11). Segundo nossa experiência, alcançamos boa adaptação com os abridores do tipo Biggi e de rolha de cortiça (Figura 29.12). O tipo mais adequado dependerá da adaptação do profissional aos dispositivos.[7]

### *Calça da vovó*

Esse acessório é confeccionado em tecido com formato de uma calça tamanho GG preenchido com espuma picada. Seu objetivo é facilitar a estabilização do posicionamento de pacientes com distúrbios neuromotores, oferecendo mais conforto (Figura 29.13).[13]

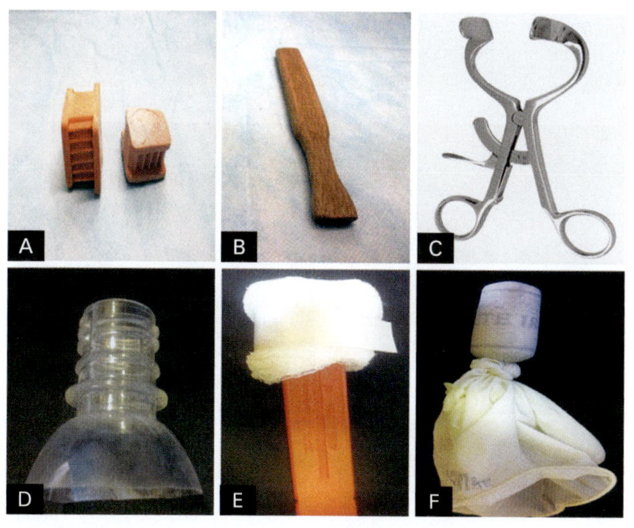

▶ **Figura 29.11** Abridores de boca. **A** Abridores de borracha. **B** Tipo Biggi®. **C** Abridor de boca Molt®. **D** Abridor de boca de garrafa. **E** Abridor confeccionado com espátula de plástico. **F** Abridor de rolha de garrafa inserida em luva de procedimento.

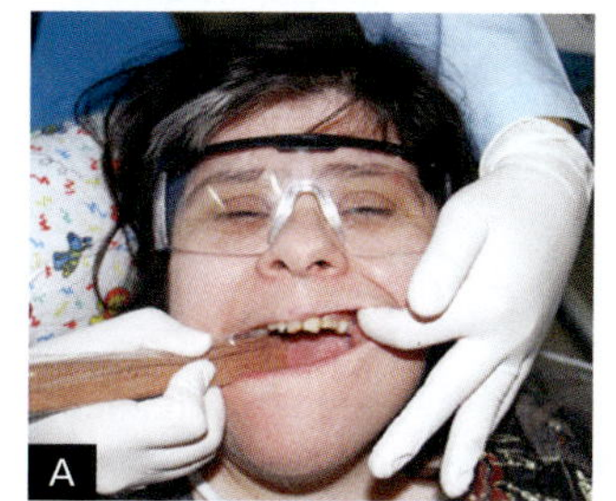

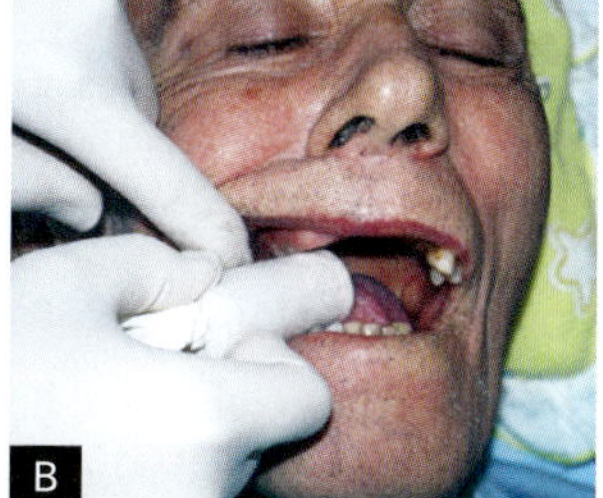

▶ **Figura 29.12A** Paciente portador de síndrome de Down utilizando abridor de boca tipo Biggi®. **B** Paciente com abridor de rolha de cortiça inserido em luva de procedimento.

### *Almofada para apoio da cabeça e rolos de espuma*

Esses dispositivos são utilizados para proporcionar conforto e melhor posicionamento do paciente na cadeira odontológica e, consequentemente, durante o atendimento. Confeccionados de diversos tamanhos, os rolos de espuma são muito utilizados no atendimento de pacientes portadores de distúrbios neurológicos e físicos (Figura 29.14).

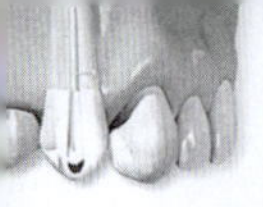



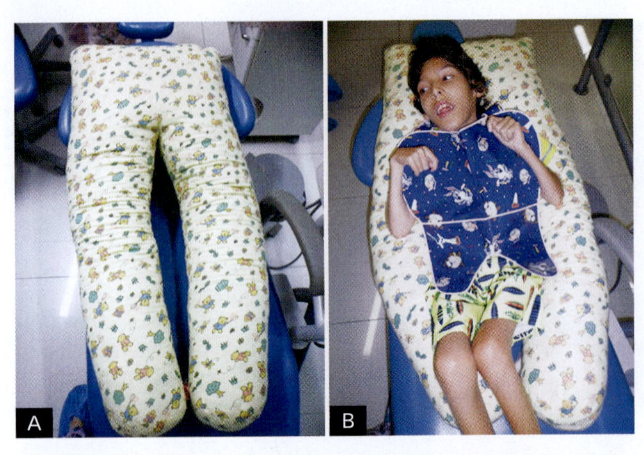

▶ **Figura 29.13** Dispositivo auxiliar: calça da vovó. **A** Calça tamanho GG preenchida com espuma picada. **B** Estabilização e posicionamento do paciente portador de distúrbio neuromotor na calça da vovó.

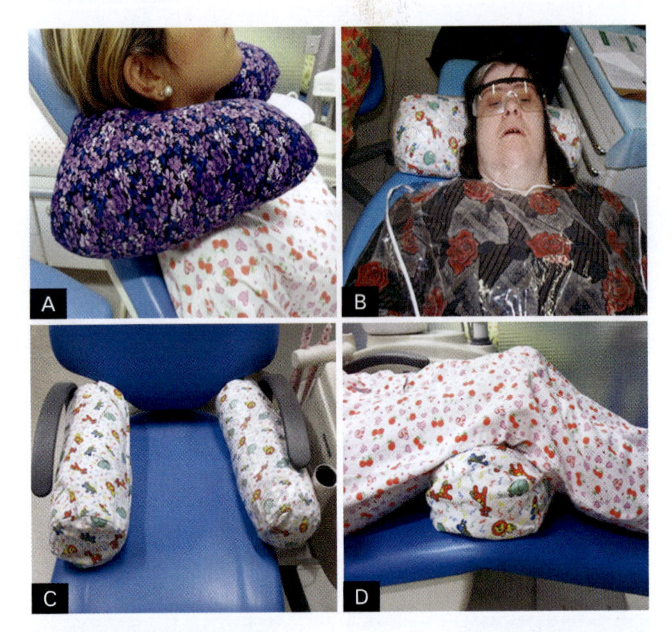

▶ **Figura 29.14A** Almofada para apoio da cabeça. **B** Paciente utilizando rolo de espuma para apoio da cabeça. **C** Rolos de espuma para apoio dos braços. **D** Rolo de espuma apoiando as pernas.

## Contenção física

Tem como objetivo limitar os movimentos (cabeça, tronco e extremidades) do paciente durante curto período de tempo.[13] Pode ser realizada com as mãos do responsável, acompanhante e/ou auxiliar.[13] Essa técnica apresenta algumas desvantagens, como não ser ergonômica e necessitar de pessoas disponíveis.[4] As diversas formas de contenção estão listadas no Quadro 29.2 e demonstradas na Figura 29.15. As técnicas de contenção física com os pais abraçando o paciente ou sobre o paciente são muito utilizadas por nossa equipe.

### *Contenção física mecânica*

A contenção física mecânica também tem como objetivo limitar os movimentos do paciente a partir da utilização de faixas, lençóis ou dispositivos próprios,[7] como "easy baby", "Papoose-Board", "Pedi-Board", "Pediwarp", "Body-wrap". Essa técnica é desconfortável, pouco segura e não possibilita o monitoramento dos sinais vitais.[13] Para sua utilização é necessário o consentimento dos responsáveis.

▶ **Quadro 29.2** Tipos de contenção física

| | |
|---|---|
| **Contenção física humana** | Pode ser realizada pelos familiares, por assistentes ou por pessoas disponíveis |
| **Pais abraçam o paciente** | Os pais se sentam na cadeira odontológica, colocando o paciente no colo e o abraçando (Figura 29.15) |
| **Pais sobre o paciente** | O paciente fica sentado na cadeira e o responsável se posiciona sobre ele para realizar a contenção com seu peso |
| **Várias pessoas segurando** | Quando várias pessoas estão disponíveis para segurar a cabeça, os braços e as pernas |

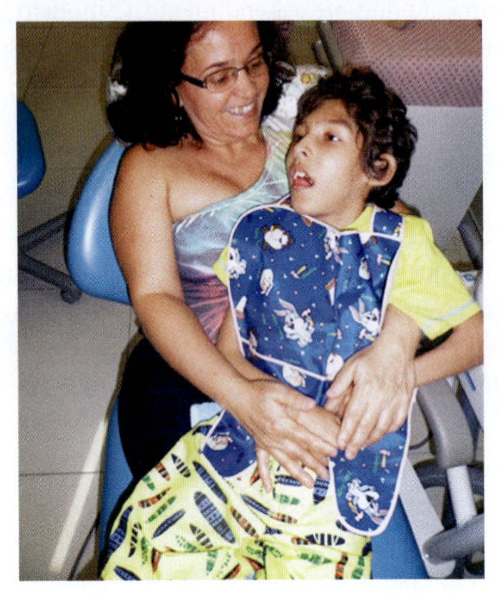

▶ **Figura 29.15** Contenção física: mãe abraçando o paciente.

## SEDAÇÃO CONSCIENTE: ORAL E INALATÓRIA

Recursos farmacológicos podem ser usados quando as técnicas de controle comportamental não são eficazes, mas nem sempre representam a última opção.[17]

Em 2007, a American Dental Association (ADA) publicou um manual sobre o uso de sedação e anestesia geral por dentistas, definindo os níveis de sedação como:[18]

1. **Sedação mínima:** nível minimamente reduzido de consciência, produzido por método farmacológico, em que o paciente consegue manter o funcionamento das vias aéreas e responder a estímulos verbais e físicos. As funções ventilatória e cardiovascular não são afetadas.[18]
2. **Sedação moderada:** depressão de consciência produzida por método farmacológico em que o paciente responde propositalmente aos comandos verbais, sozinho ou por leve estimulação física. Não necessita de intervenções

para manter as vias aéreas. A função cardiovascular não costuma ser afetada.[18]

3. **Sedação profunda:** depressão de consciência produzida por método farmacológico em que o paciente não pode ser facilmente despertado, mas responde a estimulação constante ou dolorosa. A capacidade de manter independente a função ventilatória pode ser afetada. O paciente pode necessitar de auxílio para manter a via aérea permeável, e a ventilação espontânea pode estar inadequada. A função cardiovascular é geralmente mantida.[18]
4. **Anestesia geral:** perda da consciência induzida por fármacos, sendo os pacientes não despertáveis, mesmo por estimulação dolorosa. A capacidade de manter de modo independente a função ventilatória é afetada. Os pacientes normalmente necessitam de auxílio para manter a função respiratória, e a ventilação com pressão positiva pode ser necessária devido à redução da ventilação espontânea ou da função neuromuscular. A função cardiovascular pode ser afetada.[18]

A sedação é um processo contínuo, cuja resposta depende de cada indivíduo, e um nível de sedação pode rapidamente alcançar o nível seguinte. Diante disso, é essencial que o profissional esteja treinado e tenha à disposição todo o equipamento necessário para identificar e tratar qualquer possível intercorrência.[18]

A equipe deve estar habilitada para indicar esse tipo de abordagem, levando em consideração o diagnóstico e as condições gerais do paciente, o motivo da não realização do atendimento ambulatorial sem sedação e o procedimento odontológico que será executado.[17] A sedação em PNE está indicada principalmente em casos de alterações comportamentais, deficiência mental, demência senil e doença cardiovascular.[7]

Das diversas vias de administração de fármacos disponíveis, a via oral é considerada a mais comum, apresentando menor incidência de reações adversas e maior aceitação no consultório odontológico. Como desvantagens, alguns autores destacam o longo período de latência, a impossibilidade de titulação e a duração prolongada. O período de espera para o início da ação do medicamento é de aproximadamente 30 minutos, e a duração é de 3 a 4 horas. Os pacientes devem sempre comparecer com um acompanhante devido à ação do fármaco após o tratamento.[19]

A administração de agentes sedativos por via oral em PNE no consultório odontológico deve ser realizada após anamnese minuciosa, registro dos sinais vitais e obtenção do parecer médico. O paciente deve comparecer ao consultório com 1 hora de antecedência para que o profissional possa administrar a dose exata e monitorar o paciente antes do efeito do fármaco, estabelecendo um parâmetro durante e após a sedação. Os sinais vitais e a saturação de oxigênio devem ser checados a cada 5 minutos e registrados na ficha.[19]

A seleção do fármaco deve ser baseada na profundidade de sedação almejada, no tempo do procedimento, nas condições gerais, na tolerância e nos outros medicamentos usados pelo paciente. O parecer médico é obrigatório, auxiliando a escolha do medicamento e da dose e posologia a serem utilizadas.[17] Diversos fármacos têm sido propostos para sedação oral, como hidroxizina, prometazina, hidrato de cloral e benzodiazepínicos.[17]

Depressores do sistema nervoso central (SNC), os benzodiazepínicos apresentam propriedades ansiolíticas, relaxantes e anticonvulsivantes. Representam o grupo de ansiolíticos mais indicados em odontologia pela ampla variação de dosagens e pelo menor risco de produzir efeitos colaterais.[19] O mecanismo de ação mais conhecido desses fármacos se deve à ligação com receptores específicos no SNC, propiciando a ação do neurotransmissor inibitório primário do SNC, o ácido gama-aminobutírico (GABA). A ativação desse receptor induz a abertura dos canais de cloreto ($Cl^-$) da membrana dos neurônios, aumentando a entrada do cloro dentro das células nervosas, o que diminui a propagação de impulsos excitatórios.[20,21]

Os principais efeitos clínicos são: sedação, redução da ansiedade, do fluxo salivar, do tônus muscular e do reflexo de vômito, manutenção da pressão arterial e da glicemia em níveis aceitáveis, anticonvulsivante e amnésia anterógrada, caracterizada por esquecimento dos fatos, coincidindo com o pico de atividade do medicamento.[20,22,23]

Os efeitos colaterais dos benzodiazepínicos são mínimos e raros, uma vez que sua ação é essencialmente limitada ao SNC. A sonolência é o principal efeito adverso associado ao uso terapêutico normal. Em casos de superdosagem, ocorrem sonolência, confusão mental, visão dupla, distúrbios gastrointestinais, erupções cutâneas e depressão leve das funções respiratória e cardiovascular. Em associação com álcool, pode levar a depressão respiratória. Em tratamentos prolongados, o que não se aplica à odontologia, pode ocorrer dependência.[20,21,23,24]

O uso dos benzodiazepínicos pode acarretar discreta redução da pressão arterial e da frequência respiratória; portanto, deve ser feito com cautela em pacientes que estão em uso de outros medicamentos que agem no SNC, pacientes portadores de insuficiência respiratória, disfunção hepática ou renal, em gestantes e durante a amamentação. Os medicamentos estão contraindicados para gestantes (primeiro trimestre e no final da gestação), portadores de glaucoma, alcoolistas e pacientes com hipersensibilidade ao fármaco e dependentes de outros agentes depressores do SNC.[20,21,23,24]

Cuidado especial deve ser dedicado a pacientes idosos ou crianças, pois 5% desses indivíduos podem apresentar efeito paradoxal, caracterizado por sinais de excitação em vez da sedação esperada.[21,23,24]

O Quadro 29.3 destaca as principais características e dosagens dos benzodiazepínicos mais empregados para sedação oral em odontologia.[20,22,24]

Vale ressaltar que em alguns casos de PNE nem sempre é possível prever a resposta do paciente e que existem limita-

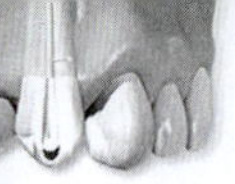



▶ **Quadro 29.3** Principais características e dosagens dos benzodiazepínicos mais empregados para sedação oral em odontologia

| Nome genérico | Nome comercial | Início de ação (min) | Meia-vida plasmática (h) | Dosagem em adultos | Dosagem em crianças | Dosagem em idosos |
|---|---|---|---|---|---|---|
| Diazepam | Valium® | 45 a 60 | 20 a 50 | 5 a 10mg | 0,2 a 0,5mg/kg | 5mg |
| Midazolam | Dormonid® | 30 a 60 | 1 a 3 | 7,5 a 15mg | 0,3 a 0,7mg/kg | 7,5mg |
| Lorazepam | Lorax® | 60 a 120 | 12 a 20 | 1 a 2mg | Não recomendado | 1mg |
| Alprazolam | Frontal® | 60 a 90 | 12 a 15 | 0,25 a 0,75mg | Não recomendado | 0,25mg |
| Triazolam | Halcion® | 30 a 60 | 2 a 5 | 0,125 a 0,25mg | Não recomendado | 0,06 a 0,125mg |

ções devido à falta de cognição e comunicação verbal, sendo importante a indicação correta. No entanto, o uso adequado de benzodiazepínicos é mais uma ferramenta que pode ser utilizada para auxiliar o atendimento ambulatorial desses pacientes.

A associação de dois fármacos sedativos é frequente em PNE, sendo muito utilizada a combinação de benzodiazepínicos (midazolam) com óxido nitroso/oxigênio.[25,26]

O óxido nitroso ($N_2O$) é um gás incolor, de cheiro adocicado, com baixa solubilidade sanguínea, produzido a partir do aquecimento do nitrato de amônia.[17] É comercializado em cilindro azul como um líquido pressurizado, retornando ao estado gasoso quando é utilizado (Figura 29.16). Em razão de sua baixa solubilidade no sangue, o óxido nitroso é difundido rapidamente através das membranas alveolares, elevando em segundos as concentrações alveolares e cerebrais. A primeira saturação do sangue e do cérebro com $N_2O$ ocorre de 3 a 5 minutos após o início do uso, devido à rápida substituição de $N_2$ por $N_2O$ dos alvéolos e do sangue. O efeito real do $N_2O$ no SNC ainda não está totalmente esclarecido, sendo relatada depressão do SNC, principalmente no córtex cerebral.[19]

A sedação inalatória apresenta as mesmas indicações dos benzodiazepínicos, recebendo maior destaque em pacientes sistemicamente comprometidos, para redução da ansiedade (Figura 29.17).[27]

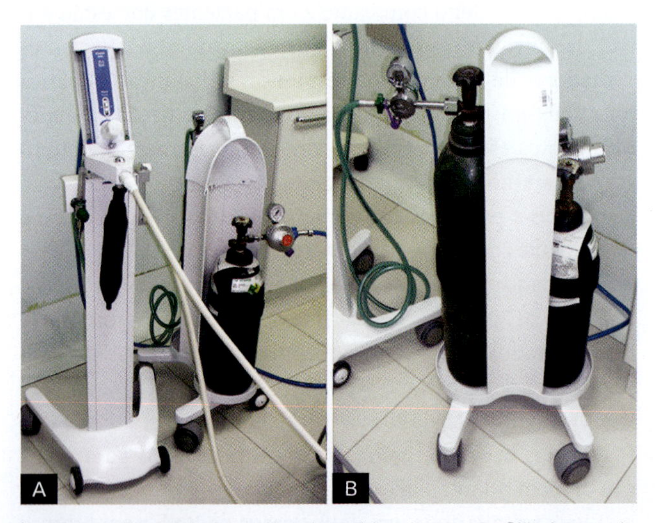

▶ **Figura 29.16A** Aparelho de óxido nitroso. **B** Cilindro verde (oxigênio) e cilindro azul (óxido nitroso).

A combinação desses métodos aumenta o índice de sucesso da sedação, pois o óxido nitroso/oxigênio isolado apresenta uma grande limitação, que é a não aceitação da máscara pelo paciente. Sem dúvida, a falta de cooperação e entendimento do paciente constitui o principal limite para o uso da técnica.

Como vantagens podem ser citados a possibilidade de titulação da sedação, podendo ser reduzida ou aprofundada de acordo com a resposta clínica do paciente, o início de ação e o tempo de recuperação rápidos e a segurança técnica.[19,28]

Segundo a Resolução 51/2004 do Conselho Federal de Odontologia, para exercer essa técnica o profissional deve estar habilitado por meio de curso de capacitação.

Há algumas contraindicações relativas, como pacientes não colaborativos e respiradores bucais. Alguns autores consideram a gravidez uma contraindicação relativa; entretanto, o gás não inibe as contrações uterinas e, apesar de atravessar a barreira placentária, só causa danos ao feto se a concentração de $O_2$ for menor do que 20%.[17,29] Pacientes portadores de doença pulmonar obstrutiva crônica representam contraindicações absolutas.[20]

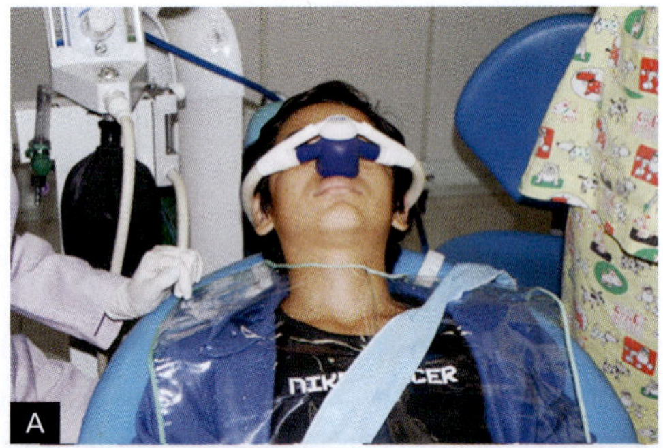

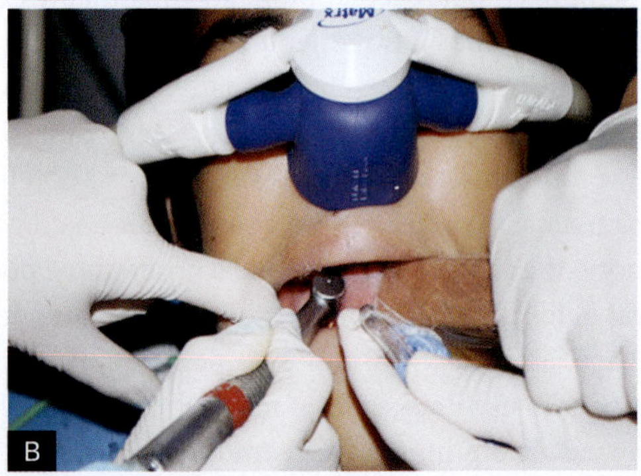

▶ **Figura 29.17A** Sedação inalatória com oxigênio e óxido nitroso. **B** Restauração em paciente com fobia de dentista.

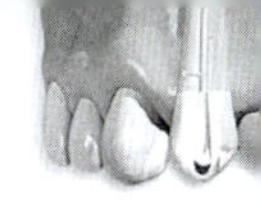

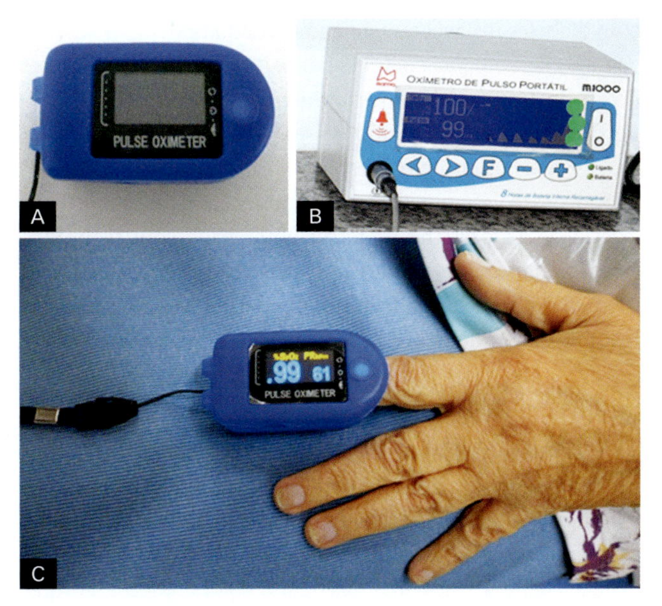


▶ **Figura 29.18** Oxímetros portátil de dedo (**A**) e convencional (**B**). Paciente com oxímetro durante tratamento odontológico (**C**).

A depressão respiratória, tanto pelo uso de benzodiazepínicos como de $N_2O$, é a complicação mais frequente, sendo diagnosticada mediante avaliação do oxímetro de pulso e do nível de consciência. Diante disso, é prudente evitar a sedação ambulatorial em pacientes portadores de doença cardíaca cianótica, doenças pulmonares e com obstrução das vias aéreas.[28]

O monitoramento dos sinais vitais do paciente é fundamental antes, durante e após a sedação. O monitoramento da saturação de oxigênio no sangue (taxa normal - 95% a 100%), da frequência cardíaca (taxa normal - 60 a 110bpm) e do ritmo cardíaco (curva pletismográfica) pode ser realizado por meio do oxímetro de pulso (Figura 29.18). Além dessas medidas, a pressão arterial deve ser aferida por aparelho manual ou automático.[19]

Em alguns casos, a sedação oral pode ser ineficiente, devido à limitação do paciente e/ou à extensão do tratamento odontológico a ser realizado. Nesses casos, a anestesia geral representa a opção mais efetiva e segura.

## PACIENTES COLABORADORES E COM ALTERAÇÃO SISTÊMICA

Os pacientes que apresentam as mais diversas condições sistêmicas, desde as mais comuns, como *diabetes mellitus* e hipertensão arterial, por exemplo, até as mais graves, como pacientes com doenças oncológicas, hematológicas e internados em hospitais (leito ou UTI), de modo geral são pacientes colaborativos para manejo em endodontia, quando indicada como estratégia no tratamento odontológico.

A atuação do profissional especializado nesse tipo de atendimento deve ser sempre fundamentada na interação com o médico responsável pelo paciente. A troca de informações auxilia o estabelecimento do melhor plano de tratamento e melhora o prognóstico (Figura 29.19).

### Conduta durante o atendimento odontológico

Todos esses pacientes podem ser submetidos ao tratamento endodôntico, desde que apresentem bom estado geral e o tratamento seja autorizado pelo médico. Diante de um paciente que apresente alterações sistêmicas, além de ter o conhecimento endodôntico, o endodontista deve ter domínio sobre a condição sistêmica que afeta o paciente em questão. Assim, faz-se necessário realizar um questionário de saúde minucioso, que deve ser posteriormente assinado pelo paciente ou responsável. O profissional pode designar um espaço para observações complementares sobre o estado de saúde do paciente.

Deve-se solicitar, também, parecer médico sobre as condições de saúde geral do paciente e, se necessário, solicitar e comunicar as formas de manejo utilizadas durante o tratamento endodôntico ao qual o paciente será submetido.

Outra etapa importante consiste na solicitação de exames complementares para averiguação do estado geral de saúde do indivíduo, solicitando, sempre que possível, os seguintes exames:

- Hemograma
- Glicose de jejum e hemoglobina glicosilada
- Sódio, fósforo e potássio
- Ureia e creatinina
- Perfil lípidico
- Hepatograma
- Coagulograma (geralmente para os pacientes com distúrbios hematológicos)

É necessário reduzir o estresse emocional do paciente por meio de consultas curtas e, quando necessário, adotar a sedação consciente, preferencialmente com óxido nitroso e oxigênio, em consultório odontológico.

Em geral, o tratamento endodôntico não deve apresentar diferenças quanto aos aspectos técnicos. A mesma

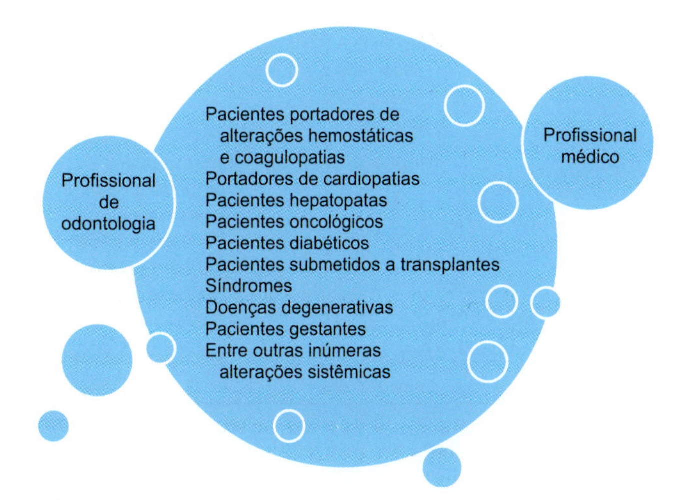
Profissional de odontologia
Pacientes portadores de alterações hemostáticas e coagulopatias
Portadores de cardiopatias
Pacientes hepatopatas
Pacientes oncológicos
Pacientes diabéticos
Pacientes submetidos a transplantes
Síndromes
Doenças degenerativas
Pacientes gestantes
Entre outras inúmeras alterações sistêmicas
Profissional médico

▶ **Figura 29.19** Diagrama de interação interdisciplinar (dentista-médico) para atendimento dos pacientes com abordagem interdisciplinar de alterações sistêmicas.

atenção nas fases de limpeza, desinfecção e modelagem do canal radicular merece ser observada. Uma técnica de preparo que promova menor extrusão de conteúdo contaminado para a região pulpoperiodontal é a mais indicada para esses casos.[30]

### *Controle da dor em endodontia em casos de pacientes sistemicamente comprometidos*

#### Pacientes com alterações cardiovasculares

Esses pacientes podem ser submetidos ao tratamento endodôntico, desde que estejam controlados, e podem, até mesmo, receber vasoconstritores adrenérgicos, entre os quais é preferida a epinefrina (concentração de 1:100.000) associada à lidocaína, por não causar alterações na pressão.[31] Ressalte-se que a quantidade administrada por sessão deve estar limitado entre 18 e 58μg, o que corresponderia a um, dois ou três tubetes (1,8 a 5,4mL), evitando-se a administração intravascular (anestesia intrapulpar) da solução anestésica.[32] Entretanto, em pacientes hipertensos descompensados, o uso desses medicamentos deve ser evitado, e deve-se optar por anestésicos sem vasoconstritor, como mepivacaína a 3% (Quadro 29.4).[33]

#### Pacientes diabéticos

A anestesia de bloqueio é a mais indicada, devendo ser evitada a epinefrina, pois seu uso pode promover a quebra de glicogênio em glicose, induzindo taxas maiores de hiperglicemia. A maioria dos autores parece reconhecer que pacientes com diabetes instável ou não compensado podem ser suscetíveis a sérias complicações. Portanto, o uso de vasoconstritores do grupo das catecolaminas (epinefrina, norepinefrina e levonordefrina) deve ser evitado nesses pacientes.[34]

Deve-se optar pelo anestésico prilocaína com felipressina, pois esse vasoconstritor não induz alterações na pressão arterial. A felipressina pode ser empregada com segurança em pacientes compensados por meio de dieta, em pacientes medicados com hipoglicemiantes orais ou, até mesmo, em insulino-dependentes.[31,35]

▶ **Quadro 29.4** Escolha do anestésico local e níveis de pressão arterial

| Níveis de pressão arterial | Anestésico de escolha | Observação |
|---|---|---|
| ≤ 140/90mmHg | Cloridrato de lidocaína a 2% com epinefrina a 1:100.000 | Respeitando o limite máximo de 2 tubetes por sessão (3,6mL) |
| 140/90 a 160/100mmHg | Prilocaína a 3% associada à felipressina 0,03UI/mL | - |
| 160/90 a 180/100mmHg | Mepivacaína a 3% | Em urgência endodôntica para anestesia pulpar de curta duração ou com pouca profundidade |
| ≥ 180/100mmHg | Nenhum tratamento odontológico deve ser realizado | - |

Fonte: Siqueira Júnior JF, Lopes HP. Anestesia em endodontia. In: Lopes HP, Siqueira Júnior JF. Endodontia: biologia e técnica. Rio de Janeiro: Guanabara Koogan, 2004:173-84. Tortamano N, Armonia PL. Guia terapêutico odontológico. São Paulo: Santos, 2001. Wannmacher L. Anestésicos locais. In: Wannmacher L, Ferreira MBC (eds.). Farmacologia clínica para dentistas. Rio de Janeiro: Guanabara Koogan; 1995:74-9. Yagiela JA. Local anesthetics. Anesth Prog 1991; 38(4-5):128-41.

#### Paciente gestante

A solução indicada com maior segurança consiste na associação de lidocaína 2% com epinefrina 1:100.000, respeitando o limite máximo de dois tubetes por sessão (3,6mL). A mepivacaína, por sua vez, deve ser evitada por ser metabolizada pelo fígado fetal, e a prilocaína também é contraindicada porque, além de provocar metemoglobinemia (distúrbio hematológico com quadro semelhante à cianose), o vasoconstritor associado (felipressina) pode levar à contração uterina.[31,36]

#### Pacientes com disfunção hepática ou renal

Todos os anestésicos do grupo amida, com exceção da articaína, necessitam de extenso metabolismo hepático para sua eliminação. A articaína é um fármaco biotransformado por colinesterases plasmáticas e teciduais e produz um metabólito inativo com toxicidade cardíaca e neurológica irrelevante. Por isso, é apropriada para ser empregada em pacientes com disfunção hepática.[31,35,36] A taxa de eliminação do anestésico local – no paciente renal – pode ficar diminuída, aumentando o acúmulo de formas ativas e levando a um quadro de toxicidade. Mais uma vez deve ser considerado o uso da articaína em virtude da formação do metabólito interno (Quadro 29.5).[31,35]

### *Manejo em endodontia de pacientes sistemicamente comprometidos*

#### Pacientes diabéticos

Pacientes diabéticos não compensados e com envolvimento sistêmico necessitam de avaliação médica antes do atendimento endodôntico. Por outro lado, o *diabetes mellitus* não constitui contraindicação para o tratamento endodôntico, que é preferível e menos traumático do que a exodontia. No entanto, o manejo deve obedecer a alguns passos:

▶ **Quadro 29.5** Agentes anestésicos de uso odontológico metabolizados no fígado e/ou nos rins

| Metabolizados principalmente no fígado | Metabolizados principalmente nos rins |
|---|---|
| Lidocaína<br>Mepivacaína<br>Prilocaína<br>Bupivacaína | Lidocaína<br>Articaína (excretada) |

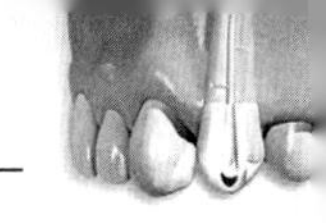

1. As consultas devem ser agendadas de maneira a não interferir nos horários normais de aplicação de insulina e refeições dos pacientes.
2. Recomenda-se o atendimento desses pacientes no período matutino, quando os níveis de glicose se encontram, geralmente, mais elevados, evitando consultas prolongadas que mantenham o indivíduo em longos períodos de jejum.
3. Técnicas de controle do estresse do paciente devem ser empregadas.
4. Quando se trata de paciente com *diabetes mellitus* do tipo II compensado metabolicamente, antibioticoterapia profilática não está indicada sequer entre as sessões de atendimento.
5. Os cuidados de assepsia do campo operatório e a manutenção da cadeia asséptica devem ser observados tanto para os casos de polpa viva como para os de necrose pulpar.
6. O tratamento endodôntico não apresenta diferenças quanto ao aspecto técnico. A mesma atenção nas fases de limpeza, desinfecção e modelagem do canal radicular merece ser observada.
7. Nos casos de necrose pulpar, quando a possibilidade de disseminação de infecção está presente, trocas de medicação intracanal são importantes para desinfecção dos túbulos dentinários, não sendo indicada obturação do canal radicular em sessão única.[30]
8. Podem ocorrer interações entre analgésicos/anti-inflamatórios e os hipoglicemiantes orais nos pacientes diabéticos. O efeito hipoglicêmico das sulfonilureias é potencializado, geralmente, pelo uso de ácido acetilsalicílico e anti-inflamatórios não esteroides. Indica-se o uso de paracetamol, 500mg, em casos de dores leves; em procedimentos invasivos, recomenda-se dexametasona ou betametasona em dose única de 4mg.[31]
9. Em pacientes descompensados, é necessário instituir profilaxia antibiótica antes do procedimento para evitar bacteriemia.

### Pacientes com alterações cardiovasculares

Uma vez iniciado o tratamento de pacientes com cardiopatias, duas situações exigem dos profissionais cuidados especiais: risco de endocardite infecciosa e uso de agentes anticoagulantes.

A profilaxia para endocardite infecciosa está indicada para pacientes portadores de condições cardíacas consideradas de alto risco, como endocardite bacteriana prévia, válvulas cardíacas protéticas, aquisição de disfunção, válvulas pós-transplante cardíaco, portadores de cardiopatia congênita cianogênica complexa, derivações cirúrgicas sistêmico-pulmonares ou correção cirúrgica de cardiopatia congênita (Quadro 29.6).[37]

Outro aspecto a ser considerado refere-se ao uso de coagulantes orais, para o que devem ser respeitados os aspectos indicados no Quadro 29.7. Vale lembrar que esses parâmetros se referem apenas aos casos de biopulpectomias.

▶ **Quadro 29.6** Profilaxia antibiótica para endocardite infecciosa

| Situação | Agente | Regime |
|---|---|---|
| Profilaxia geral padrão | Amoxicilina | Adultos: 2g; crianças: 50mg/kg VO 1 hora antes do procedimento |
| Incapaz de receber medicação oral | Ampicilina | Adultos: 2g IM ou EV; crianças: 50mg/kg IM ou EV nos 30 minutos que antecedem o procedimento |
| Alérgico à penicilina | Clindamicina | Adultos: 600mg; crianças: 20mg/kg VO 1 hora antes do procedimento |
| | Cefalexina | Adultos: 2g; crianças: 50mg/kg VO 1 hora antes do procedimento |
| | Azitromicina | Adultos: 500mg; crianças: 15mg/kg VO 1 hora antes do procedimento |
| Alérgico à penicilina e incapaz de receber medicação oral | Clindamicina | Adultos: 600mg; crianças: 20mg/kg EV nos 30 minutos que antecedem o procedimento |
| | Cefazolina | Adultos: 1g; crianças: 25mg/kg IM ou EV nos 30 minutos que antecedem o procedimento |

▶ **Quadro 29.7** Cuidados para o uso de anticoagulantes orais para intervenções em endodontia

| AAS | Clopidogrel | AAS/Clopidogrel | Varfarina |
|---|---|---|---|
| Não se faz necessária a suspensão da medicação<br>Pulpotomias e pulpectomias: realizar hemostasia local | Não se faz necessária a suspensão da medicação<br>Solicitar exames de prova de coagulação (Ivy, curva de agregação plaquetária e tempo de sangramento)<br>TS > 20 minutos – procedimento contraindicado | Recomendável suspensão de um dos fármacos por 5 a 7 dias (checar essa possibilidade com o médico)<br>Solicitar exame deTS (TS < 20 minutos), quando não é possível suspender a medicação<br>Pulpotomias e pulpectomias: realizar hemostasia local | Solicitar coagulograma, avaliando principalmente o a Razão Normalizada Internacional (INR)<br>Em cirurgias, a INR deve ser avaliada até 15 dias (em caso de INR = 3,0, o procedimento pode ser realizado)<br>Pulpotomias e pulpectomias: realizar hemostasia local. A prescrição de antibioticoterapia poderá ser necessária<br>Verificar as medicações que interagem com a varfarina (anti-inflamatório não esteroide, amoxicilina, anti-hipertensivos, ciclosporinas e carbamazepina) |

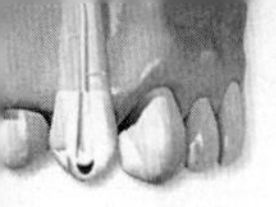



### Pacientes com disfunção renal

Pacientes com insuficiência renal significativa podem ser incapazes de eliminar do sangue o anestésico local original ou seus principais metabólitos, resultando em ligeiro aumento dos níveis sanguíneos desse composto e aumento no potencial de toxicidade. Portanto, doenças renais significativas representam uma contraindicação relativa à administração de anestésicos locais. Anestésicos metabolizados no fígado, nesses casos, podem ser usados moderadamente nesses pacientes (Quadro 29.8).[38]

### Pacientes oncológicos

Esses pacientes, quando submetidos à radioterapia, apresentam alto risco de desenvolver osteorradionecrose. Os abscessos periapicais resultantes de cáries têm sido descritos como precipitadores de osteorradionecrose, o que torna o tratamento endodôntico imprescindível para eliminação do processo infeccioso e para impedir a exodontia. O tratamento endodôntico deve ser realizado tão logo o diagnóstico da patologia pulpar ou perirradicular seja estabelecido. Assim como nos cuidados cirúrgicos de pacientes irradiados, é recomendada a profilaxia antibiótica (Quadro 29.6) durante todo o curso do tratamento endodôntico. A determinação do limite de instrumentação deve ser estabelecida com precisão e sem penetração de materiais nos tecidos periapicais.[39]

Devem ser evitadas soluções irrigadoras cáusticas antes de ser estabelecido o comprimento correto de trabalho para impedir que substâncias químicas promovam irritação na região periapical. Instrumentação, irrigação, secagem e medicação no canal devem ser acompanhadas de precisão no emprego de uma técnica de instrumentação gradual até o forame apical, partindo dos instrumentos de calibre menor para os de calibre maior. Assim, minimizam-se a possibilidade de traumatismo apical e o acúmulo de debris na porção apical e promove-se melhor adaptação do cone obturador, prevenindo sobreobturação e, consequentemente, inflamação.[40]

▶ **Quadro 29.8** Manejo odontológico para pacientes com disfunção renal

| Pacientes com tratamento conservador | Pacientes em diálise |
|---|---|
| Solicitar parecer médico a respeito do estado geral da doença e do nível de controle<br>Evitar endodontia se a doença estiver instável<br>Solicitar hemograma e coagulograma, principalmente diante de casos de biopulpectomias<br>Monitorar a pressão arterial<br>Evitar agentes nefrotóxicos (acetominofeno em doses elevadas, AINE, aciclovir e AAS) | Realizar os mesmos cuidados adotados para os pacientes submetidos ao tratamento conservador<br>Evitar tratamento endodôntico no dia da diálise; o tratamento deve ser realizado, preferencialmente, após 24 horas<br>Realizar profilaxia antibiótica<br>Avaliar função hepática<br>Evitar verificar a pressão arterial no braço em que fica localizada a fístula |

### Pacientes com distúrbios de coagulação (hemofilia)

Antes do início de qualquer tratamento em paciente hemofílico devem ser solicitados os seguintes exames laboratoriais:

- Hemograma
- Coagulograma
- Testes específicos de fatores de coagulação

Essa conduta aumenta a segurança do profissional e minimiza os riscos de complicações.

Na analgesia local, o anestésico deve ser aplicado lentamente, necessitando cobertura com fator de coagulação nos casos de anestesia por bloqueio do nervo alveolar inferior e lingual. Para as terminais infiltrativas, como infiltração bucal e injeção intrapapilar e intraligamentar, não é necessária terapia prévia com reposição de fator de coagulação, caso os exames exibam níveis satisfatórios dos fatores. As anestesias tronculares e bloqueios podem causar hematomas.[41]

A terapia endodôntica não costuma causar grande risco de sangramento e pode ser executada rotineiramente. Nos casos de pulpectomia, o procedimento deve ser realizado com cuidado, com o cálculo do comprimento de trabalho do canal radicular para assegurar que os instrumentos não ultrapassem o ápice. Sangramento no canal é indicativo de tecido pulpar remanescente. O hipoclorito de sódio deve ser usado para irrigação em todos os casos, seguido pelo uso da pasta de hidróxido de cálcio, para controle do sangramento. As substâncias derivadas do formaldeído também podem ser usadas nos casos em que há sangramento persistente ou antes da pulpectomia.[42]

## CONSIDERAÇÕES FINAIS

O tratamento endodôntico de pacientes portadores de necessidades especiais é individualizado, pautado por anamnese e exame físico criteriosos. O cirurgião-dentista deve realizar um trabalho conjunto com outros profissionais (multidisciplinar), o que garantirá a obtenção de melhores resultados para cada tipo de condição apresentada pelos pacientes. A decisão quanto ao melhor método a ser utilizado para atendimento é uma etapa importante, devendo ser sempre levados em consideração o diagnóstico e a relação custo-benefício da técnica.

O sucesso do tratamento não está fundamentado apenas em uma excelente obturação do canal radicular, mas na devolução da cidadania com o restabelecimento da saúde oral e geral.

Assim, o tratamento odontológico em pacientes especiais é altamente específico, exigindo muita paciência, habilidade e carinho, uma vez que se trata de indivíduos carentes, excluídos de uma sociedade preconceituosa e que necessitam de um atendimento especializado.

## Referências

1. Mugayar LRF. Pacientes portadores de necesidades especiais – Manual de Odontologia e Saúde Oral. São Paulo: Pancast, 2000.

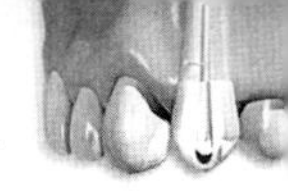


2. WHO. World Health Statistics 2013. Geneve (Switzerland): World Health Organization; 2013.
3. Brasil. Instituto Brasileiro de Geografia e Estatística – IBGE/Censo Demográfico 2010.
4. Varellis MLZ. O paciente com necessidades especiais na odontologia – Manual prático. São Paulo (SP): Santos, 2013.
5. Campos CC, Frazão BB, Saddi GL et al. Manual prático para o atendimento odontológico de pacientes com necessidades especiais. 2. ed. Goiás: Universidade Federal de Goiás – Faculdade de Odontologia, 2009.
6. Weil TN, Bagramian RA, Inglehart MR. Treating patients with autism spectrum disorder – SCDA members' attitudes and behavior. Spec Care Dentist 2011; 31:8-17.
7. Haddad AS. Odontologia para pacientes com necessidades especiais. São Paulo (SP): Santos, 2007.
8. Cohen S, Hargreaves KM. Caminhos da polpa. 8. ed. Rio de Janeiro (RJ): Elsevier, 2007.
9. Malamed SF. Manual de anestesia local. 5. ed. Rio de Janeiro (RJ): Elsevier, 2005.
10. Guedes-Pinto AC, Bönecker M, Rodrigues CRMD. Odontopediatria. Santos (SP): Grupo Gen, 2009.
11. Brito-Júnior M, Camilo CC, Oliveira AM, Soares JA. Precisão e confiabilidade de um localizador apical na odontometria de molares inferiores. Estudo in vitro. Rev Odonto Ciênc, Porto Alegre, 2007; 22(58):293-8.
12. Kim E, Lee SJ. Eletronic apex locator. Dent Clin North Am 2004; 48:35-54.
13. Marega T, Aiello ALR, Filho OAS, Consulin MLD. Técnicas de abordagem no atendimento de pacientes com necessidades especiais. Anais do 16º Conclave Internacional de Campinas. ISSN 1678-1899 -n. 115 Março/Abril 2005.
14. Moraes ABA, Pessotti I. Psicologia aplicada à odontologia. São Paulo: Sarvier, 1985.
15. Correa MSNP, Maia, MES. Técnicas de abordagem a crianças de 0 a 3 anos de idade. In: Correa MSNP. Odontopediatria na primeira infância. São Paulo: Santos, 1998:165-77.
16. Zadetto CGDC, Ramiros-Romito ACD, Correa MSNP, Wanderley MT. Uso de abridores de boca em procedimentos odontológicos na primeira infância. Rev Assoc Paul Cir Dent 2001; 55(2):120-3.
17. Costa LRRS, Costa PS, Rodrigues A. Sedação em odontologia: desmitificando sua prática. São Paulo: Artes Médica, 2007.
18. American Dental Association. Guidelines for the use of sedation and general anesthesia by dentists. Chicago, 2007.
19. Malamed SF. Sedação na odontologia. Rio de Janeiro (RJ): Elsevier, 2012:574.
20. Rang HP, Dale MM, Ritter JM, Flower RJ. Rang & Dale: Farmacologia. Rio de Janeiro (RJ): Elsevier, 2007.
21. Arnez MM, Queiroz AM, Stuani MBS, Silva FWGP. Conscious sedation as a pharmacological resource for dental treatment of children and special care patients. Pediatria 2011; 33:107-16.
22. Cogo KBC, Bergamaschi CC, Yatsuda R, Volpato MC, Andrade EDED. Sedação consciente com benzodiazepínicos em odontologia. Revista de Odontologia da USP 2006 maio-ago; 18(2):181-8.
23. Andrade ED. Terapêutica medicamentosa em odontologia. São Paulo (SP): Artes Médicas, 2006.
24. Papineni A, Lourenco-Matharu L, Ashley, PF. Safety of oral midazolam sedation use in paediatric dentistry: a review. Int J Paediatr Dent 2012.
25. Boyle CA, Manley MC, Fleming GJ. Oral midazolam for adults with learning disabilities. Dent Update 2000; 27:190-2.
26. Otley CC, Nguyen TH. Conscious sedation of pediatric patients with combination oral benzodiazepines and inhaled nitrous oxide. Dermatol Surg 2000; 26:1041-4.
27. Chidiac JJ, Chamseddine L, Bellos G. Gagging prevention using nitrous oxide or table salt: a comparative pilot study. Int J Prosthodont 2001; 14:364-6.
28. Nathan JE. Behavioral management strategies for young pediatric dental patients with disabilities. ASDC J Dent Child 2001; 68:89-101.
29. Lu DP, Lu WI. Practical oral sedation in dentistry, part I: pre-sedation consideration and preparation. Compend Contin Educ Dent 2006; 27(61):453-61.
30. Estrela C. Endodontic science. São Paulo (SP): Artes Médicas, 2009.
31. Andrade ED. Terapêutica medicamentosa em odontologia. 3. ed. São Paulo: Artes Médicas, 2014.
32. Oliveira AEM, Simone JL, Ribeiro RA. Pacientes hipertensos e a anestesia na odontologia: devemos utilizar anestésicos locais associados ou não com vasoconstritores? HU Revista 2010; 36(1):69-75.
33. Soares RG, Salles AA, Irala LED, Limongi OL. Como escolher um adequado anestésico local para as diferentes situações na clínica odontológica diária. Rev Sul-Bras Odontol 2006; 3(1):35-40.
34. Barcellos IF, Halfon, VLC, Oliveira LF, Barcellos Filho I. Conduta odontológica em paciente diabético. Rev Bras Odontol 2000; 57(6):407-10.
35. Wannmacher L. Anestésicos locais. In: Wannmacher L, Ferreira MBC. Farmacologia clínica para dentistas. Rio de Janeiro: Guanabara Koogan, 1995:74-9.
36. Almeida FM. Controle medicamentoso da dor. In: Estrela C. Dor odontogênica. São Paulo: Artes Médicas, 2001:243-61.
37. Rocha CAS, Rocha MS, Sprovieri SRS. O que há de novo na profilaxia da endocardite bacteriana. Deve se mudar a conduta atual? Rev Bras Clin Méd 2009; 7:418-421.
38. Filho JZC, Padilha, WSM, Santos EKN. Cuidados odontológicos em portadores de insuficiência renal crônica. Rev Cir Traumatol Buco-maxilo-facial 2007; 7(2):19-28.
39. Lilly JP, Cox D, Arcuri M, Krell KV. An evaluation of root canal treatment in patients who have received irradiation to the mandible and maxilla. Oral Surg Oral Med Oral Pathol 1998; 86(2):224-6.
40. Cox FL. Endodontics and the irradiated patient. Oral Surg Oral Med Oral Pathol 1976; 42(5):679-84.
41. Brasil. Ministério da Saúde. Secretaria de Atenção à Saúde. Departamento de Atenção Especializada. Manual de atendimento odontológico a pacientes com coagulopatias hereditárias/Ministério da Saúde, Secretaria de Atenção à Saúde, Departamento de Atenção Especializada. Brasília (DF): Ministério da Saúde, 2005.
42. World Federation of Hemophilia Dental Committee. Guidelines for dental treatment of patients with inherited bleeding disorders. World Federation of Hemophilia, 2006.

# 30

# Odontologia Homeopática

Gloria André Feighelstein

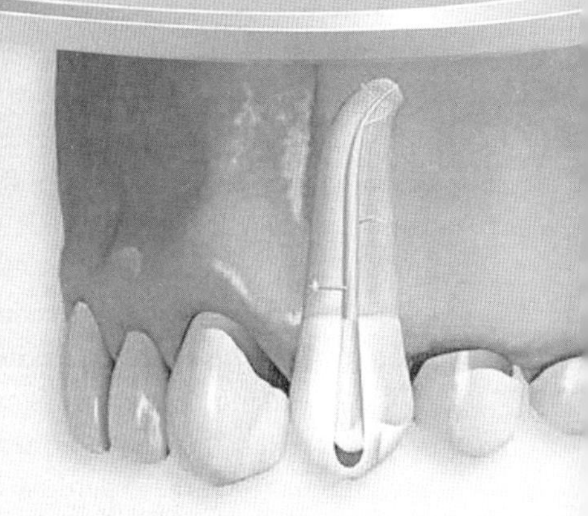

## INTRODUÇÃO

A prática holística adota o conceito de boas práticas. Por sua própria natureza, as terapias integrativas precisam obter uma história completa do paciente e um exame detalhado e necessitam desenvolver a capacidade de ouvir. Com base nesses três critérios, será alcançado mais do que meio caminho para a prática de uma abordagem holística. Um bom dentista convencional pode seguir esses critérios, mas não chega a usar as terapias integrativas.

Os profissionais convencionais fazem um exame minucioso da articulação temporomandibular, mas não compreendem que a parte superior dessa articulação apresenta uma série de movimentos e que músculos estão inseridos nos ossos que compõem essa articulação e se deslocam ritmicamente. Além disso, é importante saber que esses ossos podem ser bloqueados em posição assimétrica e, se bloqueados desde a infância, seu crescimento pode ser comprometido.

Com a aceitação da filosofia integradora na medicina tradicional, espera-se que os cirurgiões-dentistas também passem a adotá-la. A odontologia, provavelmente, deve continuar questionando os pensamentos preestabelecidos.

Conceitos fundamentais da ciência, incluindo a medicina e a odontologia, vêm tendo acesso a uma nova visão. Os médicos, de maneira geral, já têm essa consciência há algum tempo, mas aqueles pertencentes ao campo da medicina ortodoxa permanecem praticamente alheios às implicações dessas mudanças.

Estamos no meio de um processo de mudança da física clássica newtoniana para a energia quântica de Einstein.

O modelo médico continua doente, pois é materialmente orientado, em vez de optar por uma perspectiva de saúde e energia. A ciência médica integrativa está fundamentada na perspectiva quântica e, de maneira geral, inclui nossos organismos – tudo é Energia.

A homeopatia trabalha nesse nível. Até a medicina ortodoxa desconsiderar somente o nível físico e passar a considerar os efeitos dos meridianos energéticos nos níveis mental e emocional e nos elementos físicos do sistema energético humano, ela não será capaz de obter ou entender a saúde total de seus pacientes.[1]

A homeopatia consiste em um sistema médico que goza de longa e rica herança da literatura científica e reputação mundial, apresentando uma terapêutica segura e eficaz.

Apesar de seus princípios básicos se remeterem a Paracelso e Hipócrates, esses princípios foram codificados em uma ciência médica sistemática, em 1789, pelo Dr. Samuel Hahnemann, um médico alemão. Em sua obra principal, *O Organon da Arte de Curar*, publicada em 1810, Hahnemann descreve, criteriosamente, a doutrina homeopática e seus ensinamentos, bem como regras minuciosas para exame, entrevista e tratamento do paciente.

A homeopatia consiste em ministrar ao doente doses mínimas do medicamento para evitar intoxicação e estimular a reação orgânica natural, tendo por fundamento princípios que, se bem compreendidos, tornam seu aprendizado extremamente produtivo. Trata-se de um sistema científico e filosófico bem estruturado, com uma metodologia de pesquisa própria, apoiada em dados da experimentação clínica de substâncias e de medicamentos homeopáticos no ser humano sadio, para que posteriormente sejam ministrados no ser humano enfermo. Esses experimentos são passíveis de reprodução de acordo com os atuais protocolos de pesquisa homeopáticos.

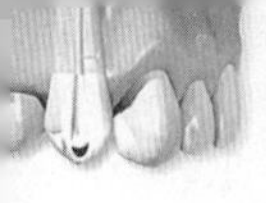



A profissão odontológica vem se tornando cada vez mais consciente da indivisibilidade da saúde bucal e da saúde geral. A cavidade bucal está integrada com o resto do corpo através de nervos, sangue e sistemas linfático e glandular, meridianos de acupuntura, ossos e articulações, e pelo aparelho digestivo.

Em virtude da natureza mecânica da maior parte dos procedimentos dentários, pode ser conveniente esquecer que a boca que está sendo tratada está ligada a um ser humano vital. No entanto, as inter-relações profundas da boca com o restante do corpo são reconhecidas no Ocidente há décadas e pelos chineses há cerca de 50 séculos.

No tratamento de um problema de saúde bucal, a causa é muitas vezes encontrada localmente, como um dente quebrado ou uma restauração perdida. No entanto, a causa também pode ser encontrada fora da boca. Isso é especialmente verdadeiro no que se refere às doenças crônicas, como a doença periodontal. Exemplos incluem a reabsorção do osso em torno dos dentes do paciente diabético e a proliferação gengival no epiléptico que recebe terapia dilantínica.[3] O cirurgião-dentista é procurado para avaliação e tratamento desses sintomas bucais mesmo que eles sejam provenientes de um distúrbio sistêmico.

Talvez mais comuns, porém menos amplamente reconhecidas, sejam as doenças sistêmicas que resultam de fontes bucais, como descrito e documentado por vários autores.[4-6] Exemplos típicos incluem a constipação intestinal de um paciente com distúrbio da articulação temporomandibular devido à capacidade de mastigação deficiente, as enxaquecas de um paciente sensível ao mercúrio ou o prurido abdominal de um indivíduo sensível ao níquel por colocar uma coroa de níquel em seu dente. Nesses casos, os pacientes procuram, tradicionalmente, tratamento com um médico em razão da natureza sistêmica dos sintomas, apesar de sua origem estar na cavidade bucal.

Devemos considerar que há algumas décadas era bastante comum, em um tratamento médico para artrite reumatoide, a indicação de extração de todos os dentes do paciente; por outro lado, devemos também considerar que não se pode ignorar o fato de que o que fazemos em nosso tratamento odontológico pode afetar profundamente a saúde sistêmica do indivíduo e vice-versa. Uma vez este conceito seja adotado, torna-se muito mais fácil compreender o papel da homeopatia na odontologia.

A seguir são descritas algumas condições agudas ou específicas presentes no consultório dentário e como medicamentos homeopáticos podem ser indicados para tratar essas patologias.

## *COFFEA*

A dor de dente de *Coffea* é incomum, piorando com o calor e melhorando com o frio. Patologicamente, pensamos tratar-se de uma polpa gangrenosa, onde realmente há a presença de gás na câmara pulpar. O frio tende a diminuir o gás no interior da polpa, aliviando a pressão. Assim, o paciente coloca um pouco de gelo na boca e se sente melhor, mas, assim que o gelo derrete e a água aquece, a dor começa a aumentar, resultando em um tipo nevrálgico extremo de dor.

*Coffea* também é um medicamento cujo uso deve ser considerado em neuralgias do trigêmeo, especialmente quando acompanhadas por grande excitabilidade nervosa e intolerância à dor.

## *HYPERICUM PERFORATUM*

*Hypericum* é um ótimo remédio para trauma, mais especificamente para o trauma que envolve a inervação periférica, assim como uma restauração profunda que fica próximo à polpa, ou após tratamento endodôntico e em parestesias pós-extração de terceiro molar mandibular. Enfim, sempre que houver um nervo lesionado, o *Hypericum* deve ser a primeira opção a ser pensada. Tipicamente, o *Hypericum* é o medicamento de escolha quando a dor é excessiva.

## *STAPHYSAGRIA*

Outro medicamento indicado para trauma que produz excelentes resultados é a *Staphysagria*. Para os profissionais que realizam cirurgias, como periodontal, ulotomias de sisos semi-irrompidos e apicetomias, ou seja, qualquer tipo de ferida por incisão, a *Staphysagria* é o medicamento por excelência. Em casos adequadamente analisados, esse medicamento homeopático controla melhor a dor do que os analgésicos convencionais.

## *RUTA GRAVEOLENS*

A *Ruta* também é um medicamento de escolha após tratamento endodôntico, quando o conduto se estende até o ligamento periodontal no osso alveolar. A *Ruta* geralmente auxiliará a cura desejada.

## *HEPAR SULPHUR*

O *Hepar sulphur* é um dos medicamentos homeopáticos mais comumente usados na prática odontológica, estando indicado, na odontologia, no início de um abscesso periapical, quando o dente ainda pode apresentar um pouco de sensibilidade ao frio.

Com o *Hepar sulphur*, a seleção da potência adequada para as lesões endodônticas pode ser especialmente crítica, pois potências baixas tendem a facilitar a drenagem, e potências mais elevadas tendem a apresentar efeito oposto, promovendo a diminuição do abscesso. Se for necessária a absorção do abscesso, diante dos sinais de inflamação observados, devem ser usadas potências mais elevadas. A não ser que os sintomas determinem claramente a necessidade de outro medicamento, o *Hepar sulphur* é o medicamento de escolha nos casos de abscesso periapical.

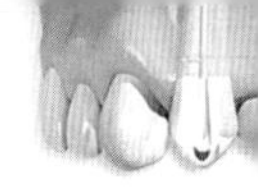

### BELLADONA

Sempre que houver dor latejante intensa, que surge muito rapidamente e se agrava por qualquer tipo de toque, pressão ou movimento, deve-se usar *Belladona*.

Sabe-se que as pessoas têm abscessos muito antes do surgimento dos endodontistas. O corpo tem uma maneira específica de lidar com isso, e o tratamento homeopático pode auxiliar essa resposta fisiológica. Nada melhor do que rememorar o aprendizado da disciplina de patologia no que se refere à inflamação, tornando possível entender todo o processo de reação natural do organismo humano.

### SILÍCIA

Essa solução é útil no tratamento de abscesso periapical, contribuindo para complementar sua drenagem tipicamente quando existe um ponto de drenagem no vestíbulo bucal.

### MERCURIUS SOLUBILIS

Outro medicamento muitas vezes indicado para os casos de abscesso endodôntico é o *Mercurius solubilis vivus*.

### CONSIDERAÇÕES FINAIS

Este capítulo apresentou uma breve visão do papel da homeopatia na odontologia, especialmente no tratamento endodôntico. A prescrição correta da homeopatia em casos de doenças bucodentárias frequentemente provocará efeitos sistêmicos salutares. Todo o seu desenrolar é simplesmente um reflexo da lei natural de cura e ilustra o fato de que o aparelho dental é um componente indivisível da pessoa como um todo, em integração total. Pelas leis naturais, nas quais está alicerçada a homeopatia, não pode ser de outro modo. Por isso, tanto os profissionais como os pacientes devem ser igualmente gratos.

O objetivo deste capítulo foi fornecer um pouco desse conhecimento aos cirurgiões-dentistas, bem como estimular essa prática integrativa para a maior compreensão dos pacientes e como mais uma opção terapêutica na odontologia, incentivando ambos a trabalharem juntos.

## Bibliografia

Adler E. Neural focal dentistry – illness caused by interference fields in the trigeminal. Houston: Multidiscipline Research Foundation, 1984.

Beacon J. Electromagnetic stress in the home. Positive Health 1996; 16:34-6.

Boericke W. Materia medica with repertory. 9. ed. New Delhi: Jain Publishing Ltd, 1987.

Char J. Electric acupunture for dentistry. Pearl City, Hawaii: Nutri-Kinetic Dynamics Inc, 1980.

Clark NG, Carey SE. Etiology of chronic periodontal disease: an alternative perspective. J Am Dent Assoc May 1985; 110: 689-91.

Ernest E. Is homeopathy a placebo? Br J Gen Pract 1994; 44:243-4.

Fischer RD. Homeopathy with a dental accent. Homoeopathy Today 1984; 4(9):4.

Fisher P, Ward A. Complementary medicine in Europe. Br Med J 1994; 309:107.

Fontes OL. Farmacia homeopática – teoria e prática. 1. ed. São Paulo: Editora Manole, 2001.

Hahnemann S. Organon da arte de curar, exposição da doutrina homeopática. Tradução da 6ª edição alemã. Associação Paulista de Homeopatia, 1962.

Kent JT. Lectures on homoepathic matera medica. New Dehli: Jain Publishing, 1984.

Kerr DA, Ash M, Millard HD. Oral diagnosis. 3. ed. St Louis: CV Mosby Company, 1970.

Lessell CB. A textbook of dental homoeopathy. Saffrron Walden: CW Daniel, 1995.

Lewis K. Editorial. Dental practice 1996; 34(16):2.

Meining GE. The root canal cover-up. Ojai, CA: Bion Publishing, 1993.

Palsule SG. Dentistry and homoeopathy. New Delhi: B. Jain Publishers Pvt Ltd, 1991.

Stafne WB. Roentgenographic diagnosis. 3. ed. Philadelphia: WB Saunders, 1969:82.

Tetau M. Homeopathy, holistic medicine: terraine, constitutions, temperament. J Ultra Molecular Me 1983; 1(3):22-5.

Varley P. Complementary therapies in dental practice. 1. ed. Oxford, Woburn, MA: Wright, 1998.

Vesporr R, Morin R. Homoepathy: a modern approach to the practice of dentistry and the restoration of health, Ottawa: North American Research Centre for Homoeopathy in Dentistry, 1993.

Vincent, Georges et Sylviane. Homeopathie et pathologie buccodentaire. Editions Similia, 1988.

Voll R. Interrelations of odontoms and tonsils to organs. field disturbances and tissue system. D311 Velzen, West Germany: ML Publishers, 1976.

# Índice Remissivo

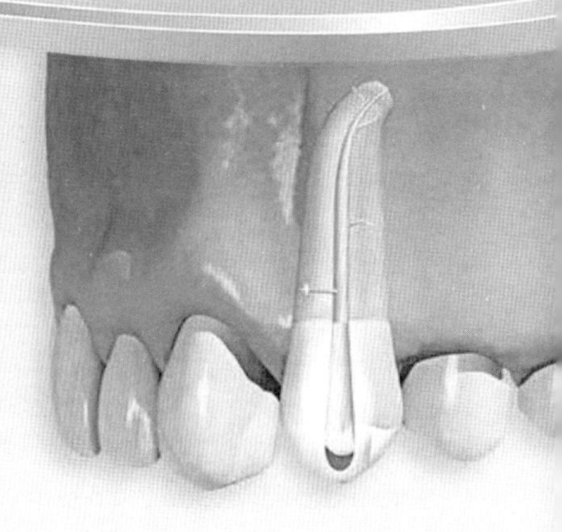

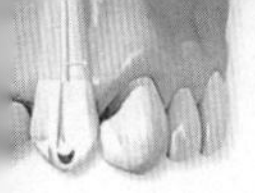

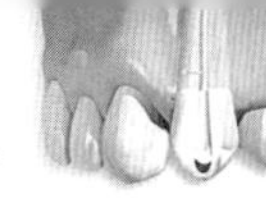

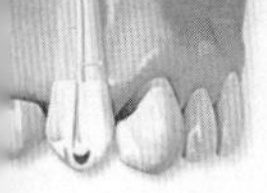

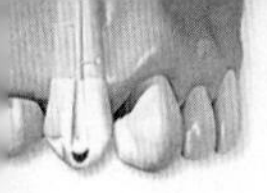

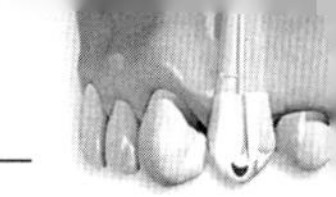



## S



## T

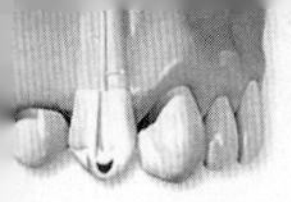